古中医书 ◎ 第四卷

古中医医算史

路辉 著

前传

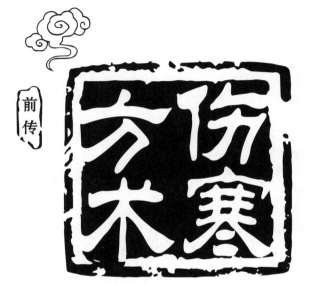

伤寒方本

（上 册）

中国中医药出版社

·北 京·

图书在版编目（CIP）数据

古中医医算史：伤寒方术：前传：上下册 / 路辉
著 . — 北京：中国中医药出版社，2020.4（2024.1重印）
（古中医书）
ISBN 978 - 7 - 5132 - 5553 - 0

Ⅰ . ①古…　Ⅱ . ①路…　Ⅲ . ①中医学—中国—古代
Ⅳ . ① R2

中国版本图书馆 CIP 数据核字（2019）第 078945 号

中国中医药出版社出版

北京经济技术开发区科创十三街 31 号院二区 8 号楼
邮政编码　100176
传真　010-64405721
山东临沂新华印刷物流集团有限责任公司印刷
各地新华书店经销

开本 710×1000　1/16　印张 67.25　彩插 2　字数 1220 千字
2020 年 4 月第 1 版　2024 年 1 月第 4 次印刷
书号　ISBN 978 - 7 - 5132 - 5553 - 0

定价　228.00 元
网址　www.cptcm.com

服 务 热 线　010-64405510
购 书 热 线　010-89535836
维 权 打 假　010-64405753

微信服务号　zgzyycbs
微商城网址　https://kdt.im/LIdUGr
官 方 微 博　http://e.weibo.com/cptcm
天猫旗舰店网址　https://zgzyycbs.tmall.com

如有印装质量问题请与本社出版部联系（010-64405510）

作者简介

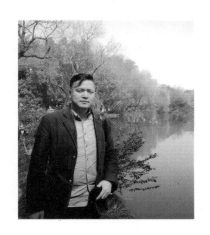

路辉 重光大渊献之岁，围壮之月，丙辰之人。先天华盖绣太极，后天灵根显天鐾。生于八五之地，长于山林之间。总角懵稚，垂髫发蒙，束发闻道，及笄志学，加冠而悟。性喜静思神游，不谙世上无聊事，只欲读尽人间书。尺牍三尺，一席陋室，凿壁偷光，秉烛夜读。虽朔望交替于鲁壁，常暗室生清辉虚白，吾信古书。庚午读于中医药高等学府，浑浑噩噩五年，转瞬即出。毕业之时对于中医竟一片茫然，不知所学之术。为谋生路，遂遁迹于三甲西医院，执业西医术。为晋级加薪，积年以来，发表朽文数篇，获奖若干，竟无一正经门路。偶然之间，目睹现代中医一百年学术史之怪现状，不由嗔怒。自俞越、章太炎、余云岫之流，自诩通晓西学物理之精华，掌握国学古典之奇葩，遂以一己之见，自造文字体系以中医现代化。赵钱孙李之辈、周吴郑王之流，浩浩汤汤、混混沌沌，至今一路中西医结合而来，南辕北辙路，终入不归途。终使岐黄掩面、卢扁痛哭，还自以为是，知乎？岂不知，中医之学本为象数之法，象数之法即为科学之法。至今现代中医仅拾得中医之象，发挥至滥，于数仅知一二，还半疑半惑。置古中医医算史于不顾，或视而不见，或见而不悟，或"悟"入歧途，不一而论。或以西医之数以定中医之法，或心中无数，现代中医岂止一个乱字说清？余遂奋笔，而立落拓捉刀，不惑付梓成书。总《古中医天文学·无极之镜》《古中医运气学·天地之机》《古中医藏象学·不朽之身》《古中医内算学·伤寒方术》《古中医学术史·天鐾之门》五部纲目，目前已出三版《古中医天文学·无极之镜》,《古中医学术史·天鼗之门》的最后一章以《现代中医一百年学术史之现状调查·中医难》出版,而《古中医内算学·伤寒方术》的序言正是本书,以《古中医医算史·伤寒方术·前传》正式出版。期许中医人对于古中医的象数之法有一个全局、立体、清醒的认识。

无极之境

微信扫描二维码,关注我的公众号

中医论道

扫一扫二维码,加入群聊。

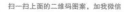

扫一扫上面的二维码图案,加我微信

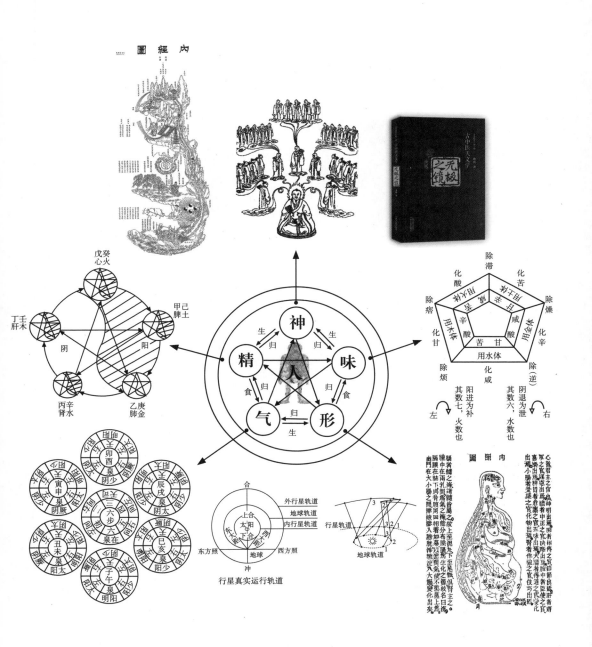

古中医医算学术体系

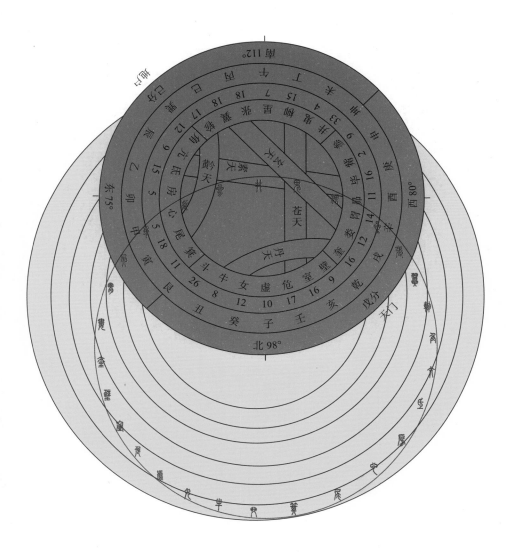

七曜九星二十八宿七衡六间青黄图

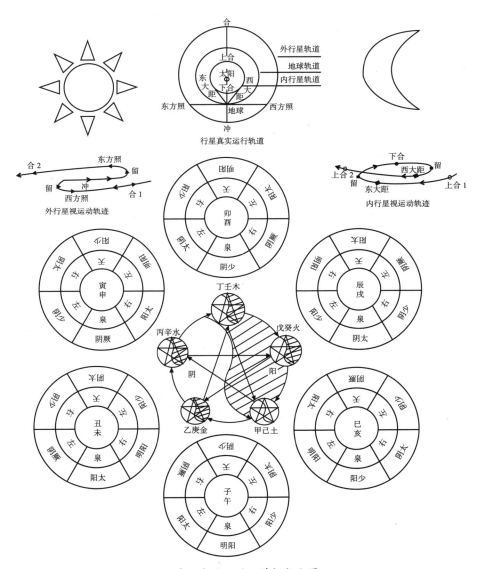

各图外围文字（上图）：

合
上合
外行星轨道
地球轨道
内行星轨道
太阳
东大距 下合 西大距
东 西
东方照 西方照
地球
冲

行星真实运行轨道

合2　东方照
留　　　　留
　　冲　　　合1
西方照

外行星视运动轨迹

下合　西大距
上合2　　　　留
留　东大距
上合1

内行星视运动轨迹

中心五行图：丁壬木、戊癸火、丙辛水、甲己土、乙庚金、阴、阳

六气轮盘图：卯酉、寅申、辰戌、丑未、子午、巳亥

古中医年月日时之神机气立图

9

序 言

　　《古中医内算学·伤寒方术》终于完成，历时十年，夜以继日，焚膏继晷，凿壁偷光，青灯黄卷，炼山成铜，煮海为盐，披沙拣金，大海捞针，雪泥爪印，阳货常比于仲尼，不自量力，参阅古千家，采编近万言，资料庞杂，限于篇幅，未及一一注明，请各位学者海涵。没有诸位学者的独立篇章，必无本书之汇流与升华。敢比千金诸病明清书，不落医心宝鉴医宗法，落红岂是无情物，化作春泥更护花。七曜九星为纲，阴阳五行为目，干支河洛为规，五运六气为矩，藏象经络为权，四诊合参为衡，岐黄鬼儎为纵，卢扁仲景为横，汉唐金元明清为传，现代中医为迷。参无极，厘运气，证藏象，注仲景，写医乱，筚路蓝缕，楼高可摘星月，河曲可通幽静，纲举目张，提纲挈领，规矩权衡，框架成章，纵横成篇，逐一添血肉，并列卅杂言，终成注解仲景之精粹，还原伤寒方术之魁首。但篇牍为十百，句读成千万，实不为庙印所能概全，故单以《古中医内算学·伤寒方术》之"前传"出版，以窥仲景方术一斑，以瞥中医医算学一眼，以醒中医数术之一醍醐，以示中医子学之一纲目。

　　象数之法，自古有之，天道运之，贤圣循之，老庄修之，孔孟解之，经玄传之，九式用之，理心迷之，蛮狄夷戎乱之，犬儒绝之，无极启之，方术日之，此序窥之。上古三皇五帝，巡天俯地，六六为节，九九为制，剖判鸿蒙，三清天人，天运使然，文明如涟漪，随波四溢，中原更替，人祸避乱，遂成西南东北诸民族，本为中原之主，今成瘴地寒区之遗民，上古文明亦随之而遁，显隐成谜。此正为史曰"百家争鸣"之时，实为百家混乱之际，轴心时代，"天子失官，学在四夷"，"黄钟毁弃"，老子留下五千经言，西出函谷，一骑绝尘，孔丘为恢复周礼，带着三千弟子、七十二贤人，如丧家犬般游谏，无奈官学式微，私学泛滥，所窥迥异，不能全豹，故持己见而鄙人，秘绝学而混文，如稷下学官者，流派林立，孰不知，上古遗民在彝、藏、水、纳西、傣诸族。岁月如刀，历数流失，所剩无几，虽旧如文物，仍历久弥新，如今再见上古医算，几人可识其真？

巡天斗历，动以开阖枢，静以三阴三阳，行以标本中气，剖判四时五行，感应五运六气，算以天干地支，六气为病，六淫为疫，方为伤寒例，五运为病，五胜为杂，方为杂病例。四性五味，酸苦甘辛咸，升降出入和，青龙开玄府，白虎清君侧，朱雀安神明，玄武镇水逆，腾蛇游五火，阴阳二旦调营卫，勾陈通闭塞，大小一十二神方，立四正四维，行八风九宫，以循二十四节气，以调七十二候，以化年岁星月。

仲景流传一十三稿，传象数之法，曰之方术，今唯见断牍残卷，后学断章取义，千年伤寒，一朝蒙昧。佛家八万四千法门，道家三千六百法门，实为万法归一宗，天星为象，历度成数，干支为算，脉症为标，六经为本，汤液为药，针灸为救急。虽法度已立，阴阳量判，五行数术，脉症可参，但勿刻舟求剑，万事因果复杂，象数之法互应，犹高中数理化公式，背之滚瓜烂熟，但高考试卷不一定全拿满分，道与术、象与数，契合之位难寻。

但也勿做买椟还珠之辈，以为道即为道，术即为术，殊不知，道即是术，术即是道，道术不分，象数不离。还要悟性为先，实践为先。不传道，已传道，不传法，已传法，不传方，已传方，道本为法，法本为方，方本为道法。

此书虽为《古中医内算学·伤寒方术》的前传，但也独立成章，逻辑自组织、自洽，医算形式客观可信，医学史事实清楚，临床实证有据可循，不是自以为是的意淫之作，不是成他人之美的泛泛之书。本书本序，在中医界，首次正式提出"古中医医算史"概念，开启一个古中医研究的新领域，将古中医与天文历数、天象气数联系起来，开创了古中医天文学的研究时代；首次厘清中医医算的学术史体系，明确了医算从时间跨度上具有学术流派的承传性；首次在相关学者研究成果前提下系统梳理了少数民族的上古中医医算的文化遗产，证实了医算与天道、天象、历法相关的客观性；首次明确了中医医算是一个各国各民族医学广泛的学术现象，而不是哪一家独有；首次明确了不同民族的医算体系具有相同的理论内核与共同的天象历数，而且都是以古中医为源头活水的不同时期、不同民族的流布；首次提出由望、闻、问、切四诊合一的断病模式完善为望、闻、问、切、算的五诊合一断病。这六个首次论述，不仅开创了古中医的学术研究新领域，而且也为中华上古文明与文化的研究提供新思路，"天子失官，学在四夷"，更是我中华文明复兴之路的文化启示录。

医算概念在藏医、彝医、水医、纳西医等民族医学中早就以一种客观的文明形式存在了。其实，在中医基础理论中，在中医临床实践中，在中医学术史中，中医的医算一直都存在着，而且对于中医学术的发展起着经纬纲目、规矩方圆的作用，如中医理论体系中的五运六气、四时五行、大司天、子午流注、灵龟八法、飞腾八法、伤寒铃法、阴阳五行、生克制化，等等。不过，中医界一直都没有将其提升到"医算学"的角度上来认识这种中医固有学术现象，反而在认识医算的过程中还经历了是与非的文明认同与文化虚无，这实在是中医界的耻辱。好在，近些年来，关于医算范畴内的中医理论，在中医界逐渐开始取得共识，临床上也有大量实践实证，如子午流注、五运六气，等等。但是将其升华到学术史体系角度的认知，还没有人这样做。人们仅将中医医算学视为器与术的一种，没有上升到天道历数的层面上来看这个学术问题，使中医医算学的学术地位得不到应有的重视与研究，实在是我辈遗憾。

具有科学属性的事物，说明它是客观的，中医西医皆是如此。从天象上看中医医算，医算为道；从医算本身看中医医算，医算为理；从临床实践看中医医算，医算为术；从器上看中医医算，医算为"糟粕"；从哲学史上看中医医算，医算为"迷信"。道不明，理不清，术不用，器不应，信不真，**这就是中医医算的学术现状**。对于现代科学，基础理论的量化规律，各种数理化公式，这些现代科学的数术，大家都能接受，现代科学的数术，其核心基础的学术定位是毋庸置疑的共识。而对于中医基础理论的量化规律，中医的数术，则迷信、唯心、机械，等等，各种口诛笔伐，而无视其指导下的临床实证。这种中医数术的学术定位，对于中医作为一门经世济民的千年大学问来说，是十分尴尬的。这种尴尬，不是中医学术本身的尴尬，而是中医界、中医史学界、中医人的尴尬。

我在《古中医天文学·无极之镜》（中国中医药出版社 2017 年第二版）中从客观定量角度厘清了中医医算的历数内核、天象逻辑、天机所在，如今又从中医医算角度厘清了具有科学属性的中医学术体系，作为一个完整自洽的实践逻辑体系的定量与定性系统的生发关系，不知现代中医界能不能认识到这一点的基础性和重要性？中医科学化，就是中医的象数化，就一定要中医理论逻辑定量化，否则永远是草根树皮三指禅，再加上现代中医的西医定量化。我们的中医在"象"的领域里已经衍化得太烦琐，什么圆运动，什么取象比类法，各种定性中医论，各种主观中医论，甚至有人还提出了"唯象中医"论。在"数"的客观中医领域里却还是若隐若现，其实无论是岐黄鬼傀经、还是卢扁难经，仔细翻一下经书，你会发现，中医的数术无处不在，中医的历数无处不在，中医的天数无处不在，中医的运数无处不在，中医的气数无处不在，中医的命数无处不在。因为不懂，所以无视，这才是现代中医界最大的无知。

经常有人问，作者的这些古中医书能不能治病？实际情况是，**中医在治人的病，我在治中医的病**。都是治病，患者不同而已，渔和鱼，哪个意义更大，仁者见仁，智者见智。书中讲的是计算机和区块链的工作原理，有些人就是要问能不能玩《王者荣耀》，能不能打MSI，书中讲的是汽车飞机工作原理，有些人就是要问汽车飞机谁更快的问题，说的不是一回事。**知其一不知其二，知其然不知其所以然**。大家都热衷于去做一个好的泥瓦匠，但做得再好也只是个匠人、医匠，却没有人愿意作鲁班设计师、岐黄鬼傀，这个逻辑毒害和洗脑了一大批中医人。关于中医医算也是这个逻辑，我在《古中医

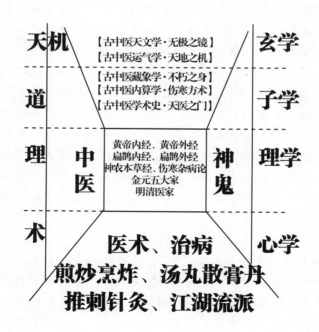

内算学·伤寒方术》中剖析了古中医医算的基本逻辑，顺着逻辑推理、推论，有些事情是无为而无不为的。中医本是神鬼之术，但大多数人都不知神的事，却津津乐道于鬼的事，这也是中医道不为道的原因所在吧。道理术器之间的关系既对立，又统一。经曰，知其要者，一言而终，不知其要，流散无穷，智者察同，愚者察异。这是黄帝问道岐伯八十一篇，仅十三方传世的个中原因，不传方，方已在书中。这也是《五十二病方》《小品方》不能指导中医临床的唯一原因所在。

当然，中医医算的研究之路还很长，本书也只是将其学术现象——罗列出来，稍加分析整理与思考，而真正距离现代科学意义上的定量与定性的有机结合，还有很长的路要走。但无疑，经过中医几千年来的实践实证，已经毫无异议地证明，中医逻辑体系是科学的，但我们怎样去看待和描述这个科学属性，不仅是单纯证明智力与智商的问题，更是一个考验中医人大智慧的问题。现代中医研究一百年来的各种怪现状，我在《现代中医百年学术史之现状调查·中医难》（世界图书出版公司2017年出版，原名：《中医乱》）中已经完整地总结出来，十八乱，乱乱惊心，十八难，难难惑人。既然我们已经发现问题关键所在，解决问题的时间还会远吗？本书在此，为各位中医界学人重新认识中医学术史、认识中医科学属性，提供了一个新的学术视野、学术方向与学术思路。关于古中医医算史，就是一部古中医数术史，就是一部古中医子学史，就是一部古中医量化史。但若真正取得中医医算的研究进展，任重道远不是最重要，上下求索不是最重要，殚精竭虑不是最重要，焚膏继晷不是最重要，屡起沉疴不是最重要，最重要的还是要看中医界的决心和破与立。

曲径通幽，灯火阑珊，世外桃源。

各美其美，美美与共。

是谓《古中医医算史·伤寒方术·前传》之序。

路辉
戊戌丁巳丙午丙申

目录

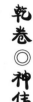

智者察同，愚者察异，道之微尘矣。故曰，绝无迷信之理，只有迷信之人。以此观心观物观天下，孰知虚实，孰为因果，高下立判，显隐顿见。本然一物不变，万法随心而化。

乾卷○神传　　　　　1

所谓神传，非指虚无缥缈之神仙，而是那些上智超常之人，在天人感应中，可以用大视野去『仰观天象，俯察地理，中知人事』的至真圣贤们。如三皇五帝、释道彻悟之人，在中医史中将其称之为天师、天鬻（『鬻』为古之『医』，先贤创字别有奥妙，故而用于此处）、先师的人。中医的道与术、法与数，皆源于岐黄、鬼臾、卢扁这些称之为天师、天鬻、先师的人……

坤卷○象数　　　　　17

中国的象数学与现代科学实质上是一个概念，都属于科学范畴里的逻辑系统。象为定性，数为定量。定性系统对于现代科学来说，就是现象，对于中国古代科学来说，就是天地人之象。定量系统对于现代科学来说，就是那些定理公式，对于中国古代科学来说，就是阴阳五行、天干地支、河图洛书、五运六气、六十四卦、九宫八风、子学九式，等等等等。

古中医中以阴阳为核心的天人象法，以五运六气法为核心的数术之法，二者合和为全璧，即古中医的象数之法，也是古中医作为上古中华文明科学属性的核心体系。《素问·阴阳应象大论》所说的『法于阴阳，和于数术』已经再明白不过了，数法、象法缺一不可。而当今中医，所缺的正是数术……

坎卷◎古中医医算

67

『数』与中国古代天学、子学、经学皆有着密切的关系，源于上古天象历法的『敬授人时』，在历代的古中国科学和古中医学理论体系中，都起着关键性作用。『和于数术』是按照数术的定量逻辑去精确地给『象』以定位定性定量，这才是真正的古中医象数之法。

无奈传统中医轻数重象，汉唐以降的中医只剩下藏象、病象、四诊之象的法，却疏于五运六气、干支河洛的数术。但是，医算著作一直在道家内部单传，秘传，所以后人虽识仲景《伤寒杂病论》，然囿于病象之中，而略于数术之外，直到宋元八大家的出现……

甲子篇◎医算天道	69
乙丑篇◎河图洛书	77
丙寅篇◎日书	89
丁卯篇◎天元玉册	95
戊辰篇◎五运六气	101
己巳篇◎神农本草经	113
庚午篇◎汤液经法	133
辛未篇◎三元九运	161
壬申篇◎六气大司天	179
癸酉篇◎黄帝外经	203
甲戌篇◎扁鹊外经	217
乙亥篇◎数术诊法	231
丙子篇◎数术脉法	261
丁丑篇◎天人之火	307

戊寅篇◎伤寒杂病论　331

己卯篇◎褚氏遗书　353

庚辰篇◎玄珠密语　361

辛巳篇◎元和纪用经　369

壬午篇◎司牧安骥集　375

癸未篇◎伤寒总病论　387

甲申篇◎六甲天元气运钤　393

乙酉篇◎史载之方　397

丙戌篇◎素问入式运气论奥　401

丁亥篇◎圣济总录　409

戊子篇◎注解伤寒论　413

己丑篇◎伤寒铃法　419

庚寅篇◎金元八大家　457

辛卯篇◎伤寒类证　491

壬辰篇◎三因极一病证方论　497

癸巳篇◎子午流注　513

甲午篇◎汤液本草　517

乙未篇◎医学纲目　521

丙申篇◎乾坤生意　525

丁酉篇◎伤寒运气全书　531

戊戌篇◎伤寒蕴要全书　537

己亥篇◎古今医统大全　539

庚子篇◎运气易览　545

辛丑篇◎本草纲目　551

壬寅篇◎医学穷源集　557

癸卯篇◎类经图翼　561

甲辰篇◎伤寒论集注　567

乙巳篇◎审视瑶函　577

丙午篇◎伤寒论直解　583

丁未篇◎秘本伤寒第一书　587

戊申篇◎瘟疫发源　591

己酉篇◎古今图书集成　595

庚戌篇◎临证指南医案　597

辛亥篇◎目经大成　601

壬子篇◎医宗金鉴　605

癸丑篇◎伤寒悬解　611

甲寅篇◎伤寒温疫条辨　617

乙卯篇◎松峰说疫　623

丙辰篇◎疫疹一得　627

丁巳篇◎伤寒论浅注　633

戊午篇◎温病条辨　637

己未篇◎运气证治歌诀　647

庚申篇◎世补斋医书　651

辛酉篇◎时病论　657

壬戌篇◎本草问答　663

癸亥篇◎元汇医镜　671

子甲篇◎时疫温病气运徵验论　675

丑乙篇◎伤寒杂病论义疏　681

寅丙篇◎圆运动的古中医学　683

卯丁篇◎八卦象数　701

辰戊篇◎五运六气遗珠　719

巳己篇◎导引吐纳　751

午庚篇◎古中医医算学派　793

离卷○彝族医算

医算学即医学与天文历算的合称，是我国彝、藏、纳西、水、傣族等少数民族中医学的特征性理论体系，是民族医学与天文历算学的总称，这些民族医算学实际上是中医医算体系的一个分支。

809

彝族是远古氐羌族遗裔，公推伏羲为始祖。彝族先贤用「观乎天文，以察体泰；观乎人文，以察身安」的思维方式，演绎出了彝医理论，较完整地建立了彝医理论体系，是彝族赖以生存的基础。彝医药的核心理论为气浊、哎哺、天地五行，八方位年、天干地支、青线赤线、宇宙八卦、五生十成、十生五成……

震卷○藏医医算

在藏医经典著作《四部医典》中，记载有四季脉象与五行生克的关系，认为「有算必有医」「医算不分家」，医学与天文算学是有因果关系的。藏医和历算的理论体系，都离不开中医的阴阳五行、九宫八卦学说，五行学说是藏医历算理论的基础，是藏医和历算的基本理论。

859

西藏天文历算学大体上有两种体系，一是五行占算体系，二是时轮历算体系，从整体而言，以土、水、火、风、空五大元素为基础的时轮五大理论自始至终贯穿了藏医整个学科领域……

巽卷◎水族医算

871

水族自称『濉』，其古老宗教文化典籍为水书，是水族先民在占卜过程中形成的经典著作，同时也是古人类周易数术文化的唯一遗存。水书源于《洛书》，根据《易》卦、星象、五行之理，以五行生克融合于干支，进而推演吉凶，预测祸福，解决疑难。

千百年来，水族人就是按照水书中有关农事、营建、出行、婚丧等规矩条文生活着的。水族医学最大特点是『巫医结合，神药两解』……

艮卷◎纳西族医算

885

纳西族是古代羌族的分支，和现今羌族同出于中国西北黄河源头甘肃青海地区，属华夏西部迁徙民族。其医药典籍以东巴（原意为智者）文写成，主要有《称恩说律》《崇仁潘迪找药》《玉龙本草》《病因卜》《创世记》《巴格图》等。

对于疾病的诊治，东巴师首先是占卜、打卦，据卦的显示不同而确定治疗方式。东巴文化中的『精微五行』说，是东巴用以认识疾病、治疗疾病的基础理论之一……

兑卷◎傣族医算

傣文医药古籍是由天师巫觋传下来的。直至今天，傣医在行医时仍然留存着巫觋信仰的习俗。比如，在行医看病时，会先由巫师卜卦医算，巫者也可自行为病者卜卦，之后再照医算结果辨证用药。

913

傣医既有非常浓郁和极富特色的佛家韵味，又有道家的道法体系。傣医经典有《旦兰约雅当当》、医经《腕纳巴维特》，医理《该牙桑嘎雅》等，四塔学说是其指导临床实践之纲纪，实际上就是四大、四行，水火土风。傣医治疗疾病特别重视时间，甚至认为是疾病治疗疾病"可愈"或"不可愈"的关键……

水卷◎白族医算

由于历史原因，白族没有自己的文字，因此在自己文化的发展过程中，白族医药吸取了大量汉文化和汉文字，并接受了佛、道、儒等文化的影响。

923

在白族民间，巫医结合、神药两解是云南少数民族地区广为流传的古法。白族医学代表性著作有清代名医陈雍主编的云南医学堂教材《医学正旨择要》、民国大理名医余道善所著《仲景大全书》……

木卷◎韩医医算

931

韩国的运气学说起源于《黄帝内经》的运气七篇，在韩国的高丽时代从中国（宋代）传到韩国，到了朝鲜时代（中国明代）较盛行，最早记录于《医方类聚》，后显于《东医宝鉴》。此书中收录了大量道家养生理论及实践方法，尤其重视针灸择日法。

在韩国，《东医宝鉴》地位很高，被视为与东垣、丹溪之书并重。其他较重要的典籍还有《舍岩针法》《草窗诀》《东医寿世保元》……

火卷◎汉医医算

955

自唐代高僧鉴真东渡日本，传授唐代文化之精华，中医药学即在日本广传，成为日本的医学主流。重要的五运六气文献均传入日本，并产生重要影响。对于五运六气的研究，中国崇经而日本尚方。日本对大量传入的各类中医医籍（包括五运六气文献），更着力于简捷实用的临证用方之法，通俗易明的方书类或入门类著作。

丹波康赖所著《医心方》是现存的日本最古医书，既是平安时代隋唐医学的集大成者，也是日本接受的中国医学之精华，其他主要典籍还有《万安方》《针灸集要》《顿医抄》《福田方》《医籍考》《杂病广要》……

土卷◎越南医算　977

越南人民将伏羲氏、神农氏和黄帝奉为本国传统医药的祖先。越南传统医药是仅次于日本与朝鲜的第三大中国传统医药支流。其中以黎有卓参照内难本草著成的《医宗心领》最为著名。黎有卓对越南传统医学的发展有着不可磨灭的贡献，被越南人民尊崇为『越南医宗』『越南圣医』……

金卷◎其他民族医算　993

蒙医药以阴阳五元学说哲学思想为指导，注重对六基症的辨证施治，其理论基础是三根学说……

侗医有望、划、号、触、问五诊，都以独特的诊法有别于中医。其中划诊号诊又别具一格。其诊法为九官诊……

苗医『把人体的疾病分为内科三十六症，外科七十二疾』……

羌族人以多神信仰和自然崇拜贯穿于其宗教思想和信仰行为中，并且凝结为释比（巫师）经典的重要内容世代传承……

维吾尔族居处丝绸之路这一交通要道，吸收了中医学，阿拉伯医学，波斯、古印度和藏医学，熔为一体。维医学理论系统包涵四元素（土、水、火、风）四津（血津、痰津、胆津及黑胆津）及五行（金、木、火、水、土）的内容……

破军卷◎玛雅医算

玛雅文明有与中华文明相似的太极图、中医理论、修炼体系、文字体系、历法起源，极有可能来源于上古中国文明体系，由于历史的劫难，玛雅文明损失殆尽。但从其文明的发达与成熟程度，尤其天文历法的计算同古中国历法一样，不只是敬授农时，更是敬授人时的历算之法。所以玛雅文明的医算只是失传了，但不代表没有医算形式。从其现存的与中医类似的治病手段和过程，以及巫术、修炼方式等方面，也可窥其一斑……

999

禄存卷◎西方医算

西方星占学发源于上古的东学西渐，是上古中华文明遗迹，其强调人与宇宙存在着密不可分且相互对应的关系，这与中国古代占星文化『天人合一』相呼应。西方古典医学的黑胆汁（精）、黄胆汁（津液）、血液（血）、黏稠液（气）等都是源于黄道十二宫的天象，这与中医风寒暑湿燥火六淫之气源于七曜九星二十八宿的道理是一样的；在《太始天元玉册》中也有二十八宿与黄道十二宫的对应关系论述。

希波克拉底提倡医生学习星象知识，并亲自为病人绘制疾运盘，指出医生应先根据黄道人体解剖图来判断疾病。托勒密《占星四书》《至大论》、斐奇诺《生命三书》是西方医算的代表性著作……

1027

附录　中医给人治病，谁给中医治病？

1056

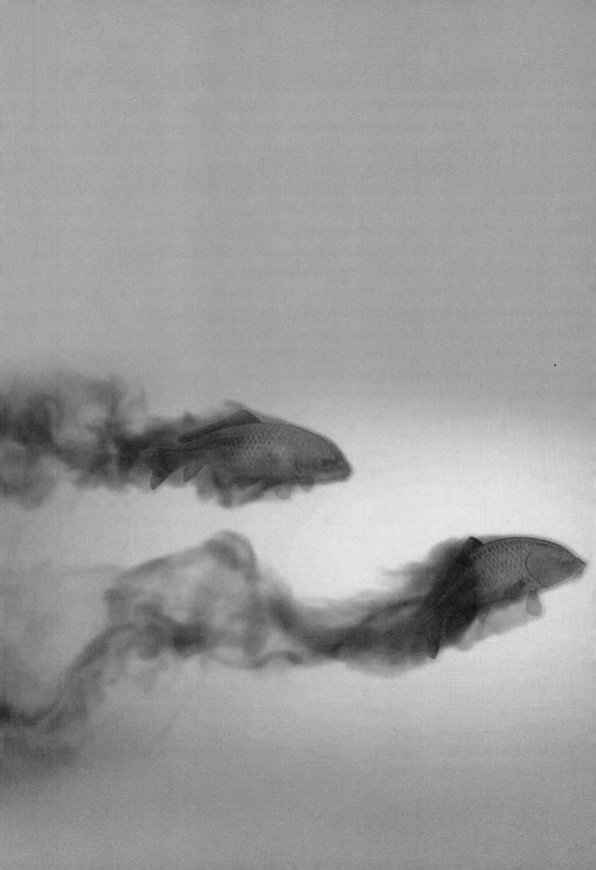

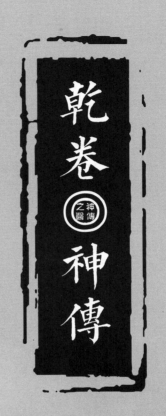

乾卷 神傳

神傳之醫

一切知道在不知道之前，都是隐学；一切不知道在知道之后，都是显学。显隐之学是相对于人而言，而人的悟性与心性才是显隐之学相因而成的关键。理者，道也，本先天而寂存；人者，名也，愚钝慧悟，两两不同，层层有异，智者查同，愚者查异，道之微尘矣。故曰，绝无迷信之理，只有迷信之人。以此观心观物观天下，孰是真伪，孰知虚实，孰为因果，高下立判，显隐顿见。本然一物不变，万法随心而化。

所谓神传，非指虚无缥缈之神仙，而是那些史上智慧超常之人，在天人感应中，可以用大视野去"仰观天象，俯察地理，中知人事"的至真圣贤

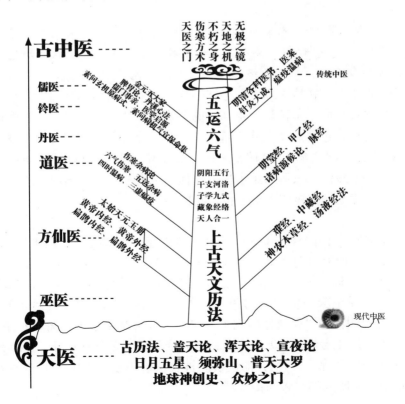

古中医 -----

天医之门　伤寒方术　不朽之身　天地之机　无极之镜

儒医 ----
素问玄机原病式　脾胃论　金元四大家　儒门事亲　局方发挥　医垒元戎　素问病机气宜保命集

明清各科医书、医案　针灸大成　瘟疫温病　- - 传统中医

铃医 ----

丹医 ----

道医 ----
伤寒杂病论　六气伤寒　五运杂病　四时温病　三建瘟疫

阴阳经、甲乙经　诸病源候论、脉经

方仙医 ----
太始天元玉册　黄帝内经、黄帝外经　扁鹊内经、扁鹊外经

难经、中藏经　神农本草经、汤液经法

五运六气

阴阳五行
干支河洛
子学九式
藏象经络
天人合一

上古天文历法

巫医 -----

现代中医

天医 -----
古历法、盖天论、浑天论、宣夜论
日月五星、须弥山、普天大罗
地球神创史、众妙之门

们。如三皇五帝、释道彻悟之人，在中医史中将其称之为天师、天醫（"醫"为古之"医"，先贤创字别有奥妙，故而用于此处）、先师的人。中医的道与术、法与数，皆源于岐黄鬼俞卢扁这些称之为天师、天醫、先师的人。

众所周知，古中医学知识体系传授的权威不只是建立在医者本身的经验之上，而且还是依托于上古史中的"圣人"，也就是《灵枢·禁服》所说"此先师之所禁"中的天师、天醫们。上古如神农、黄帝、岐伯天师（天醫）、鬼臾区、俞贷季、桐君、伯高、雷公、少俞、少师；中古如长桑君、扁鹊；汉有公孙光、公乘阳庆、仓公淳于意、张仲景、华佗、董奉等名医。中古以降的医者们，都将医道医理医术归功于一代又一代的"古圣人"。换言之，古代医学典籍不仅是临床的实录，更是圣人所传之经言。古医经的"依托"形式源于《世本·作篇》。所谓"世"是指世系，讲的是血缘传承、族氏的追溯。其中，《作篇》叙述古代技术的发明创造，如医学托于巫彭、药术托于神农。战国秦汉方技书依托的圣人主要是黄帝，这也是与作为地球上轴心时代而出现一整批"黄帝书"的情况有着相同的历史背景。

《黄帝内经》（以下简称《内经》）中作为养生家的圣人形象，其实就是黄老思潮中的圣人典型："圣人为无为之事，乐恬淡之能，从欲快志于虚无之守，故寿命无穷，与天地终，此圣人之治身也。"圣人的无为之术一体两面：治国与治身。在这一点上，方技书与道家书的内容相互表里，处世之道通于卫生之技。而以黄帝与诸臣问对的形式进行教学的《内经》的问答体近似奏疏之文体，也就是《春秋繁露》中《对江都王》《郊事对》的"对"。如《对江都王》首曰"命令相曰"，末云"臣仲舒伏地再拜以闻"，与医经的君臣师生体例一致。医家假对策上书之文体，又借圣人之口出偶文韵语，正说明了"六经皆史"在古中医史上也是同样如此。

三皇之神农和伏羲在《素问·著至教论篇》中被提到。篇中说："愿得受揆天之度，四时阴阳合之，别星辰与日月光，以彰经术，后世益明，上通神农，著至教拟二皇。""二皇"之另一皇即是指伏羲帝。神农和伏羲在上古史中亦被赋予医药发明者的角色，如"神农尝百草""伏羲制九针"等。《易·系辞》则谓："古者包牺氏王天下也，仰则观象于天，俯则观法于地，观鸟兽之文，与地之宜，近取诸身，远取诸物，于是始作八卦，以通神明之德，以类万物之情。"包牺，即伏羲。神农伏羲不仅是古中医的奠基人，更是上古中华文明的缔造者与传承者。

2002年2月7日《北京晚报》第12版刊文："北京大学博学院实验室对杭州萧山跨湖桥遗址五个地层所出土的六个木头标本进行碳14测定，公布结果石破天惊——跨湖桥遗址所处年代为距今7000～8000年间，也就是说，比世界文明的河姆渡人至少还要早2000年。"而且"跨湖桥遗址中新近证实身份的中药罐，带给我们更大的惊喜，距今8000年前的跨湖桥人原来已经会煎药治病。遗址出土了一只盛有植物茎叶的陶釜，从现场观察，当属因故（陶釜烧裂）丢弃的煎药罐，药材的具体药性与名称，因有机物不足不能确定。医学界将中药起源定在《黄帝内经》出现的战国时代，但事实上史前人类早就已经认识到自然物材的药用价值了。传说商初重臣伊尹发明复方草药，而这次出土的显然是单方草药。"这一8000年前的中药已经属于史前圣人时代的中医中药了。

三皇之黄帝在中医史上，更是古中医开宗立派的大神级人物，其《黄帝内经》《黄帝外经》奠定了古中医至少5000年的辉煌历史，成就了中华民族子学文明的所有基础理论，中医弟子无不以岐黄为首。与黄帝问对的臣子有岐伯、伯高、少师、少俞、鬼臾区和雷公六人，他们也都是上古史中的名人。在《内经》中被黄帝尊称为"天师""夫子"的岐伯，《史记》称他是黄帝的近臣，"风后、封钜、岐伯令黄帝封东泰山，禅凡山，合符，然后不死焉"。《史记正义》云："岐伯，黄帝太医。"伯高，史志无载，明代《古今医统大全》称："伯高氏，黄帝臣，未详其姓。佐帝论脉经，穷究义理。"少俞，传说为俞跗之弟。《史记·扁鹊仓公列传》中谓俞跗为上古名医，活病能"割皮解肌，诀脉结筋，搦髓脑，揲荒爪幕，湔浣肠胃，漱涤五脏"。鬼臾区，号"大鸿"，又称扁鸿，即扁鹊的大哥。其二弟扁鸦，三弟扁鹊，扁鹊流传下来《扁鹊内经》《扁鹊外经》，及扁鹊脉学、诊法等扁鹊医学流派的古中医内容。扁鹊医学流派主要是以《四时五行经》为主，基本上相当于黄帝学派五运六气体系中的四时五运主运主气部分。《史记·五帝本纪》称黄帝"举风后、力牧、常先、大鸿以治民"，即任用风后等四人为辅帝之臣。雷公，在《素问·疏五过论篇》中曾自述："臣年幼小，蒙愚以惑。"史书未载雷公其人，《古今医统大全》说："大乙雷公为黄帝臣，姓雷名敩，善医。"

六臣子与黄帝问对中，《内经》162篇有问答的140篇中，岐伯答问的有112篇之多，其内容广涉阴阳、藏象、经络、病因、病机、病证、诊法、治则、养生和运气，即对《内经》的医理及相关事物无所不论。伯高问对计

10篇，所论多为人体结构与机能，如《灵枢》的《肠胃》《平人绝谷》篇等，伯高应是上古时期解剖生理学专家。少师问对仅4篇，所论多为体质方面，也涉及病因及发病。少俞问对亦为4篇，主论体质，也谈五味药理。鬼臾区之论仅见于《素问·天元纪大论篇》（运气九篇之一），演绎了阴阳五行及气运规律。雷公问对一改黄帝问臣子答的通例，载其论的11篇全是向黄帝问道，内容既有经脉、诊法、病证，又有社会医学及医事教育，皆为至道。岐伯之论覆盖灵素两经。雷公问道在两经亦皆占一定篇幅，而伯高、少师和少俞之论仅见于《灵枢》，鬼臾区之论仅见于《素问》。"六经皆史"不仅是古中医神传的有力证据，也是释儒道圣典籍的基本行文模式，由于篇幅所限，不再展开去讲。这说明上古神传模式在释儒道医等几乎所有领域里都有体现。

传统医学和方术都具有神奇的效果。方术最吸引人的特点无疑是它的神奇性。方士们占卜吉凶、袖传一课、禳灾转祸，甚至呼风唤雨，驱遣神鬼，无所不能。如此神奇的行为不但流传在民间传说中，甚至在史书中也有着点滴记载。如费长房修道后医疗众病，鞭笞百鬼；左慈明于六甲，精于变化；李淳风占候吉凶，若节契然而不可测，袁天罡相人福禄，生死无不奇验；张果饮毒酒不死，坠齿复生，等等奇迹，无不使人目眩神迷。而史书中记载的许多古中医，也莫不身怀绝技，无论是处方还是针灸、推拿，无不妙手回春，药到病除，应手而愈，简直具有起死回生之能，这和方士们神奇莫测的方术具有很强的相似性。

比如，传统医学中的针灸术可以达到调整人体阴阳平衡、舒筋活络、开关通窍、舒畅经脉等目的，但是在不了解针灸术原理的人们看来，针灸的功能简直和方术一样神奇。《史记·扁鹊仓公列传》记载扁鹊过虢国，虢太子已经昏死半日，扁鹊为之针灸按摩，服汤二旬而复故，"故天下人尽以扁鹊为能生死人"。《旧唐书·方伎传》记载："隋鲁州刺史库狄嵌苦风患，手不得引弓，诸医莫能疗。（甄）权谓曰：'但将弓箭向垛，一针可以射矣。'针其肩隅一穴，应时即射。"《明史·方技传》记载李玉，"有跛人扶双杖至，玉针之，立去其杖。两京号'神针李玉'"。这几位针灸大师一针下去手到病除，充分显示出医术的高超性和神奇性。

又如《北史·艺术列传》记载，马嗣明作炼石法，"以粗黄色石如鹅鸭卵大，猛火烧令赤，内淳醋中，自有石屑落醋里，频烧至石尽，取石屑曝干，捣下篩，和醋以涂肿上，无不愈"。马嗣明的这种炼石法，从科学原理上解释，应该是利用石中的矿物质及其化学反应治疗疾病，这也是传统医学利用自然外物治病的常见方式，但在不了解原理的古人看来，这和方士的金丹度人术有什么区别！再如名医许智藏，"会秦王俊有疾，上驰召之。俊夜梦其亡妃崔氏泣曰：'本来相迎，如闻许智藏将至。其人若到，当必相苦，为之奈何？'明夜，俊又梦崔氏曰：'妾得计矣，当入灵府中以避之。'及智藏至，为俊诊脉曰：'疾已入心，即当发病，不可救也。'果如言，俊数日而薨"。秦王俊急病攻心，不可救治，这是医疗中常见之事，但这段记述却将医术的力量描写得惊动神鬼，其神奇性不言而喻。直至《新元史》《清史稿》等史书依旧杂糅医、卜、阴阳、数术乃至书画、技击、工巧诸类。《二十四史》的观点足以说明当时社会人们的正统看法，即医学与方术、医生与方士是同一术业无疑。

《史记·扁鹊仓公列传》载战国时期扁鹊"视见垣一方人，以此视病，尽见五脏症结，特以诊脉为名耳"。垣，墙也，此文是说扁鹊能隔着墙看到墙那边的五脏病变，是现代所谓的人体透视功能。扁鹊据此才能准确地指出齐桓公的病状："君有疾在腠理，不治将深。"这也不难理解，现代医学的 X 光、B 超、CT、核磁、PET 等都在不同粒子物质角度上透视人体，起码说明这种透视技术是客观真实可行的，至于用什么方式，那是另外一个问题。《晋书》载："学道者，至足之余，能以气与人，谓之布气。虚能以此法疗人疾。"所谓"布气"，就是现代的气功外气的治疗方法。古代以"不药而愈者谓之神"，主要是指道醫的治疗。晋·葛洪编著的《神仙传》是一部专谈神异的书，记载了很多气功和人体特异功能现象，可以说是一部最早的有关人体科学的专著。所记载的"神仙"的事例，现在用气功和特异功能的观点看，大多是可以理解的。

《神仙传》载："黄卢子姓葛名越，其能治病，千里寄姓名与治之皆愈，不必见病人身也。善气禁之道，年二百八十岁，一日与亲友别，遂不复归。"这是遥感诊病、治病的事例。《神仙传》载："王遥者，字伯辽，鄱阳人也，颇能治病，病无不愈者，亦不祭祀，亦不用符水丹药，其行治病，但以八尺布重敷坐于地，须里病愈，便起去。其有邪魅作祸者，遥画地作狱，因召呼之，皆见其形入在狱中，或狐狸、蛇之类，乃斩而燔烧之，病者即愈。"禅坐在地上行功，发放外气治病。至于"邪魅"，可能是阴邪之气的变化，要排除这些不良信息，才能转疾病为康复。《神仙传》载："沈建，丹阳人也，父为长史，建独好道，不肯仕官，学导引服食之术，延年却老之法，又能治病。病无轻重，治之即愈，奉事者达数百家。"

《三国志·士燮传》中载有与仲景、华佗同时代的"建安三神医""仙人"董奉的事迹："燮尝病死三日，仙人董奉以丸药与服，以水含之，捧其颐摇消之，食顷，即开目动手，颜色渐复，半日能起坐，四日复能语，遂复常。奉字君异，侯官人也。"董奉道兼医，《神仙传》也收有此事，说士燮为感谢董奉的救命之恩，特在庭院中盖了一座楼供董奉居住。"奉不食他物，唯啖脯枣，饮少酒"，说明董奉可能是在辟谷食气；又说"燮一日三度设之，奉每来饮食，或如飞鸟腾空来坐，食了飞去，人每不觉"，说明董奉可能有飞行或隐身功能。《三国志·士燮传》载董奉"后还豫章，庐山下居"，"有一人中有病疾垂死，载以诣奉，叩头求哀之。奉使病人坐一房中，以五重布门盖之，使勿动。病者云：'初闻一物来舐身，痛不可忍，无处不顺，重此舌广一尺许，气息如牛，不知何物也。'良久物去，奉乃使往池中以水浴之，遣去。告云：'不久当愈，勿当风！'十数日，病者身赤无皮，甚痛，得水浴痛即止。二十日皮生即愈，身如凝脂"。《神仙传》说："董奉居山不种田，日为人治病，亦不取钱。重病愈者，使栽杏五株，轻者一株，如此数年，得杏十万余株，郁然成林……于林中作一草仓，示时人曰：'欲买杏者，不须报奉，但将谷一器置仓中，即自往取一器杏去。'……奉每年货杏得谷，旋以赈救贫乏，供给行旅不逮者，岁二万余人。"《南康府志》亦有类似记载："董奉字居异，侯官人也，有道术，隐山中为人治病，不受谢，惟命种杏一株，数年成林，杏熟易谷，以济贫民。永嘉中仙去，今庐山杏林，乃其遗迹。"后世以行医济世喻为杏林或杏林春暖，此即典故由来。

方士们在驱鬼降神、占卜望气、修丹炼药的过程中，皆兼修中医术。葛洪《抱朴子》云："是故古之初为道者，莫不兼修医术，以救近祸焉。"陶弘景在《辅行诀》的开篇中就说："隐居曰：凡学道辈，欲求永年，先须祛疾。或有夙病，或患时恙，一依五脏补泻法例，服药数剂，必使藏气平和，乃可进修内视之道。不尔，五精不续，真一难守，不入真景也。服药祛疾，虽系微事，亦初学之要领也。"《黄庭经》中谈到的"内视""内视肠胃，得见五脏""自见五脏肠胃"等，皆是以此作为丹道家藏象经络学及脉学建立的基础，即丹道家根据"内视""内证"的方法，从活人体上向内求得及建立其理论体系。古人所说的"借医弘道""援医入道"等主张，均是这一传统的体现。

古代的许多古中医家往往同时精通数术，方术士往往也通晓医术。传说中的黄帝，不但精通医道，撰著《内经》及五运六气内算理论体系，成为古中医学的开创者，而且还是最早的方士之一，曾经在鼎湖炼丹，最后乘龙飞天。东晋人称"仙翁"的葛洪既著有内容驳杂，论述炼丹、黄白、辟谷、服药、导引、服气、召神、符箓等各种方术知识的《抱朴子》，又著有《金匮药方》《肘后备急方》（以下简称《肘后方》）等医药典籍；南朝陶弘景，既是著名的道士、上清灵宝派的开创者，撰有《集金丹黄白方》《太清诸丹集要》等丹术著作，同时还是医术高超的名医，撰有《本草集注》《陶氏效验方》《补阙肘后百一方》等医药名著。唐代"药王"孙思邈本身也是道士，擅长阴阳推步、六壬遁甲奇门、服饵吐纳、神游养生等术，既撰有医药经典《千金方》，又撰有《摄养论》《太清丹经要诀》《枕中方》等多种方术著作。再如王肯堂，王氏道学方术之名为其医名所盖，其实他"家居十四年（1592—1606），僻居读书，与经生（指读书人）无异"，"平生无棋局杯铛之好，独好著书。于经传多所发明，凡阴阳、五行、历象、算术、太乙、六壬、遁甲、演禽、相宅、数术之学，无不造其精微"，"书法深入晋人堂室"（见增补《镇江府志》）。清代徐大椿"深研义理，好读黄老与阴符家言。凡星经、地志、九宫、音律、技击、句卒、赢越之法，靡不通究，尤邃于医，世多传其异迹"。这些人物都是兼通医术和方术的代表，当世人评价他们的时候，就非常容易混淆他们作为医士和方士之间的角色差别。如《旧唐书》列孙思邈入方伎传，对其医学成就言之寥寥，而对其修道长生、妙于占测则津津乐道，显然是以方士视之。

陶弘景总结晋代以来医家时云："自晋世以来，有张苗、宫泰、刘德、史脱、靳邵、赵泉、李子豫等，一代良医。其贵胜阮德如、张茂先、裴逸民、皇甫士安，及江左葛稚川、蔡谟、殷渊源诸名人等，并亦精研药术。宋有羊欣、王微、胡洽、秦承祖，齐有尚书褚澄、徐文伯、嗣伯群从兄弟，治病亦十愈其九。"此时期医家群体究竟有何特点呢？我们可先将医迹可考的医家一一列出：蔡谟、葛洪、支法存、于法开、于道邃、任敦、范汪、杜子恭、诸葛琳、殷浩、殷仲堪、王泯、王微、道弘、释慧义、杯度、徐熙、徐秋夫、徐道度、徐叔向、徐文伯、徐嗣伯、徐雄、徐类、徐滔、秦承祖、程天柞、羊欣、胡洽、孔熙先、刘宏、陈延之、祖翻、褚澄、邓郁之、顾欢、柳恽、深师、刘澄、刘聪、姚菩提、姚僧垣、陶弘景、许道幼、许景、许智藏、许爽等。诸医家身份背景有别，学术修养也不相同，但总体说来还是有某些相似点：其一，大多数医家都不是专业的从医者，即便医学出身之人，也不一定以医术自矜；其二，多数医家出身世家大族或佛道法门，以医术立功者，也多期望摆脱方术之士的社会定位而步入仕林。这样的局面，与当时仕人的知识结构直接相关。汉魏以降，官立学校基本沦废，学术中心因而转移到家族私学。

　　家族之内传习的学术，除了玄、儒、文、史之学外，且包括多种"杂艺"。按章太炎《五朝学》云"玄学者，固不与艺术文行悟，且翼护之"，许多士人博通六艺及诸方伎。如刘宋时王微"少好学，无不通览，善属文，能书画"，"兼解音律、医方、阴阳数术"，刘宋时伏曼容"少笃学"，"多伎术，善音律、射驭（射覆，数术一种）、风角、医算，莫不闲了"。顾欢"家世寒贱，父祖并为农夫"，但其"独好学"，"乡中有学舍，欢贫无以受业，于舍壁后倚听，无遗忘者"。其后博学广识，"好黄、老，通解阴阳书，为数术多效验"，常以道家法术为时人治病。邓郁之为萧齐永明间人，《道学传》云："民间有疾，（邓郁之）辄以印治救，不为章符，病者自愈。"泰山羊氏为晋室外戚，西晋时羊祜立有大功，名位俱至。晋室渡江后，羊家政治影响力大不如前，主要以玄学士族立世。至刘宋时期，羊氏家族中羊欣声名卓著，其"泛览经籍，尤长隶书"，又"素好黄老，常手自书章，有病不服药，饮符水而已"。羊氏家族有奉习天师道的传统。医学方面，羊欣"兼善医术，撰药方十卷"。《高僧传》记载杯度治病多行神咒，云："齐谐妻胡母氏病，众治不愈，后请僧设斋，斋坐有僧聪道人，劝迎杯度。度既至，一咒病者即愈。"诸葛琳，字茂伦，《道学传》本传云："救他人疾，及与自治，皆不服药饵，唯饮敕水（符水），莫不蒙差。"葛洪博学通儒，乃道家金丹一派之集大成者，其自称"穷览坟索，以著述余暇，兼综医术"。可见在魏晋时期，医算、数术、法术在上层社会及知识精英阶层中是以鸣人之术而流传的，陶弘景本人所述的《辅行诀脏腑用药法要》也是医算的一种。

　　许多精通医术的士人，其家族确实有崇奉道家的传统。如最负盛名的东海徐氏即是天师道世家。徐氏通医术始于徐熙，《南史·张邵附徐文伯传》说他"好黄、老，隐于秦望山，有道士过求饮，留一瓠栌与之，曰：'君子孙宜以道术救世，当得二千石。'熙开之，乃《扁鹊镜经》一卷，因精心学之，遂名震海内"。徐熙之子秋夫又"弥工其术"，"仕至射阳令"，"尝夜有鬼呻吟，声甚凄怆，秋夫问何须，答言姓某，家在东阳，患腰痛死，虽为鬼，痛犹难忍，请疗之……"徐氏家族医学学术的起因及传承，都与道家联系在一起。此外，陈郡殷氏、琅琊王氏、泰山羊氏、会稽孔氏、丹阳陶氏等天师道世家都不乏精于医术者。

葛洪曾明确指出："古之初为道者，莫不兼修医术，以救近祸焉。凡庸道士，不识此理，恃其所闻者，大至不关治病之方。又不能绝俗幽居，专行内事，以却病痛，病痛及己，无以攻疗，乃更不如凡人之专汤药者。"如葛洪所说，兼修医术是道士修道长生的必要条件。《真诰》也说："夫学生之道，当先治病，不使体有虚邪及血少脑减、津液秽滞也，不先治病，虽服食行炁，无益于身……夫学生之夫，必夷心养神，服食治病。"道家关键人物、重要经典的提倡，促使道医这一阶层生长盛行。在六朝造构出来的道经中，一大部分即是医方，如《太上灵宝五符序》共三卷，其中有服食、治病方一卷，影响极大的《真诰》《登真隐诀》等同样记录医方及各类治病方法。在此道医传承体系之下，道士们皆能以医术"自命"，如《太上洞渊神咒经》云"自今以去，道士为人治病，病人家来迎子等，子等先为作符，安十二辰及门户井灶，各各丹书愚之"，"大道法师，内外俱通，世间书疏，无不解者，治病医药针灸，悉皆明了，行来人间，万民敬爱，三洞大经，无不备足，世人敬之，亦如天王及大富足人矣"等，都能反映道士娴习医法，能为世人治病的史实。而道家的世界观就是用数术验算一切，用法术和方术解决一切，用历数推理一切，医算自然是情理之中的事情了。

医家治病常用道家方术、数术。《肘后方》论治内科诸急症，常引述道家法术、数术，可举数例："凡卒死、中恶及尸厥，皆天地及人身自然阴阳之气，忽有乖离否隔，上下不通，偏竭所致……当尔之时，兼有鬼神于其间，故亦可以符术护济者。""扁鹊治客忤，有救卒符，并服盐汤法，恐非庸世所能用，故不载。""治卒腹痛方，书舌上作风字，又画纸上作两蜈蚣相交，吞之。"如道经叙述，符水方术用途甚广，治病即是其中之一。葛洪、陶弘景把这类"治百病杂符"引入医方著述，强调其验效，特别针对"卒死""中恶""尸厥""客忤"等急症，指出可用神符来"护济"。用神符治疗"卒死""中恶"等病症，道家典籍载之颇为详细。《三洞道士居山修炼科·服符品》所云"扁鹊救卒死符，正一真人所出"，"此符卒中恶、飞尸入腹、痛急口噤，丹书水中及书纸作符三丸，与吞之，不愈，复作令满三，毕，以书心下及腹，大书之，无不愈"，应当是《肘后方》不载的扁鹊治客忤神符。《三洞道士居山修炼科·服符品》且载有治疗"感忤""卒腹痛""卒逢恶客鬼"的神符，就用法、功用等而言，也与《肘后方》所说的符术数术大致相同。符术数术之外，《肘后方》又用上章、服食等道法来治疗疾病。与《肘后方》相类似，《范汪》《小品》等书同样常引录道家法术、数术。《医心》卷十四"治魇不寤方"引《范汪方》："治魇死符法，魇死未久故可活方：书此符烧令黑，以少水和之，置死人口，悬镜死人耳前，击镜呼死人，不过半日即生。（符箓）丹书之。"《小品方》卷七"治妊胎诸方"亦用符术："又方：儿衣不出，吞此符吉。"范汪、陈延之也是行奉道家之术，其医学著作中收入神符数术，而法术与数术是一对孪生兄弟，法由数出，数由法现，皆是时代学术背景使然。

　　《三洞道士居山修炼科》录"扁鹊救卒死符"（下图左1）。此书还收录"长桑公子秘符"（下图左2）及其他治病的神符（下图左3、4）。《肘后方》"扁鹊救卒死符"之后，陶弘景按语云"尸厥事并是魏大夫传中正一真人所说，扁鹊受长桑公子法，寻此传出世，在葛后二十许年，无容知见，当是斯法久已在世，故或言楚王，或言赵王，兼立语次第亦参差故也"，此符在葛洪时已流传甚广。符箓与文字并无二异，皆为具有一定内涵的符箓符号而已。

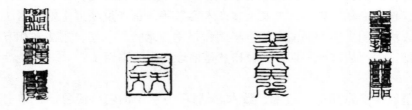

　　《辽史·本传》："迭里特，字海邻，有巨力，善驰射，马踶不仆，尤精于医，视人疾苦，隔纱见物，莫不悉见。太祖在潜，已加眷遇，及即位，拜迭剌部夷离堇。后帝患心痛，召迭视之，迭曰：'膏肓有淤血如弹丸，然药不能及，必针而后愈。'帝从之，呕出淤血，痛止。"这是有关方术、法术透视和气功针刺的记载。《古今医统》："僧智缘，徐州人，嘉祐（年号）中召致京师，诊父母脉能知子之吉凶。时王安石、王珪俱在翰林。（别人）疑古无此，安石曰：'昔医和诊晋侯而知其良臣将死，视父知子，又何足怪哉。"《九江通志》："皇甫坦，字履道，临溜人，避地入蜀，居峨眉山……坦往灵泉访之，始知所遇者妙通真人朱桃椎也。其后夏与妙通会酒肆中，尽得坎离虚实之旨，内外二丹之秘。常冥坐不寐，其两足外踝皆平堰，顶有珠光。绍兴中，显仁太后有目疾，国医不能疗，临安守廉得以闻，诏入慈宁殿，坦为嘘呵布气，目即愈，眜瞭然矣。"《宋史》中也有皇甫坦为太后治目疾的记载，还说宋高宗亲自诏见了他，并问以治身之道。从记载看，他"嘘呵布气"，"顶有珠光"，方术功能很高。

《镇江府志》："何应壁，字继充，性悟。学医书千卷，任取一叩之，无不贯穿本末……人未病，早决其生死。"《福建通志》："郭福顺，大田人，世名医。少贫贱，挟艺糊口汀邵间，应手皆愈。切脉多精太素，为人言数年后事，皆验，人皆异之。"以上两例是有方术预测治病的功能。依据太素脉象，可以推断病程和生死日期，后篇"数术脉法"中有论。

《太平府志》："王缢，字大仪，别号开塘，幼颖而嗜学，有大志，稍长善病，及发其先世所藏诸方书，潜心探究，越数年，成名医。能隔垣察病虚实，目力所及，生死判然。为医主理中气，不袭陈言。时或遇奇疾，置刀圭苓术不用，而以盐泥簪珥投之，辄神效。缢天性孝友，颇能诗，人谓得盛唐体，著书数十卷，为劫火所焚，卒年八十九，乡间至今惜之。"王氏能如扁鹊一样隔墙察病，不仅具有较强功能还能著书立说，是个方术很全面的人。《钱塘县志》："姚应凤，字继元，钱塘籍，少孤，随姑适姚氏。姚以病医知名，能隔垣见肺腑，其法不尽本方书类，有异授割皮刮骨。一见洞然知表里。疲惫委顿，呼号欲绝，旁观股慄者，应凤入视，病即已，人皆以为神。"患者与他接触后，疾病就有转机，说明他的意念功能很强，很会运用方术与法术。《慈溪县志》："陈钝，字子平，丰神秀颖，望之似神仙中人，素负奇气疏节，不肯随时俯仰。幼随父缪赴铜鼓，遇异人授岐黄术，能以灵心运古法，不须拘刀圭，当其意到，眼前一草一木，拈用往往沉疴立起。贫而修谢者，辄却之。"陈氏也是用方术法术的意念力治病。

《中国医学人名志》："吕应明，明，吕读之子，字元声，太医院吏目，传禁方而变化之，能望气决人死生，或谈笑间疗人病疾。"《古今图书集成·医部全录》："黄冠道人，姓名不传，熙宁间，曾见于楚丘枣垌村，黄冠青衣，以医名，一方有疾者往求，一与之语，不药而愈。"《中国医学人名志》："张恺，明，良医季民孙，善疗奇疾。凡疾非药石可疗者，恺不执方脉，以意治之，无不立愈。"以上三位用意念发功治病的道竖，收编入正统的医学名人录中，当属可信。

与道家类似，佛门中人也重视医法，兼修医算医术。众所周知，印度佛教中有神通等内容，但并不占重要地位，因为信奉佛法、励志修行是为了解脱，若以神通为追求的目标，那属于佛教所斥的外道。但佛教传入中国以后却有意识地将这一方面的内容突现出来，借以迎合并依附中土的种种神仙方术，而中国人也往往对佛教的这部分内容特别感兴趣。因此，在《四十二章经》和《牟子理惑论》等早期佛典和佛教著作中，就出现了把佛陀、阿罗汉描绘为"轻举能飞"的"神人"等渲染。佛教为了生存与发展，也为了迎合当时社会上流行的神仙方术，早期来华传教的僧人也常借助于一些道术医方来膺服信众，扩大佛教的影响。甚至到了东晋十六国时，名僧佛图澄、鸠摩罗什等，也仍然借术弘法，以争取更多的信徒。

佛家修行的学业可概括为五类，即"声明""工巧明""医方明""因明""内明"，其中以"医方明"意指僧徒需学习禁咒、药石、医算、历算，也行治病之术。在东晋南朝时期，用功于"医方明"的僧人层出不穷，如于法开，《高僧传》说他"善《放光》及《法华》，又祖述耆婆，妙通医法"。一般而言，沙门主业为修习佛法，而不是在医药方面过于用功，于法开对此回答说："明六度以除四魔之病，调九候以疗风寒之疾，自利利人，不亦可乎？"因此，在于法开逝世后，孙绰目之云"才辩纵横，以数术弘教，其在开公乎"。在此时期，像于法开一样"以数术弘教"的佛门医家甚多，《高僧传》所载于道邃、杯度等即是此类。藏医的医算、历算亦是如此之流布。

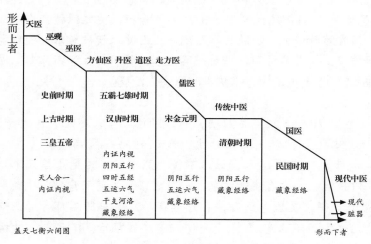

古中医（甲子中医）学术之退化史

中医的学术史，并非现代中医界所认为的那样，从茹毛饮血中走来。在中医典籍中，我们完全可以整理出中医传承的路线图：天毉→巫毉→方仙毉→丹毉→道毉→走方毉→儒毉→传统中医→国医→现代中医等十个阶段

（详见《古中医学术史·天蠁之门》）。从上面古中医（甲子中医）学术退化史的图表中，可以看到，从天蠁一直到传统中医的八个阶段的中医学术退化中，中医一直都是有医算内容的，只是到了国医及现代中医阶段，某些浅薄的学者在西学东渐大背景之下，在明治维新的洗脑之下，彻底忘记中医的象数之理，甚至中医本身的存在都已经岌岌可危了（详见《现代中医百年学术史现状调查·中医难》），哪里还顾及得到什么象数理法？与中医的老祖宗们相比较，我们的中医先贤们简直就是神人！这么看，说中医是神传，中医医算是神传，也未尝不可。

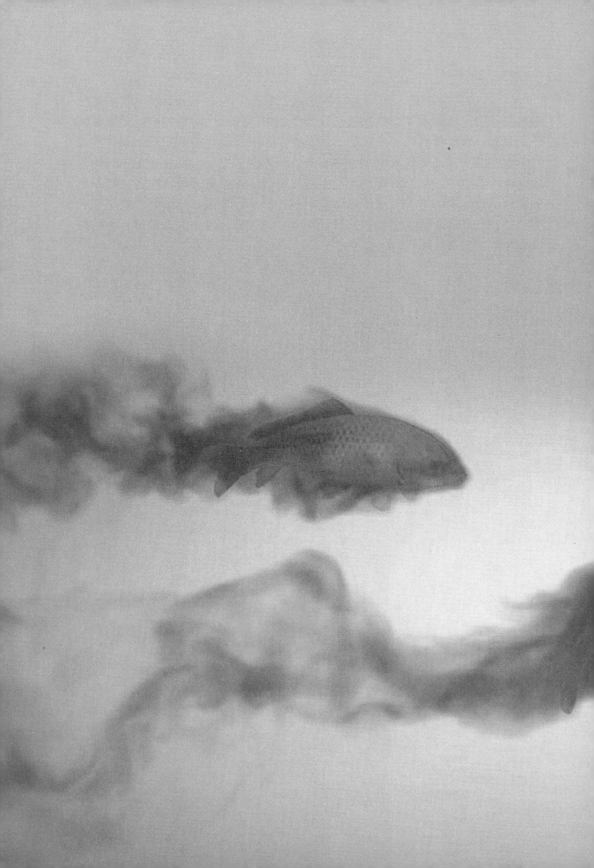

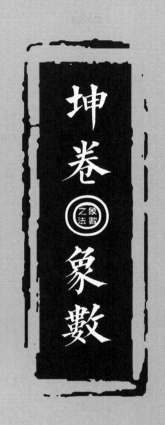

坤卷 象數 象數之法

　　长期以来，科学这个概念被一些西方的科学哲学家弄得极端复杂，甚至玄之又玄。他们按照西方科学走过的道路和现代科学的模式，为怎样才算科学提出了很多条件，声言唯有满足他们规定的条件，如必须采用封闭式的实验方法、推演的逻辑方法并能以数学的方式表述，必须建立明晰可靠的因果关系，甚至还要能够"证伪"，等等，才够得上是"科学"。其实，他们是将科学与科学方法、科学与科学形态混淆起来，将某种科学方法和路径绝对化，其结果是以崇尚科学的名义给科学带上枷锁，以达到迷信科学，将科学作为一种宗教而供养起来的目的。

　　必须清醒地看到，世界万物在粒子层面和时空属性上是无限的，而方法和路径永远是具体的、有限的。一切认识方法只与世界存在的某个粒子层面、某个时空领域有对应关系。用具体的有限的方法只能进入与其对应的物质的某一具体层面或具体领域，而不能进入其他层面或领域。世上没有万能的方法，一切科学方法都有其相对性和局限性。还要明确，方法是为科学服务的工具和手段，是从属的。科学形态则由所用方法、认识水平和所获规律的形态来决定。而规律的形态与其存在物质层面的时空特性相对应，随其存在粒子层面的不同而各异。所以，科学方法和科学形态会随着认识的发展而变化，会因认识领域和认识层面的不同而不同。西方近代科学发展至今，从经典力学到相对论力学和量子力学，到系统科学，再到复杂性科学，从确定性到不确定性，从线性到非线性，科学观念和科学方法已经发生了许多实质性变化。而且往往正是科学方法的更新，才带来了科学认识的巨大进步。可见，如果以科学方法和科学形态作为科学的标准，必定束缚科学的手脚，也不符合科学（包括西方）发展的历史。而科学方法和科学形态却又因为不同的人、不同的参照系、不同的角度而有不同的模型，最明显的例子就是中医与西医、东方科学与西方科学。

　　科学这个概念最初是由西方人提出来的，但是这不等于唯有西方人才有科学活动。用"做什么"而不用"怎么做"来定义科学，将科学从处于当今强势地位的方法和形态中解放出来，强调科学是人类文化中的一个门类，于是就会顺理成章地承认，世界上各大成熟民族和地区必定有自己的科学认识的历史。因为科学作为认识活动，是一切人类生存的特有方式。

因此，中国历史上那些揭示了规律的知识体系和技术理论毫无疑问地都应当被作为科学来对待。但是，中国传统科学与西方科学有本质的区别。单只一个两三千年前中国古人发现并至今有效应用的经络，就让西方现代科学和西方现代医学困惑。事实证明，用西医学和现代科学的理论与方法并不能解释中医学的知识系统。这一情况显然不可小觑，如果站在西方科学发展的立场，它实际可以看作是一场空前巨大的"科学危机"。一方面，中医学有不可否认的举世皆知的临床效果；另一方面，中医学的理论体系的确与西方现代科学格格不入，不能对话。面对这种情况，唯一正确的出路应当是，重新审视和修正现今某些通行的原理、原则，充分考量中国传统思维的特殊性和中国科学曾领先世界千余年这一不可否认的事实，进而从这一"危机"中引申出一个结论：科学不是一元的，而是多元的。

中国的象数学与现代科学实质上是一个概念，都属于科学范畴里的逻辑系统。那么，什么是科学？**科学就是由对于客观物质世界规律性和共性描述的定性系统与定量系统共同构成的理论实践逻辑体系，及其有效指导下所创造的生产力与生产关系的总和。**定性系统对于现代科学来说，就是现象，如砸到牛顿头上的苹果，望远镜里看到的行星运动轨迹，电磁感应现象，等等。定性系统对于中国古代科学来说，就是天地人之象，"仰观天文，俯察地理，观鸟兽之文"，等等，一切皆是天地自然之象。无论是现代科学，还是中国科学，定性系统都是属于象的概念和范畴，以及象的范畴内的经验体系。

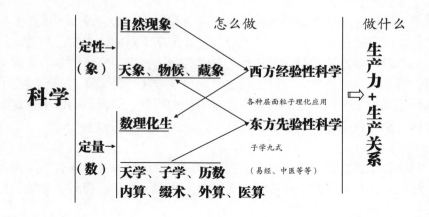

这样看来，现代科学所观察到的自然界的现象与中国古代科学所观察到的自然界现象是一致的，但是两种逻辑体系却用了不同的概念语境和逻辑符号体系，这是因为什么呢？因为二者有不同的定量系统。定量系统对于现代科学来说，就是那些定理公式，如牛顿三定律、开普勒定律、电磁感应定律、万有引力定律、相对论、量子力学及其表达公式，等等。定量系统对于中国古代科学来说，就是阴阳五行、天干地支、河图洛书、五运六气、六十四卦、九宫八风、子学九式，等等。

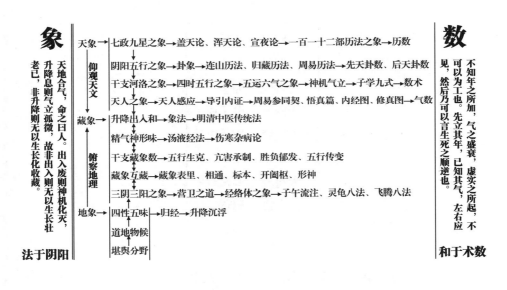

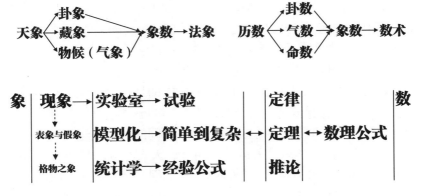

同样一个现象，东西方科学概念却是如此不同。如现代科学称之为自然界，中国科学称之为天地人；现代科学称之为电磁场，中国古代科学称之为

气（炁）；现代科学称之为天体，中国科学称之为七曜九星二十八宿；现代科学称之为粒子，中国科学称之为精微，等等。其根本原因是因为西方科学与中国科学观察物质世界的参照系和坐标系不一样，西方科学是从空间入手，中国科学是从时间入手，西方科学从泛中心论入手，中国古代科学是以地球人为中心论入手，西方科学以点带面、以物化物地看世界，中国古代科学以道衍术、以人化物地看世界。关键是西方科学以物为中心，中国科学以人为中心，所以二者观察到的物质运动规律的表达描述方式就完全不同了。

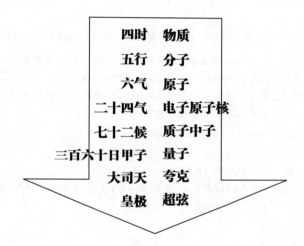

四时	物质
五行	分子
六气	原子
二十四气	电子原子核
七十二候	质子中子
三百六十日甲子	量子
大司天	夸克
皇极	超弦

可见，从这个科学的概念出发，无论是现代科学，还是中国古代科学，都可以找到自己的位置，换句话说，二者都属于科学，二者是科学的不同表现模式。现代科学属于经验性科学，是关于时间基础上的物质空间的科学体系。中国古代科学属于先验性科学，是关于空间基础上的天人时间的科学体系。空间的物理属性是静止的，空间的象也是静止的，空间的数就是静止的，所以现代科学总是以静止的角度、机械的规律去研究人与宇宙，将人隔离于宇宙之外，物我分离，格物致知。空间的运动过程构成时间，时间的物理属性是运动的，时间的象就是运动的，时间的数就是运动的（王相休囚死），所以中国古代科学总是以运动的角度、天人感应的规律去研究人与宇宙，将人与宇宙"冲气以为和""天人合一"。而选择空间还是时间为宇宙的起源原点，这取决于这套实证逻辑体系是不是以人为中心，因为在这个宇宙大穹之下，只有人是最有意义的宇宙之子，没有人的意识和认识，整个宇宙对于人来说没有任何意义。而西方科学恰恰忽略了人在宇宙中的重要位置，即使是研究人，也是将人作为机器来研究。

时间和空间是万物的两种最基本的性质。天地万物都有自己的时间和空间，时空统一不可分割。但是时间和空间又是两个相互分别、各有自己独立意义的方面。当人们面对世界的时候，必定有所选择：或以空间为本位，从空间的角度看待时间和万物的存在；或以时间为本位，从时间的角度看待空间和万物的存在。所以时间和空间也有所不同，虽然为同一物质规律，但却有不同的物质运动概念，即时间下的时空与空间下的时空，二者的规律逻辑描述是完全不同的，但又可以互通。如中医的时间空间与西医的时间空间就是不同的逻辑体系，但又是同一事物的不同表述。

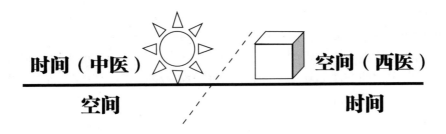

人类文化正是这样被分成了两大源流。**中华传统文化的主流偏向于在空间基础上研究时间规律，而西方文化的主流则偏向于在时间基础上研究空间规律，经过几千年的积淀与发展，就形成了中西两种性质不同却优美对称的文化形态。**中西文化的不同时空选择，可以用这两种文化主流的全部表现来说明。这里择其一二以示。

西方在哲学上，从古希腊至现代，西方有着重空间轻时间的传统。前苏格拉底时期，哲学家们在创建学说时很少讨论时间问题，而花了好多气力争辩有没有虚空。毕达哥拉斯派以"数"为世界的本原，认为由数产生点、线、面、体，再由体生出水、火、土、空气四大元素和世界万物。这意味着，万物由空间产生，而空间连接本原。爱利亚派的巴门尼德根本否认变化的可能，因而指斥时间不属于真实的事物，不是事物本身的属性，而只属于人们感觉中的不合逻辑的世界。原子论的创建人德谟克里特坚持主张，一切事物的始基为原子和虚空，而原子永恒不变，没有时间属性。对西方思想影响巨大的柏拉图，认为空间是神创造世界时所使用的永恒"质料"，存在于世界之先，像是一个母体。而神在创造世界时也就创造了时间，时间只是神创世所用永恒模型的运动影像，当然在永恒之外。亚里士多德是古希腊哲学的集大成者，他的时空理论以动力学为基础。他肯定了时间的客观性、真实性和永恒性。但是他强调空间位移是最基本的运动形式，而时间本身不是运动，时间不过是空间位移的计量。亚氏的时空观一直影响至今，如爱因斯坦的相对论视时间为空间的第四维。这里面都忽略了人的决定因素，使得空间和时间各自分离。

西方传统艺术以表现审美对象的空间美为主要目标。其传统绘画的基本技法是"光影"和"透视"，以造成强烈的空间效果，而以牺牲时间为代价。西方人喜欢的是静态美。在科学方面，欧几里得的《几何原本》被公认为西方科学思想的源头，其公理演绎式的逻辑思维形式一直影响着西方学术的发展。西方最发达的学科是物理学。牛顿力学、电动力学、相对论、量子场论等都主要研究空间属性。近现代西方科学的最大成就是对物质粒子结构的研究，物质结构系事物的空间本质。现代系统科学虽然将关注的重心转移至时间，但所采用的方法和立场仍然是以空间为本位的。西方的生命科学、进化论、各种史学理论几乎皆如是。

我们再看一下西方哲学的问题。西方哲学的两个基本概念，即物质与精神，哪个是第一性的问题决定了西方哲学派别的基本世界观、价值观、人生观的本体论、认识论和方法论。但实际上，**其物质概念即空间概念，精神概念即时间概念**。因为精神在中医理论体系中，是五脏神的综合表现，而中医的五脏神又是中医时空下独特的人体生命结构。按照西方哲学的物质定义，物质是不以人的意志为转移的客观存在，那么以人的意志为转移的客观存在就是唯心的概念。而西方哲学的唯心主义分成了两个分类，即主观唯心主义和客观唯心主义，而其哲学的物质定义只针对主观唯心主义下了定义，却没有涉及客观唯心主义的"神秘力量"，而所谓的"神秘力量"又有其相对性，彼时为"神秘力量"，此时为已知力量，如力学、电磁学、量子力学、相对论力学，等等，此为逻辑陷阱一。如果将哲学的物质概念改为，物质是不以人或神秘力量的意志为转移的客观存在，貌似哲学的物质概念的内涵与外延面面俱到，但其前提是必须承认"神秘力量"的客观存在，这又是客观唯心主义存在的前提，此为逻辑陷阱二。西方哲学认为空间（物质）决定时间（精神），时间（精神）对空间（物质）具有能动作用，但这个能动作用到底有多大，是一个未知数。人类可以支配自己四肢和思想活动，也可以在有限范围支配其他人，但这个有限的范围却不确定。因为每个人除了自己的自然人身份属性之外，还有社会身份属性，每个人的自然人身份生来平等，具有相同的身体构造和衣食住行学习隐私，等等基本权利，但每个人的社会身份却不是平等的，三六九等不同社会分工的社会身份是客观事实。所以这种时间（精神）对空间（物质）的能动作用到底有多大，没有界限，此为逻辑陷阱三。

哲学

人认识宇宙、自然界的不同角度、不同深度、不同广度、不同高度，产生了不同的方法论、认识论和本体论，但始终是人的知识，而神传天学、道学则是宇宙发生学与先验学。

空间哲学	朴素		
唯物主义哲学	机械	物质是不以**人**的意志为转移的客观存在	
物质第一性 精神第二性	辩证	物质是不以**人**或**神秘力量**的意志为转移的客观存在	
唯心主义哲学	主观	吾心即宇宙 程朱陆王、理学、心学	
精神第一性 物质第二性	客观	神秘力量主宰宇宙 天学、玄学、子学 万有引力、电磁场、量子纠缠	
时间哲学			

从西方哲学关于时间与空间的论述中，我们可以看出其时空观念是存在缺陷的。这种逻辑缺陷也是现代科学不能解释中医基础理论及中国传统文明的根本原因所在。因为对于时间与空间不同的逻辑描述，决定了人眼中不同世界观、价值观、人生观的本体论、认识论和方法论。但在中国传统文明中，这种时间与空间的自洽却是与生俱来的圆融和谐。西方科学有的中国古代科学都有，只是侧重点不同；中国古代科学有的西方科学却不一定有，甚至根本就没有，更甚者还解释不了。

象数之学的第一次繁盛时代是先秦时代。数术文化是中国传统文化的重要组成部分，它历经几千年，已经渗入到中华民族传统文化的许多方面，中国古代哲学、思想、政治、科学、宗教、军事、文学、艺术、医学等几乎都或隐或显地受到数术的影响。从平民百姓到帝王将相，从婚丧嫁娶到祭祀用兵，几乎都有数术的参与，借以趋吉避凶。数术一词早在先秦时期已见于文献记载，《墨子·节用上》说："此不令为政者，所以寡人之道数术而起与。"其中，数术是经国之术。《韩非子·奸劫弑臣》"夫奸臣得乘信幸之势以毁誉进退群臣者，人主非有数术以御之也"，此处，数术是法家政治权谋之术。汉代时，数术的概念基本定型，数术正式成为一种借助阴阳、五行、八卦理论，探索自然，预测国家兴亡，占验人事吉凶的知识体系。魏晋以后，天文、历法等从数术中逐渐析出，至清代基本完成这一转变，《清史稿·艺文志》于子部下专列数术类与天文、历法、算术并行。数术有广义、狭义之分，广义的数术既包括天文、历法、数学、医学等客观的科学知识，又涵盖符咒、神仙、房中等道家秘术。狭义的数术则专指以阴阳五行、太极八卦等理论为指导，专事占验吉凶的知识体系。数术在相当程度上影响着中国文化进程和中国人的思维方式。不了解数术的内涵就不可能深刻地理解中国传统的思想文化。

中国古代学术从"观象授时"起始，很早就形成了"以时为正"的观念。中国古人视宇宙为生生不息的大化流行，而不是万物的并列杂陈。老子："道生一，一生二，二生三，三生万物。"孔子："天何言哉？四时行焉，百物生焉。"故中国人偏重从衍生的角度去理解各类具体事物。中华学术的源头是《周易》，六十四卦所揭示的正是自然与人事的时间历史规律，其核心思想可用"与时偕行"四个字来概括。《系辞上》指出："参伍以变，错综其数。通其变，遂成天下之文；极其数，遂定天下之象。"孔子"君子之中庸也，君子而时中"（《中庸》），中道即时道。历代贤哲在时空预测，提高时效，把握时机等方面有精深论述。荀子"使欲必不穷乎物，物必不屈于欲，两者相持而长，是礼之所起也"（《荀子·礼论》），这是对可持续发展的深刻思考。中国传统艺术，以"气韵生动"为灵魂，力求展现生命韵律之美，即音乐流动之美，主张美产生于刚柔、进退、开合、动静、虚实、往来、消长等阴阳关系有节律的推移，故重传神而不重形似。中国人喜欢的是动态美。

庄子在名篇《齐物论》中有一传世箴言，曰："天地与我并生，而万物与我为一。"这两句话合起来，堪称天人合一之经典表述。这样的主客关系决定中国人在认识过程中主要依靠意象思维、自然整体方法、静观和体悟的方法，认识的根本原则是"道法自然"。老子所谓"致虚极，守静笃"，《内经》所谓"夫唯顺而已矣"，正是要求认识主体彻底排除一切主观意念，不作预设，不干预、切割、控制客体，完全尊重对象本来的生存状态，然后观察其自然而然的变化，找出其自然变化的法则。意象思维，就是对事物进行概括，却不离开现象，其目的正是要揭示现象本身的规律。中医藏象经络、辨机施治、药性归经理论，其中许多的内容就是用这样的方法概括出来的。

汉简及敦煌文书的出土，为汉唐数术文献提供了丰富的研究材料。专事先秦考古研究的学者李零就上世纪出土的数术文献进行了一些研究工作，著《中国方术考》及《中国方术续考》，此两部著作引证丰富，论述精详，是研究数术出土文献的佳作。数术之学在秦汉盛极一时。据《汉书·艺文志》载"凡数术百九十家，二千五百二十八卷"，可谓卷帙浩繁，对照区区"《黄帝内经》十八卷"，则可以想见当时数术是怎样一种显学了！数术的原则为秦汉各家所共用，它渗透到中国古代自然科学、社会科学、哲学等各个方面，自然，医学也无例外。《素问·三部九候论》曰："天地之至数，合于人形血气。"古人用数术原理架构中医理论，用以说明人体脏腑、经脉、气血的性状与天道的符合度，以及人体各种生理指标的内在联系，其体系是中医理论的一个重要组成部分。

自汉代时，专门的数术文献开始涌现，我国最早的综合目录《别录》和《七略》也是最早著录数术文献的书目。据存其目的《汉书·艺文志》所载，书目分六略，其中"数术略"著录书籍 190 家，几乎占全部书籍的三分之一，可惜多已亡佚。所幸，上世纪以来大量的出土文献在一定程度上弥补了这一缺憾。1972 年出土于山东临沂银雀山一号汉墓的大量竹简文献中就有许多数术文献，像《占书》《天地八风五行客主五音之居》等均属此类。1973 年，发现于湖南长沙马王堆 3 号汉墓的大量竹帛文献中也保存着不少数术典籍，如《式法》《五星占》《相马经》，等等，这些出土文献为我们研究汉代数术文献提供了丰富的资料。

《汉书·艺文志》单列数术部类，数术略下又分天文、历谱、五行、蓍龟、杂占、形法六小类。其中，天文类所赅文献与后世无别，直到清《四库总目》才明确将天文文献从数术中分离出来，而星占之书仍归数术类。历谱类收录历法、算术、年谱等文献，如《古来帝王年谱》《许商算术》等均归于历谱类。《汉志》五行类所著录文献，既包括阴阳五行理论及其运用之书，还包含与天文历算关系密切的式占典籍，与地理有关的堪舆之学，与用兵有关的五音之术，等等。其中，阴阳五行理论在这一时期逐步走向成熟，式占、堪舆等数术小类在秦汉以后有了进一步的发展。蓍龟类包括龟卜和易占，凡 15 种，其中龟卜文献 6 种，易占文献 8 种。杂占之属主要包括占梦、厌劾等，此类有消有长。形法系统也得到了长足的发展，但数量上还不是很多，魏晋以后才日渐兴盛。总的来说，两汉时期，数术知识体系基本完备；数术活动仍侧重于国之大事，主要为统治阶级服务，且地位十分重要；数术文献日益增多。而这时也正是仲景、华佗、董奉三神医的时代。

魏晋时期，儒学的统治地位松动，玄学兴起，佛教传入，文化走向多元，文献古籍也呈现增长趋势，各类书目也随之增多，目录学迅速发展。其中，《魏中经簿》沿袭《七略》的七分法，《晋中经簿》始创立四分法，自此数术从一级目录降为二级目录，后世书目少有例外。南北朝时期，官修目录多循前朝四分法。同时，私人藏书兴起，王俭的《七志》分书籍为九部，下列阴阳志，数术重回一级目录，阮孝绪的《七录》分图书为七部，列术伎录以赅数术和方技。由此可知，由于文化的多元化，数术也受到一定的冲击，数术地位相较前代有所下降，但仍稳中求进。这一时期，由于朝代更迭频繁，战乱频仍，大量古籍亡佚，书目文献也散佚不存，数术文献亦不例外。

魏晋以后，数术文献数量激增，《隋书·经籍志》正式确立经史子集四部分类法，数术文献多归于子部下设的五行类中。《汉志》数术略下设的六小类所辖文献数量大致相当，魏晋以后各小类发展不平衡，其文献数量也有消有长。自《隋志》始，天文、历法、算术、医术等客观的科学知识逐渐从数术中独立出来。《隋志》天文类仍涉及部分数术文献；但与《汉志》相比，《隋志》改历谱为历数，将年谱从历数中分离出来，归入史部。此外，《隋志》子部下所设二级目录中的兵类、儒家及医方类也杂有少数数术古籍。《隋志》五行类收书达490种之多，从其所著录文献分析，这一时期，龟卜类文献仅有4种，与此相反，易占文献则呈上升之势，达64种之多。其中，太一、九宫及遁甲等式占文献发展迅速，达60余种。命相类较魏晋以前有所发展，以元辰算命颇为流行，命相文献凡19种，其中相书4种，以元辰为名的算命文献有15种。相宅及相墓类文献稳步发展，《隋志》著录8种。而杂占类文献数量有显著提升，尤以风角、鸟情及选择文献为最，用于军事的风角、鸟情等占候文献近30种，以婚书、坛经为多的选择文献亦有32种，为唐宋数术文献的繁盛蓄势。

唐朝数术的发展也有了新的突破，出现了大量的数术名家，像袁天罡、李淳风、吕才、李虚中等。一些数术家还具有广博的学识，且注重吸收众家之长，在丰富数术理论的同时，增强数术的实用性及适用性。他们的事迹在正史、野史、笔记等均有流传，他们或著书立说丰富数术理论，或行走于江湖以数术谋生，其影响由帝王将相慢慢扩散到布衣平民，为宋代数术文化走向民间做了很好的铺垫。但数术文献在这一阶段无明显增加，《旧唐书·艺文志》体例上沿袭《隋书》，子部五行类著录书籍113种，《新唐书·经籍志》五行类收录数术文献160种。此外，上世纪出土的敦煌文献中，发现数术文献274种。唐代数术文献在数量虽无大的变化，但已经有了总结性著述出现，命理学发展显著，并且突出个人化的特点。数术文化的服务群体范围也渐渐扩大。

唐代设有太卜署，主掌占卜之事，数术在统治阶级群体中仍有较为重要的地位。《旧唐书·太宗本纪》记载："（武德九年）壬子，诏私家不得辄立妖神，妄设淫祀，非礼祠祷，一皆禁绝。其龟易五兆之外，诸杂占卜，亦皆停断。"这一诏令从侧面说明了当时在社会生活中，数术活动已较为普遍，数术的民间化已成为其发展的一大趋势；同时，唐代的数术有正术、杂术之别。卜筮、易占、五兆、式占等正术一般由朝廷把持。《唐六典》卷14《太常寺太卜署》中记有四种正术类别，一曰龟，二曰兆，三曰易，四曰式。唐代"杂占卜"主要包括阴阳、占梦、相宅、九宫、禄命、葬术、相术等。总之，唐代数术文化迅猛发展，并出现了一些总结性著作。唐代数术理论的完善，数术文献的发展为宋代数术文献的繁盛打下了良好的基础。先秦的五运六气文献现于唐王冰，盛于两宋，整本书都在说这个渊源，本处就不再细述了。到了元明清时代，数术文献及数术应用更是层出不穷，无论道家还是佛家，乃至民间，各种数术、法术应运而生。

医学数术文献当以《黄帝内经》为重。《内经》中涉及的时间节律有年节律、月节律、日节律等，这些节律的产生均是由天体自身有规律的变化形成的。中医学天人合一的整体观认为人体是自然的一部分，是要与自然相适应相协调的。就日节律而言，《素问·金匮真言论》记载："平旦至日中，天之阳，阳中之阳也；日中至黄昏，天之阳，阳中之阴也；合夜至鸡鸣，天之阴，阴中之阴也；鸡鸣至平旦，天之阴，阴中之阳也。故人亦应之。"就月节律而言，《素问·八正神明论》中记载："月始生，则血气始精，卫气始行；月郭满，则血气实，肌肉坚；月郭空，则肌肉减，经络虚，卫气去，形独居。"就年节律而言，《素问·诊要经终论》中记载："正月二月，天气始方，地气始发，人气在肝。三月四月，天气正方，地气定发，人气在脾。五月六月，天气盛，地气高，人气在头。七月八月，阴气始杀，人气在肺。九月十月，阴气始冰，地气始闭，人气在心。十一月十二月，冰复，地气合，人气在肾。"还有《素问·四时刺逆从论》中记载："春气在经脉，夏气在孙络，长夏气在肌肉，秋气在皮肤，冬气在骨髓中。"而五运六气涉及的年月日时更是中医人人皆知的了。

人体与时间节律有着深刻的对应关系，也正因如此，人体在不同的季节，往往有不同的易感疾病，如《素问·金匮真言论篇》中记载："春善病鼽衄，仲夏善病胸胁，长夏善病洞泄寒中，秋善病风疟，冬善病痹厥。"当时间节律和气候的变化失去一致，至而未至或未至而至时，人体也易产生疾病，如《灵枢·岁露论》中指出："二月丑不风，民多心腹病。三月戌不温，民多寒热；四月巳不暑，民多瘅病。十月申不寒，民多暴死。"《内经》中的因时制宜思想还体现在对疾病的治疗中。《素问·水热穴论篇》中有"春取络脉分肉""夏取盛经分腠""秋取经俞""冬取井荥"的记载。《灵枢·寒热病》记载："春取络脉，夏取分腠，秋取气口，冬取经输，凡此四时，各以时为齐。"而包括年月日时所有时间因素，甚至超越年月日时之上的更大时间尺度的中医医算体系——五运六气理论，更是以成熟的理论逻辑体系完整概括了一切中医基础理论与指导实践的科学性。可见《内经》中是十分强调空间基础上的时间因素的天人运动规律。

承认现象和实体界线的相对性，不可以将现象与实体、内在与外在、稳定与不稳定绝对地对立起来。其实这些界限都是以人为本位划定的。如果从无限宇宙的角度来看，则没有现象与实体、内在与外在、稳定与不稳定的区别。因此同样可以说，现象也有本体意义。当然，指出这一点，并不否认划定上述界线对于人类的认识和实践有积极作用。事实上，着眼于世界的空间特性，就会特别看重物质实体；着眼于世界的时间特性，就会特别看重现象，以现象为审视世界的视角。

中国古代科学是从时间基础上发展起来的，但这不意味着空间科学就很差，恰恰相反，中国古代科学技术的发达，是中华文明昌盛的标志之一。中国古代的科学技术长期处于世界前列，有过令世人叹服的辉煌历史，一大批卓越的科学家和杰出的能工巧匠，在世界科技史上树立起了一座座丰碑，中国人"在许多重要方面有一些科学技术发明，走在那些创造出著名的'希腊奇迹'的传奇人物的前面——并在公元3世纪到13世纪之间保持一个西方所望尘莫及的科学知识水平""中国的这些发明和发现往往远远超过同时代的欧洲，特别是在15世纪之前更是如此"（李约瑟《中国科学技术史》）。

据李约瑟《中国科学技术史》统计，我国古代所涌现的世界第一流的百项发明与发现，仅20%左右是对自然规律的归纳和应用，而且是"朴素"的萌芽；50%是纯技术，而又不重视其相应原理明晰化，以指导更广泛的生产；其余30%的成果属民间的技巧和小发明，而又一直处于玩物的阶段。

天然漆我国早西方 3200 年，二进制、十进制、行栽与细作、铁犁领先 2200 年，扬谷风车、认识太阳黑子、从铁中炼钢、声学实验室早 2000 年，等等。再如僧一行（683—727）的世界第一张正切函数表，比西方的发现早了 250 多年；机械计时器比西方早 600 多年；一行计算太阳运行的近日点与远日点，比西方早 1000 年；一行在《大衍历》中发明了二次不等间距插值法和三次差插值法（今天常用的是牛顿插值公式）……而一行又是胎藏界和金刚界两种藏密法的祖师级人物，又解扬雄《太玄经》，等等。中国的种痘术早西方近 800 年，后来英国乡村医生在中国人痘术基础上改良牛痘术。

我们的**造纸术**：西汉先后出现絮纸和麻纤维纸，到东汉时，宦官蔡伦于 105 年改进造纸术，制成植物纤维纸，造纸术 6 世纪传到朝鲜、越南和日本，8 世纪传到中亚，并经阿拉伯人传到非洲和欧洲。

我们的**印刷术**：隋唐已有雕版印刷的佛经、日历和诗，现存世界上最早的雕版印刷品是 868 年我国印制的《金刚经》卷子。五代有了雕版印刷的整部书籍。宋朝时雕版印刷业很发达，刻印的书，字体工整，装订精美。11 世纪中叶，北宋毕昇发明活字印刷术，比欧洲早 400 年。活字印刷术发明后，向东传入朝鲜、日本，向西传入埃及和欧洲，改变了当时欧洲只有僧侣教皇等神职人员才能读书和受高等教育的状况。

我们的**指南针**：战国时期我们的先人就发现磁石有指南的特性，并发明了"司南"，后来衍化为地磁罗盘，用于堪舆地理之用。北宋时，人们把磁针装在罗盘上，制成指南针用于航海。南宋时指南针传到印度、阿拉伯、波斯等国，促进了各国航海事业的发展，并为新航路的开辟和实现环球航行提供了重要条件。

我们的**火药**：唐朝时《真元妙道要略》一书最早提到了火药，唐末火药开始用于军事。北宋时火药已广泛在军事上使用。南宋时发明了"突火枪"，管形火器的出现，开创了人类作战史的新阶段。金属的火器制造业比较发达，所制的"震天雷""飞火枪"威力很大。火药在 13 世纪中期传入阿拉伯，后来又由阿拉伯传入欧洲。

指南车是古代用来指示方向的车辆，它是利用齿轮传动系统和离合装置来指示方向的。据《宋书·礼志五》载："其制如鼓车，设木人于车上，举手指南。车虽回转，所指不移。"西汉经学家刘歆在《西京杂记》中记载："汉朝御驾祠甘泉汾阴，备千乘万骑。太仆执辔，大将军陪乘，名为执驾。司南车，驾四，中道。"当代学者对这种"司南车"进行研究后，认为它是中国历史上有案可稽的、最早靠齿轮来传动的指南车。后来东汉科学家张衡在此基础上发明了结构更为复杂的指南车和地动仪。自动离合装置指南车的出现，标志着两汉时期我国机械技术水平已经达到了较高的程度。

东汉时期，我国科学家根据齿轮转动装置制造了浑天仪、地动仪、候风仪等天文观测仪器。从后世的记载来看，浑天仪是利用水力推动的天体模型。《后汉书·张衡传》说："衡善机巧，尤致思于天文，阴阳历算……遂乃研核阴阳，妙尽璇玑之正，作浑天仪。"《晋书·天文志》载有浑天仪的结构与形制："张平子（张衡，字平子）即作铜浑天仪，于秘室中以漏水转之，令伺之者闭户而唱之。其伺之者以告灵台之观天者，曰璇玑所加，某星始见，某星已中，某星已没，皆如合符也。"由此可知，浑天仪以漏水驱动浑象原理进行天文测量，并通过齿轮传动系统显示时辰日期；浑天仪上所记星宿，是以往中国天文家和张衡自己所观测到的天体。显然，这是世界上最早的以水力为动力的齿轮传动机械。

东汉阳嘉元年（132），张衡制造了世界上最早的测定地震的仪器——地动仪，其结构、形制、工作原理在《后汉书·张衡传》中记载如下："以精铜铸成，员径八尺，合盖隆起，形似酒尊，饰以篆文山龟鸟兽之形。中有都柱，旁行八道，施关发机。外有八龙，首衔铜丸，下有蟾蜍，张口承之。其牙机巧制，皆隐在尊中，覆盖周密无际。如有地动，尊则振龙机发吐丸，而蟾蜍衔之。振声激扬，伺者因此觉知。虽一龙发机，而七首不动，寻其方面，乃知震之所在。验之以事，合契若神。自书典所记，未之有也。"由记载可知，张衡所造的地动仪由精铜铸成，其内部结构精巧，从其精密性上推测，它应当是用铜或钢铁金属制成的精密齿轮传动装置。地动仪中为一"都柱"，相当于一倒立的震摆，周围按八个方向装置八组机械装置，上设口含铜珠的龙头，龙头下各有一只蛤蟆张口向上。一旦发生地震，"都柱"便会因震动失去平衡而触发地震方向的机关，该向的龙口即张开，使铜珠落入蛤蟆口中，而发出大的声响，观测者即可知何方发生地震。它的精密性与准确性，在当时的一次地震中就得到了检验。据《后汉书·张衡传》记载，"尝一龙机发而地不觉动，京师学者咸怪其无征。后数日驿至，果地震陇西，于是皆服其妙"。这架地震仪的出现，比西方早了大约1700年，所以李约瑟将其称为"地震仪"的鼻祖。

据《三辅黄图》所载，在西汉长安灵台上安装有"向风乌"和"铜凤凰"。铜乌遇风即动，用来观测风向风速，或作为皇帝大驾出祀的装饰。该书还记载长安城建章宫南有玉堂，台高 30 丈，铸铜凤高 5 尺，外边装饰黄金，立于屋上，下有转枢，向着风就飞翔。可以说，金凤是我国最早的旋转型风向仪。张衡还制造了测量风向风速的仪器——候风仪，又称相风铜乌，西方 12 世纪时制造出的候风仪，其结构与之十分相似。需要指出的是，范晔因为不知道候风仪与地动仪为两种仪器，故在《后汉书·张衡传》中将张衡的两项发明连写成了"候风地动仪"，以致后人误将张衡发明的地动仪称之为"候风地动仪"。《北史·艺术上·信都芳传》记载，北魏人信都芳"又聚浑天、教器、地动、铜乌、漏刻、候风诸巧事、并图画为《器准》"。其中的"铜乌""候风"，即是候风仪一类的仪器。北魏离汉不远，时人能够读到汉代的著作，魏人明确地将地动仪与候风仪分开记录，可知范晔的记载有错误之处。

中国古代天文学十分发达。天是自然界的最高概念和总称，其直接的显现是空间，但中国人对天的感受是"时"，称"天时"。中国古天文学的主要目的是测算历数。截止到太平天国，中国政府颁布的历法达 104 种之多。春秋时测定太阳的回归年为 365.25 日，只比实际多 11 分 14 秒，比西方早了500 年。中国传统农学取得辉煌成就，注重农时、人时是其第一法宝。中医学以阴阳五行为基础，其实质系昼夜四时，而昼夜又是日月地之间的天体运行关系，这其中还有五大行星的参与，等等。这使中医学成为真正以天体运行时间为本位的医学。

商朝有了世界上最早的日食和月食记录。春秋鲁国天文学家留下世界上关于哈雷彗星的最早记录。战国甘德、石申的《甘石星经》是世界上最早的天文学著作。沈括的"十二气历"比美国早 800 年。郭守敬的《授时历》比现行公历确立早 300 年。我们有连续不间断的天文历法 104 部，正式运用的十几部，历法多与中国政治有着很大的关系。中国古代的天文学对以地球为中心的天体运行的空间几何模式和天体位置计算都十分高超和准确，计算准确是为了国运，五星聚到一块标志着改朝换代，历代皇帝都很关心这种现象。为我国古代灿烂文明与文化的延续提供了一个客观的时间框架和时空坐标。编写于公元前 1 世纪的《周髀算经》比西方早 500 年提出勾股定理的一个特例。西汉的《九章算术》有些内容是世界上最先进的。祖冲之在世界上第一个把圆周率准确到小数点后 7 位数，比欧洲早 1100 多年。张衡的地动仪是世界上最早测定地震方位的仪器，比欧洲早 1700 多年。赵州桥是现存世界上最古老的一座石拱桥。僧一行在世界上第一次测量子午线。

唐太宗时办了分科较细的医学校，比西方早 200 年。《唐本草》是世界上第一部由国家约定和颁布的药典，比欧洲早 80 年。我们的中医，藏象经络、性味归经、阴阳五行、干支河洛、五运六气、子学九式等古代科学技术（子学），西方现代科学到目前为止更是无法解释……

中华民族的文明连绵不断，而西欧多次断层，古希腊科技随古罗马衰亡而衰亡，后传到小亚细亚，又传到阿拉伯，在中世纪，欧洲科技基本处于停滞状态，古希腊科技基本没继承下来。中国历史虽然也出现过分裂，但分裂并没有造成科学技术的停滞不前，甚至在某些领域还取得了较为突出的成就。如魏晋南北朝分裂时期出于各自对科学技术的需要，三国时的数学家刘徽最早提出了圆周率的正确计算方法；南朝的数学家祖冲之把圆周率的数值精确地推算到小数点之后的第七位。统一更有利于科学技术的发展和进步，在我国大统一时期，国家往往从政策上采取措施推动科技的发展。宋元时期的科技发展达到了当时世界最高水平，理学领导下的各种学术发展对科技发展起了重大作用，张载本人是大理学家同时又是个大科学家，二程、王安石、朱熹、陆九渊等都是如此。

宋代的生产力迅速提高，经济高速发展。数据显示，宋代的经济总量曾达到世界经济总的七成甚至八成。强大的经济条件，推动了文化的发展繁荣。宋仁宗时代进一步确立了孔子"文圣"的地位，直接推动了儒学在宋代的大发展，以四书五经为主体的儒家文化格局全面形成，程颢、程颐、朱熹的理学、陆九渊的心学、张载的气学和邵雍的子学，代表了宋代儒释道深度融合的文化成果。宋代的禅宗对中国文化的发展，也起到了重要的助推作用。宋代新儒学，在禅的心法风意影响下，形成了以儒家思想为平台的，全面融合儒释道文化精神的新文化形态。

宋仁宗一朝是中国古代少有的"太平盛世"，出现了中国文人的代表范仲淹，唱出了文人"先天下之忧而忧，后天下之乐而乐"的积极用世最高境界，出现了中国"青天代表"的包拯。仁宗时代，仁德天下，文化繁荣。中国古文唐宋八大家中，"三苏"、欧阳修、曾巩、王安石六家，都活跃在宋仁宗时代。仁宗倡导《论语》《孟子》《大学》《中庸》合在一起让学生学习，从这时起，"四书"成为儒学的重要构成。中国对近代世界产生重大影响的三大发明——活字印刷术、火药、罗盘，也都出现于仁宗时代。

也正是这个时代，中医的临证经典《伤寒杂病论》树立了其在中医界与内难一样的核心地位。《伤寒论》和《金匮要略》成为宋代医学教育的必读教材。中医学的"伤寒学派"自此而得到确立，《伤寒杂病论》所演绎的"六经辨证""八纲辨证""八法施治"都是被宋代具有儒家学说背景的大医总结出来的。可以这样说，仲景学说的研究成了宋代经学研究的重要分支。最迟在南宋、金代已有尊仲景为"大圣""亚圣""圣人"的明论了。明代赵开美刻《仲景全书》卷首"医林列传"明言仲景被"后世称为医圣"。明清时期，医界更是将仲景与孔子并提，仲景方书与儒学六经对举。王肯堂在《证治准绳序》中曰："岐黄犹羲文也，仲景其孔子乎。"张志聪在《伤寒论宗印序》中说："医学始乎轩岐，立方立法，原于仲景本论，故曰，仲景犹孔子，岂臆说哉！"清代医学家陈修园直接赞颂："医门之仲景，儒门之孔子也。"

据1975年出版的《自然科学大事年表》记载，明代以前，世界上重要的创造发明和重大的科学成就大约300项，其中中国大约175项，占总数的57%以上，其他各国占42%左右。中国古代科学技术长期领先于世界，并先后向东传播到朝鲜和日本，向南传播到印度，更重要的是通过丝绸之路和海路，向西传播到波斯、阿位伯，并且扩散到欧洲，对世界科学技术的发展做出了重要的贡献。明代的郑和七下西洋，为世界各国送去了大量中国古代的先进文明与科学技术，直接开启了西方的文艺复兴时代和大航海时代。例如火药、指南针和印刷术，对于西方近代文明的发展有很重要的意义。卡尔·马克思说过："火药、指南针、印刷术——这是预告资产阶级社会到来的三大发明。火药把骑士阶层炸得粉碎，指南针打开了世界市场并建立了殖民地，而印刷术则变成了新教的工具，总的来说变成了科学复兴的手段，变成对精神发展创造必要前提的最强大的杠杆。"

中国古代这些先进的科学理论与科学技术，都离不开中国古代道家子学逻辑体系，离不开先秦儒家的"薄物征知"和"格物致知"。

道家子学逻辑体系即七曜九星二十八宿、阴阳五行、河洛干支、子学九式，详见《古中医天文学·无极之镜》。先秦儒家文明的内核是道家子学思想，是中华文明发展成熟的标志。在道家文明的规范下，先秦儒家提出具有定性与定量性质的"薄物征知"说和"格物致知"说。"薄物征知"说是荀子提出的。"心有征知，征知则缘耳而知声可也，缘目而知形可也，然而征明必将待天官之薄（薄）其类然后可也。""薄"即接触、接近。"薄物征知"即耳目等感官通过接触外界事物而感知其声音、颜色、形状、大小，然后在天人之学的定量系统指导下，心再加以综合、判断，从而达到对事物及其规律的定性认识与定量计算。

"格物致知"说是《大学》首先提出的，"致知在格物"。对于"格物致知"，郑玄、二程、朱熹、王阳明、颜元、王夫之等人的解释都有所不同。其中朱熹将其解作穷理，与《大学》本义最为相近。虽然朱熹主要是从道德论角度来解释"格物致知"，即让人通过格一草一木来穷尽人间伦理，但其中包含了就自然事物而求其规律的科学认识论因素。事实上后来很多从事自然科学研究的儒家学者正是在后一意义上使用"格致"二字的，如朱熹五传弟子朱震亨将其医学著作称之为《格致余论》；明·熊明遇以《格致草》名其介绍西学的著作；清·陈元龙以《格致镜源》名其自然科学著作。到清末洋务运动时"格致学"更成为自然科学通称，而"格物致知"也成为自然科学的认识论。格物原则，以物为体，是谓定性；以格为用，是谓定量；以知为识，是谓致知之术。

以道家文明为核心的先秦儒家文明更是中医学形成发展的规范。格物致知贯穿于中医学的始终。《素问·阴阳应象大论》有"治病必求于本"的记载。《素问·标本病传论》云："知标本者，万举万当；不知标本，是谓妄行。"《素问·至真要大论》云："标本之道，要而博，小而大，可以言一而知百病之害。"诸如此类，这些精辟的论述都是正确认识与处理标本定性与定量关系的具体写实。以《黄帝内经》为核心的古中医学将"薄物征知""格物致知"思想，用"运气九篇"的天人关系之定量逻辑，规范得细致入微、纤毫毕现，从而使得天人之学成为古中医学"薄物征知""格物致知"处理现象与本质这对范畴的最根本的思维方法。而"薄物征知""格物致知"只是一个方法论，实现这个方法论的本体论是运气九篇的天道实质与内涵，这就是古中医的医算体系。

"薄物征知""格物致知"下的阴阳五行、河洛干支、子学九式不只创造了中国古代辉煌灿烂的物质文明，而且还创造了举世无双的非物质文明——

子学数术逻辑体系，共同构成上古中华文明的东方科学全璧。

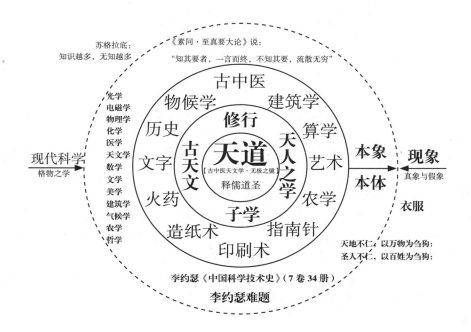

《素问·上古天真论》曰："上古之人，其知道者，法于阴阳，和于数术。"东汉著名天文学家张衡也说"数术穷天地"。何谓"数术？"《汉书·艺文志》有一个解释："数术者，皆明堂羲和史卜之职也。史官之废久矣，其书既不能具，虽有其书而无其人。《易》曰：'苟非其人，道不虚行。'春秋时鲁有梓慎，郑有裨灶，晋有卜偃，宋有子韦。六国时楚有甘公，魏有石申夫。汉有唐都，庶得麤觕。"从这段文字看，"数术"实际就是天文历算、干支河洛、阴阳五行、子学内算之术。《素问·举痛论》曰："善言天者，必有验于人；善言古者，必有合于今；善言人者，必有厌（厌，合也）于己。如此，则道不惑而要数极，所谓明也。"

　　《汉书·艺文志》将数术分为天文家、历谱家、五行家、蓍龟家、杂占家、形法家六大派。其中，《系辞上》指出："参伍以变，错综其数。通其变，遂成天下之文；极其数，遂定天下之象。"天文家，"序二十八宿，步五星日月，以纪吉凶之象"。历谱家，"序四时之位，正分至之节，会日月五星之辰，以考寒暑杀生之实"。"天文""历谱"是以阐述天象和历数为主，也包括占星术、占候术等。另外，"五行家""言进用五事以顺五行也"，"其法亦起五德终始，推其极则无不至"，可知，"五行"是时日选择术，类似于现代门类繁多的择吉术。余下，"蓍龟"是筮占之术；"杂占"是指占梦、驱邪之术；"形法"则是属于相术，包括相人、相地形、相宅墓、相畜物等。总之，此六家数术者，以各种技术取象、应象预测吉凶灾祥。

李零指出"所谓'数术'，也叫'术数'"，并在《中国方术正考》中考证其义："'数术'一词大概与'象数'的概念有关，'象'是形于外者，指表象或象征；'数'是涵于内者，指数理关系和逻辑关系。它既包括研究实际天象历数的天文历算之学，也包括用各种神秘方法因象求义、见数推理的占卜之术。"随着近年考古的发展，大批战国秦汉文献出土，其中存有大量数术类书籍，涉及数术略中的所有门类，为我们重新认识秦汉之际数术之学提供了许多宝贵资料。考察这些出土数术书籍，其中不少内容涉及医疗疾病。如《日书》为古代关于择日之术的实用类书籍，含有预测发病和预后的内容。李零认为"数术"是研究天道的学问，"方技"是研究生命的学问，"后者是被视作前者的复制，而前者的创生据说又是根据了某种自然而然、无以名之也无法探索的终极原理，这就是所谓'人法地，地法天，天法道，道法自然'"。

《帝王世纪》说："伏羲画八卦，所以六气六府，五藏五行，阴阳四时，水火升降，得以有象，百病之理，得以有类。"八卦历法是中国古人最早的一种天人合一思想，是先民天人科学思维的产物。《帝王世纪》把盖天论之八卦历法与古中医学紧密地联系在一起，反映了医易同源的天人背景。这种神传的天人感应系统不是哪一个人的经验所传，而是智慧之人的开化和教诲。由于伏羲曾制九针、建人伦、创八卦，因而中华文明的初基从此奠定。已故名中医黄竹斋在《医学源流歌》中就说："医之始，本伏羲，画卦发明阴阳理。治嫁娶，别男女，中华文明由此基。"

在《周易》中，象、数、理这三者是统一的，数有奇偶，故象有阴阳，而"一阴一阳之谓道"（《系辞上》），则正是从数的奇偶性中抽象出来的哲学思想，故《周易》提出了"倚数－极数－逆数"的思维模式，《说卦传》言："昔者圣人之作易也，幽赞于神明而生蓍，参天两地而倚数，观变于阴阳而立卦，发挥于刚柔而生爻，和顺于道德而理于义，穷理尽性以至于命。"其中"参天两地而倚数"，即凭借着"数（理论）"去考察天地、度量天地之"象（结构）"，此作易的重要原则之一。"倚数"，即凭借着数学方法去认识世界。《系辞上》说："极其数，遂定天下之象。"提出要测定天下万物之形象，认识天下万物之性质，就必须穷尽数的变化规律。《说卦传》又言："数往者顺，知来者逆。是故易逆数也。"这就是说，整个易道可以用"逆数"二字概括，而这"逆数"便是"知来"之数，也就是一套能预知未来、先卜吉凶的数术。总之，"倚数"为易数的基本原则，"极数"是它的实际应用，而"逆数"则是它的最终目的。《周易》正是运用这种象数思维模式模拟或概括天地万物存在和运动变化的方式和过程。《黄帝内经》的阴阳五行、干支河洛、五运六气、藏象经络象数思维模式的建构与《周易》的象数思维模式相同，都是在象数理之间推来算去，在天地人之间升降出入。著名史学家吕思勉先生在《先秦学术概论》中将阴阳数术看成一家——阴阳数术家。"盖数术家陈其数，而阴阳家明其义耳。"实为一家矣。

《象传》说："无往不复，天地之际（象）也。"《周易》认为地球万物的运动变化，是循着日月和五大行星轨道，一反一复，周而复始地循环运动，这种循环运动又具有相对的特性，即"无平不陂，无往不复"（《易经·泰卦》）。《易传》对复卦的理解表明了其对循环往复的重视，认为复卦洞悉了支配地球万物的最根本的规律，即天象周流、天道循环。如《象传》所言"《复》，其见天地之心乎！"把天体的往复循环看作地球万物遵循的客观规律坐标系。周流观念体现在《易经》所有六十四卦中，构成六十四卦的阴阳二爻可以相互循环转化，除八经卦自身重叠以外的五十六别卦，又各自做循环运动，而转换成自己的对卦，六十四卦的排序以乾、坤二卦开端，以既济、未济二卦终结，这些循环与往复都有着内在的天体运行的因果联系，构成日地关系六十四卦的整体大循环（详见《古中医天文学·无极之镜》）。故变易的本质就是天道循环反复，"变化者，进退之象也"（《系辞上》），表现于以地球为中心的天体运行系统中则为"日往则月来，月往则日来，日月相推而明生焉。寒往则暑来，暑往则寒来，寒暑相推而岁成焉。往者屈也，来者信（伸）也，屈信相感而利生焉"（《系辞下》）。

秦汉时期的"数术"运用《汉志》中数术类书籍所言的诸种方法来记录、预测自然与天地人事变化，其内容庞杂，涉及天文、历法、算术、地理学、气象学，等等。秦汉之际，数术之学已经在指导诸子学说了，如《墨子·迎敌祠》《韩非子》都含有数术的内容。《内经》中更是有大量数术的内容，《灵枢·官针》《素问·六节藏象论》两篇都将"不知年之所加，气之盛衰，虚实之所起，不可以为工也"作为从医行业门槛的准入条件。在治疗上强调"**必先岁气，毋伐天和**"。《灵枢·岁露论》记载了正月旦占八方来风以观来年病疫情况的内容，属于数术中的风角之术。《灵枢·九宫八风》记载了用太一九宫式盘式占的方法，亦属数术内容。而《素问》中的藏气法时论、六节藏象论、四时五行、运气九篇，等等，都是数术之学。由此看来，"数术"在秦汉时期是一门很基础、很核心的学问，尤其在中医理论体系中更是如此。

然而，由于汉代数术之书的大量亡佚以及相关学问的发展分化，数术之学所含的内容随着时代变迁而产生了一些变化。如比较《四库全书总目》与《汉志》中的数术类书目，就会发现二者存在较大的差异。但却说明了一个问题，即从古至今，子学的数术之学无论是在官方还是在民间，都在以一种成熟的具有科学属性特征的逻辑体系，在生生不息地传承着，而且这种数术的传承是以实证为检验基础的传承与发展。但其从天象到天机，再到人的气数，到万事万物的命数，都是在以实践中获得的物质运动规律为基本出发点，如中医的五运六气、阴阳五行、子午流注、灵龟飞腾，等等，即是实证。

那么，古中医作为上古中华科学天人感应、天人合一的代表，是否也具有象与数、理论与实证、定性与定量的科学属性呢？

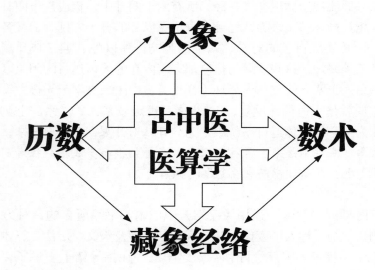

《素问·阴阳应象大论》说："**法于阴阳，和于数术。**""法于阴阳"，何谓阴阳？阴阳即天地四时五行大象、七曜九星之象，日地之象、月地之象、星地之象，即《汉书·艺文志》所云："天文者，序二十八宿，步五星日月，以纪吉凶之象，圣王所以参政也。"《晋书·律历志中》所云："拟宸极以运璇玑，揆天行而序景耀，分辰野，敬农时，兴物利，皆以系顺两仪，纪纲万物者也。"《汉书·艺文志》另言："阴阳家者流，盖出于羲和之官，敬顺昊天，历象日月星辰，敬授民时，此其所长也。"此阴阳家为上古唐尧时掌天文、历数和禨祥的官吏，相当于"数术略"中天文、历谱。《易·系辞下》说："古者包牺氏之王天下也，仰则观象于天，俯则观法于地，观鸟兽之文，与地之宜，近取诸身，远取诸物，于是始作八卦，以通神明之德，以类万物之情。"而《易·系辞上》又说："法象莫大乎天地，变通莫大乎四时。"这形成了我国古人认识事物的一个重要的思维方法——"法象"。正如清人王夫之所说："乃盈天下而皆象矣：《诗》之比兴，《书》之政事，《春秋》之名分，《礼》之仪，《乐》之律，莫非象也，而《易》统会其理。"易则为阴阳，法象之法，法于阴阳。而古天文历法的功能则如《素问·八正神明论》曰："法天则地，合以天光。"《尚书·尧典》所说的"历象日月星辰，敬授人时"，"观象授时"。然后才是藏象、脉象等望闻问切之象，如《素问·五脏生成论》提出"五脏之象，可以类推"，等等。

古中医体系 ⇨
- 天——七曜九星、五运六气、子学九式
- 人——藏象经络、气血津液、四诊合参
- 地——九宫八风、河图洛书、九宫分野

《黄帝内经》中关于"表象"的基本内涵如下。

其中 73 对形容词的反义词：高下、愚智、浮沉、终始、缓弛、静躁、寒热、清浊、厚薄、虚实、同异、盛虚、滑涩、柔刚、贵贱、盛衰、寒暑、大小、远近、标本、故新、奇恒、强弱、白黑、善恶、亲疏、新久、疾徐、多少、肥瘦、疾迟、疏数、勇怯、甘苦、燥湿、缓急、散收、苦乐、深浅、邪真、幽显、迩远、迟速、吉凶、曲直、崇污、邪正、轻重、润燥、㿗坚、正反、塞通、贵贱、贫富、少长、表里、老少、丑善、坚脆、臭香、天泽、方圆、疏密、寒温、广狭、长短、新故、好恶、吉凶、浅深、贤不肖、寒暖、偶奇。

54 对动词的反义词：生杀、予夺、赏罚、去就、死生、逆从、行配、治乱、顺逆、治病、俯仰、损益、动静、终始、去至、迟数、得失、死活、飞堕、予取、呼吸、饥饱、往来、成败、补泻、间甚、伏起、蓄作、开闭、损益、无有、喜怒、弛张、敬慢、升降、离附、往复、抑举、去来、寿夭、行止、坐起、起居、卷舒、生灭、出入、存亡、动静、屈伸、好恶、挽仰、开阖、决壅、散聚。

22 对名词的反义词：阴阳、早晚、先后、上下、表里、雌雄、水火、左右、规矩、内外、中外、前后、鬼神、古今、人已、旦暮、福咎、祸福、晓暮、朔晦、本末、终始。

这些相互对立的词汇反映了自然界一切事物和过程中存在的两个彼此不同方面或相互排斥的阴阳五行之象。《素问·阴阳离合论》当中："阴阳者，数之可十，推之可百，数之可千，推之可万，万之大，不可胜数，然其要一也。"此一，即天象天道也，本象也。即运气九篇、六节藏象、藏丕法时、岁露、阴阳大论、阴阳离合、四时五行，等等，关于天地人之本象与天象，并不局限于皮肉筋骨、山河水木之表象。所以《灵枢·九针十二原》曰："节之交，三百六十五会，知其要者，一言而终，不知其要，流散无穷。所言节者，神气之所游行出入也，非皮肉筋骨也。"

"和于数术"，何谓数术？子学有一种特殊的数，甲（一）、乙（二）、丙（三）、丁（四）、戊（五）、己（六）、庚（七）、辛（八）、壬（九）、癸（十）十天干；子（一）、丑（二）、寅（三）、卯（四）、辰（五）、巳（六）、午（七）、未（八）、申（九）、酉（十）、戌（十一）、亥（十二）十二地支。用天干纪日、地支纪月的序列计数是其原始用法；干支相配用以纪年、纪月、纪日、纪时称为甲子，60 年循环一次，称为甲子一周。在《黄帝内经》中"数"共计出现 4000 余次。其中一、二、三、四、五、六、九、十数使用的频数为多，排在前三位的是一、三、五，而"五"无论在《素问》还是《灵枢》中均排在第一位。除此之外使用次数超过 10 次的还有十二、二十五、三百六十五、百、万等。另外，《黄帝内经》在运气七篇大论中，以干支甲子及生成数说明自然界物候变化对人体的生理病理的影响，并预测疾病的流行情况。《九宫八风》记载的"九宫图"并于其下对各宫配以数字，用数图的方式说明疾病发生的不同情况。《黄帝内经》还有直接称谓"数"的用法，如"变数""常数""天数""气数""度数""胜数""真数""要数""逆数""禁数""阔数""至数""当数"，等等，这些与"数"结合形成的词汇在《黄帝内经》中均有其特定的含义。显示了这些含义是由"数"规定的，更重要的是显示出《黄帝内经》对运数、气数的重视。

西汉·京房（原名李君明，推律自定为京氏，公元前77—37）强调其象数易学"断天下之理，定之以人伦，而明王道……法象乾坤，顺于阴阳，以正君臣父子之义"，这是象数系统之特征的典型概括。而"凡《易》八卦之气，验应各如其法度，则阴阳和，六律调，风雨时，五谷成熟，人民取昌，此圣帝明王所以致太平法"（《易纬·通卦验》），则说明象数可"验应"、适用于自然、社会等各个领域。然而，阴阳五行、天干地支、河图洛书、五运六气、太乙六壬、奇门兵法、星宿建除、择日斗数、四柱六爻七政等数术子学之式自先秦定型以来，其形式与内容之升降变化极为剧烈，随着朝代更迭、统治需要、历代书厄的发生，象数典籍大量遗失。据《汉书·艺文志》所载，《隋志》已十不存一；《隋书·经籍志》所载，后世百不存一。象数之学的第一次繁盛时代从先秦两汉到宋之间，渐行渐远。

象数之学的第二次繁盛时代是在北宋形成。宋代是数术文献发展的鼎盛时期，这一时期数术文化下移，数术文献大量涌现，宋书目著录的数术文献达千余种。陈寅恪先生说："华夏民族之文化，历数千载之演进，造极于赵宋之世。"宋代学术思想自由，理学兴盛，流派纷呈，宋代的数术文化自然也染上了理学的色彩，同时也给数术理论注入新的血液。加之，宋代私学遍及四方，其文化呈现出平民化的态势，研究数术的群体逐渐扩大化，上至文豪巨擘，下到布衣百姓。苏轼、周敦颐、朱熹等名士都颇喜《易》学，且爱与术士交往，《朱子语类》中便记载了朱熹多次算命的经历。而据王安石《临川文集》卷七十记载，在汴京以占卜为业者数以万计，可见其盛。宋代不乏精研数术之人，如陈抟、邵雍等擅长易占，并著书立说，对数术多有发明。徐子平精于三命，在前人的基础上完善了四柱算命法，人称"子平术"。《古今图书集成》中载有堪舆术士115人，仅宋代术士就有43人。他们不但发展了数术理论，而且完善了数术操作方法使其更简便易行。

宋代数术文献主要有五大部类：第一，天文式占类；第二，易占卜筮类；第三，命相类；第四，堪舆类；第五，杂占类。此五部类，天文式占类为统治者所控制；易占类文献最受知识分子推崇；尤以命相类文献在此时期发展最为突出，在民间广为流行；堪舆类文献则上至统治阶级下到平民百姓皆不可缺少；杂占类文献也小而驳杂且多不成系统，以民间流传为主，占梦类文献趋于衰落，而选择类最为人所重，无论婚丧嫁娶，还是宦游远行，均以选择之书为准绳。宋代大量的民间术士在实践过程中，也多有著述呈现，从而促进数术文献的发展。

宋代的数术文献门类繁多，数量庞大。与前朝史志目录相比，《旧唐志》与《新唐志》收录的数术文献总数不足三百部，而《宋志》数术古籍则达近千余种。从二者所著录数术文献的种类分析，《宋志》中天文式占、易占、堪舆、命相、杂占等门类的文献在数量上都有了显著的增长；质量上则参差不齐，某些数术门类出现了系统性、理论性俱佳的总结性论著。在天文式占方面，由于宋代统治者严令禁止民间私习天文，天文文献也仅限于官方机构收藏和编修，多有佳作出现，杨惟德的《景祐乾象新书》、李季的《乾象通鉴》等著作均是在前代的基础上对星占理论进行系统的汇总。在易占方面，北宋邵雍创立先天易学，著《皇极经世书》，与陈抟的龙图一起构成了独具特色的图书学派。在命相方面，唐宋时期相术颇为流行，尤其在宋代，《唐志》仅著录两部相书，《宋志》五行类收录相书近 60 种，流传较为广泛的像陈抟的《人伦风鉴》等。

《汉志》著录数术文献仅 190 种，《隋志》增至 490 余种，新旧《唐志》著录数术文献凡 273 种，加上敦煌出土的 270 余种数术文献，才 540 余种。到了宋代，由于数术文化的繁荣，数术文献在民间的需求量增加，印刷业的发达等原因，宋代数术文献数量急剧增长。宋代仅一部《宋志》就记载有千余种数术典籍，这还不包括《通志略》及一些私志中著录的《宋志》未收的文献。不仅如此，宋代数术文献的种类也有所增加，郑樵《通志略》五行类下设 30 小类，仅相书就有相法、相字、相印、相笏等四种，宋代相法增加了揣骨听声的相书，如《杂相骨听声》《中定声气骨法》等。由此可见，宋代数术文献数量之庞大，种类之繁多。宋代数术文献如此兴盛，主要是数术自身发展的结果，宋代子学术士辈出，他们继承宋以前的数术成果，注意吸收理学思想进一步激活数术理论。一些民间术士在实践中完善数术方法使其更简便易行。宋人还创造了一些新的数术门类。一是卦影，二是星禽，三是扶乩。许多术士还积极著书立说，使其得以广泛流传。

我国古代的天文、历法以及数学、医学、化学等皆与数术有着密切的关系，甚至在很长一段时间内，或从属于数术或错杂重出，宋代数术文献亦不例外。如《崇文总目》是宋仁宗景祐元年（1034 年），由王尧臣、欧阳修等奉敕编修的宋代官修目录，它代表了宋代国家图书目录的最高水平，是宋代

第一部有解题的国家藏书目录。《崇文目》以经史子集四部分类为标准，它于子部下设卜筮、天文占书、历数以及五行四类涵盖数术文献。《宋史·艺文志》是元代脱脱以太祖至宁宗年间的《崇文总目》《秘书总目》《中兴馆阁书目》及其续书目等四书目，删除重复并为一书而成。与《崇文目》相比，二者分类大致相同，只是名字稍有差异，《宋志》于子部下设天文、五行、蓍龟、历算四类，与《崇文目》相合。

《宋志》沿袭前代史志目录，并未单列数术，而是在子部下设五行、蓍龟等小类以充数术之缺。"五行"自《隋志》始，几乎成了数术的代名词。阴阳五行是中国传统文化的一种重要的思维方式，数术在运用阴阳五行理论方面表现得更是淋漓尽致，但并不能因此简单以五行包揽数术。《宋志》五行类共853部，在数量上较前代有了极为显著的增长。与前代史志目录比较，《宋志》将蓍龟类文献从五行类中拿了出来，使其35部文献自成一类。再有，《宋志》天文类凡139部，所著录古籍以天象为主，涉及星占、气候占等占卜类文献20余部。《宋志》历算类凡165部，其中既包括算术、历法等客观科学知识，又有七曜历、杂星历等为数不多的数术著作。

《宋史》记载："陈抟以《先天图》传种放，放传穆修，穆修传李之才，之才传邵雍。放以《河图》《洛书》传李溉，溉传许坚，许坚传范谔昌，谔昌传刘牧。穆修以《太极图》传周敦颐，敦颐传程颢、程颐。是时，张载讲学于二程、邵雍之间，故雍著《皇极经世书》，牧陈天地五十有五之数，敦颐作《通书》，程颐著《易传》，载造《太和》《参两篇》。臣今以《易传》为宗，和会雍、载之论，上采汉、魏、吴、晋，下逮有唐及今，包括异同，庶几道离而复合。"（《宋史·儒林传·朱震传》）

数术派的代表人物，有刘牧、邵雍、黄黎献、吴秘、程大昌、张行成、蔡沈等，皆两宋时期人物，其中以邵雍与其著作《皇极经世书》影响最大。刘牧作为"数"术之首倡者，其理论要点在于以数解《易》、以数设象。刘牧认为："夫卦者，圣人设之，观于象也。象者形而上之应。原其本则形由象生，象由数设。舍其数则无以见四象所由之宗矣。是故仲尼之赞易也，为举天地之极数，以明成变化而行鬼神之道。则知易之为书，必极数以知其本也"（《易数钩隐图·序》）。刘牧关于"数"的论述，包括天地自然奇偶之数、大衍之数、龙图错综之数、河洛书之数，等等，旨在强调，数与象不但不能画等号，而且数比象更重要。

邵雍是数学派中影响最大的，邵氏易学当时一度被称为"数学"。邵雍主张"数在象先""象由数生""数以定象"。他在《皇极经世书》中说："象起于形，数起于质，名起于言，意起于用。有意必有言，有言必有象，有象必有数。数立则象生，象生则言彰，言彰则意显。象数则筌蹄也，言意则鱼兔也。得鱼兔而忘筌蹄则可也，舍筌蹄而求鱼兔则未见其得也"（《皇极经世书·观物外篇上》）。邵雍还明确提出了神、数、象、器四者关系，认为："神生数，数生象，象生器……神则数，数则象，象则器，器之变复归于神也"（《皇极经世书·观物外篇下》）。此外，邵雍在前人的基础上发明了很多"数"，如体数用数、大数小数、大小运数、圆数方数、元会运世数、一分为二数，等等。其子邵伯温记载："沈存中笔谈象数一篇，内言：江南人郑夫曾为一书谈易，其间一说，曰：乾坤，大父母也；复姤，小父母也。乾一变生复得一阳，坤一变生姤得一阴，乾再变生临得二阳，坤再变生遁得二阴，乾三变生泰得四阳，坤三变生否得四阴，乾四变生大壮得八阳，坤四变生观得八阴，乾五变生夬得十六阳，坤五变生剥得十六阴，乾六变生归妹本得三十二阳，坤六变生渐本得三十二阴。乾坤错综，阴阳各三十二生六十四卦，夬之为书，皆荒唐之论，独有此变卦之说，未知其是非，子后因见兵部员外郎秦玠论夬所谈，骇然曰：何处得此法？玠云尝遇一异人，受此历数，推往古兴衰运历，无不皆验"（《易学辨惑》）。在邵氏父子看来，数是置于象前的，是必不可少的本原、工具、逻辑链、运算符，根本不是象所能融摄的。

　　程大昌有专门的《论数十四篇》：一本数用数设数，二设数，三本数凡两谱，四用数凡三谱，五设数凡七谱，六用数设数之别，七九六倚数名爻，八合设数问，九皇极无数，十图数己入八卦、自角（lù）图序配卦之图并说，十一八卦分朋之图，十二六卦分朋附乾坤，十三卦数，十四三数为大衍可取四策。文中有云："夫圣人之设数者，其范围之妙，能超象数而幹象数也"（《易原·论数十四篇》）。程氏认为数"能超象数而幹象数"，显然不能等于象数之"象"。

　　张行成提出："因数而有象，因象而有卦"（《易通变》卷三十四）。他还说："夫天下之象生于数"（《元包数总义·序》）。张氏比较突出的贡献在于明确提出了"数本论"思想。"数本论"在刘牧、邵雍那里还是比较模糊的，在张行成这里则基本形成。如张氏说："象生于数，数生于理，故天地万物之生皆祖于数"（《易通变》卷十二）。他还说："天地变化有自然之数，圣人效之以作易也"（《易通变》卷三十六）。在这里，张行成已经把"数"当作先于《易》的根本了，也是宇宙万物、天地变化之根本，其"数本论"思想已凸显无疑。

蔡元定、蔡沈父子亦主张数在象先、象生于数。蔡氏将体用范畴用于"数"，云："河图以五生数统五成数而同处于方，盖揭其全以示人而道其常，数之体也；洛书以五奇数统四偶数而各居其所，盖主于阳以统阴而肇其变，数之用也。"又云："河图之虚五与十者，太极也；奇数二十，偶数二十者，两仪也；以一二三四为六七八九者，四象也；析四方之合，以为乾坤离坎，补四隅之空，以为兑震巽艮者，八卦也……洛书而虚其中，则亦太极也；奇偶各居二十，则亦两仪也；一二三四而含九八七六，纵横十五而互为七八九六，则亦四象也；四方之正以为乾坤离坎，四隅之偏以为兑震巽艮，则亦八卦也"（《易学启蒙·本图书第一》）。这就明确提出，太极、两仪、四象八卦之象皆源于"数"。不仅如此，蔡氏还认为：象是一种特殊的数，如云："河图体圆而用方，圣人以之而画卦；洛书体方而用圆，圣人以之而叙畴。卦者，阴阳之象也；畴者，五行之数也。象非偶不立，数非奇不行，奇偶之分，象数之始也"（《洪范皇极内篇》卷二）。由于河图、洛书一是"数之体"，一是"数之用"，因此，蔡氏这里所说的象其实质是一种特殊的数，更具体地说，象是河图偶数。如他有云："体天地之撰者，易之象；纪天地之撰者，范之数。数者始于一，象者成于二。一者奇，二者偶也。奇者，数之所以行，偶者，象之所以立"（《洪范皇极内篇原序》）。

晁公武的《读书志》以四部分类，每类均有大序，每一书都写有提要，对该书要旨及其作者生平均有简明扼要的介绍。在数术文献的著录方面，该书于子部沿袭官修目录的分类方式，于子部下设天文类、星历类及五行类，其中天文和星历类各5种，五行类则有32种，式占、易占、相书、宅经及杂占之属均归于此类。陈振孙的《解题》中的数术文献的著录则以所述内容分为历象类、阴阳家类、卜筮、形法等四小类。此外，儒家类也包含有《太玄经》《潜虚》《皇极经世书》《观物内篇》和《观物外篇》等五种数术文献。其中，历象类主要著录有天象、天文总占、星占和历法类等文献，凡24种；阴阳家类，包括时日、禄命、遁甲三小类，凡31种文献；卜筮类，以筮占、易占为主，仅易占之属就有7种，凡11种；形法类，主要包括相书、地理及阴阳宅经等文献，凡26种。

郑樵的《通志·艺文略》设天文、五行两大类以赅数术，又于大类下细分小类。天文类下设天文、历数、算术，其中天文、历数二小类包含一些数术文献，《通志·艺文略》于小类下再细分。天文包含的数术文献有天文总占、五星占、杂星占、日月占、风云气候占五类；历数包含的数术文献主要有七曜历、杂星历两类。而《通志·艺文略》五行类下设易占、轨革、筮占、龟卜、射覆、占梦、杂占、风角、鸟情、逆刺、遁甲、太乙、九宫、六壬、式经、阴阳、元辰、三命、行年、相法、相笏、相印、相字、堪舆、易图、婚嫁、产乳、登坛、宅经、葬书等 30 小类。

宋代数术文献中，星占式占类可自成一统，主要收录与占卜有关的气候占、星占、式占等，客观的天文学知识例如天象、历法等不归数术之属，姑置不论。由于宋代时期龟卜衰落，易占兴盛，卜筮类合并龟卜与著占，并将易占归入其中。宋代的相术文献迅速发展，数量激增，且与禄命文献关系密切，可归为一类。宋代堪舆类文献也有了新的突破，可独当门户。相反，厌胜与占梦类文献有所减少，当依《汉志》，将其与选择、阴阳灾祥、射覆、占灯等小而驳杂的类目同属杂占类。由此，组成了宋代数术文献的五大部类：代表"天"的天文式占类，归于"地"的易占卜筮类和堪舆类，属于"人"的命相类和杂占类。

宋书目著录天文式占类文献中与《隋志》著录相同的有 6 种。其中天象气候占 4 种：庾季才撰，宋王安礼重修的《灵台秘苑》百二十卷；佚名《海中占》十卷，《黄帝龙首经》二卷，《五星占》一卷。而式占类文献仅存 2 种：佚名《三元遁甲》二卷，《太乙飞鸟十精历》一卷。宋书目著录的天文式占类文献中复见于新旧《唐志》的有 15 种：汉末刘表命刘睿等人集《荆州星占》二卷；李淳风《三元经》一卷，《乙巳占》十卷，《太一玄鉴》五卷，《太一枢会赋》一卷；瞿昙悉达《开元占经》四卷；贾耽《唐七圣历》一卷；王希明《太一金镜式经》十卷；僧一行《遁甲十八局一卷》；司马穰、司马裕《遁甲符宝万岁经图历》一卷；曹士苪《金匮经》三卷；乐产《神枢灵辖》十卷；马先《天宝太一灵应式记》一卷；佚名《雷公式经》一卷，《都利聿斯经》二卷。

见于宋代书目著录的前代文献主要还有：

天象占 24 种：三国曹魏的宋均所著的《妖瑞星图》一卷，《妖瑞星杂气象图》一卷；刘表《上象占要略》一卷，《天文占》一卷，《天象占》一卷，《乾象秘占》一卷，《占北斗》一卷；诸葛亮《十二时风云气候》一卷，《五行云雾歌》一卷，《占风雨雷电》一卷，《年代风云（一作雨）占》一卷。唐人徐升的《长庆筭五星所在宿度图》一卷；李淳风《帝王气象占》一卷，《天文占》一卷，《气象占》一卷，《西天占书》一卷，《太白会运纤记》一卷，《太白会运逆兆通代记图》一卷；李靖《候气秘法》三卷，《六十甲子占风雨》一卷；《日月风云气候》一卷，《日月晕贯气》一卷；《日月晕蚀》一卷；佚名《都利聿斯经》二卷。

星历 6 种：李淳风《玉历通政经》三卷；朱奉《青罗立成历》一卷；徐升《七曜雌雄图》一卷，《文殊七曜经》一卷，《七曜会聚（一作历）》一卷；曹士芿《七曜符天历》。

式占 28 种：胡乾《遁甲经》一卷；李淳风《阴阳二遁万一诀》四卷，《阴阳遁甲立成》一卷，《乾坤祕奥》七卷，《太一新鉴》三卷；桑道茂《撮要日鉴》一卷；胡万顷《太一遁甲万胜时定主客立成诀》一卷；冯继明《遁甲元枢》二卷，《玄女遁甲秘诀》一卷，《天一遁甲图》一卷，《天一遁甲钤历》一卷，《遁甲搜元经》一卷；僧一行《六壬明鉴连珠歌》一卷；朱琬《六壬寸珠集》一卷，《六壬录》六卷，《五真降符六壬神武经》一卷，《六壬关例集》三卷，《六壬维乾照幽历》六卷；由吾裕《式心经略》三卷，《式合书成》一卷，《用式法》一卷，《式经篡要》三卷，《玄女式鉴》一卷，《三式诀》三卷，《天关五符式》一卷，《三式参合立就历》三卷，《金照式经》十卷；佚名《推占龙母探珠诗》一卷。

宋代保存前代天文式占类文献较多，其中，与《隋志》著录相同的仅六部，且多无撰人。而见于新旧《唐志》的有十四种，其中天象占二十八种，星历九种，式占文献最多，独占三十八种，这不仅体现了唐代式占的兴盛，同时也说明宋代对式占的重视。

宋书目著录易占文献中与《汉志》同者有京房《易传》三卷。同于《隋志》的有 5 种，包括西汉焦赣的《易林》十六卷，东晋郭璞的《易洞林》三卷，三国时期吴国虞翻的《周易集林律历》，佚名的《易三备》三卷，除此四部易占文献外，还有史苏所著的《龟经》三卷。新旧《唐志》收录，复见于宋书目的仅 3 种易占文献：李淳风《玄悟经》三卷（《绍兴目》和《通志》作《周易玄悟》）和《周易析冥轨》一卷，佚名《易髓》一卷。

见于宋其他书目著录的前代易学文献还有：

易占 22 种：孙膑《卜法》一卷；焦赣《周易火窍》一卷，《周易备要》一卷，《周易六神颂》一卷；郭璞《周易括地林》一卷，《周易玄义经》一卷，《周易鬼御算》一卷，《周易逆刺》一卷，《周易察微经》一卷，《周易窍书》一卷，《周易灵真述》三卷。唐人韦伟《人元晷限经》三卷，《轨革秘宝》一卷，《轨革指迷照胆诀》一卷，《轨革照胆诀》一卷；吕才《轨限周易通神宝照》十五卷；桑道茂《六十四卦歌》一卷；王守一《周易探玄》九卷（本十卷），《易诀杂颂》一卷，《易杜秘林（一作林秘）》一卷，《易大象林》一卷；李鼎祚《易髓》三卷。

卜筮 7 种：黄石公《玄女五兆筮经》五卷；史苏《龟眼玉钤论》三卷，《五兆金车口诀》一卷，《五兆秘诀》三卷，《五行日见五兆法》三卷，《五兆穴门术》三卷，《龟缭绕诀》一卷。宋代尚存数术文献中，以易占为多，达三十余种，汉唐均有此类著述流传，可见易占之盛。

宋代尚存前代命相类文献为数不多，其中与《隋志》同者仅一部《相贝经》，而与新旧《唐志》一致的有 5 种，其中相书仅有袁天罡的《相书》七卷和《要诀》三卷。命书有杨龙光的《推计禄命厄运诗》一卷；李淳风的《推背图》一卷；武密的《古今通占镜》三十卷（《宋志》作《古今通占》）。

见于宋书目著录的前代命相文献有：

禄命 6 种：三国时期吴国人钱如璧的《三辰通载》三十四卷（见于《解题》）；唐人李吉甫的《三命大行年入局韬钤》和《大行年秘术》各三卷（见于《通志略》），李虚中的《命书》（《通知略》作《命术》，今存《永乐大典》本），桑道茂《三命吉凶》二卷；杨龙光《禄命歌》一卷。

相书 8 种：鬼谷子《观气色出图相》一卷，许负《形神心鉴图》一卷，东方朔《相枕经》一卷，《马经》三卷，此四种相书从作者来看，当为汉代文献，但仅见于宋代书目著录，宋以后便亡佚不存。而唐代相书文献见于官修目录的仅两种，其目均保留在《宋志》中，而袁天罡的《相笏经》三卷，张涉的《人伦真诀》十卷，苏登《神光经》一卷，此三种则不知所出。宋代尚存前代相书文献不见于后世书目记载，几乎全部亡佚。

宋代尚存前代堪舆文献中，与《隋志》收录文献相同的只有殷绍的《四序堪舆》一种，与《唐志》同者有晋人陶弘景的《握镜》一卷（《唐志》作三卷），唐代僧一行的《五音地理经》十五卷，吕才的《阴阳书》一卷（《唐志》作五十三卷），孙季邕的《葬范》三卷，凡四种。

见于宋代书目著录的前代堪舆文献：赤松子《碎金地理》二卷；黄石公《地镜诀》一卷；淮南王《见机八宅经》一卷；庾肩吾《金英玉髓经》一卷；殷绍《太史堪舆历》一卷。佚名的《八五经》和《狐首经》各一卷（均见于《解题》），僧一行的《鬼纲库楼修造法》和他的《灵辖歌》三卷，丘延翰《金镜图》和《黄囊大卦诀》各一卷，杨筠松《杨公遗诀曜金歌》并《三十六象图》以及《疑龙经》和《撼龙经》各一卷，吕才的《拨沙经》一卷（见于《读书志》），曾文迪《曾氏青囊子歌》一卷，凡 12 种。可知，宋书目所收录前代堪舆典籍较为驳杂，隋唐时期，"五音姓利"的堪舆观念日益盛行，《隋志》著录堪舆典籍 13 种，多为五音姓利之作。《唐志》著录堪舆类文献凡 15 种，五音姓利仍占据主流。

宋书目著录前代杂占文献中，与《隋志》同者有 3 种：京房的《风角五音占》一卷，刘孝恭的《风角鸟情》二卷，佚名的《白泽图》一卷。与新旧《唐志》同者主要有：萧吉《五行记》五卷，窦维鋈《广古今五行记》三十卷，李淳风的《占灯经》（《读书志》作《占灯法》）一卷，李暹《灵棋经》一卷，卢重元的《梦书》四卷，吕才的《广济阴阳百济历》一卷（见于《解题》），李靖《玉帐经》一卷，董和《通乾论》十五卷，佚名《百怪书》一卷，凡九种。见于宋书目著录的前代杂占文献主要有：郯子《占乌经》一卷；东方朔《射覆经》三卷；孙思邈《坐照论并五行法》一卷；师旷《选日法》一卷；吕才《阴阳杂要》一卷；柳璨《梦隽》一卷；袁天罡《玄女三廉射覆经》一卷，《通明玉帐法》一卷。

宋代新撰数术文献中，天象占 27 种：刘启明《风云关镳秘诀》一卷，《云气形象玄占》三卷，《天地照耀占》一卷；蔡望《报应九星妙术文局》一卷；王洪晖《日月五星彗孛凌犯应验图》三十卷，《天象应验录》一十卷；张渭《符天灾福新术》五卷，《天文日月星辰变现灾祥图》一卷；郭颖夫（一作士）《符天大术休咎诀》一卷，《五星休咎赋》一卷；徐彦卿《征应集》三卷，《玄象应验录》二十卷，《祥瑞图》一卷，《青霄玉鉴》二卷；刘烜《占雨晴法》一卷，《金鉴占风诀》一卷，《山冈机要赋》一卷，《山冈气象杂占赋》一卷；王承昭《占风云歌》一卷，《风云气候日月星辰图》七卷；刘玄（一作先）之《月令图》一卷；黎干《蓬瀛经》三卷；佚名《诸家五星书》一卷，《占风云气候日月星辰图》七卷，《天中宝经知吉凶星位法》一卷，《修造九星法历代史相》一卷，《葋首经》三卷。

星历 12 种：庄守德《七曜气神歌诀》一卷；钱明逸《西国七曜历》一卷；吕佐周《地论七曜》一卷；丘濬《霸国环周立成历》一卷；佚名《七曜选日》一卷，《七曜细行》一卷，《七曜气神历代帝纪》五卷，《罗计二隐曜立成历》一卷，《轨限立成历》一卷，《聿斯经诀》一卷，《聿斯隐经》三卷，陈辅修《聿斯四门经》。

式占 57 种：刘启明《中枢秘颂太一明鉴》五卷；王处讷《太一青虎甲寅经》一卷；青溪子《太乙新鉴》一卷；康洙《序时游太一立成》一卷；广夷《太一秘歌》一卷；张中《太一金照辨误归正论》一卷；魏申《太一总鉴》一百卷；佚名《太一中天密旨》三卷，《太一立成图》一卷，《太一细行草》一卷，《太一杂集算草》一卷，《日游太一五子元出军胜负七十二局》一卷，《太乙计铃》一卷，《太一五元新历》一卷，《太一七术》一卷，《太一阴阳定计主客决胜法》一卷，《太一循环历》一卷，《太一会运逆顺通代记阵图》一卷；郗良玉《三元九宫》一卷，《九宫应瑞太一图》一卷；杨龙光《九宫要诀》一卷，《九宫诗》一卷，《九宫推事式经》一卷；佚名《九宫》一卷，《九宫图》一卷，《九宫占事经》一卷。郑德深（一作傪）《六壬飞电歌》三卷，《会灵经》一卷，《玉女肘后术》一卷，陆渐《六壬了了歌》一卷，余琇《六壬玄鉴》一卷，姜岳《六壬赋》三卷；朱琬《六壬寸珠集》一卷，《六壬录》六卷，《五真降符六壬神武经》一卷，《六壬关例集三卷》，《六壬维乾照幽历》六卷；僧令岑《六壬翠羽歌》三卷；佚名《六壬用三十六禽秘诀》三卷，《大六壬式局杂占》一卷，《六壬玄机歌》三卷，《六壬七曜气神星禽经》一卷，《六壬金经玉鉴》一卷，《六壬课秘诀》一卷，《六壬诗》一卷，《六壬六十四卦名》一卷，《六壬战胜歌》一卷，《六壬出军立就历》三卷；冯继明的《遁甲元枢》二卷，《玄女遁甲秘诀》一卷，《天一遁甲图》一卷，《天一遁甲铃历》一卷，《天一遁甲阴局铃图》一卷，《遁甲搜元经》一卷，《遁甲阳局铃》一卷，《遁甲阴局铃》一卷；佚名《阴阳二遁万一诀》四卷。

宋代尚存宋以前天文式占类数术文献有 130 余部，其中杂有宋人托古之作。而宋代尚存，前代书目著录的此类文献有 21 部。宋朝统治者严令禁止民间私习天文，宋代新撰天文式占类文献多出自于官修，约有百余部。宋朝统治者十分重视此类文献，有一些重要的天文式占文献，宋朝皇帝亲自作序，如杨惟德编撰的《御序景祐三式太一福应集要》《景祐遁甲符应经》和《景祐六壬神定经》等。与唐代天文式占类文献相比，宋代此类文献仍维持着较好的发展态势。宋代新撰天象占及历术类文献有 50 余种，天象占类出现了许多图书文献，像刘启明的《日月晕图》；而历术文献则以总结汇编性文献为主，如《三历会同》等。宋代式占有"景祐三式"之说，即六壬、遁甲、太乙，此三式是其大端。宋新撰式占文献有 68 种，其中以此三式居多；此外，九宫类文献也有了新的突破，九宫开始与八卦相配，形成独具特色的图书文献，如《九宫图》《九宫应瑞太一图》等。宋代天文式占类文献亡佚情况十分严重，可谓十不存一，百余部文献中，有 90 余部于宋末亡佚，仅 4 部式占类文献流传至今。

龟卜 15 种：聂承休《龟经杂例要诀》一卷，《玄女玉函龟经》三卷，《古龟经》二卷，《神龟卜经》二卷；毛宝定《龟窍》一卷，《龟甲历》一卷，《龟兆口诀》五卷，《龟经要略》二卷，《龟髓诀》二卷，《春秋龟策经》一卷；黄法《五兆晓明龟经》一卷；佚名《宿曜录龟鉴》一卷，《灵龟经》一卷，《龟图》一卷，《三元龟鉴》一卷。

易占类 49 种：耿格《大衍天心照》一卷；张胥《周易缭绕词》一卷；王晓《周易太清易经诀》一卷；黄景元《周易三十六占》六卷，《周易卦颂》一卷，《易颂》一卷；阮兆《周易玉鉴颂》一卷；许季山《易诀》一卷；形朝宗《周易八仙经疏》二卷；严遵《卦法》一卷；灵隐子《周易河图术》一卷；禄隐居士《易英撰蓍图》一卷；任奉古《明用蓍求卦》一卷。佚名《周易天门子卜法》二卷，《周易通祯释例》三卷，《周易子夏十八章》三卷，《周易飞燕转关林窍》一卷，《周易三十六占》六卷，《周易辘轳杂占》一卷，《周易卜经》一卷，《周易通神歌》一卷，《周易中备杂机要》一卷，《易法》一卷，《周易飞伏例》一卷，《周易象罔元珠》五卷，《周易鬼谷林》一卷，《周易纥骨林》一卷，《周易八帖》四卷，《周易髓要杂诀》一卷，《周易天门子诀》二卷，《周易三略经》三卷，《易傍通手鉴》八卷，《诸家易林》一卷，《易玄图》一卷，《易辘轳图颂》一卷，《周易括世应颂》一卷，《周易鬼灵经》一卷，《周易三空诀》一卷，《周易爻咏》八卷，《周易金鉴歌》一卷，《周易联珠论》一卷，《八神筮法》二卷，《六十四卦颂谕》一卷，《爻象杂占》一卷,《周易灵秘诸关歌》一卷,《金枢八象统元经》三卷,《太衍五行数》一卷,《周易轨革指迷诀》二卷,《八九变通》一卷。

此外,《宋志》收录于经部的数术类文献主要有 11 种:卫元嵩《周易元包》十卷;青城山人《揲蓍法》一卷;陈抟《易龙图》一卷;邵雍《皇极经世》十二卷,《观物外篇》六卷,门人张湣记雍之言,《观物内篇解》二卷,雍之子伯温编;邵伯温《周易辩惑》一卷;张行成《元包数总义》二卷,述衍十八卷,通变四十八卷;麻衣道者《正易心法》一卷;程回《易章句》十卷,又外编一卷,《占法古易考》一卷。此十余种数术文献由于与《易》经关系密切,且多为儒家所重。

命理 34 种:董子平《太阴三命歌》一卷;徐鉴《三命机要诀》一卷;李遂《通玄三命》三卷;僧叔昕、杜崇龟分别有《珞琭子三命消息赋》一卷;王班《三命消息赋》七卷;曹东野《怡斋百中经》一卷;林开《五命秘诀》一卷;元兢《禄命厄会经》一卷;何朝《命术》一卷;孟遇《三命诀》三卷;通真子《三命指掌诀》一卷,《玉霄宝鉴经》一卷;凝神子《五行三命手鉴》一卷,《八杀经》一卷,《解悟经》一卷;佚名《推人钧元法》一卷,《鲜鹗经》十卷,《风后三命》一卷,《信斋百中经》一卷,《三命九中歌》一卷,《三命诗》一卷,《三命总要》三卷,《五星三命指南》十四卷,《五星命书》一卷,《竹伦经》三卷,《通玄五命新括》三卷,《大行年推禄命法》一卷;《禄诀经》三卷,《五行贵盛生月法》一卷。廖惟馨《星禽经》三卷;杜相伯《禽法》一卷;司马先生《三十六禽歌》一卷;佚名《纳禽宿经》一卷,《占课禽宿情性诀》一卷。

相术 22 种:朱述《相气色面图》一卷;杨绘《元运元气本论》一卷;云萝《通真神相诀》十卷;孙知古《人伦龟鉴》三卷;僧正固《骨法明镜》三卷;唐举《肉眼通神论》三卷;刘度《具气色真相法》一卷;佚名《气色微应》三卷,《金歌气色秘录》一卷,《六神相字法》一卷,《行年五鬼转运九宫法》一卷,《察色相书》一卷,《人鉴书》七卷,《女仙相书》三卷,《三十二家相书》三卷,《相气色诗》一卷,《形神论气色经》一卷,《五星六曜面部诀》一卷,《杂相法》一卷,《杂相骨听声》卷亡,《中定声气骨法》卷亡,《群书古鉴》一卷。

命相是指命理和相术。推命之术的发生一般有两种说法,一说源于汉魏以来的星命术，一说始于域外星占学。可以确证的是星命术在三国时已有之，《三国志·魏书·管辂传》记载管辂曾以星象推算自己命运，说"吾本命在寅，加月食夜生。天有常数，不可得讳"。而四柱命理学的正式形成则晚至唐宋之间，明代数术文献《三命通会》序云"今星家者流，乃就造化中于人有生之初，推年月日时，立名四柱而谓之命。其说肇于《珞琭子》，衍于李虚中，盛于徐居易"，徐居易即宋代四柱命学的代表人物徐子平。由此可知，四柱推命肇始于《珞琭子》，经由唐代李虚中的发展，宋人徐子平在唐人的基础上进一步完善了这一理论。命理文献也得以在唐宋时期迅速发展，《唐志》著录命理文献仅 10 余种，而宋代新撰命理文献则达 36 种。与唐代推命文献相比，宋代出现大量的三命文献，其中最值得一提的是徐子平、释昙莹、王廷光、李仝等四家注《珞琭子三命消息赋》。同时，这一时期还出现了一些集大成的命理佳作，例如南宋廖中所著《五行精纪》，该书参考了当时流行的 52 种与命理有关的数术文献，对命理的理论进行了较为全面的论述，为我们展示了宋代命理文献的全貌。

相术由来久矣，早在春秋时期已见于文献记载，《左传·文公元年》记录了叔服给公孙敖的两个儿子看相之事，叔服曰"谷也食子，难也收子。谷也丰下，必有后于鲁国"，可见相术在这一时期已经形成。汉以后，相学吸收阴阳五行思想，相术理论初步形成，并使得这一数术门类得以长足发展。这一时期已有专门的相术文献，《汉志》著录有《相人》24 卷，《隋志》著录相书七种。《新唐书·艺文志》仅著录相书两种，但有关相学的资料多见于当时史书记载，例如正史《唐书》中袁天罡传，当时的笔记小说《北梦琐言》《剧谈录》等也有关于相术的史料记载。唐宋时期，术士将佛、道及宋儒的理学思想融于相学，完善了相术理论，使得相术进入鼎盛时期。宋朝时，道士多以占相算命为能，宋代术士陈抟即是道士出身，他精于相术，其相面的故事散见于正史、野史。宋人邵伯温所著《邵氏闻见录》记载陈抟为种放相面之事，陈抟见到故作樵夫装扮的种放，云"君岂樵者，二十年后当为显官，名声闻天下"。另外，宋代还有许多僧人精于相术，并著书立说以传其学，据宋史料记载，"有僧善相，见之（祖士衡），语人曰：'是儿神骨秀异，他日有名于时，若年过四十，当位极人臣'"。

不仅如此，宋代许多文人儒士亦颇喜占相算命之术，宋代相术较唐代更为繁盛，从其文献数量上看，宋尚存前代相书有 10 余种，而宋新撰相书则有 36 种。从相书命名方面分析，唐以前相书名目较为单一，《隋志》著录的七种相书中，以"相书"为名者五种，"相经"命名者二种，《唐志》著录相书二种，其中一种是袁天罡的《相书》；而宋代始，相书名目呈现多样化现象，注重突出相书各自的特点，如《月波洞中记》《人伦风鉴》《占气色歌》等。此外，由于相术理论的成熟，宋代还出现了一些总结性相术文献，如《一十七家集中相书》《三十二家相书》等。此外，宋代的笔记小说像《齐东野语》《容斋随笔》等，还有各府志如《扬州府志》等都有关于相术的史料记载。

地理 32 种：朱仙桃《地理赋诗论》三卷；王希逸《地理秘妙歌诀》一卷；苏粹明《地理指南》三卷；佚名《神龙鬼砂》一卷，《龙髓别旨》一卷，《金娄地鉴》一卷，《地鉴》三卷，《地里六壬六甲八山经》八卷，《地理观风水歌》一卷，《地理口诀》一卷，《阴阳相山要略》二卷，《蛇髓经》一卷，《地理三宝经》九卷，《地歌理名山异形》一卷，《白鹤望山经》一卷，《八山二十四龙经》一卷，《周易八龙山水论地理》一卷，《八山穿珠歌》一卷，《山头步水经》一卷，《地论经》五卷，《地理正经》十卷，《地理澄心秘诀》一卷，《地理八卦图》一卷，《地理珠玉经》一卷，《地理妙诀》三卷。佚名《五音山冈诀》一卷，《五音凤髓经》一卷，《五音地理诗》三卷，《五音地理经诀》十卷，《五姓合诸家风水地理》一卷，《五音二十八将图》一卷，《分龙真杀五音吉凶进退法》一卷。

宅经 11 种：佚名《五音三元宅经》三卷，《相宅经》一卷，《二宅赋》一卷，《宅心鉴式》一卷，《阴阳二宅歌》一卷，《阴阳宅经》一卷，《阴阳宅经图》一卷，《二宅相占》一卷，《活曜修造吉凶法》一卷，《临山宝镜断风诀》一卷，《青乌子歌诀》二卷。宋新撰堪舆文献凡 53 种，流传至今仅存《营造法式》和《地理新书》2 种，此两种均称经典。其中《营造法式》在中国建筑史上的地位举足轻重，其流传之广泛，影响之深远，研究之深入是不言而喻的。王洙的《地理新书》是宋代第一部官修地理文献，对我国堪舆学和丧葬民俗研究都有着十分重要的价值。

有宋以来，堪舆之学遍及士庶，在民间形成了侧重宅外堪舆的江西形势宗和强调宅内堪舆的福建理气宗两大流派。唐末杨筠松作《疑龙经》《撼龙经》等开形势宗之先声；理气宗则以《葬书》为尊，奉行"五音姓利"的理论。宋人崇信堪舆，宋人的笔记小说中记载了许多相宅之事，如《泊宅编》记载有术士见到"众山环绕，一水萦带"的浦江宅言其主人"法当富贵两得"，后来果然应验。宋代堪舆活动盛行，堪舆文献也大量涌现，除当时流行的22种前代堪舆典籍外，今可考宋人新撰堪舆类文献有51种，流传到现在的仅4种，其余均不可考。从书名来看，宋新撰数术文献中，地理书37种，以"五音"为名的有10种；宅经14种，以"五音"命名者1种。从编撰者来看，私修文献占主流，除王洙《地理新书》为"北宋唯一官修阴阳术书"之外，其他均为私修，且多为民间术士所作。

选择24种：僧绍瑞《校定京房婚书》三卷；佚名《占婚书》一卷，《选日听龙经》一卷，《选日纂圣精要》一卷，《选日阴阳目鉴》一卷，《小广济立成杂历》一卷，《小游宿历》一卷，《七门行历》一卷，《济家备急广要录》一卷，《择十二月钳历》二卷，《选课岁历》一卷，《兵钤月镜纂要立成历》一卷，《随军枢要》三卷，《择日要法》一卷，《选时图》二卷，《选日时向背》五卷，《选日要历》四卷；李玄度《阴阳立成选日图》一卷；僧德济《胜金历要诀》一卷；王佐明《集坛经》一卷，《文武百官赴任上官坛经》一卷；顾眈《坛经簪饰》一卷；赵景先《拜命历》；赵希道《涓吉撮要》。占梦4种：王升《占梦书》十卷；詹省远《梦应录》一卷；陈襄《校定梦书》四卷；僧绍瑞《圆神释应梦书》三卷。其他10种：孙洪礼《万岁循环历》一卷；白云子《通真秘旨五行图》一卷；佚名，《阴阳律髓》一卷，《阴阳集正历》三卷，《四季观五行论》一卷，《五行通用历》一卷，《五行消息诀》一卷；闾丘淳《射覆诀》一卷；佚名《越覆书》一卷，《杂占覆射》一卷。

可见，数在中国传统文化中，有两种显义两种隐义共四种意义。显义之一是用于计量的数字，显义之二是特殊的数字，包括天干地支、无极、太极、两仪、四象、八卦、三百八十四动爻以及《周易》的"上九""初六"等。隐义之一为规律、道理、天命等的意思，如："汉世外戚，自东、西京十有余族，非徒豪横盈极，自取灾故，必于贻衅后主，以至颠败者，其数有可言焉"（《后汉书》）；"卫青不败由天幸，李广无功缘数奇"（唐·王维《老将行》）；"向使三国各爱其地，齐人勿附于秦，刺客不行，良将犹在，则胜负之数，存亡之理，当与秦相较，或未易量"（宋·苏洵《六国论》）；等等。隐义之二是宇宙天地、自然物理的本体论、认识论、方法论。如张行成所说的"天地万物之生皆祖于数"，反映了数本体论；程大昌《论数十四篇》更多体现了一种数方法论；邵雍的《皇极经世书》则有比较鲜明的定量历史认识论，等等。由于战争及数术自身发展等原因，尽管宋代数术文献数量客观且为时人所重，但流传至今的典籍仅寥寥十余种，实在是数术之悲。

而五运六气在王冰之前一直退藏于密，王冰之后才开始云卷云舒，但真正被中医界所广泛应用则是从北宋开始。五运六气是按照数术的定量逻辑去准确精确地给象以定位定性定量，这是真正的古中医的象数之法。《素问·五常政大论》："气始而生化，气散而有形，气布而蕃育，气终而象变。"《素问·五运行大论》说的"夫数之可数者，人中之阴阳也。然所合，数之可得者也。夫阴阳者，数之可十，推之可百，数之可千，推之可万，天地阴阳者，不以数推，以象之谓也"，则明确地界定了象与数的区别与联系。正如《系辞上》所说，只有"极其数"，才能"遂定天下之象"，谁都不能代替谁，象数彼此为一个事物的两面，即表象与本象。而汉唐以降的中医只剩下藏象、四诊之象的法，却疏于五运六气、干支河洛的数术。所以后人认识仲景《伤寒杂病论》，囿于法象之中、略于数术之外也就是情理之中的事情了。

《素问·六微旨大论》《素问·六元正纪大论》均提到"谨候其时，气可与期"，强调气候变化特点给生物界，尤其是人类生命活动的影响是有规律的。故《素问·阴阳应象大论》说："故治不法天之纪，不用地之理，则灾害至矣。"而《素问·六元正纪大论》以"太过者其数成，不及者其数生，土常以生也"及数的生克胜复之理阐释五运六气的常变规律。《素问·天元纪大论》说："至数之机，迫迮以微，其来可见，其往可追，敬之者昌，慢之者亡，无道行私，必得天殃……是则至数极而道不惑，所谓明矣。"其认为自然界的变化周期和人的生理规律存在着一个定数，只有顺应它，才能保持康泰，否则会招致灾祸。不难发现，七篇大论之外，《素问·玉版论》《素问·玉机真藏论》《素问·三部九候论》《素问·疟论》诸篇均有提及"至数"。而且，这里"至数"是指天地人的自然规律而言。这种"至数"的说法按照古地心说理论被作了技术处理后，就是天地人框架之下有其必至之势的"气数"和"定数"。

《素问·天元纪大论》明确说："天有阴阳，地有阴阳……动静相召，上下相临，阴阳相错，而变由生。"《素问·至真要大论》说："五行之政，犹权衡也。"书中明言日月五星的阴阳五行之气在升降运动中达到和谐状态时，就会发生天地人交感作用，从而产生万物。《素问·六微旨大论》指出："成败倚伏生乎动，动而不已，则变作矣。""故高下相召，升降相因，则变作矣。"" 出入废，则神机化灭；升降息，则气立孤危。故非出入，则无以生长壮老已；非升降，则无以生长化收藏。"这里明确提出了"升降出入，无器不有"的命题，均体现了盖天论、浑天论、宣夜论地心说的天体运行与人体感应合一的变化之理。《内经》广泛地运用了作为天地人概念下规律或原理的"天道"，来描述、揭示客观事物的变化过程和必然趋势，如"天地之道""阴阳之道""经脉之道""营气之道""卫气之道""持脉之道""针道""标本之道"等。《素问·征四失论》即指出："窈窈冥冥，孰知其道？道之大者，拟于天地，配于四海。"《管子·内业》说气（物理场）是"其细无内，其大无外"，道（天道下的天地人）是"其大无外，其小无内"。所以关于"天人运行论"的道即是象数理法的概念，"知其要者，一言而终，不知其要者，流散无穷"（《灵枢·九针十二原》）。

五运六气太过不及的变化是用生成数加以说明的，如《素问·六元正纪大论》说："太过者其数成，不及者其数生，土常以生也。"用生数象征万物的发生，成数象征万物的成长，生成数相配说明阴阳交合才能形成万物，五行中的每一行都由一个生数和一个成数组成，这样阴阳五行就结合到一起了。河图与五行的合化相关，在《素问·五运行大论》中记载："土主甲己，金主乙庚，水主丙辛，木主丁壬，火主戊癸。"甲己为一六，乙庚为二七，丙辛为三八，丁壬为四九，戊癸五十。《黄帝内经》中的五运六气学说，就是运用"河图"生成数的基本原理把天文、历法、气象、物候、医学等理论综合成一个推理逻辑的系统。九宫八风的理论是《黄帝内经》中另一种预测疾病的方法。它主要是把"洛书"的九宫格和后天八卦相结合，这样便确定了方位，再根据对星辰的观测而明四时，定节令。除中央以外的八宫，每宫主二十四节气的三个节气，约四十六日。天象的观测主要是对"斗有七星"的大熊星座每年绕北极星（即"太一"）旋转一周而得到。七星斗柄所指，就是该宫的时节，根据过宫时节风向的逆顺，可判断未来三个节气的气候正常与反常，进而推测气候变化对人的影响。由此可见，处处皆数术。

《素问·玉版论要》说："道之至数，五色脉变，揆度奇恒，道在于一。神转不回，回则不转，乃失其机。"象（表象）取决于数（数术），数取决于机（天理、天机），机取决于道（天道），道取决于神（物理场与矢量力）。故《素问·脉要精微论》说："补泻勿失，与天地如一，得一之情，以知死生。"故《素问·天元纪大论》云："夫变化之为用也，在天为玄，在人为道，在地为化，化生五味（自然之道），道（天道）生智（人道），玄（旋转）生神（物理场及矢量力，即天体力学）。"天地变化的功用，在天之本象即为星体旋转，如太阳系、银河系、河外星系、大爆炸，等等；人看到的就是天道，如七曜九星的斗转星移、七曜齐元、顺逆停留、星等大小微芒、七衡六间，等等；大地作为效应器体现一切天体运行的变化规律，如地震火山、春夏秋冬、温热寒凉、生长化收藏，等等。

方术，始见《庄子·天下》："天下之治方术者多矣。"此"方术"是先秦时的道术，指关于治"道"的方法，或有闻于道的学问。唐代初期道士成玄英《庄子注》疏曰："方，道也。自轩顼已下，迄于尧舜，治道艺术方法甚多。"《史记·秦始皇纪》："悉召文学方术士甚众，欲以兴太平。"《后汉书·方术列传》之"方术"把卜筮、阴阳推步之学，河洛之文，龟龙之图，箕子之术，师旷之书，纬候之部，钤诀之符皆列入方术，并云"其流又有风角、遁甲、七政、元气、六日七分、逢占、日者、挺专、须臾、孤虚之术，及望云省气，推处祥妖"等，已经把方术的流派问题交代清楚。另，南朝刘勰《文心雕龙·书记》区分了方、术之别："方者，隅也。医药攻病、各有所主，专精一隅，故药术称方。术者，路也。算历极数，见路乃明，九章积微，故以为术。"至宋李昉等撰《太平御览·方术部》，包括有"养生""医""卜""诸卜""筮""相""占候""占星""占风""占雨""望气""巫""厌蛊""祝""符""术""禁""幻"等。方术较之数术，范围更广，包括方技（方伎）和数术，足以见方术内容之庞杂。

方技，原指与医药学相关的摄生延命之术，即如《汉书·艺文志》中医经、经方、房中、神仙诸方技者，"皆生生之具"。另外，《汉书·艺文志》记载："侍医李柱国校方技。"可看作是汉代以医药技术及其著作定义方技的佐证。而且《史记·扁鹊仓公列传》："方伎所长，及所能治病者有其书无有？"因此，方技亦作"方伎"。龙生九子，虽然外形不同，但其基因是一样的。古中医与其他数术，诸如天文、历法、数学、星占、六壬、太乙、奇门、遁甲、占候、卜筮、命理、相法、堪舆、符咒、择吉、杂占、养生术、杂术，等等，虽然计算方法有异，但其基本概念及逻辑却是相同的。仲景所尚之"方术"亦是如此，方技与数术的综合运用。这一点很好理解，从中华文明的学术背景、从子学九式的实践证明、从五运六气的临床指导，等等方面，对于同一个事物本身，不可能有完全相反的理解。智者察同，愚者察异。

作为古中医的象数之法，五运六气理论由隐学到显学始于唐代初期，由王冰公开。在唐代后期又陆续出现了几部有关运气学说的专著与专篇,据说也是王冰所传、所著,如《素问六气玄珠密语》《天元玉册》《昭明隐旨》和《元和纪用经》等书,对运气七篇中的一些概念和原理进行了阐述和发挥。运气学说在医学界的影响与地位自北宋中后期开始有了较大的改观。宋代是五运六气学说在医学领域兴起的时代,《宋史·艺文志》记载宋代国家藏书中有赵从古《六甲天元气运铃》二卷、马昌运《黄帝素问入试秘宝》七卷和刘温舒《素问入式运气论奥》四卷,共3部13卷运气类著作,而《隋书·经籍志》和《新唐书·艺文志》均无记载。这种变化首先得益于宋代政府的重视。例如,运气学说的内容被列为基本考试科目之一,而且官修方书《圣济总录》当中,也大量引用运气学说的内容。不仅如此,自政和七年(1117年)起,宋徽宗推行"天运政治",诏会"公布次年运历,示民预防疾病"以及逐月公布各月"月令"等政策。这一举措,不仅在医学界,而且是在全民范围内运气知识的一次大普及,甚至流传有"不读五运六气,检遍方书何济"(《伤寒兼证析义》)的说法。

西方史学家称两宋时期为"中国的文艺复兴时期",当然这并不十分准确,因为我们的三皇五帝、汉唐盛世的文明始终是领先西方的。纪晓岚也说"儒之门户分于宋,医之门户分于金元",中医江湖从金元四大家以来,也是热闹纷繁,这些都与五运六气理论的显学传承、传播密切相关。刘完素在《素问玄机原病式·序》曰:"易教体乎五行八卦,儒教存乎三纲五常,医教要乎五运六气。"这将运气学说在医学中的地位提升至与易学的五行八卦、儒教的三纲五常相等的地位,可见宋代运气学说在医学领域的重视程度。从金元到明清,研究运气说遂成风气,其发端于宋代运气学说的兴起。

明清时期,虽西学东渐,但传统学术依然得以传承并在自身体系内有所发展。这时对运气学来说,续有吴谦《医宗金鉴·运气要诀》、喻嘉言《医门法律·运气格言》、陆九芝《世补斋医书·六气大司天》、陈在山《运气举要》、高思敬《高憨云外科全书·运气指掌》、陆儋辰《运气辩》、马印麟《五运六气瘟疫发源》、黄元御《医学摘萃·六气解》、朱永清《医理元枢·运气要略》、雷少逸《时病论·五运六气论》,等等,可谓洋洋大观。运气学说得到了进一步应用发展。但随着西学东渐的深入,尤其日本明治维新对中医的冲击很大,再加上运气学说本身理论复杂,方法烦琐,使后学往往感到其神秘莫测,无从把握,因而开始由显学逐渐变为隐学,但在温病、瘟疫领域里,运气理论还是起到了理论框架作用。可以说,**整个中医学术史的**

主线就是五运六气理论的象数显隐的脉络史。

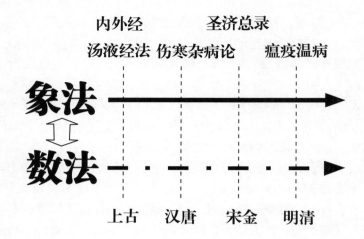

可见，古中医中以阴阳为核心的天人象法，以五运六气法为核心的数术之法，二者合和为全璧，即古中医的象数之法，也是古中医作为上古中华文明科学属性的核心体系。《素问·阴阳应象大论》所说的"法于阴阳，和于数术"已经再明白不过了，数法、象法缺一不可。故《素问·六元正纪大论》说："先立其年，以明其气……寒暑燥湿风火，临御之化，则天道可见，民气可调，阴阳卷舒，近而无惑。"《素问·五运行大论》说："先立其年，以知其气，左右应见，然后乃可以言死生之逆顺也。"《素问·六节藏象论》说："不知年之所加，气之盛衰，虚实之所起，不可以为工矣。"《素问·五常政大论》说："不知年之所加，气之同异，不足以生化。"为工者，不知象数之法，不知科学之法，不足论矣。

"数术思维"是以"数术"为工具，以"运数""气数""命数"等为基本方法，用以认识天地万物的一种思维方法。它是中国子学、经学原创思维的核心要素之一。数术思维具备如下八个特征：

其一，**定量性**。如果说象思维主要用于"定性"的话，数术思维则具有定量功能，这种数术定量与现代科学所谓的数字定量有别，二者的数术单元概念完全不同，子学的数术单元天干地支具有天文学、物理学意义，而现代科学的数字只是具有简单的计数功能，数术思维极大弥补和规范了象思维的不足。

其二，**严密性**。与象思维的随意性、经验性、比类性不同，数术思维的演算是有"公式"的，这种数术公式演算逻辑的思维模式，对克服象思维的随意性和经验性是有积极意义的。

其三，**逻辑性**。在类、道、理等中国传统逻辑学概念中，"数"源于"道"，与"理"的关系十分密切。数术的演算中已经有逻辑思维，数与类、故、理尤其是理关系非常密切，数术学家几乎都有关于"数理""理数"的论述。如邵雍云："天下之数出于理，违乎理，则入于术。世人以数而入于术，则失于理"（《皇极经世书·观物外篇上》）。张行成云："理之自然，数生于理故也"（《翼玄》卷一）。蔡沈云："圣人因理以著数，天下因数以明理。然则数者，圣人所以教天下后世者也"（《洪范皇极内篇》卷二）。而伊川先生有论："数学至康节方及理"（《宋元学案·百源学案》）。数术才是中国逻辑学的起点，数术富含东方逻辑学的基因，这个基因的起点就是古中国的天文学，如古盖天论、古浑天论、古宣夜论，等等，详见《古中医天文学·无极之镜》。现代人不懂，反将中国逻辑学称之为中国哲学，这是一种误解。中国没有哲学，中国有的只是先秦道学、先秦子学、秦汉经学、魏晋玄学、两宋理学、明清心学朴学、传统国学，就是没有哲学。

其四，**象数性**。古中医及子学九式的整体恒动性主要是通过数术思维"一以概之"的贯穿而体现的，而非象思维。象本身是孤立、割裂的，正是通过数术的定量、规范、连贯而形成象的全息性与整体性。就像电影的画面，是通过无数"帧"片段（孤立的象）在一定的时间内连贯起来而成象的。没有数术逻辑，象是孤立的象，割裂的象。象分为表象、本象，真象、假象，而数术就是真象、本象，象即是表象、假象。对于中医而言，五运六气、阴阳五行、子午流注即是数术内核，而藏象经络、本草针灸、四诊合参等，无不是数术思维支配下的傀儡之物、木偶之象。没有中医数术思维的规范，中医的象医学就只能是经验医学，而目前中医的发展出现了三种倾向和趋势，一种倾向是摒弃子学数术思维的唯象中医，即经验中医，如圆运动中医、火神中医、各种流派中医，等等。一种倾向是极力用现代医学和科学的定量思维武装传统中医的定性之象，即现代中医或曰中西医结合。最后一种倾向就是我现在正在做的，努力回归中医的本来面目——数术中医，努力还原古中医的定量与定性系统，努力翻译其子学医算内核的古中医。

其五，**时空性**。在子学九式乃至古中医体系中，数术思维主要是时间、时序思维，它以时间统摄空间、运动规范静止为基本特征。而这种时间特性又完全是衍生于古天象天文。在数与数术思维的学术价值取向上，不能武断地把数与数思维当作唯心主义，当作糟粕。因为**空间结构表现为形质（即有形物质），而时间结构则表现为精神、意识的形态发生场形式，时间结构是由运动的空间结构时序构成，即物质的运动构成精神和意识形态，一切皆由运动产生**。而且正是中国传统的象数思维创造了辉煌灿烂的五千年中国古代文明与文化，在众多学科领域如易、道、儒、兵、医、农、冶金、制造、建筑，等等方面都发挥着重要作用，甚至有许多文化现象到现在，科学都解释不清。事实说明一切。

其六，**形而上性**。数术思维靠"数术"的演算，而推演万事万物的变化，把事物的变化统一于"公式"，这是现代科学体系中数字功能完全不能理解的，但数术思维只不过是将数字思维的推衍功能从简单的二体运动扩展到三体运动，从机械的质点运动推衍到天地人的场效应、层创空间及量子运动而已。所以，数术思维的固有属性对于质点运动就是形而上性，潘建伟院士的量子纠缠，已经展现了许多"形而上学"的量子物理现象。这就是气（炁）与器的分别。

其七，**内证性**。数术思维与象思维共同构建了中医或说中国子学思维认识的内证境界，主要是一种超现实感性思维，是一种超现实实证主义。表现在子学范畴中，即是预测、预言、古中医、法术、人体现象、修炼等儒道之术。

其八，**第一性**。数术思维源于超现实实证主义和超现实经验主义，这一切又是源于天地之象，这就决定了数术思维的上帝视角和第一动力性。数术逻辑实则是万物之象的运动规律，万物之象不过是数术逻辑演绎之下的傀儡之物。也就是说，万物之象是第二性的。"人法地，地法天，天法道，道法自然"，道即为数术原理。当然，这一切都取决于人，没有人，一切皆是空。

可见，数术思维在中医学的运用，既有普遍性，又有典型性，也有代表性。运气学说、子午流注是数术理论运用于中医学的典型，更多更核心的逻辑体系是数术思维而非象思维。就其运用的普遍性而言，则广泛用于中医学的很多方面，尤其在中医基础理论的构建中，几乎无时不在、无处不在，是中医原创思维的核心元素之一。而直接运用数术派之数阐述中医人体的生理、病理、病因病机、诊治，等等，可为说明数术思维在中医学中地位与作用的代表性论述。反观近现代中医，因为忽略了对"数"的重视，一味重"象"，导致不能"运数"地诊断治疗、处方用药，弊端实大。中医很重视"顺乎四时"，强调"顺应天时"，而表达这个"天时"的天干地支就是古中医医算逻辑的基本"数"，也是中国传统文化中运用得很多的很典型的"数"。中医把"天时"放在首要位置上，就从相当大的层面说明，中医的核心理念是数术思维，而不是象思维，也说明古中医是定量的子学中医，而不是经验中医。

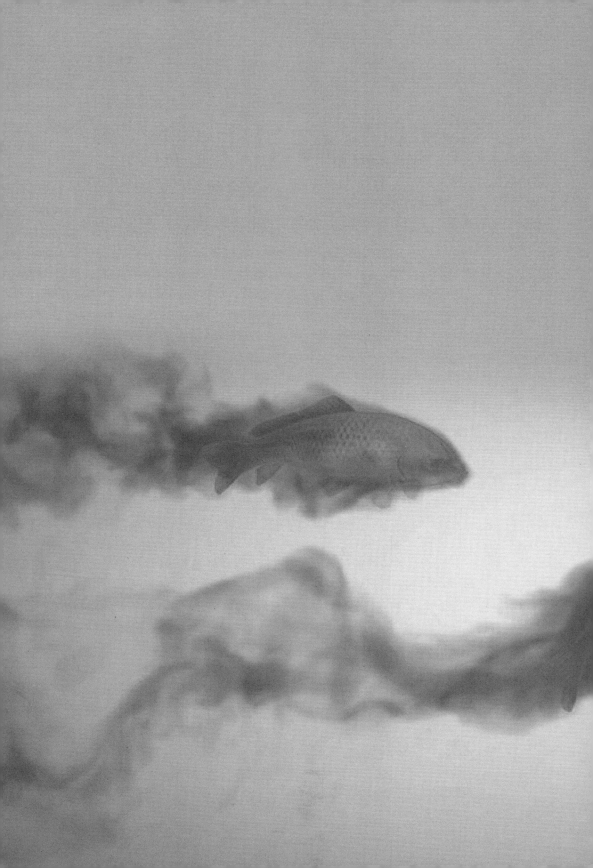

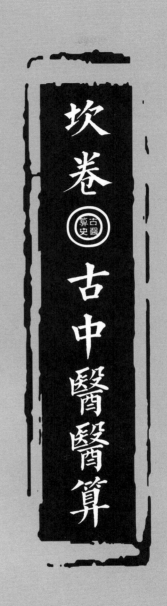

坎卷 古中醫醫算

甲子篇◎医算天道

老子说，道可道，非常道。此道即为天道，天道乃天象所为。天道的本质是时间，掌握天道即掌握时间规律，《素问·五运行大论》所谓"七曜纬虚，五行丽地"，《灵枢·终始》所谓"谨奉天道，请言终始，终始者，经脉

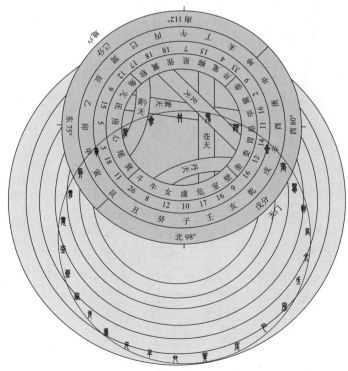

七衡六间天道轮回图

为经"，说明《黄帝内经》就是关于天道医学的一本经书。岐黄的时间医学与天道逻辑，我在《古中医天文学·无极之镜》（中国中医药出版社第二版）中已经详细论述，一图以毕之，不再赘述。

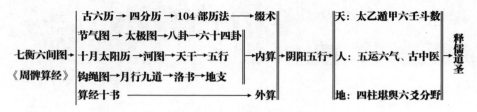

阴阳五行天机体系图式

《文子·自然》云："往古今来谓之宇，上下四方谓之宙。"这里的"宇宙"也就是最初的时空理念。时空（时间－空间）是物理学、力学、天文

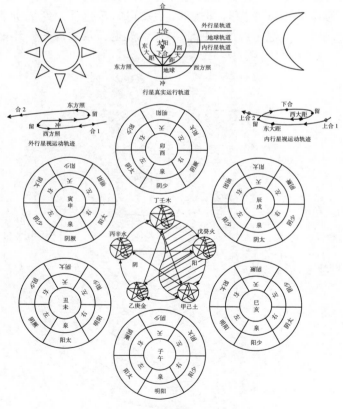

古中医年月日时之神机气立图

学和哲学等学科中最重要、最基本的概念，与中医学基本概念的形成与发展浑然一体。时间医学是天文学与医学相结合，通过天体运行产生引力而研究对人类各种疾病所产生影响的科学。中医在"阴阳五行、干支河洛、五运六气"的理论体系指导下，从整体上观察人体生命活动的规律，并为防治疾病提供了最佳时间（章蔀纪元年月日时），可称为中医时间医学，也就是古中医基本的医算逻辑之一。

《素问·宝命全形论》说："**天覆地载，万物悉备，莫贵于人。人以天地之气生，四时之法成。**"实际上，一种医学理论只要按照年月四季、昼夜日时的时间规律来衍生，那么它就一定与阴阳五行、干支河洛、子学九式发生必然联系，只不过是这种联系的发生规律，多或少，密或疏而已，这种量的变化不是取决于理论本身，而是取决于人的认识程度高低。我们看到，无论彝、藏、纳西、水族，还是蒙、傣、朝、苗，等等民族医学，他们都有古中医的理论影子与实践痕迹，总是那么似曾相识，其实不过是"**天子失官，学在四夷**"的一种历史遗存罢了。核心还在古中医这里，如下图所示，阴阳五行只是地球系的一种世界观、方法论，而阴阳五行背后的天象天机、阴阳五行之下的数术的应用，这些都是天道的圆融之法，阴阳五行本身不过是冰山一角而已。而今人被这冰山一角却也障了慧眼，只知唯心，却不识唯心。

天人之学：子学九式

种类		古盖天论	古浑天论	古宣夜论
内算		两仪三式、五运六气、八卦九宫	四时五行、七政、九宫	内证藏炁经络、天干地支
缀术		七衡六间图	历法	节气
外算		勾股、算术	星度、算数	历度

上古时期古籍中多有"非其人勿传"的告诫，各家对弟子传人的选择是十分挑剔的。如名医扁鹊是在对长桑君考察10年之后才授其秘术，而淳于意的老师公孙光，一直到"吾身已衰"才传授其方于仓公，并叮嘱"悉与公，毋从教人"，而仓公更向其保证"意死不敢传人"，可见方术之秘。据《灵枢·禁服》记载，雷公在受业于黄帝，通读《九针》六十篇之后，仍有不解之处，求教于其师，但黄帝认为"此先师之所禁，从私传之也"，需要"割臂歃血之盟"才可传授。于是，雷公乃斋宿3日，选择正阳之时日，与

黄帝同入斋室，割臂歃血之后才渐次为其开蒙解惑，甚至传其文本所不载的口诀技艺。可见师徒之间的传承，需要庄重严肃的仪式。据《史记·扁鹊仓公列传》《史记·封禅书》及《内经》所载，方技之书有"禁方""禁方书""与禁书"等名称，而这些禁方与禁书，则多藏于金匮、兰室、灵台之内，而且医者对藏书的时间也十分讲究，要择"良兆"之时，更加之非斋戒"不敢复出""不敢发""不敢示人"。由此可见方术珍重的程度。

　　《素问·五常政大论》曰："必先岁气，无伐天和。"宋·琼瑶真人《针灸神书·卷一·琼瑶神书天部》说："凡医人一要识字，二要晓阴阳，三通运气，谓之明医。医不识字，不晓阴阳，不通运气，谓之盲医……"张介宾《类经·卷十二·论治类》进一步阐述："五运有纪，六气有序，四时有令，阴阳有节，皆岁气也。人气应之以生长收藏，即天和也。"李时珍提出"顺时气以养天和"的用药原则。叶天士认为"岁气天和，保之最要……顺天之气，以扶生生"。吴瑭主张"顺天之时，测气之偏，适人之情，体物之理，名也，物也，象也，数也，无所不通，而受之以谦，而后可以言医"。如甲午年夏天的运气特点为中运太宫土、少阴君火司天、阳明燥金司地，易出现水火寒热于气交而为病始，湿、火、燥相兼的病机特点。针对此运气特点，运用清暑益气汤治疗夏天荨麻疹和湿疹等皮肤病以及高血压、失眠、咽痛、痤疮等多种病症，均可获良效。这就是天之时、气之偏。

　　运气学说中的六气把二十四节气分成六等份而论之，每一份为四个节气。一年六岁，把主气和客气放在一起加以比较分析和推算。主气是一年中气候的一般变化，客气则是一年中气候的特殊变化，研究气候变化，将其一般情况和特殊情况对照分析，则探求出各种变化规律。《普济方·卷六·五运六气图》说："以客加主，而推其变。"意即如此。运用运气学说的基本精神，在于掌握运气之胜衰生克，胜者抑之，衰者扶之，生者助之，克者平之。诚如《素问·六元正纪大论》所说："安其运气，无使受邪，折其郁气，资其化源，以寒热轻重，多少其制。"五运六气，变化之极，总不外太过不及，生化克制诸端，而疾病之发生，亦无不由是而作。历来论运气者，大多以干支年辰为凭，推测运气，并依次提出病状，列出方药，如是，似很机械呆板，按图索骥之嫌。其实**运气之胜复变化，禀赋流年之生克，地理高下十方寒温，七情六欲神明**，等等，**常中有变，更见灵活**。事物运动的规律，极则必反，胜而有复。《素问·五常政大论》阐明运气太过年胜复之变的特点是"不恒其德，则所胜来复，政恒其理，则所胜同化"。运气不及年胜复之变的特点是"乘危而行，不速而至，暴虐无德，灾反及之，微者复微，甚者复甚，气之常也"。临证运用运气学说，结合实际表现，既晓太过不及，又明胜复变化，则能知常达变，活用自如。

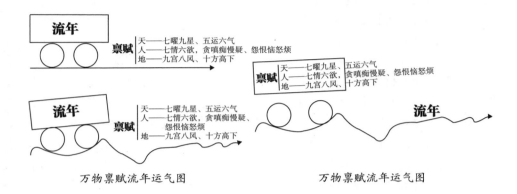

万物禀赋流年运气图   万物禀赋流年运气图

凡是中医，必谈春夏秋冬，必谈四时五行，必谈二十四节气。实践也证明春夏秋冬、四时五行、二十四节气是正确无疑的，但很多人却没有进一步深入地去想一下，春夏秋冬、四时五行、二十四节气背后的子学逻辑是什

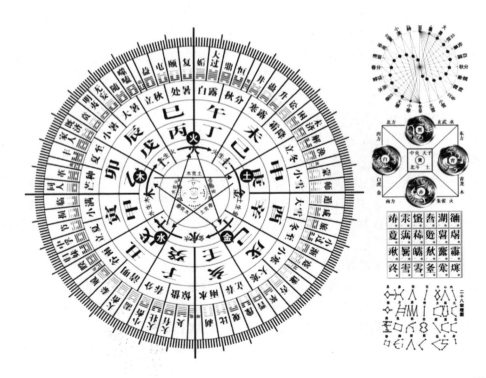

么，背后的天文机制是什么，背后的天象基础是什么？他是古中国文明的一个自洽的逻辑体系的一部分，其所有概念及思维逻辑，如阴阳五行、五运六气、河图洛书、天干地支、子学九式，等等，是一个圆融的自组织系统，一切都是圆融无碍的，而春夏秋冬、四时五行、二十四节气只不过是这个文明机体的几件外套而已，脱掉所有的外套，最后就剩下《古中医天文学·无极之镜》中的天象天机了。

自西学东渐以来，尤其受明治维新后的日本医学的影响，中国的传统中医基本上被冲击得东倒西歪、身心俱疲、六神无主，建国以后尤其如此，最后竟然连"经络"二字都耻谈，更不用谈什么"阴阳五行""五运六气""天干地支""河图洛书"这些具有"迷信"色彩的中医术语。中医的落败可见一斑。这种境遇之下，中医还能保存下来已属不易，所以我们也不能去再苛责什么了。随着历史脚步的悠然远去，中医到今天，只剩下望闻问切、清热解毒、活血化瘀、化痰散结这些不知所云的随意自造的词句，尤其是汪昂的《医方集解》基本上奠定了现代中医的方剂学大纲，这些概念还是明清医家遗留下来的细枝末节，而那些核心的东西却再次被时间和"物心"湮灭。归根结底，这一切都是现代中医和中西医结合的造孽无数。现在只要一谈中医，整体观念、辨证论治、望闻问切等必然是核心概念，殊不知，这只是中医皮毛。具体详见世界图书出版公司2017年出版的拙著《现代中医一百年学术史之现状调查·中医难》一书，皇帝新装的谎言始终要被戳穿，中医也一定要回归本来。

有多少中医人陷在望闻问切经验之谈的沾沾自喜中自以为是，有多少流派迷失在望闻问切的狂妄自大中信誓旦旦，有多少中医珍宝在望闻问切的模棱两可中虚白蒙尘，有多少患者在望闻问切的草根树皮中流离辗转，有多少科学研究在望闻问切的歧途上南辕北辙，有多少中医弟子在望闻问切的汗牛充栋中折肱思忖，有多少"中医大师"在望闻问切的一家之言中捉襟见肘，有多少中医政策在望闻问切的遮羞布上画蛇添足。

透过现象看本质是现代哲学和科学一贯标榜的方法论，但是在古中国科学、古中医、子学九式面前，它们却不会透过现象看本质了，智商蒙蔽了它们的双眼，智力影响了它们的心智，只有迷信现代科学是它们唯一的工具，这恰恰是不能正确认识中医乃至古中国科学的关键所在。知识体系、技术本身不是障碍，古人懂的我们也一定懂，最大的障碍就是那颗迷信现代科学的心，无知的心可以毁掉一切。中医即是明证。**望、闻、问、切必然要回归到望、闻、问、切、算的科学轨道上来**，只有如此，榫卯方有绳墨规矩，七曜自然圭臬周游，执璇玑玉衡而测斗转星移。金针度人，医算正是此物。

如果你读过所有的中医古籍，包括历代伤寒、温病、瘟疫、杂病、四诊、病候、本草、炮制、方剂、针灸等，尤其是内难本草这些经典，就会发现，按照上图所示的基本中医医算逻辑，那么，所有的中医古籍都是关于医算的古籍，所有中医体系都是关于医算的医学体系。这一点，在下面的章节中你将深深体会到，那种对子学数术、尤其是医算的本能认同会彻底颠覆你关于中医的旧知识。而某些人津津乐道的春夏秋冬、四时五行、二十四节气不过是五运六气体系的主运主气部分而已。

不识庐山真面目，只缘身在此山中。
问渠那得清如许，为有源头活水来。

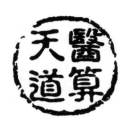

乙丑篇◎河图洛书

　　《内经》中记有多种关于藏象、脏腑的理论，主要有六类：

　　一是河图藏象论，《素问·六节藏象论》《素问·藏气法时论》《素问·五藏生成》《素问·五藏别论》《素问·金匮真言论》及《灵枢·本脏》等多篇所论及的以五行为框架的五行藏象论。其藏象是以五运六气体系中主运主气为模型对应自然中一年天气之六节。心为阳中之太阳，通于夏气；肺为阳中之太阴，通于秋气；肾为阴中之少阴，通于冬气；肝为阳中之少阳，通于春气；六器都为至阴之类，即脾为阴中之太阴，通于土气；胆为阴中之少阳，通诸脏之气；等等。

　　二是洛书藏象论，以"九宫八卦"为框架的按脏腑应八卦，即北为坎卦应肾，南为离卦应心，东为震卦应肝，西为兑卦应肺，东北为艮卦应大肠，东南为巽卦应胃，西南为坤卦应脾，西北为乾卦应小肠。人体的八个脏腑除与八卦、八方、八节、八风相应外，还如《易传·说卦》所论，各主人体一定的部位。八卦藏象理论以及"运气九篇"中的"灾宫"理论，主要见于《灵枢·九宫八风》与《素问·六元正纪大论》。

　　三是运气藏象论，以"运气九篇"客运客气所勾勒出来的天人藏象系统。

　　四是全息藏象论。在阴阳无限可分，五行互藏基础上的各种全息藏象医学，如面诊、尺肤诊、脉诊、二十五人气质论，等等。

五是经络藏象论。经络、奇经八脉、经筋、经皮、玄府，等等藏象藏兆结构。

六是解剖藏象论。主要解释人体脏腑脏器结构理论，如骨度、脉度、皮部、神经系统中的锥体交叉、循环、神经、泌尿、消化、免疫、内分泌、运动、生殖，等等，相当于现代医学的解剖生理学。此处不再详述，见《古中医藏象学·不朽之身》。总之，按照形神理论，基本中医人体藏象理论皆不越河图洛书和五运六气框架之外。

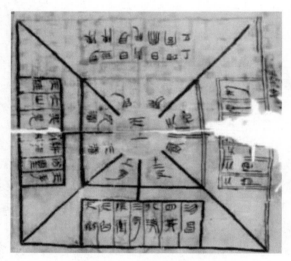

长沙马王堆出土的阴阳五行洛书图

根据河图的天象机制，一是十月太阳历，一是五星五行，可以看出河图有两种模式，一是阴阳模式，一是五行模式。阴阳为本，五行为用，这种阴阳五行的体系在古中医理论中，以至于在整个子学体系中都是这种体用模式。河图体现了日地之间的天体关系，但是地球并不是单独一个地球，地球还有一个卫星，即月球。月球通过不同时间、不同空间位置反射太阳光，月行九道形成了洛书飞星模式，而洛书中也存在着阴阳模式与五行模式。也可以说是一个大太阳模式、一个小太阳模式，两种模式构成了阴阳理论，而太阳系并不是单纯靠日月地三者之间的天体关系来维系的，还有五大行星的自转兼公转运动，这就是阴阳五行、日月五星的河洛体系。

河图与藏象的关系。《内经》中五脏之数，均是由河图洛书中五行生成数推衍出来的。如《素问·金匮真言论》曰："东方青色，入通于肝，开窍于目……其数八……南方赤色，入通于心，开窍于舌，其数七……西方白色，入通于肺，开窍于鼻，其数九……北方黑色，入通于肾，开窍于二阴，其数六……中央黄色，入通于脾，开窍于口，其数五。"可见，在古中医的藏象生成论中，心"其数七"、肝"其数八"、脾"其数五"、肺"其数九"、肾"其数六"是应河图之数而成。这里的"八""七""五""九""六"乃河图洛书的"天地生成数"，如木之"数"为八，即意味着东方、青色、春季、酸味、五畜之鸡、五音之角、五脏之肝、五官之目、五体之筋等事物内含之"气"均为八数，一旦春气来临，东风拂煦，则木星明亮，草木发荣，其病发惊骇，"气""数"相同的整个系统都会因感而发生相应的变化。

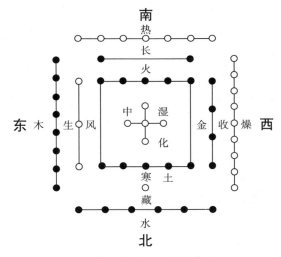

河图奇偶相合　形气相感图

《管子·幼官》也有关于河图五方配五味的记载，东者"君服青色，味酸味，听角声，治燥气，用八数"，南者"君服赤色，味苦味，听羽声，治阳气，用七数"，西者"君服白色，味辛味，听商声，治湿气，用九数"，北者"君服黑色，味咸味，听徵声，治阴气，用六数"，中者"君服黄色，味甘味，听宫声，治和气，用五数"。即东—青色—酸—角声—燥—八数（木），南—赤色—苦—羽声—阳气—七数（火），西—白色—辛—商声—湿气—九数（金），北—黑色—咸—徵声—阴气—六数（水），中—黄色—甘—宫声—和气—五数（土）。以河图五行模式说明五脏的方位，就形成了心上肾下、左肝右肺、脾居于中的四时五脏体系。这一五脏体系可以阐明《内经》中脾为"孤脏"，脾为"至阴"及他脏的太少阴阳属性，脾主四时，脾为藏气升降枢纽等难题。人是一个小天地，其结构机能十分复杂，怎样避免表象地、孤立地去对其研究，中医藏象学说则从河洛的类属法则中得到极大的启发，将人这个巨大的母系统分为以五脏为中心的五个子系统，并也因此而确立中医藏象的系统研究方法。

河图五行模式主要内容大概有以下几个方面：其一，河图五行模式中，土居中控四方，木火金水分居东南西北；其二，土王四季，木火金水分别配属春夏秋冬；其三，以上两方面内容是河图五行的根基，并由此形成了中土为枢纽、为太极，水火南北（上下）交济，木金东西（左右）回环之态势。在配属五脏后，就形成了心上肾下、左肝右肺、脾居于中为一身之本的四时五脏体系。此种五行模式在《内经》中，运用五行的生克模式似乎更为广泛。河图五行模式，不仅在《内经》中被广泛采用，对后世医家的影响亦是相当深远。如钱乙《小儿药证直诀》有"七使惊骇，八使抽风"，《内经》病机十九条有云"诸病胕肿，疼酸惊骇，皆属于火""七使惊骇"——为火，为心；"诸风掉眩，皆属于肝""诸暴强直，皆属于风""八使抽风"——为风，为肝；等等。

在河图五行模式中，肝属木应春居东方，其气当升；肺属金应秋居西方，其气当降；心属火应夏位南方，其气升已而降；肾属水应冬位北方，其气降已而升；脾胃属土应四时居中央，脾气升胃气降而为藏气升降之枢。如此构成了脾胃居中幹旋的心肾南北（上下）交济、肝肺龙虎（左右）回环之态势。河图五行模式可帮助我们理解心肾水火既济、肝肺龙虎回环的藏气升降理论，也可促使我们认识脾胃之气为藏气升降枢纽的重要意义。

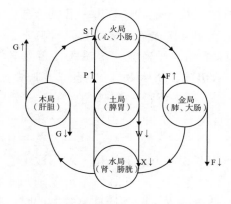

浑天八卦（赤道八卦）内景图

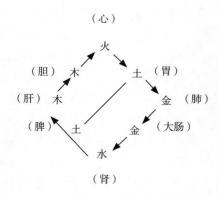

古中医藏象升降内景图

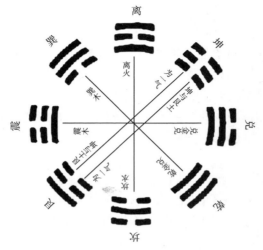

浑天八卦（赤道八卦）外景图

以河图五行言之，则中土居中为太极、为中枢，外四行表阴阳二气的对待流行。此图中阳气生于水、长于木、盛于火、消于金，阴气生于火、长于金、盛于水、消于木。阴阳二气盛于水火，故水火为阴阳征兆，水为阴，火为阳，水中一阳为人身阳之根，火中之一阴为人身阴之根，水借阳而上济真阴，火借阴而下助元阳，水上火下而水火既济。阴阳二气消长于金木，故金木为阴阳二气生成终始，木为阴中之阳，自水而升，体阴用阳，金为阳中之阴，自火而降，体阳用阴，人身水火之既济有赖于木升金降。

如《脉证治法·面上证》描述："左腮为肝，右腮为肺，额上为心，鼻为脾，颏为肾，赤者热也，随证治之。"如果把河图的图式比作一张脸谱，那么天一生水，地六成之，正好对应颏部，属肾；地二生火，天七成之，则对应额部，属心；天三生木，地八成之，则对应左腮，属肝；地四生金，天九成之，则对应右腮，属肺；天五生土，地十成之，则对应鼻部，属脾。钱乙在《记尝所治病二十三证·搐》中对搐的发病病机与表现做出解释："男为阳而本发左，女为阴而本发右。……所以然者，左肝右肺，肝木肺金，男目右视，肺胜肝也，金来刑木，二脏相战，故有声也。"左腮对应三八数，属肝；右腮对应四九数，属肺。男子为阳，搐病应该表现于左，即左视、搐时无声，右视则有声；女子为阴，搐病应该表现于右，即右视、搐时无声，左视则有声。今"李寺丞子，搐目右视，大叫哭"，原因就是肺胜肝，金克木，二脏相争，所以"有声"（大叫哭）。

河图与《汤液经法》的关系：《汤液经法》五行图正是摹写了河图五行模式。《辅行诀》中的一些文字亦可以加以佐证，如其书中曰："青龙者，宣发之方，麻黄为主；白虎者，收镇之方，石膏为主；朱鸟者，清滋之方，鸡子黄为主；玄武者，温渗之方，附子为主。"又言："交互金木，既济水火。"就此来看，这就是明白无误的河图五行模式。而此书又言："昔南阳张机，依此诸方，撰为《伤寒杂病论》一部。"比较两书所载诸方，也可说大同小异，应该是本出一家，这也足可证明《伤寒杂病论》受到河图五行模式的影响。

　　另外，从仲景书中的一些内容，亦可以明白地看出其对于河图五行模式的采用，如《金匮要略·脏腑经络先后病》中说："四季脾旺不受邪，即勿补之。"这一观点说明了脾胃在防病治病方面的重要作用，也可以明白地看出以脾胃为本的观点，这一说法与《内经》中土旺四季的看法是一脉相承的。而这些基本中医概念都是取法于河图本意。可见，古中医理论体系中，从《黄帝内经》到《汤液经法》《伤寒杂病论》《神农本草经》，以及藏气的升降运动与四时气候的温热寒凉变化是一致的。

　　河图与《汤液经法》中药物配伍图、五行、五运六气、五脏生克、经络运行、卫气阴分循行、六十六腧穴的关系十分密切。河图体现了阴阳之本、五行之用的基本规律，体现了古盖天论之七衡六间图的气数气化规律，更是体现了太阳系日月五星运行的天人之学、天人之理。而古中医就是以阴阳五行基本理论为天髓，所以河图是古中医之本。

　　洛书与藏象经络的关系：洛书之数、法天象地、天旋地转、中立五极，临制四方、戴九履一、左三右七，二四为肩、六八为足。阳数象天，阴数象地。阳数左旋，从北方起，一在正北，三在正东，九在正南，七在正西，复还于一为一周。阴数右旋，从西南方起，二在西南，四在东南，八在东北，六在西北，以对待计之则为十，以纵横计之则为十五，五十者，天地相合之数，万物之根柢，即太极之功用也。人体亦一小太极，对待而言，北方一为肾水，东方三为肝木、南方九为心火、西方七为肺金、中五为脾土。于人体，先天阳气封藏于肾，发于肝，至心而极，降于肺，复藏于肾。后天之气起于脾胃，肝一阳气动，克制脾土，使土疏泻，将水谷化为气血且使之上行，血归于心、气归于肺。如肝阳不温脾土，脾是不能运化水谷的，这就是《内经》所说的阳生阴长、阳杀阴藏了。肺气与上升的水谷之气结合为宗气，推动心血下行使之藏于肝，气血再化为精气藏于肾。肾藏精起极而生阳，阳升复推动气血上升，周而复始，循环不息。此为后天无先天不生，先天无后天不立也。以河图指陈五行生成数，以洛书之数表述五行生克。

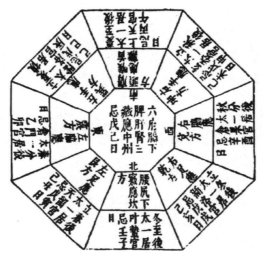

张景岳《类经图翼》"身形应九野太乙所在天忌图"

太一行九宫的论述，在《内经》中突出反映于《灵枢·九宫八风》篇。该篇将太一的运动分为大、小两种周期。大周期中，太一一年在八宫间移居，即"太一常以冬至之日居叶蛰之宫四十六日，明日居天留四十六日，明日居仓门四十六日，明日居阴洛四十五日，明日居天宫（《太素》作'上天'，与图合）四十六日，明日居玄委四十六日，明日居仓果四十六日，明日居新洛四十五日，明日复居叶蛰之宫，日冬至矣"。

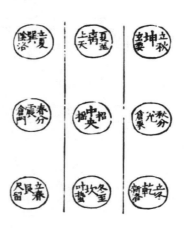

古人把以二分二至为标志的太阳年分作八节，每节四十五日，共三百六十日。这与实际的太阳年有差，所以在叶蛰、天留、仓门、上天、玄委、仓果各加一日，即四十六日，通计共三百六十六日，合于《尚书·尧典》的"期三百有六旬有六日"。而且，在太一移宫之日，即冬至、立春、春分等八节，"天必应之以风雨，以其日风雨则吉，岁美民安少病矣。先之则多雨，后之则多汗（旱）"。八风的虚实邪正也是根据太一居宫期间的风向来判断："风从其所居之乡来为实风，主生长，养万物；从其冲后来为虚风，伤人者也，主杀主害者。"

　　小周期中，太一从冬至之日起居于叶蛰，但每日又有所游，按照九宫一至九的次序，第二日游于玄委，第三日游于仓门，第四日游于阴洛，第五日到中宫，第六日游于新洛，第七日游于仓果，第八日游于天留，至第九日又回到叶蛰。居其他宫时，依此类推。故原文说："太一日游，以冬至之日始居叶蛰之宫，数所在，日徙一处，至九日复反于一。常如是无已，终而复始。"小周期同样有数术的意义，故原文又说："太一在冬至之日有变，占在君。太一在春分之日有变，占在相。太一在中宫之日有变，占在吏。太一在秋分之日有变，占在将。太一在夏至之日有变，占在百姓。所谓有变者，太一居五宫之日，病风折树木、扬沙石。"此指小周期而言，因为大周期没有中宫。太一居于一宫而游于九宫，所谓二分二至实指在四正位置的宫，加上中宫便是原文的五宫。在五宫中一宫之日有变，即有折树木、扬沙石的暴风，分别应于君、相、吏、将或百姓。

九宫八风类比归属表

八卦	九宫	八方	八节	八风	脏腑	肢体	主病	占变
离	上天	南	夏至	大弱风	心	脉	热	百姓
坤	玄委	西南	立秋	谋风	脾	肌	弱	/
兑	仓果	西	秋分	刚风	肺	皮肤	燥	将
乾	新洛	西北	立冬	折风	小肠	于太阳脉	溢，闭	/
坎	叶蛰	北	冬至	大刚风	肾	骨、膂筋	寒	君
艮	天留	东北	立春	凶风	大肠	两胁腋骨下、肢节	/	/
震	仓门	东	春分	婴儿风	肝	筋纽	湿	相
巽	阴洛	东南	立夏	弱风	胃	肌肉	重	/
/	招摇	中央	/	/	/	/	/	吏

　　文中还有一种占吉凶的方法："是故太一入徙，立（位）于中宫，乃朝八风以占吉凶也。"此又是就小周期而言，根据太一入徙于中宫之日，观察风所自来，以定吉凶，与八风虚实邪正的判断并不相同。《九宫八风》所讲

的，是依太一行九宫的原理，以八风为占的数术。至于八种虚邪之风对于人体的损害，则又构成了八风八脏的理论，即冬至吹南风，病在心与脉；立春吹西南风，病在脾与肌肉；春分吹西风，病在肺和皮肤；立夏吹西北风，病在小肠；夏至吹北风，病在肾和骨；立秋吹东北风，病在大肠；秋分吹东风，病在肝与筋；立冬吹东南风，病在胃和肌肉。《素问·金匮真言论》则有"天有八风，经有五风，八风发邪，以为经风，触五藏，邪气发病"的论述，八风八脏则演变为八风五脏之论。

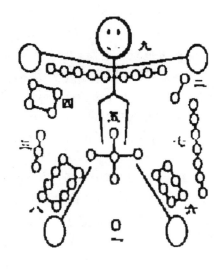

　　《灵枢·九针论》则提出身形应九宫、九野之说："岐伯曰：请言身形之应九野也，左足应立春，其日戊寅己丑；左胁应春分，其日乙卯；左手应立夏，其日戊辰己巳；膺喉首头应夏至，其日丙午；右手应立秋，其日戊申己未；右胁应秋分，其日辛酉；右足应立冬，其日戊戌己亥；腰尻下窍应冬至，其日壬子；六腑膈下三脏应中州，其大禁，大禁太一所在之日及诸戊己。凡此九者，善候八正所在之处，所主左右上下身体有痈肿者，欲治之，无以其所直之日溃治之，是谓天忌日也。"这里，人身九部与天之九野相应，天上的"太一"按八节顺移九宫，那么，与之相应的人身之"太一"按八节顺移九部，当天之"太一"行到某宫时，人身之"太一"也行至相应的部位。"太一"为天之贵神，不可触犯，人身之"太一"为人身贵神也不可触犯，故当"太一"行至某宫时，其所对应的人体部位就不可针刺，即使有痈肿需要治疗，也不能在该部位对应的"太一"到宫之日刺溃之。文中以干支标志人体各部刺禁日，就日支而言，子、午、卯、酉居四正之宫，寅申、丑未、辰戌、巳亥两两相对居四维之宫；日干则以壬、丙、乙、辛居四正之宫，戊、己居四维之宫。日干支在各宫的分布则依干支的五行属性而定，故从五行而论，这些日子都是各节中的王日，若从丛辰的角度看，这些日子又是各节所当月份的建日（即月建），月建为月中贵神，不可触犯，故人身相应部位在月建所在之日亦不可针刺。

　　《素问·六节藏象论》云："帝曰：余已闻六六九九制会也，夫子言积气盈闰，愿闻何谓气？请夫子发蒙解惑焉。岐伯曰：比上帝所秘，先师传之也。帝曰：请遂闻之。岐伯曰：五日谓之候，三候谓之气，六气谓之时，四时谓之岁，而各从其主治焉。”这里的"六六"即一年六气，一气六十日；"九九"即九宫地理，年月日时皆有九宫飞星盘；"制会"即六气与九宫的调谐周期。关于五运六气的时间理论，中医界一般略知一二。但关于地理九宫空间理论，除了堪舆家之外，知之者甚少。其实，《素问·五常政大论》就明确指出，研究运气要注意地理、方位的差异，如："东南方，阳也；阳者其精降于下，故左热而右温。西北方，阴也，阴者其精奉于上，故左寒而右凉。是以地有高下，气有温凉，高者气寒，下者气热。"又说："一州之气，生化寿夭不同，其故何也？岐伯曰：高下之理，地势使然也""故治病者，必明天道地理，阴阳更胜，气之先后，人之寿夭，生化之期，乃可以知人之形气矣。"在《天元玉册》中还详细记载了地理九宫与五运六气之间的生克制化法则。所以，天道、地理、气化、人体形质等，都是影响疾病形成的因素，诸种因素的综合决定一个具体的疾病过程，并未"以一定之法而测非时之变"。可见，在《黄帝内经》中一直就有洛书的天人之应。

《素问·刺禁论》曰："肝生于左，肺藏于右。"此话实源于河图洛书。《洛书·九宫》说："戴九履一，左三右七，二四为肩，六八为足，以五居中。"左为震三宫，为东为木，主春生，肝应木，故曰肝生于左。右为兑七宫，为西为金，主收藏，肺应金，故曰肺藏于右。九为离居上为火，心属火，故心部于表，表即上也。一为坎居下为水，肾属水，故肾治于里，里即下也。这种以心肾分居上下，肝肺各居左右，脾胃居中所组成的图式正是"左肝右肺"的依据，它从"天人相应"观点阐明脏腑气机升降运动。脏腑气机升降是一个圆道运动，心肾是升降的根本，脾胃是升降的枢轴，而肝气主升、肺气主降，肝肺是升降的翼佐。由于肝藏血，肺主气，"左肝右肺"不仅反映了肝气左升，肺气右降，也是"左主血，右主气"理论之滥觞。古代医家多有以左右气血辨证论治的。朱丹溪最早记载半身不遂分左右论治的经验：病苦在左者，四物汤加桃仁、红花、竹沥、姜汁；病苦在右者，二陈汤、四君子汤等加竹沥、姜汁。明代李中梓倡"偏头风，左为血虚，右为气虚"论治。薛立斋、龚廷贤等医家均从左为血、右为气论治头痛、胁痛而获效。近代施今墨概括这一理论在药物运用上有"郁金行右，橘叶行左"，"陈皮行肺闭以右胁痛最宜，青皮行肝滞以左胁痛为宜"的经验。

河图、洛书中，土皆居中央。五为河图之母数，成数赖之以生，五居中央属土。土为万物之母，应长夏主万物之长养，中和天地之道，故其生数、成数皆为五。土取象坤卦，如《易·说卦》第五章曰："坤也者，地也，万物皆致养焉。"《易·坤卦·彖》曰："至哉坤元，万物资生，乃顺承天，坤厚载物，德合无疆。"故中医常以"坤土"并称。《素问·太阴阳明论》言："脾者土也，治中央，常以四时长四脏，各十八日寄治，不得独主于时也。……土者生万物而法天地。"脾为人体气血生化之源，后世医家又称之为"后天之本"，并认为"有胃气则生，无胃气则死"。所以疾病的治疗过程中，"保胃气"是主线，健脾培土是维护生命活动的重要基础。

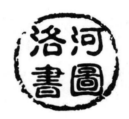

丙寅篇◎日书

我国在 20 世纪 70 年代之后出土了不少简帛古书，其中郭店楚简与上博简中的古书是秦始皇"焚书坑儒"前原始的战国古籍，郭店楚简主要为儒道两家学派的著作，这些文献大多为首次发现，是消失很久的佚籍。上博简中的古书涉及历史、哲学、宗教、文学、音乐、文字、军事等各个方面，以儒家文献为主，兼及道家、兵家、阴阳家等。睡虎地云梦秦简中多为法律数术之书，如《秦律十八种》《效律》《秦律杂抄》《法律答问》《封诊式》《编年记》《语书》《为吏之道》、甲种与乙种《日书》等，这反映了秦代"挟书令"之后，只有法律数术之书可以流行于世的情况。

出土的汉代简帛古书种类则更多，张家山出土汉代竹简中有《历谱》《二年律令》《奏谳书》《脉书》《算数书》《盖庐》《引书》和遣策共 8 种，涉及汉代法律、军事、历法、医药、科技诸多方面。马王堆帛书种类甚至可以按照《汉书·艺文志》的图书分类法将其分为六艺类、诸子类、兵书类、数术类、方术类等。如六艺类的有《周易》《丧服图》《春秋事语》和《战国纵横家书》，诸子类的有《老子》甲本（后附佚书四种）、《九主图》《黄帝书》和《老子》乙本（前附佚书四种），兵书类有《刑德》甲、乙、丙 3 种，数术类有《篆书阴阳五行》《隶书阴阳五行》《五星占》《天文气象杂占》《彗星图》《出行占》《木人占》等，方术类有《五十二病方》《胎产图》《养生图》《杂疗方》《导引图》。由此可见，战国秦汉时期的简帛古书的种类繁多，内容多样，几乎涉及《汉书·艺文志》中所有的图书分类，这说明此时古书在种类方面已经与后世基本一致。上述出土佚籍对中国上古学术史的研究价值取向影响极大，李学勤先生对此评价为："七十年代以来新出土的大量古籍，数量之丰富、内容之珍秘，已超过孔壁、汲冢，在短期内是不可能全部理解消化的。可以断言的是，这些新发现一定会对学术界产生广泛的影响，有的方面或许是今天难以估量的。"尤其是汉代出土的简帛文献有大量兵家、数术、阴阳等著作，这还是先秦子学体系的冰山一角。在这种完全成熟的子学背景之下，其所有的数术体系也必然是成熟的，包括古中医理论医算数术体系。

先秦出土文献使得我们对传世的儒家经典《周易》《诗经》，道家的《老子》《文子》，兵书《孙子兵法》《尉缭子》等，有了比过去更为深刻的认识。如出土简帛能够证明典籍的成书年代，许多简帛出土于墓葬，虽然墓葬只是提供了出土书籍年代的下限，但我们可以确定从中出土的书籍要比埋葬这些书籍的墓葬的年代早，因此过去认为晚出的书籍如《庄子》中的"杂篇""国语"等现在基本认定是战国著作了。许多过去认为是伪书的比如《文子》《归藏》等，现在也被出土的战国古书证明并非如此。对于干支断病、干支预测也是如此，《日书》的出土彻底断绝了许多学者对此所持的怀疑。

"日书"是古代日者选择时日，占断吉凶的实用手册，属于十分流行的数术方技类实用书籍，是研究中国古代思想史的重要史料。战国时流传下来的关于《日书》的古书很少，有长台关楚简《申徒狄》和磨咀子汉简中的《仪礼》和《日书》等；睡虎地云梦秦墓与甘肃天水放马滩秦墓中也都发现了《日书》竹简。其他还有居延《日书》简、敦煌疏勒河流域《日书》简（二十八星宿人神禁忌）、敦煌悬泉置《日书》简（日忌、吉凶、大小时、祭、刑德、建除、禹须臾、葬历等）、武威《日书》简（遇日所禁忌等）、水泉子《日书》简（包括建除、丛辰、裁衣、男女、生子、入官、捕盗、出行、日用禁忌等）。已出版的《敦煌汉简》《额济纳汉简》中也收有《日书》简文若干枚。其中占卜简，主要记录了当时人们进行占卜的过程与结果。包山楚简、望山楚简、江陵天星观等地出土的楚简中均发现有占卜简。如包山楚简233号简云："戈于大门一白犬。五生占之日，吉。"这句话是说磔白犬可以祛除自己身上的疫鬼，最后占卜的结果吉祥。

与《日书》数术中阴阳五行、天干地支、《易经》相关的战国古书近年也有出土。如郭店楚简共804枚，其中有字的竹简有726枚，字数有13000余个，主要为儒道两家的典籍，其中以儒书居多，共18篇。儒家典籍有

《缁衣》《鲁穆公问子思》《穷达以时》《五行》《唐虞之道》《忠信之道》《成之闻之》《尊德义》《性自命出》《六德》《语丛》（四篇）；道家著作有《老子》（甲、乙、丙）3 篇和《太一生水》。上博简共 1200 枚，保存文字 35000 多个，参加整理工作的李零先生认为简文所含古书，种类至少在 105 种以上。包括儒家、道家、兵家、杂家等门类的作品，其中大多已经亡佚，少数见于今本。篇名有：《易经》《诗论》《缁衣》《子羔》《孔子闲居》《彭祖》《乐礼》《曾子》《子路》，等等，整理公布的只是一小部分，但这已经引起了学术界非常热烈的讨论。

秦汉简帛简牍文献足可与传世的先秦两汉文献相互媲美，而且在数量上也大有赶超之势。这对于先秦两汉时期第一手文献资料匮乏的中医学来说，涉医简帛的出土弥补了这一时期医药文献和医学史料的不足，尤其是在关于五运六气、年月日时干支诊病等方面，尤其重要。

1975 年，湖北云梦睡虎地 11 号秦墓首次出土了一千多枚秦简档案，其中有一部分属于数术性质的《日书》。由于《日书》中并没有避秦始皇的名讳，把正月改为端月（秦始皇名政），可以肯定地说，它当属战国时期的简册，最晚也是在秦始皇统一六国之前已经形成。《日书》是占卜时示吉凶的所谓"算术"书，整理时分别称为《日书》甲种和《日书》乙种。《日书》甲种背面的"盗者"一节中有关于十二地支配属生肖的详尽记载，原文是这样写的："子，鼠也；丑，牛也；寅，虎也；卯，兔也；辰（原简漏写生肖）；巳，虫（在当时是指毒蛇）也；午，鹿也；未，马也；申，環（据有关专家考证，環即为猿，与今天所谓的猴接近）也；酉，水（水读为雉，指的是野鸡）也；戌，老羊也；亥，豕也。"由上可以看到，秦简《日书》所记十二生肖较之王充时代起流行至今的十二生肖，只有两个小小的区别。一是所选用的肖兽有一个不同，即秦用"鹿"而汉用"狗"；二是马和羊等两三个动物所组配的地支不尽一样。这种差异或许是基于秦或楚所处的人文与自然环境的缘故，属于一定的阶段性、区域性的表征，正如现今的傣族的十二生肖，以子肖象、未肖蚁而与汉民族的生肖说法有别一样。总之，情形不论是怎样，秦国的《日书》在当时楚国境内的云梦出土，这足以表明，十二地支配属生肖这种物候人候，在春秋战国的秦楚一带已经甚为流行。睡虎地秦简《日书》体现的这种民间数术思想，在汉代继续得到了传承。例如，湖北随州孔家坡 8 号汉墓出土的简牍《日书》，也有和睡虎地秦简《日书》相类同的内容。孔家坡汉墓出土《日书》中也有《星官》篇，等等。湖北江陵九店 56 号楚墓出土 205 枚竹简，其中完整和较完整的 35 枚，字数约 2700 个。数术方面的内容，与云梦秦简《日书》的性质相同。

据初步统计，睡虎地秦简《日书》中提及的疾病或名称或相关症状有 20 余种，如瘅疾、凤筋、癃、腰不举、毋晨（无唇）、傅、臂臑梗、毋气以息、无故而心悲、狂、无故而怒、无故而忧、不饮食、无故皆垂涎、隋（堕）须口（佚字）发黄目、发拵若虫及须眉、养体等。初步看来，《日书》记载的疾病较杂，其中既包括一些肢体肌肤等处的疾病，如腰不（举）、臂臑梗、凤筋等，也包括一些体内的疾患，如瘅疾、毋气以息等，另外还有一些情志方面的疾病，如无故而怒、狂、无故而忧等。有的病候在其他出土医学文献（如《脉书》《引书》）中亦可见，如"瘅、癃"等，提示这些病候在当时极为常见。

而对于疾病的预测和断病，在《日书》中是按照阴阳五行的干支逻辑来规范的。睡虎地秦简《日书》中有大量关于日天干地支五行占卜、择日与疾病发展、变化的内容。出土的两种《日书》内容大部分相同，其中有涉及生老病死等方面，如甲种之"病""生子""人字"和乙种之"生""有疾""问病者"。例如，《日书》甲种之"病"篇就以十天干记日，记述在某天干日得病的原因、病情变化趋势，并记"烦"与"岁"所在方位，如："甲乙有疾，父母为祟，得之于肉，从东方来，裹以漆器，戊己病，庚有间，辛酢，若不酢，烦居东方，岁在东方，青色死。""丙丁有疾，王父为祟，得之赤肉、雄鸡、酉（酒）。庚辛病，壬有间，癸酢。若不酢，烦居南方，岁在南方，赤色死"（《日书（甲）·病》）。这种以天干地支表述疾病病情变化的形式并不仅见于睡简《日书》，其他一些出土数术文献中亦可见。望山楚简 M1："……己未有间，辛、壬瘥……（简 67）……壬、癸大有瘳……（简 69）"。包山楚简 M2："……苛光以长则为左尹邵佗贞，以其下心而疾，少气。恒贞吉。庚、辛有间，病速瘥。不逆于足阳，同臑"。1993 年江苏连云港温泉镇汉墓出土的《神龟占》《六甲占雨》等，皆是同一干支医算逻辑。

1934—1942 年，湖南省长沙市子弹库战国楚墓中盗掘出帛书一幅，现藏美国纽约大都会博物馆。帛书是写在一幅宽度略大于高度的方形丝织物上。整个幅面由三部分文字组成，即中间是两段书写方向互相相反的文字，一段十三行，一段八行，四周是座做旋转状排列的十二段边文，其中每三段居于一方，四方交角用赤、青、白、黑四木相隔，每段各附有一种怪图形，其内容是一部与历忌有关的著作。

再如银雀山汉简的时间定在汉武帝初年，其中"日书"类文献共有五种，《曹氏阴阳》《阴阳散》《天地八风五行客主五音之居》三种有篇题；另两种《为政不善之应》《人君不善之应》无篇题。而《天地八风五行客主五音之居》一文则涉及五运六气的"主客"概念，结合"客主五音"，又《为政不善之应》《人君不善之应》二篇天人之应，则这篇经文很有可能是关于五运主客、五音建运的文献。而"天地八风"概念又与《天元玉册》《灵枢·九宫八风篇》有关。如是，那么这就是关于五运六气到目前为止发现的最早一篇文献了。出土的《日书》关于五运六气、日干支等医算的记载还有很多，限于篇幅，不再赘述，详见《古中医内算学·伤寒方术》。

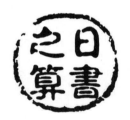

丁卯篇◎天元玉册

　　《天元玉册》，托名唐代道毉王冰著，作者不详。全书共 28 册，现为明抄本，原书三十卷已佚，现全国只存孤本一部二册，珍藏于中国中医研究院图书馆。《天元玉册》一书最早见之于北宋林亿等人《素问》"新校正"注语之中，又谓《天元玉策》。"新校正"："详王氏《玄珠》世无传者，今有《玄珠》十卷，《昭明隐旨》三卷，盖后人附托之文也。虽非王氏之书，亦于《素问》第十九卷至二十二卷颇有发明。其《隐旨》三卷与今世所谓《天元玉册》者，正相表里，而与王冰之义颇多不同"（《重广补注黄帝内经素问》王冰序之"新校正"注）。据载《天元玉册》有三十卷，托名"启玄子撰"。如《郡斋读书后志》："《天元玉策》三十卷，右启玄子撰，即唐王冰也。书推五运六气之变。"《文献通考》亦有相似的记载，曰："《天元玉策》三十卷。晁氏曰：启元子撰，即唐王冰也。书推五运六气之变。唐《人物志》云：冰仕至太仆令，年八十余，以寿终。"

　　又有一书《天元玉册元诰》，据《古今医统大全》："《天元玉册元诰》十卷，不知何人所作，历汉至唐诸《艺文志》，俱不载录。其文自与《内经》不类，非战国时书。其间有天皇真人昔书，其文若道正无为先天有之，太易无名先于道生等语，皆老氏遗意，意必老氏之徒所著。大要推原五运六气、上下临御、主客胜复、政化淫乘，及三元九宫、太乙司政之类，殊为详明，深足以羽翼《内经》《六微旨》《五常政》等论。太玄君扁鹊为之注，犹郭象之于南华、非新学之所易晓。观其经注，一律似出一人之手。谓扁鹊为黄帝时人，则其书不古。谓扁鹊为秦越人，则传中无太玄君之号。医门访托，率多类此。"这是前人对《天元玉册》及其与王冰相关内容之记载。

　　《素问》中共现《天元玉册》字样的原文有两处：一是《天元纪大论》之"鬼臾区曰：臣积考《太始天元册》文曰：太虚廖廓，肇基化元，万物资始，五运终天，布气真灵，总统坤元，九星悬朗，七曜周旋，曰阴曰阳，曰柔曰刚，幽显既位，寒暑弛张，生生化化，品物咸章。"王冰注"九星悬朗，七曜周旋"句曰："九星谓天蓬、天芮、天冲、天辅、天禽、天心、天任、天柱、天英，此盖从标而为始，遁甲式法，今犹用焉。七曜，谓日、月、五星，今外蕃具以此历为举动吉凶之信也。周，谓周天之度。旋，谓左循天度而行。五星之行，犹各有进退、高下、小大矣。"二是《五运行大论》："臣览《太始天元册》文，丹天之气，经于牛女戊分；黅天之气，经于心尾己分；苍天之气，经于危室柳鬼；素天之气，经于亢氐昴毕；玄天之气，经于张翼娄胃。所谓戊己者，奎壁角轸，则天地之门户也。"王冰注云："戊土属乾，己土属巽。《遁甲经》：'六戊为天门，六己为地户，晨暮占雨，以西北、东南。'义取此。雨为土用，湿气生之，故此占焉。"

　　此外，在《气交变大论》"五运更治……可得闻乎"句后，"新校正"："《太始天元册》曰：'万物资始，五运终天。'即五运更治，上应天期之义也。"从以上《素问》原文，王冰注释引文及"新校正"引证分析，《天元玉册》在王冰次注《素问》时是已经存世的一本与五运六气内容密切相关的著述，"新校正"亦未言此书为王冰所作，其补注《素问》时先后共引证《天元玉册》文献10余处，可见此书在高保衡、林亿对王冰《素问》次注进行补注时，此书仍然流行。在《宋以前医籍考》所引用除《素问》次注和"新校正"以外有九种文献所载进行考证：一则全都认定《天元玉册》一书为唐王冰（启玄子）所撰；二则全书为三十卷；三则"书推五运六气之变"（《文献通考·经籍考子医家》），"元诂《内经》之义，益之以五运六气之变"（《古今医统大全·卷一·采摭诸书》）。

　　但这些考证基本上都是在文字表面上转来转去，而没有深入到《天元玉册》的理论体系中去研究。详考"新校正"于《素问》的《上古天真论》《八正神明论》《天元纪大论》《六微旨大论》《至真要大论》《阴阳类论》等六篇先后证引《天元玉册》10余次的内容，均见之于今本《天元玉册》。由此可以认为，王冰时代及"新校正"所引之文与今本之《天元玉册》是同一论著。而且，在《天元玉册》的序中，王冰写了一篇名为"截法"的序，其中提到了大唐麟德元年（664年），是唐高宗李治的年号。所以有学者就根据这一点否认《天元玉册》是唐以前的作品，这一点是值得商榷的。

中国古历法中有一个最基本的天文数据，即历元。一部历法，需要规定一个起算时间，我国古代历算家把这个起点叫作"历元"或"上元"，并且把从历元到编历年所累积的时间叫作"上元积年"，例如古四分历的章蔀纪元、太极上元、太乙积年、《皇极经世书》的元会运世，等等。如西汉刘歆的《三统历》以19年为1章，81章为1统，3统为1元。经过1统即1539年，朔旦、冬至又在同一天的夜半，但未回复到甲子日。经3统即4617年才能回到原来的甲子日，这时年的干支仍不能复原。《三统历》又以135个朔望月（见月）为交食周期，称为"朔望之会"。1统正好有141个朔望之会。所以交食也以1统为循环的大周期。这些都是以太初元年十一月甲子朔旦夜半为起点的。刘歆为了求得日月合璧、五星联珠、七曜齐元的条件，又设5120个元、23639040年的大周期，这个大周期的起点称作"太极上元"，此时有置闰、交食、五星和干支的周期都会重新会合，太极上元到太初元年为143127年。在刘歆之后，随着交点月、近点月等周期的发现，历法家又把这些因素也加入到理想的上元中去。

日、月、五星各有各的运动周期，并且有各自理想的起点。例如，太阳运动的冬至点，月球运动的朔望、近地点、黄白交点，等等。从某一时刻测得的日、月、五星的位置离各自的起点都有一个差数。以各种周期和各相应的差数来推算上元积年，是一个整数论上的一次同余式问题。随着观测越来越精密，一次同余式的解也越来越困难，数学运算（外算）工作相当繁重，所得上元积年的数字也非常庞大。这些天文循环周期都是数字巨大的天文概念，与农业农时根本无关，完全是另外一回事，而这些数据周期与"观象授时""敬授人时"的关系却是十分密切，因为人类的历史不只是我们现在所理解的那么局限，还有史前的历史。由于根本就不懂历法缀术只是内算的手段，元代郭守敬在创制《授时历》中废除了上元积年，导致后来的历法家效仿，反而将历元的天文数据删除了，这才是历史的倒退呢！

在中国的子学之式法中，五运六气源于太乙的五元六纪。而太乙是以上古"日月合璧，五星连珠，七曜齐元"为计算起点，即甲子年甲子月甲子日甲子时夜半朔旦冬至点为历元（这是按照天气来计算，按照人气计算，则是甲子年丙寅月），并以此来推以后的太乙积年，说白了就是为当时的日月五星天体推八字，再把星象和地上人事对应起来，内算出一些规定，如关、迫、掩、囚、三才数、阴阳数，等等，演出盘式以后，就看星象所代表的人事年份落宫好坏来推人间吉凶。

有人认为，即使按照太乙积年的起算时间算来，太阳系的宇宙天体世界到今年（2019 年）也不过才 10155936 年，可是按照现代天文学观测表明，太阳系之太古源始宇宙至今已 45 亿年，而整个人类能理解的宇宙也有 200 亿年之久，似乎与太乙积年的时间差距太大。实际上，所谓的"太乙积年"不过是历法计算天体运行状态的一个天文概念，并不是说这就是宇宙起源的时间表了。因为我们知道，宇宙天体的运行是有周期的，而这个"太乙积年"只不过是一个调谐周期内的时间表而已，但是整个宇宙天体运行的过程却不是一个周期。正如同我们在论述地支三合的天文机制时所说到的"古四分历"周期一样，四年一个周期。日月五星地球月球都有自己的运行周期，我们不能说这些天体旋转完一个周期后就毁灭了，一个周期的完结不是宇宙末日，而是下一个周期的开始，这也是玛雅历法所谓"世界末日"的正解。

在太乙古籍中有一个计算式法的概念，叫作截法，就是截取不同时间点来计算太乙之式，而实际上就是不同周期的相同天体状态而已。在现代中医学者考据《天元玉册》的过程中，就因为截法时间为"大唐麟德元年"，即公元 664 年的甲子年，就武断地认为《天元玉册》是唐以后的作品。其实"截法"一篇是作为《天元玉册》的再版序言或再版说明而由王冰写成，因为太乙积年的数字越大，计算起来就越麻烦，所以王冰就将这个太乙积年的数值截取到最小，仅是作了一个说明和替代而已，就变成否定《天元玉册》成书年代的"罪证"了。

今本《天元玉册》为"常熟顾长亨抄录明""成化丁未年"本，二十八卷，其中卷十、十一两者只有卷目，无内容，刻时已佚，于原三十卷又少二卷。今本有文实乃二十六卷。《天元玉册》各卷的主要内容如下：

卷一，分别论述了"求八司九室至得位法""九宫定位应九宫八卦及维正法""八司天令应化法""八司六气化应不飞法""八司六气主客相胜法"等。卷二，介绍了司天、六气正化对化，以及六气六步交司时刻计算方法等，具体论述了"求五运交日法"和"五运所至时刻法"。卷三，叙述了司天之气的太过、不及、平气、左右间气的交司时刻计算方法等九个相关问题，如"《序》曰：伏自太极初判开五运以更迁升降，肇形配三元而定纪，清浊乃分，于天地寒暑皆禀，于阴阳六炁交司，万化皆备"，阐述了五运六气的气数，具体论述了"求司天率数法""求因数法""求支数法"和"求交司时刻法"等。卷四，叙述了六气的正化、对化以及司地之气交司时刻的计算等九论。卷五，叙述了十二地支的数学含义及其运用，讨论了司地之气与左右间气的关系，同时兼述司地之气的太过与不及。卷六，专述司地之气及其左右间气的太过与不及。卷七，专述十干化运，30 年司天、司地、中运之气的关系及其太过不及的推算，并于卷末附有五运太过、不及、化运、司天司地、四间气的"三元"示意图。

卷八，分别对岁运交司时刻及其计算方法，以及土、金、水、木、火五运交司时刻计算方法，五运太过、不及的星占内容等 11 个问题予以叙述，阐释了五运气化的生成数，如"是故五行之数，水一火二木三金四土五是也。所谓成数者，即四方皆附土而加五，如水一附土加五成六也，水居北方亥子之位，得六十日水化附于季冬丑土一十二日共壬七十二日即丑土正旺十八日共三月故土数五始成六也"。卷九，分别对 60 年十干化运及与岁支的关系进行叙述，并述及各运的星象及所应吉凶祸福的预测。卷十、卷十一只存卷次，并注明亡佚。目录中有"此二卷论律吕，旧本失录"注文。卷十二，专述六步气化所产生的气候特点及各步交司时刻，所主节气。此卷内容与《六微旨大论》的部分内容大体一致，具体分析了六气升降和六郁气化理论。如关于六气升降，其认为："六气者，三气在地，一升而在天，三年四年复降也，一降而入地，三年四年复升也，于是天地升而复降，降而复升，升降往来无时休息，今立此一法，即诸升降皆如此，所谓天地六气者，当升而不得升，有当降而不得降者，有当迁正而不得迁正者，有当退位而不得退位者，如此即天地不化，民病异而失常政也，……于是六气有升必降，有降必升，升降往来终而复始，无有休息，气交之中人所居也。"关于"六郁"，其论述了六郁的气化表现和患病情况，如对土郁的论述："土被木伏之，即风埃四起，时举埃昏而湿化成，民病风渐偏痹不遂胀满，久而复郁，即黄埃化疫，民病天亡水肿肢腹黄疸满，令弗布雨化乃微。"

卷十三，先论二十四节气分布的月份，后对"九局八门""奇门遁甲"作了叙述。卷十四，专述六气司天时，其左、右间气以及六气分别为左、右间气年份的交司时刻及其计算方法，共 10 论。卷十五，对太阳寒水为司天之气的左间气、太阳寒水为右间气之交司时刻的计算方法，并以图示的方法论述了六气升降规律，计3论。卷十六至卷二十二，凡七卷，分别叙述了"第一天蓬星""第二天芮星""第三天冲星""第四天辅星""第六天心星""第七天柱星""第九天英星"等七星的外经星、中经星、里经星的运行规律，以及各经之星运行时六气六步司值的时间（即司值天数），并附图说明。在此七卷中少"天禽星""天任星"两者的图和相关文字。卷二十三，叙述司天、司地、中运之气的参化，"治易脉、神、藏之位法"；又对岁支逢子午、卯酉、巳亥之年的南政、北政司天时寸口六部脉象变化规律作了论述。卷二十四，继上卷之后，叙述岁支逢寅申、丑未、辰戌之年的南政、北政司天时寸口六部脉象变化规律，同时还对男脉应左、女脉应右的理由作了说明，并以"南北政司天手鉴之图"示之。卷二十五，分别叙述少阴（热气）、太阴（湿气）、少阳（暑气）、阳明（燥气）、太阳（寒气）、厥阴（风气）六气司天之年各有10种脉象变化规律，合计"共六十首"，还涉及脏腑每部脉象四十五动的内容，论述了"五运正对化脉象"，具体有：诊少阴君火脉十首、诊太阴湿土脉十首、诊少阳相火脉十首、诊阳明燥金脉十首、诊太阳寒水脉十首、诊厥阴风木脉十首。

卷二十六，分别叙述六气天游太乙、十神太乙轮支等内容，并以甲子、乙丑、丙寅、丁卯年为例，阐述游宫法，"有文无图"。卷二十七，述及"求八司对宫避太乙相冲纪法"。卷二十八，分别叙述"六气淫胜""星游九宫"以及灾害、祸福、吉凶之应等内容，从气数角度对五运吉凶进行了阐述，主要在"推天地数穷五运吉凶法"中论述，该论述可能对灾害学研究有一定参考。

该书是古代运气专著中比较深奥的文献，突出特色是从天度气数，尤其是从气数的角度对运气作了论述，还对五运交司时刻及五运所至时刻法进行了阐述；分析了六气升降、六郁气化理论；此外，还对灾害学和脉学有重要医算意义。

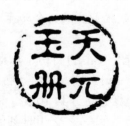

戊辰篇◎五运六气

《庄子·天运》篇说："天其运乎？地其处乎？日月其争于所乎？孰主张是？孰维纲是？孰居无事推而行是？意者其有机缄而不得已乎？意者其运转而不能自止邪？云者为雨乎？雨者为云乎？孰隆施是？孰居无事淫乐而劝是？风起北方，一西一东，有上彷徨。孰嘘吸是？孰居无事而披拂是？敢问何故？"巫咸召曰："来，吾语汝。天有**六极五常**，帝王顺之则治，逆之则凶。九洛之事，治成德备，临照下土，天下戴之，此谓上皇。"《吕氏春秋·勿躬》："巫彭作医，巫咸作筮。"《楚辞》记有"巫咸将夕降兮"。王逸注为"巫咸，古神巫也"。在古代，巫是一个崇高的职业。相传黄帝出战时，要请巫咸作筮。据说巫峡之名便来源于巫师巫咸。一作巫戊，传说中之巫医。唐尧时臣，"以<u>鸿术</u>为尧之医，能祝延人之福，愈人之病，祝树树枯，祝鸟鸟坠"。据《尚书》记载，巫咸是商太戊帝身边的一位贤臣。巫咸这里所说的**"六极五常"**，六极也称六淫，即六气的太过不及，这是目前可考的接近五运六气最早的说法。

公元前571年，单襄公死后留下遗书，文中对其子曰**"天六地五，数之常也。经之以天，纬之以地，经纬不爽，文之象也"**，再一次证明，公元前已有五运六气理论指导人们对天地万物的认知。公元前541年，《左传·昭公元年》"晋侯有疾，求医于秦，秦伯使医和视之……**天有六气，降生五味，发为五色，征为五声，淫生六疾。六气曰：阴、阳、风、雨、晦、明也。分为四时，序为五节，过则为灾**"，说明了六气太过对人类生活的影响。《周礼·医师》曰**"医师究人之血脉经络骨髓阴阳表里，察天之五运，并时六气"**，这对于五运六气研究的意义在于首次将其与人之血脉、经络、骨髓、表里阴阳建立了联系。《素问》中所引用《太始天元册》"臣积考《太始天元册》文云：太虚寥廓，肇基化元，万物资始，五运终天……生生化化，品物咸章"。

西汉末年的纬书《易纬·河图数》曾言："五运皆起于月初，天气之先至，乾知大始也；六气皆起于月中，地气之后应，冲作成物也。"这里不仅明确提到了"五运"和"六气"的名称，而且指出了"五运"和"六气"的起始时间。《易纬》中另有见与运气术语类似的说法，如《易纬·乾凿度》所言"天元纪""气交""五常""五日为一候""五音""六律"，及《易纬·通卦验》之"当至不至""未当至而至"等。这是在其他数术学典籍中第一次明确地看到关于五运六气的引述。这说明西汉时期就已经有五运六气的典籍了，而王冰传承的师氏的运气七篇也是有所本的。

中国目前遗存的最早石刻医学论著是《褚氏遗书》，作者褚澄（430—483），是刘宋王朝第三位皇帝宋文帝刘义隆（407—453）的外甥，在《褚氏遗书·辩书篇》中，褚澄曰："尹彦成问曰，五运六气是邪非邪？曰：大桡作甲子，隶首作数，志岁月日时远近耳。故以当年为甲子岁，冬至为甲子月，朔为甲子日，夜半为甲子时，使岁月日时积一十百千万，亦有条而不紊也。"这说明在王冰之前280年就已经有五运六气理论在医学界流传了。现公认是唐代王冰拿出自己师传的七篇大论，以补足《素问》缺失，并予以详细的考核和注疏。王冰又传《玄珠密语》《天元玉册》《昭明隐旨》《元和纪用经》专述运气，开创了按运气变化进行处方用药的先例，以发挥五运六气之道。后刘温舒又补齐两篇遗篇，才最终形成了我们今天所见到的九篇大论。实际上，这也就是上古所传的《黄帝外经》《扁鹊外经》。

宋徽宗编纂《圣济总录》，书中首论运气及十甲子周运气图，宋代对七篇大论的应用高度重视，并且运气学说在当时太医局的考试中是十分重要的一项。宋代运气学的发展也得益于高保衡、林亿等对《黄帝内经素问》予以"重新校正"。《素问入式运气论奥》为北宋刘温舒所著，书中认为"气运最为补泻之要"。赵从古的《六甲天元气运钤》两卷也是继王冰完整传出五运六气之后第一部宋代重要的五运六气作品。陈言在《三因极一病证方法》中论述了运气与发病。其书中第五卷的《五运论》《五运时气民病证治》《本气论》《六气时行民病证治》对五运六气与发病中都有涉及，其十六首《三因司天方》更是国内外广泛流传。如清代汪石山就将"六十年运气病方"收进了《运气易览》，其在医疗中的参考价值十分重要。汪石山十分深入地论述了君火论、五运论以及六气论和本气论等运气理论。在《注解伤寒论》中，成无己十分重视运气学说，将运气钤法列为第一卷，详列南北政脉应，汗差棺墓，运气加临，补泻病证诸图。其重要价值在于《注解伤寒论》是第一部运用五运六气的理论来推演解释伤寒演变的著作，理论丰富，逻辑严谨。成无己在卷首强调："五运六气主病，阴阳虚实无越此图。"

刘完素、张从正、李杲、朱震亨并称为"金元四大家"，他们对运气学说进行了开创性的创新发展。在理论上，不仅对《内经》运气学说从微小处探索，而且在临床应用中大胆尝试，做出巨大贡献。以五运六气学说指导遣药制方，严密病机学说，贯通运用于理法方药。金元时期是运气学说发展运用的一个学术成熟高峰。如刘完素创制"火热论"观点。由此著《黄帝素问宣明方论》《素问玄机原病式》，刘完素书中以"五运六气气化"理论遣药制方，同时以五运六气理论阐释疾病发病原因，并且将理论应用于临床，主要有"胜复郁发"理论、"亢害承制"等概念。同时期的易水学派创始人张元素研究药物的归属和作用是以五运六气为理论基础的。他的"遣药治方论""脏腑辨证"是运用五运六气理论作为制方的重要法则。张元素在《医学启源》中说："运气不齐，古今异轨，古方新病，不相能也。"他建立的临证应用理论结合了运气的升降，结合了药物的气味厚薄的特性，还有阴阳等理论，是一套全面的临证应用系统。李杲、王好古，均为张元素门人，他们亦是元代的著名医家。李、王二人传承了张元素的"遣药治方论""脏腑辨证"理论，《用药法象》《汤液本草》是对其师的理论传承和发展。补中益气汤、升阳散火汤等诸方作为李杲的运气代表方，充分展示了其理论应用，实现了运气学说在治疗学上的使用，且传播十分广泛，直至今日，补中益气汤、升阳散火汤在临床中也是十分重要的方剂。朱震亨等医家应用五运六气学说，对其应用发展起了重要的作用。

明代汪机在《运气易览》阐述了许多重要问题。其中包括运气周期中的60年交司时刻、五音建运、月建、南北政等运气基础理论。楼英的著作《运气占候》《医学纲目》也涉及五运六气理论，书中还强调五运六气的预测能力，在疾病未发生发展的阶段预防；《内经运气类注》对这种未病先防的理论有详细的阐述。李梴提出"有在天之运气，有在人之运气"及"升降出入，生气之常也"等理论。著有《运气总论》《医学入门》。张介宾著有《类经》及《类经附翼》，书中对运气七篇大论中五运六气学说有其独到的见解，对运气七篇进行分类注释和阐述。王肯堂著有《医学穷源集》，这本著作提出了"三元运气论"，他在运气图说中将运气变化分为三个过程，分为上元、中元、下元，上中下三元每元 60 年，天道变，人之血气亦随之变。王氏在临证中对病人的发病诊治亦颇重五运六气的相关性。

清代王丙著有《伤寒论说辩附余》，这本书主述五运六气大司天理论，王丙认为历代医学的发展与大司天十分相关，五运六气是历代思想源流及治疗特色形成的原因。清代吴塘、叶天士、薛雪、刘奎、杨璿、余霖等一大批温病学家更是对五运六气理论进行了大量实证，其贡献在于证实了运气对瘟疫、疫疹等的预防和诊治效果。《温病条辨》是吴瑭关于运气学说影响温病发病的理论学著作。《时病论》中雷丰也提出了时病与五运六气的相关性。清代的吴有性、张三锡、吴谦、李时珍、黄元御等人，在著作中涉及五运六气时都作了十分详尽的应用阐述，于医、于药、于针灸、于修炼，等等，都一一印证。张志聪、高世栻等人对五运六气解释仲景学说也都有重要贡献。可以说，**整个中医学术史的主线就是按照历代医家对五运六气理论理解程度而繁衍发展的五运六气学术史**。尤其是金元八大家打通了五运六气理论与实践、病因病机与发病机理、疾病诊断与治法治则乃至预后预测之间的逻辑主线和实证历史，使得整个中医学术史历经多次涅槃之劫而一次又一次焕发生命之光。

四时五行、五运六气、九宫八风、河图藏象、日干支等是《黄帝外经》中的主要医算内容。四时五行、日干支是《扁鹊外经》的主要内容。阴阳模式体现为一阴一阳模式、二阴二阳模式和三阴三阳模式；五行模式又体现为五行类比模式、五行相生模式、五行相克模式和五行胜复模式。阴阳五行模式又体现为天干地支模式、河图洛书模式、五运六气模式、藏象经络模式。通过多种象模式和数模式，成功地建构了四时五脏阴阳的藏象学说、太少阴阳及阴阳二十五人的体质学说、三阴三阳会通六合的经络学说、五运六气的病因发病和治则学说，三部九候的诊察方法、五味阴阳的药性理论，子午流注、全息参同、人神禁忌的九针技术，病机十九条的辨机纲要，提出了涵盖天地人及形神的整体医算模式。其中最重要的当属五运六气模式。

运气学说在东汉忌谶纬学说时被朝廷明令禁止，至隋代更忌，运气学说书籍不能公开流传，只能是私传密授，故《素问》缺少第七一卷。至唐时，朝廷禁令较松，运气学说又可公开流传，所以王冰补入了"七篇大论"，后刘温舒又加入"本病论"与"刺法论"两篇。稽考运气学说源流和演变过程，我们发现它在中国古代医学史中存在三个空白时期。目前学术界较为关注的是第一个历史空白期，即王冰注《素问》补七篇大论之前的阶段。

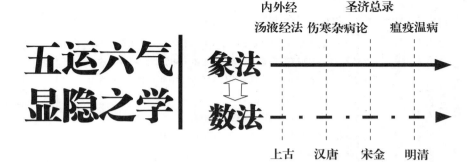

第二个历史空白期从唐宝应元年（762年）王冰著《黄帝内经素问注》开始，到宋太祖赵匡胤（927—976）嫡孙赵惟能长子赵从古（990—1064）所著《六甲天元气运钤》（1045）。这段历史时期。在这近三百年期间，王冰注《黄帝内经·素问》的版本和其中的运气理论也没有被医学界注意并广泛采用，但与之形成鲜明对照的是，完成运气学说基础奠定工作的几部重要典籍《元和纪用经》《玄珠密语》《天元玉册》和《素问遗篇》等都出现于这个阶段，这些经典与"七篇大论"共同形成了完整的运气学说基础理论体系。在林亿等人重新校释王冰著《黄帝内经素问注》以后，运气学说很快就得到医学界和其他人士的广泛关注和重视，医家赵从古、刘温舒、郝允、庞安常、沈括、杨子建等开始引用运气学说的理论来解释疾病和自然现象，北宋的医学界开始把运气理论置于医学理论的首要地位，如北宋政和年间编撰的宋朝规模最大的方书《圣济总录》，就将运气理论列于首位。南宋、金、元间形成的各种医学学派的理论体系，都或多或少，或直接或间接地与运气学相关联。当时的医界流行一句俗谚："不识五运六气，遍检方书何济？"足见当时运气理论对医学界的影响程度。

第三个历史空白期是明清时期，明清医家，尤其是少数温病瘟疫学家还是比较注重运气理论在瘟疫温病发病方面的机理，但大多数医家基本上按照经验和金元四大家的只言片语去肆意发挥，这种情况一直延续至现代中医。

"五六相合"一词见于《素问·天元纪大论》"天以六为节，地以五为制。……五六相合，而七百二十气为一纪"。五、六为自然界物质运动的定数，因此，《灵枢·通天》曰："天地之间，六合之内，不离于五，人亦应之，非徒一阴一阳而已也。""五六相合"主要用于解释五运六气，如《素问·天元纪大论》曰："论言五运相袭，而皆治之，终期之日，周而复始，

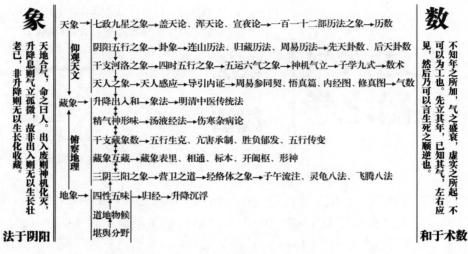

象

<table>
<tr><td>天象→</td><td>七政九星之象→盖天论、浑天论、宣夜论→一百一十二部历法之象→历数</td></tr>
<tr><td rowspan="4">仰观天文</td><td>阴阳五行之象→卦象→连山历法、归藏历法、周易历法→先天卦数、后天卦数</td></tr>
<tr><td>干支河洛之象→四时五行之象→五运六气之象→神机气立→子学九式→数术</td></tr>
<tr><td>天人之象→天人感应→导引内证→周易参同契、悟真篇、内经图、修真图→气数</td></tr>
<tr><td>藏象→升降出入和→象法→明清中医传统法</td></tr>
<tr><td rowspan="4">俯察地理</td><td>精气神形味→汤液经法→伤寒杂病论</td></tr>
<tr><td>干支藏象数→五行生克、亢害承制、胜负郁发、五行传变</td></tr>
<tr><td>藏象互藏→藏象表里、相通、标本、开阖枢、形神</td></tr>
<tr><td>三阴三阳之象→营卫之道→经络体之象→子午流注、灵龟八法、飞腾八法</td></tr>
<tr><td>地象→</td><td>四性五味→归经→升降沉浮</td></tr>
<tr><td></td><td>道地物候</td></tr>
<tr><td></td><td>堪舆分野</td></tr>
</table>

天地合气，命之曰人。升降息则气立孤微，故非升降则无以生长化收藏。出入废则神机化灭，故非出入则无以生长壮老已，非升降则无以生长化收藏。

法于阴阳

数

不知年之所加，气之盛衰，虚实之所起，不可以为工也。先立其年，已知其气，左右应见，然后乃可以言生死之顺逆也。

和于术数

余已知之矣。愿闻其与三阴三阳之候奈何合之？"又如"六气应五行之变"（《素问·六微旨大论》）；"六气五类，有相胜制也，同者盛之，异者衰之，此天地之道，生化之常也"（《素问·五常政大论》）。又如《素问·至真要大论》曰："五气交合，盈虚更作，……六气分治，司天地者，……天地之大纪，人神之通应也。""五运六气之应见，六化之正，六变之纪……有化有变，有胜有复，有用有病"，"故治病者，必明六化分治，五味五色所生，五藏所宜，乃可以言盈虚病生之绪也。"

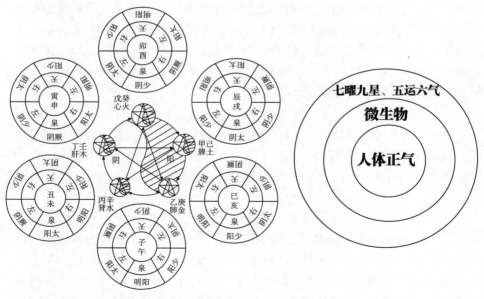

五运六气与五脏六腑之天人合一互藏图

《素问·气交变大论》根据不同岁运之年，列举出人体要注意防范的五脏相关疾病。《素问·六元正纪大论》根据不同司天、司地，列举每年各步气可能发生的病症。即通过对分析各年岁运的太过、不及，客气的司天、司地，以及复杂的运气变化因素，探讨可能对人体疾病发生的影响，指导临床疾病的防范。《素问·至真要大论》中根据每年气的偏盛，提出临床药物性味选用的具体原则，并提出"司岁备物"的主张。

《素问·六元正纪大论》曰："先立其年，以明其气，金木水火土运行之数，寒暑燥湿风火临御之化，则天道见，民气可调，阴阳卷舒，近而无惑，数之可数者，请遂言之。"统一的五运六气的格局，推演时分五步：第一，观星象定值年干支。推五运之大运、主运、客运。每年岁运不同，以五行相生的次序轮转，一年运的状态太过，下一年必定不及，十年为一周期，如此往复循环。《素问·五运行大论》曰："气有余，则制己所胜，而侮所不胜，其不及，则己所不胜侮而乘之，己所胜轻而侮之，侮反受邪，侮而受邪，寡于畏也。"第二，推六气的主气、客气及主客关系的客主加临。第三，推五运六气相互关系的"五六相合"。五六相合有运盛气衰的小逆、不和，气盛运衰的顺化、天刑，以及运气同化的天符、岁会、同天符、同岁会、太乙天符。第四，根据气象模式推断疾病流行与灾害。五运六气把式盘上方统上半年者称司天，式盘下部统下半年为司地。其推演的式盘按六步分六格，则左右共四个间气。第五，五运太过不及、客气司天司地之胜复，如无承制为平气则成为病邪。五运六气以此建立了气象病因学，进而把东汉以前的诊治理论纳入五运六气的框架。五运六气遂成为有预测机制的从病因到治疗的医学理论体系。

主客之气加临表

六气	初之气	二之气	三之气	四之气	五之气	终之气
主气	厥阴风木（春）风	少阴君火（初夏）热	少阳相火（夏）火	太阴湿土（长夏）湿	阳明燥金（秋）燥	太阳寒水（冬）寒
客气	司天					（在泉）
巳亥	阳明燥金	太阳寒水	厥阴风木	少阴君火	太阴湿土	少阳相火
子午	太阳寒水	厥阴风木	少阴君火	太阴湿土	少阳相火	阳明燥金
丑未	厥阴风木	少阴君火	太阴湿土	少阳相火	阳明燥金	太阳寒水
寅申	少阴君火	太阴湿土	少阳相火	阳明燥金	太阳寒水	厥阴风木
卯酉	太阴湿土	少阳相火	阳明燥金	太阳寒水	厥阴风木	少阴君火
辰戌	少阳相火	阳明燥金	太阳寒水	厥阴风木	少阴君火	太阴湿土

"天地合炁，命之曰人"，即是五运六气化生五脏六腑、藏象经络。五运六气与中医人体相感应，如中运为中焦脾胃，司天为上焦心肺，司地为下焦肝肾，左右间气为人体左右两胁。五运六气之五音六律与脏腑相应，如《灵枢·经别》曰："余闻人之合于天道也。内有五藏，以应五音五色五时五味五位也；外有六府，以应六律，六律建阴阳诸经而合之十二月、十二辰、十二节、十二经水、十二时、十二经脉者，此五藏六府之所以应天道。"故《灵枢·邪客》曰："天有五音，人有五藏。天有六律，人有六府。"《素问·针解》曰："人发齿耳目五声，应五音六律。"《素问·藏气法时论》《素问·六节藏象论》等都说明人体五脏六腑源于四时五行、五运六气。

在《素问·五常政大论》中有关于岁运与生物繁殖之间关系的论述："岁月胎孕不育，治之不全，何气使然？岐伯曰：六气五类，有相胜制也，同者盛之，异者衰之，此天地之道，生化之常也。"岁运对人类生殖的影响：土运太过，春季怀孕；木运太过，秋季怀孕，夏季不宜怀子；火运太过，冬季怀孕；木运不及，冬月怀子；火运不及，春夏怀子；土运不及，夏月怀子；金运不及，长夏怀子；水运不及，秋月怀子。除此，古医家对受孕的时日、环境也有讲究，《千金方·养性》载道："御女之法，交会者当避丙丁日及弦、望、晦、朔、大风、大雨、大雾、大寒、大暑、雷电霹雳，天地晦明，日月薄蚀，虹霓地动。"此后，宋代医家陈自明又将阴阳五行引入分经养胎学说，既可阐述胎生之理，又是指导孕期保健、辨证施治的大法，是运气学说与胎养学说的结合。

《黄帝内经》中"五"出现频次最多，达860余次（《素问》463次，《灵枢》399次），以"五"为篇名的有17篇（《素问》6篇，《灵枢》11篇），90%以上是五行模式下的意义。与五结合组成的词汇相当丰富，如五运、五脏、五气、五味、五音、五神、五疫、五部、五谷、五度、五脉、五禁等有几十个之多，"五行"的这种使用频率从中医框架上体现了医算在《黄帝内经》中举足轻重的作用。在年月日时时间结构的不同阴阳结构下创建了具有自身特点的三阴三阳模式，在五行模式下创建了制化胜复模式，在天地人模式下创立的五运六气、九宫八风的发病病机和治疗模式，特别是依据阴阳五行理论模式建立起来的藏象体系和经络体系，均是在对天地自然之"象数"和人身之"象数"观察和认知的前提下，运用远取诸物，类比人身；近取诸身，"司外揣内"或"司内揣外"的方式完成的古中医象数体系。以阴阳五行、干支河洛、五运六气为核心逻辑的古中医的象数体系又是建立在古盖天论、古浑天论、古宣夜论等历法历算之上的医算体系。

西汉及其以前有很多占候和预测气象之书，如《娄景书》《九宫八风占》《天文气象杂占》及《五星占》等，很多纬书中有论及运气的语句，如《易纬·河图数》有"五运"和"六气"之名词。《易纬·通卦验》论及24节气灾异及"当至不至""未当至而至"之应。《易纬·是类谋》有"六十而一周"。《孝经纬·钩命诀》云："五气渐变，谓之五运。"《易纬·乾凿度》记载最多，如"五气以立，五常以行""日十干者，五音也""辰十二者，六律也"，等等。在西汉时已经有五行派与六气派两大派。五行派据五星推占，马王堆出土的《五行占》属于此派。《史记》所记的夏侯始昌、夏侯胜等人也以五行推占。《史记·天官书》所记之王朔与魏鲜属于六气派："夫自汉之为天数者，星则唐都，气则王朔，占岁则魏鲜。"魏鲜以"四始"决定一年的有余、不及、正岁。

五运六气的语词出现较早，可能起于战国，在南齐褚澄的《褚氏遗书》中就已经明确提出。语境广泛涉及诸子文化、社会生活、政治历史、自然气象等方面，显现相当程度的普及性，符合医道物候气候证候的概念逻辑。六气语义与风寒暑湿燥火或厥阴风木、少阳相火、少阴君火、阳明燥金、太阴湿土、太阳寒水基本相同。五运六气与"医道"的关系甚为密切，非医学典籍中出现的语境也多与修道修身、医学或医者有关。

五运六气概念不只出现在专业中医古籍中，在其他子学、经学、文学典籍中也是作为重要概念而被屡次提及。如北周·庾信《庾子山集》言"五运周环，四时代序"，汉·班固《白虎通德论》卷8曰："情者静也，性者生也，此人所禀六气以生者也。"唐·孔颖达等《春秋正义》卷31论："谓六气共五味，非一气生一味，此民之六志亦六气共生之，非一气生一志，故云此六者皆禀阴阳风雨晦明之气，言共禀六气而生也。"晋·杜预《春秋经传集解》卷20载："晋侯求医于秦，秦伯使医和视之，曰：……天有六气，发为五色，微为五声，淫生六疾。六气曰：阴、阳、风、雨、晦、明也，分为四时，序为五节。过则为菑，阴淫寒疾，阳淫热疾，风淫末疾，雨淫腹疾，晦淫惑疾，明淫心疾。"缘自医和论疾，则阴、阳、风、雨、晦、明成为国学文献中六气的常见注释，六气有四时之分、五节之序，太过则成淫邪而致疾。

唐·孔颖达等奉敕撰《春秋正义》卷26注"六气至之"云："六气并行无时止息，但气有温暑凉寒，分为四时，春夏秋冬也，序此四时以为五行之节，计一年有三百六十五日序之为五行，每行得七十二日有余，土无定方，分主四季，故每季之末有十八日为土正主日也。"卷31认为："传称：天有六气……人用不得过度，过度则为昏乱，使人失其性，故须为礼以节之。"宋·欧阳修《欧阳文忠公文集·居士集》卷十六载："帝王之兴必乘五运者，缪妄之说也，不知其出于何人，盖自孔子殁周，益衰乱，先王之道不明，而人人异学肆其忧奇放荡之说。"而清·钱谦益《牧斋有学集》卷15称："左氏春秋医和之论疾源，推明六气、五味、六疾，与黄帝素、难书符合。"

庄子以"乘天地之正而御六气之辨"作为修养境界。唐·房玄龄注《管子》卷10"御正六气之变"称："所以循其变也，六气即好恶喜怒哀乐。"宋·张邦基《墨庄漫录》卷4强调"六气之经纬有序"，六气需顺常性而御变化，与医理一致。后世也以"乘天地之正，御六气之辨，以游无穷"（宋·苏轼《经进东坡文集事略》卷17）等，作为文人的追求，一些诗文集里有类似表述。"御六气""飡六气"等还被视为修炼法门，追求"和六气"或使"六气盈满"。如汉·王逸章句《楚辞》卷5称："飡（吞也）六气而饮沆瀣兮，漱正阳而含朝霞。"魏·嵇康《嵇中散集》卷4称："六气并御，而能含光内观，凝神复璞。"又如"咀六气于丹霞"（晋·葛洪《抱朴子内篇》卷1），"握六气以自驯"（元·袁桷《清容居士集》卷1），"餐六气以呼吸"（清·张惠言《茗柯文初编》卷1）等。宋·张君房《云笈七笺》载有六气服食的多种具体修炼方法，如卷23服日月六气法、卷60六炁（气）诀（嘘呵呬吹呼嘻）等，以达"外周六气，内运五行"的效果，卷61还解释吐六气的具体功用："时寒可以吹以去寒，时温可呼以去热，嘻以去风，煦（呵）以去烦，又以去下气。嘘以散滞，呬以解热。"

常见六气之和、六气之平、六气氤氲、六气均调、六气均畅、六气宣通、六气之和调、六气之和贵、六气御和、六气惟和等语词，及"二仪交泰，六气调和"（唐·释道宣辑《广弘明集》卷24），"愿臻六气之和"（宋·张孝祥《于湖居士文集》卷38），"五行以之顺序，六气以之和平"（宋·王禹偁《小畜集》卷19），"六气之平敢即"（宋·陆游《渭南文集》卷23祈雨青词）等。六气按序宣通则为福祉，故前蜀·杜光庭《广成集》卷7醮词："伏以六气周流，天道为生成之本。"唐·柳宗元《增广注释音辩唐柳先生集》外集下称"六气和而风雨时，五谷昌而仓廪实"为"教化"。凡六气相伤谓之诊（如宋·李昉等奉敕撰《太平御览》卷17引《尚书大传》后志），若六气不和，则灾害、疾病随之而至，唐·独孤及《毗陵集》卷19言："告之运命云：八风不和，六气不均，上天疾威，大历蔍臻，俾灾流行，殄歼其人。"又如"六气内调，众邪摧殄"（前蜀·杜光庭《广成集》卷

14），"六气不和，灾眚荐至"（宋·王禹偁《小畜集》卷16），"六气以沴"（如元·苏天爵辑《国朝文类》卷45）。

宋·沈括《梦溪笔谈》卷7记载："医家有五运六气之术，大则候天地之变，寒暑风雨，水旱螟蝗，率皆有法；小则人之众疾，亦随气运盛衰。"书中指出："今人不知所用而胶于定法，故其术皆不验……大凡物理有常、有变，运气所主者，常也，异夫所主者，皆变也。常则如本气，变则无所不至，而各有所占，故其候有从、逆、淫、郁、胜、复、太过、不足之变，其法皆不同。"并附熙宁中以五运六气候京师雨期的效验之例，以证"其造微之妙，间不容发，推此而求，自臻至理"。宋·王应麟《困学纪闻》卷9引杨退修之谓，宋·晁公武撰、宋·赵希弁重编后志《昭德先生郡斋读书志后志》卷2等，都推崇王冰的成就，称"以岐伯论五运六气以治疾病，后世通之者唯王冰一人而已"。

非医学典籍中，还多见以通五运六气之法作为明医或大医的评述要点与衡量标准。如宋·真德秀《西山先生真文忠公文集》卷27："仁甫读岐伯伊尹之书，通五运六气之学，其心又乐于济人者。"元·戴良《九灵山房集》卷27吕元膺之沧州翁传："（翁）历著大要，推原五运六气、上下临御、主客胜复政化淫正及三元九宫太乙司政之类，殊为详明，深足以羽翼内经六微旨五常政等篇。"宋·王应麟《困学纪闻》卷9记载："五运六气，一岁五行主运，各七十二日，少阴君火，太阴湿土，少阳相火，阳明燥金，太阳寒水，厥阴风木，而火独有二。天以六为节，故气以六期为一备。地以五为制，故运以五岁为一周。"其载与《素问》一致，并称："左氏载医和之言，曰天有六气，降生五味，即素问五六之数，易洪范月令其致一也。杨退修谓五运六气通之者唯王冰，然迁变化行度莫知其始终次序。程子曰：气运之说，尧舜时十日一雨，五日一风，始用得。"此又言及五运六气起源及其与易学关系。

医以达生生之道，得五运六气流行则为福祉，元·谢应芳《龟巢藁》卷13祈"五运六气之流行，无灾无害"。又宋·吕祖谦辑《皇朝文鉴》卷150载："囊学六气五运，夜宿东平王家岭，观气象至逾月不寐。"清·全祖望《鲒绮亭集》卷2剖析五六天地之中合问题。五运六气有常有变，《皇朝文鉴》卷90见："五运六气，冬寒夏暑，旸雨电霆，鬼灵厌蛊，甘苦寒暑之节，从先胜复之用，此天理也。"五运六气化裁之变尤其受到重视，如宋·晁公武《昭德先生郡斋读书志》卷3下："天元玉策……书推五运六气之变。"宋·朱震《汉上易传》卷7释："圣人指而裁之，则谓之变，故昼夜六时，寒暑六气，刚柔六位，因其化而裁之，以著其变之微，故曰化而裁之，谓之变。"《易纬·通卦验》卷下："（冬至）未当至而至，则人足太阴脉盛，多病暴逆，胪张心痛。"《素问·六元正纪大论》曰："民病腠理热，血暴溢，疟，心腹满热，胪胀，甚则胕肿。""（火郁之发）民病少气，疮疡痈肿，胁腹胸背，面首四支，膜愤胪胀。""胪胀"一词，即指腹胀满。可见医易相通自古有之。另外，"五行六气"之语也作为五运六气的代名词在文献中常见。宋·王明清《挥尘录后录》卷2解释："五行在天乃六气，君火以名，相火以位，寒暑运行，曾无越次，矧此有形，创于神智，生生不穷，悠远之义。"宋·释契嵩《镡津文集》卷18以六气、五行为易学的一部分等。

历史上，极力反对运气学的也大有人在，如缪希雍、王履、周礼、何梦瑶、张悼、万全等，但反对的理由大体就是三条：一条就是直接以运气学说是唐代王冰补入的，所以反对；一条就是以伤寒的相关看法为基准，发现运气学说有些说法与伤寒不一致，所以反对；另一条就是对运气学说了解得非常粗浅，觉得与实际不一致，所以反对。很显然，这些反对的理由细究下来，都是无法真正成立的，也不值得一驳。相对于支持五运六气学说的医家，无论是从临床实证上，还是在数量上，抑或中医基础理论及其医学流派的开创方面，这些反对者不过蝇营狗苟，蜉蝣之辈。

历史上多数医家还是非常重视《素问》五运六气学说的年月日时周期的天人感应现象，本书所列医家皆是如此，以至于有句谚语广为流传，"不明五运六气，检遍方书何济"。这些相信运气学说的医家在他们临床诊病和著书立说里，都明确应用了运气学说的知识，给后人留下了丰富的经验和理论。所以与不相信运气学说的医家相比较，他们因为自身屡次应用了运气学说去解决临床上的实际问题，所以他们对运气学说的看法更值得后人相信。

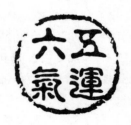

己巳篇◎神农本草经

　　西汉时期出现的《神农本草经》（简称《本经》），是我国现存最早的药物学专著。《神农本草经》之名最早见于西晋皇甫谧的《针灸甲乙经》序。据《汉书·游侠传》中记述楼护在长安贵族亲戚家读"**诵医经、本草、方术数十万言**"的文献史料可知，汉代已有"**本草**"专著，而且早于三国医家的《吴普本草》。西晋文学家张华（232—300）撰著的《博物志》将《神农经》与《山海经》相提并论，可以肯定的是《神农经》和《神农本草经》内容十分相近，都是传载药物学知识的古代文献，都是齐梁陶弘景、初唐苏敬、宋代唐慎微编撰本草的文献史料和依据。

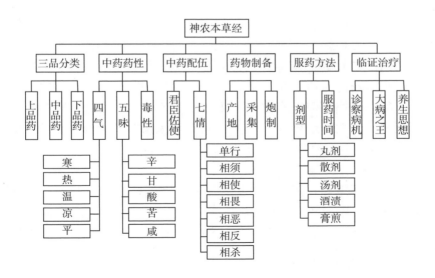

这部专著系统总结了自战国以来到西汉时期的药物学基本理论和药物知识，记载了植物药 252 种，动物药 67 种，矿物药 46 种，共达 365 种。对各种药物的主要用途、产地都有详细记载，并依据性能和使用范围分为上、中、下三等。该书的作者还总结出了医方中主药与辅药之间的"君、臣、佐、使"相配伍的原则和药物的"四气五味"之说。南朝齐梁陶弘景（456—536）的《本草经集注》是以《神农本草经》及当时流行的其他《本草经》传本为底本编辑而成的。《神农本草经》365 种药数的得出，实本于道家天人感应学说。如陶弘景解释："天道仁育，故云应天，独用百廿种者，当谓寅卯辰巳之月，法万物生荣时也；人怀性情，故云应人，一百二十种者，当谓午未申酉之月，法万物熟成时也；地体收杀，故云应地，独用一百廿五种者，当谓戌亥子丑之月，兼以闰之，盈数加之，法万物枯藏时也。"从其"三品三百六十五种，法三百六十五度，一度应一日，以成一岁"的立场可知，该书载药 365 味之数由此天人感应而确定。

《神农本草经》将传载的 365 味药物按其功用分为上、中、下三品，将《素问·至真要大论》中提出药物三品分类的理论付诸实践。其分类依据主要是根据药物的性能特点和不同的应用目的："上（品）药一百二十种为君，主养命以应天，无毒，多服、久服不伤人。欲轻身益气，不老延年者，本上经""中（品）药一百二十种为臣，主养性以应人，有毒、无毒，斟酌其宜。欲遏病补虚羸者，本中经""下（品）药一百二十五种为佐使，主治病以应地，多毒，不可久服，欲除寒热邪气，破积聚愈疾者，本下经"。此文将 365 种药物分为上、中、下三品的分类主旨表达得明晰透彻。简言之，一是三类药物在当时组方中担当着不同角色，或为君，或为臣，或为佐使。二是根据药物"主养命""主养性""主治病"之不同应用目的分类。三是依据不同类别药物"无毒""有毒（或）无毒""有毒"之毒性大小有无进行分类的。四是根据药物的功用进行分类，凡有"轻身益气，不老延年"功用者，归之于上品；365 种药物中，有 150 种提到"令人轻身不老"，其中 10 余种还特别指出"久服可致神仙"。凡有"遏病补虚羸"功效者，归于中品；凡有"除寒热邪气，破积聚愈病"作用者，归于下品。

按六气六淫之邪，药也分六类。第一类寒淫药物功效特点：主风头寒痛、大风眩痛，补不足，补中安五脏，长须眉，主伤寒、中风寒热；代表药物：防风、细辛、人参、巴戟天、杜仲、苍耳子、麻黄、厚朴、川芎、白芷。第二类湿淫药物功效特点：主风湿痹、下气、利小便、暴热身痒、消渴、恶疮痈疽、身热、乳难；代表药物：薏苡仁、泽泻、滑石、牛膝、葛根、天花粉、败酱草、浮萍、泽兰、积雪草等。第三类燥淫药物功效特点：主死肌、中风暴热、结肉，补五内，益气力，长肌肉，填脑髓；代表药物：白术、天冬、鹿角胶、菟丝子、黄芪、肉苁蓉、白及、桑寄生、阿胶、胡麻仁等。第四类火淫药物功效特点：主金疮、心腹邪气，除血痹，破坚积，止痛，消瘀血，止血；代表药物：白芍、丹参、黄芩、卷柏、蒲黄、王不留行、茜根、桃仁、大黄、水蛭等。第五类热淫药物功效特点：主结气、心下坚、瘰疬，散瘿结气、心下结痛，治心下邪气；代表药物：茯苓、枳实、桂枝、橘柚、柴胡、海藻、荆芥、半夏、连翘、夏枯草等。第六类风淫药物功效特点：主杀鬼精物、蛊毒恶气、鬼注、贼风、蛊毒，杀精物恶鬼、惊痫、瘛疭、癫疾、夜啼。代表药物：木香、蝉蜕、升麻、天麻、徐长卿、龙骨、露蜂房、代赭石、蚤休、蜈蚣等。

《汉书·艺文志》的《方技略》将所著录的文献分为医经、经方、房中、神仙四类，而且"经方类"的小序内容正是对西汉时期"本草"内容的介绍，"经方者，本草石之寒温，量疾病之浅深，假药味之滋，因气感之宜，辨五苦六辛，至水火之齐，以通闭解结，反之于平。及失其宜者，以热益热，以寒增寒，精气内伤，不见于外，是所独失也"。而根据中华上古传统的天人感应逻辑，其中"因气感之宜，辨五苦六辛"的方术则与五运六气理论有密切关系。

班固在《郊祀志》《平帝纪》《游侠传》等多处使用"本草"词语。如《汉书》卷12"平帝纪"元始五年（公元5年）载："征天下通知逸经、古记、天文、历算、钟律、小学、史篇、方术、本草，以及五经、论语、孝经、尔雅教授者，在所为驾，一封诏传，遣诣京师，至者数千人"。班固将"本草"文献归并到"经方"类中，在《方技略》中辑录的"经方"十一家，其中有九家是言方剂的，一家言各类剂型的制备，名曰《汤液经法》，有一家讲食物禁忌，名曰《神农黄帝食禁》。《汉书·艺文志》将此三类文献合称"经方"，显然是将"药"（本草）纳入"方"中。由此可见，《神农本草经》与《汤液经法》之间是存在着必然的逻辑联系。

药食的五味理论起源很早，在现存最早的文献《尚书》中已有明确记载，后来的《周礼·天官》则更加明确地指出分辨五味的临床价值，并且明确地指出，"凡药以苦养骨，以辛养筋，以咸养脉，以酸养气，以甘养肉，以滑养窍"。这样五行五味配属与《汤液经法》《辅行诀》《黄帝外经》的"藏气法时论""六元正纪大论""至真要大论"的五行五味配属基本相同。将药物五味理论调治五脏以及如何根据五运六气、四时五行气候变化灵活应用五味理论则是《黄帝内经》的功绩，具体反映在《素问》的《藏气法时论》《至真要大论》，以及《灵枢经》的《五味》和《五味论》等篇中。

《本经》中以苦、辛味药物居多，分别占药物总数的36%和27%，这与汉代取苦辛两味以应天地不无关系。如《汉书·艺文志》"经方类"书目解题云："辨五苦六辛，致水火之剂。"《律历志》云："传曰，天六地五，数之常也。天有六气，降生五味。"再者，《本经》中辛味药多属温热，而苦味药则偏于寒凉，这与《汉书》中以辛应天为阳，以苦应地属阴，也相吻合。

《黄帝内经》指出："寒者热之，热者寒之"；"辛散""酸收""甘缓""苦坚""咸软"等，奠定了气味学说基础。"五味所入，酸入肝，辛入肺，苦入心，咸入肾，甘入脾"之说，是为归经学说的先导。"升降出入，无器不有""味厚者为阴，薄者为阴中之阳；气厚者为阳，薄者为阳中之阴"等，成为升降浮沉学说的依据。同时提出了五脏苦欲补泻及五运六气与用药的关系。《内经》最早并较系统地归纳了五味的基本作用，明确地指出了辛散、酸收、甘缓、苦坚、咸软等至今仍然适用的观点；论述了五脏系统对药物酸、苦、甘、辛、咸的"苦""欲""补""泻"。强调了过食、偏嗜五味会对相关内脏造成伤害。五味对五脏的伤害不是单向的，而是多向性、多脏器、多系统的。例如"味过于咸，大骨气劳，短肌，心气抑"（《素问·生气通天论》）即是其例。此处指出，过嗜咸味，不但损肾之精气而有"大骨气劳"之病理损害，还会出现"水胜侮土"的相侮局面，损伤脾胃，脾胃受损，致使肌肉失养而见消瘦（即"短肌"）。还会出现"水胜乘火"而抑伤心气。这就指出五味损伤五脏系统时不仅可以出现单向损伤，久之则造成多系统、多方向的损害。

《神农本草经》重视采药与服药时间与疗效的关系。"阴干暴干，采造时月，生熟土地所出，真伪陈新，显各有法"。这是《神农本草经·序录》通过药物应时采集实例践行了"运气九篇"之《素问·至真要大论》"司岁备物"的理念。在众多的中药种类中，植物药所占比例最大，生长发育不同阶段中的植物药，其药用价值有很大差异。《神农本草经·序录》认为："病在胸膈以上者，先食后服药；病在腹以下者，先服药而后食；病在四肢血脉者，宜空腹而在旦；病在骨髓者，宜饱满而在夜。"这部分内容在《华佗玄门内照图》中也有记载，这说明药物时间学早在上古时期就已经取得共识。

《神农本草经·序例》所谓"药有酸、咸、甘、苦、辛五味"，其本义是指人们可以品尝到的药物真实滋味。药物虽真实滋味不止五种，但百味实出于五味之互藏互参，又如白色光之三原色理论一样。并将涩味附之于酸，淡味附之于甘，以合药物五味的五行属性归类。《神农本草经》所言药物有"寒热温凉四气"。四气，即四性，是药物或食物的寒热温凉四种性质，四气属阳，五味属阴，此即"阳为气，阴为味"（《素问·阴阳应象大论》）之意。而事物之阴阳属性是可分的，"阳中有阴，阴中有阳"，故属阳的药物寒热温凉之性还可再分阴阳。温性、热性为阳，凉性、寒性属阴。热甚于温，寒甚于凉，其中只是程度的差异。就温热而言，常又有微温、温、热、大热的不同量级；寒凉又有凉、微寒、寒、大寒的不同量级，如果在性质上没有寒热温凉明显的性质差异，于是就用"平"标定其性质。

据《辅行诀》所引陶弘景语："依《神农本草经》及《桐君采药录》，上中下三品之药凡三百六十五味，以应周天之度，四时八节之气。商有圣相伊尹，撰《汤液经法》三卷，为方亦三百六十首。上品上药为服食补益方者百二十首；中品中药为疗疾祛邪之方，亦百二十首。下品毒药，为杀虫避邪痈疽等方，亦百二十首。凡共三百六十首也。实万代医家之规范，苍生护命之大宝也。"这就是说，陶弘景所看到的《汤液经法》为体系完备的三卷本，而这种体系完全是根据《神农本草经》和《桐君采药录》而来的。

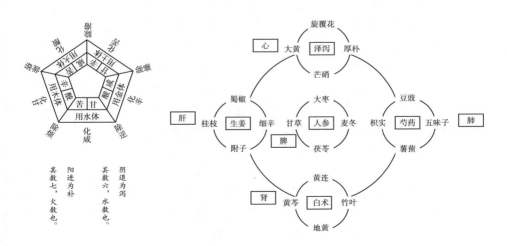

117

《辅行诀》曰："在天成象，在地成形，天有五气，化生五味，五味之变，不可胜数。今者约列二十五种，以明五行互含之迹，以明五味变化之用，味辛皆属木，桂为之主，椒为火，姜为土，细辛为金，附子为水。味咸皆属火，味甘皆属土，味酸皆属金，味苦皆属水……"再将《神农本草经》中所有药物的"气"与"味"按照对应的五行配属进行个数统计。五行与五气配属：水（寒）、木（温）、土（平）、火（热）、金（凉）。五行与五味配属：火（咸）、土（甘）、金（酸）、水（苦）、木（辛）。将《河图》之生数与成数与药物"五气"与"五味"相对应；结合《辅行诀》中五味对应五脏所起的"补－用""泻－体""缓－化"作用对《神农本草经》中所有药物气味进行简单的比较，竟然完全吻合。

《神农本草经》药物气味分布

五味	温热	平性	寒凉	合计
辛	54	22	22	98
甘	19	39	20	78
酸	4	6	4	14
苦	17	47	67	131
咸	6	17	13	36
合计	100	131	126	357

　　现行单行本《神农本草经》包含两大内容，一是治病内容，二是延年神仙内容。在全书 365 味药物中，有 160 味提到"久服不饥，轻身延年不老，神仙"。《本经》为什么会有大量药物记载久服不老神仙呢？这与汉代方士有关。方士是信仰神仙不死的。《汉书·艺文志·方技略》收载神仙著述 10 家，205 卷。并对"神仙"解释说，"神仙者，所以保性命之真而游求于其外者也"。说明"神仙"在当时深受一般人信任，其著述亦多，因而神仙著述及道家方术等就会渗入《神农本草经》及各种先秦中医经典中，这也是自然而然、情理之中的事情。

　　《汉书·郊祀志》记载的方士活动，从战国已有，该书云："自齐威（公元前 378—公元前 343 年），宣（公元前 342—公元前 324 年）时，驺子之徒论者，以阴阳主运，显于诸侯，而燕、齐海上之方士传其术，不可胜数。"

至汉武帝元鼎四年（公元前113年），"以二千户封染大为乐通侯……贵震天下，而海上燕齐之间方士，莫不自言有禁方"（《史记·封禅书》卷28）。方士们除寻求仙药外，还搞炼丹、炼黄金。在炼丹、炼黄金过程中，出现很多化学反应变化。这些化学反应变化，与医疗可以说是不相关的。但是《本经》中有很多药物均记载此等化学反应变化，如：朴硝"能化七十二石"；石胆"能化铁为金银"；空青"能化铁铅锡作金"；曾青"能化金铜"；白青，"可消为铜剑"；石硫黄"能化金银铜铁奇物"；水银"杀金银铜锡毒，溶化还复为丹"；铅丹"炼化还成九光"；雄黄"得铜可作金"，等等。这些化学反应，都是方士们将炼金丹时实践的经验收入《仙经》中，作《本经》者，又从《仙经》录入《本经》中。方士以其方术和炼丹术馈赠天下，除了炼金丹之外，从事本草炼丹修身者，也是方士之一术。

例如《本经》记载"久服轻身益气，延年不老神仙"的药有：云母"久服轻身延年神仙"；玉泉"久服不老神仙"；朴硝"炼饵服之，轻身神仙"；石胆"久服增寿神仙"；太一余粮"久服轻身神仙"；雄黄"久服轻身神仙"；水银"久服神仙不死"；蒲黄"久服延年神仙"；青芝、赤芝、黄芝、白芝、黑芝"久服轻身不老，延年神仙"；鸡头实"久服耐老神仙"等，类似此例有160余条。《本经》不仅记载人久服药物成为神仙，有些动物吃了也能成仙。例如：庵闾子记有"驱驴食之神仙"，茵陈蒿记有"白兔食之神仙"，这些"久服轻身益气，延年不老神仙"的药物当是方士们所收入《仙经》中，本草待诏的一些官，也是道家的修行者，其将中药人体实验结果收入书中也在情理之中。

《神农本草经》的这种三品分类主要目的是以道家修炼为核心，而修炼的前提就是必须要净化身体。在《本经》中外感病因包括六淫之气、恶鬼精物不祥之邪等。其中风、寒、暑、湿、燥、火（包括热邪），即"六淫"之邪。从术语频次上看，"六淫"出现32次，"鬼蛊瘟毒"出现72次，"杀鬼"计42次，占整个外感邪气的2/3还多。可见，《本经》对鬼精物的论述比外感六淫更加详尽。故陶弘景在《辅行诀》的开篇中就说"隐居曰：凡学道辈，欲求永年，先须祛疾。或有宿病，或患时恙，一依五脏补泻法例，服药数剂，必使藏气平和，乃可进修内视之道。不尔，五精不续，真一难守，不入真景也。服药祛疾，虽系微事，亦初学之要领也。"古人所说的"借医弘道""援医入道"等主张，均是这一天人感应文明体系的核心体现。

在中国河北香河有一个叫周凤臣（1905—1992）的老妇人去世后身体

不腐不朽，而且她自己还预言了自己的"不朽""以后世界都知道她"等事情，实在是令人拍案称奇。周凤臣生前是一个善良、淳朴的老人，跟道士学过一些道蠱医术，经常给村里人无偿治病，而自己则按照道士教授的方法，口服丹砂以修身，每次一小点，每年固定时间服用。我们知道，丹砂里是含有汞等有毒物质，在临床上经常能看到汞中毒的病人大量蛋白尿的现象，但也不是所有人都是如此。而且丹砂经过炮制是可以药用的。作为道家修炼用的《神农本草经》，其所分三品种每品以金石类药物排序在前，草木类次之，动物类最后，朱砂即为第一个药（丹砂：味甘，微寒，无毒。治身体五脏百病，养精神，安魂魄，益气，明目，杀精魅、邪恶鬼。久服通神明，不老，能化为汞。生山谷）。丹砂的修身功效在周凤臣老人身上得到了验证。

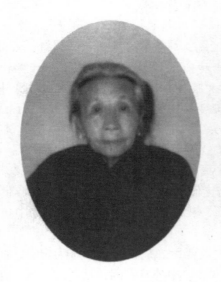

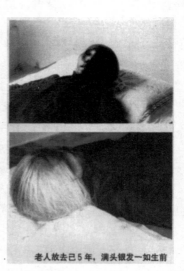

老人故去已5年，满头银发一如生前

　　自从"香河老人"死后"不朽"的消息传出后，已经有近50多万名探访者。已有来自全国及世界各地的各方面人士到过这个农家小院。国内人体科学、医学、生物学及传统文化研究等领域的专家从多个角度发表了各自的见解，中国人体科学学会、中国军事医学科学院、航天医学工程研究所、中国科学院等多家单位的医学、人体学、病理学的资深教授都曾经来到香河，对老人的遗体进行了研究。武警总医院每年都会给老人做一次全身体检。老人的儿子说："母亲临终时留下了话，死后肉身不会腐，不许入殓。"老人临终时满屋香气，天空彩虹氤氲，据当地人说，老人去世时还听到了锣鼓鞭磬的音乐声。种种神奇，不可说尽。

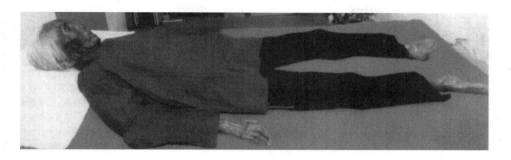

回顾老人逝世前的行为，从其孙儿的描述中就显示出许多异常之处。

1992 年 11 月 6 日，老人突然感到身体不适，咳嗽不止并拒绝进食，遂住院治疗。其间，老人多次出现异常呕吐，有时喝一口水能吐出一碗呕吐物。10 日，老人强烈要求出院回家。15 日，其饮食习惯发生了大的改变：吃凉饭、喝凉水；在 9 天未进食、未排便的情况下，之后大量排便、咳痰，19 日早晨，老人让家人用凉水给她擦身，并用清凉油抹全身主要穴位。24 日夜，老人停止了呼吸和心跳。据其家人介绍，老人停止呼吸后 24 小时内，体温一直没有下降，身体未出现任何僵硬现象。24 小时后体温降至室温（约

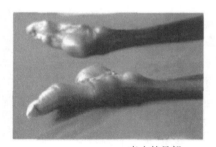

老人的足部

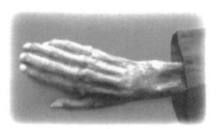

老人的手

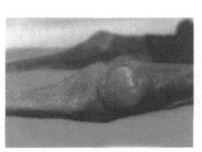

老人的膝盖部分

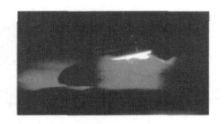

手电筒照射下的老人的足部

22℃），但肌体仍柔软如常。11月29日夜，其指间颜色开始变红，手背和上肢表皮内开始出现红色液体。12月1日，其身体开始出现充气现象，一天后全身呈气囊状。2日晚，开始有大量无异味的红色液体排出体外，随后身体充气逐渐减少，至25日，液体基本排完，身体恢复原状。1993年元旦后，老人身体开始排出油性分泌物，6个月后分泌量开始逐渐减少，进而演化成"金刚琉璃体"。

老人逝世这么多年，遗体都在自然条件下停放，历经了严寒酷暑的考验，盛夏里温度高达34℃，相对湿度高达90%，冬季里温度则降至0℃，遗体仍没有受到影响，至今完好，实为奇迹。

此种事例古已有之，而且大都是和尚与道士。唐代段成式的《酉阳杂俎》载义师和尚"坐七日而死，时盛暑，色不变，肢不摧"。《晋书·葛洪传》记述葛洪（抱朴子）死后，"视其颜色如生""体亦柔软"。《列仙传》载宋代陈抟"卒经七日，肢体犹温"。《古今怪异集成》载河南祥符（今开封市境内）有淡如和尚死后3年，其徒"抚其体，坚过铁石；扣之，铿铿有声"。当时"有一营卒，心疑其伪，潜以刀刺其臂，血缕缕涌出，营卒大惧，……急以金涂所刺处，刃口终不可合"。又载：德风和尚于光绪壬午（1882年）圆寂，十年后，"开缸视之，爪长发生，面貌如故"。对于肉身不腐的原因，唐代张读《宣室记》说："骆元素其尸如生，曾无委坏之色，盖饵灵药所致。"《古今怪异集成》说："肉身不坏者……乃由禅定之功，或戒行之力，自然不坏，不藉他力而为之。"这些神奇之事正如陶弘景在《辅行诀》的开篇中所说的"凡学道辈，欲求永年，先须祛疾。或有夙病，或患时恙，一依五脏补泻法例，服药数剂，必使藏气平和，乃可进修内视之道。不尔，五精不续，真一难守，不入真景也。服药祛疾，虽系微事，亦初学之要领也"。而且丹砂在《汤液经法》中属于水中火，正是修真水火之药。

1965年，南京市文物保管委员会在南京象山发掘晋代王氏家族三号墓（王丹虎墓）时，出土了200余颗丸状物。这些丸状物放在棺内墓主人头部左侧的一个圆形漆盒内，有朱红、粉红和白色三种颜色。丸状物的直径为0.4～0.6厘米左右，其中体积最大者重0.468克，最小者重0.275克，平均重量为0.372克。经研究人员取样化验后，证实这些丸状物的主要成分为硫化汞。定量分析显示，丸状物中的硫含量为13%，汞含量为60.9%，还有26.1%的不明成分。根据当时的化验结果，专家们推测，这些丸状物很可能就是古人炼制的"丹砂"或"朱砂"一类的丹药。在《黄帝内经》中也有"小金丹"的记载。因此，在王丹虎墓出土的这些丹药，就成为我国古代炼丹史上首次发现的实物，它的发现对研究我国化学史和医药史、修炼史都具有十分重要的意义。

由炼丹家魏伯阳（公元100—170年）撰著的《周易参同契》，是世界上最早的炼丹著作。此书将《周易》中的天文历法理论与道家的天人合一思想相结合，作为炼丹的理论基础，并记载了多种矿物质，如汞、铅的化学性质、化学反应以及提炼方法。此书认为："丹砂，治身体五脏百病，杀精魅邪恶鬼，久服通神明不老，能化汞；水银，熔压还复为丹，久服神仙不死；空青，久服轻身延年，不老，能化铜、铁、锡作金；曾青，久服轻身不老，能化铜；石胆，炼饵服之，不老，久服增寿神仙，能化铁为铜，成金银；太一禹余粮，久服耐寒暑不饥，轻身，飞行千里。"而丹砂的功效在周凤臣老人身上得到证实。

葛洪（公元284—364年）字稚川，号抱朴子，是我国历史上最著名的炼丹家。葛洪的著作主要有《金匮要方》一百卷、《肘后备急方》四卷、《抱朴子内篇》廿卷等。他的著作中记载了多种炼丹方法、炼丹设备以及丹方。例如"丹砂烧之成水银，积变又还成丹砂""取雌黄、雄黄，烧下，其中铜铸以为器覆之……百日此器皆生赤乳，长数分"，此处所说的雌黄是指三硫化二砷，雄黄是二硫化二砷。除了汞、硫化汞、铅、砷等化合物以外，葛洪还用胆石、消石、寒羽湟（石膏）、赤石脂、矾石、磁石、云母、卤盐等作为炼丹的原料，从而积累了许多化学知识，丰富了丹药的内涵，对后世的制药化学有重大贡献。随着炼丹技术的逐渐发展，炼丹的方法也逐渐复杂起来。当时所用的炼丹原材料，除丹砂外，还有二三十种其他的矿物质，如硫黄、雄黄、曾青、云母、矾石、戎盐、铅丹等。人们不断地尝试将各种不同的原料相组合进行炼制，企望能机缘巧合地炼出仙丹来。这种道家修炼界的丹药体系，直接导致我国古代最著名的乃至影响全世界文明进程的科学发明——火药的诞生。不但《神农本草经》中完整记录了这些中国古代化学的理论与实验操作，在陶弘景的《辅行诀》中也记载了金石二十五味药方的修身祛病功效，包括仲景给王粲治麻风病的五石散（由硫黄、紫石英、白石英、石钟乳等矿物质配成的散剂）也是由道曁医术而来。后来，炼丹术在阿拉伯国家流行起来，并又辗转传入欧洲，成为欧洲近代化学的先驱。

古中医目前还有丹药的遗迹，分为草木丹与金丹。草木丹如紫雪丹、至宝丹、八宝丹等还在临床上应用。金丹如中医外科的红粉（红升丹、三仙丹），主要成分为红色氧化汞（HgO），由水银、白矾、火硝用烧炼法中的升法炼制而成，具有拔毒、提脓、生新的功效，可用于治疗溃疡疮口不敛、肉芽暗滞、腐肉不净等症。轻粉，主要成分为氯化亚汞（HgCl），由水银、皂矾、食盐、芒硝等炼制而成，具有杀虫、攻毒、利水、通便的功效，可用于治疗疥癣、梅毒、下疳、皮肤溃疡、水肿、鼓胀等症。白降丹，主要由水银、火硝、皂矾、硼砂、食盐、雄黄等炼制而成，具有提脓、拔毒、生肌的功效，可用于治疗痈疽发背和一切疔疮肿毒。九一丹，具有提脓、生肌的功效，可用于治疗痈疽发背、烂脚、恶疮等症。

　　来自敦煌残卷本，陶弘景著《本草经集注·序录》的《本经·序录》原文中曰："药有阴阳配合，子母兄弟，根叶华实，草石骨肉。有单行者，有相须者，有相使者，有相畏者，有相恶者，有相反者，有相杀者，凡此七情，合和当视之。相须、相使者良，勿用相恶、相反者。若有毒宜制，可用相畏、相杀。不尔，勿合用也。"这段经文，历代中医界解释得是五花八门，尤其是"子母兄弟""七情"也是如此。古中医的基本逻辑思维是阴阳五行，"药有阴阳配合，子母兄弟"，前面说阴阳配合，接着五行生克，这是再自然不过的事情了。如果在五行生克乘侮框架内去理解这些概念，就容易解释得通。《难经》中早已把五行中相生关系比喻为母子关系，"生我"者为母，"我生"者为子。"子母兄弟"即是生我、我生、比肩、比劫，单行即是独一味药，相须是生我，相使是我生，相畏是我侮，相恶是乘我，相反是克我，相杀是我克。而每一味中药都有自己的五行属性，这在陶弘景的《辅行诀》中更是有图为证，《辅行诀》又是伊尹《汤液经法》的简本，《汤液经法》与《神农本草经》都是上古时期流传下来的古中医文明的口述资料。

　　《本经》有六种芝草，青芝、赤芝、黄芝、白芝、黑芝、紫芝。前五种显然对应五行，所以《本经》说："青芝，味酸，补肝气，生太山。赤芝，味苦，益心气，生霍山。黄芝，味甘，益脾气，生嵩山。白芝，味辛，益肺气，生华山。黑芝，味咸，益肾气，生常山。"不难看出，文字涉及的五色、五味、五脏、五岳皆与五行一一对应。不仅如此，经文还说："青芝，主仁恕；赤芝，增智慧；黄芝，忠信和乐；白芝，主勇悍；黑芝，聪察。"这里竟然还隐含着与五行对应的"仁、智、信、义、礼"，即汉儒常说的"五性"。《本经》云："五石脂，各随五色补五脏。"这说明，《本经》是阴阳五行学说广泛流行以后的产物。

据《辅行诀》记载，《汤液经法》共收录医方 360 首，仿照《神农本草经》上中下三品药物分类法，将所拟医方也分为上中下三品，上品 120 首医方，为服食补益方；中品 120 首，为疗疾祛邪方；下品 120 首，为杀虫、辟鬼邪、疗痈疽方。因经方著作大量失传，我们已经无法知晓《汤液经法》一书的内容，但《辅行诀》的再现为我们提供了契机。《辅行诀》转录了《汤液经法》60 首常用经方，经核实实存 56 首。其中 34 首属五脏大小补泻汤方，这是目前知道的最早的五脏补泻经文。仲景《伤寒杂病论》按照运气九篇的三阴三阳模型分辨病因病机，按照《神农本草经》《汤液经法》与《素问·至真要大论》的四性五味、五运六气理论配伍方术，最终写成流传千古的不谢方。

上述大量事实，说明方士所撰的神仙著作对《本经》的影响。可以确认汉代被诏的本草官，他们长期药物实证及工作中获得药性知识，从经方中获得药物治疗知识，从神仙著作中获得药物养生知识，他们把这三部分知识结合为一体，以药物为纲，撰写成本草专著。因为书中的知识本就是先皇传之于后世，后人只是记录了先秦圣人古中医的口述史而已，书成后，就有了后人所谓的"托名"神农、黄帝等先秦人物的谬说，实际上本是先秦古圣之言，后人记述之事，故有"六经皆史"的说法。而《神农本草经》《黄帝内经》《黄帝外经》《扁鹊内经》《扁鹊外经》《难经》，甚至四书五经、道藏佛经、少数民族的神话典籍，等等，都是上古文明的口述史而已，并不是托名之作。

如贾思勰的《齐民要术》和古希腊的《荷马史诗》就来源于人们的口述。口述史反映的是民间文化和大众记忆内容，这些内容的传承可上溯到对于远古时代故事的口口相传，例如东方的女娲补天、"黄帝战蚩尤"、仓颉造字和西方的亚当与夏娃的故事。尤其是在有确切文字记录以前，人们为了保存某些历史事件的大体内容，记录该事件，一般以岩画或者口口相传的形式进行。在文字发明之后，人们为了防止由于某些原因而造成的对该事件记忆的错漏，重新整理了对于该事件的相关内容，并且记录下来，这可以认为是最早的口述史的形式。从西周时期流传的诸多文献以及出土文物都向我们展现了文史工作者对于口述史的重视，朝廷礼乐官员不但独自创作诗歌，还经常到民间搜集诗歌素材，并且朝廷还要求各国诸侯选送诗歌，例如人们所熟知的《诗经》。而史学界评价最高，研究最多的经世巨著《史记》和与西方取得跨文化认同的旷世巨篇《论语》，被我国历史学家和访谈学者共同确认为典型的口述史代表作。所以国际史学理论界颇具影响的保尔·汤普逊认为：“实际上，口述史就像历史本身一样古老，它是第一种类型的历史。”

“口传心授”和“示范身教”是传统中医基本传承方式，如张颐斋序《儒门事亲》云：“宛丘张子和，兴定中召补太医，居无何求去，盖非好也。于是退而与麻征君知几，常公仲明辈，日游溹上，相与讲明奥义，辨析至理，一法一论，其大义皆子和发之，至于博之于文，则征君所不辞焉。议者咸谓，非宛丘之术，不足以称征君之文，非征君之文，不足以弘宛丘之术，所以世称二绝。”张子和得麻九畴（1183—1232，金代文人、医家。字知几，号征君，初名文纯）的领悟与文笔，才使其“汗、吐、下”三法的独特临证心得播传于后世。另如《中国历代名医传》记载：窦默，“旅居蔡州（今河南汝南），遇名医李浩（曾著《伤寒钤法》），授以铜人针法”。窦默又著《流注指要赋》《标幽赋》等，“久后回到肥乡，以经术教授诸生”。后人整理朱丹溪临床经验而成《丹溪心法》《丹溪心法附余》；丁长儒（元荐）搜集缪氏临证奇中的用方和治验，……后经缪氏补充伤寒、温病、时疫治法要旨，改名《先醒斋医学广笔记》。又如世传的《温热论治》，首刻于唐大烈的《吴医汇讲》中，唐氏叙云：“叶天士，名桂，号香岩，世居阊门外下塘。所著《温热论治》二十则，乃先生游于洞庭山，门人顾景文随之舟中，以当时所语，信笔录记，一时未加修饰，是以词多佶屈，语亦稍乱，读者不免晦目。烈不揣冒昧，窃以语句少为条达，前后少为移掇，惟使晦者明之。至先生立论之要旨，未敢稍更一字也。”张志聪承其师张遂辰之说，招同学、朋友、学生讲论其中，参考经论的异同，而辨论是非，这样持续近30年，他所有的著述，都是于此中写成。《伤寒论宗印》和《伤寒论集注》是其成为“维护旧论派”中坚人物的代表作。凡此种种，不胜枚举。

禀《神农本草经》炼丹技术、五运六气、五苦六辛、四性五味理论，后世本草著作不出其右，在每一部本草著作中都能看到道家丹药修身的影子。如《汤液经法》《吴普本草》《证类本草》，等等。

《本草衍义》为北宋末年寇宗奭所编，寇宗奭为宋真宗时期的名臣莱国公寇准的后裔，当时的身份为“承直郎澧州司户曹事”。该书是寇氏多年经验与实际观察的结果，旨在推衍《嘉祐本草》《本草图经》的未尽之义。该书成书于宋·政和六年（1116）之前，并于宣和元年（1119）经寇宗奭之侄"宣教郎知解州解县垂寇约校勘"后由"本宅镂版印造"刊行天下，宣和刊本是目前已知的该书最早的刊本。其著作年代稍晚于唐慎微的《证类本草》（1082—1108）和陈承的《重广补注神农本草并图经》（1092）。

寇宗奭在《衍义》中以阴阳五行来归类和阐解药性，与刘完素、张元素、李东垣等较多地着眼于药物气味厚薄阴阳、升降浮沉归经的做法完全不同。《衍义》能密切联系临床实际，阐发药理、药性。该书虽说是对《嘉祐本草》的修订，其实并非类似《证类本草》那样，在前人本草的基础上加入新补充的资料，而是依据中医学相关理论，并结合寇氏自己的实际经验，对具体药物进行药理方面的解释，重点阐发了药物基原、药材质量、炮炙制剂、用药方法，开创药性理论研究之先河，在本草史上占有重要的地位，并对金元时期药物研究影响巨大。故后世对其书有较高的评价，明代医家李时珍赞其为"援引辨证，发明良多"。清人杨守敬评价为"本草之学，自此一变"。

丹溪之前已有刘完素、张元素、李东垣等对药性理论的探讨。如刘完素在《素问病机气宜保命集·本草论》中论述了常用药物的性味归经，张元素的《珍珠囊》建立了药物气味阴阳厚薄、升降浮沉补泻、六气十二经及引经体系，李东垣的《用药心法》在此基础上又创立了药物气味厚薄归类的"**药类法象**"，成为临床医生用药指南。朱丹溪之师罗知悌虽为刘完素的再传弟子，又旁通张、李二说，但丹溪却没有像王好古《汤液本草》那样，补充发挥李东垣的"**药类法象**"，而是针对寇宗奭的《衍义》进行了"补遗"。这主要原因是朱丹溪尝深研五行理学，故其论药颇注重探求药物的阴阳五行属性，并据此来解释药物的命名义理、性味归经及功效主治。

《神农本草经》关于药物四气五味的论述，实则五味辛咸甘酸苦为本，四气温热寒凉为标，这个四气的温热寒凉平在《汤液经法》或《辅行诀》中就体现为五行互含，如木中木、木中火、水中火，等等，**第一个五行是五味属性，第二个五行是四性属性**。这也是五运六气司岁备物、力化深浅的天地人力。辛可轻、宣、通，咸可重、软、润，甘可淡、缓、渗、利，酸可涩、滑、降、收，苦可燥、湿、坚、涩，五行生克可补、泄，五行水火金木可寒热温凉。这正是经方四气五味之表现，即陈藏器提出药有"十剂"和《本草衍义》补充的"寒、热"两剂。后世医家只知十二剂，却不知五行五味，所以《医方集解》的汗吐下和温清消补等所谓的治则治法也就成了现代中医的不二法门，却不知其背后的真实经方意义了。

天人感应，天地也感应，《内经》称之为司岁备物。如东壁土载《别录》，陶弘景解释说："此屋之东壁上土尔，当取东壁之东边，谓常先见日光。"《衍义》设问："南壁土亦向阳久干也，何不取？"然后自作答词云："盖东壁常先得晓日烘炙。日者，太阳真火，故治瘟疟。或曰：'何不取午盛之时南壁土，而取日初出东壁土者，何也？'火生之时，其气壮。故《素问》云：'少火之气壮。'及其当午之时，则壮火之气衰，故不取，实用此义。或曰：'何以知日者太阳真火？'以水精珠，或心凹铜鉴，向日射之，以艾承接其光向聚处，火出，故知之。"金元时期流行的"法象药理"，即由此而来。如朱丹溪作《本草衍义补遗》，即将这种"法象药理"推而广之，如鲫鱼条说："诸鱼皆属火，唯鲫鱼属土，故能入阳明而有调胃实肠之功。"

关于地磁偏角的记载，以《笔谈》为最早，有云："方家以磁石磨针锋，则能指南，然常微偏东，不全南也。"《衍义》详载其法，并有解说云："磨针锋则能指南，然常偏东，不全南也。其法，取新纩中独缕，以半芥子许蜡，缀于针腰，无风处垂之，则针常指南。以针横贯灯心，浮水上，亦指南，然常偏丙位。盖丙为大火，庚辛金受其制，故如是，物理相感尔。"

《医学启源》一书系张元素（1131—1234）为教其门人而作，而其弟子中出了两位医学大家，李杲和王好古。《医学启源》共172页，其中有116页与五运六气有关，可见张元素对五运六气的重视程度。该书分三卷，上卷论脏腑、经脉、病因、主治心法等；中卷62页全部在讨论五运六气，述《内经》主治备要及五运六气方治等；下卷54页将五运六气的理论引申到制方遣药方面，言方则分风、暑、湿、火、燥、寒，六气也；言药则分升生、热浮长、湿化成、燥降收、寒沉藏，五运也；最后还从肝木、心火、脾土、肺金、肾水等方面假设五行制方生克法，并以当归拈痛汤、天麻半夏汤两个方例来说明。张元素对药性的认识和运用，一以《素问·阴阳应象大论》气味厚薄、寒热升降的理论为主要依据，并辅以《素问·至真要大论》酸、苦、甘、辛、咸五味于五脏苦欲之旨而发挥之，成为研究五运六气药性最系统性的专篇。张元素于《珍珠囊》中首列"药象阴阳"，将时、卦、季节、运气、用药集于一图，实属医算之楷模。

明缪希雍（1546—1627）著《神农本草经疏》，该书主要对《神农本草经》的文字、药性进行注解和阐发，书中在谈到运气与医药的关系时，对运气的起源、宗旨、时人应用时的弊端以及应如何看待等问题提出了自己的看法，其看法主要有四点：认为运气为汉魏之后所出；无益于治疗而有误来学；运气格局只是"虚位"，实践中是否按其规定推算要看实际气候情况，即"岁有是气至则算，无是气至则不算"；对待运气的正确态度应该是"取其大者，略其烦碎""弃其纰缪而时时体验于人身"。缪氏的观点对后世影响很大，成为否定运气理论的突出代表之一，其实前两点不免有臆测和武断之处，后两点尚属平允，也没有一概否定运气理论，如"必先岁气""无伐天和"之议，以及以运气例病情之说，都在客观上肯定了运气的某些理论。而以运气为"虚位"，以"气至"为实在，有见地，在今天看来，运气格局是人们对气候变化规律的主观认识，"气至"才是气候、气象变化的实际情况，但这种看法也有局限性。

运气七篇之所以要以天干配运、地支化气，稽往古而测未来，目的在于掌握未来气候的大致情形，探讨气候与疾病间的联系，从而达到预防疾病、确保健康的目的。而缪氏不理解"气候现象的运动变化有其周期性，未来气候的大致情形是可以预测的"这个七篇大论反复强调的道理，而仅仅以之"例病情"，或在气象突变中临时用一下，这就大大降低了运气的科学性和实用价值，抹杀了运气对医学、气象医学方面的指导意义。而且缪希雍本人在子学数术方面也是高手，如其纂述的《缪希雍葬经翼》说："夫山止气聚，名之曰穴。""穴者，山水相交，阴阳融凝，情之所钟处也。"此为地理堪舆之术，是古代医家常习之术。

《本草崇原》是一部注释《神农本草经》的药学专著，作者张志聪（1616—1674）在书中创立了五运六气之原、明阴阳消长之理的药气理论，阐明药性，解释详备，尤其重视格物用药原则。其弟子高士宗在《本草崇原》里写道："夫天地开辟，草木始生。农皇仰观天之六气，俯察地之五行。六气者，厥阴、少阴、太阴、少阳、阳明、太阳，三阴三阳是也。五行者，甲己运土，乙庚运金，丙辛运水，丁壬运木，戊癸运火，五运五行是也。本五运六气之理，辨草木金石虫鱼禽兽之性，而合人之五脏六腑十二经脉，有寒热升降补泻之治。天地万物，不外五行。"因此，运气的观点是本书的最大特点，也是张氏作此书的最大成就。此书承前启后，承《神农本草经》而引发后世之论。此书之后，又有乾隆时陈修园著《本草经读》，半师其说；同时姑苏叶天士著《本草经解》，吴江徐大椿著《神农本草百种录》，虽见智见仁，各有心得，而皆以《神农本草经》为纲，颇受张氏《本草崇原》影响之故。

《本草经解》原题"清·叶桂"撰（实为姚球所撰）。叶天士（1666—1745）精于易而善医，择汤液中药品而取其精，于《本经》三百六十五种药物中选录 117 种，其他本草书中的择取 57 种，共 174 种临床常用药物，以周易之盈虚消息，通乎药剂之轻急缓重，着眼于药物的性味归经，对《本经》等书的原文作了详尽必要的注解。叶氏本温病大家，在临证用药制方上又有其独到之处，可参可鉴，此书实为药物使用指南。

《神农本草经百种录》为清代名医徐大椿（1693—1771）所作，是历代《神农本草经》注疏中偏重阐发古本草药性机理与用药规律的临床指导著作。此书意在以《神农本草经》指导临床用药，从临床药用实效出发，推原古本草学用药物偏性纠正人体阴阳气血之偏，使其返平的用药思路。本着阴阳五行、取象比类的象数思维，阐注《神农本草经》药物四气五味、主治功效，并融会《黄帝内经》《伤寒论》《金匮要略》之精义于《神农本草经》注解、发凡之中，昭示《神农本草经》常用药物的药性机理与用药规律。

黄元御（1705—1758）注解之《伤寒论》，内容结构完整、脉络清晰、纲领振举、条理综贯。被赞为"两千年不传之绝学，至是始得其真"。其《长沙药解》取仲景所用药 162 种，大致按照作用于中土、风木、燥金、水火顺序，从六气角度阐述每味药的性、味、归经、功能及在气化调理上的作用等，并对《伤寒》《金匮》录入此药的方剂一一解析，且对各药及其组方治疗的主要病证归纳整理，"以药系方，以方言证，参以病机辨证于其间，对比类同之药于其内，理法方药相贯，以彰药物功用"，与他解析《伤寒》《金匮》理通法融，浑然一体，是指导运用六气学说遣药处方的一部极为珍贵之书，非常实用。

《本草问答》是清末名医唐容川（1846—1897）与其弟子张伯龙答问药之理的记录。唐容川在《本草问答》里写道"问曰：药者，昆虫土石、草根树皮等物，与人异类，而能治人之病者，何也？答曰：天地只此阴阳二气流行，而成五运（金木水火土为五运），对待而为六气（风寒湿燥火热是也）。人生本天亲地，即秉天地之五运六气以生五脏六腑。凡物虽与人异，然莫不本天地之一气以生，特物得一气之偏，人得天地之全耳。设人身之气偏胜偏衰则生疾病，又借药物一气之偏，以调吾身之盛衰，而使归于和平，则无病矣！盖假物之阴阳以变化人身之阴阳也，故神农以药治病。"他也从五运六气的角度来描述药物的功效，认为人得五运六气全，而药物得五运六气偏，人之生病是因为本来全的五运六气偏颇，所以可以用药物的五运六气来纠偏治病。如唐氏在书中所强调的"深研五运六气气化之理，以药味之偏纠正人体阴阳之气的偏盛偏衰"理论。

他用运气学说的观点来解释药效，著书成说。在这本书后的"跋"里王琦进一步阐发了他关于运气学的思想："以上集《神农本经》上中下三品药性，计若干种，为服食养生，祛邪治病之用。学者体认先圣格物致知之学，则自《别录》以下，及唐宋元明增补药性，品类虽繁，莫不各有当然之理，即以参解《本经》之义，触类引申，总归五运六气以诊解，得其纲领，无不贯通，若舍此而从事于诸家之治验，则散漫多歧，益难启悟，是为逐末忘本，求进于道者，能知所先后，庶几得之矣。因陋就简，舍其本而末是图，学人大弊也。今之言药性者，往往杂取世俗孟浪之说，奉为律令，而于《神农本经》弃犹敝屣。譬之经生家，四书五经不之研究，而只记腐烂时文，以为应试之用，思侥幸以取科第，安能冀其必得哉。"王琦认为用运气学说的观点诊解药物功效，才能"得其纲领，无不贯通"，否则便是"舍其本而末是图"。

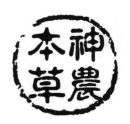

庚午篇◎汤液经法

　　《辅行诀脏腑用药法要》（简称《法要》或《辅行诀》）是敦煌遗书中保存较为完整并极具代表性的著作，经学者多方面考证与研究，认为其有较高的学术价值，其学术价值集中体现在《法要》记载的60首方剂，这60首方剂源自于古佚书《汤液经法》，由于《汤液经法》已佚，故通过《法要》可窥其原貌，且《法要》藏于敦煌藏经阁中，未经过流传，未经过校正，因此较好地保存了其原貌。《法要》中："汉晋以还，诸名医辈，张机、卫汛、华元化、吴普、皇甫玄晏、支法存、葛稚川、范将军等，皆当代名贤，咸师式此汤液经法，愍救疾苦，造福含灵。其间增减，虽各擅其异，或致新效，似乱旧经，而其旨趣，仍方圆之于规矩也。"《法要》还进一步指出："外感天行，经方之治，有二旦、六神大小等汤。昔南阳张机，依此诸方，撰为伤寒论一部，疗治明悉，后学咸尊奉之。山林僻居，仓卒难防外感之疾，日数传变，生死往往在三五日间，岂可疏忽。若能深明此数方者，则庶无蹈险之虞也，今亦录而识之。"二旦及六神大小汤即大小阳旦汤、大小阴旦汤、大小青龙汤、大小白虎汤、大小朱鸟汤、大小玄武汤、大小勾陈汤及大小腾蛇汤，共计16首。

❖《汤液经法》与《辅行诀脏腑用药法要》关系

　　《黄帝内经》《黄帝外经》虽为中医学之理论渊薮，但其详于理法，略于方药，而伊尹《汤液经法》为方360首，正好弥补了内外经略于方药之缺憾。陶弘景云："汉晋以还，诸名医辈……咸师式此《汤液经法》。"《辅行诀》载五脏补泻方 24 首，其组方配伍皆依据《汤液经法》图，简约朴拙，法度森然，后世未见记载和流传，可以说，《辅行诀》从体用上反映了古佚经《汤液经法》的基本框架原貌，为后世研究这一古代医经提供了重要线索。

通过陶弘景的《神农本草经集注》《辅行诀》我们可大致了解《汤液经法》的概貌。其全书也分上中下三品，上品上药，收服食补益方 120 首；中品中药，收疗疾祛邪医方 120 首；下品下药，收杀虫辟邪痈疽等方亦 120 首，共计 360 首医方。而《汤液经法》实际上是《神农本草经》与《辅行诀》的合二为一。

皇甫谧云仲景论广伊尹《汤液》为十数卷，但传世早期医著中并未见《汤液经法》的佚文，致使学者顿生疑窦。但敦煌卷子遗书《辅行诀》中所记述的医方却是检录于《汤液经法》。其文献主要有如下三条记述：其一，"陶云：经方有救诸劳损病方，亦有五首，然综观其要义，盖不外虚候方加减而已。录出以备修真之辅，拯人之危也。然其方意深妙，非俗浅所识。缘诸损候，藏气互乘，虚实杂错，药味寒热并行，补泻相参。先圣遗奥，出人意表。汉晋以还，诸名医辈，张机、卫汜、华元化、吴普、皇甫玄晏、支法存、葛稚川、范将军等，皆当代名贤，咸师式于此《汤液经法》。"从此段记文分析，汉晋以前的名医"咸师式此《汤液经法》"。其二，陶隐居云："依《神农本草经》及《桐君采药录》上中下三品之药，凡三百六十五味，以应周天之度，四时八节之气。商有圣相伊尹，撰《汤液经法》三卷，为方亦三百六十首。上品上药，为服食补益方者，百二十首，中品中药，为疗疾却邪之方，亦百二十首；下品毒药，为杀虫辟邪痈疽等方，亦百二十首；凡共三百六十首也。实为万代医家之规范，苍生护命之大宝也。今检录常情需用者六十首，备山中预防灾疾之用耳。"现《辅行诀》存医方 56 首，不足六十首。但《辅行诀》应该是《汤液经法》的精华所在。其三，"弘景曰：外感天行，经方之治，有二旦六神大小等汤。昔南阳张机，依此诸方，撰为《伤寒论》一部"，说明仲景方术《伤寒杂病论》源于《汤液经法》。

《素问·玉机真脏论》中论述了疾病传变次序："五脏受气于其所生，传之于其所胜，气舍于其所生，死于其所不胜。"这句经文充分运用五行生克理论，阐述了五脏自身脏气的传变，也说明了五脏与时间五行属性的相互变化关系，是关于中医疾病演变、轻重、预后、转归等病机分析的重要内容。即五脏每个脏均有四个传变方向：我生、生我、我克、克我。

《辅行诀》汤液经法五行图呈五边形，每个边代表一行，都由"体"–"用"–"化"三味组成。以木为例："体"为酸味，"用"为辛味，"化"为甘味。体为阴，用为阳，化为变。体味，就像仓库，源泉，功用偏阴，阴者藏精起亟者也；用味，是外在变化，功用偏阳，阳在外阴之使也；化味，为冲和之气，阴阳相交而变化生也。"汤液经图"中描述："阳进为补，其数七火数也。"也就是说，重用属阳的"用味"，可以左转补阳，例如重用辛味可以补肝。这是通过药物达到"阳实"的目的。疾病会按左转顺时针的方向传变，从图中可以看出，形成"木－火－土－金－水"的顺时针五边形传变，即阳实传"我生"。举例来说，肝火旺体质的人，很容易舌头破，心情烦躁，传到心脏；心火旺的人，多见口臭，口中黏腻，口苦，失眠，传至脾胃。"阴退为泻，其数六水数也"，也就是说，重用属阴的"体味"，可以右转补阴泻阳，例如重用酸味可以补肝阴（也就是泻肝之用）。这是通过药物达到"阴实"的目的。

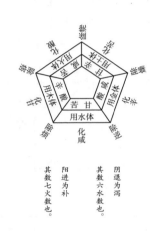

疾病会按右转逆时针的方向传变，从图中可以看出，形成"木－水－金－土－火"的逆时针五边形传变链，即阴实传"生我"。举例来说，肝硬化、肝癌到后来，会变成鼓胀、腹水，传变至肾；痰湿之气生于脾胃，常蒙蔽心包而形成胸痹、心悸。汤液经图中的化味即"木－土－水－火－金"的顺时针五角星形传变，即：阳虚传"我克"。举例来说，肝气生发不足，情绪不舒畅、紧张，到后来，开始消化不良拉肚子，传到脾胃；脾阳虚水湿不化，渐至周身水肿，传变至肾。根据阳虚的传变规律，对称性地可以得到阴虚的传变规律。例如，肝木阴虚，乃酸味不足，此时必求索于其余四脏。肺体咸用酸，肝阴虚必求之于肺阳（酸），肺之阴阳转化本无问题，阴阳亦同气相求，则肺阴亦虚。在"汤液经图"中，形成一个"木－金－火－水－土"的逆时针五角星形传变。即：阴虚传"克我"。举例来说，肝阴虚，阴虚则火旺，形成"木火刑金"之局，传变至肺；柴胡伤肝阴，20世纪八九十年代轰动一时的日本小柴胡汤久服导致肺纤维化事件，也证实了这一规律。

从汤液经图中，我们可以看出五行传变的基本规律，即：阳实传我生，阴实传生我，阳虚传我克，阴虚传克我。

五行中复有五行，形成五行互含，将中药按五行属性分列，陶弘景所列25味药的意图就是体现五行互含。陶弘景云："在天成象，在地成形，天有五气，化生五味，五味之变，不可胜数。今者约列二十五种，以明五行互含之迹，以明五味变化之用，如下：味辛皆属木，桂为之主，椒为火，姜为土，细辛为金，附子为水。味咸皆属火，旋覆（花）为之主，大黄为木，泽泻为土，厚朴为金，硝石为水。味甘皆属土，人参为之主，甘草为木，大枣为火，麦冬为金，茯苓为水。味酸皆属金，五味（子）为之主，枳实为木，豉为火，芍药为土，薯蓣为水。味苦皆属水，地黄为之主，黄芩为木，黄连为火，白术为土，竹叶为金。此二十五味，为诸药之精，多疗诸五脏六腑内损诸病，学者当深契焉。"药物存在五行五味，是调治人体五行异常和调制方剂的依据。在《神农本草经》内每一味药均有五味分类，但是在现存的古籍及现代中医方剂研究中没有依据五味属性来制方的，这正是《辅行诀》各大小方剂的独特之处。

《辅行诀》所载中药五行属性

木（辛）					火（咸）					土（甘）					金（酸）					水（苦）				
木	火	土	金	水	木	火	土	金	水	木	火	土	金	水	木	火	土	金	水	木	火	土	金	水
桂枝	蜀椒	生姜	细辛	附子	大黄	旋覆花	泽泻	厚朴	芒硝	甘草	大枣	人参	麦冬	茯苓	枳实	豆豉	芍药	五味子	薯蓣	黄芩	黄连	白术	竹叶	地黄

很多人很疑惑，在仲景的三阴三阳病中，除了厥阴之外，其余五气主方都是六神方之一，唯有厥阴主方乌梅丸不按照《汤液经法》逻辑来配伍用药。事实上，厥阴病乌梅丸的五味主要热药，正是二十五味精华药之木辛味之金木水火土，即桂枝、川椒、干姜、细辛、附子等，也完全符合厥阴肝病之辛补、乌梅之酸泻、佐以甘苦之连参归的经方法则。

依据陶弘景所列五脏五行特性，药物五行五味及按五脏异常制定的经方分析如下。

如小泻肝汤：治肝实两胁下痛，痛引少腹迫急，当有干呕者。方：枳实

（熬）、芍药、生姜各三两。五脏特性以辛补之，以酸泻之。枳实、芍药味酸单药量等于生姜辛味，而酸泻总量倍于辛补，因此为泻肝，其中枳实味酸入肝，为肝中金，以枳实入肝补肝中金气以制肝木，因此为君药。而芍药与生姜均为三两，"**主于补泻者为君，数量同于君而非主故为臣，从于佐监者为佐使**"。芍药与生姜一补一泻，等量于君药枳实而非为君药，故为臣药即辅臣、监臣，二者相互制衡。

小泻肝汤药物分析

木（辛）					火（咸）					土（甘）					金（酸）					水（苦）				
木	火	土	金	水	木	火	土	金	水	木	火	土	金	水	木	火	土	金	水	木	火	土	金	水
		生姜													枳实		芍药							

大方则用于重症，从《辅行诀》大小方的主治可以看出。大泻肝汤：治头痛目赤，多患怒，胁下支满而痛，痛连少腹，迫急无奈。方：枳实（熬）、芍药、甘草（炙）各三两，黄芩、大黄、生姜（切）各一两。该方所治疗为实证重症，即在小泻肝汤的三味药基础上减少补味药，即具辛味的生姜为一两，即加强了泻肝木的作用；按《难经》所言：母能令子虚，逆时针后退，故加上补泻肾水的甘草、黄芩（即小泻肾汤的两个臣药，但剂量不一样，甘草三两，黄芩一两），泻三补一，即具有泻肾之水气；逆时针再下一五行即为金，故加上咸味大黄仅一两，轻泻肺金。全方五味逆时针转动，涉及三脏，肝木（1辛：6酸）+肾水（1苦：3甘）+肺金（1咸），总体三脏都是以泻为主，逆时针而布，不仅泻肝木，而且控制生木之源，共起泻肝木的作用。

大泻肝汤药物分析

木（辛）					火（咸）					土（甘）					金（酸）					水（苦）				
木	火	土	金	水	木	火	土	金	水	木	火	土	金	水	木	火	土	金	水	木	火	土	金	水
		生姜			大黄							甘草			枳实		芍药			黄芩				

小补肝汤：治心中恐疑，时多噩梦，气上冲心，越汗出，头目眩晕者。方：桂枝、干姜、五味子各三两，大枣十二枚（去核）。陶弘景云："肝德在散。故经云：以辛补之，以酸泻之。肝苦急，急食甘以缓之，适其性而衰

也。"肝木虚则补之，桂枝为木中木，为君药，补益木气，干姜与五味子均为三两，干姜与五味子一补一泻，等量于君药枳实而非为君药，故为臣药即辅臣、监臣，二者相互制衡。桂枝、干姜味辛单药量等于五味子味酸，辛补总量倍于酸泻，故以辛补为主（6辛∶3酸∶1甘），"肝苦急，急食甘以缓之"，以大枣甘味缓急，即每一行的化味。

小补肝汤药物分析

木（辛）					火（咸）					土（甘）					金（酸）					水（苦）				
木	火	土	金	水	木	火	土	金	水	木	火	土	金	水	木	火	土	金	水	木	火	土	金	水
桂枝		干姜									大枣							五味子						

大补肝汤：治肝气虚，其人恐惧不安，气自少腹上冲咽，呃声不止，头目苦眩，不能坐起，汗出，心悸，干呕不能食，脉弱而结者。方：桂枝、干姜、五味子各三两，旋覆花、代赭石、竹叶各一两、大枣十二个。按：该方所治疗为肝木虚证重症，即在小补肝汤的四味药基础上加药；由于肝木虚损不足，轻则虚损本行，重则必致下一行生化来源不足而虚损，按《难经》所言：子能令母实，故加上小补心汤的君臣之药：旋覆花、代赭石、竹叶，由于是受累，因此剂量均减少为一两，二补一泻（2咸∶1苦），即具有小补心火的作用；全方五行五味顺时针向左转动，涉及二脏，肝木（6辛∶3酸∶1甘）＋心火（2咸∶1苦），木火两行都是以补为主，顺时针而布，不仅补肝木，而且补益其受累之子，共起补肝木的作用。

通过对《辅行诀》五脏大小补泻诸汤的理解，可以看出一个规律，以小补肝汤为例，桂枝、干姜、五味子各三两，大枣十二枚（去核），六辛三酸一甘。小泻肝汤，枳实、芍药、生姜各三两，六酸三辛或二辛一酸，这是五味法则通则，通则审视千方，一看到底。仍以小补肝汤为例，若桂枝六两、五味子三两、大枣十二枚（去核），可以看作是小补肝汤。若干姜六两、五味子三两、甘草一两也可看作是小补肝汤。甚至大蒜六两、米醋三两、白糖一两也可看作是小补肝汤，以此类推。如以碱、黄酒共用治疗血崩甚验，此方所治为血燥而妄动者，正合《辅行诀》"咸甘除燥"之意，又以大盐、白糖亦可，等等。再根据二十五味互藏药，可以看出，五脏补泻均有君药，不能混用。如桂枝、细辛、附子，三味虽同为辛药，但桂枝补肝、附子泄脾。同为甘药，人参补脾、茯苓泄肾，等等。余皆仿此，这是五味纲之目。纲目相辅相承，缺一不可。

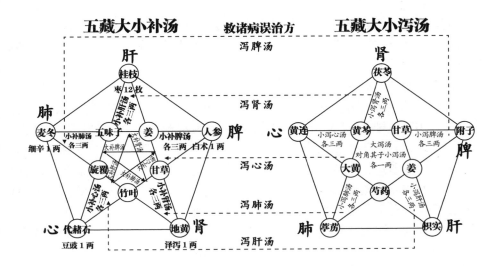

陶弘景根据"着舌以通心气"的原理，创造性地将硝石、雄黄共为极细末，着于舌下，救治急心痛，这与现代医学救治急性心绞痛，以硝酸甘油舌下给药的方法十分吻合，然而时间却相距千年之遥。我国古代医学家的聪明才智和中医药学之博大精深，于此可见一斑，对于我们基于阴阳五行、藏象经络、五运六气理论体系去发掘、整理和研究中医药遗产，具有极大的鼓舞作用。

❖《汤液经法》与《黄帝内经》关系

《辅行诀》在理论上尊奉《内经》之旨，如其对五脏病虚实总纲、病理及苦欲补泻治则的论述，主要依据《内经》之《素问·藏气法时论篇第二十二》《灵枢·本神第八》以及《灵枢·五邪第二十》等。以五脏病虚实总纲为例，《辅行诀》五脏病虚实总纲为："肝虚则恐，实则怒。""心虚则悲不已，实则笑不休。""脾实则腹满，飧泄；虚则四肢不用，五脏不安。""肺虚则鼻息不利，实则喘咳，凭胸仰息。""肾气虚则厥逆；实则腹满，面色正黑，泾溲不利。"《灵枢·本神第八》有关五脏病虚实的条文是："肝气虚则恐，实则怒。""心气虚则悲不已，实则笑不休。""脾气虚则四肢不用，五脏不安，实则腹胀泾溲不利。""肺气虚则鼻息不利，少气，实则喘喝胸盈仰息。""肾气虚则厥，实则胀，五脏不安。"文中部分词语稍有出入，但主要思想与《内经》是高度一致的。

　　陶弘景《辅行诀》秉承了《内经》的学术思想，在论述脏腑病理变化时，也采取了以五脏为中心，脏腑合论，以脏统腑的理论模式。《素问·五脏别论》："所谓五脏者，藏精气而不泻也，故满而不能实。六腑者，传化物而不藏，故实而不能满也。"就是说，五脏必须藏而不泻，六腑唯有泻而不藏，方能维持脏腑的生理功能。《辅行诀》名为"脏腑用药法要"，实际上仅有五脏用药法要，并未明确论及六腑，以致后世歧义，误将其更名为《辅行诀五脏用药法要》。实际上，根据上述《内经》"脏补腑泻"治疗原则，悉心探究《辅行诀》五脏诸大小补泻方，从中不难发现《辅行诀》五脏诸大小补汤是针对五脏虚证而立，而五脏诸大小泻汤则分明是为六腑实证而设，且每一方中补脏不忘泻腑，泻腑必含补脏，补泻并行，配伍有制。例如，小泻肝汤由枳实、芍药、生姜各三两组成。方中枳实、芍药酸苦泻胆，生姜味辛补肝，泻胆补肝，主辅分明。再如小补肝汤，由桂枝、干姜、五味子各三两，大枣12枚组成。方中桂枝、干姜味辛补肝，五味子酸能泻胆，肝苦急，以大枣之甘缓之，体现了辛补、酸泻、甘缓的肝病治疗原则。由此可见，陶弘景在《辅行诀》中传承了《内经》藏象理论以五脏为中心的学术思想，脏腑合论，以脏统腑，对于深入理解中医脏腑学说具有重要的指导意义。

❀《汤液经法》与五运六气关系

　　关于二旦、青龙、白虎、朱雀、玄武、勾陈、腾蛇等六合之象的历史是非常久远的，而且具有天象机制。《礼记·曲礼上》中即有"前朱雀"的记载。1987年开始挖掘的河南濮阳西水坡新时期遗址，距今约6500年前的45号墓，墓主人的东西方位分别以白色蚌壳精心摆设为龙虎形状，北方则有三角形蚌壳及两根人胫骨摆设而成的图案，考古学者考证认为其象征的是北斗星，蚌壳为斗魁，胫骨为斗柄。此墓的形状及陪葬品明确地反映出天圆地方、立杆测影、分至启闭、四象二十八宿的上古天文学知识，而墓主人极有可能就是伏羲级别的部族首领。四象二十八宿，每一象是七宿，而大四神汤中每方皆为七味药物，这是经方的数术特征之一。同时也提示经方与天象之下的四时五行、五运六气之间的密切关系。如陶弘景认为阳旦汤升阳、阴旦汤扶阴、青龙汤宣发、白虎汤收重、朱雀汤清滋、玄武汤温渗、勾陈汤补寒、腾蛇汤通泻，与后天八卦及运气的升降出入一一对应。这里需要重视的是二旦汤，阳旦汤与阴旦汤是阴阳之纲目，一升阳一扶阴，是六神汤之纲目，属于乾坤二卦，于人体则阳旦汤通督调任、阴旦汤通任调督，二旦合用通小周天，加上六神汤，则通大周天。

汉·班固在《汉书·艺文志》中将医学书籍分为医经、经方、房中、神仙四类，谓："经方者，本草木之寒温，量疾病之浅深，假药味之滋，因气感之宜，辨五苦六辛，致水火之齐（剂），以通闭解结，反之于平。""本草木之寒温"是以药物的温热寒凉四性为根本，"假药味之滋"是用草药的辛酸甘苦咸五味，"因气感之宜"指的是根据五运六气的司天在泉及主客生化。"辨五苦六辛"是指五味六气，味厚者酸苦咸甘，以生物碱、鞣酸、糖类、盐类为主；味薄者辛，以挥发油为主；按照《素问·至真要大论》说的五运六气药物性味配伍规律，《神农本草经》中大部分药物以苦辛为主，故称之为五苦六辛。可见"经方"是关于按照五运六气规律配伍治疗方法的方术与方技。

《素问·天元纪大论》曰："夫五运阴阳者，天地之道也，万物之纲纪，变化之父母，生杀之本始，神明之府也，可不通乎！"陶弘景《辅行诀》在诊治脏腑病变上，推崇五行学说，突出以人为主体，以五脏为核心，以五味配属五行的治疗理念。盖以五脏六腑皆察于胃，五味入胃，各走所喜，以成五行生克乘侮，承治制化之功。如《辅行诀》五脏诸大小补泻汤之组方遣药，皆贯彻了这一治疗理念。值得一提的是，陶弘景在中药五味配属五行上，采取了五行比类的方法。他根据体用之理定义了中药的"味辛皆属木……味咸皆属火……味甘皆属土……味酸皆属金……味苦皆属水"规则，与传统中医基础理论指导的味辛属金、味咸属水、味甘属土、味酸属木、味苦属火的五味归属五行关系不同，而这也正是关于中医藏象经络理论中五行与五运的空间与时间的逻辑关系。

《汤液经法》与五运六气相关性表

丁壬木（辛味）					戊癸火（咸味）					甲己土（甘味）					乙庚金（酸味）					丙辛水（苦味）				
巳	子	丑	卯	辰	巳	子	丑	卯	辰	巳	子	丑	卯	辰	巳	子	丑	卯	辰	巳	子	丑	卯	辰
亥	午	未	酉	戌	亥	午	未	酉	戌	亥	午	未	酉	戌	亥	午	未	酉	戌	亥	午	未	酉	戌
风	寅	湿	燥	寒	风	寅	湿	燥	寒	风	寅	湿	燥	寒	风	寅	湿	燥	寒	风	寅	湿	燥	寒

续表

丁壬木（辛味）					戊癸火（咸味）					甲己土（甘味）					乙庚金（酸味）					丙辛水（苦味）				
木	申	土	金	水	木	申	土	金	水	木	申	土	金	水	木	申	土	金	水	木	申	土	金	水
气	火	气	气	气	气	火	气	气	气	气	火	气	气	气	气	火	气	气	气	气	火	气	气	气
桂枝	蜀椒	干姜	细辛	附子	丹皮	旋覆花	大黄	葶苈	泽泻	甘草	大枣	人参	麦冬	茯苓	枳实	豆豉	芍药	五味子	薯蓣	黄芩	黄连	白术	竹叶	地黄
琅玕	龙肝	黄土	砒石	阳起石	凝水石	硝石	禹余粮	芒硝	磁石	云母	石英	赤石脂	石膏	钟乳石	石绿	石胆	硫黄	白矾	皂矾	代赭石	丹砂	雄黄	白垩土	滑石
硇砂、桂心					矾石、栝楼、厚朴					姜石、薤白、葛根					曾青、山茱萸					卤碱、龙胆草				

陶弘景还根据五脏相关、五行生克理论，在组方用药上蕴含"治未病"理念，兼顾未受邪之脏，截断病势传变，这一点完全是仲景在《杂病例》中所说的治未病的真正含义，完全是建立在阴阳五行、五运六气基础上的治未病逻辑，而不是现代某些中医"头痛医头脚痛医脚"式的胡说八道。例如，《辅行诀》五脏诸大补汤，均以本脏小补汤加上子脏小补汤而成。又如其五脏诸救误方，均以本脏小泻汤君臣二味药加上子脏小补汤组成，两者目的皆在于防止母病及子，而先实其子。这种"既病防变"的"治未病"思想，是古中医医算体系的一个基本治疗法则。

敦煌遗书《辅行诀脏腑用药法要》："味辛皆属木……味咸皆属火……味甘皆属土……味酸皆属金……味苦皆属水……"而《素问·金匮真言论》："东方色青，入通于肝……其味酸，其类草木……其味苦，其类火……其味甘，其类土……其味辛，其类金……其味咸，其类水……"《素问·宣明五气》篇："五味所入，酸入肝，辛入肺，苦入心，咸入肾，甘入脾，是谓五入。"《素问·藏气法时论》："辛散、酸收、甘缓、苦坚、咸软。"《药性赋》："辛能散能行，具有发汗解表、透疹散风、行气行血等功效；甘能缓能补，具有缓中止痛、调和药性、补养气血等功能；苦能燥湿降泻，具有燥湿祛邪、泻下利尿、导瘀血下行等作用；酸能收敛固脱，具有止汗、止血、止泻、缩小便、固遗精等效应；咸能软坚润下，具有软坚积、破癥积、消瘿瘤瘰疬等功能。"

据此，辛味长于宣散，有发散、行气、行血等作用；酸味长于收敛，有收摄、止汗、止泻等作用；甘味长于补益，有和中缓急等作用；苦味长于泻火，有燥湿、坚阴、降泻等作用；咸味长于软坚，有散结、润下等作用。从功效上看，酸味长于收敛，苦味长于泻火，甘味长于补益，辛味长于宣散，咸味长于软坚。但木的特性主生长、生发、伸展，火的特性主化物、炎上、温热，金的特性主收敛、肃杀，土的特性主生化、载物，水的特性主寒凉、滋润、闭藏，所以除了土的特性能较好地说明甘味药的功效外，其余则似乎很难用各自特性来说明药味的功效特点。而且《内经》与《辅行诀》的五味属性正是两两相克，土行是万物所归、甘缓性和，所以不变。咸入血，血行脉中，心主血脉，故咸入心也是理所当然。苦味燥湿降火，肾为水脏，又藏龙雷相火，正是苦味所入。

空间五行一般称为正五行，如甲乙属木，丙丁属火，亥子属水，寅卯属木；时间五行则称为化五行，这时则是甲己化土，乙庚化金，丙辛化水，丁壬化木，巳亥厥阴风木，子午少阴君火，寅申少阳相火，卯酉阳明燥金。这就是同一套天干地支，在空间与时间框架之下，具有不同的时空物理属性、科学属性。而体用之味同样如此，**以体为本，以用为标，正五行的五味入藏，化五行的五味化藏**，补泻之理则昭然。而《汤液经法》的大小五藏补泻汤，也就与五运主客相应。十二神方与六气主客也就一一对应上了。这就是《汤液经法》的医算逻辑与天象意义。如《辅行诀》五首救诸劳损病方后，按照五行互藏排列的25味中药。陶弘景曰："**天有五气，化生五味，五味之变，不可胜数。今者约列二十五种，以明五行互含之迹，以明五味变化之用。**"这样就可以对应25种五运主客排列的不同年份的君药，等等。

自《黄帝外经》提出五脏苦欲补泻治则后，医家很少对此研究及注解，金元以后始有所认识，金·张元素对此有简单之解释，纳入《脏腑虚实标本用药式》内，张元素注《素问·脏气法时论》云："肝苦急，急食甘以缓之甘草……心苦缓，急食酸以收之五味子……脾苦湿，急食苦以燥之白术……肺苦气上逆，急食苦以泻之诃子……肾苦燥，急食辛以润之知母；肝欲散，急食辛以散之川芎，用辛补之细辛，酸泻之芍药……心欲软，急食咸以软之芒硝，用咸补之泽泻，甘泻之人参、黄芪、甘草……脾欲缓，急食甘以缓之甘草，用苦泻之黄连，甘补之人参……肺欲收，急食酸以收之白芍，用酸补之五味子，辛泻之桑白皮……肾欲坚，急食苦以坚之黄柏，用苦补之地黄，

咸泻之泽泻。"这里有一些补泻药味是根据《内经》而来，故按照《汤液经法》来对照有一些出入。

以张元素当归拈痛汤示之：羌活半两，防风三钱，升麻一钱，葛根二钱，白术一钱，苍术三钱，当归身三钱，人参二钱，甘草五钱，苦参（酒浸）二钱，黄芩（炒）一钱，知母（酒洗）三钱，茵陈（酒炒）五钱，猪苓三钱，泽泻三钱。主治：湿热为病，肢节烦痛，肩背沉重，胸膈不利，遍身疼，下注于胫，肿痛不可忍。张元素方解：湿淫于内，治以苦温，羌活苦辛，透关利节而胜湿，防风甘辛，温散经络中留湿，故以为君。水性润下，升麻、葛根苦辛平，味之薄者，阴中之阳，引而上行，以苦发之也。白术苦甘温，和中除湿；苍术体轻浮，气力雄壮，能去皮肤腠理之湿，故以为臣。血壅而不流则痛，当归身辛，温以散之，使气血各有所归。人参、甘草甘温，补脾养正气，使苦药不能伤胃。不出甘补辛泻苦燥之理。

张元素弟子王海藏一方面继承了张氏五脏苦欲补泻用药举例，另一方面又以《难经》"虚则补母""实则泻子"之义补充了方药，名曰"**五脏苦欲补泻药味**"，载入《汤液本草》之首，但医家都很少具体用于临床指导组方遣药。而《辅行诀》所载的"**五味补泻体用图**"却如实效法《黄帝外经》的体用补泻规则，该图结合五行互含的二十五味诸药之精，将药物的体用性能、变化法则、治病功用、制方之法等，根据五运六气予以模型化，形成一个具有方技学原理意义的医算制方模型，这就是"**方术**"的精华所在，从而使制方过程更加规范而有法可循。《汤液经法》对汉晋时期的传统医学产生了巨大的影响。

《辅行诀》中说得很清楚："汉晋以还，诸名医辈，张机、卫汜、华元化、吴普、皇甫玄晏、支法存、葛稚川、范将军等，皆当代名贤，咸师式此《汤液经法》，愍救疾苦，造福含灵。其间增减，虽各擅新异，似乱旧经，而其旨趣，仍方圆之于规矩也。"所以陶弘景说："此图乃《汤液经法》尽要之妙，学者能谙于此，则医道毕矣。"实乃探究经方组成原则的五运六气之渊源。包括外感天行二旦四神方在内，几乎所有的组方用药理论皆根源于此。可以说五行体用观是该书学术思

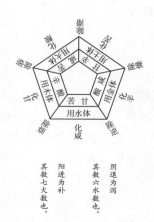

想的核心，"五味体用补泻图"为该书的精髓。《辅行诀脏腑用药法要》"本草木之寒温""假药味之滋"以立"五味体用补泻图"，或称《汤液经法》图，那就必然要"因气感之宜，辨五苦六辛，致水火之齐（剂）。"若深研此图，就会发现，《汤液经法》图的用药规律与《素问·至真要大论》中五运六气生克制化、胜复郁发的药物配伍规律如出一辙。

《素问·至真要大论》曰："辛甘发散为阳，酸苦涌泻为阴，咸味涌泻为阴，淡味渗泻为阳。或收或散，或缓或急，或燥或润，或软或坚，以所利而行之，调其气使其平也。"我们把其中关于六淫为病的方术四性五味配伍规则叙述如下，这些法则主要是依据不同的运气定局，按照岁运、司天、在泉、客主加临、六气胜复、失位，等等不同情况而进行四性五味的不同组合，我们会发现，他们与《汤液经法》图的四性五味规则有许多相同或相似之处。

风淫：《汤液经法》曰"辛补酸泻甘缓"。
司天之气，风淫所胜，平以辛凉，佐以甘苦（化咸），以甘缓之，以酸泻之。
诸气在泉，风淫于内，治以辛凉，佐以甘苦（化咸），以甘缓之，以辛散之。
厥阴之胜，治以甘清，佐以苦辛（除痞），以酸泻之。
厥阴之复，治以酸寒，佐以甘辛（化苦），以酸泻之。
厥阴之客，以辛补之，以酸泻之，以甘缓之。
木位之主，其泻以酸，其补以辛。

热淫：《汤液经法》曰"咸补苦泻酸收"。
司天之气，热淫所胜，平以咸寒，佐以苦甘（化咸），以酸收之。
诸气在泉，热淫于内，治以咸寒，佐以甘苦（化咸），以酸收之，以苦发之。
少阴之胜，治以辛寒，佐以苦咸（化酸），以甘泻之。
少阴之复，治以咸寒，佐以苦辛（除痞），以甘泻之，以酸收之，辛苦发之，以咸软之。
少阴之客，以咸补之，以甘泻之，以酸收之。
火位之主，其泻以甘，其补以咸。

湿淫：《汤液经法》曰"甘补辛泻苦燥"。
司天之气，湿淫所胜，平以苦热，佐以酸辛（化甘），以苦燥之，以淡泻之。
诸气在泉，湿淫于内，治以苦热，佐以酸淡（除逆），以苦燥之，以淡泻之。

太阴之胜，治以咸热，佐以辛甘，以苦泻之。

湿上甚而热，治以苦温，佐以甘辛，以汗为故而止。

太阴之复，治以苦热，佐以酸辛（化甘），<u>以苦泻之，以燥之，泻之</u>（下画线部分原文如此，疑为错简，姑且存疑）。

太阴之客，以甘补之，以苦泻之，以甘缓之。

土位之主，其泻以苦，其补以甘。

火淫：《**汤液经法**》曰"**咸补苦泻酸收**"。

司天之气，火淫所胜，平以酸冷，佐以苦甘（化咸），以酸收之，以苦发之，以酸复之，热淫同。

诸气在泉，火淫于内，治以咸冷，佐以苦辛（除痞），以苦下之。

少阳之胜，治以辛寒，佐以甘咸（除燥），以甘泻之。

少阳之复，治以咸冷，佐以苦辛（除痞），以咸软之，以酸收之，以苦发之。

少阳之客，以咸补之，以甘泻之，以咸软之。

火位之主，其泻以甘，其补以咸。

燥淫：《**汤液经法**》曰"**酸补咸泻辛散**"。

司天之气，燥淫所胜，平以苦温，佐以酸辛（化甘），以苦下之。

诸气在泉，燥淫于内，治以苦温，佐以甘辛（化苦），以苦下之。

阳明之胜，治以酸温，佐以辛甘（化苦），以苦泻之。

阳明之复，治以辛温，佐以苦甘（化咸），以苦泻之，苦下酸补。

阳明之客，以酸补之，以辛泻之。

金位之主，其泻以辛，其补以酸。

寒淫：《**汤液经法**》曰"**苦补甘泻咸润**"。

司天之气，寒淫所胜，平以辛热，佐以苦甘（化咸），以咸下之。

诸气在泉，寒淫于内，治以甘热，佐以苦辛（除痞），以咸泻之。

太阳之胜，治以甘热，佐以辛酸（化甘），以咸泻之。

太阳之复，治以咸热，佐以甘辛（化苦），以苦坚之。

太阳之客，以苦补之，以咸泻之，以苦坚之。

水位之主，其泻以咸，其补以苦。

这里有一个问题，《辅行诀脏腑用药法要》与"运气九篇"在文字细节上哪一个可信度更高。从这两部书的发现与流布史上来看，显然《辅行诀脏腑用药法要》的可信度更高一些。

首先，《辅行诀脏腑用药法要》是陶弘景从《汤液经法》360 首经方中精选出来的分至启闭之方，用以修道净身之用，历代史书未见记载，于 19 世纪末从敦煌藏经洞出土，民国初年由直隶（现为河北）省威县老中医张偓南收藏，三代流传至张大昌（1926—1995），惜于 1966 年因除四旧运动而毁。从时间上看，《辅行诀》直接对接公元 536 年以前（至少是隋唐以前），其间近一千五百年没有任何改动，一些小的修改是因为 1966 年以后的不同抄本不一而致，但基本框架没有任何变动，完全可以与千年古墓出土的文物相媲美。而《黄帝内经》则不然，自秦汉以来，灵素二书经历了书厄、失传等，以及后人一己之私的篡改，至王冰重编注解时已是前后不堪，残阙错简。又林亿等重校，流传到现代的灵素二书已非原书，更不用提其中细节的真实与否。

其次，《辅行诀》与《黄帝内经》在逻辑上对比，《辅行诀》更具逻辑性，而《黄帝内经》的五味补泻逻辑就显得混乱。如二书在五味的补藏补味上相同，在泻味上有相同，也有不同，但《黄帝内经》的这种不同与其相同相比，就显得没有章法、混乱随意。而且从二书对比来看，《辅行诀脏腑用药法要》与运气九篇中关于四性五味的配伍规律有很大相似性，这也说明二书具有同源性，只是个别字句的差异而已。

最后，脱胎于《辅行诀》（实际上是《汤液经法》）的仲景《伤寒杂病论》的诸种经方，如二旦六神大小方及五藏大小补泻方，等等六十首经方都是历经千年的临床实证，而且是效如桴鼓、神来神去，贯穿于中医学术史始终。但按照《黄帝内经》的五味补泻理论来组方临证的史实，在中医学术史上基本没有记载。故当以《辅行诀脏腑用药法要》来校灵素。

风淫（无改动）：《汤液经法》曰"辛补酸泻甘缓"。
司天之气，风淫所胜，平以辛凉，佐以甘苦（化咸），以甘缓之，以酸泻之。
诸气在泉，风淫于内，治以辛凉，佐以甘苦（化咸），以甘缓之，以辛散之。
厥阴之胜，治以甘清，佐以苦辛（除痞），以酸泻之。
厥阴之复，治以酸寒，佐以甘辛（化苦），以酸泻之。
厥阴之客，以辛补之，以酸泻之，以甘缓之。
木位之主，其泻以酸，其补以辛。

热淫（**按《辅行诀》甘泻改为苦泻**）：《汤液经法》曰"咸补苦泻酸收"。

司天之气，热淫所胜，平以咸寒，佐以苦甘（化咸），以酸收之。

诸气在泉，热淫于内，治以咸寒，佐以甘苦（化咸），以酸收之，以苦发之。

少阴之胜，治以辛寒，佐以苦咸（化酸），以苦泻之。

少阴之复，治以咸寒，佐以苦辛（除痞），以苦泻之，以酸收之，辛苦发之，以咸软之。

少阴之客，以咸补之，以苦泻之，以酸收之。

火位之主，其泻以苦，其补以咸。

火淫（**按《辅行诀》甘改为苦**）：《汤液经法》曰"咸补苦泻酸收"。

司天之气，火淫所胜，平以咸冷，佐以苦甘（化咸），以酸收之，以苦发之，以酸复之，热淫同。

诸气在泉，火淫于内，治以咸冷，佐以苦辛（除痞），以苦下之。

少阳之胜，治以辛寒，佐以甘咸（除燥），以苦泻之。

少阳之复，治以咸冷，佐以苦辛（除痞），以咸软之，以酸收之，以苦发之。

少阳之客，以咸补之，以苦泻之，以酸软之。

火位之主，其泻以苦，其补以咸。

湿淫（**按《辅行诀》苦改为甘、辛**）：《汤液经法》曰"甘补辛泻苦燥"。

司天之气，湿淫所胜，平以甘热，佐以酸辛（化甘），以苦燥之，以淡泻之。

诸气在泉，湿淫于内，治以甘热，佐以酸淡（除逆），以苦燥之，以淡泻之。

太阴之胜，治以咸热，佐以辛甘，以辛泻之。

湿上甚而热，治以苦温，佐以甘辛，以汗为故而止。

太阴之复，治以苦热，佐以酸辛（化甘），以辛泻之，以（补：苦）燥之，泻之。

太阴之客，以甘补之，以辛泻之，以苦燥之。

土位之主，其泻以辛，其补以甘。

燥淫（**按《辅行诀》辛改咸，苦改酸**）：《汤液经法》曰"酸补咸泻辛散"。

司天之气，燥淫所胜，平以酸温，佐以酸辛（化甘），以苦下之。

诸气在泉，燥淫于内，治以酸温，佐以甘辛（化苦），以苦下之。

阳明之胜，治以酸温，佐以辛甘（化苦），以咸泻之。

阳明之复，治以辛温，佐以苦甘（化咸），以咸泻之，苦下酸补。

阳明之客，以酸补之，以咸泻之。

金位之主，其泻以咸，其补以酸。

寒淫（按《辅行诀》咸改甘，辛改苦）：《汤液经法》曰"苦补甘泻咸润"。
司天之气，寒淫所胜，平以苦热，佐以苦甘（化咸），以甘下之。
诸气在泉，寒淫于内，治以苦热，佐以苦辛（除痞），以甘泻之。
太阳之胜，治以苦热，佐以辛酸（化甘），以甘泻之。
太阳之复，治以咸热，佐以甘辛（化苦），以苦坚之。
太阳之客，以苦补之，以咸泻之，以苦坚之。
水位之主，其泻以甘，其补以苦。

这其中，只有风淫没有改动，其余五淫都有少量改动，以风淫五味配伍规则为准，六淫之间可以互证，每一淫中也可自证，本书不详细说明，见《古中医内算学·伤寒方术》。校正后可以看到，《辅行诀》或《汤液经法》的药物补泻规律与"运气九篇"的药物配伍规律在主框架上完全相同，体用之功尽显。在理论细节上，"运气九篇"更详细，但在经方配伍上，《辅行诀》的方技资料更具有实用性。而仲景《伤寒杂病论》以二旦六神大小方、五藏补泻大小方等为母方的经方体系，通过《辅行诀》《汤液经法》等与五运六气发生了本质内在联系，再一次证据凿凿地证明仲景方术具有五运六气的基本逻辑。**望、闻、问、切、算的断病体系**应该恢复她的本来面目了。

我们再用《辅行诀》条文来校一下《素问·脏气法时论》中关于五味苦欲补泻原文的错简。《辅行诀》原文曰：
"肝德在散，故经云：以辛补之，以酸泻之。肝苦急，急食甘以缓之，适其性而衰之也。"
"心德在奥，故经云：以咸补之，苦泻之，心苦缓，急食酸以收之。"
"脾德在缓，故经云：以甘补之，辛泻之；脾苦湿，急食苦以燥之。"
"肺德在收，故经云：以酸补之，咸泻之；肺苦气上逆，急食辛以散之，开腠理以通气也。"
"肾德在坚，故经云：以苦补之，甘泻之；肾苦燥，急食咸以润之，至津液生也。"
并释云："左，其数七火数也，阳进为补""右，其数六水数也，阴退为泻"。

《辅行诀》中记载"肺德在收，故经云：以酸补之，咸泻之；肺苦气上逆，急食辛以散之，开腠理以通气也"，其中的"开腠理以通气也"与《素问·藏气法时论》《素问·至真要大论》中"肾欲坚，急食苦以坚之，用苦补之，咸泻之。肾苦燥，急食辛以润之，开腠理，致津液，通气也"的后面相应部分基本相同。也就是说，其"急食辛以润之，开腠理，致津液，通气也"部分按照《辅行诀》的逻辑正好是《素问·藏气法时论》"肺欲收……"遗失的后半部分，而且如果将肾脏后面的错简移到肺脏后面，那么在《素问·藏气法时论》《素问·至真要大论》中关于五味的基本逻辑与《辅行诀》相比较，除了泻味不同之外，其他基本都相同了。而且，肾脏疾病与"开腠理，致津液，通气也"的解表法也没有直接关系。这也从一个侧面证实，《素问·藏气法时论》《素问·至真要大论》中关于五味补泻的相关经文有许多错简和佚文。而且《辅行诀》中的"经曰"就是指的《黄帝内经》和《黄帝外经》。所以说，以《辅行诀》校正《素问·藏气法时论》《素问·至真要大论》是有理有据有逻辑的。

《素问·藏气法时论》原文经过校正（括号内为校正文）：
"肝欲散，急食辛以散之，用辛补之，酸泻之。肝苦急，急食甘以缓之。"
"心欲软，急食咸以软之，用咸补之，甘（苦）泻之。心苦缓，急食酸以收之。"
"脾欲缓，急食甘以缓之，用苦（辛）泻之，甘补之。脾苦湿，急食苦以燥之。"
"肺欲收，急食酸以收之，用酸补之，辛（咸）泻之。肺苦气上逆，<u>急食苦以泄之</u>。（急食辛以润之，开腠理，致津液，通气也。）"
"肾欲坚，急食苦以坚之，用苦补之，咸（甘）泻之。肾苦燥，（急食咸以润之，至津液生也。）<u>急食辛以润之，开腠理，致津液，通气也</u>（移到肺脏部分）。"

可见，脱胎于《汤液经法》的《辅行诀脏腑用药法要》与《黄帝内经》（其中运气部分实为《黄帝外经》）在关于脏腑用药的性味补泻上是高度一致的。二者本为同一中医数术体系的两个学术分支，今天，在这部书里汇合了。

《辅行诀》五味补泻规律。补法，辛补肝，咸补心，甘补脾，酸补肺，苦补肾。将上述补法中五味、五脏配以五行，得辛（木）补肝（木）、咸（火）补心（火）、甘（土）补脾（土）、酸（金）补肺（金）、苦（水）补肾（水），故其补法，是以五行所属五味补五行所属五脏。泻法，酸泻肝，苦泻心，辛泻脾，咸泻肺，甘泻肾。将上述泻法中五味、五脏配以五行，得酸

（金）泻肝（木）、苦（水）泻心（火）、辛（木）泻脾（土）、咸（火）泻肺（金）、甘（土）泻肾（水），故其泻法，是以五行所属五味泻其所相克五行所属五脏，如味酸属金，金克木，肝属木，故味酸（属金）泻肝（属木）。即本行为补，相克为泻。余则同理。化法则是本脏五行所克之五行之味，如肝脏是甘缓、心脏是酸收、脾脏是苦燥、肺脏是辛散、肾脏是咸润。

《内经》与《辅行诀》五味补法比较

五脏	五味补法	
	《内经》	《辅行诀》
肝	辛补	辛补
心	咸补	咸补
脾	甘补	甘补
肺	酸补	酸补
肾	苦补	苦补

《内经》与《辅行诀》五味泻法比较

五脏	五味泻法	
	《内经》	《辅行诀》
肝	酸泻	酸泻
心	甘泻	苦泻
脾	苦泻	辛泻
肺	辛泻	咸泻
肾	咸泻	甘泻

《素问·至真要大论》详述六气胜复病变治疗大法，以药物气味配伍为核心，创立六淫胜复，司天淫胜之治，如“风淫所胜，平以辛凉，佐以苦甘，以甘缓之，以酸泻之”。而无论大司天、流年司天，还是小司天，最终都要回到方剂治疗上来，这就离不开《伤寒杂病论》了。实际上，仲景《伤寒杂病论》113张方剂起源于《汤液经法》，但《汤液经法》中药味配伍规律似乎同中医教材不同，让人大惑不解。其实在**《素问·至真要大论》中关于六气主客加临的**治则治法已经说明（括号内为正解）：

木位之主，其泻以酸，其补以辛。
火位之主，其泻以甘（苦），其补以咸。
土位之主，其泻以苦（辛），其补以甘。
金位之主，其泻以辛（咸），其补以酸。
水位之主，其泻以咸（甘），其补以苦。

厥阴之客，以辛补之，以酸泻之，以甘缓之。
少阴之客，以咸补之，以甘（苦）泻之，以咸（酸）收之。
太阴之客，以甘补之，以苦（辛）泻之，以甘缓（苦燥）之。

少阳之客，以咸补之，以甘（苦）泻之，以咸软（酸收）之。

阳明之客，以酸补之。以辛（咸）泻之，以苦泄（辛散）之。

太阳之客，以苦补之，以咸（甘）泻之，以苦坚（咸润）之（至津液生也），以辛润之。开发腠理，致津液通气也（同《素问·藏气法时论》一样，属于错简。二篇互校所致）。

这就是《黄帝外经》之五运六气理论与《汤液经法》12张神方药味配伍的内在逻辑。按照这个逻辑，所谓"经方"，即是《黄帝外经》之方，是《汤液经法》之方，是按照五行互藏、五行生克、五行体用、五运六气逻辑组方的方剂。可见经方与时方实在是有霄壤之别、云泥之分。什么是时方？就是清热解毒、活血化瘀、化痰散结，等等之类的兵来将挡水来土掩之方，现代中医的《中药学》《方剂学》即是按照《医方集解》的模式去解读，所以就会完全失去"经方"的本质内核，而只剩下一堆经验之谈。

《辅行诀》中记载："陶隐居云：依《神农本经》及《桐君采药录》……以应周天之度，四时八节之气……商有圣相伊尹，撰《汤液经法》为方三百六十首……今检录常情需用者六十首，备山中预防灾疾之用。"《汤液经法》中记有："外感天行，经方之治，有二旦、六神、大小等汤……外感之疾，日数传变，生卒往往在三五日间……若能甚明此数方，则庶无蹈险之虞也。""小青龙汤"记有治身疼痛，这一症状其他五类汤都没有提及，其功能是治六气中的"风"，风为木、为筋骨、木为青，其功能应用在"厥阴风木"气候的时段。"小白虎汤"记有治口舌干燥，这一症状其他五类汤都没有提及，且此方中有知母、粳米这两种专门润燥之药，白虎汤类是用来治六气中的燥气，燥为金、为西方、金为白，这一功能应用在"阳明燥金"气候的时段。"小玄武汤"记有治肾气不足，小便不利，四肢清冷，以上症状其他五类汤都没有提及，且此方中有茯苓、干姜、附子这三种用来温阳化湿的药，因此小玄武汤类应是用来治六气中的湿，北方为水（湿）、为玄武，这一功能应能用在"太阴湿土"气候的时段。"小朱鸟汤"（朱鸟又名朱雀）记有治天行热病，内生烦热，以上症状其他五类汤都没有提及，且此方中有黄连、黄芩这两种专门清热之药，因此小朱鸟汤（朱雀）是用来治六气之中的暑／热／火，热为南方，为朱鸟（朱雀），这一功能应能用在"少阴君火"气候的时段。"小阴旦汤"记有治天行身热，头目痛，下利者，以上症状其他五类汤都没有提及，且此方中有黄芩、芍药、生姜，"小阴旦汤"中的药并不单为清热，因此小阴旦汤可较多用来治六气之中的火，而小朱鸟汤（朱雀）

较多用来治六气之中的暑，小阴旦汤的这一功能应能用在"少阳相火"气候的时段。"小阳旦汤"记有治恶风、鼻鸣，这些症状其他五类汤都没有提及，此方即是桂枝汤，因此应是用来治风寒，治六气之中的寒，这一功能应能用在"太阳寒水"气候的时段。

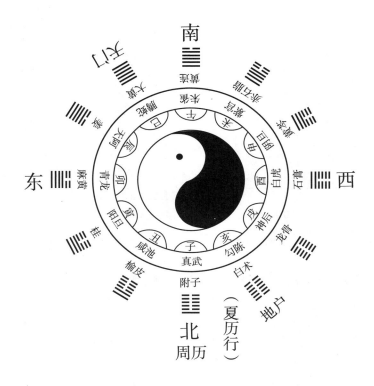

二旦六神方主治六淫

二旦六神方名	主治六淫
二旦汤、大小青龙汤	升阳扶阴宣发：风寒、风热
大小白虎汤	收重：暑、热、燥
大小朱雀汤	清滋：火
大小玄武汤	温渗：寒
大小勾陈汤	补寒：湿
大小腾蛇汤	通泻：燥、热

《汤液经法》载有"二旦、四神大小等汤"："阳旦者，升阳之方，以黄芪为主；阴旦者，扶阴之方，以柴胡为主；青龙者，宣发之方，以麻黄为主；白虎者，收重之方，以石膏为主；朱鸟者，清滋之方，以鸡子黄为主；玄武者，温渗之方，以附子为主。补寒之方，以人参为主；泻通之方，以大黄为主。"陶弘景谓："此八方者，为六合、八正之正精，升降阴阳，交互金木，既济水火，乃神明之剂也。"其中青龙、朱鸟、白虎、玄武根据以上分析，治主客六气中的风、寒、暑、湿、燥、火应分别用小青龙汤、小阳旦汤、小朱鸟（朱雀）汤、小玄武汤、小白虎汤、小阴旦汤。因此，《汤液经法》中的六类汤应对应五运六气中的"六气"来运用。"青龙汤"类应用在"厥阴风木"气候时，朱鸟（朱雀）汤类应用在"少阴君火"气候时，"玄武汤"类应用在"太阴湿土"气候时，"阴旦汤"类应用在"少阳相火"气候时，"白虎汤"类应用在"阳明燥金"气候时，"阳旦汤"类应用在"太阳寒水"气候时。

阳旦汤 4	朱雀汤 9	腾蛇汤 补寒方2
青龙汤 3	5	白虎汤 7
勾陈汤 通泻方8	玄武汤 1	阴旦汤 6

《汤液经法》与《伤寒杂病论》关系

《法要》记载的60首方剂有23首见于《伤寒杂病论》，如小补心汤与张仲景之栝楼薤白半夏汤方剂组成相同，主治亦同，唯煮药张仲景用白酒一斗，此用白酨浆一斗；大补心汤与张仲景栝楼薤白桂枝汤组成及主治相同；小泻心汤与张仲景泻心汤组成相同，用法"以麻沸汤三升，渍一食顷，绞去滓"；小泻脾汤与张仲景四逆汤组成相同；小补脾汤与张仲景理中丸组成、主治及加减法均相同；泻心汤与张仲景干姜黄连黄芩人参汤用药相类，唯多一味甘草；泻肾汤与张仲景之茯苓桂枝五味甘草汤相类，只多一味生姜；建中补脾汤组成及主治与张仲景小建中汤相同；小阳旦汤方药组成、主治与张仲景桂枝汤相同，其服药法略粗于张仲景之法；正阳旦汤（书中在小阳旦汤服用方法之后指出："若加饴一升，为正阳旦汤"）即张仲景小建中汤；大阳旦汤即张仲景黄芪建中汤加人参；大阴旦汤与小柴胡汤相似，只多一味芍药，而其主治亦同；小阴旦汤即张仲景黄芩汤加生姜，其证治与黄芩汤相近；小青龙汤主治及方药与张仲景麻黄汤相同；大青龙汤与张仲景小青龙汤主治及方药相同；小白虎汤即张仲景白虎汤；其方药组成、主治及服药法均相同；大白虎汤与张仲景竹叶石膏汤主治相同，仅此方用生姜，张仲景用人参；小朱鸟汤即张仲景黄连阿胶汤；小玄武汤与张仲景真武汤主治及方药皆相同，因唐避玄宗之讳而改玄武为真武；大玄武汤组成即为张仲景真武汤与理中汤之合方；小腾蛇汤其证治似同张仲景小承气汤，仲景易芒硝为大黄去甘草；大腾蛇汤类同张仲景大承气汤，仲景去甘草、葶苈及生姜；启喉方与张仲景瓜蒂散方药组成及主治皆同。

《法要》与《伤寒杂病论》所载经方比较

二旦六神方	正阳旦汤	小阳旦汤	大阳旦汤	小阴旦汤	大阴旦汤	小青龙汤	大青龙汤	小白虎汤	大白虎汤	小朱鸟汤	大朱鸟汤	小玄武汤	大玄武汤	小勾陈汤	大勾陈汤	小腾蛇汤	大腾蛇汤
伤寒论经方	小建中汤	桂枝汤	黄芪建中汤加人参	黄芩汤加生姜	小柴胡汤加芍药	麻黄汤	小青龙汤	白虎汤	竹叶石膏汤去人参加生姜	黄连阿胶汤	黄连阿胶汤加人参干姜	真武汤	真武汤和理中汤	理中汤去白术加大枣	半夏泻心汤干姜易生姜	大承气汤去大黄加甘草	三承气汤和大陷胸丸去杏仁加葶苈姜枣

《汤液经法》中的二旦六神大小汤以及五脏补泻大小汤，不但是仲景《伤寒杂病论》临症加减的母方，而且仲景又创造了后世临症方技体系的不竭源泉，以至后世生生不息、数以万计的方技。

如调和营卫之桂枝汤子方：桂枝加葛根汤、桂枝加厚朴杏子汤、桂枝加桂汤、桂枝加芍药汤、桂枝加大黄汤、栝楼桂枝汤、桂枝汤分别加葛根白术防风川芎羌活汤、桂枝二越婢一汤、桂枝二麻黄一汤、桂枝麻黄各半汤、桂枝芍药知母汤、桂枝加附子汤、桂枝加黄芪汤、黄芪桂枝五物汤、桂枝去芍药加附子汤、桂枝去芍药加蜀漆龙骨牡蛎救逆汤、乌头桂枝汤、当归四逆汤、当归四逆加吴茱萸生姜汤、桂枝加归芍汤、桂枝去芍药加麻黄细辛附子汤，等等。

如发汗解表之麻黄汤子方有麻黄汤、麻杏石甘汤、大青龙汤、小青龙汤、麻黄附子细辛汤、麻黄附子甘草汤、麻黄连翘赤小豆汤、麻杏薏甘汤、麻黄加术汤、桂枝麻黄各半汤、桂枝二越婢一汤、小青龙加石膏汤、射干麻黄汤、厚朴麻黄汤，等等。如白虎汤善清气分邪热，投方即似秋风之乍起，炎暑主消，正如吴塘言"白虎乃秋金之气，所以退烦暑"，《温病条辨》中把辛凉剂分为辛凉平剂、辛凉轻剂、辛凉重剂，白虎汤即属辛凉重剂。白虎汤子方：白虎加人参汤、白虎加桂枝汤、苍术白虎汤、化斑汤等。

回阳救逆之四逆汤子方：四逆加人参汤、茯苓四逆汤、干姜附子汤、通脉四逆汤、通脉四逆汤加猪胆汁汤、真武汤、白通汤、白通汤加猪胆汁汤、附子汤，等等，具有回阳救逆、固脱生津、益阴安神、益阴和阳、温阳利水、散寒去湿等功效，主要用于少阴病亡阳为主要病机的一类病证。五苓散类方是指主治证为水饮内停，子方有猪苓汤、桂枝去桂加茯苓白术汤、茯苓甘草汤、苓桂术甘汤、苓桂枣甘汤、白术汤、真武汤、文蛤散等方剂。

寒热错杂的泻心汤类方包括半夏泻心汤、生姜泻心汤、甘草泻心汤、大黄黄连泻心汤、附子泻心汤，以及黄连汤、旋覆代赭汤、厚朴生姜半夏甘草人参汤等。温中健脾的理中汤子方，如附子理中汤、理阴煎、连理汤、四君子汤、治中汤等。清代江南名医曹仁伯于《增评柳选四家医案》说："理中是足太阴极妙之方，……设脾家当用理中，而胃家有火，则古人早定连理一方矣。设气机奎滞，古人早定治中一方矣。设脾家当用理中，而其人真阴亏者，景岳早有理阴煎矣。其肾中真阳衰者，加附子固然矣；其衰之甚者，古人又有启喉汤一方矣。此外，加木瓜则名和中，必兼肝气；加枳实、茯苓，治胃虚挟实。古人成方，苟能方方如此用法，何患不成名医哉。"

调和阴阳的小柴胡汤子方有大柴胡汤、柴胡桂枝汤、柴胡加芒硝汤、柴胡桂枝干姜汤及柴胡加龙骨牡蛎汤、四逆散，等等。陷胸汤子方有大陷胸丸、大陷胸汤、小陷胸汤、文蛤散、三物白散、十枣汤等，功专祛心下、胸胁之邪气，病性有寒、热、痰、水之别，在治疗上有轻重之分，在病位上亦有或上或下之别，然解决热与痰水凝结则一。承气汤子方有大承气汤、小承气汤、调胃承气汤、脾约丸、导赤承气汤、增液承气汤、桃仁承气汤，等等。还有十二神方及五脏补泻大小汤之间相互加减方技，如乌梅丸与麻黄升麻汤，等等。

后世医家又以仲景经方为母，繁衍无穷。如《金匮要略》半夏厚朴汤母子方系中具有代表性的有 13 首，其衍变史大概如下：宋代《易简方》中的"四七汤"、《三因极一病证方论》中的"七气汤""大七气汤"、《仁斋直指方论》中的"加减七气汤""秘传半夏朴汤"、元代《世医得效方》中的"加味四七汤"（两个）、明代《古今医鉴》中的"加味四七汤""四七调气汤"、《景岳全书》中的"解肝煎"、《症因脉治》中的"二陈四七汤"（另附有四七汤）；清代《沈氏尊生书》中的"桂枝四七汤"（另附有四七汤）、《医醇剩义》中的"桂枝半夏汤"（另附有四七汤），等等。半夏厚朴汤母子方系主治病证都是从痰气郁结发展而来，其母子方系对于梳理痰气郁结病证的病机发展规律，具有临床意义。但仲景母方又源于《汤液经法》经方系统，而汤液经法图与五运六气体系框架之下的四性五味又是源流关系。整个方技系统由经方的方术逐渐演变退化到头痛医头脚痛医脚的时方系统，这就是目前方技的现状与大概。

由此可见张仲景确以《汤液经法》为底本，然后"勤求古训，博采众方"，结合临床实践不断发展和丰富了《汤液经汤》中的方剂，但《汤液经法》中的 360 首方剂在张仲景《伤寒杂病论》中究竟保存了多少首，陈修园在《长沙方歌括》中曰："汉艺文志云：汤液经出于商伊尹，皇甫谧谓仲景论伊尹汤液为十数卷，可知伤寒论、金匮要略诸方，除崔氏八味肾气丸、侯氏黑散外，皆伊尹之遗方也。"那么可以认为，张仲景 113 方中除了崔氏八味丸及侯氏黑散 2 首外，其他的 111 方皆出于《汤液经法》。

《法要》中还云"阳旦者，升阳之方，以黄芪为主；阴旦者，扶阴之方，以柴胡为主；青龙者，宣发之方，以麻黄为主；白虎者，收重之方，以石膏为主；朱鸟者，清滋之方，以鸡子黄为主；玄武者，温渗之方，以附子为主。此六方者，为六合之正精，升降阴阳，交互金木，既济水火，乃神明之剂也。张机撰伤寒论，避道家之称，故其方皆非正名也，但以某药名之，以推主为识耳"，明确指出张仲景是参考了《汤液经法》而成《伤寒杂病论》，至于方名的改变，是由于张仲景为了避道家之讳或突出方剂君药而以药物命名。而《辅行诀》中的《汤液经法》经方图提示这些方剂的配伍完全是遵循阴阳五行之道而成，还与《黄帝外经》中的"运气九篇"有密切关系，可见仲景的经方皆是方术一宗。

而张仲景《伤寒论》113 方的主干，就是从上述几个主方衍化加减而成，这一现象在唐孙思邈就已发现，他在《千金翼方》中将《伤寒论》所有条文，分别用方证比附归类，其云："以方证同条，比类相附，须有检讨。仓促易知。夫寻方之大意，不过三种，一则桂枝，二则麻黄，三则青龙，此之三方，凡疗伤寒不出之也。"例如：他将太阳病用桂枝汤五十七证归为一类，桂枝汤及加减方从其后方，太阳病用麻黄汤十六证归为一类，麻黄汤及加减方从其后。太阳病用青龙汤四证归一类，方附于后。孙思邈以方类证研究《伤寒论》的方法，开伤寒类方之先河，颇为后来柯韵伯、徐大椿等赞赏，发展为以方类证。如徐大椿将113方分为桂枝汤、麻黄汤、葛根汤、柴胡汤、栀子汤、承气汤、泻心汤、白虎汤、五苓散、四逆汤、理中汤、杂方十二类，除杂方外，前十一方，都为各类主方。可以看出，二旦六神方多为《伤寒论》中桂枝汤类、黄芩黄连汤类、柴胡汤类、麻黄汤类、白虎汤类、四逆汤类、泻心汤类、承气汤类中之主方。确凿地证明《辅行诀》与《伤寒杂病论》医方同源于《汤液经法》。

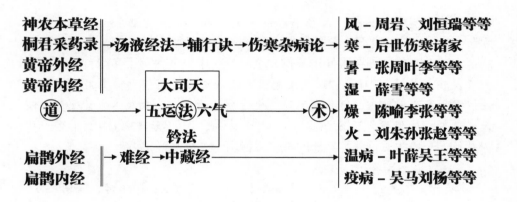

显然，汉魏时期著名的医家都是在取法《汤液经法》的基础上进行增损变化而突出自己的特点，或者有所发展的，《汤液经法》始终是他们医学的规矩和标杆。其中张仲景便是典型，《辅行诀》三次列举了《伤寒论》与《汤液经法》的关系，如"《汤液经法》外感天行经方之治，有二旦、四神大小等汤。昔南阳张机，依此诸方，撰为《伤寒论》一部，疗治明晰，后学咸尊奉之"，明确指出了《伤寒论》的学术渊源所在。

通过比较研究可以看出，《汤液经法》中的二旦、四神等汤剂十二方与《伤寒论》中的方药具有明确的对应关系，而且这些方剂均为《伤寒论》各类证的主方。而代表整个《伤寒论》治疗大法的提纲性方药，即桂枝汤、麻黄汤、大青龙汤（实为麻桂合剂）均出自《汤液经法》。其他见于《辅行诀》的方剂还有一些为《金匮要略》和《伤寒论》继承，如《汤液经法》小补心汤第一方，仲景《金匮要略》中为枳实薤白半夏汤，主治用药相同；经法大补心汤，为金匮枳实薤白桂枝汤加半夏，主证相同；经法小泻心汤第二方，为金匮泻心汤，用药相同，主证与药量稍异；经法小泻脾汤，为伤寒四逆汤；经法小补脾汤，为伤寒理中丸，用药相同，主证亦大致相符。其他数方在伤寒、金匮中皆可寻到原型。而通过《伤寒论》五脏病补法等与《汤液经法》的相比较，可知张仲景的确吸取了《汤液经法》按味用药的理论和内容。

又如《中藏经》下卷记载华佗医方"三黄圆"，此方与经法小泻心汤第二方相同，皆为清热燥湿；《外台秘要》卷一"杂疗伤寒汤散丸方八首"记载范汪医方佚文"瓜蒂散"，与经法"启喉以通肺气"方相同。又如马继兴《敦煌医药文献辑校》第548页"道经略载扁鹊数法，其用药尤是本草家意"记载的"扁鹊数法"，是扁鹊学派《扁鹊外经》的医算内容，而《汤液经法》具有医算特征，《伤寒杂病论》也具有医算特征，三者的医算特征结合点正

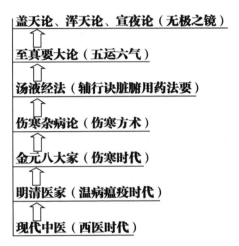

盖天论、浑天论、宣夜论（无极之镜）

↑

至真要大论（五运六气）

↑

汤液经法（辅行诀脏腑用药法要）

↑

伤寒杂病论（伤寒方术）

↑

金元八大家（伤寒时代）

↑

明清医家（温病瘟疫时代）

↑

现代中医（西医时代）

是五运六气的医算逻辑。这一点不但符合中医医算史的发展规律，也符合中医学术史与中医实证史的事实。所谓经方，所谓医圣，都离不开医算的学术指引。

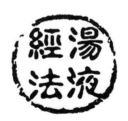

辛未篇 ◎ 三元九运

　　《素问·天元纪大论》中说："天以六为节，地以五为制，周天气者，六期为一备；终地纪者，五岁为一周。君火以明，相火以位，五六相合而七百二十气为一纪，凡三十岁；千四百四十气，凡六十岁而为一周，不及太过，斯皆见矣。"这说的是甲子60年合1440节气，由十天干、十二地支（即终地纪五岁、周天气六期）构成的最小调谐周期，这是流年五运六气的天象机制。而这个干支甲子调谐周期与九宫飞星的最小调谐周期就是180年，就构成了三元九运的天象机制。再加上顺逆飞布，合为一个纪元，即360年，这就是太乙五元六纪天象机制。而实际上这也是流年五运六气在时空中全息化为三元九运、五元六纪的过程，在三元九运、五元六纪定局中，流年五运六气全息于大司天之五运六气。而60甲子最小的时空单元是时辰，其次是日元，然后是月、年周期，等等。但是对于人类来说，日和年是最主要的时空周期，人类一日（一昼一夜）一休眠，一年一岁一轮回，所以对于人类来说，真正具有重要时空意义的周期是日周期和年周期。这就是伤寒定局（日周期）、五运六气（年周期）、三元九宫（纪周期）、五元六纪（元周期）的时空关系。三元九宫、太乙五元六纪的天机天象，我们在《古中医天文学·无极之镜》已经介绍过了，详细的在《古中医运气学·天地之机》中还会有描述。本篇将主要介绍五运六气之大司天、流年司天以及日司天在中医体系中的具体运用。

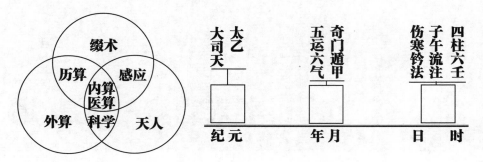

大司天、五运六气都与太乙有渊源关系。在太乙的五元六纪体系中，五元：甲子元、丙子元、戊子元、庚子元、壬子元，每元七十二年，五元共三百六十年；六纪：六十甲子每六十年一个轮回，为此甲子年至癸亥年六十年称为"一周纪"。一个甲子元为一纪，每纪六十年，六纪共三百六十年，这就是五运六气大司天的起源。三百六十年为五元六纪的周期数，七十二年为元之周纪数，六十年为纪之周期数。在《运气九篇》中福祸疾病轻重的力化尺度是由太乙落宫决定的，还有"太乙八风篇""太乙天符"等运气概念；在《天元玉册》中太乙决定了五运六气司天司地司人的福祸吉凶；而且在太乙体系中五运六气系统是作为太乙内部一个重要内容存在，这些都说明了太乙与五运六气的内在联系密切。

明三才之数以推天地之术

明主家分阴阳厄会术

明太乙统行五运六气术

明太乙阴阳相资为用术

明太乙主客分阴阳和不和之术

明太乙主客之数属配五将术

第三卷

明太乙十六宫闰之神术

第十二卷

求太阴黑旗所在术

求太岁青龙旗所在术

明太乙与三旗行宫术

明运炁与太乙天目会合术

明太乙岁会五运六炁术

明九宫贵神统行变象术

明太乙青神钓宫飞行所主术

求宫气赤旗所在术

162

大司天契合于"元会运世说"。汉代人作卦气图，明确了六十四卦起源于古盖天论的历史渊源。北宋邵雍（1012—1077）则将古盖天论之卦气说推广到整个人类历史，即儒家所说的整个天地从生成到毁灭的历史。他结合佛家的劫运说，认为我们所处的这个小宇宙处在不断地创生和毁灭之中，就像一年由春到冬，一天由天亮到天黑一样，同我在"天元玉册"和"玛雅医算"章节中所论述的"历元"概念实质上是一样的。邵雍把天地的一次生成和毁坏的时间段称之为一元，一元有十二会，犹如一年有十二月；一会有三十运，犹如一月有三十天；一运有十二世，犹如一天有十二时辰；一世有三十年，犹如一时辰有三十刻。元、会、运、世的关系是年、月、日、时的成比例放大，如此则一元就有：

$$12 \times 30 \times 12 \times 30 = 129600 \text{ 年}$$

也就是说，邵雍认为天地一成一毁循环往复的变化周期为 129600 年，而这一时间历程所具有的客观规律则被先天六十四卦圆图所决定，决定的关键在于"元会运世"这些时间单位和先天六十四卦圆图中的卦象对应了起来，卦象的意义决定了时间单位的历史特征和基本事件。六十甲子的年月日时四维时空是人出生时期的七曜九星的天象印记，四维的时空格局共 129600 种定局，二者之间存在着全息映像关系。

其规则如下：一元所包含的十二会与六十四卦圆图中除了乾坤坎离四正卦之外的六十卦依次对应起来。这样一来，一会就对应五卦；一会等于三十运，其中的每一卦统管六运，这一卦通过从初爻到上爻的依次变爻，则一卦变成新的六卦，而新的六卦正好又对应原来一卦所统管的六运，如此则一卦对应一运；一运等于十二世，一卦统管此运十二世，进一步则把十二世以两世为单位六等分，同时把统管十二世的这一卦进行从初爻到上爻的依次变爻，则一卦变成六卦，这新的六卦就与十二世的六等分分别对应起来，一卦对应两世六十年。如此一来，经过重重细分，层层卦变，就把一元十二万九千六百年与古盖天论之先天六十四卦圆图对应了起来，一元的历史规律和内容，就蕴含在这些卦象当中，邵雍对这些卦象进行研究和体悟，认为就能够掌握宇宙发展的奥秘。他在《伊川击壤集》之卷十三《皇极经世一元吟》中说："天地如盖轸，覆载何高极。日月如磨蚁，往来无休息。上下之岁年，其数难窥测。且以一元言，其理尚可识。一十有二万，九千余六百，中间三千年，迄今之陈迹，治乱与废兴，著见于方策。吾能一贯之，皆如身所历。"邵雍"一贯之"的成果，就是《皇极经世书》中的世界历史年表。其目的是要说明从尧舜到宋朝邵雍所处的时代，正是一元之中，好像一天的中午时候，是正在兴盛的时代。

"元会运世说"将古盖天论之卦气说从太阳系中地球表面推衍到银河系表面，在银河系这个更大的时空尺度中按照大四季五时的阴阳变换程序制定了一个人类历史年表，从年月日时的太阳系地球时空结构中推衍到银河系元会运世的大宇宙时空结构中，这种宇宙时空全息的原理在子学中一直在自觉地本能地应用着，这种"全息"概念在子学中叫作天人感应、天人合一、参同契，等等。

那么这个 30 年又有什么天象原理呢？我们知道，月球轨道面相对于黄道平面的倾斜角度只有 5.1°，可以近似地认为月球绕地公转和太阳的周年视运动在同一平面进行。月球和太阳相对于地球的运行是不同步的，地球绕太阳公转一周回归年的时间为 365.2425 日，朔望月（以地球上某点为参照物月球运行的一个周期）的平均时间为 29.531 日，12 个朔望月为 354.367 日，比太阳回归年少 10.875 日。假设某年的春分太阳和月球同时在黄经 0°，即日地连线和地月连线的夹角为 0°，那么当第二年太阳再次回到黄经 0° 时，月球又沿轨道面运行了 10.875 日，此时日地连线和地月连线的夹角为 10.875/27.32×360°=143.30°（恒星月的时间为 27.32 日），即某年第二年的春分农历日期相对于某年在运行轨道平面上又向前超越旋转了 143.30°。而 12 个恒星月的时间为 27.32×12=327.84 日，10.875/327.84 ≈ 0.033 ≈ 1/30。也就是说，虽然春分的农历日期在日月运行轨道中每年向前超越依次旋转 143.30°，但经过 30 年的推移，日地连线和地月连线又可以重合，即农历日期相同，并依此规律循环下去。可见，农历干支节气日期的分布规律是对日地月运行规律的直接反映，而其 30 年的循环周期就是《黄帝内经》所说的"三十年为一纪"的五运六气规律。如《运气七篇》对甲子年和甲午年的气候描述基本相同，余同此。

《运气九篇》将一年二十四个节气分属于六气六步之中，一步主四个节气，时间为六十天八十七刻半，一年为三百六十五天二十五刻，与回归年 365.242 日 ≈ 365.25 日相合。而在《素问·六微旨大论》中说："日行一周，天气始于一刻；日行再周，天气始于二十六刻；日行三周，天气始于五十一刻；日行四周，天气始于七十六刻；日行五周，天气复始于一刻，所谓一纪也。是故寅午戌岁气会同，卯未亥岁气会同，辰申子岁气会同，巳酉丑岁气会同，终而复始。"关键点就在这二十五刻即 0.25 日之中，即如果某年岁气开始于 0 点，则某年第二年则开始于 6 点，以此类推，四年以后才能又开始于 0 点。即《素问·六微旨大论》所说"日行四周"，才能"岁气会同"。而 30 年循环周期只能满足以天为最小单位的时间结构重合，要在时辰上完全重合则需要为 4 的倍数年，30 年并不是 4 的整倍数，因此《运气九篇》将 60 年作为一周，而 30 年只能是"小会"而已。

以上只是 60 年干支周期的天象原理，如果再加上月行九道之洛书九宫，则最小公倍数为 180 年，这就是三元九运的天象机制；若再加上太阳之阴阳六气，则最小公倍数为 360 年，这就是大司天的天象原理与机制，而五星五行的天文周期已经在其中了。而且中国古代科学家们观测发现，土星与木星每隔二十年就要相会一次，处在一条直线上。当土、木二星相会时，地球上往往会发生一些重大的地质灾难和自然灾难，人们的行为也会出现某种明显的异常反应。观察、研究还发现，土星、木星与水星每隔六十年就要在一条直线上相会一次，并且，每隔一百八十年，太阳系的九大行星就会同处于太阳的一侧，分布在一个小的扇面内，形成九大行星的大会合，古代天文学家称其为"**九星连珠**"。这种天体运行规律循环往复，永不改变。古人洞悉这一天机，创立了划分时间的"三元九运"体系。以一百八十年作为一个正元，每一正元包括三个元，即上元、中元、下元；每元六十年，分为三个运，每运为二十年，即上元是一运、二运、三运，中元是四运、五运、六运，下元是七运、八运、九运，从而构成了完整的三元和九运体系。

"**上下四方为宇，往古来今为宙**"，宇和宙分别是指空间和时间。人生只是宇宙中的一部分，而且是极其渺小的一部分，时间的碾轮推送着我们不断向前，我们所居住的星球就是这样的一个时间大轮子。木星环绕太阳一周约十二年，土星环绕太阳一周约三十年。木星与土星大约二十年会合一次，两大星球的会合，会以我们意识不到的方式对我们施加种种影响。所以玄学家们以二十年来划分一个元运。玄空飞星一派就是认为 2004 年是下元的八运的新开始，我们正进入一个新的时代之中，这个时代中房地产、农牧业等相关土行的行业会更繁荣，宗教玄学昌盛，社会的管理者会越来越年轻化，年轻的男子比较容易获得成功……这一切都是时空的变化所造成的。人生如此渺小，而我们的先贤们居然能够窥知无限宇宙之真理，并创造了伟大的"**三元九运**"的时空划分方法，这是人所创造的"**神迹**"。

六十干支就是天干配十二地支，组成了六十对天干配地支的甲子组合，我们称之为"六十甲子"。一个甲子六十年，六十刚巧又是木星公转十二年和土星公转三十年的最小公倍数。六十年也是土、木、水三颗行星的会合周期。三个甲子合计为一百八十年，一百八十年太阳系九大行星同处于太阳的一侧，分布成一个扇面形状，形成了九星大会合。二十年一小运，六十年是一个元，三个元合计九个小运。

"三元九运"以每五百四十年为一个大元，每一百八十年为一个正元，每一个正元又可分为三个单元，分别是上、中、下三元，每一元又可分三个运。在不同的元运时间的变化之中，相同的空间会有不一样的气场磁场变化；在相同的元运时间中，不同的空间会有不一样的气场磁场变化。玄空派堪舆中，元运的飞星便是旺星财星，2004～2023 年下元八运中，艮卦，八白左辅星所到之处，便是当时得令财；2024～2043 年下元九运中，离卦，九紫右弼星所到之处，便是当时得令财；2044～2063 年上元一运中，坎卦，一白贪狼星所到之处，便是当时得令财。因此从宅运上来看，"到山到向"的下元八运的坐未向丑和坐丑向未的房宅便是立得最旺的卦线。在流年堪舆中，八白所到的宫位便是这一年里的旺财位。宇宙天体与堪舆、地运并不是固定不动，而是流动不息的，就好像风永远都吹着，水永远都流着，永无开始，永无结束。所以说堪舆的影响是流变的，飘忽而又顺从的。不同方位在相同的时间有着不同的吉凶，不同时间在相同的方位也有着不同的吉凶。常言说"风水轮流转"，意即堪舆上的吉凶绝对带有时间性，吉和凶是有条件地存在着，或说是相对存在着的。

据可考证的，明代医家韩懋（约 1441—1522）最早将元会运世说引入医学领域并作具体分析应用。他在《韩氏医通》之《绪论章第一》写道："自开辟来，五气秉承，元会运世，自有气数，天地万物，所不能逃。近世当是土运，是以人无疾而亦疾，此与胜国时多热不同矣。如俗称杨梅疮，自南行北，人物雷同。土湿生霉，当曰霉疮。读医书五运六气、南北二政，何以独止于一年一时，而顿忘世运会元之统耶？""近世"指韩懋生活的明初，处于大运甲戌（1384—1743）之中，根据中医运气学说中"天干化运"的原理，甲为土运，所以说"近世当是土运"。土在五行中偏湿，因而当时亦流行杨梅疮一类与土湿有关的疾病。"胜国"指元代（1271—1368），元代处于大运癸酉（1024—1383）之中，癸为火运。火在五行中偏热，因而"胜国时多热"。韩懋这段论述将邵雍元会运世说之"大运"与中医运气学说相结合，解释了元代与明初的气候、疾病特点的差异，开创了一种古中医周期理论的新范式。

明代四大医家之首、新安医学流派创始人汪石山（1463—1539），在《运气易览·论五天五运之气》中指出："一说自开辟来，五气秉承元会运世，自有气数，天地万物所不能逃，近世当是土运，是以人无疾而亦病，此与胜国时多热不同……读医书五运六气，南北二政，岂独止于一年一时，而反忘世运会元之统耶？"强调运用运气之理，不能只注意一年一时，还要注意"世运会元之统"，即五运六气更移之理在千百年间的作用和表现。

明代大儒薛方山（1500—1575）继承了邵雍的大宇宙时空结构作《甲子会纪》："溯自黄帝命大挠作甲子，贞起下元，从下元厥阴风木运开始，少阴为上元，太阴为中元，复以少阳为下元，则阳明为上元，太阳为中元，与六气相配属。"于黄帝8年起数，前30年为厥阴风木司天，后30年为少阳相火司地，以此类推，至1984—2043年为第79甲子下元，也是前30年为厥阴风木司天，后30年为少阳相火司地，天地一片风火。上元之中天地一片燥热相临，中元之中天地一片寒湿相搏，下元之中天地一片风火相煽。

《甲子会纪》中所载八十甲子运气流年

黄帝 8 年起（前 2697—前 2638）	第一甲子	下元	厥阴风木少阳相火
黄帝 68 年（前 2637—前 2578）	第二甲子	上元	少阴君火阳明燥金
少昊 18 年（前 2577—前 2518）	第三甲子	中元	太阴湿土太阳寒水
少昊 78 年（前 2517—前 2458）	第四甲子	下元	少阳相火厥阴风木
颛顼 54 年（前 2457—前 2398）	第五甲子	上元	阳明燥金少阴君火
帝喾 29 年（前 2397—前 2338）	第六甲子	中元	太阳寒水太阴湿土
帝尧 21 年（前 2337—前 2278）	第七甲子	下元	厥阴风木少阳相火
帝尧 81 年（前 2277—前 2218）	第八甲子	上元	少阴君火阳明燥金
帝舜 39 年（前 2217—前 2158）	第九甲子	中元	太阴湿土太阳寒水
夏仲康 3 年（前 2157—前 2098）	第十甲子	下元	少阳相火厥阴风木
帝相 60 年（前 2097—前 2038）	第十一甲子	上元	阳明燥金少阴君火
帝槐 4 年（前 2037—前 1978）	第十二甲子	中元	太阳寒水太阴湿土
帝不降 4 年（前 1977—前 1918）	第十三甲子	下元	厥阴风木少阳相火
帝扃 5 年（前 1917—前 1858）	第十四甲子	上元	少阴君火阳明燥金

续表

帝孔甲 23 年（前 1857—前 1798）	第十五甲子	中元	太阴湿土太阳寒水
帝癸 22 年（前 1797—前 1738）	第十六甲子	下元	少阳相火厥阴风木
太甲 17 年（前 1737—前 1678）	第十七甲子	上元	阳明燥金少阴君火
太庚 15 年（前 1677—前 1618）	第十八甲子	中元	太阳寒水太阴湿土
太戊 21 年（前 1617—前 1558）	第十九甲子	下元	厥阴风木少阳相火
中丁 6 年（前 1557—前 1498）	第二十甲子	上元	少阴君火阳明燥金
祖 6 年（前 1497—前 1438）	第二十一甲子	中元	太阴湿土太阳寒水
丁 29 年（前 1437—前 1378）	第二十二甲子	下元	少阳相火厥阴风木
盘庚 25 年（前 1377—前 1318）	第二十三甲子	上元	阳明燥金少阴君火
武丁 8 年（前 1317—前 1258）	第二十四甲子	中元	太阳寒水太阴湿土
祖甲 2 年（前 1257—前 1198）	第二十五甲子	下元	厥阴风木少阳相火
武乙 2 年（前 1197—前 1138）	第二十六甲子	上元	少阴君火阳明燥金
帝辛 18 年（前 1137—前 1078）	第二十七甲子	中元	太阴湿土太阳寒水
周康王 2 年（前 1077—前 1018）	第二十八甲子	下元	少阳相火厥阴风木
昭王 36 年（前 1017—前 958）	第二十九甲子	上元	阳明燥金少阴君火
周穆王 45 年（前 957—前 898）	第三十甲子	中元	太阳寒水太阴湿土
孝王 13 年（前 897—前 838）	第三十一甲子	下元	厥阴风木少阳相火
共和 5 年（前 837—前 778）	第三十二甲子	上元	少阴君火阳明燥金
周幽王 5 年（前 777—前 718）	第三十三甲子	中元	太阴湿土太阳寒水
桓王 3 年（前 717—前 658）	第三十四甲子	下元	少阳相火厥阴风木
惠王 20 年（前 657—前 598）	第三十五甲子	上元	阳明燥金少阴君火
定王 10 年（前 597—前 538）	第三十六甲子	中元	太阳寒水太阴湿土
景王 8 年（前 537—前 478）	第三十七甲子	下元	厥阴风木少阳相火
敬王 43 年（前 477—前 418）	第三十八甲子	上元	少阴君火阳明燥金
威烈王 9 年（前 417—前 358）	第三十九甲子	中元	太阴湿土太阳寒水
显王 12 年（前 357—前 298）	第四十甲子	下元	少阳相火厥阴风木

续表

赧王 18 年（前 297—前 238）	第四十一甲子	上元	阳明燥金少阴君火
秦始皇 10 年（前 237—前 178）	第四十二甲子	中元	太阳寒水太阴湿土
汉文帝 3 年（前 177—前 118）	第四十三甲子	下元	厥阴风木少阳相火
武帝元狩 6 年（前 117—前 58）	第四十四甲子	上元	少阴君火阳明燥金
宣帝五凤元年（前 57 至 3）	第四十五甲子	中元	太阴湿土太阳寒水
平帝元始 4 年（4 至 63）	第四十六甲子	下元	少阳相火厥阴风木
明帝永平 7 年（64 至 123）	第四十七甲子	上元	阳明燥金少阴君火
安帝延光 3 年（124 至 183）	第四十八甲子	中元	太阳寒水太阴湿土
灵帝中平元年（184 至 243）	第四十九甲子	下元	厥阴风木少阳相火
蜀汉后主延熙 7 年（244 至 303）	第五十甲子	上元	少阴君火阳明燥金
晋惠帝永兴元年（304 至 363）	第五十一甲子	中元	太阴湿土太阳寒水
哀帝兴宁 2 年（364 至 423）	第五十二甲子	下元	少阳相火厥阴风木
宋文帝元嘉元年（424 至 483）	第五十三甲子	上元	阳明燥金少阴君火
齐武帝永明 2 年（484 至 543）	第五十四甲子	中元	太阳寒水太阴湿土
梁武帝大同 10 年（544 至 603）	第五十五甲子	下元	厥阴风木少阳相火
隋文帝仁寿 4 年（604 至 663）	第五十六甲子	上元	少阴君火阳明燥金
唐高宗麟德元年（664 至 723）	第五十七甲子	中元	太阴湿土太阳寒水
唐玄宗开元 12 年（724 至 783）	第五十八甲子	下元	少阳相火厥阴风木
德宗兴元元年（784 至 843）	第五十九甲子	上元	阳明燥金少阴君火
武宗会昌 4 年（844 至 903）	第六十甲子	中元	太阳寒水太阴湿土
昭宗天祐元年（904 至 963）	第六十一甲子	下元	厥阴风木少阳相火
宋太祖乾德 2 年（964 至 1023）	第六十二甲子	上元	少阴君火阳明燥金
仁宗天圣 2 年（1024 至 1083）	第六十三甲子	中元	太阴湿土太阳寒水
神宗元丰 7 年（1084 至 1143）	第六十四甲子	下元	少阳相火厥阴风木
高宗绍兴 14 年（1144 至 1203）	第六十五甲子	上元	阳明燥金少阴君火
宁宗嘉泰 4 年（1204 至 1263）	第六十六甲子	中元	太阳寒水太阴湿土

续表

理宗景定5年（1264至1323）	第六十七甲子	下元	厥阴风木少阳相火
元泰定帝泰定元年（1324至1383）	第六十八甲子	上元	少阴君火阳明燥金
明太祖洪武17年（1384至1443）	第六十九甲子	中元	太阴湿土太阳寒水
英宗正统9年（1444至1503）	第七十甲子	下元	少阳相火厥阴风木
孝宗弘治17年（1504至1563）	第七十一甲子	上元	阳明燥金少阴君火
世宗嘉靖43年（1564至1623）	第七十二甲子	中元	太阳寒水太阴湿土
熹宗天启4年（1624至1683）	第七十三甲子	下元	厥阴风木少阳相火
清康熙23年（1684至1743）	第七十四甲子	上元	少阴君火阳明燥金
乾隆9年（1744至1803）	第七十五甲子	中元	太阴湿土太阳寒水
嘉庆9年（1804至1863）	第七十六甲子	下元	少阳相火厥阴风木
同治3年（1864至1923）	第七十七甲子	上元	阳明燥金少阴君火
1924至1983年	第七十八甲子	中元	太阳寒水太阴湿土
1984至2043年	第七十九甲子	下元	厥阴风木少阳相火
2044至2103年	第八十甲子	上元	少阴君火阳明燥金

注：此表据古籍所载，具体帝王纪年与现代考古结果可能有所出入，留待商榷。

　　王肯堂（1549—1613）对于阴阳、五行、历象、算术、太乙、六壬、遁甲、演禽、相宅、数术之说，无不精通，他在《医学穷源集·图说》中直接引述"元会运世说"，并根据堪舆地理之三元九宫提出"三元运气论"。他以洛书九宫分为三元，每元各主三宫，即运气变化过程分上元、中元、下元，每元六十年。其中"上元甲子六十年，坎卦统运，水气最旺；二坤、三震各主运二十年，为统运之分司。中元甲子巽四统运，木气最旺，次五黄，次六白。下元甲子七赤统运，金气最旺，次八白，次九紫。"并指出："盖时有代谢，气有盈虚，元运之分上中下者，盛衰之机也。间尝考之往古，验之当今之务，而觉六十年天道一小变，人之血气与天同度。"难能可贵的是，王肯堂认识到三元运气并非简单的循环往复，而是不断变化，气机日新。他针对"异元同运，则后之上元，应比前之上元、中、下亦然"之说，指出："此其说似是而实非也。江河日下，未闻尾闾之水复上瞿塘；度数日差，未闻浑仪之步仍从宣夜。盖岁月如流，其不改者，甲子之周环；其不同者，气机之日新。如若所云，是百八十年后仍复其初也。戴同父云：问年不是今年气，恰与何年运气同？是犹未识天道变易之理也夫！"

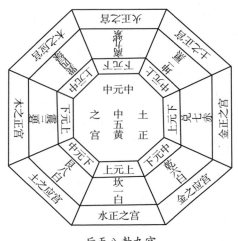

后天八卦九宫

王肯堂认为，人体气血随元运 60 年一变，上中下三元运气之盈虚盛衰不同。堪舆飞星、三元九运是以 180 年为周期，将 180 年分为上、中、下三元，一元为 60 年，以黄帝八年起下元甲子六白司令顺排。三元又可分为九运，一运为 20 年。具体说来就是：上元甲子 60 年，前 20 年为一白水运，中 20 年为二黑土运，后 20 年为三碧木运；中元甲子 60 年，前 20 年为四绿木运，中 20 年为五黄土运，后 20 年为六白金运；下元甲子 60 年，前 20 年为七赤金运，中 20 年为八白土运，后 20 年为九紫火运。受之影响，三元之中人体禀赋随天运而变，所患之病、施治之法亦当随时而变，不能将上元的治法，用之中元、下元，也不能将下元的治法，用之上元、中元。

他认为古人著论立方不同而皆随三元九运而变，指出："如一白坎水司令之时，寒水气盛，土不能垣，自以东垣温补之论为至当。如九紫分司之运，火气燔灼，又当以丹溪诸病属火之说为正宗。所谓中无定体，随时而应者也。"此外，从自己行医经验出发，他又道："予自辛亥（1611）以来，薄游淮海，适属中元之下，当以六白乾金为元运，故外邪之见于阳明经者最重，而世医之重用寒峻攻伐阳明者，亦每每见效。而统运究系四绿中宫，又属五黄，故方中用达木之味，以及疏土之药，如香砂药最多。因六白属乾金，故用清理大肠之药，如木香、枳壳、槐花之类。"王氏认为"辛亥以来"

正值六白金运（1604—1623）和中元（1564—1623）统运四绿，而72甲子（1564—1623）依递变属五黄，他认为他临床所见当时之病因病机和治疗用药与六白、四绿、五黄之类紫白五行属性相契。清代汤世质为王肯堂《医学穷源集》作序写道："予向之疑其主寒峻、主温补者，得元会运世及三元运气之说，而后恍然悟也。"

历代著名医家的学术主张和所用药都是当时的经验所得，但传到后世却不尽适用，王肯堂认为这是所值"大运"不同的缘故，"如张、王、刘、李诸家，以身所经历之证，经历之方，著书立说，传诸后世，非不确切不磨，乃至今不尽吻合者，盖同会而不同运也"。他还指出历代医家观点不同是因为"同会而不同运"，"是故必先立其元，而后明其气……即如一白坎水司令之时，寒水气盛，土不能垣，自以东垣温补之论为至当。如九紫分司之运，火气燔灼，又当以丹溪诸病属火之说为正宗。所谓中无定体，随时而应者也"。王肯堂不仅在中医方面有很高建树，而且在子学之六壬、斗数、堪舆地理方面也是江湖翘楚，他很好地验证了孙思邈关于大医习业的素质要求，必须精通阴阳六壬等子学基础。

明代医家李中梓（1588—1655）是明末由儒入医的著名医家，他于1637年著成《医宗必读》一书。《医宗必读》之《古今元气不同论》将邵雍的元会运世说用于解释历代医家用药的变化，从大周期的角度来认识前代医家经验，指导时医治病用药。他在该篇写道："夫人在气交之中，宛尔一小天地，当天地初开，气化浓密，则受气常强。及其久也，气化渐薄，则受气常弱。故东汉之世，仲景处方，辄以两计。宋元而后，东垣、丹溪，不过钱计而已。岂非深明造化，与时偕行者欤？今去朱李之世，又五百年，元气转薄，乃必然之理。所以抵当承气，日就减削，补中归脾，日就增多。临证施治，多事调养，专防克伐，多事温补，痛戒寒凉。此近时治法之变通也。"李氏认为，随着元会运世大周期的推移，天地气化渐薄，人所受之元气亦逐渐变弱，所以用药的剂量逐渐减少。张仲景、李杲、朱震亨等前代名医都是深明这种道理而用药因时变化的人。

明末清初的费启泰（1590—1677，字建中）著《救偏琐言》（1659），提出了大运、小运的概念，《治痘须知大运论》说："天以阴阳而运六气。运有大小，小则逐岁而更，大则六十年而易。"不过费氏所说的大运、小运都是指三阴三阳六气，正如《小叙》所谓"六气之运，本阴阳太乙而分，时行物生，寒暑代谢，在岁位也。总持岁纪，充积其数，阴阳有大运也。必甲子一周而一气之大成始伏，将来乃进，自不规则于岁位而得满充积之数者，是则民病之改易，其应大运可知"，即由于三阴三阳六气是运转不已的，故也称为"运"。他详细论述了大运与小运的关系，认为"大可以覆小，小难以赅大"（《小叙》），小运包括在大运之中，是大运的组成部分，故就运气与疾病的关系而言，他强调以大运为本，以小运为末，同时又要注意疾病的实际情况以辨气治疗，如《治痘须知大运论》所谓"民病之应乎运气，在大不在小，不可拘小节，遗其本而专事其末也""总以大运为主，不以岁气纷更强合乎病，又不设成见于胸，惟症为的"。

费氏还将运气变化与中医治则治法的学术史相联系，认为历史上中医名家治疗法则的差异并不是因为他们各偏执一端，而是各时代之大运使然。《治痘须知大运论》云："尝稽东垣一以保脾为主，河间一以滋阴为重，子和一以荡涤为先，皆能表表于世，总得挈领提纲，故得一本万殊之妙。不则当年岂无岁气，而各取其一耶？至于痘症，有独取于辛热，有得意于寒凉，有扼要于保元，是亦治痘之明手，何不见有逐年之分别耶？要知大运之使然，非三氏之偏僻也。"基于这种"大运"之说，费氏认为宋明时期著名医家用药特点的不同，如钱乙主清解，魏直主温补保元，陈文中主燥实固本，李杲以保脾为主，刘完素以清火为重，张从正以荡涤为先，这都是所值大运使然，而非医家用药偏僻。

清代医家李菩长于儿科，尤专于痘疹，他从小儿痘疹一症探讨了三元运气之说的重要意义。其《痘疹要略》（1701）之《自序》云："不知痘疮一证，虚实由于禀赋之浓薄，故密而重者，竟获安全，疏而轻者，反致危殆。轻重随乎运气之变迁，故重则俱重，轻则俱轻。然禀赋所偏者少，而运气所关者众，所以不明三元甲子与五运六气者，不可以业痘科。"李菩认为痘疹一症主要受运气的影响，业痘科者必须通晓三元运气。此外，李菩认为历代治痘名家之用药特点不同是所值三元运气不同的缘故。如他认为钱乙偏于寒凉，陈文中偏于温补，费启泰偏于清火解毒，是因为适宜于当时所值之运气。此外，李菩自言"乃今时值上元甲子（第74甲子），运气属水，若肆用苦寒，而不知反保赤者能无隐忧乎？"这当是与三元运气说相符的数术医算之谈。

清代乾嘉间名医王丙（1733—1803，字朴庄）则发展了费氏之说，提出了大运气论，据《世补斋医书·文十六卷·六气大司天》记载："王朴庄先生引《内经》七百二十气，凡三十岁而为一纪，千四百四十气凡六十岁而为一周，扩而大之，以三百六十为一大运，六十年为一大气，五运六气迭乘，满三千六百年为一大周。"其援引《黄帝内经》关于 30 年为一纪、60 年为一周的说法，提出以 360 年为一大运，60 年为一大气，3600 年为一大周，将费氏之"大运"更名为"大气"，说明"大气"的循环周期，补充完善了费启泰的"大运"说，六气大司天理论的理论模式至此已经清楚地呈现出来。其《伤寒论附余·寒疫》也言："愚尝思之，《内经》云：天以六为节，地以五为制。五六相合，而七百二十气凡三十岁而为一纪，千四百四十气凡六十岁而为一周。不及太过，斯可见矣。今宗斯训，扩而大之，以三百六十年为一大运，六十年为一大气。五运六气迭乘，满三千六百年为一大周。天之大运加临于地者，变化难测，地之大气感受于人者，切近易明。自黄帝甲子起，前三十年依厥阴风木司天之例，后三十年依少阳相火司地之例，至坡公时值 63 甲子，则湿土寒水也。晚年知黄州已交 64 甲子，相火用事。"

在关于对圣散子方的争论下继续展开相关叙述："坡公圣散子方，盛称功效，庞安时著总病论，列入寒疫之下。王肯堂以活字板印二百部，而序中言后人用此者，杀人如麻，若有憾于安常者。"王朴庄认为，历史上圣散子方有时活人无数，有时杀人无数，是由于所值"大气"不同。推而广之，历代著名医家如刘完素、张元素、李杲、朱震亨、张介宾、吴有性、周扬俊、费启泰等用药寒温不同，也是所值"大气"不同的缘故。进而分析了历代医家用药寒温的特点与所值"大气"相符的关系，为其"大气"之说作了较系统的阐述。

同样，清代医家吴瑭（1758—1836，字鞠通）晚年总结一生行医经验时，也认为自己身历中元、下元的两个甲子临床所见疾病特点的变化，与中元、下元五行属性的变化相符。其《医医病书》之《三元气候不同论》写道："予生于中元戊寅、癸丑年，都中温疫大行，予著《温病条辨》，以正用伤寒法治温病之失；及至下元甲子以后，寒病颇多。辛巳年，燥疫大行，死者无算，予作霹雳散以救之，又补《燥金胜气论》一卷，附《温病条辨》后。近日每年多有燥金症，以予一人之身，历中元则多火症，至下元则多寒症、燥症，岂可执一家之书以医病哉！"吴氏所说中元即 1744 至 1803 年的 75 甲子，四绿木为"统运"，故多瘟疫；下元为 1804 至 1863 年第 76 甲子，七赤金为统运，故多寒证、燥证。吴瑭于晚年作《医医病书》一书，并言书中所论"只取其切中时弊、为日用所必不可不明辨者而已"。而该书曾多次论及三元运气之说，可见吴瑭对三元运气的重视。在《医非上智不能论》一篇中，吴瑭更是将三元运气与《内经》运气学说并列为医家格致之事，写道："盖医虽小道，非真能格致诚正者不能。上而天时五运六气之错综、三元更递之变幻，中而人事得失好恶之难齐，下而万物百谷草木金石鸟兽水火之异宜，非真用格致之功者，能知其性味之真耶？"

杨栗山在1784年著成的《伤寒温疫条辩》中开篇提出"治病须知大运辩"，提出大运、小运的五运六气之法。此篇内容与费启泰的"治痘须知大运辩"基本逻辑相同，费启泰这段文字恰好能解释与杨瑭同代医家多见的临床特性，引起很大共鸣，正所谓英雄所见略同，惺惺相惜吧。

杨瑭于此篇说："余留心此道，年近四旬，乡闱已经七困，肇于乾隆九年甲子，犹及谢事寒水大运，证多阴寒，治多温补，纵有毒火之证，亦属强弩之末。自兹已后，而阳火之证渐渐多矣……历年已来，居然成一定局。间有温补者，什一千百而已，是大运转于相火矣。"乾隆九年甲子为1744年，1684年至1743年为74甲子，少阴君火司天、阳明燥金司地，1744年至1803年为75甲子，太阴湿土司天、太阳寒水司地。杨瑭生于清·康熙44年（1705年），据民国九年《夏邑县志》中记载的杨瑭"寿九旬无子"，卒年应下推最早为公元1795年，而《夏邑县志》中说的是"寿九旬无子"，不是卒九旬，故九十几岁的杨瑭实在是极有可能的。根据上文杨瑭说"大运转于相火"，正是下元第七十六甲子（1804—1863）的少阳相火司天、厥阴风木司地，这也说明杨瑭大致活到了98岁以后了。按照这个年龄，减去"乡闱已经七困"的21年，再减去"留心此道，年近四旬"的40年，或者直接减去40年，那么杨瑭大约38岁或58岁左右开始留心五运六气之大小运，直至79岁才写成《伤寒温疫条辩》一书，而且清康熙年间进士、礼部右侍郎庄存与为杨瑭的《伤寒温疫条辩》作了序，这些都证明杨瑭此书写作过程大致如此。

陆懋修（1818—1886，字九芝）禀承了王氏六气大司天的理论，其《六气大司天》上下篇对六气大司天理论阐述详尽，使得六气大司天理论成为系统的学说。陆氏在文中将"大气"更名为"六气大司天"，引入王肯堂三元说杂于其中（未引三元之用），以六气大司天更系统地解释了历代医家用药的寒温变化。其次，陆氏在王丙所列"大气"的基础上，参考薛方山《甲子会纪》和陈榕门《甲子纪元》，编制了起于黄帝甲子、包含77个甲子的连续的三元甲子大司天表；排列了自黄帝八年到清同治三年的干支纪年序列，依厥阴、少阴、太阴、少阳、阳明、太阳六气先后之序，分别标记各个甲子的司天、司地之气；并依此对医学史上重要的医学流派或医家的治法用药特点与其司天司地之气的相符关系进行了具体的阐释，认为："由是而知仲景之用青龙、白虎汤也，以其所值为风火也；守真辟朱肱用温之误，申明仲景用寒之治，为三已效方，三一承气也，以其所值为燥火也；东垣以脾胃立论，专事升阳者，以其所值为寒湿也；丹溪以知柏治肾，专事补阴者，以其所值又为火燥也。明乎此，而知古圣昔贤著书立说，都是补偏救弊之人。"因此，他强调："欲明前人治法之非偏，必先明六气司天之为病。"陆氏承袭王丙以"大气"解释医家用药特点的做法，又增加新的例证，并具体地将众多医家一一对应到所处甲子的大司天，详细阐述医家用药特点和大司天的对应关系。近代章巨膺对陆懋修等人的六气大司天理论评价道："王朴庄、陆九芝等以《内经》五运六气、司天司地之学说来推论医学流派形成的缘故，言之成理，持之有故，可以进一步加以探讨。"

清末民初的抚松隐者味清氏著有《温热病类方》一书，于 1900 年刊行，其中"瘟疫病小引"中曾提到大司天理论，说："本朝同治三年（1864 甲子年）为第七十七甲子，上元阳明燥金司天，少阴君火司地。"并且还多引用《运气九篇》《伤寒论》《金匮要略》等论述。

陈应期，广东翁源县人，清末民初岭南医家，著有《医学实录》一书及《国医存废与国家兴亡之关系》《麻疹之研究》等文。临证长于用经方，药简而效宏，深为病家称道。陈应期论述的三元九运也是将 180 年均分为上中下三元，一元为一个甲子，每个元又均分三运，分别配以卦象，据此以断运气。陈应期在《医药宜参天时说》中强调天地气运对人体的影响，"天之六气，弥纶于宇宙之间，其消长盈虚每与人相感召。气和则为生为养，气偏则为灾为害"。由"上元甲子，一白（坎一）管运；中元甲子，四绿（巽四）管运；下元甲子，七赤（兑七）管运"联系中医理论，认为上元之病，太阳膀胱寒水之病为多；中元之病，厥阴肝经风木之病为多；下元之病，则多伤太阴肺，太阴病多见。陈应期在文末附民国 13 年（中元甲子，巽四）的医案数例，各案均属于厥阴病，误用姜附后病情加重，均说明参天时的重要性。

承陆懋修之余绪，上世纪 50 年代初，章巨膺对六气大司天理论推崇备至，其在《重刊世补斋医书序》中，首先提出小循环、大循环、最大循环的观点来论证六气大司天理论的科学性，其中一昼夜晨午昏宵为小循环（日时干支），春夏秋冬一周年为大循环（年月干支），六十年则为最大循环（纪元干支），"从一昼夜、一周时，借知时候不同，气候攸异，则六十年最大循环，大气候之变换，非臆说也，可以明矣"。其次，举历代学派所以不同，或寒凉或温补，都与六气大司天若合符节。因此，他认为："岁运循环变迁，影响于疾病治疗，确凿有据，非向壁虚构，则其说未可废也。"

上述三元九运大司天，实际上只是六气大司天，按照五运六气理论体系，六气与五运是相辅相成的一整套理论，只有六气大司天，没有五运大司天，在逻辑上是说不通的。五运与三元九运的调谐周期也是 180 年，但与六气大司天的时间节点不同。**在五运六气的天人相应体系中，司天是上焦上肢，司地是下焦下肢，中运是中焦腹部，左右间气是两胁，这种天人感应不但在时间上的年月日时章蔀纪元层面上对应，而且在空间的藏象经络血脉筋骨皮肉腠理玄府，等等，也是互相感应的。**按照五运六气在章蔀纪元、年月日时的大逻辑之下，一切疾病的预测、断病、病机、治则治疗、处方，等等，都是循机可断的。具体不再论述，详见《古中医运气学·天地之机》。

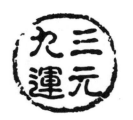

壬申篇◎六气大司天

根据全国高等中医院校规划教材《中医各家学说》的分类，中医江湖主要可分为七个医学流派，即：伤寒学派、河间学派、易水学派、攻邪学派、丹溪学派、温补学派、温病学派。

【伤寒医派】

张仲景：约生活于公元150—219年。他经历了两个大司天：34岁以前运值第48甲子（124—183），为太阳寒水大司天、太阴湿土司地，是为寒湿之气行令之时；34岁时步入第49甲子（184—243），为厥阴风木大司天，少阳相火司地，是风火流行之际。张仲景在《伤寒杂病论·序》云："余宗族素多，向余二百，建安纪年以来，犹未十稔，其死亡者三分有二。"张仲景著《伤寒杂病论》的时间在建安二年（197）左右，即仲景47岁时。据史记，建宁四年到建安二年，共发生五次大疫：建宁四年（171），熹平二年（173），光和二年（179），光和五年（182），中平二年（185）。自公元124—183年，为太阳寒水大司天及太阴湿土大司地主气之时，其间共有四次大疫，都发生在这寒湿之气化环境中，故仲景在《伤寒杂病论·序》中才说："其死亡者三分有二，伤寒十居其七。"其在《伤寒例》中也说："其伤于四时之气，皆能为病。以伤寒为毒者，以其最成杀厉之气也。"多次大疫都以伤寒为病，因而善用麻桂甚至姜附桂等，这正是张仲景处于太阳寒水大司天及太阴湿土大司地中所经历过的事实。但是，仲景34岁就步入了厥阴风木大司天及少阳相火司地主令的阶段，也即风火流行之际，到他47岁完成《伤寒论》之前的这段时间里，在中平二年，即公元185年，发生了第五次疫病。如果寒湿流行期间容易伤寒，那么，他34岁到47岁，共有13年的时间都生活于风火行令的大司天里，又遇到过疫病，这次疫病是伤寒，还是温病呢？张锡纯谓："仲圣《伤寒论》中小青龙无加生石膏法，而《金匮要略》中小青龙有加生石膏法。"《金匮要略》成书在《伤寒论》后，时移境迁，民病亦变，治法亦变。实际上这正好印证了桂本《伤寒杂病论》中所说，仲景反复易稿13遍之多，最后定稿六气致病、温病、伤寒、杂病的千古名篇。关于桂本的真实性与合理性，我们就不多说了。

至于伤寒学派的庞安时（1042—1099）、许叔微（1080—1154），均主要生活于第64甲子周期（1084—1143），其时六气少阳相火司天，厥阴风木司地。庞安时（1042—1099）对温病的认识继承了《素问》《伤寒论》的思想，认为即时感发之伤寒以及寒毒伏发之温病都属于广义伤寒的范畴。在《伤寒总病论》中专设天行温病篇，着重论述了具有传染性、流行性的天行温病，认为天行温病与伤寒大异。把温病分为温病（《素问》、仲景所谓伤寒）和天行温病两大类。庞安时对天行温病的阐发，为后世温病学的发展奠定了基础。其治疗天行温病之辛寒透表、寒温并用，祛毒为先、给邪出路，清气凉血、救危截变思想，亦对肺炎、麻疹、重型肝炎、流行性出血热等外感疾病的治疗有很大的临床指导价值。庞安时根据天行温病起病急、传变快、病势重的特点，治疗上主张初起即用大剂量石膏、寒水石、竹叶、栀子、黄芩等大清气分热毒，甚则径用生地黄、玄参、大青叶凉血解毒，直捣病巢，救危截变，体现中医治疗急性传染病"早""速""效"的思想。对于发病急骤、来势猛烈、传变迅速的温毒，庞安时立足于"祛毒"，诸病方证，大量使用清热解毒、辛温散毒、攻下泄毒、扶正托毒等药。庞安时祛毒不仅善于用清解的方法，而且还重视透发和攻下，给邪以出路。例如庞氏在治疗温毒病7方中，7次使用栀子，多次使用豆豉、麻黄、生姜、葱白、桂枝等药宣透气机，透毒外出；6次使用芒硝。可以说，庞安时治疗天行温病之思想，已经初步形成了温病及天行温病的辨证体系，为后世温病治疗自成体系奠定了基础，对现代治疗外感疾病，尤其是流行性疾病有很大的临床指导价值。

许叔微（1079—1154），著有《伤寒百证歌》《伤寒发微论》《伤寒九十论》《类证普济本事方》《仲景脉法三十六图》《治法八十一篇》《翼伤寒论》等书，而尤以《伤寒论著三种》及《普济本事方》称誉医林。许氏认为滋润补精药应分为两类，其一为温润药，如熟地黄、肉苁蓉、补骨脂、菟丝子等；其二为血肉有情之品，如羊肾、鹿茸、羊肝之类。如所创真珠丸治疗"肝经阴虚内受风邪状若惊悸之证"，该方系《金匮要略》酸枣仁汤化裁而来。《金匮》用酸枣仁为君，以补肝阴之虚，略加川芎调血养肝，茯苓、甘草培土生血以荣木，知母降火以除烦，这仅是平调土木之剂。而真珠丸则取真珠母、龙齿二味直入肝经以镇飞扬浮越之神魂，用枣仁、柏子仁补肝肾之阴虚，当归、地黄补血养肝，人参、茯神培土荣木，从而熔定魂与补虚于一炉，发展了前人理论，并在临床上取得了良好的效果。故清末名医张山雷在《中风解诠》中亦作了高度评价："近世平肝熄风之法，知有珍珠母者，实自叔微此方（即真珠丸）开其端。"还有犀角升麻汤清热解毒治风毒痛肿，解毒雄黄丸治痰热喉风，等等。滋阴降火清内热，清热解毒祛外热。这二人传自伤寒，又暗合于天象，故从伤寒中详于热病。

柯琴（1662—1735）主要生活于第74甲子周期（1684—1743），其时少阴君火司天，阳明燥金司地。这些人虽然号称伤寒学派，但只是注解研究《伤寒论》而已，他们的用药也是在《伤寒论》397法113方基础上加减，根据病人的实际情况来的。而且在仲景的《伤寒杂病论》中，风寒暑湿燥火六淫之邪皆有方剂可对，六经之传热皆有法术可破。

【河间医派】

刘完素生活于1110—1200年，他也经历了两个大司天：34岁前时值第64甲子（1084—1143），少阳相火大司天，厥阴风木大司地，是为火风之气行令；34岁后生活于第65甲子（1144—1203），阳明燥金大司天，少阴君火大司地，是为燥火之气盛行。由此可见，他一生均生活在火风、燥火行令的大司天环境里。刘完素的《素问玄机原病式》成书于1182年，《素问病机气宜保命集》成书于1186年，正时值阳明燥金大司天、少阴君火司地的时令。他在《伤寒直格方·序》中曾说："伤寒谓之大病者，死生在六七日之间。经曰人之伤于寒也，则为病热。古今亦通谓之。伤寒热病，前三日太阳、阳明、少阳受之，热壮于表，汗之则愈。后三日太阴、少阴、厥阴受之，热传于里，下之则痊。六经传受，自浅至深，皆是热证，非有阴寒之证。"这正是他当时在临床上所见到的实际情况的总结，与张仲景的观点已有很大的不同。

由于观察到当时火、燥致病的情况突出，并且熟悉火、燥的特性，所以，他把《黄帝内经》里的有关病机理论与运气学说联系起来，结合运气学说阐发病机十九条，增补了"诸涩枯涸，干劲皴揭，皆属于燥"这一燥病的病机。他在理论上提出"六气皆从火化""五志过极皆为热甚""六经传受，皆为热证"的观点，也说明了当时火热病证的多发性和普遍性。不难发现，刘完素强调火热病机，在治疗上善用寒凉，其防风通圣散、神芎丸、双解散、三一承气汤等，均是苦寒之药为主。究其缘由，正因他生活在第64、65甲子，经历的正是火风、燥火主事的大司天环境。

【易水医派】

李杲，又称李东垣，生活于1180—1251年，24岁前运值第65甲子（1144—1203），正是阳明燥金大司天及少阴君火大司地中；但他24岁后进入第66甲子（1204—1263），生活于太阳寒水大司天及太阴湿土大司地之运中，所见多为寒湿流行之病；尤其晚年54岁到临终72岁时的15年中，更是太阴湿土司地主令之时，他的《内外伤辨惑论》和《脾胃论》也成书于这段时间。

李杲师从于易州的张元素，苦研中医，尽得其传并有所发挥。张元素精通《内经》之运气学说，他曾说："运气不齐，古今异轨，古方新病，不相能也。"李东垣虽学医于张元素，但他24岁前和24岁后的学术思想有很大的不同。《东垣试效方》说："泰和二年，先师以进纳监济源税，时四月，民多疫病，初觉憎寒体重，次传头面肿盛，目不能开，上喘，咽喉不利，舌干口燥，俗云大头天行，亲戚不相访问，如染之，多不救。先师曰：……省此邪热客于心肺之间，上攻头目而为肿盛……，遂处方，以黄芩、黄连苦寒，泻心肺间热以为君……，服尽良愈。因叹曰：往者不可追，来者犹可及，凡他所有病者，皆书方以贴之，全活甚众，时人皆曰，此方天下所制，遂刊于石，以传永久。"此方即活人无数的"普济消毒饮"。当时21岁的李杲，制订清热解毒消肿的"普济消毒饮"时，正值阳明燥金大司天（1144—1203）主令，清、解、消的治法正合当时的燥火气运，所以可以"全活甚众"。此清热解毒消肿的治法与其以后的反对寒凉、重视脾胃的观点迥异，皆因1204年以后，即李杲24岁以后的一生，都生活在太阳寒水大司天、太阴湿土大司地主运的时代。

李东垣的《内外伤辨惑论》成书于1247年，《脾胃论》成书于1249年，均成书于太阳寒水大司天、太阴湿土司地（1204—1263）主运的年代中。他观察到当时贯穿于春、夏、秋、冬一年四季的，皆是湿寒为病，脾胃损伤很多见，故提出"元气之充足，皆由脾胃之气无所伤，而后能滋养元气""脾胃之气既伤，而元气亦不能充，而诸病之由生也"。他认为内伤热中证也是脾胃内伤，元气不足，阴火炽盛所致，虽发热也不可投以清解之剂。所以李东垣在治疗上重视以甘温补益脾胃、升其阳气，以甘寒泻其火热，并认为"盖温能除大热，大忌苦寒之药，泻其胃土耳"，故创制出了古今闻名的"补中益气汤""沉香温胃丸""调中益气汤"以益气、升阳、温中、祛湿。其法正符合当时的寒湿之运，故能得效。

【攻邪医派】

张从正约生活于1156—1228年，正值第65甲子（1144—1203），乃阳明燥金大司天，少阴君火大司地，其12岁以后的一生，都生活在燥火之气行令的大环境中。金元时代到了张从正生活的年代，虽已运值燥火，热病较多，但医学界嗜补之陋习未尝改变，曾私淑刘河间的张从正，目睹时弊，痛加斥责："惟庸工误人最深，如鳏涸洪水，不知五行之道。夫补者人所喜；攻者人所恶。医者与其逆病人之心而不见用，不若顺病人之心而获利也，岂复计病人之死生乎？"他深研《黄帝内经》《伤寒论》等经典，通过对当时疾病的观察和医学实践，著书《儒门事亲》，认为治病应首论邪气，主张以祛邪为主，认为"邪去则正自安"，善用汗、吐、下三法，世称"攻下派"。可见，正是由于张从正所处的时代是燥火当运，才会热病较多，使其看到当时流行使用的温补之法已不符合燥火运气下的疾病病机，因而成为时弊，因此他提出了"除病必须祛邪"的独到见解，创立了攻邪学派。

【丹溪医派】

朱震亨，又称朱丹溪，生活于1281—1358年，43岁前时值第67甲子（1264—1323），为厥阴风木大司天，少阳相火大司地；43岁后进入第68甲子（1324—1383），少阴君火大司天，阳明燥金大司地。可以发现，他的一生所处的大司天，所主的都是风、火、热、燥的大气候环境。朱丹溪30岁时，因母患病而读《素问》，始知医术；40岁时，听其理学老师许谦的劝勉而弃儒向医。他43岁前虽生活于67甲子，厥阴风木大司天，少阳相火大司地，是为风火主气的年代；但他43岁后正拜师罗知悌，踏足医学界，正好步入第 68 甲子，为少阴君火大司天，阳明燥金大司地，正是火燥行令的年代。虽然其师罗知悌曾授其以刘完素、李东垣、张从正之学，然而，他从《素问》中悟知运气已变，认为当时"阳有余而阴不足"是自然界存在的普遍现象，人生活于自然界中，生理和病理也必受这一现象的影响，也会"阳有余而阴不足"。所以，朱丹溪提出了与刘、李、张三家完全不同的"阳常有余，阴常不足""气有余便是火"及"相火妄动，煎熬真阴"的论点。朱震亨一反传统，强调"阳常有余，阴常不足"，治擅滋阴，因当时正时值第 68 甲子，气运已更替为火燥行令了。

在治疗上，他主张用滋阴降火法，将滋阴和降火结合，阴精虚而相火妄动者用"大补阴丸"，阴血虚而相火妄动者用"四物汤"加知、柏。朱丹溪还擅用吐法，并在吐法的应用中既承继了张子和吐法攻邪的观点，又吸收了李东垣顾护胃气的思想，同时处处反映出他对人体"阳常有余，阴常不足"的认识。朱丹溪以甘寒滋阴，其用药不仅与当时盛行的《和剂局方》之好用辛香、燥热的原则相反，也与刘、李、张的方法有异。此并非他们的用药各有所偏，而是顺应了他们自身所处的不同的阴阳四时，各随了不同的五运六气之气化格局而已。

【温补医派】

张介宾生活于 1563—1640 年，时值第 72 甲子（1564—1623），正值太阳寒水大司天，太阴湿土司地，乃寒湿用事的年代，故常以温补奏功。张介宾撰《类经》《景岳全书》等著作，其学术思想对后世产生了深远的影响。叶秉敬于《类经·序》云："自癸卯岁始（1603），余以苦心诵著，耗脾家之思虑，兼耗肾家之技巧，于是病泄泻者二十年，医家咸以为火盛，而景岳独以为火衰，遂用参术桂附之剂，培命门之火，而吠者竟起，余独坚信不回，服之五年而不辍，竟使前病全瘥，而脾肾还原。"张介宾在其《真阴论》中云："自余有知以来，目睹甘寒之害人者，已不可胜计，此非时医之误，实二子传之而然，先王仁爱之德，遭敝于此，使刘、朱之言不息，则轩岐之泽不彰，是诚斯道之大魔，亦生民之厄运也。"张介宾善于温补元阳，乃因当时的寒湿气运主导下，寒湿之邪致水亏火衰之病甚为多见，而刘完素、朱丹溪的火热之论已不再适宜，若继续使用已不符合当时的寒湿运气的寒凉之法，必会有"苦寒之害人""生民之厄运"的出现。其实，刘、朱与张介宾生活于完全不同、甚至相反的运气环境，他们的论调相违，从运气学的角度去看，是不难理解的。张景岳专重阴阳互根，善辨虚寒、擅用温补，时值72甲子，气运正是寒湿用事的大司天。

【温病医派】

吴有性，字又可，大约生活于公元1582—1652年。吴又可42岁起，步入第73甲子（1624—1683），运值厥阴风木大司天，少阳相火大司地，正是风火行令之时。与现今的第79甲子运同。崇祯十四年，即公元1641年（辛巳年），即吴又可59岁时，疫病大流行，延门阖户，表现出一派火热之证，当时一般医者以伤寒论治，难以取效。经此一疫的历练，吴又可提出了"戾气"之说，著书《温疫论》，认为温疫初起"先憎寒而后发热，嗣后但热而不憎寒也。……此邪不在经，汗之徒伤卫气，热亦不减。又不可下，此邪不在里，下之徒伤胃气，其渴愈甚"。这说明当时之温疫，多表现为邪在少阳半表半里。这与当时的风火行令正相呼应。吴氏认为温疫病"乃天地间另有一种异气所感"或"感天地之疠气"而成，"异气""疠气"，皆为邪气，"邪之所着，有天受，有传染，所感虽殊，其病则一""邪不去则病不愈，延缠日久，愈沉愈伏"，故祛邪乃是治疗温疫的根本大法。吴又可在谈到《伤寒论》时曾说："然伤寒与温疫，均急病也。以病之少者，尚谆谆告世，至于温疫多于伤寒百倍，安忍反置勿论。"这也间接说明，到了吴又可生活的年代，温病远多于伤寒。运气已变，仍以伤寒论治，自难取效。所以《温疫论》实乃"应运而生"。可见，吴又可论温疫时，正值73甲子，为风火用事，乃温病多发之时。其论点到74甲子火燥用事时仍行之有效，因风火与火燥之气相似。

大司天第73甲子为厥阴风木大司天，少阳相火大司地。《素问·至真要大论》曰："厥阴司天，其化以风""岁少阳司地，火淫所胜，则焰明郊野，寒热更至""厥阴司天，风淫所胜，则太虚埃昏，云物以扰，寒生春气，流水不冰"；火为热邪，风火之气相临，风火相煽，其热更甚。在此气候、物候之下，为萌生疫病提供了大环境。《素问·本病论》："民病温疫早发，咽嗌乃干，四肢满，肢节皆痛。久而化郁，即大风摧拉，折损鸣奈。民病卒中偏痹，手足不仁。"《素问·本病论》："人或恚怒，气逆上而不下，即伤肝也。又遇厥阴司天，天数不及，即少阴作接间至，是谓天虚也，此谓天虚人虚也。又遇疾走恐惧，汗出于肝。肝为将军之官，谋虑出焉。神位失守，神光不聚，又遇木不及年，或下年不符，或壬年失守，或厥阴司天虚也，有白尸鬼见之,令人暴亡也。""白尸鬼"即为疫病,可使人猝亡。根据《素问·五常政大论》所言"厥阴司天,风气下临,脾气上从,而止且隆,黄起水乃眚,土用革。体重肌肉萎,食减口爽。风行太虚,云物摇动,目转耳鸣。火纵其暴,地乃暑,大暑消烁,赤沃下,蛰虫数见,流水不冰,其发机速",在此运气下,冬不潜藏,暑热之气蒸腾,致民病发病迅速,此为疫病频发的内在原因。

吴又可生活在吴县,据《吴江县志》记载在此前后发生了多次疫病流行,吴氏生活期间全国发生大小疫情也多达 16 次。足可见,吴氏生活期间,风火用事,疫病频发。厥阴风木司天,阳明燥金司地,已亥属阴,故为不及之年,气化运行后天。"风甚则燥胜而热复,故胜复更作,上下之气相形而见于中,故民热病行于下,风病行于上,风燥胜复形于中。"因此,在此大司天下,疫病多为风、火、燥因素致病,而多形成温热类的疫病,所以吴氏观察临床上多为温热性质的疫病,而伤寒实则极少,于是在《温疫论》言:"仲景虽有《伤寒论》,然其法始自太阳,或传阳明,或传少阳,或三阳竟自传胃。盖为外感风寒而设,故其传法与温疫自是迥别。嗣后论之者纷纷,不止数十家,皆伤寒为辞。其于温疫证则甚略之。是以业医者所诵,连篇累牍俱系伤寒,及其临证悉见温疫,求之真伤寒百无一二。"

再看治疗方面,故吴氏遵《内经》创制达原饮,治其邪侵于少阳半表半里,方剂主要药物有:槟榔、厚朴、草果、知母、芍药、黄芩、甘草。槟榔治伏邪,厚朴破戾气,草果散膜原之邪气;知母、黄芩清其邪热;甘草缓其中,以治"风气上临、脾气下从";芍药泻肝之气以和血,此方与《素问·至真要大论》所言的"诸气司地,火淫于内,治以咸冷,佐以苦辛,酸收之,以苦发之",以及"司天之气,风淫所胜,平以辛凉,佐以苦甘,以甘缓之,以酸泻之",十分之契合,可知吴氏治方严谨,熟知《内经》运气之学。因吴氏创制的达原饮符合当时的运气大司天,因此当时其他医家用之也能够效如桴鼓,活人无数。日本人温元凯在所著《温病之研究》(见《皇汉医学丛书》第八册)序云:"先大夫温恭府君(即温元凯,此序为其子德舆所写)也,天明戊申(即公元 1789 年,为第七十五甲子太阴湿土司天),疫气流行。延门阖户为之死者,不可胜计。当时疫气一变(即由君火变为湿土),而上盈下虚,属少阴证者多(即湿土证)。初尚依又可氏法而疗之,不能获救。于是焦神覃思,求有所以救济。适读岭南卫生方,始有所发。乃用附子,往往起死回生焉。自此以往,疗疫数百人,豁然贯通,左右逢源。"

吴氏开创性地论述温病区别于伤寒的感邪途径、传变方式、用方用药等，使其能够脱却伤寒而自立独到见解，而成为温病大家，可见有其运气学因素。

喻昌，字嘉言，号西昌老人。生活于公元 1585—1664 年，明末清初的著名医家，著有《医门法律》《尚论篇》《寓意草》等。喻氏不但广收门徒，还专门开办学堂讲解温病，开创性地提出了诸多温病学理论，为温病学派的形成、发展做出了巨大贡献。

喻嘉言与温病相关的主要学术思想：

第一，对温病的分类的阐发。他发展了《内经》之伏气温病，将温病分为三种：即以"冬伤于寒，春必病温"为一类的伏气温病和"冬不藏精，春必病温"为一类的伏气温病，以及"既冬伤于寒，又冬不藏精"，至春月同时发病者为一类的两感伏邪温病。他还分别论述了三种温病的不同症状和病理发展过程。

第二，首以三焦释温病。如《尚论篇·详论温疫以破大惑》"伤寒之邪，先行身之背，次行身之侧，由外廓而入；温疫之邪，则直行中道，流布三焦"，喻氏在此指出了温病不同于伤寒的病理传变过程，伤寒以太阳、少阳、阳明之六经由外而内地传变，而温病则不同，感受温邪，直行中道，由上而下，自上、中、下三焦流布。喻氏还提出了三焦为病的不同治法，如《尚论篇·详论温疫以破大惑》"未病前，预饮芳香正气药，则邪不能入；邪既入，急以逐秽为第一要义。上焦如雾，升而逐之，兼以解毒；中焦如沤，疏而逐之，兼以解毒；下焦如渎，决而逐之，兼以解毒"，此种提法为后世吴鞠通发展三焦辨证体系提供了理论基础。

第三，对秋燥的阐发。喻氏补充了《内经》病机十九条，加之"诸涩枯涸，干劲皲揭，皆属于燥"，认为燥与湿是相对之气，燥为天之气，类从于火气；湿为地之气，类从于水气，故春分以后是湿气当令，秋分以后则是燥气当令，各司其政，不得混淆。喻氏批判了前世医家将秋分之后的燥气归属地湿气的观点，称"今指秋月之燥为湿，是必指夏月之热寒然后可"（《医门法律·秋燥论》）。

喻嘉言生活期间虽然经历了两个运气大司天甲子即第 72 甲子、73 甲子，但因喻氏与吴又可生存年代相差不多，又有"触冒寒邪之病少，感发温气之病多，寒病之伤人十之三，温病之伤人十之七"（《尚论后篇·尚论春三月温症大意》）的论述，可见喻氏生活期间也受到火热之气的影响，主要学术思想也产生于第73甲子，由此可见大司天下气运相同，致病相类，成就医家阐发温病理论。且第73甲子木火用事，木旺侮金，火又克金，致金气受郁，而燥气为患，况且大司天之中还有小司天，整个燥火为患的大司天下，至秋则燥气更甚，因此更为喻氏详论秋燥提供了运气背景条件。

叶桂，字天士，号香岩，生活于1666—1745年，运值第73甲子（1624—1683）及第74甲子（1684—1743），第73甲子乃厥阴风木大司天、少阳相火大司地，属风火行令的时代；第74甲子少阴君火大司天，阳明燥金大司地，是为燥热之气行令。他一生所处的两个甲子均是风、燥、火的大环境。其论温病的卫、气、营、血辨证，被总结在《温热论》中。叶天士自小刻苦习医，曾拜师十七位，终成一代宗师，因其医术高超、诊务繁忙，故著作不多，《温热论》是其门人根据叶氏口授辑成，《临证指南医案》也由其门人整理编注。《温热论》虽篇幅不长，却揭示了温病的整个演变过程，形成了完整的温病辨证论治体系，可为温病学的奠基之作，得到后世温病学派医家吴瑭、王士雄所尊崇。

叶天士温病学主要学术思想：

第一，注重新感温病，揭示温病卫气营血传变规律。叶氏提出温病的传变，即"卫之后方言气，营之后方言血"，同时治疗上也应遵循"在卫汗之可也，到气方可清气，入营犹可透热转气……入血就恐耗血动血，直须凉血散血"的温病治疗法则。叶氏也遵循吴又可温病之邪从口鼻而入的感邪方式，提出感受温邪首犯肺卫，顺传气分，逆传心包。到气应用益胃之法，通过战汗祛邪外出。邪入营分，皮肤可出现斑疹，舌可出现红绛，叶氏提倡养护阴液之大法。温邪深入血分则可出现耗血动血之象，治疗急需凉血散血。

第二，查舌、验齿、辨斑疹白㾦。叶氏通过其丰富的临床经验总结出温病的发展较伤寒要迅速，因此明辨温病邪侵部位、津液的多少均影响着温病的治疗与转归，因此通过查舌、验齿、辨斑疹白㾦能够及时了解病情，这点至关重要。叶氏此诊疗方式尤其受后世的尊崇，如王孟英在《温热经纬·叶香岩外感温热篇》按语中所说："言温热诸证可验齿而辨其治也，真发从来之未发，是于舌苔之外，更添一秘诀，并可垂为后世法。"

第三，主张脾胃分治，突出养胃之阴。叶氏补充了李东垣脾胃学说，认为脾与胃功能不同，治法亦应不同，突出强调"胃喜润恶燥"，治胃宜用甘平、甘凉之药养润胃阴，即不得过用升麻、黄芪等药增热助火，宜用清润之沙参、麦冬、玉竹、芦根、花粉、石斛等药濡养胃阴，或用谷芽、蔗浆、扁豆、莲肉、山药等食物养胃之津液，其理论补充了李东垣详于治脾的不足。华岫云总结："太阴湿土，得阳始运；阳明阳土，得阴自安，以脾喜刚燥，胃喜柔润也。"

第四，久病入络的辨治。叶氏认为，湿热之病起初在经，病邪久羁则形成疲热入络；对于一些内伤杂病，也存在"久病入络"。治疗方面，用当归、桃仁、旋覆花等辛润通络；桂枝、肉桂、藿香等辛温通络；地龙、全蝎、穿山甲等搜剔脉络，后世临床多用之。

第74甲子，依然是一派热象的气候、物候、病候状态。《素问·至真要大论》"……少阴司天，其化以热……"《素问·五常政大论》"少阴司天，热气下临，肺气上从，白起金用，草木眚，喘，呕，寒热，嚏，衄衄，鼻窒，大暑流行，疿疮燔灼，金烁石流。地乃燥清，凄沧数至，胁痛，善太息，肃杀行，草木变"。少阴君火司天下，肺气受累，由于暑气肆虐，温病则易流行。《素问·至真要大论》"少阴司天，热淫所胜，怫热至，火行其政。民病胸中烦热，嗌干，右胠满，皮肤痛，寒热咳喘，大雨且至，唾血血泄，衄衄嚏呕，溺色变，甚则疿疮肘肿，肩背臂臑及缺盆中痛，心痛，肺贯腹大满，膨膨而喘咳。病本于肺，尺泽绝，死不治""岁阳明司地，燥淫所胜，则露雾清暝。民病喜呕，呕有苦，善太息，心胁痛不能反侧，甚则嗌干面尘，身无膏泽，足外反热"。《素问·本病论》也言"巳亥之岁，君火升天，主窒天蓬，胜之不前……民病伏阳，而内生烦热，心神惊悸，寒热间作。日久成郁，即暴热乃至，赤风肿翳，化疫。温病暖作。赤气彰而化火疫……""寅申之岁，少阴降地，主窒地玄，胜之不入，又或遇丙申、丙寅，水运太过，先天而至，君火欲降，水运承之，降而不下，即彤云才见，黑气反生，暄暖如舒，寒常布雪，凛冽复作，天云惨凄，久而不降，伏之化郁，寒胜复热，赤风化疫。民病面赤、心烦、头痛、目眩也，赤气彰而温病欲作也"。

由此可见，叶氏卫气营血辨证理论、注重养胃阴以及久病入络的学术思想的产生与其一生均处于风、火、燥的大司天背景下密不可分。不难发现，他能成为温病大家，乃顺应了当时的风、火、燥大司天的气运特征。明乎此，再去读《温热论》与《临证指南医案》，将更易融会于心。

薛雪，字生白，号一瓢，生活于1681—1770年，习武，善诗、字、画，著有《一瓢诗话》。在温病方面，其擅长湿热病的诊治，著有《湿热病篇》全面论述了湿热类温病，在温病学上具有重要影响。薛生白，年九十而卒，故一生经历了三个甲子大司天，即第73甲子、74甲子、75甲子。其出生至两岁时为第73甲子厥阴风木大司天、少阳相火大司地，其少年、中年至老年均生活在第74甲子少阴君火大司天、阳明燥金大司地，而73、74甲子均为火气用事，时至晚年进入第75甲子太阴湿土大司天、太阳寒水大司地，寒湿用事，也就是说，薛氏的大部分生活时间也在第74甲子中。

薛生白对湿热病的主要学术思想：

第一，辨别湿热与伤寒、温热（主要主春温）之不同，奠定了温病分为温热与湿热两大类的基础。薛氏认为三者之不同主要体现在病位与病机上。湿热与伤寒虽均为外感热病，初起均有发热、恶寒等表证，但伤寒病邪在太阳，而湿热病邪在太阴、阳明；病机方面，伤寒为寒邪束表、经气郁滞；湿热为湿邪困阻、气机不畅。湿热与温热虽均为热邪所致，但温热初起邪在太阴肺；湿热初起则在太阴阳明之脾胃；温热病机则为少阴之水不足、厥阴风火内盛。

第二，创湿热病三焦辨证。湿热之邪气流连气分，充斥三焦：邪在上焦，薛氏认为邪在上焦**"法当轻散"**，但还要具体区分，浊邪蒙闭的，宜用枳壳、桔梗、淡豆豉、生栀子涌泄；湿热俱盛的，宜用草果、槟榔、菖蒲等通闭。邪在中焦，法当化湿泄浊。具体病位上还要分为膜原和脾胃之不同，邪在膜原，则用吴又可疏利之法；邪滞脾胃，则应**"重用辛开"**。根据湿与热的多少，则还可以划分为湿重于热、湿热参半、热重于湿，而治各不同。邪在下焦，则宜用滑石、猪苓、泽泻等**"分利为治"**。薛氏对湿热病的三焦分治可谓全面而实用，为吴鞠通三焦辨证奠定基础。

第三，遣方用药颇为灵活。薛氏在《湿热病篇》全篇虽未列出自创方剂，但其善对古方进行化裁，其有多有少、有重有轻的灵活用药方式，为临床运用古方治今病提供了思路。

吴瑭，字配珩，号鞠通，生活于1758—1836年，他在三十几岁后才渐渐开始行医，46岁时步入第76甲子（1804—1863），乃少阳相火司天、厥阴风木大司地的运气中，正值火风主事之时。他借校检《四库全书》的机会，饱读医书，著有《温病条辨》《医医病书》《吴鞠通医案》，其中《温病条辨》被誉为"温病学集大成之作"。吴瑭于嘉庆17年（1812）54岁时出书《温病条辨》，专论温病的三焦证治，载述了十一种外感病，风温、温热、瘟疫、温毒、冬温、暑温、伏温、湿温、寒湿、温虐、秋燥，有九种都是温热性质的疾病，应该说这与他生活在火风主事的大司天运气中，所见多为温热之病有关。吴鞠通《温病条辨》对温病的病因、治法、组方和用药都以运气所论为指导，而其所立方药如银翘散、紫雪丹至今仍广泛用于临床。

吴鞠通主要学术思想：

第一，纠正前人对温病病因的"错误"认识。吴氏提出宋元以来的医家不知辨别温病与伤寒，即在《温病条辨·原病篇》所言"*细考宋元以来诸名家，皆不知温病伤寒之辨*"。吴氏认为宋元以来的医家不是将治伤寒之法用于治温病，就是将温暑看作是伤寒，无论是用麻黄汤、桂枝汤法，还是用防风通圣散、九味羌活汤法治疗温病，无非是在辛温药中加苦寒药，均不是温病的治法。详细论及温病的医家不外乎张景岳、吴又可、喻嘉言三家，但其三家均不能将温病之新感、伏邪相区分，辨证不明。吴氏之言虽说也有偏颇之处，但其对温病病因的认识却较前人更全面。《温病条辨》即按上、中、下三焦，三焦之中又每分为风温、温热、温疫、温毒、冬温、暑温、伏暑、湿温、寒湿、秋燥等，其将温病病因清楚地划分为新感温病、伏暑温病和戾气。这也说明温病学派的发展不是一蹴而就的，而是对前人经验不断地总结、继承、升华而来。

第二，发展并完善温病三焦辨证。吴氏将《内经》《难经》中的三焦发展运用到温病的发展过程，即肺、口鼻为上焦，中焦脾胃，下焦肝肾。他用三焦来分析解释温病的传变过程，即上焦为心肺、中焦为脾胃、下焦为肝肾，上焦传至中焦，中焦传至下焦的过程；并指出治三焦的不同治疗原则与用方用药，即"*治上焦如羽，治中焦如衡，治下焦如权*"。因为温邪初起，病邪首先侵犯肺系，表现为肺卫受郁及肺气失宣，因此用药剂量要轻，宜选择质地轻灵、向上向外发散的药物，如银翘散、桑菊饮之辈；而中焦脾胃，邪热多侵犯于胃，多表现为阳明热盛和阳明热结，吴氏常变化承气汤为五加减承气汤；病到下焦常伤及肝肾，热入营血，故常变化复脉汤为一甲、二甲、三甲复脉汤。吴氏的温病三焦辨证论治体系与叶天士的卫气营血温病辨证论治体系相辅相成，为温病提供了一系列完整的区别于伤寒六经辨证的辨证论治体系。

第三，重视清热养阴之法。吴氏认为，温热之邪为春夏之气，故用药宜辛凉，不宜辛温，否则即是"以火济火"，也不宜苦燥，其批判世人只知"苦能降火，寒能泻热"，却不知苦燥之药服之"愈化愈燥"，更为伤津；并有对待余邪更不能用重剂苦燥，"既曰余邪，不可用重剂明矣，只以芳香轻药清肺络中余邪足矣"，因"温病最善伤津，三阴实当其冲"，故治应"辛凉、甘寒、甘咸，以救其阴"。

第四，在温病的治疗方面自创与发挥了诸多方剂。吴氏对《伤寒论》中方剂进行化裁，变伤寒方为温病方，如三承气汤、白虎汤等方剂；将叶天士的《临证指南医案》中诸多杂病方剂加以整理，运用编排到温病的治疗过程中，以向世人推广叶氏治疗温病的思想。此外吴氏也创制了如桑菊饮等大量温病中常用方剂，被世人称为温病学派集大成者。

第五，对温病治疗的禁忌证的总结。吴氏效仿张仲景《伤寒论》，在《温病条辨》中总结了对温病一些错误治疗的经验，予后人以警示，提高治疗温病的疗效，实属难能可贵。如用白虎汤的禁忌、数用攻下法的禁忌、大队苦寒药的禁忌、温病发汗的禁忌，等等。

吴鞠通生活期间也经历了两个大司天，即第75甲子、第76甲子。但吴氏从医较晚，其中年起大司天即进入第76甲子，少阳相火大司天、厥阴风木大司地。吴氏本人非常重视五运六气理论并肯定大司天运气理论。吴鞠通著作《医医病书》中作文七十二篇，在开篇即论五运六气的重要性并且重视大司天理论。《医医病书·医必备四时五行六气论》云"唐以后，名医之法，可采择而不宗，因稳中有降有所偏也。如李东垣偏于温和，有似乎春；窦真定偏于火功，有似乎夏；刘河间偏于寒凉，有似乎秋；朱丹溪偏于补水，有似乎冬"，可见吴氏对不同时代不同医家用药迥异而均效如桴鼓，提出疑问并进行思考，并且认为存在运气大司天背景的因素。如《医医病书·三元气候不同医要随时变化论》"三元气候不同，亦犹四时之气候不同也。上元之名医，其用药必能矫下元之弊。三元一百八十年，人不能遍历，而四时则每年一周，医可借四时以测三元也……如仲景名医也，其作《伤寒论》，原为建安纪年下元甲子，伤寒颇多，不忍宗族之死、君亲之病而作也……予生于中元，戊寅、癸丑年，都中瘟疫大行，予著《温病条辨》，以正用伤寒法治温病之失。及至下元甲子以后，寒现颇多。辛巳年，燥疫大行，死者无算，予作霹雳散以救之。又补《燥金胜气论》一卷，附《温病条辨》后。近日每年多有燥金症，是予一人之身，历中元则多火症，至下元则多寒症，岂可执一家之书以医病哉？！"所以吴氏认为历代医家对同病的治法有不同，有运气学因素，只不过吴鞠通未用"大司天"的概念，而用的三元运气说加以阐释，认为温病实比伤寒多，气运使然也。

王士雄，字孟英，号半痴山人、潜斋，晚号梦隐，生于嘉庆十三年（1808），卒于同治五年（1866），生活于第76甲子（1804—1863），乃少阳相火司天、厥阴风木大司地的运气中，正值火风主事之时。王士雄一生著作颇丰，主要有《温热经纬》《王氏医案》《重庆堂随笔》《古今医案按选》等。其中《温热经纬》一书收录了叶桂、薛生白、陈平伯、余师愚四位大家论述温病的文章，可谓是集温病学之大成，也以《温热经纬》一书流传最广，影响最大。此书在温病学发展中具有重要学术价值。《温热经纬》对温病学发展最大的影响是在温病理论的系统总结和伤寒学说、温病学说融合等方面。由于从吴有性开始的温病学家都比较强调伤寒与温病的区别，强调治伤寒的方法不能治温病，主张重新创建一系列的辨证论治方法。可事实上，这种创新也是继承基础上的创新，包括首先提出"伤寒与时疫有霄壤之隔"的吴有性，也有很多方子是在《伤寒论》方基础上的改良方。在清代尊古思潮的影响下，许多勤于思考的医家对温病理论进行反思，重新考虑《内经》《伤寒论》在辨治温病方面的作用。王士雄就是最有影响的一位。王氏在温病理论上的发挥，虽不如叶桂、吴瑭，但他承前启后，对温病学做了较系统的整理和提高。由此该书得到了非常广泛的传播。又通过这种广泛的传播，使伤寒学说和温病学说融合的观点对清末及民国温病理论的发展产生了重大的影响。王氏治疗温病最善用甘露消毒丹与神犀丹，尤当暑疫流行之年，广为施用，可解生民之厄难。王氏还自创了燃照汤、连朴饮、驾轻汤、致和汤、蚕矢汤，此外，如黄芩定乱汤、解毒活血汤、昌阳泻心汤、太乙玉枢丹、太乙紫金丹、行军散、绛雪丹、益母草、紫花地丁方等治霍乱方，有的沿用至今，确有疗效，活人无数。

王孟英生活期间同吴鞠通，主要为运气大司天为第76甲子，少阳相火司天，厥阴风木司地，然吴氏前半生处于第75甲子，而王氏则大部分生活时间在第76甲子中，晚年进入第77甲子，阳明燥金大司天，少阴君火大司地，故王氏生活期间较吴氏略有不同而更为燥热。故王氏用药多用食物疗法，而忌苦燥，以顾护胃阴。

戴天章，字麟郊，号北山，生活于1644—1722年，温病学方面著作有《广瘟疫论》，此书宗吴又可《温疫论》，对伏气温病多有阐发，从多方面辨证阐述与伤寒的鉴别，便于应用于临床。戴氏与叶天士同生活于第73甲子及第74甲子风、火、燥的大司天环境下。

杨璿，字玉衡，号栗山，生于1706年，卒于时间不详，温病学方面著作为《伤寒瘟疫条辨》，成书于1778年，时值杨氏79岁。杨栗山推崇吴又可《温疫论》杂气为病之观点，提出无论是新感温病，还是伏气温病，均存在"怫郁内炽"，在治疗上创制了以升降散为代表的温病十五方，后世临床多用之。根据杨氏著作推测其生活期间主要在运气大司天第74、75甲子间，与薛雪同。杨氏也强调治疗疫病应当知晓运气，并且治疗疫病应当不限于小运而顺应大运，如《伤寒瘟疫条辨》所言"**天以阴阳而运六气，须知有大运、小运，小则逐岁而更，大则六十年而易**"，其大司天运气理论思想可见一斑。

余霖，字师愚，生卒时间不详，约生活于18世纪，温病学方面著作《疫疹一得》，约成书于余氏近70岁时。纪晓岚《阅微草堂笔记》中记载，乾隆年间京师大疫，当时医生按吴又可之法治疗无效，按张景岳之法亦无效，而余师愚治多有效，其他医者纷纷仿效多为应验。因余氏大约生活于大司天第74甲子，为少阴君火大司天，阳明燥金大司地。而张景岳则主要生活在大司天第72甲子，为太阳寒水大司天，太阴湿土大司地，故其为温补学派代表医家。吴又可则大约生活在大司天第73甲子，厥阴风木大司天，少阳相火大司地，与余氏相差一个甲子，但所遇之温病则有所不同，治则不同。余氏用药重用石膏，创制清瘟败毒饮，临床至今也多为应用。余氏也是一位精通五运六气的医家，其在《疫诊一得》中设专篇从运气学角度阐述疫病发生乃火热淫气当令的诊治。

张鹤滕，字元翰，号凤逵，出生时间不详，卒于1635年。张凤逵温病学著作《伤暑全书》成书于1622年，由此推测张氏大约生活于大司天第73甲子，与吴又可同。

袁班，字体庵，生卒时间不详，但其主要著作《证治心传》成书于1622年，以此推测袁氏大约生活在大司天第73甲子、第74甲子之间，与叶天士同。

周扬俊，字禹载，约生活在17世纪，其温病学著作《温热暑疫全书》约成书于1677—1687年，以此推测周氏大约生活在大司天甲子第73甲子，与吴又可同。

雷丰，字松存，号少逸，生活于1833—1888年，著有《时病论》《雷少逸医案》《脉诀入门》等，其中《时病论》为温病学重要著作。雷氏生活于大司天第76、77甲子间。第76甲子为少阳相火大司天、厥阴风木大司地；第77甲子为阳明燥金大司天、少阴君火大司地。雷氏也精通于运气学理论，其在《时病论》中专论五运六气理论。

柳宝治，字谷孙，号冠群，生活于1842—1901年，著有《素问说意》《温热逢源》《柳选四家医案》等，其中《温热逢源》为温病学重要著作。柳氏与雷少逸同生活于第76、77甲子间。

以上十四位是温病学派主要代表医家，集中生活在运气大司天第72～77甲子之间，其生活期间全部都经历了火热之气的大司天背景，有八位经历了燥气的大司天背景，有十二位经历了风气的大司天背景。热邪、燥邪为温病的常见病邪，而风为百病之长，风与火最易结合以致风火相煽，这与温病的起病急、传变快、具有传染性、易化燥伤津等主要特点一致，与温病学派的清热、凉血、养阴等整体治疗思想也是相符的。

在温病学派主要代表医家集中生活的运气大司天中，仅第72甲子、75甲子为寒湿之气，涉及医家为喻昌、薛雪、杨璿、吴瑭四位医家，但均为人生中的一小部分时间经历了寒湿之气，其大部分时间仍在风、火、燥之气下。如喻昌15岁青年时期进入火热之气的大司天环境中；薛雪一生虽经历了三个甲子大司天，即第73甲子，厥阴风木大司天，少阳相火大司地；第74甲子，少阴君火大司天，阳明燥金大司地；第75甲子，太阴湿土大司天，太阳寒水大司地。其出生至两岁时为第 73 甲子，其少年、中年至老年均生活在第 74 甲子，而 73、74 甲子均为火气用事，时至晚年进入第 75 甲子，寒湿用事。薛氏著作《医经原旨》《湿热条辨》刊于清乾隆十九年，即公元 1754 年，也就是说，其主要学术思想产生于风、火、燥之大司天之气下。

再看为温病学派奠定基础的河间学派代表医家刘完素、攻邪学派代表医家张从正，大部分时间也均生活在火、燥之气的大环境下。河间派创始人刘完素其本人极重视运气学，其主要著作《素问玄机原病式》即按照运气学之五运、六气的体例分别论述疾病，并将《素问·至真要大论》病机十九条加以增之。观其全书，五运主病方面，详于肺金、心火、肝木，而略于脾土、肾水，六气主病方面，详于火热而略于寒湿，对《素问》火热病机的阐发尤为精湛，可见其所处运气大司天背景的因素。而治法用药相迥之伤寒、易水、温补三个学派代表医家则大多生活在寒、湿之气下，由此可以清晰地看出各医学流派代表医家所处大司天与其学术思想的形成有一定关联性。

其实温病在古代一直就没有减少，在近现代也没有增多，有人才有瘟疫，没有人一切都没有意义。历朝历代的人口总体上是逐渐增加的，随着人口的增加，发生在人类社会中的各种人事与疾病才会逐渐增加。又因为天地之气存在一个周期，在周期之中一切都是循环发生的，只是由于地形、地气、人气的改变，使得每一次温病、瘟疫的轮回都有新的气化路径。据不完全统计，东西两汉 425 年间的瘟疫次数达到 70 次，而明朝 277 年间的瘟疫次数达到 180 次，清朝更多，这其中次数不同的主要原因是瘟疫发生时的记录与文献的不完整导致的，近现代的记录完善，其实就连唐宋时期的文献也已经很不完整了，更何况秦汉时期，以及上古时代了。这一点，我们从历代的中医古籍中也可以看到，在仲景的《伤寒杂病论》中已经有了关于温病、瘟疫的治疗，在桂本《伤寒杂病论》中这种史记更是不容置疑，在历代的医学古籍中都有大量关于温病、瘟疫的发病、传变及治疗的详细论述。只是到了明清时期，关于温病、瘟疫的治疗更加系统化而已，而所谓的三焦辨证、卫气营血辨证等也都是在内难、五运六气、伤寒论基础上的滥觞而已，其实质还是脏腑辨证以及阴阳气血的揆度奇恒。其治疗大法始终出不了内难、五运六气、伤寒论的框架。例如温病看阴伤的程度时检查门齿的燥湿枯润，而这一方法在仲景《伤寒杂病论》的"平脉法"中就有详细记载；再如阳明温病，邪入胃腑，形成烂斑，这在仲景《伤寒杂病论》的"平脉法"中也有详细记载；等等，一切皆是轮回。

【其他医家】

葛洪《肘后方》主要论述湿土之伤寒的证治，陈延之《小品方》主要论述燥金之伤寒的证治，深师《深师方》主要论述燥金之伤寒的证治，姚法卫《集验方》主要论述风木之伤寒的证治，韩祗和《伤寒微旨论》主要论述湿土之伤寒的证治，刘完素主要论述的是燥金之伤寒的证治，朱丹溪主要论述的是君火之伤寒的证治，李东垣主要论述的是寒水之伤寒的证治，张介宾主要论述寒湿之伤寒的证治，余师愚主要论述的是温燥之伤寒的证治等。而且历代医家治瘟疫、霍乱、内科诸病、外科疾病、妇科疾病、儿科疾病的经验，均与历代大司天气化有密切关系。在不同的大司天气化下，所化生的瘟疫、霍乱、内外妇儿等诸科疾病是不同的，因此其症状、用药也不相同。如何廉臣（1861—1929）为温病名家，大司天为燥火相临；祝味菊（1884—1951）特重阳气，1924—1954年大司天为寒湿相搏。这二人治病寒热相反，都是有"天时"原因的。

《刘涓子鬼遗方》是一部中医外科专著，虽专为痈疽疮毒类外科病立法，实亦可见其医旨之大概，书中多用三黄四物（黄柏、黄芩、大黄和当归、白芍、干生地黄、川芎）降火滋阴之旨不言而喻。刘涓子是军医，义熙六年（410），刘涓子从宋武帝北征南燕慕容超，以药治疗受伤的军士。而364年至424年为第52甲子，少阳相火主前三十年，厥阴风木主后三十年；424年至484年为第53甲子，阳明燥金主前三十年，少阴君火主后三十年。此时段皆属火燥主事，天地之间皆是火燥二气盛行，药用滋阴降火，真可谓恰到好处。马培之（1820—1905），生活于第77甲子上元阳明燥金司天、少阴君火司地的大司天中，乃火燥之令，其治疗外科疾病不外润燥辛凉之品，因其与王洪绪所处之大司天相同，故其赞同王洪绪之外科理法。陈实功（1555—1636），主要生活于第72甲子之太阴湿土司天、太阳寒水司地之大司天之中，其间撰《外科正宗》，其治疗外科疾病不外温托消补之品。

汪机（1463—1539），号石山居士，生活于第70甲子和第71甲子之间，为下元的少阳相火厥阴风木和上元的阳明燥金少阴君火之间。汪机为新安医学流派的先驱者，明代四大医家之一，《祁门县志》载其"治病多奇中""行医数十年，活人数万计"。汪氏私淑丹溪之学，推崇李东垣并旁及诸家，精研历代医家学验并参以哲理，创"固本培元派"之先河，倡"营卫一气""新感温病"之学说。汪机总结历代医家经验论述，首次明确提出"新感温病说"，补充"伏气温病"理论的不足，是一种创新性的学术发挥，为后世温病学发展奠定重要的理论基础。《伤寒选录·温病一百八·温毒》："以此观之，是春之病温有三种不同：有冬伤于寒，至春发于温病者；有温病未已，更遇温气则为温病，与重感温气相杂而为温病者；有不因冬伤于寒，不因更遇温气，只于春时感春温之气而病者。三者皆可名为温病，不必各立名色，只要知其病源之不同也。"在此，汪机全面剖析春季温病的三种发病机制，即"冬伤于寒，至春必发"的"伏气温病"，"温病未已""与重感温气相杂"由新感引动伏邪之春温，以及"不因冬月伤寒"之新感温病。"只于春时感春温之气而病者"即典型的"新感温病"。新感温病之说，弥补了伏气学说解释温病病因和发病机制的不足，对明清时期温病学派的形成有着重要的影响。

汪氏仿照伤寒六经，分经论治温病，阐发六经温病的具体治法方药，强调临证治疗需脉症结合，以"是故随其经而取之，随其证而治之"为温病六经用药之总纲。如《伤寒选录·卷六·温病分经用药》曰："如太阳证头疼恶寒，汗下后，过至不愈，诊得尺寸俱浮者，太阳病温也，宜人参羌活散加葛根、葱白、紫苏以汗之，或有自汗身疼者，宜九味羌活汤增损主之。如身热、目疼、汗下后过经不愈，诊得尺寸俱长者，阳明病温也，宜葛根解肌汤加十味芎苏散以汗之。如胸胁痛汗下后过经不愈，诊得尺寸俱弦者，少阳病温也，宜十味芎苏散或小柴胡加减用之。盖有太阳病者羌活散加黄芩，盖有阳明加葛根升麻之类。如腹满嗌干，诊得尺寸俱沉细，过经不愈太阴病温也。如口燥舌干而渴，诊得尺寸俱沉，过经不愈者，少阴病温也。如烦满囊缩，诊得尺寸俱微缓，过经不愈者，厥阴病温也。"汪氏善用参芪，临证治疗新感温病亦是如此。

黄元御（1705—1758），字坤载，号玉楸子。黄氏精通中医之时，已是人到中年了。而 1744 年到 1804 年为太阴湿土、太阳寒水主令。实际上，黄氏对中医有心得之时，恰逢太阴湿土主事的三十年。黄著作甚多，《四圣心源》代表了他的最高成就，而《四圣心源》有个中心里的中心，那就是"燥运脾土"，太阴湿土之气盛行，"燥运脾土"是不二法门。所以他的处方中几乎离不开茯苓、干姜、白术、半夏、人参等，其余温健中宫脾胃的药也是十有七八。

钱仲阳（1032—1113）生于北宋末年，行医道于第 65 甲子，正值大司天的燥金君火主令，故治痘多用寒凉；其后的陈文中于第 66 甲子行医，寒水湿土主令，故法重温补；到明朝时汪石山辨痘的治法，则是"自嘉靖九年，治痘宜用清凉"，此正值少阴君火主令，"火运中有宜然者"。稍后之万密斋、聂久吾，治法又变重温补，强调保元，因其时为寒水湿土主令也。再后来的费建中又来著书立言，专主寒凉下夺，因治湿治寒之法，不可用于风木相火运气中，费氏将其书名为《救偏琐言》——这里虽然仅提及治痘，但医家治病的医疗大法大致趋势已经显而易见了。

清末民初的大医学家张锡纯（1860—1933）评价黄元御（1705—1758）、陈修园（1753—1823）二人"用药恒偏于热"。黄元御著书立说时独逢湿土主令，不惜笔墨地阐述脾胃之"中"的重要性，特别是脾阳的重要性，用药专主燥湿土暖寒水；陈修园主要行道于寒水主令之时。黄、陈二人用药多热，正是顺应天时的治法。张锡纯还批评朱丹溪（力主滋阴配阳）等为下鬼。寒热之争如此，这都是因为不识天体运行的六气大司天周期的缘故，有点儿类似于盲人摸象，各执一偏。在1923年之前大司天是燥火相临，张锡纯绰号"张石膏"可见一斑。晚年他在自己的一篇医案中又写道："愚未习医时，见医者治伤寒温病，多有用承气汤下之则愈，如此者约二十年，及愚习医学时，其如此治法者恒多偾事……后至愚年过四旬，觉天地之气化又变……"天地之大司天变了，用药大法自然亦随之而变。

综上所述：从五运六气大司天的运行规律与各学派创始医家生活的年代、学术思想来看，中医江湖七大学派各代表医家各具特色的学术主张，正与他们生活年代的六气大司天主导的寒、湿、风、火、燥的气候特性相一致。在七大学派中，张仲景、李东垣、张景岳皆是因寒湿当令而兴起的医家，但张仲景力主外感寒邪伤人最甚；李东垣却强调寒湿之邪最易伤人脾胃；而张景岳则认为寒湿之邪更易伤人阳气。因火燥、风火流行而兴起的医家，有刘完素、朱丹溪、张从正、吴又可、叶天士、吴瑭。但刘完素学术思想成熟时运值阳明燥金，主论六气皆从火化，善用苦寒泻下；而朱丹溪学术思想成熟时运当少阴君火，故强调阳有余而阴不足，多用甘寒滋阴；张从正却主张用汗、吐、下三法治疗各种内外邪气；吴又可则认为瘟疫袭人，从口、鼻而入，留伏膜原，主用疏利透达之法。这些差异，或与其他因素如地域、地势地理、战乱、文化背景、生活方式等有关，需要进一步印证与实证。

现在是第79甲子（1984—2043），为厥阴风木司天，少阳相火司地，乃风火之气流行的年代。所以，1984年后常有火热性质的疾病流行：如

SARS、禽流感、猪流感等。用张仲景的麻杏石甘汤、白虎汤，温病学家的银翘散等，结合流年运气用药，疗效很好。推究其因，原来张仲景、叶天士、吴鞠通都曾生活在风火或火风的运气环境中，与现今气运相似，疾病多偏温热，所以遵其法，用其方，仍能应验。在第79甲子中值得一提的是傅青主（1607—1684），他大部分时间生活在第73甲子（1624—1683），为厥阴风木司天，少阳相火司地。傅青主所处年代的大司天运气，与目前第79甲子（1984—2043）相同，都是厥阴风木司天，少阳相火司地。中间正好360年一个大运的间隔。故傅青主很多方剂于目前应用仍能取得很好疗效，很多医家称其虽药属时方，却效比经方，是时方诸家的巅峰，尤其是《傅青主男女科》及《青囊秘诀》，几乎涵盖了内外妇儿诸科。

学医之人，必读前人医案。曹仁伯、费伯雄、王孟英、程杏轩、王旭高、李冠仙、王九峰等人皆有医案传世，且读这些医案，很容易找到与现在临床所遇的病人情况相类似的例子。因为这些中医人所处的大司天气化格局与今天的大司天气化格局相同。如曹仁伯（1767—1834），行医于1804—1864年的下元甲子少阳相火厥阴风木中的前半段，以滋补肝肾、疏肝理气为主。费伯雄（1800—1879）的医著最重肝脾，案中遣药组方最常用生熟二地、白芍、栀子、当归、阿胶、牡丹皮、桑叶、菊花、羚羊角、女贞子、青黛、石斛、牡蛎、蒺藜子、白茅根、沙参、瓜蒌皮、天花粉、麦冬、橘饼、法半夏等。其所处大司天为1804—1864年下元少阳相火厥阴风木之令。

王孟英（1808—1867）以治湿热证见长，而1804—1864年为下元少阳相火厥阴风木主事，用药全属清利湿热之品，其中又以清肝之品最多，多用魏氏名方一贯煎专主滋肝阴。程杏轩，新安医学家之一，活跃于1804—1864年下元少阳相火厥阴风木之令，滋水柔木，潜阳清肝等法最为常见，尤以续编中最为显然，如辨证语"内风乘虚上升，潜阳熄风，静以制动。虽云火炽之相煎，实由水亏之莫济，水足则木畅而筋柔。肝阳上升，冲心为烦，冲肺为咳，木失水涵，以致肝阳内炽，肝为刚脏，须和柔济之。肾元下虚，水不生木，肝风鸱张"最为多见，常选用补肝息风、清热滋阴药物。

李冠仙（1771—1849）行医道于1804—1864年下元少阳相火厥阴风木之甲子，著有《仿寓意草》《知医必辨》等，重视喻嘉言心法，观其医案及《知医必辨》中所阐述的观点，十有九与费伯雄、程杏轩、曹仁伯同法，常用药物几尽相同。王九峰（1753—1830），后半生行医于1804—1864年下元少阳相火厥阴风木之令，其处方用药，重扶正补肾，培运中土。重脾肾是王氏学术思想体系中重要组成部分。按语曰："肾乃先天纳气藏精之穴，脾属后天资生化育之枢。""肾司五内之精""肾为十二经脉之根本""脾胃为中土之藏，仓廪之官。容受水谷，则有坤顺之德，化生气血，则有乾健之功""倘胃气一虚，则五脏无养，诸病蜂起。"王氏因此反复强调治病求本，"壮水济火，补阴潜阳""斡旋中土，以畅诸经"。其处方用药，六味地黄汤、金匮肾气丸、归脾汤、六君子汤、补中益气汤是最常用的方剂，医案中直接写有上述方剂名加减的处方就占近1/4，其中又以六味地黄汤使用最多。而且根据病情，常2种或2种以上方剂合并使用，以加强补益之力。

最后，我们再说说近年江湖上流行的"火神派"。都说郑钦安是"火神派"鼻祖，但郑钦安自己却说："知其妙者，以四逆、白通、理中、建中诸方，治一切阳虚症候，决不有差；以黄连鸡子阿胶、导赤散、补血、独参诸方，治一切阴虚症候，定能不误。虽然阴虚所备诸方，尤贵圆通，有当润以扶阴者，独参、黄连、当归补血之类是也；有当清凉以扶阴者，导赤、人参白虎之类是也；有当苦寒以扶阴者，大、小承气、三黄石膏之类是也，此皆救阴补阴之要诀也。补阳也然，有当轻清以扶阳者，大、小建中汤是也；有当温养以扶阳者，甘草干姜汤、理中汤之类是也；有当辛温辛热以扶阳者，四逆、白通之类是也，此治阳虚之要诀也。"可见郑钦安并非某些人所说的一味补阳，而是阴阳两顾。

实际上，郑钦安极其崇拜《伤寒论》一书，而《伤寒论》的重点就在于扶阳气与存津液之两端，任何大司天气化之下，只要疾病发展至阴阳层面，无非阴虚、阳虚两端，而按照仲景心法，对阳虚水泛就必须全力回阳救逆，一部《伤寒论》113方，使用附子、桂枝、干姜者即达90方，可见医圣对扶阳的重视，难道我们也说仲景是火神派开山祖师？！北宋自称为"三世扁鹊"的窦材在《扁鹊心书》中极其崇拜热灸，动不动就先灸上几百壮，难道我们也说窦材是火神派传人？！所以在疾病发展到阴阳这个层面上来说，所谓"火神派"根本就不存在。而且郑钦安作为一个中医，竟然只承认阴阳，不承认五行，也算是一枝奇葩了。

至于祝味菊（1884—1951）、卢铸之（1876—1963），前半生燥火相临，后半生寒湿相搏。还有一个李可，有人问李可是否是"火神派"，李可自己说是"古中医派"，当然他说的"古中医"同我们说的古中医还不是一回事，李可的古中医太狭隘了。其《圆运动的古中医学》只是黄元御《四圣心源》的入门级版本，而李可的附子、乌头也只是用在阳虚病症中，如呼吸衰竭、心衰、肾衰等阴阳离决之病，这在仲景时代就一直在用了，只是继承发扬而已，没有创新。而且李可也治热病的，如他经常用的麻杏石甘汤、白虎汤、承气汤、大黄牡丹汤、小柴胡汤、大柴胡汤、猪苓汤等；治热病自制方：犀四味、贯众石膏汤、羚麝止痉散、癃闭散、辟秽解毒汤、攻毒承气汤、攻承大柴胡汤。可见所谓"火神派"根本就不存在，不是有一个"某附子"之名，就是火神派了，若有"某柴胡"之名，我们是否就称之为少阳派了呢？

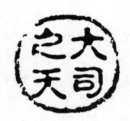

癸酉篇◎黄帝外经

《汉书·艺文志》中著录的西汉皇家图书共有 596 种 13269 卷，而其中"数术略"中所收的书籍竟占了 190 种 2528 卷，其图书种类几乎占了全部书籍的 1/3，如果再加上与数术有关的方技、兵、阴阳和《易》等方面的书籍，其总量当更为可观。诚如《史记·日者列传》引贾谊的话说："吾闻古之圣人，不居朝廷，必在卜医之中。"因此，要深入了解先秦两汉古人的学术与思想，数术之学势必是其中的关键一环。可惜的是，由于《汉书·艺文志》所载的数术类书籍已几乎全部佚失，长期以来有关先秦两汉时期数术的研究一直处于停滞的状态。20 世纪 90 年代以后，数术研究又在古籍整理与考古发掘的基础上重为学界所重。一些对数术感兴趣的学者就数术的源流、基本原理和理论构架等开展各种研究，加之中国民间数术信仰的广泛存在，以及宗教研究中数术研究的不可或缺，一度甚至出现了数术"复兴"的现象，并且这些数术的实践性、准确性很高，人们逐渐地改变了对数术的态度。

汉成帝时，刘向校书，发现各家《易》说皆祖田何、丁将军，是儒家的正传。惟有京房之《易》学，传自焦延寿，焦延寿之《易》虽托名孟喜，实际上传自隐士，是专明阴阳数术，推步灾异吉凶的《易》学。焦延寿和京房，为汉代有代表性的《易》学数术家，其所著《焦氏易林》《京房易传》现已收入《道藏》，为道家占验派所宗。汉代象数《易》学的代表人物，如孟喜、京房、郑玄、荀爽、虞翻等，各骋其能，创造出不同的学说。其中，尤以孟喜、京房等所创卦气学为代表。汉代《易》学家正是将《易》理结合数术、物候、节气、方位、颜色、阴阳灾异等，推演出种种循环往复的子学架构，这其中自然包括医算的内容。

　　医算部分，以五运六气、子午流注为代表的内容也逐渐受到中医界的谨慎关注，但其他如钤法、大司天等则被否定。《伤寒杂病论》中的"仲景方术"则一直被误解，其中的斗历、伤寒例、杂病例、六经欲解时、日周期、传经过经并经、六气六经，等等问题，一直都是中医界研究的学术盲区。而阴阳五行的生克制化虽然在教材中也写明，但在临床实证中几乎没有人按照医算逻辑去治病，都是清热解毒、活血化瘀等头痛医头，脚痛医脚，美其名曰辨证论治，《素问·至真要大论》中的"病机十九条"基本上就是摆设了。

　　值得注意的是，《汉书·艺文志》于"数术"之外另立"方技"四类，包括医经、经方、房中、神仙四种。由于数术与方技在理论和方法上多有关联，因此两者界限不甚清晰，并有逐渐合流的趋势。至唐代医学家孙思邈在《千金要方》中首列"大医习业"，指出学医者除要知晓一般医学基础知识之外，还"须妙解阴阳禄命，诸家相法，及灼龟五兆，周易六壬，并须精熟，如此乃得为大医"，意即必须掌握一定的数术知识结构，才能进而达到"大医精诚"。而这一"大医"之内核即是医算的数术之法与藏象的升降之法合二为一。这种作为大医的数术结构就已经不止是阴阳五行、河洛干支、五运六气几种了，而且还要包括禄命、相法、龟筮、周易、六壬等子学九式的其他内容。

　　《汉书·艺文志》中《方技略》载有"《黄帝内经》十八卷、《外经》三十七卷，《扁鹊内经》九卷、《外经》十二卷，《白氏内经》三十八卷、《外经》三十六卷，《旁篇》二十五卷"，合为"医经七家，二百一十六卷"。除了《黄帝内经》是我国现存医学文献中最早的一部典籍，包括《素问》和《灵枢》两部分，各81篇，共162篇，其他典籍目前属于佚书。《内经》中引用了《奇恒》《五中》《阴阳》《脉要》《上经》《下经》《揆度》《太始天元玉册》等以前的古医经著作，并在很大程度上保留着秦汉医学文献的本来面目。它比较全面地阐述了中医学理论的系统结构，反映出中医学的理论原则和学术思想，构建了中医学理论体系的框架，为中医学的发展奠定了基础。中医学发展史上出现的许多著名医家和众多医学流派，从其学术思想的继承性来说，基本上都是在《内经》理论体系的基础上发展起来的。作为中医弟子，理必曰《内经》，术必曰伤寒，这已经成了中医江湖的尚方宝剑和玄铁令牌了。

关于《黄帝外经》的考证从未放弃，但也是收获甚微，最后甚至有学者们认为，根本就不存在《黄帝外经》这本书，理由倒也很简单：六合之内，述而不作，六合之外，存而不论，故根本就不存在《黄帝外经》，这种观点也是……

从逻辑上说，在研究古中医及其医学古籍的过程中，有很多时候完全是研究者囿于自身学术素质，人为复杂化一些基本问题，如：阴阳、五行、八卦、河洛、甲子、经络等问题。在内外经这个命名上也是如此，顾名思义：作为古中医典籍，黄帝内、外经自然是研究人与自然的医学关系的著作，那么主要研究对象就是中医人身，那么关于人身内部的医学理论就是《内经》，关于人身外部的医学理论就是《外经》，我想这么简单的逻辑，大家应该是可以接受的。那些所谓的内篇、外篇、内编、外编之类的说法实在是不值一提。在古印度及藏密的《时轮经》中就是如此分法，《时轮经》分为内、外、密三部，《时轮外经》（外时轮）主要讲述宇宙的结构、行星运转、星座的位置、五行生克等天文学内容；《时轮内经》（内时轮）主要讲述人体的构造、脉络、气息的运行等医学内容，讲人体的生理形成、胚胎发育、病理病因、诊断治疗以及人体内脉息运行的规律；《时轮密经》（秘时轮）又称别时轮，主要讲述通过内外结合而达到修佛、成佛的密宗仪轨。可以说，时轮金刚密法正是将较为先进的天文历法和医学知识相结合，才在藏传佛教中拥有了至高无上的地位。相当于《时轮密经》的《黄帝密经》就是上古原始道家的一系列著作，三清经、阴符经，等等《道藏》中的经典。那么我们再回过头来看看，我们的古中医典籍中是不是这样的理论格局？显然如此。

从理论上说，《内经》中的七篇大论是王冰在整理《素问》时补入的，主要论述运气学说，为《内经》主要学术内容之一。七篇大论对疾病的认识有独到之处，与《内经》其他篇章论述有着明显的不同。与运气相关的内容在《黄帝内经》中占有近半数的篇幅。专篇论述运气有："天元纪大论""五运行大论""六微旨大论""气交变大论""五常政大论""六元正纪大论""至真要大论"等著名的七篇大论。洋洋洒洒七篇大论，共计五万二千多字，篇幅约占《素问》的三分之一，内容上及天文，下涉地理，中傍人事，主要论述了天体运行的规律对气候变化的影响，以及气候变化对人身生理、病理的影响。七篇大论对运气分析繁多，五运要区分岁运、主运、客运，岁运中还要分辨太过、不及、胜复、郁发；六气中须明辨主气六步、客气司天司地，还要客主加临、运气同化，变化出相得、不相得、天符、岁会、同岁会、同天符、太乙天符等情况。七篇大论对每一种气候变化都标明它对人身的影响，以及人身因此出现的常见症候。遗篇"刺法论""本病论"其实也是运气内容，主要针对疫病的形成机制及治疗原理。其他如"上古天真论""四气调神大论""生气通天论""金匮真言论""阴阳应象大论""六节藏象论""藏气法时论""宝命全形论"，《灵枢》的"岁露篇"等，也是《内经》运气理论的重要内容补充。

从训诂上说，《素问》之名最早见之于《伤寒杂病论·自序》，张仲景谈到他撰著此书时参考了《素问》等古籍。后来皇甫谧在其序言中也谈到他撰著《甲乙经》时参考了《素问》，并第一次指出《素问》有九卷，同《九卷（灵枢）》合为十八卷，即《黄帝内经》，在这里我们可以看到《内经》的原始面貌，即《素问》与《灵枢》共 18 卷，根据运气七篇内容占今本《内经》总数的 1/3 强，大约 52000 多字数，合 6 卷之多，而梁·全元起第一次对《素问》进行注释，但此时缺失第七一卷，仅存八卷。《隋书·经籍志》及杨上（字善）著《太素》均仅见八卷。也就是说，根据全元起、杨上的八卷注本推理，亡佚的 1 卷肯定不是今之运气 7 篇，虽然王冰之前谁也未曾识得古本《素问》九卷之全目，但古本《黄帝内经》中绝对没有运气的七篇或九篇内容。运气理论是中医学理论的重要组成部分，王冰以前的重要医学论著或直论或援引，皆有踪迹；自东汉末年至唐王冰之前，人们能见到与运气学说有关的可考文献约千余字。

多说一句，《灵枢》最早称为《九卷》，也初见于张仲景《伤寒杂病论》。《灵枢》中也保存了很重要的医算部分，如九宫八风、岁露篇、五腧穴、营卫气行、骨度、脉度、皮度、天干地支与人体的对应、感应等大量篇章。《灵枢》之名，始见于唐·王冰次注的《黄帝内经素问》序和注中。他在《素问》正文中，《灵枢》与《针经》常并称。说明《针经》《九卷》《灵枢》为同一本书。《灵枢》传至宋代已是残本，宋哲宗元祐七年（1092）有高丽使者来华献书，其中有《黄帝针经》，哲宗于次年正月即诏颁高丽所献《黄帝针经》于天下，使此书复行于世。惜北宋之末，南宋之初，处于历史动荡，战火纷飞时期，许多书籍被损毁，《针经》亦在劫难逃。南宋绍兴二十五年（1155），史崧"校正家藏旧本《灵枢》九卷，共八十一篇，增修音释，附于卷末，勒为二十四卷"。史崧校正的《灵枢经》，后人未再改动，成为元、明、清续刻的蓝本。

北宋高保衡、林亿等"新校正"认为："窃疑此七篇，乃《阴阳大论》之文，王氏取以补所亡之卷，犹《周官》亡《冬官》，以《考工记》补之之类也。""新校正"的看法不无道理，一则"七篇大论"的篇幅太长，在王冰次注后的《素问》二十四卷中，仅此"七篇"就有四卷，显然非古本《素问》第七一卷所能涵纳；二则"七篇大论"的内容与其他诸篇相去较远。故林亿等人说："七篇大论"居今《素问》四卷，篇卷浩大，不与《素问》前后篇卷等。又且所载之事，与《素问》余篇不相通。"七篇大论"或《阴阳大论》，二者均以运气学说的内容为其主旨。《阴阳大论》之名最早见之于《伤寒杂病论·序》，此后王叔和、皇甫谧、巢元方、孙思邈、王焘等人在他们的论著中均有提及。《阴阳大论》所论内容是什么？其庐山真面目谁也未能全识。据现存有关文献考证，王冰之前所保留的能认定是《阴阳大论》之文约千字。如《伤寒杂病论·脏腑经络先后病脉证治》（桂本《杂病例》）所引 110 余字是仲景引于《阴阳大论》，《伤寒例》明确指出所引《阴阳大论》文约 720 字。加之《甲乙经》卷六"阴阳大论"篇（实为《素问·阴阳应象大论》文）仅篇末不足百字，三者共引千余字的引文属《阴阳大论》的内容。仅凭《伤寒杂病论》《伤寒例》《甲乙经》六卷"阴阳大论"篇末三者大约千余字的内容与洋洋洒洒的"七篇大论"数万言之宏论横向比较而认为"两论"别有所论，其结论都难以使人信服。《阴阳大论》与"七篇大论"实为一体，二者是《黄帝外经》的内容。

那么七篇大论既然是王冰的老师"师氏藏之"，必另有所本，此本绝非古本《黄帝内经》，从篇幅所述之"古运气"医学理论分析，当属于孤本《黄帝外经》内容，七篇内容与三式、六爻、九宫、紫薇、神数等古籍迥然不同，自成一家体系，况王冰根据师藏秘本，又总结出了《玄珠秘语》《昭明隐旨》等，与别家理论更是不同，作者考遍《四库》之经史子集，阅览全本《道藏》，拜读各种《佛经》，游历民间、古刹，未尝见到与运气相似的古籍孤本，可以肯定，运气理论自成一家，上古所传，绝非王冰一手之杜撰。上古三坟：伏羲之《太始天元册》，神农之《本草经》，黄帝之《内经》也。这《黄帝外经》与伏羲之《太始天元册》渊源素深，有源流之传。

据刘时觉于《医古文知识》2002 年第 4 期《北宋医籍年表》中所述，

哲宗元符二年已卯（1099），有《素问遗篇》一卷，无名氏撰。而刘温舒（1030—1108）于北宋元符二年即公元1099年撰《素问入式运气论奥》3卷。刘温舒是北宋哲宗文官朝散郎，任大医学司业，如果是刘司业所撰《素问遗篇》一卷，当不会注释为无名氏著。可以推论，《素问遗篇》一卷在刘司业之前就已经存在，只是刘温舒将其重新纳入《素问入式运气论奥》，以流传后世，后学果然就认为《素问遗篇》是刘温舒所撰了，其实另有隐情。而"运气九篇"实则为《黄帝外经》的纲要，犹《辅行诀脏腑用药法要》之纲目《汤液经法》，犹《周官》亡《冬官》以《考工记》补之之类也。

　　清嘉庆八年（1803）《山阴县志》："陈士铎，邑诸生，治病多奇中，医药不受人谢，年八十余卒。著有《内经素问尚论》《灵枢新编》《外经微言》《本草新编》《脏腑精鉴》《脉诀阐微》《石室秘录》《辨证录》《辨证玉函》《六气新编》《外科洞天》《伤寒四条辨》《婴孺证治》《伤风指迷》《历代医史》《琼笈秘录》《黄庭经注》《梅花易数》等书。"至于陈士铎（据记载生于明天启年间（1621—1627），卒于清康熙年间（1661—1722），生平不详）的《外经微言》，实为傅青主（1607—1684）所著或所传，甚至有人认为陈士铎就是傅山（傅青主原名傅山）无数笔名中的一个名字。傅山在道教界的地位辈分极高，师承龙门派雨师还阳真人（《石道人别传》载："还阳真人，真人盖神宗朝雨师，赐以印剑紫衣者。"）郭静中（1558—1644）、卢祖师丹亭真人等，为道教北派丘处机龙门派真字辈真人。傅山有道家医学著述多种，目前已知的有《幼科丹经》《女科丹经》及由傅山笔录整理的丹亭门派内丹修炼、丹功疗法类著述4种：《卢丹亭真人养真秘籍》《傅青主丹亭问答集》《丹亭悟真篇》《丹亭真人卢祖师玄谈集》，上述4种傅青主手迹原稿藏台湾某图书馆。

　　《外经微言》一名令人疑惑难解，此书称"外经微言"而不直接称"黄帝外经"，说明这并非是《黄帝外经》原著，而只是阐发《黄帝外经》的一部别人的"论"。陈士铎在《外经微言》中有"山阴陈士铎号远公又号朱华子述"之语，古人认为学问历来是"论而不述""述而不作"，陈士铎意在强调他忠于传世，而非杜撰。他在《辨证录·凡例》中有："是编皆岐伯天师、仲景张使君所口授，铎敬述广推以传世。实遵师诲，非敢自矜出奇。"又有"岐天师传书甚丰，而《外经》一编尤奇。篇中秘奥，皆采之《外经》，精鉴居多，非无本之学也。铎晚年尚欲笺释《外经》，以求正于大雅君子也"。这都说明陈士铎所受之书并非原作，而是有所取舍，而传书人则是傅青主，不详述。

《外经微言·善养篇》中有："阳根于阴，阴根于阳。养阳则取之于阴也，养阴则取之阳也。以阳养阴，以阴养阳，贵养之于豫也，何邪能干乎。""贵养之于豫"语出明·丘浚（1418—1495）《大学衍义补》，书中有云"此养之所以贵于豫而正"，此书是阐发《大学》经义的儒学著作。"禁于未发之谓豫（《礼记·学记》）"，原意是指教育应从尚未分清善恶的孩童做起，提前注意预防。"贵养之于豫"在此处是指养生重在预防，先时调养阴阳极为重要，提出"豫调心肾，养阴阳于无病时也"，认为在未病之时就应调理阴阳，正是《内经》所说的"正气存内，邪不可干"。可见，《外经微言》并非古传。

《外经微言》成书于清康熙二十三年（1684），是陈士铎"遇仙传书"系列中的一部道医结合的综合性基础理论性著作，此仙即是傅青主。此书模仿《黄帝内经》体例的痕迹十分明显，讨论内容多与《内经》相同，共 9 卷 81 篇，分别论述了养生、阴阳五行、脏腑经络、五运六气、病因病机、治则等专题，这一点与《黄帝内经》的篇章与内容结构并无本质区别，无论从内篇外篇、内编外编、理论与应用等角度都无法说明其"外经"之"外"在哪里？与其说是《外经微言》，不如说是《内经微言》更恰当。傅青主《外经微言》在《内经》理论基础上并无什么特殊发挥，在内容上主要仿照《黄庭经》来发挥《黄帝内经》，突出了肾脏命门、藏象经络、君相二火、五行生克胜复、五运六气内算之外的总论性知识，并阐述了道家内丹养生的基本认识等。

贯穿《外经微言》全书有四个核心理论，为"肾命水火"内丹学说、藏象经络、"五行生克之变"学说和五运六气理论解读。

如《命门经主篇》云："肾中之命门，为十二经之主也……故心得命门而神应物也，肝得命门而谋虑也，胆得命门而决断也……是十二经为主之官，而命门为十二官之主，有此主则十二官治。"《命门真火篇》云："命门水火，虽不全属于肾，亦不全离乎肾也……肾中之水火则属先天。"在此理论指导之下，命门与两肾成为《外经微言》养生理论中极为关注的一个方面，如"修仙之道，无非温养命门耳"。可见《外经微言》认为命门与肾中之先天水火在人体中有极其重要的作用，是生命的根源，也是一身阴阳的根本，是全身脏腑的主宰，其他脏腑的生理活动皆依赖命门与肾。此为修仙成道内证之根本。

《阴阳颠倒篇》中有："阴阳之道，不外顺逆。顺则生，逆则死也。阴阳之原，即颠倒之术也。世人皆顺生，不知顺之有死；皆逆死，不知逆之有生，故未老先衰矣。广成子之教，示帝行颠倒之术也。……颠倒之术，即探阴阳之原乎。"《顺逆探原篇》中说："绝欲而毋为邪所侵也，守神而毋为境所移也，练气而毋为物所诱也，保精而毋为妖所耗也。"阴阳为天地之道，因其相互转化，才得以变化无穷，无始无终。这种丹道转化、长生久视就是"顺"与"逆"相互颠倒的结果。《素问·四气调神大论篇》中有"从阴阳则生，逆之则死，从之则治，逆之则乱，反顺为逆，是谓内格"，故世人皆知顺生逆死，却不知"顺之有死""逆之有生"。《外经微言》一反《内经》顺应自然的养生法则，提出"反顺为逆"的观点，与《素问·四气调神大论篇》中"从阴阳则生，逆之则死"相违背，实则是融合了医学与道家辨证思想后，对道家内证修仙之传统养生理论的肯定和指引。

在《外经微言》中主要论述道家内丹视野下的藏象经络的有《顺逆探原篇》《肺金篇》《肝木篇》《肾水篇》《心火篇》《脾土篇》《胃土篇》《包络火篇》《三焦火篇》《胆木篇》《膀胱水篇》《大肠金篇》《小肠火篇》《五行生克篇》《水不克火篇》《阴阳上下篇》《补泻阴阳篇》等。其中以《五行生克篇》论述五行最为全面具体，在各个脏腑篇均是以此篇章为基础进行具体的运用和对各个脏腑疾病的诊断和治疗。《五行生克篇》认为，在《黄帝内经》中仅仅论述的是五行之常，五行之变有更多丰富的内容，其中包括生中之克、克中之生、生不全生、克不全克、生畏克而不敢生、克畏生而不敢克等六方面的内容。

"五行生克之变"学说是对《内经》所述五行理论的补充。五行按照一定的规律生克制化，维持相对平衡是五行生克之常，《傅山养生之道·思想篇》指出，《外经微言》中五行之间还存在其他三方面生克关系：

第一，颠倒五行，即对《内经》五行生序、克序的方向颠倒，包括两种情况：生序变克，如"金生水而克水"；克序变生，如"金克木而生木"。

第二，非序生克，即超越《内经》固定生克之序的生克，包括非序相生与非序相克两种情况，具体指生克不全，即一行生、克多行，包括两种情况：生不全生，如"生不全生者，专言肾水也。各脏腑无不取资于肾……然而取资多者，分给必少矣，亲于此者疏于彼乎"；克不全克，如"克不全克者，专言肾火也。肾火易动难静……一动则无不动矣……其性虽猛，然……分则势散，无乎不克，反无乎全克矣"。

第三，不生不克，包括两种情况：生畏克而不敢生，如"肝木生心火也，而肺金太旺，肝畏肺克，不敢生心，则心气转弱，金克肝木矣"；克畏生而不敢克，如"肾水之盛，由肺金之旺也，水旺而脾土自微，浅土能克湍水乎？"

在五行的生克关系中，书中又尤重肾对其他行的生克，《考订经脉篇》云："肾独属之先天，实有主以存乎两肾之间也……命门……能生先天之水火，因以生后天之水火也。"

生中之克：五行之常为水生木，之变为肾中无水，水涸而火腾，肝木受焚；五行之常为木生火，之变为肝中无水，水燥而木焦，心火无烟；五行之常为火生土，之变为心君火和包络相火二火无水将自炎，土不得火之生，反得火之害；五行之常为土生金，之变为土中无水，干土何以生物，烁石流金，不生金反克金；五行之常为金生水，之变为金中无水，死金何以出泉，不生水反克水。

克中之生：五行之常为木克土，之变为土得木以疏通，则土有生气；五行之常为土克水，之变为水得土而蓄积，则水有生机；五行之常为水克火，之变为火得水以相济，则火有神光；五行之常为火克金，之变为金必得心火以锻炼；五行之常为金克木，之变为木必得金以断削。

生不全生：此说专指肾水而言，各脏腑无不取资于肾。心得肾水而神明焕发；脾得肾水而精微化导；肺得肾水而清肃下行；肝得肾水而谋虑决断。各个脏腑没有一个可以缺少肾水滋养的，可是给了这个就少了那个，所以谓之生不全生。

克不全克：此说是专指肾火而言，肾火易动难静，易逆难顺，易上难下，故一动则无不动，一逆则无不逆，一上则无不上。腾于心躁烦，入于脾干涸，升于肺喘嗽，流于肝焚烧。肾火其性虽猛，然聚则力专，分则势散，所以谓之克不全克。

生畏克而不敢生：木生火，而金太旺，木畏金克不敢生火，则心气转弱，金克木。火生土也，而水过泛不敢生土，则脾气加困，土克水。土生金，而木过刚，脾胃畏木不敢生金，则肺气愈损，木侮土矣。金生水，而火过炎，肺畏心克，不敢生肾，则肾气益枯，火刑金。水生木，而脾胃过燥，肾畏脾胃之土，不敢生肝，则肝气更凋，土制水。所以就应该制约克以遂其生，则生不畏克。助生而忘其克，则克即为生。

克畏生而不敢克：木之盛由于水之旺，木旺而金气自衰，柔金不能克刚木。土盛由于心火之旺，土旺而肝气自弱，僵木能不克焦土。水之盛由金之旺，水旺而脾土自微，浅土不能克湍水。火之盛由于木之旺，火旺而肾气必虚，勺水不能克烈火。金之盛由于土之旺，金盛而心气自怯，寒火不能克顽金。所以救其生不必制其克，则弱多为强。因其克反更培其生，则衰转为盛。

关于五运六气理论，傅青主在《外经微言》中列了"天人一气篇""地气合合人篇""三才并论篇""五运六气离合篇""六气分门篇""六气独胜篇""三合篇""四时六气异同篇""司天在泉分合篇""从化篇"等篇章。但这些篇章中并无任何理论创新与《内经》之所不言，与《玄珠密语》《天元玉册》《元和纪用经》更是无法相提并论，只是将《内经》的理论加以细化和发挥，进一步清晰了《内经》理论的纲目框架。

"天人一气篇"论述了天人合一，"地气合人篇"论述了九州分野与人体对应关系，并强调天地人合参，如"大挠曰：有验有不验何也？岐伯曰：验者，人气之漓也，不验者，人气之固也。固者多，漓者少，故验者亦少，似地气之不尽合人气也。然而，合者，理也。大挠曰：既有不验，恐非定理。岐伯曰：医统天地人以言道，乌可缺而不全乎？宁言地气。听其验不验也？大挠曰：善。"在"三才并论篇"也是强调天地人合参的重要性："遗五运以立言，则医理缺其半，统五运以立言，则医道赅其全。""合天地人以治邪，不可止执五运以治邪也。合天地人以扶正，不可止执五运以扶正也。""天地之君火，日之气也；天地之相火，雷之气也。雷出于地而轰于天，日临于天而照于地，盖上下相合，人亦何独不然。合天地人以治病则得其全，执五运以治病则缺其半矣。"

"五运六气离合篇"强调了"正气存内，邪不可干"的天人运气关系："岐伯曰：盖病成于六气，可指为寒暑湿燥风火，病成于五运，不可指为金木水火土。以金病必兼水，水病必兼木，木病必兼火，火病必兼土，土病必兼金也。且有金病而木亦病，木病而土亦病，土病而水亦病，水病而火亦病，火病而金亦病也。故六气可分门以论症，五运终难拘岁以分门，诚以六气随五运以为转移，五脏因六气为变乱，此分之不可分也。鬼臾区曰：然则何以治六气乎？岐伯曰：五运之盛衰，随五脏之盛衰为强弱，五脏盛而六气不能衰，五脏强而六气不能弱，逢司天在泉之年，寒暑湿燥风火有病有不病者，正五脏强而不弱也，所以五脏盛者，何畏运气之侵哉。鬼臾区曰：善。"这一点实际上也没有脱离五运六气的理论藩篱，因为人出生之运气格局决定了藏象之虚实盛衰，而后来的流年运气格局只是发病的外因，出生之运气格局才是内因，这里的内外因是天地人合参的结果。再加上出生禀赋干支格局与流年干支格局之间的天地人生克制化，形成了各种相对不确定的不内外因，这就是仲景、陈无择所说三因定局。但傅青主能将"正气存内，邪不可干"认识到这种程度，也是难能可贵了。

"六气分门篇"论述了天人之火的内外之别、阴阳之属、五六之分。如："岐伯曰：内火之动，必得外火之引，外火之侵，必得内火之召也，似可合以立论，而终不可合以分门者，内火与外火异也。盖外火，君火也；内火，相火也。君火即暑，相火即火，暑乃阳火，火乃阴火。火性不同，乌可不区而别乎？六气分阴阳，分三阴三阳也。三阴三阳中分阳火阴火者，分君相之二火也。五行概言火而不分君相，六气分言火而各配支干，二火分配而暑与火各司其权，各成其病矣，故必宜分言之也。"其中关于阳火阴火的解释还是比较客观。

"暑火二气篇"又进一步阐述了暑与火的内外之别、时位之分。如："祝融问于岐伯曰：暑与火皆热症也，何六气分为二乎？岐伯曰：暑病成于夏，火病四时皆有，故分为二也。祝融问曰：火病虽四时有之，然多成于夏，热蕴于夏而发于四时，宜暑包之矣。岐伯曰：火不止成于夏，四时可成也。火宜藏，不宜发。火发于夏日者，火以引火也。其在四时虽无火之可发，而火蕴结于脏腑之中，每能自发，其酷烈之势较外火引之者更横，安可谈暑而不谈火乎。祝融曰：火不可发也，发则多不可救，与暑热之相犯有异乎？岐伯曰：暑与火热同而实异也，惟其不同，故夏日之火，不可与春秋冬之火共论。惟其各异，即夏日之暑不可与夏日之火并举也。盖火病乃脏腑自生之热，非夏令暑热所成之火，故火症生于夏，仍是火症，不可谓火是暑，暑即是火也。祝融曰：暑火非一也，分二气宜矣。"关于天人之火，详见本书相关篇章。

"六气独胜篇"发挥了《素问·刺法论》中五运六气关于司天司地对中运克左右间气升降的影响。如："岐伯曰：辰戌之岁，太阳司天，而天柱不能窒抑之，此肝气之胜也。巳亥之岁，厥阴司天，而天蓬不能窒抑之，此心气之胜也。丑未之岁，太阴司天，而天蓬不能窒抑之，此包络之气胜也。子午之岁，少阴司天，而天冲不能窒抑之，此脾气之胜也。寅申之岁，少阳司天，而天英不能窒抑之，此肺气之胜也。卯酉之岁，阳明司天，而天芮不能窒抑之，此肾气之胜也。雍父曰：司天之胜，予知之矣，请言在泉之胜。岐伯曰：丑未之岁，太阳在泉，而地晶不能窒抑之，此肝胆之气胜也。寅申之岁，厥阴在泉，而地玄不能窒抑之，此心与小肠之气胜也。辰戌之岁，太阴在泉，而地玄不能窒抑之，此包络三焦之气胜也。卯酉之岁，少阴在泉，而地苍不能窒抑之，此脾胃之气胜也。巳亥之岁，少阳在泉，而地彤不能窒抑之，此肺与大肠之气胜也，子午之岁，阳明在泉，而地阜不能窒抑之，此肾与膀胱之气胜也。"天蓬（贪狼星、坎水）、天英（右弼星、离火）、天冲（禄存星、震木）、天柱（破军星、兑金）、天禽（廉贞星、五宫土）、天芮（巨门星、坤土）、天心（武曲星、乾金）、天辅（文曲星、巽木）、天任（左辅星、艮土）及地玄（坎水）、地晶（兑金）、地阜（五宫土）、地苍（震木）、地彤（离火）等都是奇门遁甲中天盘与地盘的数术概念，这一部分内容在《天元玉册》中有详细论述，在《素问·刺法论》中也有详细论述。

　　如《素问·刺法论》言："木欲升而天柱窒抑之……当刺足厥阴之井……火欲发郁，亦须待时，君火相火同刺包络之荣。土欲升而天冲窒抑之……当刺足太阴之俞。金欲升而天英窒抑之……当刺手太阴之经。水欲升天芮窒抑之……当刺足少阴之合。"这里"升"皆是指客气逆流图中地右间上升为天左间。如阳明司天年，则少阴在泉，厥阴风木应该从地之右间上升为天之左间，而在司天位置上的阳明，乙年金运不退位，而阻抑厥阴风木的上升，木气被郁，郁久而发则为害，所以要针刺足厥阴肝经井穴以泻木郁。《素问·刺法论》言："木欲降而地晶窒抑之……当刺手太阴之所出，刺手阳明之所入。火欲降……当刺足少阴之所出，刺足太阳之所入。土欲降而地苍窒抑之……当刺足厥阴之所出，刺足少阳之所入，金欲降而地彤窒抑……当刺心包络所出，刺手少阳所入也。水欲降而地阜窒抑之……当刺足太阴之所出，刺足阳明之所入。"这里"降"皆是指客气流转图中天右间下降到地左间。

　　"从化篇"以五行克极而从其主论述了金极、水极、木极、火极、土极的从化，如："天老问曰：燥从热发，风从燥起，埃从风生，雨从湿注，热从寒来，其故何欤？岐伯曰：五行各有胜，亦各有制也。制之太过，则受制者应之，反从其化也。所以热之极者，燥必随之，此金之从火也。燥之极者，风必随之，此木之从金也。风之极者，尘土随之，此土之从木也。湿蒸之极者，霖雨随之，此水之从土也。阴寒之极者，雷电随之，此火之从水也。乃承制相从之理，何足异乎。天老曰：何道而使之不从乎？岐伯曰：从火者润其金乎，从金者抒其木乎，从木者培其土乎，从土者导其水乎，从水者助其火乎，毋不足，毋有余，得其平而不从矣。天老曰：润其金而金仍从火，抒其木而木仍从金，培其土而土仍从木，导其水而水仍从土，助其火而火仍从水，奈何？岐伯曰：此阴阳之已变，水火之已漓，非药石针灸之可疗也。"可见，其理并无新说，刘完素、张景岳、张志聪等都有类似论述。

"太乙篇"中明确了八风之时位的顺逆。如："岐伯曰：八风休咎，无日无时不可占也。如风从东方来，寅卯辰时则顺，否则逆矣，逆则病。风从北方来，申酉戌时则顺，否则逆矣，逆则病。风从南方来，巳午未时则顺，否则逆矣，逆则病。风从北方来，亥子丑时则顺，否则逆矣，逆则病。"这部分内容是《灵枢·九宫八风篇》与《岁露篇》的主要内容，不过傅青主将风向与风时相对应，这一点是九宫八风医算的一个进步。傅青主始终强调人之正气是决定疾病发作与否的关键因素，所以太乙移日也好，六气客变也好，都是外因之数，最终都要取决于内因的盛衰强弱。如："风后曰：予闻古之占风也，多以太乙之日为主。天师曰：无日无时不可占也，恐不可为训乎？岐伯曰：占风以太乙日，决病所以验不验也。风后曰：舍太乙以占吉凶，恐不验更多耳。岐伯曰：公何以信太乙之深也。风后曰：太乙移日，天必应之风雨，风雨和则民安而病少，风雨慕则民劳而病多。太乙在冬至日有变，占在君；太乙在春分日有变，占在相；太乙在中宫日有变，占在相吏；太乙在秋分日有变，占在将；太乙在夏至日有变，占在民。所谓有变者，太乙居五宫之日，得非常之风也。各以其所主占之，生吉克凶，多不爽也。""言风而雨概之矣。岐伯曰：人见风辄病者，岂皆太乙之移日乎？执太乙以占风，执八风以治病，是泥于论风也。夫百病皆始于风，人之气血虚馁，风乘虚辄入矣，何待太乙居宫哉。"

"解阳解阴篇"解释了仲景"六经欲解时"的机理。如："岐伯曰：十二经均有气王之时，气王则解也。奢龙曰：十二经之王气，可得闻乎？岐伯曰：少阳之气，王寅卯辰；太阳之气，王巳午未；阳明之气，王申酉戌；太阴之气，王亥子丑；少阴之气，王子丑寅；厥阴之气，王丑寅卯也。奢龙曰：少阴之王何与各经殊乎？岐伯曰：少阴者，肾水也。水中藏火，火者阳也。子时一阳生，丑时二阳生，寅时三阳生，阳进则阴退，故阴病遇子丑寅而解者，解于阳也。奢龙曰：少阴解于阳，非解于阴矣。岐伯曰：天一生水，子时水生，即是王地，故少阴遇子而渐解也。奢龙曰：少阳之解，始于寅卯，少阴、厥阴之解，终于寅卯，又何也？岐伯曰：寅为生人之首，卯为天地门户，始于寅卯者，阳得初之气也，终于寅卯者，阴得终之气也。奢龙曰：三阳之时王，各王三时，三阴之时王，连王三时，又何也？岐伯曰：阳行健，其道长，故各王其时；阴行钝，其道促，故连王其时也。"其实六经欲解时，为什么三阳与三阴的时辰不同，固然上述所论无差，但都没有想到，古中医的时间格局是真太阳时，而不是固定的时间框架。这样来说，十二时辰的长短在不同节气是不同的。夏至时，阴阳之比为 3∶9，冬至时阴阳之比为 9∶3，二分之时阴阳是等分 6∶6。可见，仲景论述的六经欲解时是夏至之时的真太阳时。而许多人就以经解经，定式思维，就出现了类似傅青主这样的随文之解。欲加之说，何患无辞？

总的来说，《外经微言》与《黄帝外经》《扁鹊外经》等古籍并无直接承传关系，犹释儒道之经律论，只是后学所感所悟的杂论而已。其内容主要是关于阴阳五行、五运六气指导下的藏象经络等丹道内证之术，类似于道医之作《黄庭经》，但在格局上还无法与《黄庭经》相媲美，与运气九篇、《黄帝内经》《玄珠密语》《天元玉册》的成体系理论框架、学术逻辑更是无法相提并论。原中国医史文献研究所所长余瀛鳌认为《外经微言》"从语言、文字及学术严谨性，似不如《黄帝内经》，但书中分述多方面的内容，则有参考、借鉴的学术价值"。

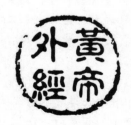

甲戌篇◎扁鹊外经

　　《四库全书总目·数术类》言之甚明："数术之兴，多在秦、汉以后。要其旨，不出乎阴阳五行，生克制化，实皆《易》之支派，傅以杂说耳。"目前所能看到的首部目录典籍《汉书·艺文志》将群书分为六类，中有数术，包括天文、历谱、五行、蓍龟、杂占、形法六种，并明言："数术者，皆明堂羲和史卜之职也。"概其要则为探究自然社会人事运化之规律的方式及其成果。道为术本，和于数术，乃指以数知道，以数演道，医为道之一端，如此，则以数知医，以数演医也就是情理之中的事情了。医算者，即天人感应之术，按照阴阳五行、子学九式之理来推算病性、病位、病程、病因、病机的定量逻辑系统。

　　天只阴阳一气，星分虚张房昴，七曜九星镜悬，医理必无二歧。就史书记载而言，古中医家们几乎没有不以阴阳五行理论作为诊疗的原则、依据的。四时五行、主运主气及其与藏象经络的天人感应是扁鹊学派的主要内容，是《扁鹊外经》《扁鹊内经》的主要内容。而在《黄帝外经》（运气九篇）中却是详于客运客气，略于主运主气。如《史记·扁鹊仓公列传》中记载扁鹊过虢国为太子治病，在宫门前滔滔不绝地大谈阴阳之变、五行之机，使中庶子"目眩然而不瞚，舌挢然而不下"。淳于意答孝文帝诏问，述自己如何受黄帝、扁鹊脉书及五色诊法，如何在医中运用阴阳五行理论为患者治疗。

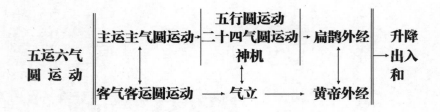

　　《难经》实为问难《扁鹊外经》《扁鹊内经》而作，《扁鹊外经》《扁鹊内经》是扁鹊学派的基本医学经典，与黄帝学派互相补充，圆融了五运六气体系主运主气与客运客气两套基本齿轮系统。《难经》有两种圆运动模式，一是四时五行的"五行圆运动"，一是三阴三阳圆运动。四时五行的五行圆运动模式与黄帝学派的五行圆运动模式基本相同，其五行圆运动有三种圆运动方式。相生模式、五行互藏模式和相克模式。三阴三阳圆运动模式是《黄帝外经》中五运六气主运主气圆运动的另一种模式，与仲景"六经欲解时"在天文原理上相同。黄元御"一气周流"的"二十四气圆运动"模式是《黄帝外经》五运六气模式主运主气部分的发挥，吴达传承了黄元御关于圆运动的衣钵，而彭子益的"圆运动"不过是黄元御"一气周流"的科普读物，但却被现代人吹捧到天上，如火神派的下场一样，烟花散尽，最后只会徒留一地残冷。

　　《素问·四气调神大论》云："夫四时阴阳者，万物之根本也……阴阳四时者，万物之终始也，生死之本也，逆之则灾害生，从之则苛疾不起，是谓得道。"所谓"得道"，即是人得天地之根本。在五运六气的天人体系中，中运是中轴系统，为人体中焦脾胃；主圆系统是常数，为人体三焦藏象经络之常；客圆系统是变数，司天为上焦、手三阴三阳经及上肢，司地为下焦、足三阴三阳经及下肢，左右间气为两胁。这些部分共同构成天地人橐龠大化、升降出入和。《难经》的十难、十三难、十七难、十八难、三十四难、四十难、四十九难、五十难、五十三难、五十四难、五十六难、六十四难、六十九难、七十三难、七十五难、七十七难、七十九难、八十一难等十八篇，主要用五行互藏说明五脏的色、臭、音、液；用五行母子乘侮论脏腑病机；而脉象变化又寓五行生克；还论及五俞五行和运用五行理论确立治则治法等主圆系统的运气天人常数。

　　《难经·五十八难》曰："……伤寒有五，有中风，有伤寒，有湿温，有热病，有温病，其所苦各不同。中风之脉，阳浮而滑，阴濡而弱；湿温之脉，阳浮而弱，阴小而急；伤寒之脉，阴阳俱盛而紧涩；热病之脉，阴阳俱浮，浮之而滑，沉之散涩；温病之脉，行在诸经，不知何处之动也，各随其经所在而取之。"《难经》"伤寒有五"之说，是一个四时五行、四时五气的时位框架。所谓"伤寒有五"的"伤寒"，是指一切外感天行之病，根据所感之邪的不同，按照不同时位而分为中风、伤寒、湿温、热病、温病。而五种伤寒之中的"伤寒"是狭义伤寒，指伤于冬寒之气，其他四气如中风之"风"为春之气，热病之"热"为夏之气，湿温之"湿"为长夏之气，温病之"温"为冬春之气。何谓温病？君相二火相煎，即为温病。刚柔失序，不迁不退，遇君相二火，则为疫疠。这些都符合四时五行、四时五季之气。

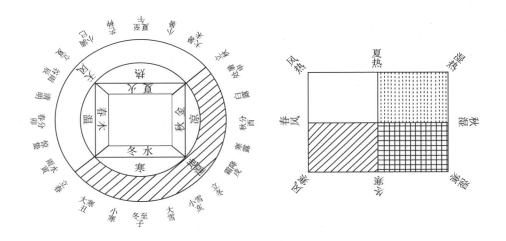

扁鹊学派五行圆运动的相生模式：在《难经》中主要是指"泻南补北"和"五行胎化"。《难经·七十五难》曰："经言，东方实，西方虚；泻南方，补北方，何谓也？然：金、木、水、火、土，当更相平。东方木也，西方金也。木欲实，金当平之；火欲实，水当平之；土欲实，木当平之；金欲实，火当平之；水欲实，土当平之。东方肝也，则知肝实；西方肺也，则知肺虚。泻南方火，补北方水。南方火，火者，木之子也；北方水，水者，木之母也。水胜火。子能令母实，母能令子虚，故泻火补水，欲令金不得平木也。经曰：不能治其虚，何问其余，此之谓也。"《难经》提出用"泻南补北"的方法来纠正五行胜复关系，原理实则五行圆运动的基本运行规律。木实金虚，木气胜必然侮金克土，通过"泻火补水"中"泻火"即降心火，通过"子盗母气"既削弱木实，使肝阳难亢，又减轻"火胜金"之害；而"补水"的作用，一是水为金之子，子能令母实，金实则实现"子复母仇"，二

219

是起到滋水涵木、潜藏肝阳的目的，是双管齐下的稳妥办法。故经文接着解释说："南方火，火者，木之子也；北方水，水者，木之母也。水胜火。子能令母实，母能令子虚，故泻火补水，欲令金不得平木也。"《周易参同契》言："金水合处，木火为侣。"木火居乾道，金水处坤道，根据五行之"旺相休囚死"规律，东方木实则火相，而金囚水体，故《难经》提出"泻南方，补北方"的治疗方案表面上是五行胜复，其实质是阴阳平衡，虽然讨论的是五行生克制化和胜复关系，但实际上论述的还是五行圆运动、五脏与八卦之间的微妙关系。而《难经·六十九难》中的"虚则补其母，实则泻其子"的治则则是五行圆运动的一个相生规律。同样一个五行圆运动，《难经》用泄南补北出入法，东垣用健运脾胃中轴法，而黄元御、吴达等用转四象升降法，一个五行圆运动，入手法门不同而已。殊途同归，万法归一。

《难经·七十五难》暗示了"泻南方，补北方"中侧重"补北方"的重要意义，因为金虚导致的木实是相对的，抑木只能治标也不持久，更容易矫枉过正。金虚又使火相对亢，木实则乘土侮金，补土或生金于事无益，火亢又乘金侮水，故唯有补肾，通过补水、克火、涵木潜阳、金气自强、克木报复，从而实现"子能令母实"（补肾实肺）、"欲令金不得平木也"的目的，如此巧妙的治疗"金虚"的方法，利用五行圆运动的自组织规律，达到了经文中强调的"不能治其虚，何问其余"的高级境界。《周易·系辞上》曰："天地变化，圣人效之。"《难经·七十五难》之"东方实，西方虚"蕴含着先天八卦之自然阴阳虚实变化，而"泻南方，补北方"则为后天八卦之阴升阳降之气化流行和五行制化与胜复的五行圆运动规律的自组织圆运动，从而扁鹊学派创造性地提出了"泻南补北"法则来纠正因木实金虚而引起的五行胜复关系紊乱。该法不仅在针灸临床中历久弥新，而且更被多学科多病种广泛地应用，取得了很好疗效。

《难经》将地支按东南西北之顺次排列，并与五行相配，寅卯属木配东方，巳午属火配南方，申酉属金配西方，亥子属水配北方，辰戌丑未属土配中央（寄旺四季）。究其原理，如《难经经释》所注"此以五行长生之法推之也。木长生于亥，火长生于寅，金长生于巳，水土长生于申，以其相生，故互相为用也"。此论体现了五行相生之外的另一相生规律，即"五行长生之法"，亦称隔四相生，"五行长生"之理。亦如《难经古义》云："大抵五行之道，有生克之分，又有胎化之理，此篇所述，即胎化之变也。"故将其称为"五行胎化"。

《难经》五行圆运动的五行相克模式：应用五行生克乘侮阐释脏腑病机，称为脏腑病机五行传变，疾病之间的传变形式多种多样，继承《内经》五脏病传的基本思想，《难经》且有所发扬，特别是对五脏之间病传及其生死预后机理的阐发。其一，五脏之间疾病传变，依据生克乘侮之理。如《素问·玉机真脏论》云："五脏受气于其所生（我生之脏），传之于其所胜，气舍于其所生，死于其所不胜……肝受气于心，传之于脾，气舍于肾，至肺而死。"《难经》则进而明确两种依次传遍方式，如《难经·五十三难》云："经言七传者死，间脏者生……七传者，传其所胜也。间脏者，传其子也……假令心传肺，肺传肝，肝传脾，脾传肾，肾传心，一脏不再伤，故言七传者死。假令心病传脾，脾传肺，肺传肾，肾传肝，肝传心，是子母相传，竟而复始，如环无端，故曰生也。"运用五行相生相克理论，说明疾病的传变规律及其预后。其二，相乘传变可致五脏积病，如肝积"肥气"，多由肺病传肝，肝当传脾，而脾旺季夏多不受邪，此时肝邪欲还肺而肺不受邪，留结形成"肥气"；故《五十六难》说"肺病传于肝，肝当传脾，脾季夏适王，王者不受邪，肝复欲还肺，肺不肯受，故留结为积"。其证候"在胁下，如覆杯，有头足……令人发咳逆，疟，连岁不已"。其余四脏之积不再赘述。

《素问·玉机真脏论》："五脏相通，移皆有次，五脏有病，则各传其所胜。不治，法三月若六月，若三日若六日，传五脏而当死，是顺传所胜之次。"在此论述"间脏"相传与"传其所胜"两种情况。所谓"间脏"，《难经会通》注云："间脏者，间其所胜之脏，而传其所生之子也。如心病传脾，火生土也。"说明间脏相传，是间隔一脏，按相生次相，即五脏以相生次序而传。是按相生规律传至其所生的子脏，按相生而传，是病传其所生的子脏，如心病传脾，脾病传肺，肺病传肾，肾病传肝，肝病传心，即母脏与子脏的相传规律。抑或母子传变，如心火及脾土，母病及子，指心火病变传及脾土的模式，属母子传，病情较轻，主生，为顺。

所谓"七传者（即次传），传其所胜"，是按相克规律传至其所克的脏，多是向其所胜之脏传变，因而按相克次第相传，为制约太过，为逆，病情严重，主死。五脏以相克次序相传为顺传，那么，顺传为何预后不良？《内经》提出其机制是五脏传遍。《难经》则进一步说明预后不良的机理，是因"一脏不再伤"，如经文举例，心本已有病，长期不愈，经过传变，又遭受了所不胜是肾水之脏，带杀灭之气的病气攻击，故预后不良。间脏为何谓之有生机，《难经》言"竟而复始，如环无端"，即由母及子传其所生，邪挟生气而来，虽有邪气，亦有正气不断来复之机，故预后良好。《难经·七十七难》用五行分五邪，及其以五行规律为指导的整体防治观，"所谓治未病者，见肝之病，则知肝当传之于脾，故实其脾气，无令得受肝之邪。故曰治未病焉"，也是运用五行相传的规律来治未病和预防疾病传变。

《难经》五行圆运动的五行互藏模式：所谓五行互藏，即五行之中复有五行。《难经》运用五行互藏之理说明复杂的病理关系，如五行互藏释五脏的色臭音液。五行互藏就人体生理而言，指任何一脏及功能均渗透到其他四脏之中，调控着其他四脏之中与己相关的功能。这一认识体现在三十四难、四十难、四十九难中。

如《难经·四十九难》以中风为受肝邪，伤暑受心邪，伤寒受肺邪，中湿受肾邪，饮食劳倦受脾邪为其病因，结合五脏各自的脉证特点，从五脏受邪不同，出现其相应色、臭、味、声、液特征性的变化，依次进行辨识。病机分析方法有条不紊，层层明晰，独具其学术特色。五行互藏模式如何表现？《难经·四十九难》曰："假令心病，何以知中风得之？然：其色当赤。何以言之？肝主色，自入为青，入心为赤，入脾为黄，入肺为白，入肾为黑。肝为心邪，故知当赤色。"此以心的发病为例，论述各脏之"五邪发病"症状，如同为风邪所伤，伤肝者面见青色，而风邪伤心则面色赤，伤脾则面色黄，伤肺则面色白，伤肾则面色黑等。并提出其鉴别要点，即根据出现的五色、五臭、五味、五声、五液，以及脉象等方面的异常改变，而其他四脏以此类推。显然，《难经》五行互藏阐述五脏的色、臭、音、液，用五行生克乘侮论脏腑病机五行传变，丰富了五行圆运动内容。

其一，青、赤、黄、白、黑，五色之变在于肝木。即"肝主色"的功能渗透五脏中，而有"自入为青，入心为赤，入脾为黄，入肺为白，入肾为黑"。其二，臊、臭、香、腥、腐，五臭之变在于心火。即"心主臭"的功能渗透五脏中，而有"自入为焦臭，入肝为臊臭，入脾为香臭，入肺为腥臭，入肾为腐臭"。其三，呼、哭、歌、言、呻，五音发自肺金。即"肺主音"的功能渗透五脏之中，而有"自入为哭，入肝为呼，入心为言，入脾为歌，入肾为呻"。其四，泣、汗、涎、涕、唾，五液之变在于肾水。即"肾主液"的功能渗透五脏中，而有"自入为唾，入肝为泣，入心为汗，入脾为涎，入肺为涕"。可见人体的五色、五臭、五音、五液各由一脏为主兼入其他四脏而化生，实为五行互藏理论的深入应用。

论肝肺浮沉，阐释五脏相互为用、相互克制，蕴含五行交合互藏之理，此乃《难经》对于五行学说运用发挥的杰出之作。如《难经·三十三难》言："肝者，非为纯木也，乙角也，庚之柔。大言阴与阳，小言夫与妇。释其微阳，而吸其微阴之气，其意乐金，又行阴道多，故令肝得水而沉也。肺者，非为纯金也，辛商也，丙之柔。大言阴与阳，小言夫与妇。"以肝肺的浮沉现象为切入点，但并未承接脏器浮沉的物理特性进行阐述，故而言在此所论之肝，非为纯木，意为五行之中比类于木，但并非纯粹的木，因其木虽属阳，但阳中又有阴阳，则肝为阴木，而且与阴金为配而吸其阴气。如乙角代表肝，乙木庚金相配，乙阴庚阳，阳刚阴柔，从五行相克规律阐发，阴木配阳金，阴金配阳火，示人阴阳相配，刚柔相合之理。再如以天干分阴阳，配五行再合五音，亦为同理。此言乙庚相配，寓刚柔相合，阴阳互根，从大处而言，如同阴阳之道，从小而比喻，则犹如夫妇之理。

此论以肝肺在水中的沉浮为主题，但并非单纯解剖实质脏器物理性质的观察，而是基于五行"交合之理"，联系金木阴阳"互藏"的实际解答，其描述脱离形态范畴，注重功能及其外在征象的特征，亦寓类比功能之象，以及内在关联的思维。正如张介宾《类经图翼》所云："五行者，水火木金土也……第人皆知五之为五，而不知五者之中，五五二十五，而复有互藏之妙焉。"此揭示五行互藏之理，即五行的任何一行中，亦皆有五行可分。故而进一步指出："土之互藏，木非土不长，火非土不荣，金非土不生，水非土不畜，万物生成，无不赖土，而五行之中，一无土之不可也……由此而观，则五行之理，交互无穷。"故《灵枢·阴阳二十五人》曰"先立五形金木水火土，别其五色，异其五形之人，而二十五人具矣"，其中已有五行之中亦可再分的构想。而《难经》对于五行交合互藏之理的发挥，对后世产生了深远影响，用以解释人体脏腑联系的多层次结构与功能原理，则进一步丰富完善了五行圆运动学说。

《难经·第七难》中还记有："春夏刺浅，秋冬刺深……"《难经·第十五难》中记有："春脉弦，反者为病……，夏脉钩，反者为病……，秋脉毛，反者为病……，冬脉石，反者为病……"此即春天的脉是弦，夏天的脉是钩，秋天的脉是毛，冬天的脉是石，这是四季主气的正常脉象，如果某一季的脉象不是常脉，那便有可能是病脉或已生病。这表明在扁鹊学派的医著《难经》中，不同季节、不同主气主运有不同的脉，若非其时之脉便为其时病。《难经·第七十四难》中记有："春刺井……，夏刺荥……，季夏刺俞……，秋刺经……，冬刺合……"这句话的意思是说春天针刺井穴，夏天针刺荥穴，季夏针刺俞穴，秋天针刺经穴，冬天针刺合穴，这明显是按照四时五行之气来调节人体藏象经络之气。

《吕氏春秋》成书于战国时期约公元前 242 年（秦始皇五年），《吕氏春秋·孟春》"孟春行夏天之令，则风雨时时，草木早槁，国乃有恐，行秋令，则有大疫，疾风暴雨数至……，行冬令，则水潦为败，霜雪大挚，首种不入……"《淮南子》为刘安编撰，此书取材宏富，广大深远，天文地理、兵略治术、草木鸟兽、风俗道德等无不言及，可谓融天道人事于一书。成书时间大约为平定楚七国之乱至汉武帝登基之间。《淮南子·时则·六合》中记有"春行秋令，水；……夏行春令，风；夏行秋令，芜；夏行冬令，格。秋行夏令，华；秋行春令，荣；秋行冬令，耗。冬行春令，泄；冬行夏令，旱；冬行秋令，雾。""正月失政，七月天凉风不至；二月失政，八月天雷不藏；三月失政，九月天不下霜；四月失政，十月天不冻；五月失政，十一月天蛰虫冬出其乡；六月失政，十二月天草木不脱；七月失政，正月天大寒不解；八月失政，二月天雷不发；九月失政，三月天春风不济；十月失政，四月天草木不实；十一月失政，五月天下霜霜；十二月失政，六月天五谷疾狂"。这段话表明气候会影响气候，气候也会影响物候，接着便会影响人，当人的体质不能快速适应气候时便有可能引发疾病，这也是五运六气发病的主要机制之一。再如《宋史·方技传》记载名医钱乙至京师为皇子治病："乙进黄土汤而愈。神宗召问黄土所愈疾状，对曰：'以土胜水，水得其平，则风自止'"，这种"以土治水"的解释就是运用了五行学说。具体详见《古中医内算学·伤寒方术》。

《难经》以五行生克定病邪特性，阐发五脏之间邪气传变关系，论述疾病依次相传的方式。如《难经·五十难》"从后来者为微邪，从前来者为实邪，从所不胜来者为贼邪，从所胜来者为微邪，自病者为正邪。何以言知？假令心病，中风得之为虚邪，伤暑得之为正邪，饮食劳倦得之为实邪，伤寒得之为微邪，中湿得之为贼邪。"在此《难经》提出虚邪、实邪、贼邪、微邪、正邪的区分，以及邪气致病特点和病证性质，亦阐发五脏之间邪气传变的关系。其说明了邪气在五行系统传变方向，亦基于五行圆运动的生克原理。

以发病藏象为受病脏器，本脏病为正邪，以生我者为虚邪，我生者为实邪，克我者为贼邪，我克者为微邪。这里的五邪已经不是致病因素，而是在

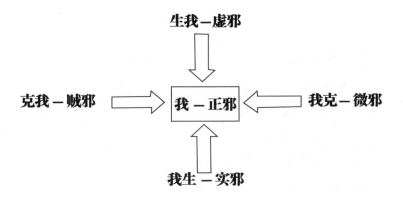

五行理论指导下的发病机制，如此，则五脏各有五种发病类型，共二十五种发病模式，均以上述因机证治一线相贯的形式形成了一套五行圆运动辨机论治模式。这里的虚邪与《九宫八风篇》所说的虚邪、五运六气中刚柔失守及不迁不退所形成的"三虚"之邪又不同，这也是《扁鹊外经》与《黄帝外经》的理论体系之间的区别。

"夫肝之病，补用酸，助用焦苦，益用甘味之药调之。酸入肝，焦苦入心，甘入脾。脾能伤肾，肾气微弱，则水不行；水不行，则心火气盛；心火气盛，则伤肺，肺被伤，则金气不行；金气不行，则肝气盛，故实脾，则肝自愈。"张仲景在《金匮要略》开篇即从五行立论，阐发了肝病传脾的必然趋势和治肝补脾的要妙，并解释了"酸、苦、甘"相合组方的机理，给后世方剂五行配伍如何说明药物在五行结构中的作用环节，树立了楷模。唐·王冰则提出了选药要"五味寒热温凉随胜用之"的观点。宋·钱乙极为重视内脏生克关系，他所治的凉惊丸、泻黄散、导赤散、钩藤饮子等均包含有五行配伍的内容。

对五行配伍原则贡献最大者当属张元素，他正式提出了"五行生克制方法"。"夫木火土金水，此制方相生相克之法也，老于医者能之。"他还举"当归拈痛汤""天麻半夏汤"为例说明之。李杲的"五邪相干论"也继承了《难经·五十难》的这种五行推演模式。这一五行生克邪气理论形成后，在明代楼英的《医学纲目》中有详细收录，从王纶、薛己等明代医家的著作中，可以深刻感受到他们对脏腑之间生克关系的强调，鲜明地体现着东垣脾胃学说对其影响。明末清初之际，最长运用五行配伍组方原则者当属傅山。至清代高鼓峰《四明心法》中列出"二十五方总图"，以木为例（下

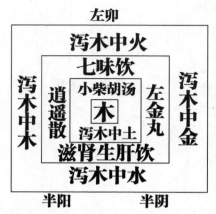

图），完全继承了"五邪相干论"的思想，并将其中五行生克的原理表述得更加直白。如火主病，分别以归脾汤、远志饮子、龙骨丸、导赤散、养荣汤为治。土主病分别以六君子汤、四君子汤、理中汤、建中汤、香连丸为治。金主病分别以泻白散、生脉散、生金滋水饮、黄芪汤、补中益气汤为治。水主病分别以六味饮、疏肝益肾汤、八味丸、右归饮、左归饮为治。这说明这些医家没有机械地继承这一理论，而是结合自己的实践灵活地变通，最终他们开宗立派，为中医理论的进一步传承发展做出了贡献。而这一理论就是《扁鹊外经》的主要医算内容之一。

俞穴五行与手法补泻：五俞穴指井、荥、俞、经、合五种，它是十二经脉在人体四肢末端的穴位，多分属五行而有井木、荥火、俞土、经金、合水之称，进一步结合五行生克和阴阳刚柔，《六十四难》提出了五俞十变之说，即"阴井木，阳井金，阴荥火，阳荥水，阴俞土，阳俞木，阴经金，阳金火，阴合水，阳合土"。根据五行相生规律，《六十九难》确立了"虚者补母，实者泻子"的治则，《七十七难》有"见肝之病，则知肝当传之与脾，故先实其脾气，无令得受肝之邪"，而张仲景在《金匮要略》中"肝病实脾"治未病思想正是这一治法的延伸。临床上依据俞穴五行属性可确定针灸补泻手法，如《七十三难》在肝木实时可泻子取荥穴，因荥属火，火为木之子；在肝木虚时可补母取合穴，因合属水，水为木之母，联系补泻针法则《七十九难》言：泻子用"迎而夺"法，补母用"随而济"法。

三阳三阴是五运六气与藏象经络的专有名词概念，分别是少阳、阳明、太阳、少阴、太阴、厥阴的合称，它是将一年三百六十日平分为六季。对于季节的划分，在我国历史上，平分一年为春、夏、秋、冬四季的方案，产生时代甚早，然而这个传统方案所反映的春温、夏热、秋凉、冬寒四时气候变化只是二十四节气的大概趋势。《素问·六节藏象论》记载着平分一年为六季的方案，"天以六六为节，地以九九制会，天有十日，日九竟而周甲，甲六复而终岁，三百六十日法也"，这就是《黄帝内经》中"天以六六为节"的历法。"天有十日"，天，指天干，即甲、乙、丙、丁、戊、己、庚、辛、壬、癸，古以天干记日，故曰"天有十日"。"日六竟而周甲"，即十天干和十二地支（子、丑、寅、卯、辰、巳、午、未、申、酉、戌、亥）相合，从甲子日起到癸亥日止，天干六周，是六十日，为一个周甲子。六个周甲子成为一年，故曰"甲六复而终岁"。这就是一年三百六十日的计算方法，也就是平分一年为六季的方案。

《扁鹊外经》与《黄帝外经》的三阴三阳系统的异同：二者周期都是六十甲子日，三阴三阳的名称都相同。但二者的不同点更多，如起始日不同，《黄帝外经》运气系统的起始日是大寒节气，而《扁鹊外经》运气系统的起始日则是以冬至后第一甲子日开始。《黄帝外经》的六气时间节点是固定的，如阳历的 1 月 20 日、3 月 21 日、5 月 21 日、7 月 23 日、9 月 23 日、11 月 22 日前后 1 ～ 2 天，五运的固定日期是 1 月 20 日、4 月 3 日、6 月 16 日、8 月 30 日、11 月 11 日前后 1 ～ 2 天，主客皆是如此，主气不变，客气则因为中运与司天、司地、司人的生克制化而有太过不及，从而出现不迁不退、刚柔失序、三年化疫、三虚五疫等客气异常变动。而《扁鹊外经》运气系统是以冬至日后第一个甲子日为起始，他的三阴三阳之气与《黄帝外经》五运六气的三阴三阳之气日期有相同，也有不同，如二者 2008 年、2009 年、2020 年、2021 年的节点日期基本上是相同的，具有 12 年的周期性，而多数年份则不同，见下表。

《黄帝内经》与《扁鹊外经》三阴三阳异同表

2007 丁亥年 甲子日	2008 戊子年 甲子日	2009 己丑年 甲子日	2010 庚寅年 甲子日	2011 辛卯年 甲子日	2012 壬辰年 甲子日	2013 癸巳年 甲子日	2014 甲午年 甲子日	2015 乙未年 甲子日	2016 丙申年 甲子日	2017 丁酉年 甲子日	2018 戊戌年 甲子日	2019 己亥年 甲子日	2020 庚子年 甲子日	扁鹊外经	黄帝内经	2018 戊戌年 气交
1.30	1.25	1.19	1.14	1.9	1.4	2.27	2.22	2.17	2.12	2.6	2.1	1.27	1.22	少阳	厥阴	1.20
3.31	3.25	3.20	3.15	3.10	3.4	4.28	4.23	4.18	4.12	4.7	4.2	3.28	3.22	阳明	少阴	3.21
5.30	5.24	5.19	5.14	5.9	5.3	6.27	6.22	6.17	6.11	6.6	6.1	5.27	5.21	太阳	少阳	5.21
7.29	7.23	7.18	7.13	7.8	7.2	8.26	8.21	8.16	8.10	8.5	7.31	7.26	7.20	太阴	太阴	7.23
9.27	9.21	9.16	9.11	9.6	8.31	10.25	10.20	10.15	10.9	10.4	9.29	9.24	9.18	少阴	阳明	9.23
11.26	11.20	11.15 闰9月	11.10	11.5	10.30 12.29 闰4月	12.24	12.19 闰9月	12.14	12.8	12.3 闰6月	11.23	11.23	11.17 闰4月	厥阴	太阳	11.22
2.18	2.7	1.26	2.14	2.3	1.23	2.10	1.31	2.19	2.8	1.28	2.16	2.5	1.25	春节		

《素问》的"本病论"与"刺法论"中在论述"三虚五疫"时论及"天数不足""天数有余"等，这里的天数与甲子日数有关。五运六气的运气起始点是大寒，也有立春的用法，但甲子日历是一套独立的天数历法，与阴阳合历互

相独立运行。但二者都是具有天体物理效应意义的历法系统，所以二者之间就会有调谐周期的问题。这也是我国古代历法中"历元"概念中所包含的一层意义。第一甲子天数的有余不足究竟是以大寒为准，还是以冬至为准，还是以立春为准，还是以春节的农历初一为准，详见《古中医内算学·伤寒方术》。

其次，《扁鹊外经》的三阴三阳排列顺序与《黄帝外经》的三阴三阳之气不同。一年三百六十日分为六季，每季各六十日，分属三阳三阴，各有其旺盛的时日。三阳三阴的次序是：少阳、阳明、太阳、少阴、太阴、厥阴（难经原文为厥阳）。《难经·七难》说："其气以何月各王几日？然：冬至之后，得甲子少阳王，复得甲子阳明王，复得甲子太阳王，复得甲子太阴王，复得甲子少阴（难经原文为厥阳）王，复得甲子厥阴（难经原文为厥阳）王。王各六十日，六六三百六十日，以成一岁。此三阳三阴之王时日大要也。"根据该篇记载，少阳、阳明、太阳、少阴、太阴、厥阴（难经原文为厥阳）各统辖六十日，共 360 日，360 日为一岁。《难经·七难》说："经言少阳之至，乍小乍大，乍短乍长；阳明之至，浮大而短；太阳之至，洪大而长；太阴之至，紧大而长；少阴之至，紧细而微，厥阴之至，沉短而敦。此六者，是平脉邪？将病脉邪？然；皆王脉也。"仲景《金匮要略》云："冬至之后，甲子夜半少阳起，少阳之时阳始生，天得温和。"《金匮要略·脏腑经络先后病脉证第一》的"以未得甲子，天因温和，此为未至而至也；以得甲子，而天未温和，为至而未至也。"这与五运六气理论中主运主气的概念和天象逻辑完全一致。王叔和《脉经·卷五〈扁鹊阴阳脉法〉第二》："少阴之脉……七月八月（阴历）甲子王。太阴之脉……九月十月甲子王。"

《中藏经》卷上第十四云："病有灾怪何谓也？病者应寒而反热，应热而反……此乃五脏之气不相随从而致之矣。四逆者不治。四逆者，谓主客运气俱不得时也。"这里"主客运气"这一概念，为运气体系中基本概念，可见当时扁鹊学派也遵守运气学说。这里的运气内容可能是《扁鹊外经》的内容。由于各种历史原因，扁鹊内、外经，白氏内、外经的内容早已亡佚或融入黄帝内、外经里，但"古运气"的基本体系还是以《黄帝外经》保存得最为完整，九篇大论是明证。九篇大论正是古中医的医算部分。

《黄帝内经》记载人迎寸口脉少阳、太阳、阳明的阳气盛衰依次为一盛、二盛、三盛，太阴、少阴、厥阴的阴气盛衰依次是三盛、二盛、一盛，依此则可这样理解阴阳的变化：阳气由少到多依次是少阳、太阳、阳明（阳盛极转阴）；阴气由多到少依次是太阴、少阴、厥阴（阴虚极转阳）。

随着太阳对地面照射时间的变迁，我国从冬至节起，一阳之气初生以后，日渐长，夜渐短，阳渐进，阴渐退。所以，从冬至节后初次逢到甲子日起始的第一个周甲子的六十日，约当阴历二、三月，此时阳气刚生，阴气未消，是少阳之气当旺的时日；第二个周甲子的六十日，约当四、五月，此时阴气渐消，阳气渐旺但尚未盛，是阳明之气当旺的时日；第三个周甲子的六十日，约当六、七月，此时阳气最盛，是太阳之气当旺的时日。到了夏至节，一阴之气初生以后，天气日渐短，夜渐长，阴渐进，阳渐退。所以，第四个周甲子的六十日，地气的大暑节开始，约当八、九月，此时阴气刚生，阳气未消，湿气溽暑，是太阴之气当旺的时日；第五个周甲子的六十日，约当十、十一月，此时阳气渐消，阴气渐旺但尚未盛，是少阴之气当旺的时日；第六个周甲子的六十日，约当十二、一月，此时阴气最盛，是厥阴（难经原文为厥阳）之气当旺的时日。这就是将一年三百六十日分为六季，分属三阳三阴，各有其旺盛的时日。

这种三阴三阳的定义与排列更像是仲景《伤寒杂病论》中的"六经欲解时"的三阴三阳观。而仲景的六经欲解时与古盖天论的七衡六间图有密切关系，详见《古中医内算学·伤寒方术》。

《素问·至真要大论》提出"六气分治"的问题，这就是说一年的六季，分属三阳三阴，依次有风、热、暑、湿、燥、寒六种气候"分治"。冬至后的第一个周甲子的一、二月间，自然界气温回升，气候由寒冷转为温暖，空气流动大，刮风多，是风气当令的季节，可称为厥阴风季；第二个周甲子的三、四月间，自然界气温进一步上升，气候由温转热，是热气当令的季节，可称为少阴热季；第三个周甲子的五、六月间，暑热之气郁蒸，是一年当中气温最高时期，气候炎热酷暑，是暑气当令的季节，可称为少阳暑季；夏至节后的第四个周甲子的七、八月间，天之热气下降，地面湿气上腾，空气中湿度增高，是湿气当令的季节，可称为太阴湿季；第五个周甲子的九、十月间，降雨量少，温度降低，气候清凉干燥，是燥气当令的季节，可称为阳明燥季；第六个周甲子的十一、十二月间，是一年内气温最低时期，气候最为寒冷，是寒气当令的季节，可称为太阳寒季。这就是说在一年之中，有风、热、暑、湿、燥、寒六种气候依次"分治"于六季。

可以看出，《黄帝外经》与《扁鹊外经》的三阴三阳之气定义是有区别的，五运六气的三阴三阳以五行为主，四时五行的三阴三阳以阴阳为主，二者正是标本之道。《难经》一书历来注释者不下数十余家，孙吴时有吕广为之注，唐初杨玄操又有补注本，其后宋有丁德用、虞庶、周仲立、庞安时等；金有纪天锡、张元素等；元有袁淳甫、谢坚白、滑伯仁等；明有张天成、虞天民、吕复、熊宗立等；清有徐灵胎、叶霖等；日医有名古屋玄医、滕万卿、丹波元胤等也曾作过《难经》注解。在这些著作中，或择焉不精，或语焉不详，或随文作解，或牵强附会，求有特殊阐发者不太多见。要说发现《扁鹊外经》的蛛丝马迹，那就更难了。

上古医学流派，按照《汉书·艺文志》记载，分为黄帝学派、扁鹊学派、白氏学派三家，而三家之间又相互融通，共同构成传统中医理论的全璧。但在具体理论方面还是有所侧重的，如黄帝学派侧重于藏象经络、脏器、针灸、日干支、五运六气的客运客气方面的三因体系，扁鹊学派则侧重于脉诊、日干支、五输穴、脏器、五运六气的主运主气方面，白氏学派目前没有任何文物和古籍可以证实存在，可能是如史书中的《吕氏春秋》《淮南子》《春秋繁露》《白虎通》《五行大义》等等历代百家之言吧。

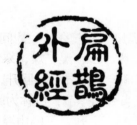

乙亥篇◎数术诊法

　　中医的传统诊断方法包括"望、闻、问、切"，其中"望诊"首当其冲，《难经·六十一难》说："望而知之谓之神，闻而知之谓之圣，问而知之谓之工，切而知之谓之巧。"可见其在诊断中的重要地位，而目前临床视之为津梁的脉法，却是下工之巧而已。中医望诊是中医通过察看病人的神、色、形、态、舌象以及排出物等，发现异常表现，综合其特征以了解、诊断病情的方法。《素问·阴阳应象大论》中讲到："善诊者察色按脉，先别阴阳。"《灵枢·邪气脏腑病形》曰："十二经脉、三百六十五络、其气血皆上于面而走空窍"，《灵枢·本脏》亦曰："视其外应，知其内脏，知所病矣。"《灵枢·阴阳二十五人》中记载了五形人的面型特征，还有《灵枢·天年》中包含有关长寿者的面型描述："使道隧以长，基墙高以方，通调营卫，三部三里起，骨高肉满，百岁乃得终。"

　　"相术"是一种古老的数术，也是中国古代一种极为重要的文化现象。相术，即相人术，是观人以预测吉凶的一种占卜术，依据的是人体征兆。最早出现在卜辞资料以及《尚书》《诗经》中，后来的《左传》《国语》等著作中也有零星记载。古代人们运用相术探知凶吉、祸福、寿夭，逐渐演变到推演财运、官运等。《太清神鉴》云："道为貌兮天与形，默授阴阳禀性情。阴阳之气天地真，化出尘寰无极样。"在相术中，但凡器官、声音、动静、举止等，只要有上下、内外、大小、左右之类的相对要素，皆可分属阴阳。可见，阴阳有别、阳主阴从即是相术的总原则。

从审视观察的对象来看，相术主要可分为形相、声相和物相。其中，形相所涵盖的内容最为宽泛，包括人的面相、骨相、痣相、气色之相，甚至是精神状态之相。《太清神鉴》《照胆经》、宋代的《太平广记》、南北朝的《逸史》等书籍对相神法、相骨法、相气法、相色法、相面法、相声法等有具体的阐述。《太平广记》中的相面法，就是指通过对面部各个器官特征的观察来预测相应的休咎。我国相术发展的鼎盛时期是宋元时期，据《宋史·艺文志》记载，在众多的相书中，首推的应属北宋相术著作《麻衣神相》。

现在流传的相面术主要是《麻衣神相》中所记载的相术理论。这本书传说是宋代麻衣僧所作，集前代相书之大成，从理论上系统地阐述和发挥，最终奠定了相面学的理论体系，总结了千余年来的各家相术。《麻衣神相》开篇便讲道："大凡观人之相貌，先观骨格，次看五行。量三庭之长短，察面部之盈亏，观眉目之清秀，看神气之荣枯……"提出了相面总纲，其后又分别论述了相眉、相眼、相鼻、相口、相耳等方面。薄薄的一本书，将相面之法讲得清楚透彻，为后人留下了宝贵的财富。

相术与中医学本为同源而生，无论是中医还是相术均是以阴阳为纲，以天人合一为指导原则，只不过后来向着两个不同的方向发展演变。如同"太素脉法"一样，一个向生死，一个向富贵而已，但都是同一套理论逻辑系统。这一点不仅可以从其理论基础和思维原则上看出来，也能通过其实践方式中体现出来。古代相士正是借助于中医"望闻问切"的望诊以高其术，给相术注入了象数科学的理论内核。中医通过大量的医疗实践，认识到机体外部，特别是面部、舌质，舌苔与脏腑的关系非常密切，即"有诸内必形诸外"。如相术认为耳耸过眉者百岁不死，耳轮模糊者损寿等，这些皆源自中医学理论"肾生脑""发为耳""耳坚者肾坚，耳薄不坚者肾脆"。耳廓较长，耳垂组织丰满，正是肾气盛健的表候反映，这早已在中医临床实践上得到充分印证。又如相

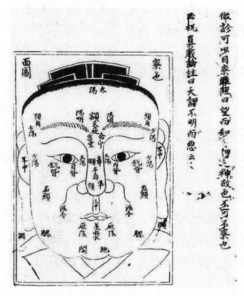

《伤寒蕴要全书》中的相法

术认为，眉毛秀美者往往预示着命运旺盛。《灵枢·阴阳二十五人》曰："美眉者，足太阳之脉血气多，恶眉者，血气少也……审察其形气有余不足而调之，可以知逆顺矣。"再比如，中医基础理论将木、肝、筋、目、东方、风、酸等统一为木属性，将火、心、舌、南方等统一为火属性等，相面术同样继承了这一理论作为学科发展的基础。《太清神鉴》中说道："肝出为眼，又主筋脉爪甲。心出为舌，又主血气毛发。肺出为鼻，又主皮肤喘息。脾出为唇，又主肉。肾出为耳，又主骨齿也。"中医相面术是中国历代医家几千年来诊断疾病宝贵经验的积累。

明代李中梓在《内经知要·色诊》篇中对《灵枢·五色》篇面部脏腑分区明确了对方上、下极、面王等名称所指的部位。李中梓指出"下极者，眉心之下也，相家谓之山根。心居肺下，故下极应心""下极之下为鼻柱，相家谓之年寿，肝在心下，故直下应肝""年寿之下，相家谓之准头，亦名土星，木经谓之面王，又名明堂。准头居面之中央，故属土应脾""准头两旁为方上，即迎香之上，鼻隧是也""面王，鼻准也，小肠为腑，应挟两侧，故面王之上，两颧之内，小肠之应也""面王以下者，人中也，乃膀胱子处之应"。可见，古代中医在面诊的术语中经常引用相家专业术语，如清代《医宗金鉴·四诊心法要诀》中，对面王的位置的两种解释都用了相家专业术语，"鼻端者，年寿之下，谓之面王，即准头鼻孔也""准头上至于庭，皆谓之明堂，准头下至于颏，皆谓之面王。面王者，即人中、承浆之部也"。

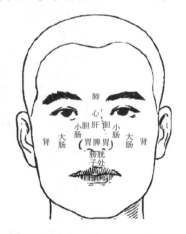

北宋相术著作《麻衣神相》提出的相面总纲："大凡观人之相貌，先观骨格，次看五行。量三庭之长短，察面部之盈亏，观眉目之清秀，看神气之荣枯……"清代周学海首创的"面部脏腑肢节分位图"提炼出的"三庭五眼"和"五岳四渎"理论，也都证实面相与人的健康状况、生死富贵吉凶等是有关系的。所谓"三庭"就是从发际到眉为上庭，可反映人少年的体质和生活情况；眉到鼻端为中庭，可反映人中年的体质和生活情况；鼻垂到下巴为下庭，可反映人老年的体质和生活情况。"五眼"就是双目为"两眼"，双目之间为"一眼"，左耳轮至左眼角为"一眼"，右眼角至右耳轮为"一眼"，合起来共"五眼"之宽。《相论》认为面部的长相，可以"推三才之象，定一身之得失"。所谓"三才"，相士指的是"天""人""地"。即"额为天，欲阔而圆者贵；鼻为人，欲齐正者寿；颏为地，欲方润者富"。五岳原为名山大川名，古代中国相学借以指代面部器官或部位，据此测断人的福寿休咎。金·张行简《人伦大统赋》云："五岳必要穹与隆，四渎宜深且阔。"薛延年注云："五岳者，额为南岳衡山，鼻为中岳嵩山，颏为北岳恒山，左颧为东岳泰山，右颧为西岳华山；四渎者，耳为江，口为淮，眼为河，鼻为济。"

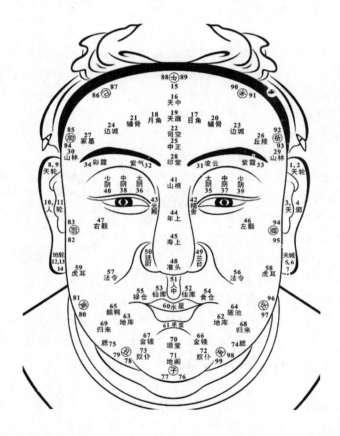

相书中揭示了上庭主少年，中庭主中年，下庭主老年的道理，这与现代医学研究的能对 OSAHS（阻塞性呼吸暂停低通气综合征）产生影响的先天因素（包括种族、地域等）和后天因素（年龄、生活习惯等）不谋而合。山根，即鼻梁，是中国相术"十三部位"之一，别称"月孛星"，相术以高耸不昏暗者为佳。金·张行简《人伦大统赋》云："五岳必要穹与隆，四渎宜深且阔。"具体而言，五岳中以中岳鼻相最为重要，贵在隆耸。中岳陷薄无势则四岳无主，即使其余四岳皆佳，亦无大贵。现代医学研究显示，山根低平是以呼吸暂停为主的患者重要的面部特点。可见，相术理论不仅用于卜算命数、寿夭、官贵等运势，也提示了人体健康或疾患的重要信息，所以对于古代文献为我们传达的这些重要信息亟待挖掘。

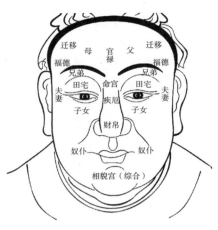

面部十二宫图

中医色诊理论原理的独特之处在于对五行归类理论，五行生克理论的应用。望诊为中医四诊之首，面部望诊是其主要内容，具有丰富的理论和经验。《史记·扁鹊仓公列传》最先提出了"五色诊病"的概念，认为色诊有"知人死生、决嫌疑，定可治"的作用。列传中扁鹊、仓公所有色诊的诊籍，毫无例外都是通过观望颜面气色诊病。扁鹊望齐桓公颜面气色判断其疾病逐步深入，并且预知其必死无疑。淳于意精通色诊，望宋健"见其色，太阳色干"知其腰痛原委。齐丞相舍人奴自觉无病，仓公"见其色，有病气""望之杀然黄，察之如死青之兹"，并据此断其死期。这些全部都是通过观望颜面气色以诊病。仲景在《伤寒论·原序》中，盛赞扁鹊卓越的色诊技术："余每览越人入虢之诊，望齐侯之色，未尝不慨然叹其才秀也！"而对"明堂阙庭尽不见察"的庸医深恶痛绝，斥之为"所谓窥管而已。夫欲视死别生，实为难矣"。他自己也具有高超的色诊技术，通过"色候"，预知王仲宣20年后眉落，眉落半年而死。华佗《内照法》中有"面赤目白死，面青目黄死，面黄目黑死，面白目青死，面黑目赤死"这样的记载，华佗用眼睛、面目的五行生克颜色来判断病人的预后、生死。《丹溪心法》说："五色者，气之华，应五行，合四时，以彰于面。"可见面色望诊不但可以明辨近病，而且还能够预知远疾，故"望而知之者，上"。望诊成为衡量中医水平的重要标准。《千金翼方》云："上医察色，次医听声，下医脉候……望而知之者，望见其五色以知其病。"可见面部色诊在中医诊断中的重要性。

色诊严格说起来包括三大部分的内容：定色、定位、定性相气。色部的概念在《黄帝内经》里面也有，可惜历代医家对色诊技术经验秘而不宣、珍藏不传，一般人学之困难望而却步，以至险些失传、濒临灭绝。《灵枢·五色篇》的分法，把整个面部的名称分为：鼻－明堂，眉间－阙，额－庭

（颜），颊侧－藩，耳门－蔽。它们与五脏相关的部位是："庭者首面也，阙上者咽喉也，下极者心也，直下者肝也，肝左者胆也，下者脾也，方上者胃也，中央者大肠也，挟大肠者肾也，当肾者脐也，面王以下者膀胱子处也。"面诊与躯干部位在面部的投射见《灵枢·五色篇》中说："颧者肩也，颧后者臂也，臂下者手也，循颊车以上者股也，中央者膝也，膝以下者胫也，当胫以下者足也，巨分者股里也，巨屈者膝也。"

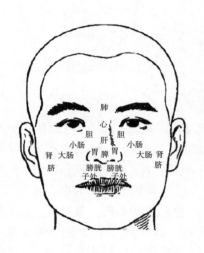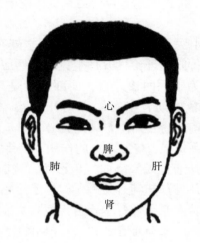

颜面色部的分类方式分为两种，一种是《灵枢·五色》划分法，"黄帝曰：明堂者，鼻也；阙者，眉间也；庭者，颜也；蕃者，颊侧也；蔽者，耳门也。"另一种是《素问·刺热篇》划分法，以面部的额部、鼻部、颐部、左颊、右颊，分属心脾肾肝肺，诊察热病即外感病所在脏腑。颜面色部是中医面诊的基础，之后一直被历代医家所用，钱乙也在《小儿药证直诀》中指出"左腮为肝，右腮为肺，额上为心，鼻为脾，颏为肾"。明堂色部是在《灵枢·五阅五使篇》中提出的，规定了脏腑在面部的分属："五色独决于明堂乎？五脏次于中央，六腑挟其两侧。""五色之见于明堂，以观五脏之气……，左右上下，各如其度也。""阙中者，肺也。下极者，心也。直下者，肝也。肝左者，胆也。下者，脾也。方上者，胃也。中央者，大肠也。挟大肠者，肾也。面王以上者，小肠也。面王以下者，膀胱子处也……此五脏六腑肢节之部也。"这成为明堂色部配属的主要依据。《灵枢·五色篇》中也提出"明堂者，鼻也；阙者，眉间也；……，蔽者，耳门也。""首面上于阙庭，……，真色以致，病色不见。""庭者，首面也；阙上者，咽喉也；……，巨屈者，膝膑也。""黄帝曰：以官何候？岐伯曰：以候五脏。故肺病者喘息鼻张，肝病者眥青，脾病者唇黄，心病者舌卷短、颧赤，肾病者颧与颜黑。"《素问·风论》："肺风之状……诊在眉上，其色白。心风之状……诊在口，其色赤。肝风之状……诊在目下，其色青。脾风之状……诊在鼻上，其色黄。肾风之状……诊在肌上，其色黑。"周学海首次将面部以纵线划分为9个区域，然后将人体各个脏腑肢节映射在相应区域，并以文字标记，并以图的形式勾画出一幅相对固定的"面部脏腑肢节分位图"。

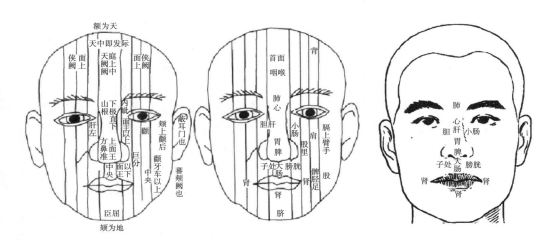

异色，指除常色之外的其他一切反常的色泽。其表现有五：一是色不应位，即五脏相克之色，《类经》曰："肝部见肺色，肺部见心色，肾部见脾色，脾部见肝色，及六腑之相克者，其色皆如是也"；二是色不应时，即出现春赤、夏白、秋黑、冬青等；三是五脏之本色过于昭著（或暗晦枯槁）。《素问·五脏生成篇》曰："青如草兹，赤如衃血，黄如枳实，白如枯骨，黑如炲"；四是在本色的基础上局部出现另一种颜色，或成块，或成片；五是病色交错（分吉与凶），如肝病见青色是正病正色，为病色相应，若见黑色（水生木）或赤色（木生火）是不相应中的相生之色，属吉；若见黄色（木克土）或白色（金克木）是不相应中的相克之色，属凶，余脏可依此类推。

《内经》认为"五色各见其部，察其浮沉以知浅深，察其泽夭以观成败，察其散抟以知远近，视色上下以知病处"。刘完素在《素问病机气宜保命集·察色论》也提到："青赤见于春，赤黄见于夏，黄白见于长夏，白黑见于秋，黑青见于冬，是谓五脏之生者，以五行之相继也。"《内经》中记载的"春见赤色，夏见黄色，长夏见白色，秋见黑色，冬见青色"，属"先时而见为太过"。《望诊遵经·气色门户合参》说"白色见冲眉上，肺有病，入阙庭夏死；黄色见鼻上，脾有病，入口者春死；青色见人中，肝有病，入目者秋死；黑色见颧上，肾有病，入耳者六日死；赤色见颐上，心有病，入口者冬死"。《中藏经》中的察声色形证决死法对死之征兆的描述：如黑色起于耳口鼻上，渐入口者死；赤色见于耳口额者，五日死；黑白色入口鼻口中者，五日死等，均是五行望色理论内容的反映。这些都说明中医色诊理论非常重视时间在判断疾病和预后中的作用，对临床诊疗意义重大。

《灵枢·邪气脏腑篇》曰："见其色，知其病，命曰明。"面青多寒、痛、瘀血、惊风，面赤多热证，色黄主虚和湿，色白多失血、伤精、夺气及寒证，色黑多肾病、寒、痛、瘀血和水饮证等。望面色不仅可了解正气的盛衰及邪气的浅深，而且可判断病邪的性质及病变所在的脏腑经络，还可推测病情的进退顺逆、预后吉凶。如仲景《金匮要略》之开篇便对色泽变化所主疾病作了精辟论述："鼻头色青，腹中痛，苦冷者死；鼻头色微黑者，有水气；色黄者，胸上有寒；色白者，亡血也；色黑为劳，内有干血……两目黯黑""寸口脉动者，因其旺时而动，假令肝色青，四时各随其色，肝色青而反白，非其时色脉，皆当病"（《脏腑经络》）。《脉经·扁鹊华佗察声色要诀第四》曰："肝病皮白，肺之日庚辛死。心病目黑，肾之日壬癸死。脾病唇青，肝之日甲乙死。肺病甲赤目肿，心之日丙丁死。肾病面肿唇黄，脾之日戊己死。"

《史记·扁鹊仓公列传》曾载一"因时察色"之典型案例，曰："扁鹊过齐，见齐丞相舍人奴从朝入宫，臣意见之食闺门外，望其色有病气。告之曰：此伤脾气，当至春鬲塞不通，不通食饮，法至夏泄血死。宦者平即往告者。至春果病，至四月，泄血死，所以知奴病者，脾气周乘一脏，伤部而交，故伤脾之色也，望之杀然黄，察之如死青之兹，所以至春死病者，胃气黄，黄者土气也，土不胜木，故至春死。"由此可见，根据五行生克、五色贼微、四时气色之诊察，能查微见变，对整体病变的病位，病性及预后作出判断。

面相看法，有以筋所结、有以脉所过、有以气化所通、有以神明所发等四种相法。《素问·刺热篇》提出"热病从部所起者，肝热病者左颊先赤，心热病者颜先赤，脾热病者鼻先赤，肺热病者右颊先赤，肾热病者颐先赤"。以面部的额部、鼻部、颐部、左颊、右颊，分属心脾肾肝肺，诊察热病即外感病所在脏腑，如"肝热病者，左颊先赤，肺热病者，右颊先赤"是气化所通。而"舌心、耳肾、鼻肺、唇脾、目肝、眉胆"则是神明所发。《素问·刺热篇》又曰："肝热病者左颊先赤；心热病者颜先赤；脾热病者鼻先赤；肺热病者右颊先赤；肾热病者，颐先赤。病虽未发，见赤色者刺之名曰治未病。"此段原文提出五脏热病色诊和"治未病"的五行生克、五色贼微学术思想。进而又提出"热病从部所起者，至期而已；其刺之反者三周而已；重逆则死。诸当汗者，至其所胜日，汗大出也"，论述了热病的日干支五行汗瘥棺墓之法，无时无处不体现五行生克、阴阳互藏的古中医医算逻辑。

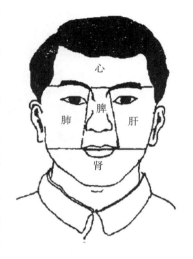

《内经》色诊，特别强调色须含气，气色相融。《素问·脉要精微论》曰："赤欲白裹朱，不欲如赭；白欲如鹅羽，不欲如盐；青欲如苍璧之泽，不欲如蓝；黄欲如罗裹雄黄，不欲如黄土；黑欲如重漆色，不欲如地苍。"这就是说五色中必须色中含气，方为健康之色。何谓含气？即五色中任何一色都必须具备明润光泽。《医宗金鉴》曰："色见皮外，气含皮中，内光外泽，气色相融。有色无气，不病命倾；有气无色，虽困不凶。"这十分精确地阐述了《内经》色须含气的观点。《玉版论要》中提出："容色见上下左右，各在其要，其色见浅者，汤药主治，十日已。其见深者，必其主治，二十一日已。其见大深者，醴酒主治，百日已。色夭面脱，不治，百日已尽……"即以色的深浅分别采用相应的治疗方法，而且认识到某些色泽的变化反映了疾病的早期症状，从而及时治疗，有未病先防的作用。《素问·刺热》篇云："……病虽未发，见赤色者，刺之，名曰治未病。""治之要极，无失色脉，用之不惑，治之大则。"

病与色不相应称为病色交错，又有相生相克的善恶关系，即相生为顺，相克为逆。《素问·五脏生成篇》：青如翠羽，赤如鸡冠，黄如蟹腹，白如猪膏，黑如乌羽，主生，为喜色；青如草兹，赤如衃血，黄如枳实，白如枯骨，黑如炲者，主死，为恶色。肝病见青色为正病正色，肝病见黑色系水生木，为相生之顺；肝病见赤色系木生火，为相生之逆。肝病见白色系金克木，为凶中之逆；肝病见黄色系木克土，为凶中之顺。此外，脾病见青色，肺病见赤色，肾病见黄色，心病见黑色，多属难治。

《灵枢·邪气脏腑病形》指出："见其色而不得其脉，反得其相胜之脉，则死矣。得其相生之脉，则病已矣。""色青者，其脉弦也；色赤者，其脉钩也；黄者其脉代也；白者，其脉毛；黑者，其脉石。见其色而不得其脉，反得其相胜之脉，则死矣，得其相生之脉，则病已矣。"以上是分配在四季时令中特有的色泽和脉象。春季主肝，其色青，脉弦，这是色脉相应的现象；倘若见毛脉（毛为肺脉），这是金来克木，属于相胜之死脉；倘若见石脉（石为肾脉），这是水来生木，相生之脉，预后颇佳，虽有疾病也会痊愈的。因此我们可以根据五色之间以及色脉之间的生克关系来推测病情的轻重，判断预后。

中医面诊中有一些人体名物词来源不容易确定，如天中、年上、墓等，《千金要方·卷第十一·肝脏脉论第一》："若肝前死，目则为之脱精，若天中等分，墓色应之，必死不治。"《脉经·卷五·扁鹊华佗察声色要诀第四》中也有"病患黑气出天中，下至年上、颧上者，死"，可知"天中""年上"是扁鹊、华佗望诊时注意的人体部位。《千金翼方·卷二十五·色脉诊气色法第一》对此的描述最为详细"察病气色……，不问大小，在人年上者，病也，惟黄气得愈。年上在鼻上两目间如下。黑气细如绳在四墓，发及两颧骨上者，死。……四墓当两眉坐直上至发际，左为父墓，右为母墓，从口吻下极颐名为下墓，于此四墓上观四时气。……若天中从发际两墓皆发黑色，此人三年死。天中，当鼻直上至发际是也。"此段指明年上、天中、四墓的大概位置。通过比对《麻衣神相》中的流年气运图，发现天中、年上、四墓等与相术关系密切。

从《千金翼方》卷二十五第一篇《诊气色法》的构成来看，除二、三条录自《灵枢·五色》和仲景书外，全录自扁鹊医籍。该篇所引之书《五色》文字也出自扁鹊医籍。由此可以看出：五行五色诊是扁鹊医学的重要内容。而且《灵枢·五色》《素问·玉版论要第九》《素问·刺疟第四十五》以及全元起本《素问》卷六的《四时逆从论》整篇也出自扁鹊医学。五行五色诊的传承从《史记·扁鹊仓公列传》中的记载到《灵枢·五色》到《脉经》卷五的《扁鹊华佗察声色要诀第四》，再到《备急千金要方》及《千金翼方》中的五行五色诊内容，刘河间对望诊法也尤其重视，他在《素问病机气宜保命集·察色论》中指出，"声合五音，色合五行，声色符合，然后定立脏腑之荣枯"。这一完整的医学诊疗体系中，五行五色诊的理论在不断延续并得到补充。

蒋示吉的《望色启微》大约成书于 1672 年（康熙壬子年）前后，其问世较《望诊遵经》早了将近 200 年，作者摘引《灵》《素》经典，列出"五色所自生""五色配脏法""五色吉凶法""五色主病法""望色浅深动静法""色脉相合法"等诸论。详述了有关常色、病色、五色命脏、五色主病、色之深浅动静、色脉相合等等方面的内容。蒋氏在阐述色有正间 10 种，在正色之外存在五方之间色；根据色之深浅不同详分色之 10 等，有缟裹、浅、深、大深、明、枯、泽、夭、浮、沉；并详述此 10 等之区别，提出妻色、母色、子色、贼色的五行生克概念，等等。

《望诊遵经》在望法上，汪氏重视合参的重要性，详细论述了望色合参方法。《五色交错合参》中论述了五色分见、间见、相生相克以诊断预后的方法。《五色十法合参》中论述了五色十法合参以诊断疾病表里寒热虚实远近成败之法。《五色六部合参》中通过五色之部位阴阳相乘之理论述了色部合参的方法。《气色部位合参》《气色门户合参》中论述了通过五色之部位诊断五脏疾病的方法。《色病宜忌合参》中论述了色病相应则预后较好，不相应甚则相反者则预后较差。

《望诊遵经》"四时望法相参"和"四时气色王病"两章，进行了具体翔实的分析，如"春肝木王，其色当青，若甚而浮清，是谓太过，病在上，微而沉浊，是谓不及，病在内。春以泽为本，春时色青，如以缟裹绀，曰平，青多泽少曰病，但青无泽如草兹曰死。"此为应时而病，为正邪。若春见赤色，夏见黄色，长夏见白色，秋见黑色，冬见青色，是先时而见，为太过，太过者多实；若春见黑色，夏见青色，长夏见赤色，秋见黄色，冬见白色，是后时而见，为不及，不及者多虚；而春见赤色为时生色，属实邪；见黑色为色生时，属虚邪；见白色为色克时，属贼邪；见黄色为时克色，属微邪。其变化循五行之规律，表现为太过则薄所胜而乘所不胜，不及则所胜妄行，而所生受病，所不胜薄之；而相生者为顺，相克者为逆。可见，客气为岁气之所化，其应时应位而变者为常，不相应者则属病态。凡此种种运态变化不仅是为因时察色之要领，而且是临床辨证之关键。临床掌握因时察色之变化规律，即可分辨阴阳表里，正邪盛衰，寒热虚实，轻重缓急。诚如《医门法律》所言："凡诊病不知察色之要，如舟子不识风讯，动罹复溺，卤莽粗疏，

医之过也。"然察色"要在合乎四时，参以十法而明辨之，毋致按图索骥也可"。(《望诊遵经·五色交错合参》)

《野叟曝言》一书作者清·夏敬渠（1705—1787）对望五色诊病，已达到炉火纯青的地步，即如《内经》所说："望而知之谓之神。"如第十九回："面色青暗，两目风轮无光，声涩而滞，病在左肋，肝脉结涩，月事不行，非肝经积血而何？"又如第十六回："此时土令，……面呈青色，木来克土，贼害已深；印堂山根气色深黯；目睛敦而不明；耳轮枯而不润，……竟是有病之伏。……六脉乱动，浮紧弦硬，胃气全无，真脉已见，合之面色，无复生理矣。"再如第八十八回："身左青面之形，乃肝之神；身右白面之形，乃肺之神。此因病嗽伤肺，太医误用泻白散，肺气益虚，肝木无制，下克脾土，故病微咳，不能饮食，而肝肺两神见形肝色青，无制故凶，而长大可畏；肺色白，气衰故善，而瘦小可怜。非邪祟也，何用驱除？只消补肺实脾，肺补则自能制木，脾实则不受木克，兼可生金。青面之形凶者渐善，长大者渐瘦；白面之形善者渐凶，瘦小者渐长大。两形将至相等，即俱不见，病亦痊愈，可勿药矣。"

除了面诊，眼部望诊在中医望诊中也占有重要地位。眼科的五行五藏五轮学说起源于《黄帝内经》，《灵枢·大惑论》指出："五脏六腑之精气，皆上注于目而为之精……此则眼具五脏六腑也……是故以眼分五脏，血络属心，黑珠属肝，白珠属肺，瞳子属肾，约束属脾。"《太平圣惠方·眼内障论》曰："眼通五脏，气贯五轮。"又曰："眼有五轮，风轮、水轮、血轮、气轮、肉轮，五轮应于五脏，随气之主也。"这指出了眼的五轮来源于五脏，同时也分属于五脏。明代医家王肯堂辑《证治准绳》曰："金之精腾结而为气轮，木之精腾结而为风轮，火之精腾结而为血轮，土之精腾结而为肉轮，水之精腾结而为水轮。"这明确了五轮与五行的对应关系，并进一步指出"气轮者，目之白睛是也……金色尚白，故白泽者顺也。风轮者，白内青睛是也……血轮者，目两角大小是也……肉轮者，两睑是也……故黄泽为顺也。水轮者……"从而系统地阐述了五轮与脏腑经络的关系及发病特点等。

五轮理论是非常有道理的，例如肾精水轮瞳孔，我们知道，在临床上病人将要临终之时，医生要看患者的瞳孔是否有散大和对光反射，如果有散大和对光反射消失，就说明病人已经脑死亡。所以根据瞳孔大小，就可以诊断患者阳气是否充足，瞳孔大为阳虚，瞳孔小为火盛。有机磷农药中毒的患者都是瞳孔缩小，黄连解毒汤神效。而火神派用附子的一个金指标就是阳虚，但是阳虚如何诊断，正邪之病容易断病，贼微虚实之邪并不好诊断，这时通过瞳孔大小就可以看出阳气的真实状态，就不会导致附子的滥用。再如肝木风轮，肝豆核变性的患者在风轮角膜周围会有一圈铜蓝蛋白沉积形成的 K-F 环，等等。

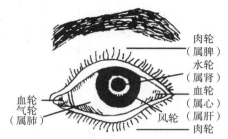

关于八廓学说，唐代《龙树菩萨眼论》一书首次提出八廓八卦相应说，云"人有双眸，如天之有两曜，乃一身之至宝，聚五脏之精华，其五轮者应五行，八廓者象八卦"。《葆光道人眼科龙木集》论述了八廓的具体名称及其与脏腑的关系。元朝危亦林的《世医得效方》为八廓配上了"天、地、水、火、风、雷、山、泽"八象名词，并给八廓配属了眼位。元末托名孙思邈著的《银海精微》又为八廓加上了八卦名称。《审视瑶函》指出"夫八廓应乎八卦，脉络经纬于脑，贯通脏腑，以达血气，往来滋养于目"，将八廓之于经络分布在全身。明代王肯堂在《证治准绳》中指出"乾居西北，络通大肠之腑，……故曰传导廓；……兑正西方，络通下焦之腑，……故曰关泉廓"，对八廓做了较为全面的论述，并首次提出了八方配位，即将眼部分为正东、东南、正南、西南、正西、西北、正北、东北八个方位，分别配于震廓、巽廓、离廓、坤廓、兑廓、乾廓、坎廓、艮廓，左眼从内眦按顺时针行，右眼从内眦按逆时针行，左右两眼内外卦名对称。

后世医家不断完善眼科的五轮八廓学说。到了清代，刘耀先在《眼科金镜》中将八廓与八卦和五脏六腑的定位联系起来，画出了眼睛方位图，但没有注明左右眼睛的区别。清代黄庭镜在《目经大成》对八廓定位分属为："巽为风，坎为水，乾为火，……山廓属包络名育德廓，泽廓属三焦名成能廓。"赵双璧在《银海精微补》中阐述："八廓贯联十二经络，聚精会神于目。关泉廓，即雷廓也，属小肠，与心相表里。养化廓，即风廓，属三焦。抱阳廓，即火廓也，属命门，一名丹田，一名赤宫。水谷廓，即地廓也，属脾胃。传道廓，即天廓也，属肺。津液廓，即泽廓也，属膀胱。清净廓，即山廓，属肝胆。会阴廓，即水廓也，属肾。"至此，五轮八廓学说有了较为完整的理论体系。该书中还记载："考《内经》、东垣、肯堂、叔和诸论，乃知心与胆相通。心病怔忡，宜温胆。胆病，必多战栗癫狂，宜补心。肝与大肠通，肝病宜通利大肠，大肠病宜平肝。脾与小肠通，脾病宜泻小肠，小肠病宜润脾土。肺病宜清利膀胱水道，膀胱病宜清肺气。肾与三焦通，肾病宜调和三焦，三焦病宜补肾。肾水足，诸病不能侵。此脏腑相关合之妙。"这指出除表里相关之外，脏腑还有相通之处。

东汉华佗根据《内经》的医学理论提出观眼识病，曰："目形类丸，瞳神居中而独前，如日月之丽东南而晦西北也，内有大络者五，乃心肝脾肺肾，各主一络，中络者六，膀胱大小肠三焦胆包络，各主一络，外有旁枝细络，莫知其数，皆悬贯于脑，下达脏腑，通乎血气往来以滋于目。故凡病发，则目中有形色，丝络一一显见而可验，方知何脏何腑之受病。"这里的"中"，指瞳子和黑眼（相当于瞳孔和虹膜位置）。华佗的眼八卦分区，又叫八卦眼穴。在《灵枢·九宫八风》就有模拟后天八卦的"八卦藏象"，从天人合一的观念出发，根据天体运行的规律，提出了九宫图之说，把九宫中除中央外的其他八个方位配属于乾、坎、艮、震、巽、离、坤、兑八卦，分别与八个脏腑联系，用四时气候的变迁、阴阳消长，推知对人体的不同影响，为防病治病提供理论依据。

今彭静山氏称为"眶周眼区十三穴"，实际上即是九宫八卦微针模式。人的双眼整个看来好像是幅太极图，左右眼就仿佛两条阴阳鱼，分开来看，两眼又分别是幅太极图。眼的五轮八廓正好对应着五行八卦。可见中医眼穴模式是直接脱胎于《易经》八卦说。不仅眼穴，中医人体科学的模式都是按八卦模式来划分的，例如鼻穴、手穴、足穴、头穴、耳穴等八卦模式。

具体划分方法：医家面对着病人，病人右眼正好构成一幅九宫八卦图，即后天八卦图。在上睑正中（相当于时钟 11：15 ～ 12：45 处）为南方，属离火位，主心与小肠，该卦区便为心穴、小肠穴。依逆时针方向顺次为：右上睑部（相当于时钟 9：45 ～ 11：15 处）为东南方，属巽木位，主下焦，为下焦穴；右睑外眦部（相当于时钟 8：15 ～ 9：45 处）为东方，属震木位，主肝胆，为肝穴、胆穴；右下睑部（相当于时钟 6：45 ～ 8：15 处）为东北方，属艮土位，主中焦，为中焦穴，右睑下部（相当于时钟 5：15 ～ 6：45 处）为北方，属坎水位，主肾与膀胱，为肾穴，膀胱穴；右睑左下部（相当于时钟 3：45 ～ 5：15 处）为西北方，属乾金位，主上焦，为下焦穴；右睑内眦部（相当于时钟 2：15 ～ 3：45 处）为西方，属兑位，主肺与大肠，为肺穴、大肠穴；右睑左上部（相当于时钟 12：45 ～ 2：15 处）为西南方，属坤土位，主脾、胃，为脾穴、胃穴。左眼穴乃将右眼穴左右翻转 180 度，依顺时钟方向以定穴。依 360 度算则每卦（区）为 45 度，上中下三焦（区）穴各为 45 度，其余脏腑穴每穴为 22.5 度。以时钟论则上中下三焦（区）穴各 90 分钟，余穴皆为 45 分钟。这样眶周眼穴便排成八卦九宫阵式，每眼十三穴，共为二十六穴。

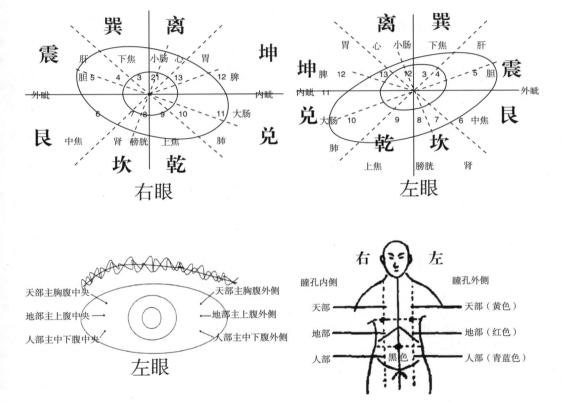

在判断疾病时，并不是以单独几条血丝来决定的，而是以血丝集中处作为标准，称之为"痧"。"痧"可以分为黄痧、青痧、紫痧三种，表示疾病性质及轻重之不同程度。黄痧、紫痧属阳，病在气分，青痧属阴，病在血分，黄痧为轻，紫痧为重。痧的形态有垂直状、螺旋形状、蜘蛛网状三种，垂直状的垂直方向与疾病蔓延方向一致，螺旋形状表示有疼痛症状，蜘蛛网常见于哮喘病人。

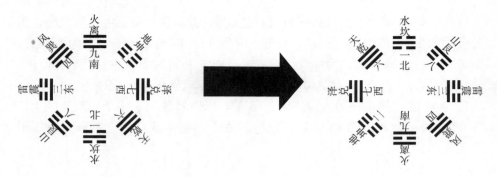

彭氏眼针疗法认为：五轮中胞睑、两眦、白睛、黑睛、瞳神，它们分属脾、心、肺、肝、肾五脏，哪一轮发现异常即反映出相对应的脏器功能失调；八廓是把眼睛的瞳孔作为圆心，将眼睛划分为八个区与各个脏腑相配位，同时在眼眶设立十三个"眼周眶区穴"，根据各区域的形态变化和白睛血络的形色等改变来判断疾病的部位与性质，通过针刺"眼周眶区穴"来诊断和治疗相应的疾病。

历代医书八廓与八卦相关脏腑关系表

八卦八廓	《世医得效方》	《银海精微》	《证治准绳》	《东医宝鉴》	《审视瑶函》	《杂病源流》	《医宗金鉴》	《类证治裁》	《六经法要》	《眼针疗法》
乾（天）	肺、大肠	肺、大肠	肺、大肠	大肠	肺、大肠	肺	肺、大肠	大肠	大肠	肺、大肠
坎（水）	肾	肾	肾、膀胱	肾	肾、膀胱	肾	肾、膀胱	肾	膀胱	肾、膀胱
艮（山）	胆	胆	上焦、命门	胆	上焦、命门	胆	心包络	胆	心包络	上焦
震（雷）	小肠	心、小肠	肝、胆	小肠	肝、胆	小肠	命门	小肠	命门	肝、胆
巽（风）	肝	肝	中焦	肝	中焦、包络	肝	肝、胆	肝	胆	中焦
离（火）	心、命门	心、命门	心、小肠	心、命门	心、小肠	心	心、小肠	命门	小肠	心、小肠
坤（地）	脾、胃	脾、胃	脾、胃	脾、胃	脾、胃	脾、胃	脾、胃	脾、胃	胃	脾、胃
兑（泽）	膀胱	膀胱	下焦	膀胱	肾、下焦	膀胱	三焦	膀胱	三焦	下焦

　　五轮八廓理论中眼睛与五脏六腑相应，为通过调理五脏六腑从而治疗眼疾提供了理论依据。如《简明医彀·卷之五·眼科》曰："眦红胬肉，心热；黑珠星障，肝火。眼眶赤烂，脾胃湿热；瞳仁不明，肾水枯竭。"又如《明目至宝·通明论》曰："其胞眼者，周匝一寸三分，按五轮八廓，出乎其十二之经，分为二三之穴。若生诸患，切宜详细验源治之。"《秘传眼科龙木论·七十二问》曰："第六问，目睛多泪出者何也。答曰，此乃肺之实也。……五轮八廓经曰……"《眼科秘诀》曰："夫眼有五轮八廓，属于五脏六腑。黑睛属肝，……必当表之，用冲和汤。"

彭氏眼针是使五轮八廓理论应用于临床诊病治疗的最充分体现。目前眼针疗法已广泛应用于数十种疾病的临床治疗，其中中风偏瘫和痛症应用最多，疗效也最为显著。具体如下：

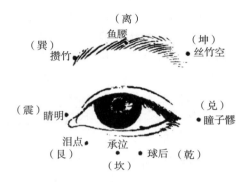

乾——球后，眼眶下缘外侧 1/4 与内 3/4 交界处。主治：结膜炎，远视、近视、迎风流泪。

坎——承泣，瞳孔直下，眼眶边缘凹陷处。主治：结膜炎、远视、近视、迎风流泪等。

艮——泪点，眼眶下缘内侧，靠近鼻骨的泪腺上。主治：泪腺不通，迎风落泪、鼻塞流涕。

巽——攒竹，眉头内侧凹陷处。主治：头痛，流泪、目赤肿痛、视物不清等。

离——鱼腰，眼平视，瞳孔直上眉中心凹陷处。主治：角膜炎、眼肌麻痹等。

坤——丝竹空，眉梢外侧凹陷处。主治：偏头痛、眼痛、面神经麻痹。

兑——瞳子髎，眼外眦角外侧约 5 分。主治：屈光不正，角膜炎，视神经萎缩等。

中医舌诊也是中医望诊中的重要部分之一。中医结合阴阳五行、藏象经络理论认为：舌为心之苗，又为脾之外候。心经之别系舌本，脾经连舌本，散舌下，肺系喉咙，连于舌根，肾经连喉咙，挟舌本，肝经循喉咙之后，络舌本。舌尖反映心、肺病变；舌中反映脾、胃病变；舌根反映肾、膀胱病变；舌边反映肝胆病变。因此，人体脏腑、经络、气血、津液的变化，可以反映于舌上。舌质有颜色、形态等不同改变，主要反映人体脏腑的虚实，气

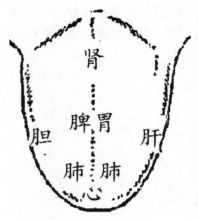

血的盛衰。舌苔有苔色、苔质等异常变化，主要反映病位的深浅，疾病的性质，病邪的进退和胃气（胃肠道功能及消化道细菌状态）的有无。何愚，清末休宁人，其师张子襄（1814—1875）为新安名医，在新安泰山宫为人治疾，何愚与婺源朱黻从其学，在张子襄去世后，将其遗著及病案加以整理，编辑成《舌图辨证》于光绪三年（1877 年）刊行。此书先绘舌之天干图、地支图、干支会和图、五行生克图、五藏五色图等八幅，结合八卦、阴阳五行、五运六气理论阐述其在舌诊方面

的运用。后绘舌图十二图，辨别舌质舌苔的形色、润燥、部位、详述其病机传变，用药宜忌，以及二十四节气对舌象的影响。张子襄还著《伤寒温疫医案》《眼科要旨》等书。《眼科要旨》共有上中下 3 卷，序文中说"医案上仙张山人传……惟清故山人张氏名廷桂，字子香，一字子襄。本古徽人，原避乱江西，后遁海洲之新安，以道家终集"。每卷首页右下方注有"古徽张廷桂子襄氏编集"；上卷设有"详目原论、眼科论，治法真诠、眼科用药、看眼心法，治眼心法、五行受病"等编目；中卷设"外障、内障、五脏分门治药（肺肾二脏列后）、心脏、肝脏、脾脏"等章节；下卷有"伤寒愈后目疾、出血过多病、阴弱不能配阳之病而青盲者、鸡盲雀目相同治法、眼睑红病、久视昏花、迎风流泪、小儿血眼、赤目胬肉"等章节。

　　我国是世界上最早利用皮纹辨病的国家。例证在甲骨文中就有记载。甲骨文是商代统治阶级（奴隶主、帝王）问卦的文字，从占卜的事例和少数有关的记事里发现很多关于疾病的记载，其中包括手病与手部尺肤气色方面的内容。《黄帝内经》中有多处论及"腠理"与疾病的关系。中医认为"皮之纹（纹）理曰腠理"，这里不仅包括皮肤纹理的形态特征，还包括生理功能。有关皮肤纹理的记载有《灵枢·卫气失常》中的"粗理者身寒，细理者身热"。《灵枢·本脏》说："赤色小理者心小，粗理者心大。"此即禀赋不同，体质有偏盛偏衰之分。

　　五色皮肤只要是气色并至就是健康的。这里的"气色并至"就是明润含蓄而不外露之意。正如《四诊秘录》所指出的"青、黄、赤、白、黑显然彰于皮肤之外者，五色也；隐然含于皮之中者，五气也。闪光灼灼若动，从纹

路中映出外泽如玉，不浮光油亮者，则为气色并至，相生无病之容状也"。《灵枢·邪气脏腑病形》说："夫色脉与尺之相应也。"就是说病人的气色、脉象、手部、尺肤都与疾病的发生有一定的相应关系。《灵枢·本神》说："脾气虚则四肢不收。"中医认为脾主四肢，脾脏的病必定影响四肢。所以又说："皮与肉相果则寿，不相果则夭。"又说："形充而皮肤缓则寿。"意为形体充实而皮肤和缓柔润则能长寿。《灵枢·本脏》说："密理厚皮者三焦膀胱厚，粗理薄皮者三焦膀胱薄。疎弛腠理者三焦膀胱缓，皮急而无毫毛者三焦膀胱急。"观察人体气色形态的变化，包括手的变化是可以早期诊治疾病的。鱼际络脉诊法，如《灵枢·邪气脏腑病形》中"鱼络血者手阳明病"。《灵枢·经脉篇》"胃中寒，手鱼之络多青矣；胃中有热，鱼际络赤；其暴黑者，留久痹也；其有赤有黑有青者，寒热气也；其轻短者，少气也。"《灵枢·脉篇》："凡诊络脉，脉色青则寒且痛，赤则有热。"《素问·玉机真脏论》中说："凡治病，察其形气色泽，……仍治之，无后其时"。

最早有关面诊、手诊学的著述当推后汉学者王充的《骨骼篇》，此后是王符的《列相篇》、三国时期张仲远的《月波洞中记》和隋朝来和所著的《相经十四卷》。唐末宋初，安徽亳州人陈抟是继孙思邈之后的著名道家人物，是后世尊崇为精易理、明河洛、善观相、通医理、晓天星、精地理的著名学者。他集诸家之大成，撰写了《紫微斗数》《河洛理数》及《麻衣神相》等书。其中便有面诊、手诊的详述。明代袁柳庄以《麻衣神相》为蓝本，进行一番修正后，著成《柳庄相法》。清·陈淡野又著《相里衡真》，其间均有关于面诊手诊方面的论述。

从人手的局部来看，由筋、脉、肉、皮毛和骨五体所组成，而肝主筋，其荣爪；心主脉，其荣色；脾主肌肉；肺主皮，其荣毛；肾主骨。骨以立其体干，筋以束其关节，脉以通其荣卫，肉以培其部分，皮以固其肌肤，更可见人手与五脏之密切关系。《灵枢·本脏篇》说："视其外应，以知其内脏，则知所病矣。"内脏的病变，可以反映在相应的体表组织，因而，通过人手的变异，则可察知脏腑之病证，人手的神、色、形、态的各种表现，均有其独特的可征性。例如：较为常见的手掌大小鱼际处呈现朱砂样斑点，俗称朱砂掌者，多属脾虚肝郁气滞血瘀之鼓胀；而小指根下横曲线之过长者，常为阴不制阳，肝阳上亢证。

八卦易理具体表现在手掌的不同部位，以八卦划区命名，于是阴阳属性

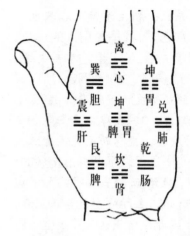

可分，五行方位自明，而五脏六腑亦与之相对应。人手左掌的八卦分区，其五行方位与文王八卦图所示一致，可见手掌的八卦方位，是以文王八卦方位作为理论指导。以中指根部代表离卦；以手掌根部代表坎卦；以大拇指侧代表震卦；以小指侧手掌代表兑卦；离与震之间，食指靠下一点为巽位；离与兑之间，小指下方为坤位；乾在手掌外侧边缘的手托处，兑坎之间；艮位在拇指下方的手掌边缘处，震坎之间；手掌中央即掌心部分名为明堂。巽位属阳木，主肝胆，正常时稍隆起，颜色红润有弹性，代表肝胆、咽喉、睡眠功能；离位属火，主心，正常时稍隆起，无乱纹且色红润，代表心脏、血液循环及视力状况；坤位属土，正常为红润，稍隆突，有弹性，与震、坎位相结合后，主小腹器官，代表泌尿、生殖系统疾病；兑位属金，主肺与大肠，正常应光泽、隆起、纹理清，色泽红润，代表呼吸系统疾病；乾位亦属金，主肺，正常应饱满无杂纹，红润有弹性；坎位属水，主肾（肾阴及阳），正常应稍隆起，有弹性且红润，代表泌尿、生殖功能；艮位属土，主脾胃，正常应有弹性，指压后迅速恢复，无静脉浮，代表脾胃功能；震位属木，亦主肝，正常时应红润饱满有弹性，代表消化系统及植物神经功能；明堂反映心血管系统功能之强弱，宜凹、色正。

人手分阴阳，背为阳，掌为阴，掌以八卦方位分区，则赋阴阳五行之不同属性，故虽仅察掌，亦知脏腑之病情，诚如张介宾《类经附翼·医易义》

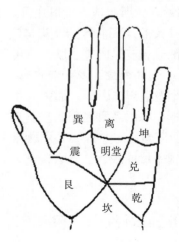

所言："伏羲八卦，分阴阳之体象；文王八卦，明五行之精微。医而明此，方知阴阳之中，复有阴阳，刚柔之中，复有刚柔，而其对待之体，消息之机、交感之妙、错综之义，昭乎已备；则凡人之性理神机，形情病治，可因之以得其纲领，而会通其变化之多矣。"例如：掌上中指和无名指下的位置，方南名离，五行属火，为心所主。其位红润不陷，则心之气血旺盛；若色暗而紫，多为心血瘀阻。1978年美国出版的《医学卫生百科全书》就指出："皮肤纹理学现在已成为医学的一个重要工具。不论是在临床方面，还是作为遗传的指示特征方面，科学家发现许多先天性、遗传性缺陷在手上和脚下都留下记印。举例说，先天愚型就伴有横贯手掌中央的特征性曲纹。现在，心脏科学者只要检查婴儿的掌纹就能查出先天性心脏缺陷，从而及时进行外科矫正。"察掌纹而知机体之常变，由此可见一斑。

　　望诊如神，闻诊亦如神。《灵枢·经脉》论述了十二经脉病变在音声上的反映，如："胃足阳明之脉……是动则病洒洒振寒，善呻，数欠，颜黑，病至则恶人与火，闻木声则惕然而惊，心欲动，独闭户塞牖而处。甚则欲上高而歌，弃衣而走，贲响腹胀……心主手厥阴心包络之脉……是动则病……喜笑不休。"足阳明胃经属土，本已土胜而病，火生土，故恶火，木克土，故闻木角声而惊，余经类推，完全是按照五行生克的医算逻辑来闻诊而断病。《素问·刺禁论》《素问·宣明五气》在更深层次上建立起五脏各脏腑的病变与声音的特征性的关系，如"心……其动为噫……肝……其动为语……肾……其动为嚏……肺……其动为咳……脾……其动为吞"。（《素问·刺禁论》）成为听音声诊病的依据。《素问·阴阳应象大论》则谓肝"在音为角，在声为呼"，心"在音为徵，在声为笑"，脾"在音为宫，在声为歌，在变动为哕"，肺"在音为商，在声为哭，在变动为咳"，肾"在音为羽，在声为呻"等。《素问·金匮真言论》将气味纳入五行五脏系统中，与五脏联系起来："东方青色，入通于肝……其臭臊……中央黄色，入通于脾……其臭香。西方白色，入通于肺，……其臭腥。北方黑色，入通于肾……其臭腐。"这成为了后世闻气味诊断五脏疾病的理论依据。二者皆是运用五行为纲对常见的病态音声、异常气味作出归纳，而阴阳五行系统的定量单位就是天干地支，阴阳五行系统的医算逻辑就是生克制化，何时何地听何音、闻何气味，这些都是可预测、可算的，故听音声以诊断脏腑疾病的具体方法完全可以通过医算逻辑去断病治病。

　　《灵枢·阴阳二十五人》将望诊与闻诊合二为一，"先立五行，金木水火土，别其五色，异其五形之人，而二十五人具矣"，根据形体、行为、心理特征，五行之中各分五类，共二十五人，构成中医气质理论的先声。

五音	宫	商	角	徵	羽
二十五音	大宫、加宫、上宫、左宫、少宫	钛商、右商、上商、左商、少商	大角、钛角、上角、判角、少角	质徵、右徵、上徵、判徵、少徵	大羽、众羽、上羽、桎羽、少羽

"木形之人"，"其为人苍色，小头，长面，大肩背，直身，小手足，好有才，劳心，少力，多忧劳于事"。"足厥阴佗佗然"；"大角之人"，"遗遗然"；"左角之人"，"随随然"；"钛角之人"，"推推然"；"判角之人"，"栝栝然"。木形少角之人，右足少阳，少阳之下推推然；调左足少阳上；木形判角之人，左足少阳；少阳之下栝栝然；调右足少阳上；木形上角之人，足厥阴佗佗然；调右足少阳下；木形钛角之人，右足少阳，少阳之上随随然；调左足少阳下；木形大角之人，左足少阳，少阳之上遗遗然；调右足少阳下。此即言木形之人，属足厥阴肝经，性格柔美而稳重；因察木气之偏，大角之类人谦让而和蔼；左角之类人随和顺从；钛角之类人勇于上进；判角之人正直而不阿。

"火形之人"，"其为人赤色，广𬌗，锐面小头，好肩背髀腹，小手足，行安地，疾心，行摇，肩背肉满，有气轻财，少信，多虑，见事明，好颜，急心，不寿暴死"。"手少阴核核然"；"质徵之人"，"肌肌然"；"少徵之人"，"慆慆然"；"右徵之人"，"鲛鲛然"；"质判之人"，"颐颐然"。火形少徵之人，右手太阳，太阳之下慆慆然；调左手太阳上；火形判徵之人；左手太阳，太阳之下颐颐然；调右手太阳上；火形上徵之人，手少阴核核然；调左手太阳下；火形右徵之人；右手太阳，太阳之上鲛鲛然；调左手太阳下；火形质徵之人，左手太阳，太阳之上肌肌然；调右手太阳下。此即言火形之人属手少阴心经，为人真实；因察火气之偏，质徵之类人见识肤浅；少徵之类人多疑；右徵之类人表现踊跃；质判之类人乐观怡然自得。

"土形之人"，"其为人黄色，圆面，大头，美肩背，大腹，美股胫，小手足，多肉，上下相称，行安地，举足浮，安心，好利人，不喜权势，善附人也"。"足太阴敦敦然"；"大宫之人"，"婉婉然"："加宫之人"，"坎坎然"；"少宫之人"，"枢枢然"；"左宫之人"，"兀兀然"。土形少宫之人，右足阳明，阳明之下坎坎然；调左足阳明上；土形左角宫之人，左足阳明，阳明之下兀兀然；调右足阳明上；土形上宫之人，足太阴敦敦然；调右足阳明下；土形加宫之人，右足阳明，阳明之上枢枢然；调左足阳明下；土形大宫之人，左足阳明，阳明之上婉婉然；调右足阳明下。此即言土形之人属足太阴脾经，性格特征诚恳忠厚；因其察土气之偏，太宫之类人平和而柔顺；加宫之类人端庄喜悦；少宫之类人性格圆转；左宫之类人专心致志。

"金形之人"，"其为人方面，白色，小头，小肩背，小腹小手足，如骨发踵外，骨轻，身清廉，急心，静悍，善为吏"。"手太阴敦敦然"；"钛商之人"，"廉廉然"；"右商之人"，"脱脱然"；"左商之人"，"监监然"；"少商之人"，"严严然"。金形少商之人，右手阳明，阳明之下严严然；调左手阳明上；金形左商之人，左手阳明，阳明之下脱脱然；调右手阳明上；金形上商之人，手太阴敦敦然；调左手阳明下；金形右商之人，右手阳明，阳明之上监监然；调左手阳明下；金形钛商之人，左手阳明，阳明之上廉廉然；调右手阳明下。此即言金形之人属手太阴肺经，察性廉洁；因其察金气之偏，狱商之类人洁身自好；右商之类人性格潇洒；左商之类人明察是非；少商之类人严肃庄重。

"水形之人"，"其为人黑色，面不平，大头，廉颐，小肩，大腹，动手足，发行摇身，下民长，背延延然，不敬畏，善欺绐人，戮死"。"足少阴汗汗然"；"大羽之人"，"颊颊然"；"少羽之人"，"纡纡然"；"众之为人"，"洁洁然"；"桎之为人"，"安安然"。水形少羽之人；右足太阳，太阳之下纡纡然；调左足太阳上；水形桎羽之人；左足太阳，太阳之下洁洁然；调右足太阳上；水形上羽之人，足少阴汗汗然；调右足太阳下；水形众羽之人；右足太阳，太阳之上安安然；调左足太阳下；水形大羽之人，左足太阳，太阳之上颊颊然；调右足太阳下。此即言水形之人属足少阴肾经，性情愉快得意；因其察水气之偏，太羽之类人不爽直；少羽之类人文静；桎羽之类人自然安定。

五形之人特点表

基本型体制特点					亚型体质特点		
类型	肤色	形态特征	举止	心理特征	五音	阴阳上下属性	性格
木 形	苍色	小头、长面、大肩背、直身、小手足（身材修长俊秀）	少力	有才，劳心，多忧，劳于事	上角	足厥阴	佗佗然（怡容自得貌）
					大角	左足少阳之上	遗遗然（退让貌）
					钛角	右足少阳之下	推推然（勇于进取貌）
					左角	右足少阳之下	随随然（柔顺随和貌）
					判角	左足少阳之下	栝栝然（方正端直貌）

续表

基本型体制特点			亚型体质特点		
火形 赤色	广胠、锐面、小头、好肩背髀腹、小手足（身材不高，面尖，但肩背肌肉丰满）	行安地、疾心、行摇	有气轻财，少信多虑，见事明，好颜急心	上徵 手 少 阴	核核然（真诚朴实貌）
				质徵 左手太阳之上	肌肌然（浮躁貌）
				右徵 右手太阳之上	鲛鲛然（活跃爽快貌）
				少徵 右手太阳之下	慆慆然（乐观喜悦貌）
				质判 左手太阳之下	支支颐颐然（怡然自得貌）
土形 黄色	圆面、大头、美肩背、大腹、美股胫、小手足、多肉、上下相称（肥胖丰满，上下匀称）	行安地、举足浮	安心、好利人、不喜权势、善附人也	上宫 足 太 阴	敦敦然（诚实忠厚貌）
				太宫 左足阳明之上	婉婉然（婉转和顺貌）
				少宫 左足阳明之上	枢枢然（灵活敏捷貌）
				左宫 右足阳明之下	兀兀然（勤奋自主貌）
				加宫 左足阳明之下	坎坎然（端庄持重貌）
金形 白色	方面、小头、小肩背、小腹、小手足，如骨发踵外	骨轻（动作轻）	身清廉。急心，静悍，善为吏	上商 手 太 阴	敦敦然（敏厚诚实貌）
				钛商 左手阳明之上	廉廉然（洁身自好貌）
				左商 右手阳明之上	监监然（善于辨察貌）
				少商 右手阳明之下	严严然（严肃庄重貌）
				右商 左手阳明之下	脱脱然（潇洒超脱貌）
水形 黑色	面不平、大头、廉颐、小肩、大腹、下尻长、背延延然（面背皆瘦，腹大而尻背修长）	动手足、发行摇身	不敬畏，善欺绐人，善戮死	上羽 足 少 阴	汗汗然（行为不洁貌）
				桎之人 左足太阳之上	安安然（心胸坦荡貌）
				大羽 右足太阳之上	颊颊然（得意貌）
				众之人 右足太阳之下	洁洁然（性情坦白貌）
				少羽 右足太阳之下	纤纤然

郭店楚墓竹简《五行》中有"闻而知之，圣也"的说法。二十五音是五音经过升、重升、降、重降发展而成的音，是五音五度的名称。以角为例，前文总结角的五个音分别为大角、右（钛）角、上角、判角、少角，其中，上角是五音中的正音，对应于阴经，其余四音是变化音，对应于阳经，即上角对应足厥阴经，大角、右角、判角、少角对应阳经。按照音的升降顺序，将对应阳经的变化音排列为大角－右角－判角－少角。经脉的循行特点是阳降阴升，即阴经的循行是由下向上的方向，阳经的循行是由上向下。据此，结合变化音的升降，把四个音分出了上下的对应关系，大角、右角是升音，对应经脉则为上；判角、少角是降音，对应经脉则为下，再根据变化音升降的程度，四个音可以分出左右。大角、右角中，大角音高于右角，判角、少角中，判角音高于少角，因此，大角、判角对应经脉在左，右角、少角对应经脉在右。

二十五音性质与对应经络表

五音	性质	二十五音	对应经络	经脉
角	重升	大角	左足少阳上	肝、胆经
	升	右角	右足少阳上	
	正音	上角	足厥阴	
	降	判角	左足少阳下	
	重降	少角	右足少阳下	
徵	重升	大徵	左手太阳上	心、小肠经
	升	右徵	右手太阳上	
	正音	上徵	手少阴	
	降	判徵	左手太阳下	
	重降	少徵	右手太阳下	
宫	重升	大宫	左足阳明上	脾、胃经
	升	加宫	右足阳明上	
	正音	上宫	足太阴	
	降	左宫	左足阳明下	
	重降	少宫	右足阳明下	
商	重升	大商	左手阳明上	肺、大肠经
	升	右商	右手阳明上	
	正音	上商	手太阴	
	降	左商	左手阳明下	
	重降	少商	右手阳明下	

续表

五音	性质	二十五音	对应经络	经脉
羽	重升	大羽	左足太阳上	肾、膀胱经
	升	众羽	右足太阳上	
	正音	上羽	足少阴	
	降	桎羽	左足太阳下	
	重降	少羽	右足太阳下	

《灵枢·阴阳二十五人》认为不同的人发音不同，如："木形之人，比于上角，似于苍帝。……火形之人，比于上徵，似于赤帝……土形之人，比于上宫，似于上古黄帝。……金形之人，比于上商，似于白帝。……水形之人，比于上羽，似于黑帝。"张介宾在《类经》四卷第三十一注："比，属也。"马莳认为"以人拟角，故曰比。"角，是五音之一，属木。上角，大角、左角、钛角、判角是木音的分类。比于上角，是将木形之人，比类于上角，而其他属木的四型人，则分别比类于大角、左角、钛角、判角。五行五音之中，每一行皆可再分为五音，五五二十五音。

《素问·五藏生成篇》认为五音与人之五脏相关，肝声呼，心声言，脾声歌，肺声哭，肾声呻。人的耳朵只能感受 20～20000 赫兹的振动波。大于这一范围的称作超声波，在医学诊断和治疗中已经广为应用。低于这一频率的称作次声波，次声对人体有害。生理声学研究表明，7～8 赫兹的次声波会引起人的内脏共振，如果达到一定强度，会致人受伤甚至死亡。不仅如此，《灵枢·阴阳二十五人》认为五音还与经络相关，如："质徵之人，比于左手太阳，太阳之上肌肌然。少徵之人，比于右手太阳，太阳之下慆慆然。右徵之人，比于右手太阳，太阳之上鲛鲛然。质判之人，比于左手太阳，太阳之下支支颐颐然。"根据五音分别人的类型后，就可以确定应该进行治疗的经络。如少徵与大宫，调左手阳明上。右角与大角，调右足少阳下。大徵与少徵，调左手太阳上。众羽与少羽，调右足太阳下。少商与右商，调右手太阳下。

干祖望在多年实践中探索出"五音与五脏"的个人心得，指出在临床中并不强调五音之分，而着重声音的特性，"音调属足厥阴，凭高低以衡肝气之刚怯；音量属手太阴，别大小以权肺之强弱；音色属足少阴，察润枯以测肾之盛衰；音域属足太阴，析宽窄以蠡脾之盈亏。肝刚、肾盛、脾盈，则丹田之气沛然而金鸣高亢矣"。

按照国际公布的标准音 a1（小字 1 组 a）=440 Hz 时，五声音阶所相对的频率和音分，再将五个音各五等分，即得出二十五音的频率，一个线性连续的频率范围。2001 年，国际著名的纳米技术研究先驱、美国加利福尼亚大学的 Gimzewski 教授发明的纳米计算机，被吉尼斯纪录确定为世界上最小的计算机。他利用原子力显微镜，可以精确地测知单细胞细胞壁上的任何振动，并把它们转换为声音。检测发现，细胞壁以每秒钟 1000 次的频率上下波动，波幅平均只有 3 纳米左右，最高可达 7 纳米，最小只有 1 纳米。1 纳米等于一百万分之一毫米，3 纳米相当于 15 个碳原子叠加在一起，正常状态下，酵母菌细胞的声音始终保持在一个稳定的范围，相当于音乐的 C 至 D 调之间，就像一位中音 C 的歌手。当用酒精喷洒这些酵母细胞时，要杀死它们时，它们发出尖叫，振动频率大大升高。当它们垂死时，发出低沉的隆隆声。这些细胞振动的频率在 800 至 1600 赫兹，而人的耳朵可以感受 20 至 20000 赫兹的频率，故其正好落入人耳的听觉范围，只不过振幅太小，人无法听见。

音阶名	do 宫	re 商	mi 角	fa	sol 徵	la 羽	si	dou 宫
频率 Hz	261.6	293.7	329.6	349.2	392.0	440.0	466.2	523.3
音分	0	200	400	500	700	900	1000	1200

2004 年 8 月，《科学》杂志刊登了 Gimzewski 教授的研究，引起学术界的振动，《纽约时代周刊》很快就发表评论：听出癌症。2004 年 10 月，在美国洛杉矶建立了特殊的音乐厅，将细胞的这种声音放大，供人们听取。研究还发现，具有遗传变异的酵母细胞与正常细胞相比，其发出的声音也有轻微的差异，而哺乳动物的细胞与酵母细胞的发音也略有不同，这就给科学家们以遐想，可以根据细胞声音的变化来诊断细胞的病变。这将是一种神奇的、优雅的、新的诊断工具，即细胞声学（sonocytology）。人类有望在细胞还未发生病理学改变之前，只通过检测其振动而发现疾病。

《内经》中记载了大量关于五音闻诊的内容。《素问·阴阳应象大论》中"视喘息，听音声，而知所苦"，《素问·五脏生成》中"五脏相音，可以意识"，《素问·玉机真脏论》提到"上气见血，下闻病音"，等等，均表明闻五音以诊断疾病。《难经本义》中亦有五音闻诊的注解："肝声呼，音应角，调而直，音声相应则无病，角乱则并在肝。心声笑，音应徵，和而长，音声相应则无病，徵乱则病在心……肾声呻，音应羽，深而沉，音声相应则无病，羽乱则病在肾""闻五脏无声，以应五音之清浊，或互相胜负，或起音嘶嘎之类，别其病也"。此即闻其音声以别其病在何脏，角乱则病在肝，徵乱则病在心，等等，这些有利于临床上辨别疾病的病位。清代的沈源在医案《奇症汇》中记载："脾土之音，击之声发，犹琴声之相应也，盖琴无体，则弦不鸣，拨其弦，则遂应""明乎器之如是，便知是病所击之声炙"，又说："器之为质，分五音之声，非以气想也。即如木为器，其音角，角音调而直，故声如是。"此话的意思是五音的性质是由于物体的材质决定的，"木为器"则发角音，肝在五行为木，因此，人若肝郁气滞、肝气太旺则发角音；反之，若发角音则说明其为木性，为肝之有余，可知有肝病。

《吕氏春秋·音初》指出："凡音者，产乎人心者也。感于心则荡乎音，音成于外而化乎内，是故闻其声知其风，察其风而知其志，观其志而知其德。盛衰、贤不肖、君子小人皆形于乐，不可隐匿，故曰：乐之为观也深矣。"西汉司马迁说："夫上古明王举乐者，非以娱心自乐快意态欲，将欲为治也。正教者皆始于音，音正而行正。故音乐者，所以动荡血脉通流精神而和正心也。故宫动脾而和正圣，商动肺而和正义，角动肝而和正仁，徵动心而和正礼，羽动肾而和正智，故乐所以内辅正心而外异贵贱也。……故闻宫音使人温舒而广大，闻商音使人方正而好义，闻角音使人恻隐而爱人，闻徵音使人乐善而好施，闻羽音使人整齐而好礼。"明·张介宾说："《乐记》曰：乐者音之所由生也，其本在人心之感于物也。是故其哀心感者，其声噍以杀；其乐心感者，其声啴以缓；其喜心感者，其声发以散；其怒心感者，其声粗以厉；其敬心感者，其声直以廉；其爱心感者，其声和以柔。六者非性也，感于物而后动也。……是故知律吕声音之道者，可以行天地人事也。"清·祝凤喈说："宫音，和平雄厚，庄重宽宏。商音，慷壮哀郁，惨恻健捷。角音，圆长通澈，廉直温恭。徵音，婉愉流利，雅丽柔顺。羽音，高洁澄净，淡荡清邈。"

药的繁体字为藥，为"樂（乐）"字上加草字头，足见音声对人影响之重要性。孙思邈在《千金方》中说："上医听声，中医察色，下医诊脉。"《素问·五脏生成篇》说"五脏相音，可以意识"，就是说人之五脏可以与五音相符合，但需要用思维来识别。《吕氏春秋》指出"观其音而知其俗，观其政而知其主矣""乐之为观也深矣"，这说明古人早就认为音乐可以"观"，而且是一门很深奥的学问。《论语》记载孔夫子听到乐曲《韶》，余音绕梁，三个月不知肉是什么味道。孔子编纂六经时，其中之一就是《乐经》，只可惜没有流传下来，以至中国的古代音乐史成为没有声音的记载。

把中国古典音乐的五音"宫、商、角、徵、羽"融入医学，作为诊断和治疗的依据之一，是古代中医的一大特色。《内经》用五音的概念，表示一岁之五运，以及它们对人体生命与健康的影响。如《素问·六元正纪大论》："辰戌之岁也，太阳、太角、太阴、壬辰、壬戌。其运风，其化鸣紊启坼，其变振拉摧拔，其病眩掉目螟。太角、少徵、太宫、少商、太羽。"清·高士宗对此注解说："太角为春木，少徵为夏火，太宫为长夏土，少商为秋金，太羽为冬水。此角、徵、宫、商、羽，为一岁之五运，太而少，少而太，亦如运气之次序也。"明·张介宾解释说："五音者，五行之声音也。土曰宫，金曰商，水曰羽，木曰角，火曰徵。《晋书》曰：角者触也，象诸阳气触动而生也，其化丁壬。徵者止也，言物盛则止也，其化戊癸。商者强也，言金性坚强也，其化乙庚。羽者舒也，言阳气将复，万物将舒也，其化丙辛。宫者中也，得中和之道，无往不畜。又总堂室奥阼谓之宫，所围不一。盖以土气贯于四行，王于四季，荣于四藏而总之之谓也，其化甲己。故天干起于甲土，土生金，故乙次之；金生水，故丙次之；水生木，故丁次之；木生火，故戊次之；火又生土，故己又次之；循序以终于癸而复于甲也。十干以甲丙戊壬癸为阳，乙丁己辛癸为阴；在阳则属太，在阴则属少；太者为有余，少者为不及。阴阳相配，太少相生，如环无端，共成气化。"

肝的虚证可以用其本脏音，即选用角调式乐曲，如《胡笳十八拍》《广陵散》等；肝的实证应选择其所不胜之脏的商音，即选择商调式的乐曲如《寒江残雪》《潇湘水云》等。心的虚证可以用其本脏音，即选用徵调式乐曲，例如《喜相逢》《步步高》《中花六板》等；心的实证应选择其所不胜之脏的羽音，即选择羽调式的乐曲如《江河水》《双声恨》等。脾的虚证可以用其本脏音，即选用宫调式乐曲，如《良宵》《平湖秋月》等；脾的实证应选择其所不胜之脏的角音，即选择角调式的乐曲如《广陵散》《姑苏行》等。肺的虚证可以用其本脏音，即选用商调式乐曲，如《寒江残雪》《潇湘水云》等；肺的实证应选择其所不胜之脏的徵音，即选择徵调式的乐曲如《步步高》《喜洋洋》《中花六板》等。肾的虚证可以用其本脏音，即选用羽调式乐曲，如《江河水》《双声恨》《烛影摇红》等；肾的实证应选择其所不胜之脏的宫音，即选择宫调式的乐曲如《花欢乐》《紫竹调》《平湖秋月》等。

二十五音经络虚实表

经络五音属性	经络标结	二十五音		二十五音属性
		虚证	实证	
角	左足少阳上	大宫、左宫	大商、左商	宫、商
	右足少阳上	加宫、少宫	右商、少商	
徵	左手太阳下	大商、左商	大羽、桎羽	商、羽
	右手太阳下	右商、少商	众羽、少羽	
宫	左足阳明上	大羽、桎羽	大角、判角	羽、角
	右足阳明上	众羽、少羽	右角、少角	
商	左手阳明下	大角、判角	大徵、判徵	角、徵
	右手阳明下	右角、少角	右徵、少徵	
羽	左足太阳上	大徵、判徵	大宫、左宫	徵、宫
	右足太阳上	右徵、少徵	加宫、少宫	

　　在中医及子学的相法和闻法中，其实有大量关于阴阳五行、九宫八卦指导下的断病法，如同"**太素脉法**"一样，皆可以断人生死富贵，断病进退虚实，断事吉凶顺逆，但由于各种历史因素，而不能将其堂而皇之地拿到庙堂之上研究，运用，实在是中医医算体系中一个大损失。

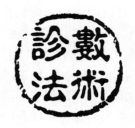

丙子篇◎数术脉法

望而知之谓之神，闻而知之谓之圣，问而知之谓之工，切而知之谓之巧。

《内经》的时间医学以日、月、岁、斗等天体的运转为依据，采用了甲子历、阴阳合历、运气物候历等历法，用以研究与探讨天象、地象、气象、星象及其对自然界气候、物候与人体病候等诸方面的影响，从而产生了运气法时、藏气法时、升降法时、诊断法时、治疗法时等理论。特别是在运气法时、藏气法时的基础上，因"四时五行节序"而产生了"五运六气脉法"和"四时五行脉法"。"五运六气脉法"讲的是五运六气系统中客运客气脉法，而"四时五行脉法"讲的是五运六气系统中主运主气脉法。

脉诊在先秦之前是一个普遍的诊疗技术，例如《难经》中就提到："望而知之谓之神，闻而知之谓之圣，问而知之谓之工，切而知之谓之巧。"可见，诊脉而确定疾病在当时的医生看来并不是很高明的诊疗手段，只能排名最后。《黄帝内经》将脉诊分为三部九候诊法（阴阳脉法，又分为人迎寸口脉法、太溪脉法、跌阳脉法，等等）、寸口脉诊法（五行脉法）和五运六气脉法（运气脉法）。如《素问·三部九候论》就记载到："岐伯曰：有下部、有中部、有上部，部各有三候。三候者，有天、有地、有人也。必指而导之，乃以为真……中部之候相减者死，目内陷者死。"这论述了中医上古时期三部九候诊法的具体操作与临床诊断意义。与《黄帝内经》差不多时代的著作《难经》提出了"独取寸口"的诊脉方法。如《难经·一难》曰："寸口者，脉之大会，手太阴之脉动也。人一呼脉行三寸，一吸脉行三寸，呼吸定息，脉行六寸……寸口者，五脏六腑之所终始，故法取于寸口也。"可见《难经》认为寸口脉是肺所应之处，肺主一身之气，故而独取寸口一样可以诊查一身阴阳气血之盛衰。

《素问·脉要精微论》云："四变之动，脉与之上下。以春应中规，夏应中矩，秋应中衡，冬应中权。是故冬至四十五日，阳气微上，阴气微下；夏至四十五日，阴气微上，阳气微下，阴阳有时，与脉为期；期而相失，知脉所分；分之有期，故知死时。微妙在脉，不可不察；察之有纪，从阴阳始；始之有经，从五行生；生之有度，四时为宜。"这说明人体正常脉象是随着自然界阴阳消长的规律而变化，每时每刻都应与自然界的"四时节序"相应合，即所谓"四时为宜"。如果与"四时节序"不相应合，则为"失"。"失"则为病态。同时应从不相应合中去探求其原因，以取得诊断的结果。因之，四时阴阳五行的"四时节序"便成为《内经》诊脉与人体病态规律的纲领之一。

《内经》诸多篇章多次提及"四时五脏脉"，如《素问·阴阳别论》云："鼓一阳曰钩，鼓一阴曰毛，鼓阳胜急曰弦，鼓阳至而绝曰石，阴阳相过曰溜。"《素问·平人气象论》云："春胃微弦曰平……夏胃微钩曰平……长夏胃微软弱曰平……秋胃微毛曰平……冬胃微石曰平。"《素问·玉机真脏论》云："春脉如弦……夏脉如钩……秋脉如浮……冬脉如营。"《素问·宣明五气论》云："肝脉弦，心脉钩，脾脉代，肺脉毛，肾脉石，是谓五藏之脉。"《素问·脉要精微论》云："以春应中规，夏应中矩，秋应中衡，冬应中权。"后世一般都遵循《内经》的说法，将时脏脉分为弦、钩、代（缓）、毛（浮）、石（营）5种。但"钩脉"之名称已少用，代之以洪脉。明·李中梓在《诊家正眼》说："钩即是洪，名异实同。"

2013年成都老官山汉墓出土医简920支，经研究后可分为9种医书，其中《敝昔诊法》《诊治论》《逆顺五色脉藏验精神》三种是以论述诊法为主的专书，这批医简与扁鹊关系密切。其中《敝昔（扁鹊）诊法》中有"五色通天，脉之出入与五色相应也，犹响之应声也，影之随形。""黑色之甬（通）天为□"；"白色之甬（通）天为□"；"金之通天气为天府，客色为□"；"肾甬（通）天为冬"；等等（方框内为佚字）。《史记·扁鹊仓公列传》："庆有古先道遗传黄帝、扁鹊之脉书，五色诊病，知人生死，决嫌疑，定可治，及药论书，甚精。"这里虽无五色诊的具体内容，但起码说明了先秦时已有中医诊法专书，脉诊和望色是诊病最重要的方法。且《难经》以五脏、五色、五味、五声归类组成系统，皆指出了五脏、五色与外界的整体关系，说明在此时以扁鹊为代表的医家已将五行、五色、五方、五脏、气血等相互联系起来，形成了较为系统的五行色诊、脉诊理论。

在老官山《敝昔诊法》中也多次出现五行相乘脉诊的理论描述，如第18条条文中有"□黄乘仓是□"；第48条条文中"敝昔曰，所谓五色者，脉之青白相乘者，脉□"，第52条"赤乘仓曰消渴可治面黑紫"，等等（方框内为佚字），大致可以看出五行五色相乘的基础理论，但由于脱简的原因，其具体完整的描述还未能全部理清。《千金翼方·色脉》"冬见赤气，暴死"与老官山汉墓医简第49条"赤乘黑不治，以冬死"的描述相同。

根据《内经》记载，时脏脉有平、病、死脉之别，故其形态亦有不同。关于平脉的形态，《素问·平人气象论》和《素问·玉机真脏论》有详细的描述。《平人气象论》特别强调平脉应有胃气。脉有胃气，则现柔和、雍容、和缓之状。对平脉的形成原理，《黄帝内经》从天人相应的观点出发，根据自然界木、火、土、金、水五行之气的运行变化规律，以及这种变化所造成的气候特点对自然界和人体生理、病理及脉象变化的影响进行了阐释。如《素问·玉机真脏论》说："春脉者肝也，东方木也，万物之所以始生也，故其气来，软弱轻虚而滑，端直以长，故曰弦，反此者病。"人体是以五脏为中心的有机整体，人体的五脏在适应自然界气候变化的过程中，各有与本脏相通应的时令，而在与本脏相通应的时令里其功能活动旺盛，即肝气旺于春，心气旺于夏，脾气旺于长夏，肺气旺于秋，肾气旺于冬。因此，在每个季节里，活动旺盛的脏气则反映于脉象。这就是四时五脏脉形成的基本原理。

《素问》论五脏平脉表

	《素问·平人气象论》	《素问·玉机真脏论》
肝平脉	软弱招招，如揭长竿末梢	软弱轻虚而滑，端直以长
心平脉	累累如连珠，如循琅玕	来盛去衰
脾平脉	和柔相离，如鸡践地	善者不可得见
肺平脉	厌厌聂聂，如落榆荚	轻虚以浮，来急去散
肾平脉	喘喘累累如钩，按之而坚	沉以搏

《素问·平人气象论》和《素问·玉机真脏论》亦详细地记载了五脏病脉。《素问·平人气象论》特别强调病脉为少"胃气"之脉；《素问·玉机真脏论》将每个病脉分为太过与不及两种，"如果脉气来时应指充实有力而强劲，这叫太过，主病在外；如果脉气来时应指不充实而软弱无力，叫做不及，主病在里"。从脉的形态上看，脉有"胃气"指脉象显现柔和、雍容、和缓之状，其物质基础是谷气充足，故杨上善在《太素》中将"胃气"注为"谷气"。胃为水谷之海，是人体气血生化之源，健康人的正气来源于胃。某一个脏腑因自然界气候变化的影响在本脏相通应的时令里活动旺盛，如果"谷气"供应充足，就不会发生过度消耗的情况；而"谷气"供应不足，则会发生病变，而出现少"胃气"的脉象。所以《素问·平人气象论》云："春胃微弦曰平，弦多胃少曰肝病，但弦无胃曰死，胃而有毛曰秋病，毛甚曰今病。"杨上善云："肝无谷气，致令肝脉独见，故死也。"

《素问》论五脏病脉表

《素问·平人气象论》		《素问·玉机真脏论》	
		太过（病在外）	不及（病在中）
肝病脉	盈实而滑，如循长竿	其气来实而强	其气来不实而微
心病脉	喘喘连属，其中微曲	其气来盛去亦盛	其气来不盛去反盛
脾病脉	实而盈数，如鸡举足	其来如水之流者	如鸟之喙者
肺病脉	不上不下，如循鸡羽	其气来毛而中央坚，两傍虚	其气来毛而微
肾病脉	如引葛，按之益坚	其气来如弹石者	其去如数者

　　死脉是病情危重而预后不良的征象，即真脏脉。《素问·平人气象论》与《素问·玉机真脏论》中详细描述了真脏脉的形态。《素问·平人气象论》还以胃气的有无来判断时脏脉是否为死脉。《伤寒论·平脉法》举"肝""心"脉为例，阐述了"四时脉法"的死脉之机，云："肝者木也，名厥阴，其脉微弦，濡弱而长，是肝脉也。肝病自得濡弱者，愈也。假令得纯弦脉者，死。何以知之？以其脉如弦直，此是肝脏伤，故知死也。"又："心者，火也，名少阴，其脉洪大而长，是心脉也。心病自得洪水者愈也。假令脉来微去大，故名反，病在里也；脉来头小本大，故名复，病在表也；上微头小者，则汗出；下微本大者，则为关格不通，不得尿，头无汗者可治，有汗者死。西方肺脉，其形何似？师曰：'肺者，金也，名太阴，其脉毛浮也。肺病自得此脉，若得缓迟者皆愈；若得数者则剧，何以知之？数者南方火，

火克西方金，法当痈肿，为难治也。'"

《素问》论五脏死脉表

	《素问·平人气象论》真脏脉	《素问·玉机真脏论》	
		脉象	其他症状
肝	急益劲，如新张弓弦	中外急，如循刀刃，责责然，如按琴瑟弦	色青白不泽，毛折
心	前曲后居，如操带钩	坚而搏，如循薏苡子累累然	色赤黑不泽，毛折
脾	锐坚如鸟之喙，如鸟之距，如屋之漏，如水之流	弱而乍数乍疏	色黄青不泽，毛折
肺	如物之浮，如风吹毛	大而虚，如以毛羽中人肤	色白赤不泽，毛折
肾	发如夺索，辟辟如弹石	搏而绝，如指弹石辟辟然	色黑黄不泽，毛折

　　四时分主五脏，各有本脉，而皆以胃气为本。胃气少则病，若无胃气则病危，胃气绝则死。所谓脉有"胃气"，即具"和缓悠扬"之意，《平脉法》此二条互文见意。叙述"四时脉象"的愈、死、难治等预后及"四时脉"以"胃气为本"的精神，为了使人明了，《平脉法》又云："二月之时，脉当濡弱，反得毛浮者，故知至秋死。二月肝用事，肝属木，脉应濡弱，反得毛浮脉者，是肺脉也，肺属金，金来克木，故知至秋死。他皆仿此。"此即将四时、五行、脉象、藏象、生死等理论紧密结合起来，从而继承与发展了《内经》"四时脉法"的理论。

　　《察病指南》3卷，是现存较早的一部诊断学专著，由施发作于宋·淳祐元年（1241）。《察病指南》一书体现了施氏作为永嘉医家的学术特色。在本书自序中，作者介绍该书的编写时说道："……取《灵枢》《素问》《太素》《甲乙》《难经》及诸家方书脉书参考互观，求其言之明白易晓，余尝用之而验者，分门篡类，裒为一集，名曰《察病指南》。"从内容上来看，卷上开篇"十二经总括"即阐明左右手寸关尺脉的十二经归属和神志、方位、声音、色嗅味、卦数等的配属以及主病。其余脉学基础知识涉及四季常脉、四季相克脉、四时虚实脉及下指轻重、下指疏密等法，此外还有观人形性脉法、察平人损至脉法、男女反脉、诊暴病脉法等，这些内容莫不切合临床实际，以临证需求为出发点。其论述也是简单明了，有些甚至只有一两句话。如"诊暴病脉法"下言:"脉来急大洪直者死,细微者无害","诊病内外法"下云:"脉洪大者病在外,沉细者病在内","诊症病脉法"下曰:"左手脉横,症在右,右手脉横,症在左,脉头大者脐上,脉头小者脐下"。卷中首列"辨七表八里九道一死脉",在浮、芤、滑、实、弦、紧、洪七种表脉的论述中,先列各脉指下特征,每脉都详述左右手寸关尺出现相应脉象的主病及症状。卷下选取伤寒、温病、热病、水病、消渴等临床常见的一些疾病,分列各病症状与脉象的预后关系,更兼及妇人、小儿和各种常见病状。这种针对性强、切合实用的论述方法对于后学者在临证时学习掌握无疑是大有裨益的。可见,施发不但用卦象定义脉象,而且还按照《内经》"上竟上,下竟下"原则取法人体皮肉筋骨三焦脏腑之病位,并撷取《太素脉法》的数术医算精华,以诊人生死,如七表八里九道脉法。

宋代《察病指南》中的脉象图

明李中梓(1588—1655),字士材,号念莪,华亭(今上海松江县)人。《诊家正眼》为其脉学专著,目的在于纠正高阳生《脉诀》之误,乃本《内经》之旨,考据古今,正本清源。书中列述诊脉部位、时间、方法,寸口脉分属脏腑,六气分合六部时日,脉分四时六气、四方、五脏,五脏平脉、病脉、死脉、真脉、怪脉,及男女老少之差异等。李中梓根据五运六气的主运主气规律,取法《丹溪心法·能合色脉可以万全》的运气脉法。他在其脉学专著《诊家正眼》中将四时八节与六气联系起来,首次从主运主气角度提出

"四时五行脉法"的《六气诊候图》说法。并列《脉分四时六气》专论云："十二月大寒至二月春分为初之气，厥阴风木主令，经曰：厥阴之至其脉弦。春分至小满为二之气，少阴君火主令，经曰：少阴之至其脉钩。小满至六月大暑，为三之气，少阴相火主令，经曰：少阳之至大而浮。大暑至八月秋分为四之气，太阴湿土主令，经曰：太阴之至其脉沉。秋分至十月小雪为五之气，阳明燥金主令，经曰：阳明之至短而涩。小雪至十二月大寒为六之气，太阳寒水主令，经曰：太阳之至大而长。"李氏不仅引《内经》论述了"脉分四时六气"，同时，参照《丹溪心法·能合色脉可以万全》的运气脉法自制了"六气分合六部时日诊候之图"，以发明"六气至理"，其侄李延昰也将这套运气脉法写入《脉诀汇辨》中。而且，李中梓还认为反关脉与人之富贵相关，如"脉不行于寸口，由列缺络入臂后，手阳明大肠经也。以其不正行于关上，故曰反关。必反其手而诊之，乃可见也。左手得之主贵，右手得之主富，左右俱反富而且贵，男女皆然"，颇有太素脉法之意蕴。

六气分合六部时日诊候之图

右手寸						右手关						右手尺					
浮		中		沉		浮		中		沉		浮		中		沉	
小雪十五日	立冬五日	立冬十日	霜降十日	霜降五日	寒露十五日	秋分十五日	白露五日	白露十日	处暑十日	处暑五日	立秋十五日	大暑十五日	小暑五日	小暑十日	夏至十日	夏至五日	芒种十五日
五之气阳明燥金						四之气太阴湿土						三之气少阳相火					
左手寸						左手关						左手尺					
浮		中		沉		浮		中		沉		浮		中		沉	
小满十五日	立夏五日	立夏十日	谷雨十日	谷雨五日	清明十五日	春分十五日	惊蛰五日	惊蛰十日	雨水十日	雨水五日	立春十五日	大寒十五日	小寒五日	小寒十日	冬至十日	冬至五日	大雪十五日
二之气少阴君火						初之气厥阴风木						终之气太阳寒水					

李中梓曰："此六气分合六部时日诊候之图，乃余所自悟而自制，实六气至理，而古今所未发者。以平治之纪为例。若太过之纪，其气未至而至，从节前十三日为度；不及之纪，其气至而未至，从节后十三日为度。太过之岁，从左尺浮分起立春；不及之岁，从左关中分起立春。依次而推之，必于平旦，阴气未散，阳气未动，饮食未进，衣服未著，言语未吐之时，清心调

息，逐部细究，则时令之病，可以前知。诊得六部俱平则已，若有独大、独小、独浮、独沉、独长、独短，与各部不同，依图断之，无不验者。"

此图将《内经》六气六步及二十四节气分配于寸口脉的"三部九候"之中，以诊察疾病预后。李氏所谓"依图断之，无不验者"，并举例云："假若左关中候脉独弦大，已知雨水后，惊蛰边有风热之病，盖弦主风，而大主热也；且左关又为风木之令故也，如右尺沉候，脉独缓滞而实大，已知芒种后，夏至也有湿热之病，盖缓滞而虚大乃湿热相火为患，盖缓滞为湿，而虚大为相火也；且在沉分，沉也主湿，又在相火之位故也。久病之人六脉俱见独滞，惟右寸中候脉来从容和缓，清净无邪，已知霜降后，立冬也必愈，盖中候而从容和缓，为胃气之佳脉，且右寸为肺金之位，土来生金之故也，其余全部俱依此而细推之，而不失一也。然亦须三四候之确然不渝，无不验者。"《六气分合六部时日诊候图》的出现，是中医"四时五行脉法"的进一步细化，明确了其主运主气的五运六气特征。至清末陆笔泉《运气辨·六气应脉图》则更正其"偶误"，并提出"再以客气先天后天之加临参之，百不失一"。可知《内经》"四时五行脉法"经《伤寒论》《脉经》以至明代《士材正眼》，清代陆氏《运气辨》即与《内经》"六气学说"熔于一炉，使之升华为更为细致的可以定量的"运气脉法"。

在清·陈梦雷主编的《古今图书集成·医部全录·太素脉诀（上、下）》（1701—1706）卷八十七、八十八中，有"地支六气周岁例诀"一篇，其中记载："此每年主气，大寒后十五日，交下年初气。管事客气详后。寅卯初气，肝胆，左手关部所主。立春（正月节）春分（二月中）；辰巳二气，心小肠，左手寸部所主。清明（三月节）小满（四月中）；午未三气，三焦心包络，右手尺部所主。芒种（五月节）大暑（六月中）；申酉四气，脾胃，右手关部所主。立秋（七月节）秋分（八月中）；戌亥五气，肺大肠，右手寸部所主。寒露（九月节）小雪（十月中）；子丑六气，肾膀胱，左手尺部所主。大雪（十一月节）大寒（十二月中每年大寒后。十五日止，交下年气数。）以上六气，皆推排风温热湿燥寒之六气，而分居于十二脏腑，为一周岁十二月之内以主之也。"这一太素脉法中的主气时位与李中梓的"六气分合六部时日诊候之图"及其侄孙李延昰（1628—1697）于康熙二年（1662年）著《脉诀汇辨》中的"六气分合六部时日诊候之图"实为一气之脉图。二者究竟是各有所悟，还是一脉相传，目前还不得而知。但这两种医算脉法的五运六气逻辑却是同一理论，其天地人定位定时定式是一样的，只是详略不同而已。

寸关尺与六气对应表

	寸	关	尺
左	清明、小满	立春、春分	大雪、大寒
	辰巳二气、心小肠	寅卯初气、肝胆	子丑六气、肾膀胱
右	寒露、小雪	立秋、秋分	芒种、大暑
	戌亥五气、肺大肠	申酉四气、脾胃	午未三气、三焦心包
	寸	关	尺

寸关尺与二十四节气对应表

部位	左尺			左关			左寸			右尺			右关			右寸		
诊候	沉分	中分	浮分	沉分	中分	浮分	沉分	中分	浮分	沉分	中分	浮分	沉分	中分	浮分	沉分	中分	浮分
廿四节气	大冬雪至	冬小至寒	小大寒寒	立雨春水	雨惊水蛰	惊春蛰分	清谷明雨	谷立雨夏	立小夏满	芒夏种至	夏小至暑	小大暑暑	立处秋暑	处白暑露	白秋露分	寒霜露降	霜立降冬	立小冬雪
所占日数	十五日	五日	十日	十日	五日	十五日	十五日	五日	十日	十日	五日	十五日	十五日	五日	十日	十日	五日	十五日
大气	终气太阳寒水			初气厥阴风木			二气少阴君火			三气少阳相火			四气太阴湿土			五气阳明燥金		

　　《素问·至真要大论》曰："脉之所在寸口何如？岐伯曰：视岁南北，可知之矣……北政之岁，少阴司地，则寸口不应；厥阴司地，则右不应；太阴司地，则左不应。南政之岁，少阴司天，则寸口不应；厥阴司天，则右不应；太阴司天，则左不应。"《素问·至真要大论》篇："帝曰：尺候何如？岐伯曰：北政之岁，三阴在下，则寸不应；三阴在上，则尺不应。南政之岁，三阴在天，则寸不应；三阴司地，则尺不应。左右同。"不应脉的根本原因是相应的脏气不应天气而上从于司天之气，脉象不应脏气而应于天，是为不应脉。运气司天司地有应与不应之别，其诊要视岁南北。《素问·五常政大论》曰"其岁有不病，而藏气不应不用者何也？岐伯曰：天气制之，气有所从也。……少阳司天，火气下临，肺气上从……阳明司天，燥气下临，肝气上从……太阳司天，寒气下临，心气上从……厥阴司天，风气下临，脾气上从……少阴司天，热气下临，肺气上从……太阴司天，湿气下临，肾气上从"。脏气上从，即所在脏气上应于司天之气，掩盖了所在脏气本身的真相，表现出司天之气的脉象特征，是为脏气不应。

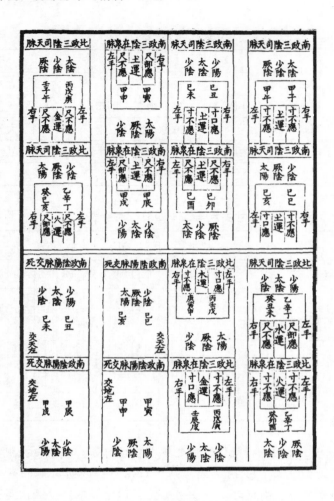

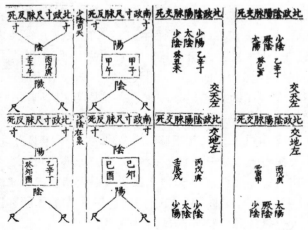

《素问·至真要大论》"北政之岁，少阴司地，则寸口不应"，少阴司地，则阳明司天，《素问·五常政大论》"阳明司天，燥气下临，肝气上从"，肝气上从，金木交战于寸口，双侧寸口脉不显于心肺之脉，故不应。《素问·至真要大论》"厥阴司地，则右不应"，说明是少阳司天之政，《素问·五常政大论》"少阳司天，火气下临，肺气上从"，为什么是右不应呢？右寸为脏气之肺脉，肺气上从，不应脏气应少阳相火之象。《素问·至真要大论》"太阴司地，则左不应"，说明是太阳司天之政，《素问·五常政大论》"太阳司天，寒气下临，心气上从"，为什么左寸不应呢？左寸在脏气为心之脉，心气上从，故应于太阳寒水之象。

《素问·至真要大论》"南政之岁，少阴司天，则寸口不应"，《素问·五常政大论》"少阴司天，热气下临，肺气上从"，寸口为太阴之脉，不应在寸口脉，显示少阴君火之象。《素问·至真要大论》"厥阴司天，则右不应"，《素问·五常政大论》"厥阴司天，风气下临，脾气上从"，不应在右关脾脉，显现厥阴风木之象。《素问·至真要大论》"太阴司天，则左不应"，《素问·五常政大论》"太阴司天，湿气下临，肾气上从"，左不应是为左寸口不应，左侧尺脉不应肾气，显示太阴湿土之象。

《天元玉册》中也有关于五运六气的脉法六十首。

明代名医李士材（1588—1655）的侄孙李延昰（1628—1697）于康熙二

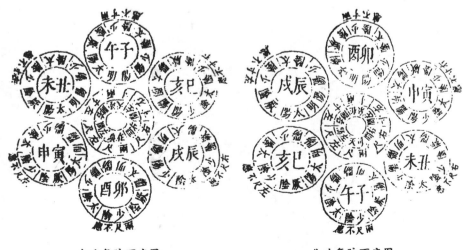

南政年脉不应图　　　　　　　北政年脉不应图

年（1662年）著《脉诀汇辨》十卷，汇辑先秦至清初以前各医学名家脉学之精华，并以李氏脉学心要加以辨证发扬而成。内容包括脉论、二十八脉、运气、望诊、闻诊、问诊、医案、经络等。全书规模宏富，又切于临床实用，洋洋十万余言，为一部集大成式的脉学奇书，在中医脉学史上有着里程碑式的重要地位。其中有"脉位法天地五行论""运气论""太素脉论"等专论脉法医算篇章，而且第八章单论"运气"，详论五运六气、标本正对、主客生克顺逆、天符岁会、太乙岁同、南政北政、不应脉、排山掌法、南北政指掌图、南北政司天脉图、客气定局力化图、子午流注，等等。

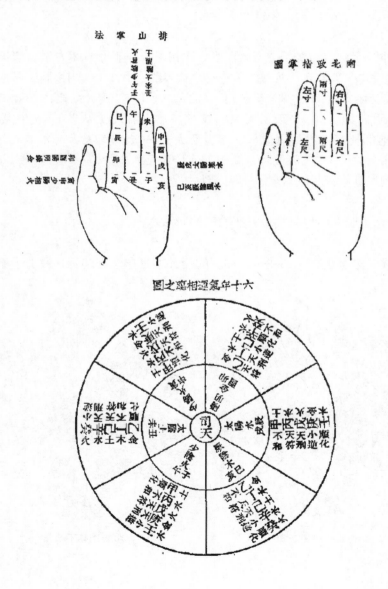

六氣分合六部時日診候之圖

右 尺			右 關			右 寸		
沉	中	浮	沉	中	浮	沉	中	浮
芒種夏至十五日	小暑夏至十日	大暑小暑十五日	立秋處暑十五日	白露處暑十日	秋分白露十五日	寒露霜降十五日	立冬霜降十日	小雪立冬十五日
三之氣少陽相火			四之氣太陰濕土			五之氣陽明燥金		

左 寸			左 關			左 尺		
浮	中	沉	浮	中	沉	浮	中	沉
小滿立夏十日	立夏穀雨十日	清明穀雨十五日	春分驚蟄十五日	驚蟄雨水十日	立春雨水十五日	大寒小寒十五日	小寒冬至十日	大雪冬至十五日
二之氣少陰君火			初之氣厥陰風木			終之氣太陽寒水		

　　其后附《五运六气医案》一卷。其对运气与脉象的关系进行了探讨。对运气七篇中所云"尺寸反者死，阴阳交者死""先立其年，以知其气，左右应见""南北政""尺寸不应""反其诊则见""少阴所在，其脉不应"等问题提出了明确的见解，解释了许多疑难问题。其中记载了一例运用运气之理推断疾病死期的病案。病案如下："南都许轮所孙女，十八岁，患疾喘羸瘦，四月初诊之，手太阴脉搏指，足少阴脉如烂棉，水衰而火乘金也。余曰：金与火为仇，今不浮涩而洪大，贼脉见矣。肾水不能救，秋金可忧。至八月初五诊之，肺之洪变为细，肾之软者变为大。岁在戊午，君火司天，法当两尺不应。今尺当不应而反大，寸当浮大而反细，经曰：'尺寸反者死'，况肺脉如丝，悬悬欲绝？经曰：'脉至悬绝，十二日死'，予之短期，当在十六日。

然安谷者逾期，不安谷者不及期，以食不断，故当逾期。况十六、十七日皆金，取其一线之气，安得遽绝？十八日交寒露节，又值火日，经曰'手太阴气绝，丙日笃，丁日死'。寅时乃气血注肺之时，不能注则绝，必死于十日寅时矣。轮所闻之，潸然泪下。以为能食，犹不肯信，果至十八日未晓而终。"此案以气运、时令，结合病情判断预后，对于运气学说指导临床很有参考价值。

《难经》将五行生克乘侮之理引入脉象变化之中，用以解释寸口脉所主的脏腑相生，一脉十变和五邪病机。

其一，寸口脉论脏腑五行相生。寸口脉分寸、关、尺三部，在《十八难》中记有"脉有三部"，即寸脉为上部，关脉为中部，尺脉为下部，以对应人体脏腑相互资生。具体是右寸肺金生左尺肾水，左尺肾水生左关肝木，左关肝木生左寸心火，左寸心火生右尺相火，右尺相火生右关脾土，右关脾土生右寸肺金。

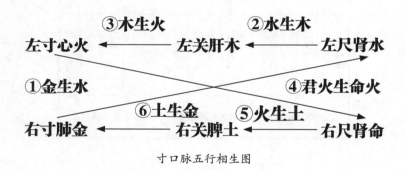

寸口脉五行相生图

其二，一脉十变寓母子相及与乘侮病机。《十难》根据一脏与其他四脏脉象交错形成一脉十变情况，揭示了脏腑自病、母病及子、子病犯母，相乘、相侮的传变规律。以心脉十变为例，正经自病见"心脉微大，小肠邪干小肠也"和"心脉大甚者，心邪干心也"；肝木及心火的母病及子见"心脉急甚者，肝邪干心也"和"心脉微急者，胆邪干小肠也"；心火及肝木的子病犯母见"心脉微甚者，脾邪干心也"和"心脉微缓者，胃邪干小肠也"；肾水乘心火的相乘传变见"心脉沉甚者，肾邪干心也"和"心脉微沉者，膀胱邪干心也"；肺金反克心火的反侮传变见"心脉涩甚者，肺邪干心也"和"心脉微涩者，大肠邪干心也"。

其三，脏病相乘的脉证预后。凡五脏疾病不得本脏相符脉象，反得相乘的脉证和预后，在《十七难》中有详细记载：肝病反见肺金乘肝木的"浮短而涩"脉象和"闭目不欲见人"证候，多主死；心病反见肾水乘心火的"沉濡而微"脉象和"开目而渴心下牢"证候，多主死；脾病反见肝木乘脾土的"紧大而滑"脉象和"大腹而泻"证候，多主死；肾病反见脾土乘肾水脉象，亦主死。这点与《素问·玉机真脏论》言"死于其所不胜"相同。

其四，五行传变区分五邪。《五十难》根据五脏病机五行传变情况来命名虚邪、贼邪、实邪、微邪和正邪。如心病得肝脉，因肝木为心火之母居后，就把这种母病及子传变称为"从后来者为虚邪"；心病得脾脉，因脾土为心火之子居前，就把这种子病犯母传变称为"从前来者为实邪"；心病得肾脉，因肾水为心火所不胜，就把这种相乘传变称为"从所不胜来者为贼邪"；心病得肺脉，因肺金为心火所胜，就把这种反侮传变称为"从所胜来者为微邪"；心病得心脉属本经自病，就称为正邪。进而将这种认识推广到病因学中，即"心病中风得之为虚邪，伤暑得之为正邪，饮食劳倦得之为实邪，伤寒得之为微邪，中湿得之为贼邪"等等。

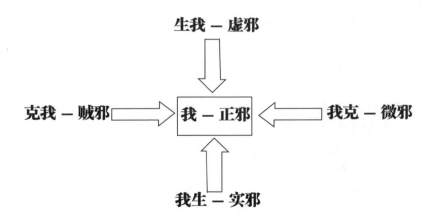

此外，《十三难》还从色脉顺逆判断脏病预后。如"肝病色青其脉当弦急"为色脉相应多主生；若"肝病色青其脉浮涩而短"为色脉相乘多主死，等等。

《伤寒杂病论》脉诊乃仲景辨六气为病论治之精髓，《伤寒论》提及了纵、横、逆、顺、反、覆、高、章、纲、慄、卑、损十二脉。"十二脉"概念的提出始于李中梓《诊家正眼·脉法总论》，其将"纵、横、逆、顺、反、覆、高、章、纲、慄、卑、损"统称为仲景十二脉："《内经》十二，仲景十二，凡得二十四脉。"李中梓认为此十二脉"未尝非辨证之旨诀，而世皆置若罔闻，则有惭于司命之职矣"。吕震名《伤寒寻源》亦言："此中参伍错综之妙，具有彻上彻下彻表彻里工夫，使非从仲景经文，反覆讨论一番，焉能通其精微哉？"

何谓纵、横、逆、顺？仲景说："水行乘火，金行乘木，名曰纵。火行乘水，木行乘金，名曰横。水行乘金，火行乘木，名曰逆。金行乘水，木行乘火，名曰顺也。"脉具五行刑生制化之义，乃五脏六腑吉凶死生之枢机，脉之大要也。因为经络受邪之后，入于脏腑，故此乃以人之五脏，候人五脏不平之诊法。而纵、横、顺、逆四脉正是五行圆运动病机中的贼、微、实、逆四邪之候。

纵者，乘其所胜也。除了水乘火、金乘木，若见木乘土、土乘水、火乘金，皆为纵脉范畴。如《伤寒论》原文第108条："伤寒，腹满谵语，寸口脉浮而紧，此肝乘脾也，名曰纵，刺期门。"这里"纵脉"乃"浮而紧"之脉。可见纵脉属于相兼脉，而且并非固定不变，根据五行相乘的5种情况而有不同。横脉与纵脉相反，横者，反乘所不胜也，实为五行关系中的相侮，亦有木侮金、金侮火、火侮水、水侮土、土侮木5种情形。如《伤寒论》原文第109条言："伤寒发热，啬啬恶寒，大渴欲饮水，其腹必满，自汗出，小便利，其病欲解，此肝乘肺也，名曰横，刺期门。"五行中的子病及母曰"逆"，和"纵""横"一样，亦有5类。例如《伤寒论》原文第102条："伤寒二三日，心中悸而烦者，小建中汤主之。"心为脾之母，脾主运化，为气血生化之源，此时中焦虚寒、气血不足，而复感外邪，故心悸心烦。"顺"，为五行中的5种母病及子情形。例如《伤寒论》原文第326条："厥阴之为病，消渴，气上撞心，心中疼热，饥而不欲食，食则吐蛔。下之利不止。"心为肝之子，风木相火上扰，母病及子，故见"消渴，气上撞心，心中疼热"。又如仲景《平脉法》通过脉象的纵、横、顺、逆，来判断脏腑间的生化制克，从而辨别疾病的预后轻重。《平脉法36》曰："数者南方火，火克西方金……为难治也。"火行乘金，名曰纵。《平脉法62》曰："趺阳脉沉而数，沉为实，数消谷，脉紧者，为难治。"木行乘土，名曰纵。《辨脉法51》曰："伤寒咳逆上气，其脉散者死。谓其形损故也。"火行乘金，名曰纵。

五脏各见肝弦、心洪、脾缓、肺浮、肾沉之本脉，自无病也，若见他脉，**则纵脉病贼邪，横脉病微邪，逆脉病实邪，顺脉病虚邪**。此二十五脉是五脏六腑之阴阳五行脉法的纲目及原理法则，是二十五脉的基本作用机制，其原理就是阴阳五行的生克乘侮、胜复郁发。可看出《辨脉法》《平脉法》凭脉以辨邪正之强弱、阴阳之离合、五行之生克，判断疾病之进退，体现了脉象与病证之间存在着密切联系，脉象蕴含了病证的重要要素（病位、病性、邪正关系、病势），平脉可以知证，平脉辨证，为制定治法方药提供了重要依据。

其余八脉则是气血阴阳的虚实寒热表里之象，仲景曰："心病自得洪大者，愈也。假令脉来微去大，故名反，病在里也。脉来头小本大，故名覆，病在表也。寸口卫气盛，名曰高。荣气盛，名曰章。高章相搏，名曰纲。卫气弱，名曰慄。荣气弱，名曰卑。慄卑相搏，名曰损。"这十二脉实为《脉经》24脉、《濒湖脉学》27脉、《诊家正眼》28脉的形成机制。仲景在《伤寒论》398条原文中有148条论及脉象，于《金匮要略》全书中有145条涉及脉象，由此观之，可见仲景对脉诊的重视。这些条文中记叙了浮、沉、迟、数、虚、实、微、细、小、洪大、弦、长、短、紧、缓、弱、滑、涩、动、促、结、代等24种单一脉象以及58种相兼脉象，分见于书中的104个证候，诸种脉象皆源于仲景十二脉法则。

《伤寒杂病论·序》曰："省疾问病，务在口给，相对斯须，便处汤药，按寸不及尺，握手不及足，人迎、趺阳，三部不参，动数发息，不满五十，短期未知决诊，九候曾无仿佛，明堂阙庭，尽不见察，所谓窥管而已。夫欲视死别生，实为难矣！"可见，仲景脉法是三部合参、寸口为主。例如《金匮要略·呕吐哕下利病脉证治第十七》提出："趺阳脉浮而涩，浮则为虚，涩则伤脾，脾伤则不磨，朝食暮吐，暮食朝吐，宿谷不化，名曰胃反。脉紧而涩，其病难治。"《伤寒论·辨脉法》亦云："趺阳脉浮而涩，少阴脉如经也，其病在脾，法当下利。何以知之？若脉浮大者，气实血虚也。今趺阳脉浮而涩，故知脾气不足，胃气虚也。以少阴脉弦而浮，才见此为调脉，故称如经也。"又如《金匮要略·水气病脉证治第十四》"师曰：寸口脉沉而迟，沉则为水，迟则为寒，寒水相搏。趺阳脉伏，水谷不化，脾气衰则鹜溏，胃气衰则身肿。少阳脉卑，少阴脉细，男子则小便不利，妇人则经水不通，经为血，血不利则为水，名曰血分"。一个条文就包括四种脉法，通过"寸口（太阴脉）脉诊"候心肺之气，通过"趺阳（阳明脉）脉诊"候脾胃之气，通过"少阳脉诊"候三焦之气，通过"少阴脉诊"候肾之气，来说明水气病发生机理与证情，并论述了妇人病水与血分致病的特点。可见，仲景以太阴寸口脉诊为主，同时重视跌阳脉（阳明脉法）对胃气的候诊，并兼用少阳脉诊、少阴脉诊（太溪脉）等对经络气血阴阳的诊察。这是仲景对于三部九候诊法的继承与运用，而三部九候脉法实际上就是三阴三阳脉法的滥觞。

　　仲景以三阴三阳六气分伤寒脉学，所以临床上就有了太阳脉浮、阳明脉洪大、少阳脉弦、太阴脉濡缓、少阴脉微细、厥阴脉微等六气分法。以五行分杂病脉学，故有寸关尺之六部五脏之脉。正如《素问·脉要精微论》所云："微妙在脉，不可不察，察之有纪，从阴阳始；始之有经，从五行生；生之有度，四时为宜。补泻勿失，与天地如一，得一之情，以知死生。"

　　《伤寒论·辨脉法》云"寸口脉，浮为在表，沉为在里，数为在府，迟为在藏""何以别知藏府之病？然数者府也，迟者藏也，数则为热，迟则为寒，诸阳为热，诸阴为寒，故以别知藏府之病也"。《金匮要略·脏腑经络先后病脉证第一》："寸口脉动者，因其旺时而动，假令肝旺色青，四时各随其色。肝色青而反色白，非其时色脉，皆当病。"张仲景认为，四时气候的变化，可以影响人体的生理功能。正常人的脉象和气色，随着四时气候而发生相应变化，以与自然界相协调。"因其旺时而动者"，如春时木旺，则肝脉动而弦，其色青；夏时火旺，则心脉动而钩，其色赤；长夏土旺，则脾脉动而缓，其色黄；秋时金旺，则肺脉动而毛，其色白；冬时水旺，则肾脉动而石，其色黑，如此才是"四时各随其色"。若肝色当青而反色白，则金来克木，此为非时，当病也，以此提示诊病当注意时令对人体的影响。

《内经》分配脏腑诊候图

寸	上焦	天部	外内	肺胸	上附上	右手
关	中焦	人部	外内	胃脾	中附上	
尺	下焦	地部	外内	肾大肠	季胁	

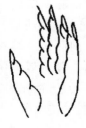

上附上	心膻中	外内	天部	上焦	寸	左手
中附上	肝膈	外内	人部	中焦	关	
季胁	肾膀胱小肠	外内	地部	下焦	尺	

　　而且仲景论述寸口太阴脉与人体的对应关系，并不像《中医诊断学》中寸关尺对应的"右侧肺脾命门，左侧心肝肾"那样局限，而是寸关尺与上中下三焦、上中下人体部位也有相应。如："病如桂枝证，头不痛项不强，寸脉微浮，

胸中痞硬，气上冲喉咽不得息者，此为胸有寒也。当吐之。宜瓜蒂散。"可知寸位相应于人体上焦。又"心下痞，按之濡，其脉关上浮者，大黄黄连泻心汤主之"，说明"关上"相应于心下胃脘，相当于中焦位置。又"阳已虚，尺脉弱涩者，复不可下之""下利，寸脉反浮数，尺中自涩者，必清脓血"，说明尺脉弱涩为下焦津伤，不可再下，再下更伤其阴。寸关尺分候整个人体，与《素问·脉要精微论》"前以候前，后以候后。上竟上者，胸喉中事也。下竟下者，少腹腰股膝胫足中事也"一致。如《金匮要略·五脏风寒积聚病脉证并治第十一》："诸积（肿瘤）大法：脉来细而附骨者，乃积也。寸口积在胸中；微出寸口（上鱼际脉），积在喉中（或头部）；关上积在脐旁；上关上，积在心下；微下关，积在少腹。尺中，积在气冲；脉出左，积在左；脉出右，积在右；脉两出，积在中央；各以其部处之。"

最后才是对应于人体五脏六腑的太阴脉，如"右侧肺脾命门，左侧心肝肾"。脾胃肝胆位于中焦，是人体气机升降的枢纽所在，故中焦气机正常则全身气机正常，中焦气机失常则全身气机失常，而中焦在脉象上的体现是关脉，所以，临床诊脉中尤为重视关脉所反映的中焦气机的状态。由于关脉在脉诊中的重要地位，故晋王叔和《脉经》就有"关上一分，人命主之"。关脉在仲景脉法体系中的地位也是至关重要，关脉在左为肝胆中焦，在右为脾胃中焦，肝胆脾胃的土木结构决定了中焦升降功能的平衡对人体的全身气机影响至关重大，仲景在《金匮要略·脏腑经络先后病脉证第一》中曰"见肝之病，知肝传脾，当先实脾"的意义也在于此，故见左关大于右关脉多从疏肝健脾入手，见右关大于左关多从健脾化湿入手，治疗不离中焦，临床多奇效。上焦中焦下焦两脉对比诊病，心与肺、肝与脾、肾水与命火的原理如此而已。举一反三，不再列举。

"十二经脉标本脉法"的核心观点是：十二条经脉中每条经脉都有两个诊脉点，位于肢体的诊脉点称为本脉，而位于头面部的诊脉点则称为标脉。"三部九候脉法"则是对头（上）、手（中）、足（下）三部动脉，每部各诊天（上）、人（中）、地（下）三候，通过脉动的不同表现来诊断疾病。此法的最早记载见于《素问》，代表作是《素问·三部九候论》。在《伤寒论》"序"中有"按寸不及尺，握手不及足，人迎、趺阳，三部不参，动数发息，不满五十"，此处的三部诊法是指人迎、寸口和趺阳，实际上是三部九候脉法的简化。可见张仲景所采用的脉诊法与《黄帝内经》是一脉相承的，《伤寒论》中除了应用寸口脉法外，还大量使用"遍诊法"诊断疾病。

同时，仲景还有一种九宫脉法，世人知之甚少。仲景在《金匮要略·五脏风寒积聚病脉证并治第十一》首次提出了"诸积大法"的九宫脉法概念，"诸积"即是现代医学所认识的占位性病变或肿瘤。云："诸积大法，脉来细而附骨者，乃积也。寸口，积在胸中；微出寸口，积在喉中。关上，积在脐旁；上关上，积在心下；微下关，积在少腹。尺中，积在气冲；脉出左，积在左；脉出右，积在右；脉两出，积在中央。各以其部处之。"因其脉法中已经体现了前、中、后、左、中央、右的九个区域，已经初步体现九宫脉法。

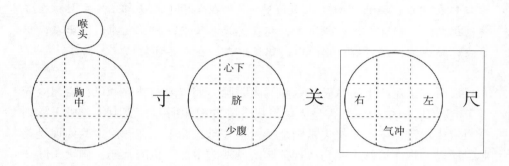

　　所谓九宫脉指左右手每个寸关尺的部位各为一个九宫图，"前如外者足太阳，中央如外者足阳明也，后如外者足少阳也，中央直前者手少阴也，中央直中者手心主也，前如内者足厥阴也，中央如内者足太阴也，后如内者足少阴也，前部左右弹者阳跷也，后部左右弹者阴跷，中部左右弹者带脉也，从少阴斜至太阳，是阳维也，从少阳斜至厥阴是阴维也"。每个九宫还可以继续九等分，并由此可以确定病变的部位、大小和形状。还有昆仑天元脉、浙江丝线脉，等等。

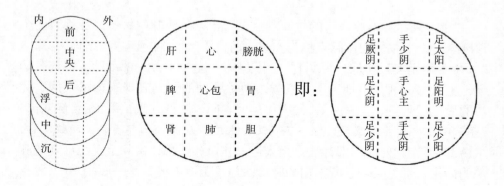

《灵枢·顺气一日分为四时》云："黄帝曰：愿闻四时之气。岐伯曰：春生、夏长、秋收、冬藏，是气之常也，人亦应之。以一日分为四时，朝则为春，日中为夏，日入为秋，夜半为冬。"晋代医家王叔和在《内经》《伤寒论》及《四时经》的基础上，结合五行的王、相、休（废）、囚、死将脏象与一年四季、一日四时联系起来，从而产生了"四时五行全息脉法"。如《脉经·卷三》云："肝象木……其脉弦……。其相冬三月，王春三月，废夏三日，囚季夏六月，死秋三月。其王日甲乙，王时平旦、日出；其困日戊己，困时食时、日昳，其死日庚辛，死时晡时、日入。心象火……其脉洪。其相春三月，王夏三月，废季夏六月，囚秋三月，死冬三月。其王日丙丁，王时禺中、日中；其困日庚辛，困时晡时，日入，其死日壬癸，死时人定、死半。脾象土……其脉缓。如相夏三月，王季夏六月，废秋三月，囚冬三月，死春三月。其王日戊己，王时食时、日；其困日壬癸，困时人定、夜半，其死日甲乙，死时平旦、日出。脉象金……其脉浮。其相季夏六月，其王秋三月，废冬三月，囚春三月，死夏三月。其王日庚辛，王时晡时、日入，其困日甲乙，困时平旦、日出，其死日丙丁，死时禺中、日中。肾象水……其脉沉。其相秋三月，其王冬三月，废春三月，囚夏三月，其死季夏六月。其王日壬癸，王时人定、夜半；其困日丙丁，困时禺中、日中，其死日禺中、日中，其死日戊己，死时食时、日昳。"

观叔和此论，首论"五行相旺休囚死"等当令与不当令的关系。古人论五行的强弱，依其所逢月令"旺、相、死、囚、休"的顺序，以当今五行为最强，相令得扶而次强，囚令次弱，死令最弱，休令最中。同时结合天干地支的五行属性，论述了旺日、困日、死日及旺时、困时、死时等内容，为主运主气"四时五行脉法"进一步发展"四时五行全息脉法"提供了依据。充分表明人体气血的运行，无论是春夏秋冬，还是旦暮昼夜，皆与四时五行相应。《中医脉诊学》云："正常人的脉象在一日之中，也有象春弦、夏洪、秋毛、冬石一样的相应变化，在临证者用心玩味自知，一日四时的变化属微量变化，不若一年四时之脉的变化突出而已"。又云"疾病是受一日四时影响，脉象无不皆然，善诊者自知"。

日时周期的三阴三阳脉文献少见，仅在《脉经》辑录的《扁鹊阴阳脉法》中有相关论述，其文将脉分为一日六个时段："脉平旦曰太阳，日中曰阳明，晡时曰少阳，黄昏曰少阴，夜半曰太阴，鸡鸣曰厥阴，是三阴三阳时也。"但日干支脉象脉法的具体应用书中并未详解。与仲景的"六经欲解时"

比较，阳经顺序不同，阴经顺序相同。

年月周期的三阴三阳脉情况略为复杂。《脉经·扁鹊阴阳脉法第二》卷五："少阳之脉，乍小乍大，乍长，乍短，动摇六分。王十一月甲子夜半，正月、二月甲子王。太阳之脉，洪大以长，其来浮于筋上，动摇九分。三月、四月甲子王。阳明之脉，浮大以短，动摇三分。大前小后，状如科斗（即蝌蚪），其至跳。五月、六月甲子王。少阴之脉紧细，动摇六分。王五月甲子口，七月、八月甲子王。太阴之脉，紧细以长，乘于筋上，动摇九分。九月、十月甲子王。厥阴之脉，沉短以紧，动摇三分。十一月、十二月甲子王。"

年周期的三阴三阳脉象

篇名	少阳	太阳	阳明	少阴	太阴	厥阴
《平人气象论》	乍数乍疏、乍短乍长	洪大以长	浮大而短	——	——	——
《七难》	乍小乍大、乍短乍长	洪大而长	浮大而短	紧细而微	紧大而长	沉短而敦
《扁鹊阴阳脉法》	乍小乍大、乍短乍长	洪大以长	浮大以短	紧细	紧细以长	沉短以紧

《扁鹊阴阳脉法》三阴三阳脉王时

三阴三阳	王时
少阳	王十一月甲子夜半，正月、二月甲子
太阳	三月、四月甲子
阳明	五月、六月甲子
少阴	王五月甲子日中，七月、八月甲子
太阴	九月、十月甲子
厥阴	十一月、十二月甲子

《难经·七难》三阴三阳脉王时

三阴三阳	王时
少阳	冬至之后得甲子
阳明	复得甲子
太阳	复得甲子
太阴	复得甲子
少阴	复得甲子
厥阴	复得甲子

大致来说，两段文献中的三阴三阳脉皆分别王时 60 日，其中《扁鹊阴阳脉法》依据农历（阴阳历）月份分割时间节段，《难经·七难》则是以二十四节气（依太阳黄道位置）中的冬至为标志点结合干支计日法构建的动态周期表。

《扁鹊阴阳脉法》的排序依循另一种模式，其在脉象描述后详细记录了各脉"动摇几分"，将"动摇几分"与《素问·阴阴离合论》三阴三阳之

"开阖枢"及《素问·皮部论》中三阴三阳皮部名称相比较，其中三阴三阳的对应方式为："太阳－太阴－九－开""少阳－少阴－六－枢""阳明－厥阴－三－阖"。扁鹊脉法三阴三阳脉王时在排列上是依照"六－九－三"（"枢－开－阖"）的次序。总体而言，此篇三阴三阳排序规律与自然界阴阳气的盛衰"趋势"相关，少阴少阳表示阴阳之气渐生，数为"六"；太阴太阳表示阴阳之气渐盛，数为"九"；厥阴阳明表示阴阳之气由盛转衰，数为"三"。这也有助于理解《素问·阴阳离合论》的"开阖枢"，对照《扁鹊阴阳脉法》周期，"枢"正处于阴与阳相互转化的中轴，为阴阳渐长之始，"开"为渐盛，"阖"则渐衰。

《脉诀指掌病式图说》是一部脉学专著，共一卷。简称《脉诀指掌图说》《脉诀指掌》，一名《丹溪重修脉诀》。原题元代朱震亨撰，实为李杲所撰，约成书于1248年。书中主要以三部九候、五运六气、十二经脉等为理论依据，分三十余论阐述脉证诊法，辨析男女各种病脉之异同等，并附以大量图例说明。全书最大的特点是附有大量图例说明脉象及其主病等，解说脉诀。其中所附指掌图共有46幅，这为理解枯燥难懂的脉学理论提供了方便。书中保存了部分宋元已佚脉书的内容，反映出作者以五运六气、太素脉法、胃气为本的学术思想。

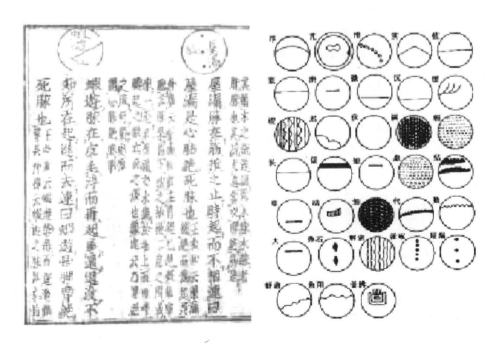

书中具体内容包括了论脉法配天地、男女手脉之图、三部九候图说、阴阳相乘覆溢关格图说、论分按人迎气口左右图说、总论脉式、陈氏辨三藏本脉息数尺度、《素问》六气主合至脉、辨七情郁发五脏变病脉法、辨五脏过不及之为病、辨六淫外伤六经受病脉图说、辨七表八里九道脉病证、辨六极脉、辨男女左右手脉法图序等。其中前部分用大篇幅论述了较多运气学说的内容，强调辨脉不仅要识其体状，还要结合推寻六气交变、南政北政、司天司地。后部分内容，则大量引用陈无择《三因方》中的脉论，主张左为人迎，右为气口，以其应与不应来判断内外因；并论脉 26 种，依次以浮、沉、迟、数、虚、实、缓、紧、洪、细、滑、涩、弦、弱、结、促、乳、微、动、伏、长、短、濡、革、散、代为序。最后附有一些诊脉的歌诀等，如"分关前关后阴阳诗""诊脉截法断病歌""诊暴病歌"等。此外，书中批判了高阳生的《脉诀》，但袭取了《太素脉诀》的七表八里九道类脉法，并分三论进行了阐述。

太素脉法是通过人体脉搏变化来预测人生贵贱、吉凶、祸福的古代方术。使用太素脉秘诀，不但可以给人诊病，还可预言人的命运；不但可以预测一个人一生的吉凶，甚至还可以透过父亲的脉象来预测子女父母家眷的命运前程。据日本中医目录学家丹波元胤考证，"是唐时已有此说""北宋之

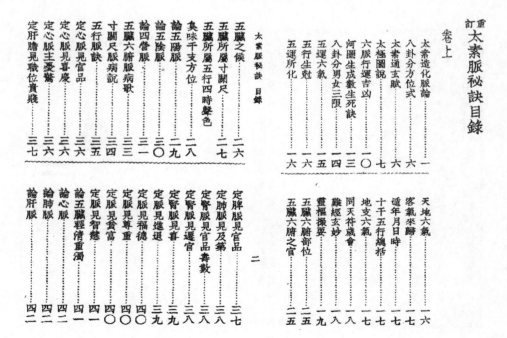

重訂太素脈訣目錄

卷上

太素造化脈論 一
八卦分方位式 六
太素通玄賦 六
太極圖說 七
六脈行運吉凶 一〇
河圖生成數生死訣 三
八卦分男女三限 四
五運六氣 五
五行生尅 六
五運所化 一六

天地六氣 六
客氣來歸 七
遁年月日時 七
十干五行總括 七
地支六氣 八
同天符歲會 八
難經玄妙 九
靈樞撮要 一五
五臟六腑部位 五
五臟六腑之官 五

太素脈秘訣 目錄

五臟之候 一六
五臟所屬寸關尺 二七
五臟所屬五行四時聲色 一八
臭味干支方位 二九
論五臟脈 一〇
論五臟脈 三一
論四營脈 三三
五臟六腑脈病說 三四
寸關尺脈病訣 三五
五行脈訣 三六
五臟脈見官品 三六
定心脈主愛憎 三六
定肝膽見職位貴賤 三七

定脈見官品 二七
定脾脈見官品 三八
定肺脈見及第 三八
定腎脈見官品壽數 三八
定腎脈見遷官 三九
定腎脈見喜 三九
定腎脈見進退 四〇
定心脈見福德 四〇
定心脈見尊貴 四〇
定心脈見貧富 四一
論心脈 四一
論五臟輕清重濁 四二
論肺脈 四二
論肝脈 四二

卷下

太素脉歌 …………………………一

太素脉秘诀 目录

伤寒六经传变法 ……………………三
分男女脉 ……………………………四
别妇人病孕脉 ………………………四
心要论断生男女脉法 ………………五
易看诊脉法 …………………………六
学诊脉息法 …………………………七
尺寸部位法 …………………………七
右三部 ………………………………八
下指轻重法 …………………………八
七表八里九道总归之脉 ……………九
七表八里主五脏病 …………………一一
七表八里属五行 ……………………一三
五脏六腑所藏 ………………………一三
损至脉 ………………………………一四

论脾脉 ………………………………四三
论两尺部脉 …………………………四三
五脏所属藏干五行灾福 ……………四三
歌 ……………………………………四四
定五行见喜 …………………………四六
定阴阳灾福 …………………………四六
四时相反歌 …………………………四七
阴阳相反歌 …………………………四八
杂断歌 ………………………………四八
五脏七曜脉诀 ………………………四八
定僧道枯荣 …………………………四九

遊年脉诀 ……………………………五○
太素脉诀总论 ………………………五一
定四季死脉 …………………………五一
定老少脉 ……………………………五一
知男女胎论 …………………………五一
定妇人胎产 …………………………五○
定妇女产事 …………………………五○
定妇女淫事 …………………………五○
定婚女淫贱 …………………………五○
定婚女富贵 …………………………四九
定军使脉法 …………………………四九

浮沉迟数风气冷热歌 ………………二

四

怪脉 …………………………………五
明七诊法 ……………………………五
定二形脉 ……………………………六
服勤止定生死法 ……………………七
诊阴阳虚盛法 ………………………八
望色察脉法 …………………………八
听声察脉法 …………………………九
神镜五匮金经枢要 …………………一九
太上玄灵秘要脉诀 …………………二○
三部看勤脉断 ………………………二○
相类脉证 ……………………………二二
四总脉证 ……………………………二三
五总脉证 ……………………………二三
五脏见浮沉迟数主病 ………………二三
左手脉 ………………………………二四

右手脉 ………………………………三四
十二经 ………………………………三五
十二经有余不足用药歌 ……………三六
要健歌 ………………………………四一

十二部脉用药节法 …………………四六
察诊妇人脉法秘传妙诀 ……………五三
癸丑运气 ……………………………五六
灵枢经内分出节要 …………………六○

时，其说已行"（《中国医籍考》）。首见于隋朝杨上善氏《黄帝内经太素》。自杨上善创立太素脉法，其后以精研《太素脉》名于时，见于传记者，以宋之智缘僧为著，《医说》谓宋有张子充，善能诊脉，知人生死，及生平贵贱祸福、吉凶荣辱，克应如神，所谓善能诊脉云云，殆亦精于《太素脉》者。

太素脉以脉象清、轻、重、浊，断人富贵贫贱，祸福寿夭，生死时日，在中医脉诊中独树一帜。隋朝杨上善氏，以清浊而决贵贱寿夭，开太素脉之先河。其实，早在晋朝，我国现存最早的脉学专著《脉经》已经掺进部分太素脉法的内容，如"假令得王脉，当于县官家得之。""假令得囚脉，当于囚徒家得之。"北宋时有智缘、王朴、张扩精通太素脉见诸史传。特别是隋州人智缘（？—1074），有《太素脉法》传世。《宋史》卷四百六十二"方技门下""僧智缘传"载："僧智缘，随州人，善医。嘉祐末，召至京师，舍于相国寺。每察脉，知人贵贱、祸福、休咎，诊父之脉而能道其子吉凶，所言若神，士大夫争造之。"（《宋史》）《古今医统》："僧智缘，徐州人，嘉祐（年号）中召致京师，诊父母脉能知子之吉凶。时王安石、王珪俱在翰

285

林。(别人)疑古无此，安石曰：'昔医和诊晋侯而知其良臣将死，视父知子，又何足怪哉。"宋·庄季裕（1079—1149）曾著《灸膏肓俞穴法》一书，集唐宋时期孙思邈、王惟一、石藏用、叶元善、潘琪以及僧仲等六位医家取膏肓俞的数十种方法，是中医第一部研究俞穴的著作。其《鸡肋篇》中曾曰："太素脉以言诊脉，决人吉凶寿命之术也。有《太素脉法》一卷，序言本唐隐者张咸以授张太素，太素始行其术，故名。"

　　南宋医家齐能之著《太素造化脉论》一卷，字实轩，新安人。自序曰："太素之理，妙用莫测，变化无穷。余生以济人为心，以施药为事，遂研精医学，深究脉法，无穷之理，自得于心。验人贫富、贵贱、寿夭、忧乐，往往不期而言中，于是忘其浅陋，撰成《造化脉论》，不出于阴阳两字。测之然后知其为益深，穷之然后知其为益远，然亦安敢自是其是，姑志一得之愚，以俟知者正焉。新安实轩齐能之自叙。"又著《太素脉经诗诀》一卷，自序曰："《造化脉论》，已经山屋先生订正，然其理深远，观者未易穷测，遂并编述前贤诗诀于后，其间辞意有窒塞不通、隐奥难晓者，辄以己意增减而润色之。盖《脉论》者，造化之根原，《诗诀》者，吉凶之克应，二者不可缺一，合而观之可也。"

　　《世善堂藏书目录》载南宋太医刘开《太素脉诀》二卷，《南康府志》曰："刘开，字立之。习释老学，常游庐山，遇异人授以《太素脉》行世。元帝召赴阙，赐号复真先生。卒，葬于西古山。著有《方脉举要》。"严用和曰："用和幼自八岁喜读书，年十二，受学于复真刘先生之门，先生名开，立之其字也"（《严用和济生方·序》）。刘开另著《脉诀》一书，自序曰："夫脉者，天真委和之气也。晋王叔和以七表八里定人之生死阴阳，文理浩繁，后学难晓。大抵持脉之道，非言可传，非图可状，在乎心会而已。今将紫虚先生面会阴阳，撮其枢要，但以浮沉迟数为宗，风气冷热为主，有力无力以定虚实，且如浮而有力为风，浮而无力为虚，沉而有力为积，沉而无力为气，迟而有力为痛，迟而无力为冷，数而有力为热，数而无力为疮。更看三部何部得之，且如寸部属上焦，头面心胸之病，关部属中焦，腹肚之病；尺部属下焦，腰足之病。更察五脏之中何脏得之，六腑亦然。学者以意而加精别，庶不至按尺握寸之消。嘉熙五年（1242）上巳日，后学刘开述。"其还著《脉诀理玄秘要》《复真子刘先生脉法》《脉诀元微》等脉书。明嘉靖年间宋之翰跋曰："东垣《珍珠》、刘氏《脉诀》二书，皆出于近代，而实医家之秘宝也。"

现存太素脉法的代表作是明代青城人张太素的《太素脉秘诀》，后世医家多视之为学习太素脉之要籍。张太素得隐者董威秘传，承袭清浊之说，特别侧重于性格、气质、品位、素养方面的判断。书中将脉象分成轻、清、重、浊四种，称之为"四营脉"，认为"太素之脉，七表八里，轻清重浊，四时逆顺，可见官禄生死，祸福疾病缘由，岂不神乎！"

明·龚廷贤（1538—1635），字子才，号云林，明江西金溪（今合市乡龚家村）人。此人一生著述极丰，列其名目，约略有《种杏仙方》四卷（1581）、《万病回春》八卷（1587）、《云林神彀》四卷（1591）、《复明眼方外科神验全书》六卷（1591）、《鲁府禁方》四卷（1594）、《小儿推拿方脉活婴秘旨全书》三卷（1604）、《济世全书》八卷、《寿世保元》十卷（1615）、《医学入门万病衡要》六卷（1655）、《药性歌括四百味》《药性歌》等，另著《痘疹辨疑全幼录》《秘授眼科百效全书》《云林医圣普渡慈航》《医学准绳》《家传太素脉密诀》等，皆佚，对日韩医学影响极大。其父龚信，字瑞芝，号西园，精于医术，曾任职于明太医院，著有《古今医鉴》，经廷贤整理刻行于世。

龚氏家学渊源，其《家传太素脉密诀》即是一秘。其序曰："夫宇宙之寥廓，莫能穷其涯际。然阴阳神鬼之运输，雨露风雷之灌溉。花卉之繁荣，日月之明晦。甚之河海渊源，屋楼万变，极大内之幻观隐现。细之杜宇悲春，雌鸿唤雨，种种色像，各尽其致。噫！此皆一脉为之橐籥，消息于其中也。岂吾人一身，为天地生民立心立命，担千古道脉之继，纲常礼乐之宗，超万物独钟其灵，而秉彝反异耶？故《藏教》云：父母及子相感，业神人胎。地水火风，众缘和合，渐得长生。从一七至五七日，生五脏上下气。通身前身后、左右二边，各生脉五十条。一身之中，共八百吸气之脉，至是皆具。通诸出入息气。盖此身与造化同流。左肾属水，右为命门属火。阳生于子，火实藏之。所以三焦正与膀胱相对，有二白脉自中出，夹脊而上贯于脑，过重楼通之左右手。呼吸之有浮沉迟数，可占其休咎生死疾患。莫得秘藏。是《太素》之所以有七珍九候，析五行之微，辨八节之候，何其明且备也。虽然，呼吸即阴阳运输也，津液即雨露灌溉也，光泽即花木荣繁也，耳目即日月明晦也。及至出圣人贤，驰王骤帝，纬地经天，若大功业，莫不从此精神酝酿之也。先儒云：人身一小天地，信哉。余读张山人《脉诀》，知其得先天之正，抉石室之珍，穷及性命微言，终始造化妙绪，其资与生人养命之道，功岂浅鲜？因附剖删以共海内，特书此以志其大云。"

明代医家王文洁，字冰鉴，号无为子，江西人，著有《图注八十一难经评林捷径统宗》《太素张神仙脉诀玄微纲领统宗》《王氏秘传叔和图注释义脉诀评林捷径统宗》等，后合刊为《合并脉诀难经太素评林》等书，尤其精于太素脉法，算人富贵生死无失。又著有中药方面著作《太乙仙制本草药性大全》，现存世。

于《太素脉诀统宗·魏序》巍时亨序曰："客有问子余曰：书必有名，名必有义，《脉诀》以太素名者，何也？果以太初者气之始，而太素者质之始，原其质之始，乃以太素名欤？且《易》曰：原始反终，故知死生之说。太素脉寿夭富贵、贫贱祸福无不知之，其于原始反终之意，盖益深矣。余曰，非也，有自来矣。有青城山神仙张名太素者，会悟叔和脉理之微，贯通岐黄卢扁之秘，一诊视之间，不特可以知人之虚实寒热、疾病安危，而人之贵贱贫富、死生祸福，莫不于是决焉。人因其言之验，异其术之神，即其人之名，传其世之广，所以称之当时，曰太素脉所诀也，闻之后世，亦曰太素脉所诀也。而太素之说起于此耳，愈传愈远，愈异愈奇，人遂以太初、太素之义神其说以重之，是徒知太素之名，而不知太素之实矣。反而思之，青城张仙之以太素为名，而因以太素名脉诀者，非张仙之自炫其名也，由人之慕张仙之术之异，而顾以其名名之，使不失其真也。岂料后之人因名而反失其名、考实而莫讯其实邪！友人冰鉴留心于是，亦悼太素之脉名虽传，而实不符也，乃以张仙脉诀详求搜正，汇为卷帙，与扁鹊《难经》、叔和《脉赋》等书并类以行，使自今而后人之欲行太素脉诀者，不必求之太初、太素之说，而当求之青城张仙之云也。然则是书一出，在冰鉴有酌古之明，在张仙有准今之绩，而在业医者亦有循名责实之目央，其惠岂小补云！客曰：然。时万历己亥（1599）夏月，安福交亭魏时亨逢泰甫书。"现有版本：中国国家图书馆藏明戊申洪武元年（1368）的线装木刻本《锲太上天宝太素张神仙脉诀玄微纲领宗统》、明万历三年乙亥（1575）刻本（存五至七卷，原题《锲太上天宝太素张神仙脉诀玄微纲领宗统》）、明万历二十七年己亥（1599）安正堂刻本（题作《太素脉诀统宗》）、日本承应二年（1653）翻刻明安正堂本、日本宽文三年（1663）据明万历安正堂本翻刻、清初刻本等版本。

明·朱元璋（1328—1398）御医杨文德氏，元明间江西乐平万全乡人（现乐平市涌山镇沿沟村人），著有《太素脉诀》传世，惜已经散佚。据《中国医籍考》引《饶州府志》曰："杨文德，乐平万全乡人。工医，精《内经》太素脉。明初征诣太医院。洪武戊寅乞归田里，明祖御书'种德'二字赐之。舟抵饶城，医者刘宗玉延之，文德为讲岐黄心法，以太素授之。紫极宫道士宋姓者疾，文德诊之，曰：不数剂愈。宋以银饮器谢之，文德却不受，中途长啸，时宗玉子烈因问其啸之故，文德曰：明年春肝木旺，脾土受克。至期果死。黄复昌疾，文德诊之，曰：一剂即缓。官贵脉旺，秋当入仕。寻以荐授丹阳令。余皆类此。所著有《太素脉诀》一卷。"可见，杨文德治病疗效高，还精通以太素脉法推测病人的贫贱富贵。

明初著名医家刘纯（1340—1412），朱丹溪再传弟子，撰有《医经小学》六卷（1388）、《玉机微义》五十卷（1396）、《杂病治例》一卷（1408）及《伤寒治例》一卷（著作年代不详），此外，刘尚撰有《太素脉诀》及《寿亲养老补遗》若干卷，惜此两书早已佚失。明·程玠为新安医派眼科重要医家，字文玉，别号松厓，又号丹厓，歙槐塘（今安徽歙县槐塘）人，明成化十三年丁酉（1477）乡荐，成化二十年甲辰（1484）进士，详细生卒年不详。程氏著有《松崖医径》《眼科良方》《大定数》《太素脉诀》《八门遁甲》《医论集粹》《脉法指明》等。

明有彭用光氏，庐陵人，喜言太素脉，著有《体仁汇编》五卷（1549），此书摘录王叔和、李东垣脉诀药性等书及治验方药，及同县赵铨《太素钞》之精华，将太素脉扩大到十八种脉象，各有所属，病脉中也有人事之窥察。著《太素运气脉诀》《彭氏（用光）太素原始脉诀》各一卷，彭用光曰："假如诊得浮脉，缓缓如蝴蝶斗舞者，应在庚辛之日有喜。若太过、不及者，有灾晦，若先期能预慎防闲，则或能减少。《太素》一书，正欲使人避凶趋吉，故程子曰：'知之减半，慎之全也。'余仿此。用光续修赵石亭条下，参验甚详。"《江西通志》曰："彭用光庐陵人，善太素脉，言多奇验，所著有《体仁汇编》，医术家多循守之。"

彭用光于《太素脉并医学源流说》中也曾曰："夫上古圣人保爱万世无穷，有政令以全其性，有医药以济其生，二者并行，皆人道之施也。然医肇自轩岐，神农尝百草，黄帝著《内经》，伊尹作《汤液》，与夫著书立言垂世者，若《内经》其言深而要，其旨邃以弘，其考辨信而有征。若《太素》之传，实自东海冯真人在金灵山得于灵宝洞中神仙授受之术，向未有传而方书亦不载。至乾德乙丑（宋太祖乾德三年，即965年）仲夏八日，真人始出洞游行，太素法遂传诸世，而得之者，皆口传心授，少著述以流布。嗣后亦间有知者，多自秘而弗传，书亦弗备。揆其大要，论贵贱切脉之清浊，论穷通切脉之滑涩，论寿夭以浮沉，论时运以生克，论吉凶以缓急，皆亦仿佛《内经·素问》虚实攻补，法天地人之奥旨，是《内经》者实为医家之祖。下此则秦越人，和、缓独能知晋侯之膏肓，未有著述，惟越人所著《八十一难经》皆发明《内经》之旨。而下此则淳于意，华佗之熊经鸱顾，固亦导引家之一术，至于以剖腹背渝肠胃而去疾，则涉于神怪矣，意之医状，司马迁备志之。又下此则张机之《金匮玉函经》伤寒诸论，诚千古不刊之典，第详于六气所伤，而于嗜欲饮食罢劳之所致者，略而不详。又下此则王叔和纂岐伯、华佗等书为《脉经》，叙阴阳内外，辨三部九候，分人迎气口，陈十二经络，洎夫三焦五脏六腑之病，最为著明。又下此则巢元方《病源》，编次不为无所见者，但论风寒二气而不著湿热之篇，乃其失也。又下此则王冰推五运六气之变，撰为《天元玉策》，周详切密，亦人之所难，苟泥之则拘滞而不通矣。又下此则王焘、孙思邈，以绝人之识，操慈仁恻隐之心，其叙《千金方》，以及粗工害人之祸，至为愤切。后人稍闯其垣，亦足以其术鸣于世，但不制伤寒之详，或不能无遗憾也。焘虽阐明《外台秘要》，所言方证、符禁、灼灸之详，颇有所祖述，然论弃药行针，则一偏之见也。又下此则钱乙、庞安时、许叔微，俱在准绳尺寸之中，然而无所发明。安时虽能出奇应变，而终未能离于范围。三人皆得张机之粗者也，惟钱乙深造张机之阃奥，而撷其精微，建为五脏之方，各随所宜。谓肝有相火则有泻而无补，肾为真水则有补而无泻，皆启《内经》之秘，尤知者之所取法也。奈世知乙之浅，而不知其遗书散亡，出于阎孝忠所集者，多孝忠之意，初非乙之本真也。又下此则上谷张元素、河间刘完素、滩水张从正。元素之与完素，虽设为奇梦异人，以神其授受，实闻乙之风而兴起者焉。若从正则又宗乎完素者也。完素以古方今病决不能相值，治病一切不以方，故其书亦不传。其有存于今者，皆后来之所附会。其学则东垣李杲深得之。杲推明内外二伤而多注意于补脾土之设，盖以土为一身之主，土平则诸脏平矣。从正以吐汗下三法，风寒暑湿燥火六门，为医之关键，其治多攻利而效速，学者慎之。完素论风火之病，以《内经》病机气宜一十九条著为《原病式》，阃奥精微，有非大观官局诸医所可仿佛，究其设施则亦不越攻补二者之间也。近代名医，若吴中罗益，沧州吕复，皆承东垣之余绪；武林罗知悌，丹溪朱彦修，各绝完素之遗风。又若台之朱佐，越之滑寿，咸有著述。其于《太素》，北则孙武清，南则陶彭泽、赵石亭，皆以太素为时所崇重者，俱未有书编人，用光则私淑诸人者也。嗟乎！自有《内经》以来，医书多藏，愈久愈备愈繁，可以汗牛充栋，亦不为不多矣。若夫历代名医，今但举其最言之，至于炮制则宗雷公之法也。逮我圣朝，则《奇效良方》《铜人腧穴针灸》书乃工部尚书许公坤、院使方贤、临江杨文翰等所集刊者。王慈溪《本草集要》，陶节庵《伤寒论》，皆足以为医家后学之准绳也。于乎医之有《内经》，犹儒道之有六经，无所不备。后贤著述，名医诸说，纂集删定汉、唐、宋、元及仲景、东垣、河间、丹溪四子之说，可谓医书之全备，犹《学》《庸》《语》《孟》为六经之阶梯，不可缺者也。故曰：外感法仲景，内伤法东垣，热病用河间，杂病用丹溪，贵贱寿夭法《太素》。思济堂曰：**《素问》论病之因，《本草》著药之性，《脉诀》详证之源，《运气》法天之候，《太素》详命之吉凶。一以贯之，归之于《内经》，斯为医道之大成矣**。是为说。"《剧录》也曰："咸通乾符中，京师医者续坤颇得秦和之术，详脉知吉凶休咎，至于得失时日，皆可预言。古者善医道多矣，迹其前事，不过视彻膏肓，心解分剂，未闻乎平诊脉候，见于筮龟之能也。是唐时已有此说，而其为术也。"可见，太素脉法与五运六气、天元玉册、内外经、神农本草等皆属古中医医算中的天人之术。

《赵氏（铨）太素脉诀》，《庐陵县志》曰："赵铨，字仲衡，与罗文庄善，赠以古凤，称为石亭子是也。高唐里人，精岐黄家言，虽为制举业不废，以诸生入监贡，仕灵寿、霍山两邑。夏贵溪大拜入京，取道吴城，即携与入京。会世庙不豫，太医束手，贵溪及大臣公卿，咸举铨入诊视，不终剂而龙体大安。铨既称旨，朝廷官之，而就令焉。铨意不欲久仕，解祖归，惟著书修真而已。有乞医者即赴之，不责人金帛，而施药不怠，诊太素有神。所著有《春风堂集》《石亭医案》《岐黄奥旨》《诸家医断》《太素脉诀》《体仁汇编》。"李时珍《濒湖脉学》中载詹炎举之《太素脉诀》一卷。

清·钱曾（1629—1701）在《读书求敏记》中云："《太素脉法》一卷，序名仙翁。不知何地人，相传隐崆峒山。常带一麓丸药，出山救人，更于指下决兆吉凶寿限，时人莫不神之，后不如所终。唐末有樵者，于其石室石函中得此书以传于后。《四库全书提要》曰：《太素脉法》一卷，不著撰人名氏。其书以诊脉辨人贵贱吉凶。原序称唐末有樵者于崆峒山石函得此书，凡上下二卷。云'仙人所遗'，其说荒诞，盖术者所依托。此本只一卷，或经合并，或佚其下卷也。案太素脉自古无闻，《宋史》载：僧智缘，随州人，嘉祐末召至京师，每察脉知人贵贱祸福休咎，诊父之脉，而能道其子吉凶，所言若神。王珪疑古无此术，王安石曰：昔医和诊晋侯而知其良臣将死，则视父知子，亦何足怪哉云云。其引据亦自有理。然推绎传文，医和亦以人事断之，料其当尔，故其对晋侯曰：疾不可为也。是谓近女室，疾如蛊，非鬼非食，惑以丧志，良臣将死，天命不祐。其对赵武曰：国之大臣，荣其宠禄，任其大节，有灾祸兴而无改焉，必受其咎。何尝一字及于脉？且《传》瘵热'视之'，亦不云'诊'，是特良医神解，望其神色知之。安石所云，殊为附会。大抵此术兴于北宋，故智缘以前不闻有此。而罗扩作《张扩传》，称扩少好医，从庞安时游，后闻蜀有王朴善脉，又能以太素知人贵贱祸福，从之期年，得衣领中所藏素书，尽其诀乃辞去。扩徽宗时人，则王朴当与智缘同时，足证其并出于嘉祐间。观此书原序，亦仅称唐末所得，其非古法审矣。此本所载，皆七言歌括，至为鄙浅，未必即领中之素书，殆方伎之流又从而依托也。"

俞鸿渐（1781—1846）于《印雪轩随笔》云："医家《太素脉诀》之传，不知始自何人。其法以心脉为君，肝脉为臣，君臣相应为贵脉。又以左右分三部，每部分为十年。十年之中，分作七十二至，以定人命之寿夭，福秩之崇卑。并有诊父母而悉其子之休咎者，诊子而知父母之生死者。如智缘为王荆公（王安石）诊脉，而知元泽登第之类。其言亦皆成理。吾乡徐静园尚书，幼时患瘵即殆，该村宗伯忧之。适石门某来县，延至诊治。某一诊即曰：是儿功名富贵过君远甚，察何患焉！如某者，殆精《太素脉》者欤？！"

蒋超伯（1821—1875）于《南溸楛语》录云："太素脉始自医和，至宋时有智缘僧者得其法，与王珪、王安石同时。察脉能知富贵寿夭，其术遂大行于世。后人谓传自崆峒樵者，非也。"清中医大家高味卿、廖青山于《大清相法》云："杨上善立太素脉法，微休微咎，比于神灵。其断者以脉形圆净，至数分明谓之清。脉形散涩，至数模糊为之浊。质清脉清，富贵而多寿。质浊脉浊，贫贱而多忧。质清脉浊，外富贵而内贫贱，失意处多而得意处少。质浊脉清，外贫贱而内富贵，得意处多而失意处少也。富贵而寿，脉清而长；贫贱而夭，脉浊而促。清而促者，富贵而夭；浊而长者，贫贱而寿，其要如此。特今所行者，不能得其神妙，故有验有不验，恐未可奉为金科玉律也。"高味卿氏等，对太素脉的一些质疑加以解释，提出太素脉"明医之术也"的观点。

《李氏（守钦）太素精要》，《汜水县志》曰："李守钦，号肃庵，聪明善悟，读书损神，病将危，得蜀医医而愈之，即北面受其业。走峨嵋，邂逅异人，授岐伯要旨，归从黄冠游，尤精太素脉理，又能预知人事，远近活者，不可胜数。诸王台省，咸敬礼之。徙居荣泽观，中有客自河北来，星冠羽扇，守钦识其非常人，即谨遇之。数日谈论，皆世外事，守钦善对，客甚敬之曰：'先生我师也。'又曰：'三日后罗主事过此，我当去也。'因题诗于壁而别。越三日，果罗主事自南而北，经于荥泽，为黄河泛涨所阻，栖迟观中，偶见所题，惊曰：'此吾世父之笔，缘何题此哉？'始知客为罗念庵也，人由是谓守钦能识仙客，号为洞元真人，寿九十有八，所著有《方书一得》《太素精要》诸书，行于世。"

《程氏（时卿）太素脉要》二卷，李维祯序曰："祁门程时卿游于不佞之门者三世，其业儒不就，为形家，已乃攻医，已从宣城沈先生谭理学，所全活不受糈，遇异人，教以太素脉，多奇中，即不佞所睹记，不可一二详矣！不佞数叩之，曰：请待数年，而后与子。久之时卿之父母皆大耋，而身且开六帙，顾其子姓中，无可受业者，则谓不佞与其私传子，就若公之人人，出橐中一编，盖异人所口授，而时卿手录者，稍芟其杂复，定为二卷。不佞卒业，掩卷而语时卿，是何异是吾儒《洪范》之绪论也。《洪范》以五事分属五行，而征休咎，《太素》以五脏六腑之脉，一分属五行，而诊休咎，其揆一耳。然而《太素》多奇中，《洪范》或不其然，《洪范》推极于天地人物，博而不能赅，《太素》一人之身，约而可据也。是书首所载五运六气，盖自《洪范》五行始，时有出入。惟所谓七表八里九道、六极四离、顺四季、旺十二时，按之百不失一耳。子独取指南、剪金、通玄、隐微四赋，而汰诸蔓延谬悠之说，有以也。时卿唯唯，不佞因为题其端而行之。"指南、剪金、通玄、隐微皆六壬金口诀之术。

《秘书省续编到四库阙书目》载《黄帝太素脉经》三卷、《董宗传太素脉诀》一卷、《艺文略》载《黄帝传太素脉诀》一卷。

日本丹波元胤编《中国医籍考·诊法四》（1819）卷二十中也列了数种太素之书。如《齐氏（能之）太素造化脉论》一卷，《太素脉经诗诀》一卷，其序曰："《太素》之理，妙用莫测，变化难穷。余生以济人为心，以施药为事，遂研精医学，深究脉法，无穷之理，自得于心。验人贫富贵贱、寿夭忧乐，往往不期而言中。于是忘其浅陋，撰成《造化脉论》，不出于阴阳两字。测之然后知其为益深，穷之然后知其为益远。然亦安敢自是其是，姑志一得之愚，以候知者正焉。新安实轩齐能之自叙。"又有《詹氏（炎举）太素脉诀》《亡名氏太素心要》《太素脉诀秘书》《王氏（文洁）太素张神仙脉诀玄微纲领统宗》等。

裘庆元（1873—1947），字吉生，以字行，浙江绍兴人。裘吉生是我国中医近代史上的一位杰出人物，以复兴中医为己任，在绍兴创建并主持医学联合会，积极投身中医救亡事业，并与浙江名医何廉臣（1861—1929）、曹炳章（1877—1956）等创办《绍兴医学月报》，编辑《国医百家丛书》。此后，迁寓杭州，创办三三医社，发行《三三医报》，为振兴中医事业摇旗呐喊。《珍本医书集成》是裘吉生先生晚年所辑的一部医学丛书，共收古今医书 90 种，具有十分重要的学术与文献价值。经杭州医师董志仁先生校刊过的《订正太素脉秘诀》正是这部丛书中的一部。裘吉生在《珍本医书集成·订正太素脉秘诀·提要》中说："《太素脉诀》探源河洛，秘阐苞符，抉《内经·素问》之微，穷叔和脉理之奥，以五行为基础，体一元而通变。凡人智愚贤否、寿夭穷通、富贵贫贱、疾病生死，皆可决兆于指下，洵脉理之上乘也。惜流传极少，即有数处翻本，亦因原版腐蚀，缺简错讹，一无补正。本书特请研究《太素脉》已有心得之士详加校雠，讹者正之，缺者补之。并加'太素脉诀考'一篇，斯为珍贵。"其完全以研究的眼光去考证太素脉学的医算原理。

1912 年刘伯详注《张太素述·太素脉秘诀》二卷。《珍本医书集成·书目提要》曰："明代青城山人张太素撰。撰写年代未详。全书内容，以凡人六脉之中尽属五行之内，故秘阐苞符，探源河洛，妙万物而为言，体一元而通变，会悟太素脉理，非特可诊病之症结所在、死生时日，抑且能察人之穷通祸福、富贵寿夭。又以脉形圆净、至数分明谓之清，脉形散涩、至数模糊谓之浊，以此为之总纲，详分六部，明七诊之法，参合五运六气之奥，论释诸病之脉，诸脉主病、十二部脉用药节法及吉凶生死预后，断有至理，不乏精到之处。本书精芜杂存，论中云：脉清则神清，神清则骨肉形察之亦清，则可，转而云：欲知人贵贱贫富寿夭，须于四营脉中求之，则谬矣（《四营脉》节）。人之寿夭，病势吉凶预后，征之脉象，尚可探求，贵贱贫富，智愚奸忠成败，亦云三指禅中可测，洵为呓语，医者皆知其妄。孰谓精？孰为芜？何者当存？何者当芟？留待医学专门家研求，无悖乎重刊之原旨。"现有版本：明致和堂发行本、明末刻本抄本、1928 年北京天华馆铅印本、1935 年千顷堂书局铅印本、《珍本医书集成》本、《中国医学大成》本等。

北平天华馆之连史铅印本《太素脉诀》刊于民国戊辰（1928）中秋，西昌果圆居士李时品于后跋曰："天地之道，可一言而尽也。其为物不贰，则其生物不测，老曰：得一万毕。释曰：一即一切，理周事到，可卷可舒，有畜必发，岂无端倪。其在中华，现于《河图》《洛书》者，造化之精蕴，大块之妙文，万法之源泉也。天地人物，未能外此。色声香味，靡不出此。小道可观，医居其一。不探原于化机，鲜有能造其微者，人命重事，其可忽诸。夫医术之要，生理、养生、病理、诊断、治疗、药性，在在晋重。古人比治病如用兵，贵先知贼所在，则诊脉尤医者之关键。顾此道真传湮没已久，西医非不盛行，往往有不能治者，施以中华古法，应手奏效。图穷匕见，物罕为珍，发扬光大，正在今时。友人钟君作民究心岐黄，追踪前古，闻无锡姚博施先生，藏有青城山人张太素《脉诀》秘本，因请借抄，寿之枣梨。予观其书，秘阐苞符，探源河洛，妙万物而为言，体一元而通变。凡人智愚贤否、寿夭穷通、贵贱生死，悉决于一指之间。神乎其技，未曾有也。因缀数言于后，以质世之习医，并究心河洛者。"

曹炳章先生（1877—1956）1935年辑印出版的《中国医学大成》中也有一个名曰《重订太素脉秘诀》的版本。该本之卷端署名"明·青城山人张太素述，汀州医官刘伯详注，郫县曹赤电炳章重编"。曹炳章先生对此本有一个总的评价："本书则从豫章龚云林序刻，已经删繁就简，辑录关于医学病理，决生死各要法，厘订为二卷。如徐大椿所言无关医学者，多已删削，就中诊脉各法、七诊法、别识妇人各病诊法，皆切实用，足补诸家脉法所未备。"显然，该本虽然源于旧刻但已经过厘订删削，所以冠以"重订"之名。考《太素脉诀》除张太素著《太素脉诀》外，尚有明·杨文德所著者一卷，赵铨所著者一卷，李守钦《太素脉精要》一卷，清·周扬俊《太素脉抉微》一卷。其间精华，不越《素问》《脉诀》与命相合参耳。

曹炳章所藏珍秘抄本，较本书增益数篇，其中"太素纲领赋"，简而且明，便于记诵。曰："混沌未判阴阳肇分，凡人六脉之中，尽属五行之内。欲知贵贱，先明部位为真；次断吉凶，专以表里为用。肺与大肠为父母妻子之宫，脾与胃经为田宅财帛之位。滑通流利，必应富贵之人；急与涩迟，乃是贫穷之辈。贵人反得贱脉，不测灾临；贱人脉作贵形，必然喜至。肝乃己身之位，要见相生；胆为福德之宫，最为健旺。心逢洪盛，当为廊庙之材；肝遇弦长，必主公卿之职。缓居六部，心善而必定宽和；紧过三关，性僻而多生急躁。脾居缓大，妻财定主丰盈；肾位沉滑，父母必然富寿。庚逢甲乙，避父而远走他乡；甲遇丙丁，子贵而荣承祖业。命门沉滑，奴仆必主忠良；焦位轻清，释马定须强盛。火带柔和并流利，位列三公；脾来缓大及宽和，官居一品。肺逢浮缓，好善而喜贫穷；心带宽洪，利达而官高职显。三关沉滞，为人必定贫穷；六部分明，作事定知正直。肾来动滑，为官必定迁移；肝遇微浮，破财又遭词讼。木来弦盛，常怀中正之心；水若散沉，定犯贪淫之乱。性急好嗅多节俭，心不调匀；量博爱欲以宽容，脾须缓大。肝若轻浮，男子多计谋而贪酒色；心部细沉，女子克二夫而无了期。女人脉缓更调匀，可膺两国之封；男子脉弦并流利，更有三公之位。脾宫缓大，生平乐事无忧；肾脉沉滑，处世安然有寿。春逢金至，秋来定主多灾；冬遇木来，春至必然有喜。名标龙虎之榜，肝脉弦长；身佐圣明之君，心宫洪盛。先匀后滞，定知先富后贫；先滞后匀，必是先难后易。三关生旺，虽逢疾厄无危；六脉交伤，纵遇良医莫救。年来克脉，忧官又恐灾临；脉来克年，定主加官退职。水居火位，任须有子也难招；木到土官，纵有妻儿终不顺。尺沉阴滞，常招盗贼之名；脉大急粗，故主军徒之卒。肾来沉滑，女人生子以超群；心带宽洪，君子官高而职显。欲知寿数之短长，须看命门而与肾。沉滑则寿居一百，伏短而命在须史。伏短而沉，必主溺水之厄；濡长而涩，定遭虎蛇之伤；若逢迟涩，非打伤而跌损；或遇结沉，非自缢而被害。寒牢定受饥冻，沉微必定安居，代短有市场之刑，紧数主疾病之苦。是以鬼祟之脉，各从部位以推寻。肝青龙数，须当土地社坛伤；心朱雀浮，必是瘟司痔血死；肾玄武弦，落水鬼神而共位；肺白虎浮，须防弓箭并刀伤；脾腾蛇紧，必遭时疫；三焦勾陈急，定主鬼祟。以此考之，无不洞彻玄机而灼见肺腑者也。"曹炳章认为，读此纲领之赋，可以洞彻玄机，而灼见肺腑。故喟然曰："古人之经验，自不我欺。"

周潜川（1905—1962），祖籍四川威远县，世居成都行医。周氏之学旁及诸子、数术、气功、武术，又始终以医家的理论与实用技艺为核心；既得道家真传，又旁通儒佛两教；既有留学海外的经历和西方近代实证科学的熏陶，又能坚持东方传统文化的韵味。其曾著《丹医语录·阴阳大论品第一》《"玄门四大丹"秘授》《丹医语录·证治大法品第二》《丹医语录·针灸大法品第三》《丹医语录·骨伤科大法品第四》《丹医语录·外科大法品第五》《〈黄庭经〉受业笔记第六》《天罡指穴法受业笔记第七》《丹药概要》《"玄门九九八十一小丹"秘授》《毒龙丹证治应用100法》《气功药饵疗法与救偏手术》《气功纠偏药疗法》《养生学讲义》《农村医生卅门》《望神气术（又名〈望诊240条〉）》《分经候脉法》《伤寒心法十诀》《温病心法十诀》《试论王叔和》《四川草药简辑》《峨眉白云禅师考》《医易大要》《太素脉法评介》《潜川先生〈三焦论〉》《潜川先生〈三消论〉》《经络"里支"内照图》《血、狂、痛三大证治心法》《考〈奇经八脉考〉》《〈神农本草经百种录〉补注》

《〈内经知要〉述义》《胎胪旨要》《改进人类素质之设想》《医学密典（未完成）》《验方回忆录》《峨眉十二庄释密》等书。

20世纪50年代，周氏的诊费为人民币5元（足够维持一般人的每月生活）——如此昂贵的诊费足以说明其"身价"。60年代初，其因治愈山西省委秘书长之顽疾痛病，又被盛情聘入山西省中医研究所工作。此间周氏每年应邀赴各省、军区为高层人物治病，讲授气功与养生之道，后蒙难入狱。

1962年5月11日，周潜川于河北省中医研究院做学术报告时谈到了"太素脉法"，认为："现在所流行的青城派道士张太素所撰的太素脉，还不是丹道家脉学的真髓。然而它已比王叔和、高阳生的脉学高出一等了。宗教内部所保留下来的脉学，多是口传或抄写等传授，简单、具体，常常仅凭切脉就能辨证疾病所在。丹道家脉法被称为'太素脉'，其含义并不是因张太素而得名，乃是根据太素二字为人'形生'之始生的意思。即旧说'太素者形之始也'才这样立名而称呼的。人身有了病，检查其'形生'的脉学，就被叫作太素脉。太素脉至秦以后晋以前，已相当完备了。晋以后则逐渐隐晦起来。金元四家以后在医家中已不流行。但是今天从医家和诸子百家的零星记载中，从宗教内部的著作中，从以后对太素脉的批评中，我们还可以概括地看出它的全貌来。另外从印度的佛教中还传来了一套脉法，它与丹道家的脉相似，现存于西藏密教'医方明'经典内，有少数喇嘛能掌握，其对人体气脉比丹道家分得还要复杂，左右共有100部脉（丹道家才20部脉，即十二经与奇经八脉）。不过其中有好多是纯宗教的东西，不切合医药的应用，'医方明'经典未传到内地来，但是从丹道家内部及'医方明'入手，是可以挖掘出许多脉学宝藏来的。太素脉及'医方明'脉不是根据解剖尸体的方法，从外部求得的，而是根据'内视'的方法，从活人体上向内求得及建立其理论体系的。他们主张用分经候脉的方法，来诊断脏腑气脉的疾病，每一经脉都有其专门的作用，抓住了脉的'体'和'用'之后，再把所有的脉互相串通起来，掌握住他们彼此间的关系，这样才能真正作到辨证论治及分清阴阳表里寒热虚实，正确地作到辨证。而彼此间的关系中最主要的是母子生化的关系，即相生相克的道理及表里的关系，这样根据后天形生的色相，从而推论先天受气的偏盛，从推断脏腑平斋的强弱和已经受病的虚实，而定其人的寿夭、性情、生死、吉凶。"当代名医吴擢仙、蒲辅周先生，也精通太素脉理。

沪上儿科名家王玉润（1919—1991）、上海中医药大学张伯讷（1920—

1994)、上海中医药大学中医文献研究所何传毅等在审定《珍本医书集成·订正太素脉秘诀·书目提要》时也说道："《太素脉秘诀》二卷。明代青城山人张太素撰。撰写年代未详。全书内容，以凡人六脉之中，尽属五行之内，故秘阐苞符，探源河洛，妙万物而为言，体一元而通变，会悟太素脉理，非特可诊病之癥结所在、死生时日；抑且能察人之穷通祸福、富贵寿夭。又以脉形圆净，至数分明谓之清；脉形散涩，至数模糊谓之浊，以此为之总纲，详分六部，明七诊之法，参合五运六气之奥，论释诸病之脉、诸脉主病、十二部脉用药节法及吉凶生死预后，断有至理，不乏精到之处。"

今人孙啸湃精通太素脉理，断人吉凶祸福、生死时日，百无爽失，著有《太素脉正源》一书，其书之"论五脏重浊轻清"篇甚为关键："肝部轻清贵禄荣，堂堂之貌足人情，数逢大应亨通泰，恭谨尤加自自明。心部轻清应在神，聪明须作庙堂人，旺看甲乙无留滞，二十年来贵显身。肺部轻清显义才，皮肤润滑善诙谐，看看无阻名初显，仕途功名蹈玉阶。肾部轻清知巧多，聪明接物与人和，声清调畅无凝滞，一六相逢贵奈何。脾部轻清长远虑，信诚无谄貌堂堂，只看五数相成就，富贵声名定远扬。肝家性浊重何如，狼狈无情主下愚，不是其中无贵相，奈缘情滑甚粗儿。心脉重浊主无神，性僻情乖终杀身，眼视不明且舌短，夭亡难得侍双亲。肾家重浊再无情，主之多愚反灾轻，此部又无清一点，平生那得见身荣。脾家重浊主疯狂，无信欺人命不长，纵使在心清应指，也应中富不能良。"

《太素脉秘诀》结合五运六气、脏腑生理病理论述诊脉方法，将浮、滑、实、弦、洪和微、沉、缓、伏、涩十种脉象区分为五阳脉和五阴脉两类，提纲挈领，有利于医生分类掌握，鉴别诊断，这种方法是科学的、可取的。

太素脉的指导思想，源于宏观、整体、有机统一地把握阴阳五行学说。《太素脉造化论》曰："夫脉者，阳在阴中、阴在阳中为顺；阴在阳中、阳在阴中为逆。易曰：一阴一阳之谓道也，独阴不生，独阳不成，阴阳乃生成之道，不可缺也。夫五行者，阳盛阴盛，阴阳逆也，阳生阴，阴生阳。顺者，金木水火土相生也，逆者，金木水火土相克也。以此观之，莫非天理之自然也。"太素脉在具体应用时，以指下寸、关、尺三部六脉为依据，以心、肝、脾、肺、肾五脏为核心，紧密联系五行（金木水火土）、四时（春夏秋冬），以及五官（眼、耳、口、鼻、舌）、五情（喜、怒、悲、恐、惊）、五用（明、恭、从、聪、睿）、五德（哲、肃、仁、谋、圣）、五事（言、视、貌、听、思）、五味（焦、羶、腥、秽、腐）、五色（黄、赤、青、白、黑）、五数（火七二、木八三、金九四、水六一、土十五）、五音（徵十五、角十六、商四七、羽十二、宫四八）、五方（东、南、西、北、中）、五运六气、司天司地，既有细微的分析，又有宏观的把握，囊括天地、时空、自然、社会、人事为一体。这种全方位的把握，正是太素脉的精神所在。把天地、时空、自然、社会、人事等因素落实到疾病的诊断和医疗中，其重要意义，不言而喻。

《太素脉秘诀》将太素脉象分为五阳脉、五阴脉、四营脉。五阳脉：浮、滑、实、弦、洪。五阴脉：微、沉、缓、涩、短。四营脉：清、轻、浊、重。轻者如指摸玉，纯粹温润，识性明敏，禄位权贵。清者平清而浮，状如轻羽，不沉不濡，隐隐常动。浊者缓而粗，以手按之，其脉浊，脉浊气亦浊也。重者中浊而沉如紧，索隐重浊，亦在究其本源。四营脉与五脏合用，是太素脉判断性格、气质、素养、品位、富贵贫贱、祸福寿夭的纲领，归纳起来就是："肝部轻清，衣禄荣贵，重浊一生不足。心部轻清，聪明发达，重浊夭亡身死。肾部轻清，智巧谦和，重浊智少多淫。肺部轻清，义勇谋略，重浊贪淫死临。脾部轻清，富贵声名，重浊狠毒无情。"

五阳脉、五阴脉以浮沉为主，所谓"五阳常浮""五阴常沉"，浮中沉之间，最能得知胃气之消息。"胃为后天之本"，知胃则脏腑之脉容易推断也。五阳脉、五阴脉，主要反映脏腑之偏盛，四营脉以轻清重浊四字对五阳脉、五阴脉加以概括，而着重于精神魂魄、气血升降方面的观察。四营脉在具体应用时，应注意排除病脉之干扰。当外邪侵入脏腑时，所出现的脉象应加以甄别，否则，会使判断发生错误。

太素脉对生死时日的判断，依据河图原理，不少医籍中都有记载。如"《河图》生成决生死秘诀"记载："天一生水，地六成之。地二生火，天七成之。天三生木，地八成之。地四生金，天九成之。天五生土，地十成之。假如心脉诊得一动一止、六动一止。十一、十六、二十一、二十六、三十一、三十六、四十一、四十六动而止者，是水克火也。又遇丙辛辰戌年月日时死也。假如肺脉诊得二动一止、七动一止。十二、十七、二十二、二十七、三十二、三十七、四十二、四十七动而止者，是火来克金也。又遇戊癸子午年月日时必死也。假如肝脉诊得四动一止、九动一止。十四、十九、二十四、二十九、三十四、三十九、四十四、四十九动而止者，是金克木也。又遇乙庚卯酉年月日时死也。假如脾脉诊得三动一止、八动一止。

十三、十八、二十三、二十八、三十三、三十八、四十三、四十八动而止者，是木克土也。又遇丁壬巳亥年月日时死也。假如肾脉诊得五动一止、十动一止。十五、二十、二十五、三十、三十五、四十、四十五动而止者，是土克水也。又遇甲己丑未年月日时死也。脉运化气岁干先，前进四位是司地。后位同上依般用，此法诊之作地仙。"此太素河图脉法与伤寒钤法的医算逻辑如出一辙，皆为年月之数、日时之算。如"定死生秘诀，子午少阴君火，卯酉阳明燥金，辰戌太阳寒水，丑未太阴湿土，寅申少阳相火，巳亥厥阴风木。假如甲辰年，甲化土气。如肾经受病，九月甲戌月为土气，又犯甲己丑未日时死也。余皆仿此。"

在《五脏所属图》中论曰："十干，丙丁火、甲乙木、庚辛金、壬癸水、戊己土。火木金水土，心肝肺肾脾。相生相克化，惟土最为魁。阴阳从此并，相并十干生。十二支，巳午、寅卯、申酉、亥子、辰未戌丑。掌诀知千载，人身岂不明？心肝肺肾脾，火水金木土。五方，南东西北中，卦分六十四，化厚未知母。已上五脏，各有所属。更有未尽之言，如泄漏消息可见矣。学者精明，得其通神也。"在《五行脉诀》中曰："五行大抵要相生，表里脉刑须要精。要取秋冬并春夏，自然指下见分明。五行者，水火木金土也。诊脉下指之法，切要精专。凝心定志少时，然后诊之。辨认四季五行旺相、阴阳逆顺、七表八里、虚实轻重、相克相生，指上便见，有灾咎疾病。若碍旺相之脉，则有喜庆之事。春肝脉弦而紧，夏心脉洪而大，秋肺脉涩而微，冬肾脉沉而滑，此乃四季旺相之脉也。脾旺四季，脉见之宽缓而细，取此以为旺相脉也。"

六部脉有常有变，常变之术数不出阴阳相成、五行生克。如"左手脉：火：左寸脉微洪，心、小肠，如有沉脉是右尺脉属水，是水克火日病。木：左关脉微弦，肝、胆，如有涩脉是右寸脉属金，是金克木日病。水：左尺脉微沉，肾、膀胱，如有缓脉是右关脉属土，是土克水日病。右手脉：金：右寸脉微涩，肺、大肠，如有微脉是左寸脉，火克金日病。土：右关脉微缓，脾、胃，如有弦脉是左关脉，木克土日病。火：右尺脉微数，命门、三焦，如有沉迟是左尺脉，水克火日病。"可见，两手同时诊脉更能体会五脏五行生克的吉凶福祸。

太素脉法不但有河图脉法，还有五运六气脉法，关于六气主客、南北政、不应，等等，皆有详细论述。而且还有五运六气的日干支算法，如

"六气应变，脏腑应传，病从十二支，应于十干也。故子午之日，少阴司天。注曰：子为本，属肾。其化寒，其病腰脚疼。午为标，属心。其化热，其病怯痿，胞络应痛也。丑未之日，太阴司天。注曰：丑为本，属肺。其化燥，其病咳嗽，气急肌热也。未为标，属脾。其化湿，其病喘逆呕噎，体重，大便脓血也。寅申之日，相火司天。注曰：寅为本，属三焦。其化炎，其病伏聚结气谵妄也。申为标，属胆。其化风，其病伸欠，困瘰倦怠也。巳亥之日，厥阴司天。注曰：巳为本，属心包络。其化热，其病心膈、胸膺痞痛也。亥为标，属肝。其化风，其病目赤眩掉头痛也。辰戌之日，太阳司天。注曰：辰为本，属小肠。其化热，其病心痛、舌强、脐腹痛也。戌为标，属膀胱。其化寒，其病腰痛，阴囊肿坠，小便不利也。卯酉之日，阳明司天。注曰：卯为本，属大肠。其化燥，其病大便秘涩、后重、脐腹痛也。酉为标，属胃。其化湿，其病肢节烦热，吐不食。"又如"假如丙戌年，又遇丙戌丙辰日时。但患心经受病，值此同运日时死。若过得此日可治。假如乙酉年，又遇乙酉乙卯日时。但患肝经受病，值此同运日时死。若过得此日可治。假如丁亥年，又遇丁亥丁巳日时。但患脾经受病，值此同运日时死。若过得此日可治。假如戊午年，又遇戊午戊子日时。但患肺经受病，值此同运日时死。若过得此日可治。假如己丑年，又遇己丑己未日时。但患肾经受病，值此同运日时死。若过得此日可治。"这也在一个侧面印证了《伤寒钤法》六气司天之日干支的医算法是有依据的。

如"伤寒六经传变日法。一日太阳经，头痛身热，法当以汗。先年有余双解散，先年不足人参败毒饮。假如今年乙未湿土司天、辰戌太阳寒水司地，明年双解散。更有脉虚实浮、散数而大谓之有余，曰实。短数而微谓之不足，曰虚。二日阳明经，当和，调中汤加四苓散。三日少阳经，小柴胡汤。四日太阴经，身痛。五日少阴经，口干舌燥。六日厥阴经，当下。七日六经传遍，又复太阳，又以汗下。如脉浮紧，大烦者又汗。如脉沉而迟，按下紧实，又下。如右关脉，是阳明胃土，脉浮紧而洪，头面微红，断曰发斑"。这种以日数记六经之法与《伤寒钤法》相同，且这种日数传变分证之法由来已久。从《素问·热论篇第三十一》卷九，到《诸病源候论·伤寒病诸候》卷七，到《太平圣惠方·伤寒门》卷八，到《普济方·伤寒门》卷一百三十等，类似文献不绝如缕，皆可参看。

甚至在《癸丑运气》篇中还记录了《伤寒钤法》的大纲，不得不让人对《太素脉法》与《伤寒钤法》之间的内在逻辑关系浮想联翩。如"……此六节之气。其气交之化，天气盛者，则为厥阴之复。地气盛者，则为太阴之复。各以其法治之。

> 逐年病日是司天，前进三辰为司地。阳前阴后加人命，顺到司天起病源。
> 子午少阴君火心，丑未脾土太阴存。寅申相火少阳位，卯酉阳明只是金。
> 辰戌太阳居水位，巳亥肝木足厥阴。医师若会如此例，便是神仙生世尘。
> 日月治铃上太阳，日七月六各分张。便有日干看日月，以此相随作雁行。
> 甲日为头乙为二，丙三丁四请参详。已上规模皆效此，便知几证可寻方。
> 贪巨禄文廉武破，六十七证属中央。震离兑坎五十九，次第分为下太阳。
> 阳明卯酉属金水，四十四法五行藏。若属少阳只一证，太阴三证母身傍。
> 天地人分少阴证，□□□□□□□。乾坤厥阴十九证，霍乱六证守心王。
> 日辰月巳太阳光，贪巳巨午禄至未。文申廉酉武为戌，破军亥上正相当。
> 亥巽胸兑坎寅地，东方卯上居座乡。阳明卯酉木先数，火龙土巳金马乡。
> 水位法方四十四，若至申中霍乱方。寅为劳复阳明证，少阴四号没底傍。
> 丑寅卯辰第一证，巳午未申第二章。酉戌亥子第一证，太阴为母合三堂。
> 子丑寅卯天字号，辰巳午未是人良。申酉戌亥传于地，少阴病证话行藏。
> 亥上起乾厥阴证，至辰六位可推详。已上起坤至于戌，乾十坤九不须张。
> 仲景却来多少证，二百二十零三章。法分三百九十七，药有一百十二方。
> 内有五丸并八散，除却十一俱是阳。阳证一百一十六，阴病五十七篇章。
> 晓得阴阳活法例，为医天下自名扬。"

（方框中为佚文，具体解释详见本书"已丑篇·伤寒铃法"）

太素脉法除了阴阳五行脉法、河图脉法、伤寒铃法、五运六气脉法之外，还有八卦脉法。如"太素脉者，以轻清重浊为的论。轻清为阳为富贵，重浊为阴为贫贱。男子以肝木震位为主，以决功名之高下。女子以肺金兑位为主，以决福德之有无。且如轻清者，如指摸玉，纯粹温润，应指分明，六脉不克，如源之流长，不敢断续。纵有小疾，直清不浊，主为人秉性冲和、智识明敏、禄位高擢，此为轻清之脉。重浊者，应指不明，如撒干砂，满指皆乱，前大后小，息数混杂，克归本身，为重浊之脉。下指详审，万无一失"。

当然，太素脉法也不都是算富贵生死、贪嗔痴慢疑、喜怒忧思悲恐惊、怨恨恼怒烦等名利情欲，同样算藏象经络之太过不及。如其五脏见沉浮迟数之脉的主病，即是如此。例如"五脏见浮脉者主病：心部浮，主心虚。触事易惊，神不守舍，舌强不能，言语错谬。肝部浮，主肝虚。中风瘫痪，筋脉拘挛，面痛牙痛，肠风下血。脾部浮，主脾虚。腹胀呕逆，饮食少进，气喘气急，泄泻无度。肺部浮，主肺虚。大便闭，面浮多疮，吐血吐脓嗽喘。肾部浮，主肾虚。腿足生疮，虚阳淋沥，腰痛牙痛，小肠病气"。余皆如此。沉浮迟数为四总脉，其下辖七表八里之脉。"七表八里者，浮金、芤火、滑水、实火、弦木、紧木、洪火、微土、沉水、缓土、涩金、迟土、伏木、濡水、弱金，右依部位诊之，六部脉不依本位者，病脉也。却说七表八里，逐位诊之，病在何脏何腑、主何病，依经无不瘥也"。不但脉算藏象虚实贼微，而且还有用药法式，一一对应，不只仲景本意，实在是临证指南。

晋·王叔和《脉经》、唐·杜光庭（850—933，著名道家人物）《玉函经》、北宋·高阳生《脉诀》、北宋·刘元宾（1022—1086，号通真子）《通真子补注王叔和脉诀》、南宋·许叔微（1079—1154）《仲景三十六种脉法图》（创制脉象图的第一人）、南宋·陈无择（1131—1189）《三因极一病证方论》、南宋·施发《察病指南》、南宋·黎民寿《玉函经注》和《决脉精要》、金·张元素之子张璧（号云岐子）《云岐子七表八里九道脉诀论并治法》、元·杜思敬（1235—1320）《济生拔粹》、明·方谷（1508—？）《脉经直指》、明·李时珍（1518—1593）《濒湖脉学》、明·芮经（1522—1598）《杏苑生春》、明·龚廷贤（1522—1619）《万病回春》、明·张世贤《图注脉诀》《图注王叔和脉诀辨真》、明·沈际飞《人元脉影归指图说》、清·管玉衡所著《诊脉三十二辨》、清·梅江村《脉镜须知》等等各种脉学著作中，都有医算脉法及七表八里九道的五行分类及四时五行生克脉法的记载。

纵观太素脉，对性格、气质、素养、品位的判断，是其核心内容。由性格、气质、素养、品位，而富贵贫贱、祸福寿夭，决定了太素脉在实际应用中的准确性。太素脉何以能够准确无误地对性格、气质、素养、品位进行判断呢？从藏象学说中可以找到依据。《素问·灵兰秘典论》"心者，君主之官也，神明出焉""肝者，将军之官，谋虑出焉""胆者，中正之官，决断出焉""肾者，作强之官，伎巧出焉"，对藏象的描述，包含了性格、气质、素养、品位等因素。特别是《灵枢·论勇第十五》，篇中以肝胆之盛衰决人勇怯，描述更为精详。太素脉对上述理论有进一步的阐发，如"心主性情邪正，主智愚，"肝主谋略，主威权，主忠诈""肾主寿元，主子孙，主意志坚定""肺主节操，主祖业""脾主兄弟，主妻妾，主财禄，主忧乐，主劳逸"（见彭用光《太素约旨》）。太素脉专长于脏腑偏盛、精神魂魄、气血升降的体察，性格、气质、素养、品位，自然会跃然指下，富贵贫贱、祸福寿夭亦见端的。值得一提的是，太素脉对"官品及第"的判断，也积累了丰富的经验。

太素脉之所以能够准确地判断性格、气质、素养、品位乃至富贵贫贱、祸福寿夭，它的整体观点、综合判断关系甚大。《太素脉造化论》曰："善脉者，知阴则知阳，知阳则知阴，然而可以心察，可以指别（指脉诊），可以类求（相人术中的五形分类），可以意识，可以全生"。须知太素脉决不是一种单一的孤立的判断手段，它势必结合中医的望诊、闻诊、问诊、触诊等手段，而且还远不至此。《太素脉造化论》曰："观色、听音、（察）睡卧、神气、方可诊脉。"这是太素脉的前提。"穷通：舌、眼、鼻、耳、唇，五件能观细，荣枯生死分"，这是对五官面相的观察；"五情：喜、乐、怒、悲、恐，病多因事得，虚实要分明"，这是将情态与人事结合，而对疾病、人事进行窥测的手段；"五事：言、视、貌、听、思，五事烦心主，除之乐有余气"，这是心理和行为感官的结合，而主要是心理的洞察；"五德：哲、肃、仁、谋、圣，神气守不败，年高理自然"，这是通过神气对德行、品位进行判断。

太素脉融合了阴阳五行、五运六气、伤寒钤法、脉学理论以及河图、洛书等数术逻辑，把人的脉相变化归纳为"五阳脉""五阴脉""四营脉"，对中医学有重要参考价值，曹炳章即谓其有"足补诸家脉法所未备"者，并收入《中国医学大成》。号称"中华脉王"的柴新生所学的脉学就是源于巨赞法师赠送的《太素脉法》，断病断人断事，准确率极高。国家级名老中医连建伟教授，是浙江中医药大学副校长，博士生导师，中国中医药学会方剂分会主任委员，对《太素脉法》有着深入的研究，极其重视《太素脉法》在中医临证中的应用，并且断病如神，而且据脉而断病者之富贵贫贱、生死预后亦非常准确。分析《太素脉法》的科学内涵可以发现，其预测背后具有很深的科学道理。如经常用脑的知识分子可见心脉浮大而空，这是由于用脑过度，伤及心血所致，故《太素脉法》有"心部脉来洪大长，一生劳役费心肠"之语，又如心胸宽广脾胃功能健康的人多魁梧略胖，故《太素脉法》有"论脾脉，若不弦长浮更大，本人食禄大魁肥"之语，再如两尺肾脉沉滑有力者，为先天禀赋充足，易于长寿，故《太素脉法》有"左右尺脉来沉滑，指下来兼润带深，此是世间长寿脉"等。由此可见《太素脉法》虽涉及预测学内容，在实事求是的基础上值得大力发扬。

葛自申（其父葛天民，清初著名医家，擅长五运六气断病）于乾隆丙寅著《医易脉部》（1746），罗浩于嘉庆丙寅（1806）在破书堆中发现此书，题后曰："《医易脉部》一书，予得之市肆败楮中，其自叙云：脉理不以无书失传，反以有书失传也。二语切中历来脉书之病。伏读其书，实能发古圣贤之精微。先论察脉，而知病所生之理，次论诊法，而得变化之用，终以六十四部，穷体象之微。其论孕脉，以阳入阴中，脉当短促，尤发千古所未发。至列蛊、惑二脉，引汉吕范《古今杂记》，可谓博矣。予昔病脉书拘执，因博采前贤之论，极错综之妙，为《诊家索隐》。又出其余论，编为《脉表》。更精益求精，著《论脉十则》，于医学参中，补前人所未及。每思舍脉从症之说，虽得诊家活法，然脉症不对之理尚未能穷究，如表症见里脉，阳症见阴脉，其脉象毫厘之间，定自有别，细心察之，应仍与症不背。夫脉岂仅以形体诊哉？试举洪脉言之，有力为实，无力为虚，人所共知也，然热病挟湿者脉多洪而无力，但稍见宽纵之气矣，虚证阴不足者脉多洪而有力，但稍露急迫之机矣。即一脉以推之，非竟无分别也，在几微之间耳。君之书所论脉之精诣活法，与予见合。君姓葛，讳自申，字令贻，号晴峰，江都诸生，生平善吐纳之术，又精《易》理，故说理之中时时参入。……此本为君手书，涂改点窜，知未曾刊布耳。"《宋志》也载《脉六十四卦歌诀》一卷，佚。

医算乃数术一种，数术即测人富贵吉凶生死，既然人富贵生死吉凶都可预测，那治病还有什么意义呢？一切都是定数吗？张仲景于建安二年（197）为王粲诊病。《甲乙经·序》云："仲景见侍中王仲宣，时年二十余。谓曰：君有病，四十当眉落，眉落半年而死。令服五石汤可免。仲宣嫌其言忤，受汤勿服。居三日，见仲宣，谓曰：服汤否？仲宣曰：已服。仲景曰：色候固非服汤之诊，君何轻命耶？仲宣犹不言。后二十年果眉落，后一百八十七日而死。此二事虽扁鹊仓公无以加也。"张仲景于王粲20岁时预断他20年后将死，此事亦见于《太平御览》，其说可信。《南阳府志》称仲景为老猿诊脉，老猿以古桐回报，琢为二琴。《三国志·魏书·方技传》载："有一士大夫不快，佗云：'君病深，当破腹取。然君寿亦不过十年，病不能杀君，忍病十年，寿俱当尽，不足故自割裂。'士大夫不耐痛痒，必欲除之。佗遂下手，所患寻差，十年竟死。"华佗断病患寿命于十年之后终，认为病去十年亦死，病不去十年亦死，人之生死不为病所定。病之治与不治？

葛洪《神仙传·董奉》曰："士燮为交州刺史，得毒病死，死已三日。奉时在彼。乃往与药三丸，内在口中，以水灌之，使人捧举其头，摇而消之。须臾，手足似动，颜色渐还，半日乃能起坐，后四日乃能语，云：'死时奄忽如梦，见有十数乌衣人来收燮上车去。入大赤门，径以付狱。狱各一户，户才容一人，以燮内一户中，乃以土从外塞其门，不复见外光。恍惚闻户外人言云：太乙遣使来召士燮，又闻除其户土，良久引出，见有车马赤盖，三人共坐车上，一人持节呼燮上车，将还至门而觉。'燮遂活，因起谢曰：'某蒙大恩，何以报效？'乃为奉起楼于庭中。奉不食他物，唯啖脯枣，饮少酒，燮一日三度设之。奉每来饮食，或如飞鸟腾空来坐，食了飞去，人每不觉。如是一年余，辞燮去。燮涕泣留之不住。燮问：'欲何所之？莫要大船否？'奉曰：'不用船，唯要一棺器耳。'燮即为具之。至明日日中时，奉死，燮以其棺殡埋之。七日后，有人从容昌来，奉见嘱云：'多谢燮。加自爱理！'燮闻之，乃起殡。发棺视之，唯存一帛，一面画作人形，一面以丹书作符。"何时希《中国历代医家传录》亦全引《董奉传》，评葛洪《神仙传》文风云："杏林故事，除虎事外，余皆可信，正见医不贪财，唯须种杏，初供观赏，又可济贫。"

　　华佗、仲景、董奉为建安三神医，皆为异人也，皆有异术，皆流传千古，皆为医中翘楚，其理何在？考太素脉诀，亦定数寓于其中，亦富贵吉凶生死皆可算定，如《黄帝内经》所云，某病某日笃、某日死、某日重、某日轻、某日愈是也。其理又何在？病之治与不治？

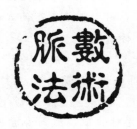

丁丑篇◎天人之火

何谓天人?

《素问·上古天真论》曰:"女子七岁,肾气盛,齿更发长。二七而天癸至。任脉通,太冲脉盛,月事以时下,故有子……丈夫八岁,肾气实,发长齿更。二八肾气盛,天癸至,精气溢泻,阴阳和,故能有子。"天癸学说认为,男子需到十六岁,女子要到十四岁时才具有生育能力。《黄帝内经》在女子七岁、男子八岁时,但言肾气盛实、齿更发长,而未言"天癸至",此时男女尚无生育能力,皆为少男少女。少男在《易》为艮,少女在《易》应兑,故男女均从此二卦起而数之。兑在"洛书"配七,女为阴,七为奇数,偶得奇数,是阴中有阳之意,故女子之数起于七。男为阳,艮在"洛书"配八,八为偶数,奇得偶数,是阳中有阴之义,故男子之数起于八。女子七岁为少女,以应兑卦,男子八岁为少男,以应艮卦,若以先天八卦图数之,少男自艮卦顺时针方向左旋,女子自兑卦逆时针方向右转,其"天癸至"的二七、二八之数,皆止于坎卦。坎者,水也。肾为水脏,主精,主骨生髓,脑为髓海。坎为一阳陷于二阴之

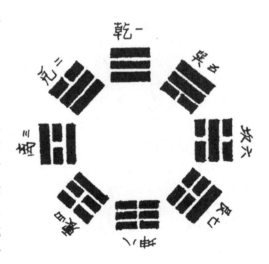

中，卦内所寄一点真阳，中医谓之命门。斯时水旺则精满，真阳萌动则精通，故精满溢泻，月事以时下，阴阳交合而能有子。何谓"天癸"？女则为卵子，男则为精子，至于其后的神经内分泌机制则为肾气，仅此而已。

每三十二天一变，每六十四天一蒸，一变一蒸，谓之人身命火（君相二火，坎卦之阳）之变蒸。一火周流，变其神志情志，蒸其脏腑血肉筋骨。"变蒸"之名始见于中古时人巫妨的《小儿颅囟经》，成书在汉以前，《小儿颅囟方》为仲景弟子卫汛学《小儿颅囟经》所作，在汉末之后成书，综二书而后《颅囟经》在唐时撰成。《颅囟经》对变蒸的描述十分简练："凡儿自生，但任阴阳推移。即每六十日一度变蒸，此骨节长来，四肢发热，或不下食乳，遇如此之时，上唇有珠之如粟粒大，此呼为变蒸珠子，以后方退热饮子疗之，不宜别与方药"。书中认为变蒸乃是小儿生长发育中的一个生理过程。60 日为一甲子日，中国干支历法中的基本天地人调谐周期。王叔和在《脉经》中亦云"小儿是其日数，应变蒸之时，身热而脉乱，汗不出，不欲食，食辄吐者，脉乱、无苦也"，指小儿初生之日自两周岁以内间隔时间出现的低热而微汗出等症而无病态者，且有一定症状表现及周期性。"变蒸"理论在后世演变中，出现了十变七蒸说、十变八蒸说、九变四蒸说、十变九蒸说、十小变说，以及 45 日、49 日说，等等。

十变七蒸说：即指十变五蒸后又两大蒸。十变五蒸即每 32 日一变，64 日变且蒸，循环五个变蒸周期，共计十变五蒸，即 320 日；之后 64 日一大蒸，蒸后 128 日复一大蒸，至 576 日变蒸毕。这个变蒸体系由隋·巢元方《诸病源候论》首先提出，且后世以 32 日为一变蒸周期者均出于此。如《诸病源候论·变蒸候》中关于变蒸的描述曰："小儿变蒸者，以长血气也。变者上气，蒸者体热。变蒸有轻重，其轻者，体热而微惊，耳冷、髋亦冷，上唇头白泡起，如死鱼目珠子，微汗出，而近者五日而歇，远者八九日乃歇；其重者，体壮热而脉乱，或汗或不汗，不欲食，食辄吐呃，无所苦也。变蒸之时，目白睛微赤，黑睛微白，亦无所苦。蒸毕，自明了矣。先变五日，后蒸五日，为十日之中热乃除。变蒸之时，不欲惊动，勿令旁边多人。变蒸或早或晚，依时如法者少也。……其变日数，从初生至三十二日一变，六十四日再变，变且蒸；九十六日三变，一百二十八日四变，变且蒸；一百六十日五变，一百九十二日六变，变且蒸；二百二十四日七变，二百五十六日八变，变且蒸；二百八十八日九变，三百二十日十变，变且蒸。积三百二十日小变蒸毕。后六十四日大蒸，后六十四日复大蒸，后百二十八日复大蒸，积五百七十六日，大小蒸毕也。"巢氏还认为"变蒸或早或晚，依时如法者少"。《黄帝内经》认为人体的生长发育，女子以"七"为基数，男子以"八"为基数。而在变蒸中，则女婴少则28天变蒸一次，男婴多则32天变蒸一次的情况。变蒸周期可能因男女性别而异。而且按照婴孩不同出生的运气格局和十方高下、五行偏隅、阴阳寒热的不同而不同，就不会有严格按照变蒸表所示日期去变蒸的，理论与实际总是有那么一些差距的。某些后世医家拿这个日期来说事，是因为他们确实不懂罢了。

小儿变蒸表

每隔三十二日一变（变期五日一候），每隔六十四日一蒸（蒸期五日一候）				
出生后日数	变蒸日数	变次	蒸次	所生脏器
32 日	37 日	一变		肾
64 日	69 日	二变	74 日一蒸	膀胱
96 日	101 日	三变		心
128 日	133 日	四变	138 日二蒸	小肠
160 日	165 日	五变		肝
192 日	197 日	六变	197 日三蒸	胆
224 日	229 日	七变		肺
256 日	261 日	八变	266 日四蒸	大肠
288 日	293 日	九变		脾
320 日	325 日	十变	330 日五蒸（小蒸毕）	胃
384 日		十一、十二变	389 日六蒸	心包、三焦
448 日			453 日七蒸	
512 日			517 日八蒸	
576 日			581 日九蒸（大蒸毕）	

十变八蒸说：即十变五蒸之后又三大蒸。关于十变五蒸部分，医家基本保持一致，但对于后期的三大蒸却存在分歧。孙思邈认为小儿初生之后，每三十二日一变，每六十四日一蒸，经过十变五蒸（即三百二十日）之后，再经过二次大蒸（即六十四日后为第一次大蒸，又六十四日后为第二次大蒸），又一百二十八日后为第三次大蒸，共一百五十六日），这样十变五小蒸、三大蒸全部完毕（共五百七十六日），小儿的脏腑气血、筋骨百骸方才生长齐备。正是："凡小儿自生三十二日一变，再变为一蒸，凡十变而五小蒸，又三大蒸，积五百七十六日。大小蒸都毕，乃成人。"并且在这么长的变蒸过程中，小儿有明显的行为变化，如："凡生后六十日瞳子成，能认人；一百

日任脉成，能翻身；一百八十日能独坐，二百一十日能匍匐，三百日能独立，三百六十日能行走。"在变蒸期间，小儿的症状或有不稳定时，可服黑散，并以温粉涂身，如果症状持续，还可服用紫丸，在变蒸期间服用药物，《千金要方》中较《诸病源候论》中的描述更详尽。《诸病源候论》与《千金要方》所不同者，即十变五小蒸之后，一日积三百三十日，一日积三百二十；三大蒸巢氏《诸病源候论》略去一次，按积五百七十六日计，当系《诸病源候论》之误，应从《千金要方》之说。即 320 日变且蒸，384 日大蒸，448 日复大蒸，576 日复大蒸，蒸毕，共 576 日。也即，第三次大蒸发生在第 576 日（相当于 1 岁零 7 个多月），这既是第三次大蒸的开始，也是变蒸结束的标志。这与隋代崔知悌、唐代王焘、明代王纶所论一致。曾世荣《活幼心书》认为三大蒸是每 64 日一蒸，积 512 日变蒸毕。两者分歧在于第三次大蒸的起止时间，进而影响了整个变蒸的总天数。此外，孙思邈《千金要方》中还论及九变四蒸说，十变五蒸之说去掉最后一次变且蒸，其余部分则完全相同，总计为 288 日。后世古籍中未见有此阐说，可见是变蒸的又一流派。

十变九蒸说：《圣济经》认为十变五蒸之后有四大蒸，每 64 日一大蒸，积 576 日变蒸毕。十变八蒸说与十变九蒸说，前十变五蒸部分完全相同。十变九蒸说，其总计时间与十变八蒸说孙思邈所述时间相同，都认为 576 日大小蒸毕。而大蒸部分，十变九蒸说又与曾世荣《活幼心书》所述有相似之处，认为每 64 日一大蒸，但多出一次大蒸，时间为 64 日。据此，十变九蒸说可看作十变八蒸说两种观点的结合，后世的《幼幼新书》《小儿卫生总微论方》亦援引《圣济经》所述。

十小变说：北宋·钱乙《小儿药证直诀》首次将变蒸周期结合脏腑的生长发育加以详细阐述。钱乙在《小儿药证直诀·脉证治法·变蒸》中载："故初三十二日一变，生肾生志。六十四日再变生膀胱。其发耳与尻冷。肾与膀胱俱主于水，水数一，故先变。生之九十六日三变，生心喜。一百二十八日四变生小肠。其发汗出而微惊。心为火，火数二，一百六十日五变生肝哭。一百九十二日六变生胆。其发目不开而赤。肝主木，木数三。二百二十四日七变生肺声。二百五十六日八变生大肠。其发肤热而汗或不汗。肺属金，金数四。二百八十八日九变生脾智。三百二十日十变生胃。其发不食，肠痛而吐乳。此后乃齿生，能言知喜怒，故云始全也。脾与胃皆属土，土数五，故第五次之变蒸应之，变蒸至此便全矣。"《钱仲阳传》中记载他曾经"**学六元五运（五运六气）**，夜宿东平王冢巅，观气象，至逾月不寐"。他提出，32 日一变生肾；64 日再变生膀胱；96 日三变生心；128 日四变生小肠；160 日五变生肝；192 日六变生胆；224 日七变生肺；256 日八变生大肠；288 日九变生脾；320 日十变生胃。钱乙补充并丰富了《圣济经》所提出的变蒸周期与脏腑之关系，后世的《小儿卫生总微论方》《奇效良方》亦援引此说。而万全《幼科发挥》将小儿行为变化与变蒸天数相结合加以阐论，提出十二小变。即在前十变基础上增加了"三百五十二日十一变，生手厥阴心包络。三百八十四日十二变，生手少阳三焦配肾，肾主骨髓，自此能坐能立能行矣"。

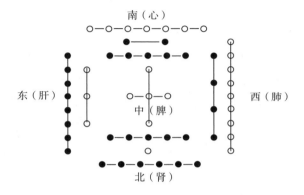

南宋徐恒《小儿卫生总微论方·变蒸论》一书认为，小儿在出生之前虽已经具备了皮肤、筋骨、腑脏和气血，但其功能却尚未完备，此后小儿发育是以变蒸的形式进行的。依据人两手共十指，每指有三节，外加两个掌骨一共三十二段，将小儿变蒸以三十二天为限划分为一个周期。自小儿出生以后，第三十二天为变蒸开始，经历三百二十日，依次完成五脏改易的任务和过程。此后每六十四天为一大蒸，前后需大蒸四次共计二百五十六日，从而完成整个变蒸周期，合计五百七十六日。

明·王肯堂"幼科证治准绳"对"变蒸"的解释，更具体地把阴阳、五行及天干、地支配合进去。如："'变蒸'者，阴阳水火蒸于血气而使形体成就，是五脏之变气，而七情之所由生也……人有三百六十五骨以象天数，以应月岁，以分十二经络，故初生三十二日一变生癸，属足少阴肾存精，与六十四日二变一蒸生壬，属足太阳膀胱，其发耳与尻冷，至九十六日三变生丁，属手少阴心经，心存神，其性为喜，一百二十八日四变二蒸生丙，属手太阳小肠经，其发汗出而微惊；一百六十日五变生乙，属足厥阴肝，肝存魂喜哭，一百九十二日六变三蒸生甲，属足少阳胆，其发目不闭面赤；

二百二十四日七变生辛，属手太阴肺，肺存魄生声，二百五十六日八变四蒸生庚，属手阳明大肠，其发肤热而汗或不汗；二百八十八日九变生己，属足太阴脾，脾存意智，至三百二十日十变五蒸生戊，属足阳明胃，其发不食肠痛而吐乳……前十变五蒸，乃天地之数而生成之，然后始生齿能言知喜怒，故云始全也。"

《幼幼新书》引《五关贯真珠囊》小儿生下八蒸之候："夫八蒸者，每四十五日一蒸变，变各有所属，重者五日而息也。"后又详细阐述每一蒸变生的具体脏腑，这是按照每一个八卦卦气 45 日，八卦共 360 气来全息感应的。《五关贯真珠囊》一书已佚，暂不可考。《幼科发挥》则定为十二变，共384 日。《幼幼新书》还引《茅先生方》小儿有变蒸伤寒候："身壮热，唇尖上起白珠，或热泻，或呻吟，或虚惊，此候小儿生下便有变蒸而长意志，乃四十九日一变而长骨肉。"此外，《幼幼新书》又引长沙医者毛彬传疗小儿初生变蒸候歌："变蒸方长是婴儿，一出胎来数可推。未到期年蒸八变，四十九日一回期。"《茅先生方》亦无从考证。

小儿变蒸何言以三十二日为期？历代有以下四说：第一，钱乙以周天三百六十五度，应人身三百二十骨（除去手足四十五碎骨外），儿自生下后，"骨一日十段而上之，十日百段。三十二日计三百二十段为一遍"。即天有 365 日，人与之相应，有 365 骨。除手足 45 个碎骨外，余 320 骨。人一日长十骨，32 日后 320 骨均长一次，此时遂发生一次"变蒸"。第二，徐恒《小儿卫生总微论方》以人两手十指及掌骨节共三十二骨节应之。第三，方贤《奇效良方》以人之三十二齿应之，若及三十二齿，则变蒸足矣。第四，万全则以五脏六腑、十二经络以应六十四卦爻，其中六腑配阳卦三十二，五脏配阴卦三十二。人有五脏六腑、十二经络，加上心包，实为六脏。脏为阴，以配阴卦三十二，腑为阳，以属阳卦三十二。取其一脏一腑，各以三十二日一小变，六十四日一大变且蒸。阳卦三十二，计一百九十二爻；阴卦三十二，为一百九十二爻，二者相加，共计三百八十四爻，故脏腑变蒸一周为三百八十四日，恰合六十四卦的爻数。

肾属水，在数为一，故先变，水为精为瞳神，故小儿生后六十四日可认人；心属火，在数为二，其志为喜，故四个月后小儿可以被逗笑；肝属木，其数三，在体为筋，故一百九十二日，正当半岁时可坐；肺属金，其数四，肺为发声之器，故二百五十八日后咿呀习语；脾属土，其数五，土之精为肉，脾主四肢，故三百二十二日后可站立行走。包络与三焦相配，故周岁后，上中下三焦、五脏六腑形神初具，可坐立行走、嬉笑言语，基本具备了人的功能。这里所运用的五脏之数，也是借用了《易》学所谓的河图之数。

遍阅 50 余种具有代表性的中医儿科古籍及部分综合性医学著作，如《颅囟经》《脉经》《诸病源候论》《备急千金要方》《千金翼方》《外台秘要》《医心方》《大德重校圣济总录》《圣济经》《小儿药证直诀》《幼幼新书》《全婴方论》《小儿卫生总微论方》《三因极一病证方论》《太平惠民和剂局方》《新刊仁斋直指小儿方论》《陈氏小儿病源方论》《活幼心书》《活幼口议》《永类钤方》《心印绀珠经》《普济方》《医方类聚》《奇效良方》《全幼心鉴》《原幼心法》《痘疹金镜录》《保婴撮要》《幼科发挥》《婴童百问》《育婴秘诀》《片玉心书》《全幼对症录》《赤水玄珠》《小儿推拿方脉活婴秘旨全书》《古今医镜》《寿世保元》《婴童类萃》《景岳全书》《小儿诸证补遗》《冯氏锦囊秘录》《幼科铁镜》《灵台轨范》《慈幼新书》《幼科证治大全》《张氏医通》《医宗金鉴》《增订洪氏小儿一盘珠》《幼幼集成》《幼科辑要》《羊毛瘟证论》《保婴易知录》《幼科指归》《保赤新编》《大医马氏小儿脉诊科》《脉义简摩》《鬻婴提要说》，就会发现：大抵唐代以前多以上古巫方《颅囟方》及隋朝巢氏为宗（如孙思邈《千金要方》、王焘《外台秘要》等），其说尚古；宋代以后多以钱氏为宗（如《小儿卫生总微论方》、明·万全《幼科发挥》、鲁伯嗣《婴童百问》、王肯堂《幼科证治准绳》、龚信《古今医镜》、龚廷贤《寿世保元》等），多以阴阳五行、河洛象数易理之论转相推演；清代以后，为述古（如夏禹铸《幼科铁镜》、徐灵胎《灵台轨范》、张璐《张氏医通》及《医宗金鉴》，等等），少有发挥。

小儿从初生到两岁，不论神经与体格的发育都起了"飞跃"的变化。如 2 岁时体重为初生的 4 倍，身长初生时平均为 50 厘米，到 2 岁可达 85 厘米，而 2 岁以后分别降到平均每年增加 2 千克和增长 5 厘米。2 岁时神经反射皮层抑制功能亦趋完善，生理性巴彬斯基征不复存在。现代研究儿童行为规范与年龄有一定相关性，小儿的生长发育是有时间规律的，婴儿的动作能、语言能、应人能、应物能，呈近似"月节律"变化，并存在着阶段性突变，这与变蒸学说三十二日为周期的认识基本吻合。美国儿科专家盖泽尔（Gesell）根据小儿生长发育特有的关键时期，编制了著名的婴幼儿发育诊断量表——盖泽尔量表，被世界所公认并被运用于早期筛查和治疗发育迟缓的儿童。通过对婴幼儿的观察，发现其 4 周可受细微刺激而啼哭，双手握紧，16 周可扶坐并进行探索，28周可独立坐，双手物品交换，40周可扶站，手可戳、撬、抚摸等细小动作，52周可更加精确地抓握，表情更加复杂。小儿变蒸时期、人脑迅速发育，情志开始改变，智力逐步发展，体格也不断增长变化。而且变蒸时的发热与小儿出牙期间的生理性低热密切相关。中医称之为变蒸，西医称之为枢纽龄。

中西方对小儿发育周期的认识

变蒸学说中生长发育周数		Gesell 发育量表中生长发育周数	
时间	生长发育	时间	生长发育
9.1周	大运动：其状卧端正 语言：咳笑 个人—社交：始能认人	8周	大运动：伏卧（悬胸提起，试举头取得平衡：面向中央）直立时能抬头；能微笑，能随移动的人而注视 语言：能微笑
13.7周	语言：学笑	14周	语言：咕咕笑；咯咯笑
18.3周	语言：能咳笑，能嘻笑 大运动：学坐，能坐 个人—社交：戏玩	16周	语言：笑出声，兴奋时深呼吸、屏气，大声发笑 大运动：坐，以两手扑抓玩具
22.9周	精细运动：反复捉搦 大运动：翻身	24周	精细运动：抓自己脚，伸手抓取并握住 大运动：翻身
27.4周	大运动：儿能立，时时放手亭亭立，独坐	28周	大运动：拉着双手站片刻，坐直1min
32周	大运动：能匍匐 语言：喃喃学语	32周	大运动：伏卧时以腹部为中心，整个躯干向左右旋转 语言：单个辅音如 da，ba，ka
36周	语言：知欲学语	36周	语言：da–da 或类似音；试模仿听到的声音
41.1周	大运动：亭亭然 个人—社交：识人	40周	大运动：坐着时扶着栏杆自己单独站起来 个人—社交：说爸爸（有所指）

　　变蒸的基本周期——"每变"为32日，枢纽龄以4周（28日）为"组龄"。变蒸的显著变化周期——"变且蒸"，在320天内为64日，枢纽龄的显著变化周期——"枢纽龄"，在52周内为间隔12周（74日）。两者提出的变化周期近似而不完全相等。这种观察结果显示了中国古代儿童与美国现代儿童，由于种族、环境中的差异，其生长发育变化周期有一定的差别。变蒸学说与枢纽龄学说还有一种共同的认识，即婴儿生长发育速度最快，随着

年龄增长（在 3 岁以内）则速度渐慢。变蒸学说以 320 日内历 10 变 5 小蒸，每变 32 日，每蒸 64 日，320 日后则仅历 2 大蒸，每蒸 64 日，再历一大蒸 128 日，合计 576 日变蒸完毕。其周期逐渐延长正反映了生长发育速度逐渐变慢的特点。枢纽龄学说在婴儿期变化周期由 4 周延至 12 周，52 周后延长为 6 个月，24 个月后更延至 12 个月。这两种逐渐延长的周期规律是一致的，也是符合客观实际的。

肾气盛、天癸至、变蒸火，皆为水火之事。而君火、相火、命火是中医学中的三个重要概念。中医认为，人体君火为神志之火，相火为元气情志之火，命火为生殖之火。君相二火源于五运六气的天火，天人感应、天人合一，"天地合炁，命之曰人"，天火之君相二火合化为人体命门之火，即人火。中医人体之命火生长化收藏，而成人体之君火、相火，共同组成了人体内部的生理之火与病理之火，又相互协同主宰着有机体的各种生命活动，而这一切又都是在天火操控之下的人火盛衰。

一气周流者，一火周流也。

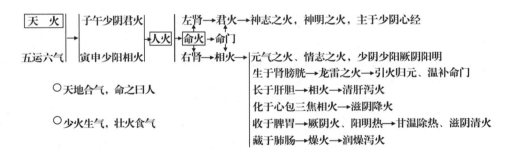

"君火以明，相火以位"是五运六气专有名词，出自《素问·天元纪大论》。原文《素问·天元纪大论》曰："帝曰：上下周纪，其有数乎？鬼臾区曰：天以六为节，地以五为制。周天气者，六期为备；终地纪者，五岁为一周。君火以明，相火以位。五六相合，而七百二十气，为一纪，凡三十岁；千四百四十气，凡六十岁，而为一周，不及太过，斯皆见矣。"此后始有君火、相火之称，故而五行各一，唯火有二。君相二火有内外之别。

外为五运六气之火，子午少阴君火，寅申少阳相火，主客之火，胜复郁发之火，亢害承制之火。《素问·六元正纪大论》曰："帝曰：天地之数，终始奈何？岐伯曰：悉乎哉问也！是明道也。数之始，起于上而终于下，岁半之前，天气主之，岁半之后，地气主之，上下交互，气交主之，岁纪毕矣。故曰：位明气立可知乎，所谓气也。"五运六气以六十甲子为一循环周期，始于甲子年，止于癸亥年，甲子年为少阴君火司天，阳明燥金司地，癸亥年为厥阴风木司天，少阳相火司地，在六十年的一个完整五运六气周期中，始于甲子年少阴君火司天，止于癸亥年少阳相火司地，始于君火，终于相火。天地人之间，一火升降出入，一火太过不及，皆周流之属也。

五运六气中君相二火的基本原则是君位臣则顺，臣位君则逆。《素问·六微旨大论》曰："君位臣则顺，臣位君则逆。逆则其病近，其害速；顺则其病远，其害微。所谓二火也。"在主客加临时，主气在下，客气在上，当君相二火相临时同位于火气之位。君火在上，相火在下，气候变化不会很剧烈，对人体发病影响较小，即使人体发病也会较易治疗。相火在上，君火在下，气候变化会很剧烈，对人体影响较大，多致使人体发病，且不易治疗。

主客君相二火的不同时位可以影响瘟疫与疾病的发生。如吴鞠通在《温病条辨·原病篇》引《素问·六元正纪大论》指出："辰戌之岁，初之气。民厉温病。卯酉之岁，二之气，厉大至，民善暴死。终之气，其病温。寅申之岁，初之气，温病乃起。丑未之岁，二之气，温厉大行，远近咸苦。子午之岁，五之气，其病温。巳亥之岁，终之气，其病温厉。"此即按五运六气君相之火的同相时位发病，岁支为辰戌的年份，初之气大寒日至春分日，客气为少阳相火，容易发生温病，甚至发生疫病，疾病流行。岁支为卯酉的年份，二之气春分日至小满日，客气为少阳相火，易发生疫病，发病急，短时间内病亡。终之气为少阴君火，小雪日至大寒日，也易发生热证。岁支为寅申的年份，初之气大寒日至春分日，客气为少阴君火，温病容易发生。岁支为丑未的年份，二之气春分日至小满日，客气为少阴君火，温病与疫病多有发生，大面积流行，并且发病的症状相似。岁支为子午的年份，五之气秋分日至小雪日，客气为少阳相火，人得病多为热证。岁支为巳亥的年份，终之气小雪日至大寒日，客气为少阳相火，易发生温病与疫病。在温病瘟疫易发生的六气时段中，客气均是君相二火。即使在寒冷的冬季，如卯酉、巳亥之岁的终之气为太阳寒水，亦受君相二火影响，仍有温病瘟疫发生，足以说明"火为百病之贼"的运气机制了。

运气九篇六气客主加临与温病瘟疫关系表

地支	六步之气	主气	客气	民之所病
辰戌	初之气	风木	相火	民厉温病
卯酉	二之气	君火	相火	厉大至，民善暴死
	终之气	寒水	君火	其病温
寅申	初之气	风木	君火	温病乃起
丑未	二之气	君火	君火	温厉大行，远近咸苦
子午	五之气	燥金	相火	其病温
巳亥	终之气	寒水	相火	其病温疠

客气为君相二火，主气不是君相二火时，民众易感温邪发为温病或温疠。如辰戌之岁初之气，相火与风木加临，民众易发生温病，风火相煽，严重者发为疫病。卯酉之岁终之气，君火与寒水加临，寒水能减弱火邪，民众感邪较轻，发为热证的疾病。寅申之岁初之气，君火与风木加临，风助火势，发生的温病容易流行，症状相似。子午之岁五之气，相火与燥金相临，秋金主凉，发为热证。巳亥之岁终之气，相火与寒水加临，如果寒水能减弱火邪则发为热证，不能减弱火邪则有可能水助火势发为疫病。

尤其司天、司地之气的君相二火与温疫关系密切。《素问·至真要大论》明确指出"少阴司天，其化以热……少阳司天，其化以火……少阴司地，热淫所胜……少阳司地，火淫所胜"，即少阴君火致病易从热化，少阳相火致病易从火化。对此"运气九篇"中多有论述，少阴君火、少阳相火司天，火热之邪流行，致民众鼽嚏鼽鼻窒，甚至疮疡燔灼；少阴君火、少阳相火司地，火热淫邪所胜，民病寒热皮肤痛，目暝齿痛，心痛发热，瞀热，甚则便血等症。司天、司地之气代表上半年与下半年的气候特点，与阴阳寒暑交替的主气不同，在短时间内即可变化，正气虚弱之人，不能抵御，感而发病。民众感受少阴君火、少阳相火之气，不能耐受，化为火热之邪，则见发热、疼痛、出血，甚则疮疡等温热、火毒病证。

主气与客气加临同为君相之火时，民众发为天行之病，甚至发生更为严重的流行性大疫病。如卯酉之岁二之气，相火与君火加临，易发生严重的疫病，民众难以抵御而突然死亡或者很短时间内病亡。丑未之岁二之气，君火与君火相临，不论是温病还是疫病都会大面积流行。由此可见，君相二火主气与客气相加临，火热之气之上加临火热，气候变化较剧烈，人体正气不能抵御，发为疫病，流行较广。君相二火之司天、司地，与岁运相合，形成天符、太乙天符、岁会运气格局，也可引发疫病。岁运是以天干为单位统管全年的五运之气，能反映全年的天时民病特点。岁运不及之年，少阴君火、少阳相火司天。岁运不及，民众脏气虚弱，君相二火司天、司地，火热侵犯人体，为温热之邪，流行于下，发为温疫；岁运为火运，君相二火司天、司地，天地之火相互交合，火气太过而亢盛，民众不能抵抗过盛的火热之邪，易于流行，发为温疫。尤其"三年化疫"之五疫运气变化中，尤以火之疫疠为重。君相二火不迁正、不退位，三年之后易化为疫。《素问·本病论》："如戊至申，且应交司而治天……见戊癸未合德也，即下癸柔干失刚，见火运小虚也，有小胜或无复也，后三年化病，名曰火疠也。"申年应为少阳相火司天，上一年司天之气不退位或本年火运不足，致使少阳相火不能迁正，火气被抑，又逢癸年火气不足，火气多次被抑制或者气少不足，三年之后易发为疫病，少阴、少阳均为火热之气，易发为火病。

余霖《疫疹一得》书中提到的瘟疫流行年份运气格局

年份	干支	岁运	司天	记载瘟疫发生时段	瘟疫发生时段客主加临情况
1764	甲申	土	少阳相火	夏（三之气）	两少阳相火加临
1768	戊子	火	少阴君火	夏（三之气）	司天少阴君火与主气少阳相火加临
1786	丙午	水	少阴君火	夏（三之气）	司天少阴君火与主气少阳相火加临
1792	壬子	木	少阴君火	夏（三之气）	司天少阴君火与主气少阳相火加临
1793	癸丑	火	太阴湿土	春夏间（二之气）	两少阴君火加临
1794	甲寅	土	少阳相火	夏（三之气）	两少阳相火加临

《素问·六微旨大论》中帝曰："善。愿闻地理之应六节气位何如？岐伯曰：显明之右，君火之位也；君火之右，退行一步，相火治之；复行一步，土气治之；复行一步，金气治之；复行一步，水气治之；复行一步，木气治之；复行一步，君火治之。相火之下，水气承之；水位之下，土气承之；土位之下，风气承之；风位之下，金气承之；金位之下，火气承之；君火之下，阴精承之。"天地之应，在天为六气，在地理为五行，各按相生相克顺序承之，最后"君火之下，阴精承之"，阴精者，人也。这是运气七篇中明

确提出的运气框架之下的天人感应机制，从而为人体之火阐明了其天象机制、感应途径、盛衰火候。

内为藏象经络之火。《素问·阴阳应象大论》："壮火之气衰，少火之气壮。壮火食气，气食少火。壮火散气，少火生气。"说明人体正常生理性的火即是少火，少火即天人少阴之火、少阳之火。**在人体，其来源于先天命门之火，生于肾藏（肾上腺）之龙雷火，长于肝胆之肝火相火，化于心之君火与心包之相火、神明之火，收于脾胃之阴火，藏于肺之燥火。**五行藏象圆运动，生长化收藏，一气周流，升降出入和，一火周流。壮火是异常病理性之火，如后世医家论述之龙火、雷火、阴火、燥火等则是人体病理上的火。天人感应、内外合一，共行君相二火之神明气位，以行神机气立之功，以运气血、贯阴阳、左右升降出入等，共奏二火周流之圆运动。六淫之中，风为百病之长，寒湿燥为百病之化，火为百病之贼。这种"火力"盛衰主要是由出生胎元之禀赋运气格局，决定了一个人流行之火的盛衰太少，再和发病流年之运气格局、所居地之十方高下，天人之火合二为一，病则发矣。

君火主神志，相火主情志。君火走血分，相火走气分，统领人一身的气血。如果发生郁滞，即可出现神昏、气滞、火郁、湿阻、痰凝、血瘀等病理现象。人体的脏腑气血津液当以气血和谐为根本，若气血和畅则百病不生，如有怫郁，则诸病蜂起。气血通畅，才能使脏腑相通、阴阳交贯，内外相通，从而养脏腑、生气血、布津液、传糟粕、御精神，以确保生命活动顺利进行，新陈代谢旺盛。

如清瘟败毒饮是清代乾隆年间江淮瘟疫大流行时，著名医家余师愚针对疫疹热毒侵入营血化燥，三焦相火亢极之证创造的方剂。该方载于其所著《疫疹一得》一书。余氏此方组成甚有见地，运用石膏颇有独到之处，认为**"非石膏不足以治热疫"。**此方是由石膏知母汤、犀角地黄汤和黄连解毒汤三方加减组成，故具有石膏知母汤的大清气分热以清肺之燥火，泻肺胃热邪；犀角地黄汤的清热凉血，解毒化斑，以泻肝胆之相火；黄连解毒汤的泻火解毒，以清心之君火。

有关相火的论述，《素问》以五运六气论君相二火，至汉张仲景、晋葛洪、唐·孙思邈、宋·许叔微皆未论及。唐代论相火者，首推王冰。根据天人相应，天之六气内应脏腑的观点，王冰在《六气玄珠密语》卷三中认为心包络是"少阳相火之脏""少阳为相火,其令暑,其性炎……其脏包络"。在《迎随补泻》篇中又提出以"未来而先取之"的应时针刺补泻法,即在相火主气之时将到之前,先刺手厥阴心包络之原穴大陵穴,"以应相火之胜"。王冰这一理论依据,可能基于少阳与厥阴相表里之说。从"少阳相火"引申及"包络相火",包络相火说,由此而兴。

北宋沈括(1031—1095)在《梦溪笔谈·卷七·象数一》中曰:"六气,方家以配六神。所谓青龙者,东方厥阴之气。其性仁,其神化,其色青,其形长,其虫鳞。兼是数者,唯龙而青者,可以体之,然未必有是物也。其他取象皆如是。唯北方有二,曰玄武,太阳水之气也;曰腾蛇,少阳相火

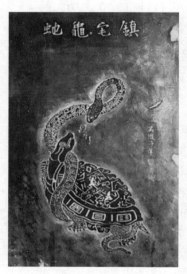

之气也。其在于人为肾,肾亦二,左为太阳水,右为少阳相火。火降而息水,水腾而为雨露,以滋五脏,上下相交,此坎离之交,以为否泰者也,故肾为寿命之藏。左阳、右阴、左右相交,此乾坤之交,以生六子者也,故肾为胎育之脏。"滕蛇者,腾蛇也,蛇怪之物。《山海经·中次十二经》云:"柴桑之山,多白蛇飞蛇。"郭璞注其为滕蛇,乘雾而飞。荀子亦描述其为"无足而飞",犹相火之喜动。奇门遁甲预测天地人之象,其神有八神,分别为值符、滕蛇、太阴、六合、白虎、玄武、九地、九天是也。滕蛇属火,玄武为水。可知,滕蛇、玄武,非一物也,本为水火之一体。命火、相火者,此之谓也。

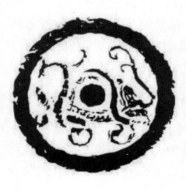

《黄帝内经》言"肾主骨",又言"胆主骨"。"肾主骨"是说肾在体为骨,肾气足则能生骨。《素问·热论篇》记载:"伤寒……三日,少阳受之,少阳主骨。"《灵枢·经脉》记载:"胆足少阳之脉……是主骨所生病者……胸胁肋髀膝外至胫绝骨外踝前及诸节皆痛。"可见《内经》中一直就有"少阳主骨"的论述,而且足少阳胆经16穴中与筋骨相关的穴位有14穴,其中环跳、阳陵泉、绝骨三穴为

治疗关节疾病的典型常用穴，环跳主治腰腿痛、下肢痿痹，阳陵泉主治全身各关节筋急疼痛，绝骨主治筋骨痿软无力等症。"胆主骨"表达的是肾中生骨之精气来源于胆经中相火之用，相火化为肾中一点元阳，肾水温煦而不寒，精温自能生骨。归根结底，一火周流，相火秘藏于肾，化为肾阳的"命火"而主骨，病变则为龙雷之火，戴阳、火旺不一而论。《黄帝内经》云"肾为先天之本"，即五脏六腑之体的强弱取决于肾，又"凡此十一藏皆主于胆"，即十一脏皆取决于胆中相火之用。胆肾之水火通过"髓会悬钟"也说明一火周流的客观性。肾主骨生髓，而髓会"悬钟"，悬钟穴即绝骨穴。髓本为肾所主，而治疗髓病的穴位"髓会"在胆经。这也是胆经相火下行于肾，化为肾气，而后温养骨髓之意。

君相二火之论昭显于刘完素、李杲、朱丹溪。自王冰注释以后，南宋陈无择始提及相火，但未详加说明；刘河间从心肾论相火，李东垣从脾胃论阴火，朱丹溪从肝肾来论述及提出下焦命门相火论，张介宾及赵献从命门温补论相火，等等。一火分为五火，肾之龙雷火、肝胆之相火、心之君火与心包相火、脾胃之阴火、肺肠之燥火。五火合为一火，为命门之火。承天之气运，太过不及、亢害承制、胜复郁发、六淫七情而发不同藏象之火。少火生气，为命门之火、生理之火，火气互化。壮火食气，为藏象五火、元气之五贼、病理之火，火气互贼。

陈无择论述了天人之君相二火的感应。陈无择在《三因极一病证方论·君火论》中说："五行各一，唯火有二者，乃君相之不同。相火则丽于五行，人之日用者是也；至于君火，乃二气之本源，万物之所资始。人之初生，必投生于父精母血之中而成形。精属肾，肾属水，故天一而生水；血属心，心属火，故地二而生火；识为玄，玄属水，故天三而生木，乃太一含三引六之义也。亦道生一，一生二，二生三之数也。"此说发展了《内经》"君火以明，相火以位"之说。认为君火是抽象的，相火是具体的。同时进一步明确地将少阳相火分解为三焦相火和胆相火两途。《三因极一病证方论·脏腑配天地论》说："足少阳胆居于寅，手少阳三焦居于申，寅申握生化之始终，故相火丽焉。"至此，"三焦相火""胆相火"的提法趋于明朗，其根据源于少阳相火。人之少阳，足少阳胆，手少阳三焦，与之表里包络也。故认为唐宋时期"胆相火""三焦相火""包络相火"，乃《内经》"少阳相火"之引申，且将天之君相二火运用说明人体之君相二火和六经，如《三因司天方》的应用。

321

刘完素论述相火之心肾，在其《素问玄机原病式》中引杨上善《太素》的记录："所谓肾有两枚。《经》曰七节之傍中有小心。杨上善注《太素》曰人之脊骨有二十一节，从下第三节（七）之旁，左者为肾，右者为命门，命门者小心也；《难经》言心之原出于大陵，大陵六本属于厥阴包络相火，小心之经也；《赤水玄珠》言刺大陵六曰湾相火包络之藏也……相行君命，故曰命门耳……《仙经》曰心为君火，肾为相火。《保命集》说：'左肾属水，男子以藏精，女子以系胞，右肾属火，游行三焦，兴衰之道由于此，故七节之旁有小心，是言命门相火也。'"在此，完素指明了相火寄于右肾，并说明其作用通道在于三焦。在《素问病机气宜保命集·病机论》中刘完素则进一步指出："右肾属火，游行三焦，兴衰之道由于此，故七节之傍，中有小心，是言命门相火也。"其明确提出了"右肾命门相火"，其实质与诸家所论人身主要能量来源于肾间动气、命门之火的观点是一脉相承的。此论对命门学说与相火学说的影响均产生较大影响，后世医家宗其说，并进行了深入探究。张元素在《脏腑药式·肾部》说："命门为相火之源，天地之始，藏精、生血。"在《脏腑药式·三焦部》也说："三焦为相火之用，分布命门之气，主升降出入，游行天地之间，总领五脏六腑……"这进一步说明三焦是相火活动场所，只有通过三焦通道，命门相火才能游行于五脏六腑而发挥其生理效应。李东垣在《医学发明·损其肾者益其精》也论及："肾有两枚，右为命门相火，左为肾水，同质而异事也。"此一观点很大程度地加强了命门学说和相火理论的内在联系，并且对于后世医家关于相火理论的研究产生了重大影响。

　　同时，刘完素也提出："少阳相火之热乃心包络、三焦之气也。"他在《素问玄机原病式》中说"手少阴君火之热，乃真心小肠之气也……手少阳相火之热，乃心包络三焦之气也"，提出了相火的病理表现为心包络、三焦的热证为主；有外感，也有内伤，且多为热证、实证。如"诸热瞀瘛，暴喑冒昧……"在治疗法则上提出"养肾水，胜退心火"，这正是《难经》调节五行圆运动的"泻南方，补北方"的大法。张元素的学术思想深受刘完素的影响，因此在论著相火时沿袭了刘完素对相火理论的观点，强调"命门为相火之源"。且张元素还引用王冰"人火""龙火"之说，指出君火相火的不同。张从正于著作《儒门事亲》中也道："君火者犹人火也，相火者，犹龙火也。人火焚木其势缓，龙火焚木其势速……龙火虽用凉药而不可使令服，宜以火逐之，人火者，烹饪之火是也。"

　　自王冰提出"少阳相火，其脏包络"后，刘河间认为包络与命门、三焦有着密切的内在联系。《素问玄机原病式·火类》说："右肾命门小心、为手厥阴包络之脏，故与手少阳三焦合为表里。"且"两经俱是相火，相行君命，故曰命门尔"。刘河间此说不仅使相火说自成体系，构成了以命门相火为主体的相火系统，且为李东垣的"下焦包络之火"释疑，李东垣受其影响认为包络上系于心、下连及肾，故称"相火者，包络也""相火，下焦包络之火"。由此可见，刘完素在相火理论发展的过程中起到了关键开创性作用。

李东垣论述相火之脾胃。李东垣《医学发明》谓："肾有两枚，右为命门相火，左为肾水，同质而异事也。"《脾胃论》曰："若饮食失节，寒温不适，则脾胃乃伤。喜、怒、忧、恐，损耗元气。既脾胃气衰，元气不足，而心火独盛。心火者，（少）阴火也。起于下焦，其系系于心。心不主令，（手厥阴）相火代之。相火，下焦胞络之火，元气之贼也。火与元气不两立，一胜则一负，脾胃气虚，则下流于肾，（厥）阴火得以乘其土位，故脾证始得，则气高而喘，身热而烦，则其脉洪大而头痛，或渴不止，其皮肤不任风寒，而生寒热。盖（厥）阴火上冲，则气高喘而烦热，为头痛，为渴，而脉洪；脾胃之气下流，使谷气不得升浮，是春生之令不行，则无阳以护其荣卫，则不任风寒，乃生寒热，此皆脾胃之气不足所致也。"李东垣将系于心之相火称为心火，即阴火，手厥阴心包代手少阴心行令，故阴火实为厥阴心包之火，只是省略了一个"厥"字，竟引得后世猜测意淫无数。

厥阴心包之相火即为东垣之"阴火"，其病机为"脾胃气虚，则下流于肾，阴火得以乘其土位，故脾证始得"，五行相克太过谓之"乘"，如木乘土，土乘水，等等，手厥阴心包属木，木乘土，故谓之"（厥）阴火得以乘其土位"，即木乘土，脾胃之相火不化，心包厥阴之火独旺而变生丛病，为虚邪，《汤液经法》云"甘补辛泻苦燥"，故提出"惟当以甘温之剂补其中而升其阳，甘寒以泻其火则愈"，脾胃一转，厥阴之木火自下而藏入于肺金。一火升降出入和之周流通畅，没有郁滞，则诸症并除。脾胃之药，甘补辛泻苦燥，甘温可健脾行气，故"甘温能除大热，大忌苦寒之药，损其脾胃……"自此创立补中益气汤、补脾胃泻阴火升阳汤、升阳益胃汤、升阳散火汤等方以治之。李东垣安养心神调治脾胃论说："夫（厥）阴火之炽盛，由心生凝滞，七情不安故也。心脉者，神之舍，心君不宁，化而为火，火者，七神之贼也。"君火行血分，少阴君火（阴火）炽盛是血中伏火，其开关在脾胃升降，脾胃升降的关键在脾胃之气是否健运，故甘温能健脾胃，相火周流，变郁滞为流通，故能除大热。

朱丹溪论述相火之肾与肝胆。肝具相火的最早提出，应属朱丹溪的《格致余论》，"司疏泄者，肝也；主闭藏者，肾也，二脏悉具相火"。同时朱丹溪还将相火还原为天火，"天之火虽出于木，而皆本乎地"。所以人之相火亦"内阴而外阳，本乎肝肾之间"。故曰："肝肾之阴，悉具相火。"此强调了肝肾之阴对相火的重要性。朱丹溪对相火所寄部位在前人论述基础上作了概括性总结：由于"胆者，肝之腑；膀胱者，肾之腑；包络者，肾之配；三焦以焦言，而下焦司肝肾之分"。他认为这些脏腑悉具相火。可见关于对相火所寄部位的讨论，至朱丹溪可作一了断，得以完善。其发展线索有以下规律可循：是按少阳相火发展而来。天的运气之少阳为相火。人分手足少阳，手少阳三焦，足少阳胆，故胆、三焦具相火；包络与三焦，肝与胆相表里，故肝、包络具相火；包络下连于肾，故肾命门具相火。命门学说的兴起，使医家把相火说的焦点放在命门相火，形成了以命门为中心的相火系统，使相火学说趋于形成。后世论相火所寄部位都宗其说。

丹溪在其著作《相火论》中说："太极，动而生阳，静而生阴，阳动而变，阴静而合，而生水、火、木、金、土。各一期性，惟火有二：曰君火，人火也；曰相火，天火也。火内阴而外阳，主乎动者也，故凡动皆属火。以名而言，形气相生，配于相生，配于五行，故谓之君；以位而言，生于虚无，守位禀命，因其动而可见，故谓之相；天主生物，故恒于动，人有此生，亦恒于动。其所以恒于动，皆相火之为也。"其认为火有君火（人火）、相火（天火）之分，即火有先后天之分，而天火实为五运六气之相火。丹溪对于相火的认识中，相火有正邪双重性质，有恒动和妄动之分。在正常人体生理情况下，丹溪所言的"火"即是万物生化的动力，人体生命活动的能量基础。所谓"天主生物，故恒于动，人有此生，亦恒于动。其所以恒于动，皆相火之为也"。反之，在异常的条件下，若相火妄动，则生生不息的动能则因应人体机能改变而转变为致病因素。"火起于妄，变化莫测，无时不有，煎熬真阴，阴虚则病，阴绝则死"，进而强调妄动相火为"元气之贼"。

丹溪认为火生于肾脏之龙雷火，长于肝胆之肝火相火，还分属胆、膀胱、心胞络、三焦等脏腑。《相火论》："见于天者，出于龙雷则木之气；出于海，则水之气也。具于人者，寄于肝肾二部，肝属木而肾属水也。胆者肝之腑，膀胱者肾之腑，心胞络者肾之配，三焦言司肝肾之分，皆阴而下者也。""阴而下"即强调君相二火的空间概念，并与相火位于君火之下契合，可见相火源于下焦肝肾。《格致余论》曰"肝肾皆有相火，而其系上属于心。

心，君火也，为物所感而动，心动则相火亦动""彼五火之动皆中节，相火惟有禅补造化，以为生生不息之运用耳"。朱震亨指出，相火之动是否正常与五脏功能活动有密切关系，"五火"之动中节是相火正常的保证。

相火妄动，是一种病理现象，而引起相火妄动的原因，多为色欲无度、情志过极、饮食不节等。朱震亨更着重于肝胆情志所引发的相火妄动，认为人因七情六欲所伤，常激起"脏腑之火"。他在《格致余论》中说："相火易起，五性厥阳之火相扇，则妄动矣，火起于妄，变化莫测，无时不有，煎熬真阴，阴虚则病，阴绝则死。"朱丹溪在《局方发挥》中进一步阐述："相火之外，又有脏腑厥阳之火。"并云："五脏各有火，五志激之，其火随起。"所以他在《金匮钩玄》中概而言之："大怒则火起于肝，醉饱则火起于胃，房劳则火起于肾，悲哀动中则火起于肺，心为君主，自焚则死矣。"相火充盛，阴精损耗，则出现"阳常有余，阴常不足"的身体状态。其治阴虚火旺的代表方为大补阴丸，在滋阴降火时重在肝肾；相火炽而下焦湿热者，用大补丸；相火炽而肝血虚者，用知柏四物汤；相火炽而肾阴虚者，用知柏地黄汤；相火炽而梦遗者，用封髓丹。朱震亨还针对湿热相火的特点创立了以气、血、痰、郁为纲，以六气为目的标本先后辨证，用越鞠汤通治诸郁，用枳柏二陈汤通治湿热相火，一直广为后人所用。在《丹溪手镜》中，他把崩漏、外科痈伤、斑疹的病因皆归因于湿热相火所为。

刘完素认为病机十九条中属火的五条病机所列十多种病证属相火致病；病机十九条中属热类所举三十多种病证属少阴君火致病。张从正则认为所有火与热的病证均为相火致病，扩大了相火致病的外延。李杲、朱震亨再次扩大相火致病的范围，认为不但属火病机所举的病证属相火，而且认为"阴火"上冲而致的时显热躁以及情欲所扰而产生的性机能亢进的一类疾病，也都属于相火致病。而相火妄动病证所涉及的治法最多的就是滋阴降火法，其他还有引火归元法、疏肝利胆法、凉血泻热法、甘温除热法等，亦可恢复相火的正位正用。

朱丹溪（1281—1358）的老师葛可久（1305—1353），名乾孙，古长洲（今江苏苏州）人，元代医学家，葛氏好击刺战阵之法，兼通阴阳律历、命理之学，自言死亡日期，终年四十九岁。葛可久世业医，其曾祖宋宣议郎葛思恭，以医术高超名于宋；其祖宋进义校尉葛从豫，以五运六气之术名于宋末；其父葛应雷（1264—1323）为名医，承家学，其术益精，他医不能治者，往求治，多奇验，因而名重大江南北，著《医学会同》二十卷，书中"推五运六气之标本，察阴阳升降之左右，以定五脏六腑之虚实，以合经络气血之流注，使学者知疾病之候，死生之期"。葛乾孙承道暨师授所编的《十药神书》（1345）为我国现存第一部治疗肺痨的专书。葛氏在自叙中提及："后遇至人，同处三月，斯人极明医道，精通方术，用药如发矢，无不中的。余曰：必神人也！遂拜为师，得授奇方一册，阅之，或群队者，或三四味者，皆余目睹至人用效者也……后将至人所授奇方，类成一帙，名曰《十药神书》。"

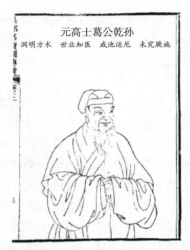

元高士葛公乾孙

润明方术 世业知医 咸池运厄 未究厥施

清《吴郡名贤图传赞》所载
元代名医葛乾孙画像

《十药神书》按天干之序甲、乙、丙、丁、戊、己、庚、辛、壬、癸排列，收集方剂十首。本书用药以丁字号保和汤、戊字号保真汤为主方加减，甲字号十灰散、乙字号花蕊石散、己字号太平丸、庚字号沉香消化丸、丙字号独参汤为权变，辛字号润肺膏、壬字号白凤膏、癸字号补髓丹（十珍丸）为善后。如治呕血、吐血、咯血、嗽血，葛氏先用十灰散止之；若五脏崩损，涌、喷血成升斗，葛氏用花蕊石散止之；久嗽肺痿，葛氏用保和汤主之；治虚弱、骨蒸、体虚，葛氏用保真汤"止嗽宁肺"；痨病后期葛氏用润肺膏、白凤膏、补髓丹以善后。真可谓规矩井然，奇正圆通！清代名医叶天士"凡治吐血症，皆祖葛可久《十药神书》，……治无不愈"。陈修园谓此书"奇以取胜也，然奇而不离于正，故可取焉"。可见此书在临床上的价值。另两部著作《医学启微》《经络十二论》皆已散失。

葛氏认为人在壮年，气血充聚完足之际，若不能守养，惟务酒色，以致耗散精液，则阴虚火旺，灼伤肺金，遂生呕血吐痰，骨蒸烦热，气力全无之痨症。"肾虚，精竭形羸，……火乘金位""虚火上炎，克伐肺金""气血精津亏损"，是葛可久论治虚劳失血的基本思想，这一思想对后世医家影响很大。如明·汪绮石《理虚元鉴》（1644）中指出的"惟肺金伏热之火不可补之……伏热之火，出于阴虚阳亢，火乘金位，谓之贼邪，以其火在肺叶之下，故名伏火，……继宜清法，无用温理"。本书是承袭了葛氏的观点。

清·姜天叙（1654—1724）在《风劳臌膈四大证治》中，更将虚劳的病机概括为："虚是气血不足，损是五脏亏损，劳是火炎于上。"

葛氏治痨，从"肾虚精耗，火乘金位"立论，如《十药神书》于阴虚阳亢之虚劳失血，从甲字十灰散和乙字花蕊石散即可看出，原书旧注云"留得一分自家之血，即减得一分上升之火"，所以他认为大寒大热之药不可妄投乱进，"大寒则愈虚其中，大热则愈竭其内"。妄投乱进，系指不究其源、不通其治者。而极明医道，精通方术之人并非不用，而是慎用，有的放矢，如羿射日。如甲字十灰散和乙字花蕊石散，在主要作用于止血凉血的方剂中佐入大黄猛挫热势，导热下行，从大便而出；又以栀子清肝泻火，导热下行，从小便而去；大黄、牡丹皮均为活血祛瘀之品，配入本方，使诸药清热止血而无凝滞之弊。保和汤治久嗽肺痨，其热甚加栀子、黄连、黄芩、黄柏、大黄，风甚加细辛、附子，此大寒大热之品皆列加味之中；而保真汤治体虚骨蒸，方以甘温为主，甘凉佐之，苦寒（知母、黄柏）又佐之；又太平丸润肺扶痿，亦用黄连之苦寒……均未见禁用苦寒。原书周注说得好："后之君子于诊视之际，闻问之余，斟酌而得其情……思过半矣。"

葛可久还认识到温燥药邪致害是加重肺痨病，甚至促使死亡的重要因素。他在书中医论部分论述：由于时医"不究其源，不通其治"，以温热之剂"妄投乱进"，不知"大热则愈竭其内"，药助火势，上则"呕血吐痰"，"颊红面白，口干咽燥"；下则"小便白浊，遗精盗汗"；中则"饮食难进"，损及肺脾肾三脏，以致"气力全无"，成不可遏之势。于是，他在书中果断地明确立论：滋阴润燥降火，填精益髓，乃肺痨病的基本治则。

到了明代，相火理论研究在继承宋以前相火观的基础上，着重对命门相火进行了深入的探讨。而对相火所寄部位，大多医家仍沿袭金元时期相火观，认为相火寄于肝、肾、命门、包络、三焦、胆之中。如李中梓认为肝肾具相火，虞抟认为相火无定体，在上则寄于肝胆包络之间，在下则寄于两肾之间，李时珍、孙一奎等均有类似论述，唯张介宾提出"五脏各有相火"，认为相火不仅上述各脏腑中具有，由于命门相火游行于全身，因此各脏腑均有相火。明代是命门学说形成时期，在命门学说形成过程中，各医家在对命门的生理功能探究的同时，对相火亦进行了研究，其研究中心则以命门相火以及相火致病的范围为主。明代对相火理论的研究以命门学说为基础，并在命门学说发展过程中得到提高和完善。

"命门相火"说自金元兴起以来，受《难经》"左肾右命门"思想的影响，一直认为右命门具有相火。明初时期，以王纶、薛己、李梴为代表的医家仍继承了金元时期的观点，认为相火居于右肾命门。王纶在《明医杂著·补阴丸论》中说："右尺相火固不可衰，方宜补火。"而后薛己则在王纶论述的基础上发展了具体用方，认为"右尺脉迟软，或沉细而数欲绝者，是命门相火不足也，用八味丸"。李梴进一步论述命门相火与各脏腑的关系，由于李梴亦持右命门观，李氏所谓的"肾相火"即"命门相火"。其在《医学入门》卷五中说："肾为相火，游行于全身，常寄于肝、胆、包络、三焦之间。"

张景岳论述命门相火之温补。《景岳全书·杂证谟》中论曰："经曰：君火以明，相火以位。此就火德辨阴阳，而悉其形气之理也。盖火本阳也，而阳之在上者，为阳中之阳，故曰君火；阳之在下者，为阴中之阳，故曰相火，此天地生成之道也。其在于人，则上为君火，故主于心；下为相火，故出于肾。主于心者，为神明之主，故曰君火以明；出于肾者，为发生之根，故曰相火以位。"此以上、下而论君、相二火，分别对应人体之心火与肾火，后世多有从此说者。如何梦瑶在《医碥·水火说》中提出："其曰：心为君火，肾为相火。又曰：君火以明，相火以位，何也？曰：君者主也，向明以治。心为一身之主，神明出焉，故称君。相者竭其才能以奉君出治者也。肾位于下，输其火于心，以为神明之用，犹相臣竭其才力以奉君出治，故称相。位以职掌言，明以功能言也。"《黄帝内经素问直解》曰："五运者，五行也。六气者，亦五行也。六气之中，有二火，则君火以明，相火以位。君主神明，故曰以明；相主辅佐，故曰以位。"沈金鳌（1717—1776）《杂病源流犀烛·火病源流》曰："火有三：一曰君火，一曰相火，一曰龙雷之火。人之心为君，以照临为德，故居神之物，惟火为之，所谓君火也。……相火者，心包代君行事，在三焦之中，处两阳合明之地，所以应天之夏令，而主乎腐熟水谷。……所谓龙雷者何？昙氏曰：性火真空，性空真火，遍满法界。阴符曰：火生于木，祸发必克。盖阳燧真形，即在阴物奠宅之中，故此火则隐胎坎水，朕兆风木，实在乎君相有形之外。"

张景岳认为君火、相火都是人体的正气，相火是君火的基础，君火是相火的主宰，相火不能称之为"贼"，不可妄用泻火法以戕之。景岳说："……故君火之变化于无穷，总赖此相火之裁根于有地，虽分之则一而二，而总之则二而一者也……凡其为生化，为盛衰，为本末，重轻攸系……。人生所赖者唯此……"《君火相火论》又曰："盖君道惟神，其用在虚，相道惟力，其用在实，故君之能神者，以其明也，相之能力者，以其位也，明者明于上，为化育之元主，位者位于下，为神明之洪基，此君相相成之大道，而有此天不可无此地，有此君不可无此相也"，明矣。"总言大体，则相火当在命门，谓根熏在下，为枝叶之本，析言职守，则脏腑各有君相"。"且凡火之贼伤人者，非君相之真火，无论在内在外，皆邪火耳。邪火可言贼，相火不可言贼也。矧六贼之中，火惟居一，何二子独知畏火，其甚如是，而并昧邪正之大义，亦何谓耶？予闻其言，固知其错认面目矣，不觉因而失笑。"《类经附翼·三焦包络命门辨》中说："《内经》所论少火生气，即为真阳之气，乃生人立命之根，此火寄于肝肾，名为相火。"相火寄于肝肾，游行于全身，则各脏均有相火，更无须赘言。"五脏各有相，相强则君强"。由此可见，张氏所言命门相火实为"元阳""真阳"，言五脏之"相火"实指五脏之"阳气"。

虞抟《医学正传·医学或问（凡五十一条）》认为，相火没有一定的位置，也没有一定的形体，它是随所依附的脏腑来发挥它的特殊作用，肾门的火是相火之源头，三焦是相火之作用，相火是发源于命门，流行于三焦，内寄于肝胆、心包、脾胃诸脏腑之间。唐宗海《血证论》"人之一身，不外阴阳，而阴阳二字，即是水火，水火二字即是气血""肺金引天之阳气，夹心火下潜，温暖肾水而化气，气化上升，蒸肾水自养心君，此水火相济之道，故心中之水，源自肾中，肾中之火，始自君府"。

赵献可著《医贯》之《水火论》《相火龙雷论》《滋阴降火论》等篇，认为相火是水中之火，龙雷火也，寄于肝肾之间，相火之所以妄动而不安其位，良由"平日不能节欲，以致命门火衰，肾中阴盛，龙火无可藏身之位，故游于上而不归，是以上焦烦热、咳嗽等证"。其特点为"面赤，口渴，而舌必滑，脉数而尺无力，甚者尺虽洪数而按之必不鼓，以此为辨"。此火不可以水灭，不可以湿伏，惟当"以温肾之药从其性而引之归原……而龙归大海"。譬如阴雨之际，龙雷上腾，太阳一照，火自潜伏；治疗善用八味丸。赵献可从窍出三焦之命门无形之火论相火，赵氏认为两肾俱属水，但一边属阴，一边属阳，越人谓左为肾、右为命门非也，命门即在两肾各一寸五分之间，当一身之中，《易》所谓一阳陷二阴之中，《内经》说七节之旁有小心是也，名曰命门，是为真君真主，乃一身之太极，无形可见，两肾之中是其安宅也，其右旁有一小窍，即三焦，三焦者是其臣使之官，禀命而行，周流于五脏六腑之间而不息，名相火，相火者言如天君无为而治，宰相代天行化，此先天无形之火与后天有形之心火不同，其左旁有一小窍，乃真阴、真水气也，亦无形，上行夹脊至脑中为髓海，泌其津液，注之于脉，以荣四肢，内注五脏六腑，以应刻数，亦随相火而潜行于周身，与两肾所主后天有形之水不同，但命门无形之火在两肾有形之中，《医贯·内经十二官论》并强调："相火者，寄于肝肾之间，此乃水中之火。"

概而言之，明代论命门相火，虽然言其所寄部位略有不同，有言右肾者，有言动而开者，有言小白窍三焦者，但对其功能都有较一致的看法，认为相火是命门水中之火，为元阳、真阳，流行于各脏则为各脏之阳气。所言实为丹溪"动而中节"之相火，亦即生理之阳气。中医的火系统实际上包括了西医的神经内分泌系统。

知道了火的尊卑来去，收火之术也就不难了。如刘完素降火法之通圣散、凉膈散、双解散、黄连解毒汤等著名方剂，朱丹溪滋阴降火法之大补阴丸，李东垣甘温除热法之升阳散火汤、补中益气汤，张景岳引火归元导龙入海法之右归丸、左归丸，葛可久滋阴润燥降火法之十药神方，仲景散六淫六经之火的麻桂葛根白虎柴胡承气附子类，等等。

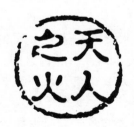

戊寅篇◎伤寒杂病论

　　关于仲景的《伤寒杂病论》，1800多年以来，尤其宋代以来，仲景伤寒三阴三阳方应用于临床效如桴鼓，伤寒研究成果也是不计其数，众说纷纭，但万变不离其宗，归根结底，仲景《伤寒杂病论》主要有五大关键问题：一是版本流布问题，二是伤寒例斗历运气问题，三是仲景伤寒三阴三阳与五运六气关系问题，四是日干支与六经欲解时问题，五是仲景经方与《汤液经法》源流问题。仲景《伤寒杂病论》中有许多解释不清的学术问题困扰着中医界，除了上述五大关键问题，又如六气气病、六气之为病、六气合病并病、正阳阳明、太阳阳明、少阳阳明、传经、过经、温病，等等。如何在古中医学术高度上冰释群疑，而不是人云亦云、陈陈相因，这是一个难题。本书的核心思

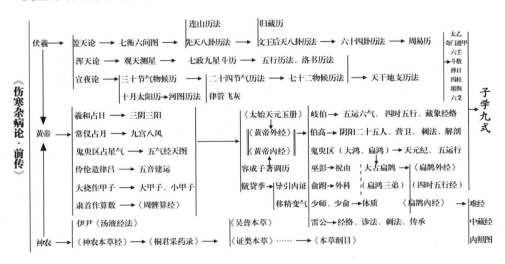

想就是围绕五运六气和伤寒杂病而展开中医学术史与中医编年史研究。

关于《伤寒杂病论》版本流布问题：据统计，自晋王叔和以降，因尊仲景法、用伤寒方而成为医学大家的不下 2000 家。研究仲景学说的专著接近 3500 部，其中宋代之前 139 部，金元 80 部，明代 253 部，清代 861 部，民国 227 部，中华人民共和国成立以来 1000 余部，日本 800 余部，欧美俄等国外图书馆、博物馆收藏的仲景遗书 800 余部。各级各类专业论文接近 20000 篇。

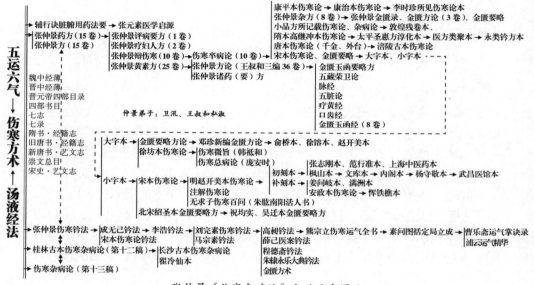

张仲景《伤寒杂病论》大致流布图示

临床上 254 首经方的治病范围不断扩展，如小柴胡汤可用以治疗 300 余种病症。仲景专业学术团体在国家、省、市、县一应俱全。这些都说明仲景学说在中国医学史上一直处于主导地位；仲景学说培养了历代名医。但是这些事实也说明了仲景的六病体系依然没有真正的规范化，依然是仁者见仁智者见智，千人千方、千人千伤寒。那么，问题到底出现在哪里呢？

明·赵开美版→ 1599年
- 宋版伤寒论（1088）：1065年宋版有运气图解、汗瘈棺墓图、法文、子目
- 伤寒论注解（1140）：前有运气图解、汗瘈棺墓图
- 伤寒类证（1163）：五运六气分类法
- 金匮要略方论：天布五行，以运万类

《仲景全书》→

清·张卿子版→ 1624年
- 张卿子伤寒论（1624）（伤寒论注解＋宋本伤寒论＋28家注解）
- 伤寒类证（1163）：五运六气分类法
- 金匮要略方论：天布五行，以运万类

清·胡乾元版→ 1894年
- 张卿子版《仲景全书》
- 运气掌诀录《《伤寒钤法》〈运气精华〉〈素问图括定局立成〉〈伤寒运气全书〉》

清·何如经版→ 1896年
- 张卿子《集注伤寒论》
- 金匮要略方论：天布五行，以运万类
- 伤寒类证（1163）：五运六气分类法
- 运气掌诀录《《伤寒钤法》〈运气精华〉〈素问图括定局立成〉〈伤寒运气全书〉》
- 伤寒明理论·附药方论

清·胡乾元版

关于《伤寒例》斗历运气问题：凡是中医，必谈春夏秋冬，必谈四时五行，必谈二十四节气。实践也证明春夏秋冬、四时五行、二十四节气是正确无疑的，但很多人却没有进一步深入地去想一下，春夏秋冬、四时五行、二十四节气背后的子学逻辑是什么，背后的天文机制是什么，背后的天象基础是什么？他是古中国文明的一个自洽的逻辑体系的一部分，其所有概念及思维逻辑，如阴阳五行、五运六气、河图洛书、天干地支、子学九式等等是一个圆融的自组织系统，一切都是圆融无碍的，而春夏秋冬、四时五行、二十四节气只不过是这个文明肌体的几件外套而已，脱掉所有的外套，最后就

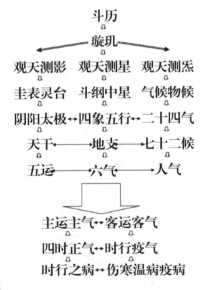

剩下《古中医天文学·无极之镜》中的天象天机了。透过现象看本质是现代哲学和科学一贯标榜的方法论，但是在古中国科学、古中医、子学九式面前，它们却不会透过现象看本质了，智商蒙蔽了它们的双眼，智力影响了它们的心智，只迷信现代科学是它们唯一的工具，这恰恰是不能正确认识中医、乃至古中国科学的关键所在。知识体系、技术本身不是障碍，古人懂的我们也一定懂，最大的障碍就是那颗迷信现代科学的心。**天下之物，没有迷信之事，只有迷信之人，无知的心可以毁掉一切。**中医即是明证。

《伤寒论·伤寒例》说："夫欲知四时正气为病及时行疫气之法，皆当按斗历占之。"《伤寒论》中的"伤寒例"开篇便列出伤寒斗历，即四时五行、八节、二十四节气。不明白这些伤寒时间结构，就难以读通《伤寒论》，而二十四节气是五运六气的主要精髓之一，按照桂本《伤寒杂病论》来说，"伤寒例"就是仲景所作，姑且算作是叔和所写，但王叔和很接近张仲景生活的年代，所以王叔和所写的也应比宋代、元代、清代所写更为接近事实，可见《伤寒论》与五运六气关系密切。

　　《内经》要求上工要"先立其年，以明其气"，只有如此才能明明白白地看病，治病。《素问·六元正纪大论》说："先立其年，以明其气……寒暑燥湿风火，临御之化，则天道可见，民气可调，阴阳卷舒，近而无惑。"《素问·五运行大论》说："先立其年，以知其气，左右应见，然后乃可以言

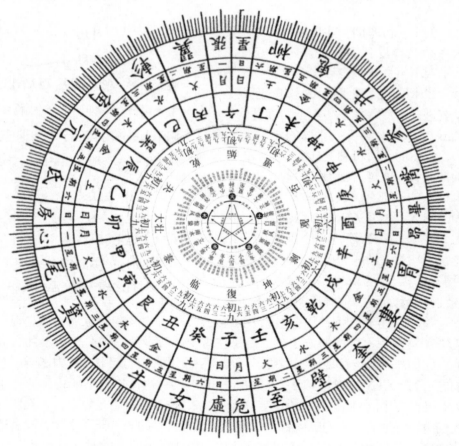

张仲景《伤寒杂病论》斗历卦气图

死生之逆顺也。"《素问·六节脏象论》说："不知年之所加，气之盛衰，虚实之所起，不可以为工矣。"《素问·五常政大论》说："不知年之所加，气之同异，不足以生化。"仲景将这个"先立其年，以明其气"的道理浓缩在《伤寒例》里，以"四时正气"代表五运六气的"主气"，以"时行之气"代表五运六气的"客气"，夏天暴寒成"寒疫"，冬天遇热成"冬温"，并宗《素问·热论》举例外感寒邪说明外感病的传变规律。

《伤寒杂病论》有关时间医学的论述以《黄帝内经》的理论为基础，如《伤寒例》"四时八节二十四气七十二候决病法"，先引《阴阳大论》之说"春气温和，夏气暑热，秋气清凉，冬气冰冽，此则四时正气之序也"。指出四时正气之序被打乱，如春时应暖而反大寒，夏时应热而反大凉，秋时应凉而反热，冬时应寒而反大温。此非其时而有其气，此时易得时行之气。并以《内经》理论为基础阐释"春夏养阳，秋冬养阴"及"春伤于风，夏必飧泄；夏伤于暑，秋必痎疟；秋伤于湿，冬必咳嗽；冬伤于寒，春必病温"的道理。脉象上遵循"春弦秋浮，冬沉夏洪"的四季变化。在实践基础上总结疾病变化、传经时间、转危、自愈等的时间性，其内容相当丰富。如《辨可下病脉证并治》云："下利差，至其年月日时复发者，以病不尽故也"；如云"发于阳，七日愈；发于阴，六日愈"，以及六经欲解时，等等。

关于仲景伤寒三阴三阳与五运六气关系问题：

马王堆汉墓出土的《阴阳脉死候》说："凡三阳，天气也……凡三阴，地气也"。《足臂十一脉灸经》和《阴阳十一脉灸经》中的记载，有以"太阳""阳明""少阳""太阴""少阴""厥阴"命名的经脉名称。这是目前中医典籍中能见到最早的记载三阴三阳的文献。《伤寒论》中"太阳""阳明""少阳""太阴""少阴""厥阴"被后世称为三阴三阳，它的主要贡献之一在于其创立了三阴三阳辨病辨证体系。

《素问·至真要大论》载："帝曰：愿闻阴阳之三何谓也？岐伯曰：气有多少异用也……鬼臾区曰：阴阳之气各有多少，故曰三阴三阳也。"所以三阴三阳的划分是以阴阳气的多少来划分的。开合枢为阴阳二气三阴三阳转化之门户，如出入之从门。太阳为阳之初，即是开，少阳为枢，阳明是阳之"阖"，亦是由阳阖入阴的过程。太阴为阴之初，即是开，少阴为枢，厥阴是阴之"阖"，亦是阴阖入阳的过程。太阳之开外升，阳明合之；太阴之开内降，厥阴合之。

在中医学术史上，三阴三阳主要有两种意义，一是五运六气体系基本概念，一是人体二十四条经脉的基本阴阳属性，除此之外，没有第三种关于三阴三阳的说法。按照天人感应、天人合一逻辑，五运六气的三阴三阳与人体的三阴三阳经脉是相互感应的源流关系。关于仲景三阴三阳的解释方法后学众说纷纭，各种奇谈怪论层出不穷。其实，我们可以说三阴三阳既是六气，也是六经。说是六气，自然很好理解，五运六气之主客六气；按照《元汇医镜》论述，此六经既是人体六经，又是天人六经。天人合一逻辑之下，就这么简单。按照《素问·阴阳离合论》，顾植山画出的三阴三阳时相图基本上体现了岐黄本意，但也有一定理论瑕疵。关于开合枢的枢值得商榷，详见《古中医内算学·伤寒方术》。

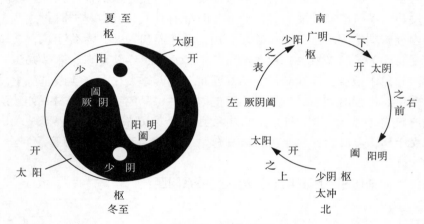

顾植山三阴三阳时相图

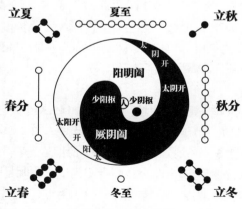

路辉三阴三阳时位图

仲景在《伤寒论·序》中说："夫天布五行，以运万类，人禀五常，以有五藏，经络府俞，阴阳会通，玄冥幽微。"可以看出，仲景是很重视天道对人体的影响。仲景在桂本《伤寒杂病论·六气主客第三》中明确记载了关于五运六气主客胜复的相关经文。如："问曰：六气主客何以别之？师曰：厥阴生少阴，少阴生少阳，少阳生太阴，太阴生阳明，阳明生太阳，太阳复生厥阴，周而复始，久久不变，年复一年，此名主气；厥阴生少阴，少阴生太阴，太阴生少阳，少阳生阳明，阳明生太阳，复生厥阴，周而复始，此名客气。问曰：其始终奈何？师曰：初气始于大寒，二气始于春分，三气始于小满，四气始于大暑，五气始于秋分，终气始于小雪，仍终于大寒，主客相同，其差各三十度也。"此论述了主气客气的顺序与时位，与运气九篇一致。

仲景的"天布五行"体现在"问曰：司天在泉奈何？师曰：此客气也，假如子午之年，少阴司天，阳明则为在泉，太阳为初气，厥阴为二气，司天为三气，太阴为四气，少阳为五气，在泉为终气；卯酉之年，阳明司天，少阴在泉，则初气太阴，二气少阳，三气阳明，四气太阳，五气厥阴，终气少阴；戊辰之年，太阳司天，太阴在泉；丑未之年，太阴司天，太阳在泉；寅申之年，少阳司天，厥阴在泉；巳亥之年，厥阴司天，少阳在泉；其余各气，以例推之"。

仲景的"以运万类"则体现在"问曰：其为病也何如？师曰：亦有主客之分也，假如厥阴司天，主胜，则胸胁痛，舌难以言。客胜，则耳鸣，掉眩，甚则咳逆。……厥阴在泉，主胜，则筋骨摇并，腰腹时痛；客胜，则关节不利，内为痉强，外为不便。……问曰：其胜复何如？师曰：有胜必有复，无胜则无复也；厥阴之胜，则病耳鸣，头眩，愦愦欲吐，胃膈如寒，肤胁气并，化而为热，小便黄赤，胃脘当心而痛，上及两胁，肠鸣，飧泄，少腹痛，注下赤白，甚则呕吐，膈不通。其复也，则少腹坚满，里急暴痛，厥心痛，汗发，呕吐，饮食不入，入而复出，筋骨掉眩清厥，甚则入脾，食痹而吐，……"六气主客司天在泉胜复引起的各种疾病症状皆然。

仲景不但描述了六气主客司天在泉胜复"以运万类"的基本规律，还明确提到中运与六气司天之间的生克关系，而引起司天的太过不及、不迁正、不退位的机制。如"师曰：子知六气，不知五运，未尽其道，今为子言，假如太阳司天，而运当甲己，夫甲己土运也，太阳寒水也，土能克水，太阳不能正其位也；又如厥阴司天，而逢乙庚金运，少阴少阳司天，而逢丙辛水运；太阴司天，而逢丁壬木运，阳明司天，而逢戊癸火运，其例同也。问曰：其治法奈何？师曰：风寒暑湿燥热各随其气，有假者反之，甚者从之，微者逆之，采取方法，慎毋乱也。"这一点在伤寒杂病的发病中非常重要，充分体现了五运六气至与不至的常数与变数之间的辩证关系。

在《伤寒论·伤寒例第四》中，仲景首先描述的就是四时八节二十四气七十二候决病法，并且引用了《阴阳大论》中的条文阐述了四时正气对人体的影响。总体来讲，仲景的病因论在《伤寒论》中所体现的是四时正气为病、时行客气为病（也就是非其时之邪）和伏气疫气为病三大类。仲景借助五运六气之天道对人体的影响以及人体自身阴阳盛衰的禀赋气质论特点，将两者进行了合理的安排，形成了独特的《伤寒论》学术观点，三阴三阳的互藏互含，即某某病某某证的伤寒五运六气模式。

在《伤寒论》的条文中就可以清晰地看出这三个病因在具体临床上的应用。例如，《伤寒论》中所描述的"某某病"，不能作为某一经本经的纲领性病证，这只是某经"天行之气"之病，也就是客气之病。如仲景的"辨太阳病脉证并治""辨阳明病脉证并治""辨少阳病脉证并治""辨太阴病脉证并治""辨少阴病脉证并治""辨厥阴病脉证并治"等。而"太阳之为病"等是主气终之气之病，只能作为太阳经等本经与气的纲领性概括，如"太阳之为病，脉浮，头项强痛而恶寒"。这里所指的太阳，并不只是生理上的太阳经络，还指五运六气之主气上的终之气——辰戌太阳寒水之气与太阳客气加临。

但在仲景的"太阳病"篇并不是所有条文都是"太阳之为病"，还有很多其他经与气之病，如四逆汤证、小柴胡汤证、白虎汤证、青龙汤证、抵当汤证、泻心汤证、承气汤证、十枣汤证、理中汤证，等等，其余五经与气篇也是如此，这就是五运六气客气框架之下的主气运气伤寒。

按照《黄帝外经》的运气学说绘出客气太阳寒水加临主气六气的图示如下：

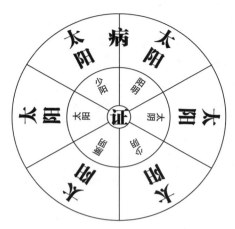

"太阳病"五运六气之客气图

上客气 太阳 太阳 太阳 太阳 太阳 太阳
下主气 厥阴 少阴 少阳 太阴 阳明 太阳
　　　初气 二气 三气 四气 五气 终气

"初之气，地气迁，燥将去，寒乃始，蛰复藏，水乃冰，霜复降，风乃至，阳气郁，民反周密，关节禁锢，腰椎痛，炎暑将起，中外疮疡。"

"二之气，寒不去，华雪水冰，杀气施化，霜乃降，名草上焦，寒雨数至，阳复化，民病热于中。"

"三之气，天政布，寒气行，雨乃降。民病寒，反热中，痈疽注下，心热瞀闷，不治者死。"

"四之气，寒雨降。病暴仆，振栗谵妄，少气嗌干引饮，及为心痛痈肿疮疡疟寒之疾，骨痿血便。"

"五之气，阳乃去，寒乃来，雨乃降，气门乃闭，刚木早凋，民避寒邪，君子周密。"

"终之气，寒大举，湿大化，霜乃积，阴乃凝，水坚冰，阳光不治。感于寒，则病人关节禁锢，腰椎痛，寒湿持于气交而为病。"

从上可以清楚地看到"太阳病"的**客气伤寒**，是指人体脏腑在主气六部的不同阶段受客气太阳寒邪所伤的临床表现。即**太阳病太阳症、太阳病阳明症、太阳病少阳症、太阳病太阴症、太阳病少阴症、太阳病厥阴症**，其余五气也是如此，如仲景直说的太阳阳明（即阳明病太阳症）、正阳阳明（阳明病阳明症，承气汤症）、少阳阳明（阳明病少阳症，大柴胡汤症），等等，共三十六天罡三十六症。从上述引文中可以概括"太阳病"主要有如下病候：寒疫证、寒湿证、阳虚证、火郁证、蓄水、蓄血证等。在其余阳明、少阳、太阴、少阴、厥阴等客气病的篇章中，都会发现，每一病都有六主气证。如麻黄汤、桂枝汤、承气汤、小柴胡汤等，不只出现在三阳篇，也会出现在三阴篇。其实不只六气病，五运病也是如此，这就是仲景杂病的《杂病例》五行生克逻辑。这些都是建立在一个中医人体生理模型之上的，也就是说按照禀赋出生运气格局，在不同的流年运气格局之下，决定了一个人可能患某些疾病的可能性大，患某些疾病的可能性较小，这一点在《伤寒钤法》中也有体现。这些在《古中医内算学·伤寒方术》中都有阐述。

而四时五行主气太过不及的不正之气对人体的伤害，在《伤寒论》中则往往以"某某之为病"的方式呈现，这指的是**主气伤寒**。例如在太阳病篇中所称的"**太阳之为病**"，一般就是指太阳主气的病变。这里所说的太阳则对应的是生理上的太阳，也就是心的系统，其中包括心脏、营卫和小肠。仲景就按照它所患病的状况基本分成六类，其中在太阳病篇中有其中主要的三大类，即：伤寒、中风、温病。在《痉湿暍病脉证并治》中又有太阳刚痉、柔痉、湿痹、风湿、中暍等。

按照《黄帝外经》的运气学说绘出客气六气加临主气太阳图如下：

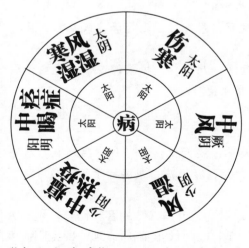

"太阳之为病"五运六气之主气图

上客气　太阳　阳明　少阳　太阴　少阴　厥阴

下主气 太阳 太阳 太阳 太阳 太阳 太阳
　　　终气 终气 终气 终气 终气 终气

"终之气，寒大举，湿大化，霜乃积，阴乃凝，水坚冰，阳光不治。感于寒，则病人关节禁锢，腰椎痛，寒湿持于气交而为病。"

"终之气，燥令行，余火内格，肿于上，咳喘，甚则血溢。寒气数举，则霿雾翳，病生皮腠，内舍于胁，下连少腹而作寒中，地将易也。"

"终之气，畏火司令，阳乃大化，蛰虫初见，流水不冰，地气大发，草乃生，人乃舒，其病温厉。"

"终之气，地气正，湿令行，阴凝太虚，埃昏郊野。民乃惨凄，寒风以至，反者孕乃死"。

"终之气，阳气布，候反温，蛰虫来见，流水不冰，民乃康平，其病温。"

"终之气，地气正，风乃正，万物反生，霿雾以行。其病关闭不禁，心痛，阳气不藏而咳。"

从上可知，"太阳病"讲的是六经伤于寒，这是"客气伤寒"，如《难经·五十八难》所说"伤寒有五，有中风，有伤寒，有湿温，有热病，有温病"，这指的是客气太阳加临主气六气而形成的五类广义伤寒，客气太阳加临厥阴风木为中风，加临太阳寒水为狭义伤寒，加临太阴湿土为湿温，加临少阳相火为热病，加临少阴君火为温病。又如仲景在《伤寒杂病论》中记载了三阴三阳的中风条文，不只是太阳中风的桂枝汤证，还有阳明中风的麻杏石甘汤证、少阳中风的柴胡桂枝汤证、太阴中风的桂枝汤证、少阴中风的麻黄附子细辛汤证和厥阴中风的麻黄升麻汤证，这一点从经典伤寒角度是无法理解的。一般认为中风为太阳表虚证，为什么三阴三阳都有中风表虚证？但是如果我们从运气伤寒角度去理解三阴三阳中风证，一切都会迎刃而解了。太阳少阴从标从本，太阳从标为太阳伤寒实病，太阳从本为太阳中风虚病。如果客气六经加临太阳虚证，就会出现三阴三阳中风证。而客气太阳实病加临主气太阳虚证，或客气太阳虚病加临主气太阳实证，就有了麻二桂一汤和麻桂各半汤的条文了。余皆仿此。

"太阳之为病"就是我们说的"主气伤寒"。客气为天行之气，主动；主气为守位之气，守静。按照《素问·五脏生成论》的逻辑，人体脏器源于五星五行及五运德化，而主气是四时五行的主要表征，所以主气也是脏器生成的主要时间因素。以三阴三阳主气上临三阴三阳客气，即为三阴三阳"**之为病**"的主要运气机理。而且与客气三阴三阳加临主气三阴三阳相比，更偏向于脏器之病。客气太阳寒邪下临太阳即病狭义伤寒，当然主气太阳上临客气太阳也是狭义伤寒；少阴热邪下临太阳则病温病；少阳火邪下临太阳则病热病；太阴湿邪下临太阳则病寒湿、风湿；阳明燥邪下临太阳则病痉暍；厥阴风木下临太阳则为中风。

所以《伤寒论》开篇不但分客气之太阳伤寒、太阳中风、太阳温病三大提纲，如仲景在《伤寒论》中指出"**太阳病发热而渴，不恶寒者，为温病**"，等等；还分为主气之痉湿暍等病。伤寒以阳为主，寒邪最伤人阳气。又心为盛阳之脏，伤于寒者，必伤于心，故伤寒最多心病。《素问·六元正纪大论》有"**民病大作**""**温病大作**"之说，这是温病名称的最早记载。这里记载的温病、瘟疫、瘟疬基本上都是君火与相火加临或君臣颠倒之气位，同时也涉及五运的太过不及、不迁正、不复政等因素，完全是一方一隅的天行之病了。在这一点上，仲景不但继承了《内经》的二火为热病的精髓，又开辟了太阳温病之新的学术领域与临床实证，这也是《伤寒杂病论》千年以来历久弥新的根本原因。

仲景在论述天道阴阳变化消长对人体影响的同时，也阐述了地道运行对人体的影响，这一点就体现在伏气致病上。在《素问·四气调神大论》中反复强调的"逆之"，这就是《伤寒论》伏气致病学说的理论基础。"**春三月……逆之则伤肝**""**夏三月……逆之则伤心**""**秋三月……逆之则伤肺**""**冬三月……逆之则伤肾**"。在这里，所谓的"逆"其实就是讲的四季不能正常转换，有三种情况：一是《素问·阴阳应象大论篇》中"**冬伤于寒，春必病温；春伤于风，夏生飧泄；夏伤于暑，秋必痎疟；秋伤于湿，冬生咳嗽**"。二是因为"土"的运转失序。五行中的"土"在人体的脏腑来讲则是脾脏，脾脏不能进行正常的运化，人体的营血和津液就不能进行正常疏泄，对应的脏腑则正是藏血之脏的肝，主血之脏的心，以及疏泄津液的肺脏和精之所处的肾脏。所以黄元御在其《四圣心源》中说："**中气衰则升降窒，肾水下寒而精病，心火上炎而神病，肝木左郁而血病，肺金右滞而气病。神病则惊怯而不宁，精病则遗泄而不秘，血病则凝瘀而不流，气病则痞塞而不宣。四维之病，悉因于中气。**"对于脾脏的治疗，就是"甘淡实脾"。这也就是为什么仲景在诸多方剂中大量使用甘草和大枣的原因。在具体的方剂使用上，逆春气则使用乌梅丸加减，逆夏气则使用泻心汤加减，逆秋气则使用白虎汤加减，逆冬气则使用真武汤加减。最后一种是天地之间的司天与司地的刚柔失序，以司天为主的刚柔失序叫五行疫，以司地为主的刚柔失序叫五行疠。详见《天元玉册》与《素问·遗篇·刺法论》《素问·遗篇·本病论》。

关于日干支与六经欲解时问题：

人体阳气一日之内存在规律性变化，"平旦人气生，日中而阳气隆，日西而阳气已虚，气门乃闭"（《素问·生气通天论》）。平旦时，人体阳气初生，至日中时人体阳气隆盛，至日落时阳气虚，由阳气所主开放的气门也随之关闭。卫气的运行亦按昼夜节律进行，"卫气之行，一日夜五十周于身，昼日行于阳二十五周，夜行于阴二十五周"（《灵枢·卫气行》）。日之明阴，天之温寒影响卫气营血的运行，

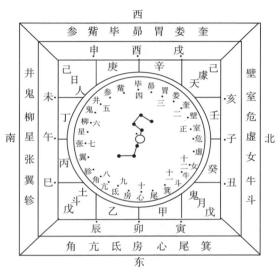

"天温日明，则人血淖液而卫气浮，故血易泻，气易行；天寒日阴，则人血凝泣而卫气沉"（《素问·八正神明论》）。《灵枢·顺气一日分为四时》云：一日之内病情变化存在"旦慧昼安、夕加夜甚"的规律。《素问·脏气法时论》将脏腑与五行生克制化相关联，总结五脏疾病一日内病情变化的规律。如"肝病者，平旦慧，下晡甚，夜半静"；"心病者，日中慧，夜半甚，平旦静"；"脾病者，日昳慧，日出甚，下晡静"；"肺病者，下晡慧，日中甚，夜半静"；"肾病者，夜半慧，四季甚，下晡静"。

《素问·脏气法时论》用五行生克预测疾病变化转归的时间规律，"至其所生而愈，至其所不胜而甚，至于所生而持，自得其位而起"，如"病在肝，愈于夏"，"愈在丙丁"，"甚于秋"，"加于庚辛"，"持于冬"，"持于壬癸"，"起于春"，"起于甲乙"等。伤寒传变日数不同，治疗方法不同，《素问·热论》指出"其未满三日者，可汗而已；其满三日者，可泄而已"。《素问·玉机真脏论》"一日一夜五分之，此所以占死生之早暮也"；《素问·标本病

传论》根据疾病所患日数不同判断死生，并指明各脏疾病死亡的时间规律，"心病……三日不已死，冬夜半，夏日中。肺病……十日不已死，冬日入，夏日出；肾病……三日不已死，冬大晨，夏晏晡；胃病……六日不已死，冬夜半后，夏日昳；膀胱病……二日不已死，冬鸡鸣，夏下晡。"

同样的疾病发生在不同的季节，由于其发病机理不同，治疗方法亦有很大的差异。《金匮要略·惊悸吐衄下血胸满瘀血病脉证治第十六》第三条说："从春至夏衄者太阳，从秋至冬衄者阳明。"本条论述的都是衄血病，但是，春夏之季的衄血就不同于秋冬之季，从经络循行来看，手足太阳与手足阳明之经络循行于鼻位，故衄血与此四经有关。从春至夏，阳气升发，人体之气血也随之而升发。但是，如果感受了外感风寒之气，寒邪客于肌表，阳气不能外发，正气与邪气相搏，久而郁热，积于荣分，进而随阳气外发，迫血上逆而为衄血，由于太阳主表，故"春至夏衄者太阳"。此病之治疗，应该用麻黄汤之类发散其束表之寒邪，则衄自止。正如《伤寒论》五十五条："伤寒，脉浮紧，不发汗，因致衄者，麻黄汤主之。"从秋至冬，阳气沉降，气应内收，如果人体阴虚重而内热甚，此时气欲收而热欲散，内热上炎，迫血上逆而衄血，由于阳明主里，故"从秋至冬衄者阳明"。对此症应用滋阴清热法，如黄连阿胶汤之类，则阴血充，内热除而衄自止。可见仲景对异病同治之法确是甚为精通，能够随机应变地根据不同季节的气候特点进行辨证论治，诚可谓精思其妙矣。

关于伤寒的干支医算，除了五运六气之外，还有《伤寒钤法》医算法（见本书相关章节）、六经欲解时、汗瘥棺墓法，等等。

如仲景于《金匮要略·疟病脉证并治第四》第二条说："病疟，以月一日发，当以十五愈；设不差，当月尽解；如其不差，当云何？师曰：此结为症瘕，名曰疟母，急治之宜鳖甲煎丸。"此条论述了疟病的预后与天气变更的关系。从气与候的关系来说，五日为一候，三候为一气，一气为十五天。人受气于天，与天气息息相通，所以，天气更，人体之气亦更，更而气旺则正能胜邪而病自愈，如病不解，再更一旺气必丧。如更二气，病还没有治愈，是疟病之邪盛而不衰，内传入里而与肝脾气血相搏，阻滞肝脾气机，使肝失疏泄，脾之健运受阻，进而凝结为癥瘕。此时病势已重，其邪非消不除，故急以鳖甲煎丸消其症。其次，仲景对黄疸病在时间上的预后也作出了比较详细的论述。《金匮要略·黄疸病脉证并治第十五》第十一条说："黄疸之为病，当以十八日为期，治之十日以上瘥，反剧者为难治。"此条论述了黄疸病痊愈的时间及治疗结果的好坏。黄疸是因脾湿为病，脾属土，根据天人相应的理论，人体之脾脏应于自然界之土位，土无定位，气旺于四季之末各十八日，土旺则脾气亦旺，正气旺而邪自衰，其病易治，否则，气更脾旺而治之不瘥，说明正气太虚而不能胜邪，治疗上就相当困难。

在《伤寒杂病论》中，六经的排列是按照太阳、阳明、少阳、太阴、少阴、厥阴的顺序来排的，对这一顺序，很多人认为是因为张仲景秉承了《素问·热论》"伤寒一日，巨阳受之，二日阳明受之，三日少阳受之，四日太阴受之，五日少阴受之，六日厥阴受之"的这一观点。但是为什么是这一顺序，很多注释家则有不同的观点。如果不回到五运六气的天象上去，则一切解释都是徒劳与无意义的。

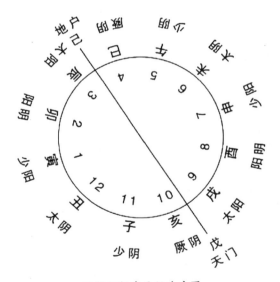

三阴三阳应天门地户图

遵循《素问·六元正纪大论》所论述的六气布政的顺序，按照天门地户的划分，从地户（立夏）到天门（立冬）是阳气旺盛，从天门到地户是阴气旺盛。四时五行是空间概念上的阴阳五行，五运六气是时间概念上的阴阳五行，根据阴阳四象原理和地支六气原理，六经欲解时的五运六气本质就不言自明了。从七衡六间图上也可以清晰地解读六经欲解时的天象原理。冬至点

（地户）辰为天气的开始，辰为太阳之纪，故论六气布政始于太阳之政。天气右旋，所以其后的顺序就是卯阳明、寅少阳、丑太阴、子少阴、亥厥阴。地气左旋，与天气错后三十度，所以地气的顺序就是巳厥阴、午少阴、未太阴、申少阳、酉阳明、戌太阳。其实在《黄帝内经》中，关于顺序的起始问题有按照主气从厥阴开始，按照年首从少阳开始，按照岁首从少阴开始等不同的角度。这是从天地人不同的时空坐标系来看不同的起点了。

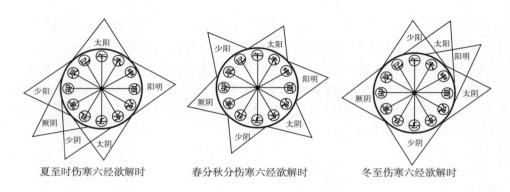

夏至时伤寒六经欲解时　　　春分秋分伤寒六经欲解时　　　冬至伤寒六经欲解时

　　按照真太阳时的日地规律，夏至日、二分日、冬至日之间，三阴三阳是动态变化的。而仲景的六经欲解时则是夏至日的三阴三阳日干支分布图，冬至日的三阴三阳六经欲解时的日干支分布图则正好相反，少阳为巳午未、太阳为午未申、阳明为未申酉，而太阴则为申酉戌、少阴为亥子丑、厥阴为寅卯辰。二分日的三阴三阳日干支六经欲解时则正好均分十二地支，少阴为子丑、厥阴为寅卯、少阳为辰巳、太阳为午未、阳明为申酉、太阴为戌亥。这是由于日地之间在近日点与远日点之间来回运动造成的地球日干支阴阳的变化，也就是太阳在南回归线和北回归线之间运动造成的日干支三阴三阳的变化。由于天地与地气之间有一个延迟效应，所以在二至时三阴三阳的极小量会有一个推位，造成三阴三阳不能完全对称。或者说，上述三幅六经欲解时图是地气卫气图，所以六经欲解时是要按照四时五行的阴阳变量来定性定位的。

　　实际上按照分至启闭的日地运行规律，十二地支的长短也是相应变化的，这是真太阳时的基本规律，但是由于变化的地支时辰会给临床使用带来不便，所以固定十二地支时辰的长短，而用三阴三阳的变化来代替十二地支时辰的变化，这样更方便、更实用，所以就出现了分至启闭六经欲解时，而这只是阴阳节点上的三阴三阳变化，其实在每一刻、每一时三阴三阳的时间量都是在变化的。六经欲解时是人体卫气之道，浮于外，循天而行。而子午流注的气血流注是人体营气之道，沉于里，循藏象经络而行，营卫之道是完全不同的两条路径，所以二者的循行时间规律也不同。

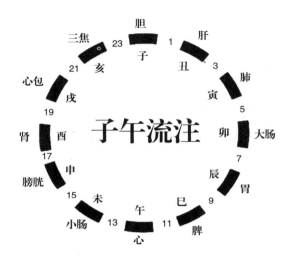

运气的太过不及是造成气候变化的主要原因之一，《素问·六元正纪大论》说："运有余，其先至；运不及，其后至。"气候的先至与后至，都会影响人体的正常生理功能而发病。这一点，张仲景是十分强调的。在《脏腑经络先后病脉证第一》第八条上说："问曰：有未至而至，有至而不至，有至而不去，有至而太过，何谓也？师曰：冬至之后，甲子夜半少阳起，少阳之时阳始生，天得温和。以未得甲子，天因温和，此为未至而至也；以得甲子而天未温和，为至而不至也；以得甲子而天大寒不解，此为至而不去也；以得甲子而天温如盛夏五、六月时，此为至而太过也。"这里的甲子就是日干支。这种日干支表述在《难经·七难》当中则为："冬至之后，得甲子少阳王，复得甲子阳明王，复得甲子太阳王，复得甲子太阴王，复得甲子少阴王，复得甲子厥阴王。王各六十日，六六三百六十日，以成一岁，此三阳三阴王时大要也。"可见日干支在仲景的临症中非常重要，但是由于历史原因，许多中医人的知识面比较窄，甚至学艺不精，有些人看了几本中医书后就自以为天下无病可治，对于不理解的一概否认……到了开始厘正中医体系的时候了。

《伤寒钤法》就是关于仲景伤寒日干支的断病法，方术有待于进一步深入研究，而不是因为不懂就一概批判。据刘时觉于《医古文知识》2002年第4期《北宋医籍年表》中所述，英宗治平二年乙巳（1065），高保衡、孙奇、林亿校定的汉·南阳张机（仲景）撰的《伤寒论》十卷本，前有《图解运气钤图》《辨平脉法》《伤寒例》《辨痉湿》，六经证治；后有《霍乱》《阴阳易》《不可汗吐下》《可汗吐下》等篇目，及其后脉证。可见，关于《伤寒钤法》的历史已经很久了，如《太素脉法》一般，因为超出了一般医家的认知，所以被大加批判，却不知无知限制了这些中医人的想象力。

关于仲景经方与《汤液经法》源流问题：

仲景伤寒方源于《汤液经法》，基本上已经成为中医圈共识。《辅行诀》中记云："张机撰《伤寒论》避道家之称，故其方皆非正名也，但以某药名之，以推主为识耳。"

仲景在《伤寒杂病论》序中云："余宗族素多，向余二百，建安纪元以来，犹未十稔，其死亡者，三分有二，伤寒十居其七。"可知张仲景生活于建安年间（196—220），即东汉末年，其序写于建安十年（205）。在此之前，公元184年，发生过历史上著名的黄巾起义。张仲景家乡南阳是起义地点之一，东汉末年，曹操挟天子以令诸侯，接受黄巾军起义的教训，对道教实行制约政策，对有名的方士实施召至帐前，既为之用，又加以控制。张华《博物志》："（魏太祖曹操）又好养性法，亦解方药，招引方术之士，庐江左慈，谯郡华佗，甘陵甘始，阳城郄俭无不毕至……"曹操真是爱惜任用方术士吗？《三国志·华佗传》注引曹植《辩道论》文就揭示了曹操的用心。其文云"世有方士，吾王悉所招致……卒所以集之于魏国者，诚恐斯人之徒，接奸宄以欺众，行妖慝以惑民"。这段记述，道破曹操召方术士的用心。所以华佗回乡托病不归，曹操宁可失去良医也要将其处死，即是其政策的体现。

从《伤寒杂病论》序中可知，张仲景是具有道家思想的医家。如其谈到学医目的时云："保身长全，以养其生。"西汉前后的方术士多为道家。仲景生活的建安年间，距黄巾起义失败仅十年，此时曹操军政大权独揽，恐仲景心存畏惧，为避嫌，撰《伤寒杂病论》时引《汤液经法》方而避其道家旧称，免其召至帐前之苦。据钱超尘先生"仲景任长沙太守考"文中认为"约于建安七年刘表乃任仲景为长沙太守，而《后汉书》《三国志》失载"。如此为史实，仲景就更不敢与道教有染，所以自序中未云医方承袭之处，仅云"博采众方"，所引《汤液经法》之方，也就以删去有道家特色的方名为好。

以药名代方名已流行，马王堆汉墓出土医书《五十二病方》，是现存最早的方书，其中医方尚无方名，到《内经》时已记有"铁落饮""左角发酒""泽泻饮"等方，出现以药名命方名。西汉初年，医家淳于意二十五例"诊籍"中已记有"苦参汤""半夏丸"等方名。这说明西汉前后，方剂多命有名称，而多以方中某药命方名。张仲景随其时尚，改《汤液经法》旧有方名，以方中主要药物代替旧有道家医方名称，如改小青龙汤为麻黄汤，改小朱鸟汤为黄连阿胶汤，等等。

《汤液经法》与《伤寒论》方药主治异同

《汤液经法》方名	《伤寒论》方名	方药异同	主治异同
小阳旦汤	桂枝汤	同	桂枝汤有恶寒，余同
小阴旦汤	黄芩汤	黄芩汤中无生姜	黄芩汤证中无腹痛，余同
小青龙汤	麻黄汤	同	同
小白虎汤	白虎汤	同	发热汗出证二方同，口舌干燥，大渴引饮，脉洪大。《伤寒论》列入白虎加人参汤证
小朱鸟汤	黄连阿胶汤	同	黄连阿胶汤主治无下血证
小玄武汤	真武汤	同	同
大阳旦汤	小建中汤	小建中汤无黄芪，与《金匮要略》黄芪建中汤相同	小建中汤证少汗出不止
大阴旦汤	小柴胡汤	小柴胡汤无芍药	同
大青龙汤	小青龙汤	同	同
大白虎汤	竹叶石膏汤	竹叶石膏汤较大白虎汤少生姜多人参	大白虎汤证为外邪久不解之证，竹叶石膏汤为病解后燥渴证
大朱鸟汤	缺		《伤寒论》中有证无方
大玄武汤	缺		与《伤寒论》逆证有关

在《伤寒论》中，小阳旦汤之桂枝汤有群方之首的美誉，以此方加减的方剂有20多首，可见其运用至广。大阴旦汤之小柴胡汤之加减也比较多，用途甚广。大小阳旦汤为诸阳之方，大小阴旦汤为诸阴之方。在人体中，主阳经之海的是督脉，主阴经之海的是任脉，所以桂枝汤可以通督脉治疗任脉，小柴胡汤可以通任脉治疗督脉，二方合用可以通任督二脉。如桂枝柴胡龙骨牡蛎汤治疗癫痫的疗效神奇，其机理就在阴阳二旦通任督小周天之脉，接通阴阳之气，诸病自消。《金匮要略方论·妇人妊娠病脉证并治》开篇即云："师曰：妇人得平脉，阴脉小弱，其人渴，不能食，无寒热，名妊娠，桂枝汤主之。"妊娠为胞宫之气血凝聚，胞宫属于冲任，用桂枝汤即以其通

督脉以调节任脉。在《金匮要略方论·妇人杂病脉证并治》中曰："妇人中风七八日，续来寒热，发作有时，经水适断，此为热入血室，其血必结，故使如疟状，发作有时，小柴胡汤主之。"本条与《伤寒论》第144条相同，用小柴胡汤通任脉以调节督脉，阴阳冲和，其意深远。曹颖甫于《经方试验录》中记一病案，曾用桂枝汤治疗脑疽，其径近尺许，用小剂小阳旦汤，一剂即减，数日而愈。头为诸阳之会，脑为髓海，皆与督脉有关，故神效。而十二神方可以通奇经八脉，详见《古中医内算学·伤寒方术》。

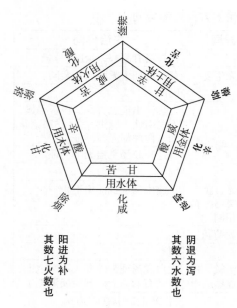

在仲景《伤寒论》中，除了按照五运六气之"年之所加"配方的《汤液经法》《辅行诀》通行奇经八脉的十二神方以外，其余的加减方也是按照汤液经法图的基本规则配伍的。如辛甘化苦法：桂枝去芍药汤、桂枝甘草汤、甘草干姜汤、四逆汤、茯苓桂枝甘草大枣汤、茯苓桂枝白术甘草汤、茯苓四逆汤、五苓散、干姜附子汤、厚朴生姜半夏甘草人参汤等均为治疗伤寒救误用方，茯苓甘草汤、吴茱萸汤、桂枝去桂加术汤、半夏散、甘草附子汤、桃花汤、附子汤、通脉四逆汤、通脉四逆加猪胆汁汤等，其中大部分方证与脾胃症状有关，包括湿证、水饮等。辛酸化甘法：桂枝汤、桂枝加芍药汤与肝苦急有关，桂枝加桂汤、苦酒汤等均为救误。咸苦化酸法：茵陈栀子大黄汤、大黄黄连泻心汤、栀子厚朴汤等均与心火有关，均为救误。甘苦化咸法：栀子柏皮汤、麻黄杏子甘草石膏汤、葛根芩连汤、黄芩汤、白虎汤、白虎加人参汤等均为救逆方，麻黄甘草附子汤、桔梗汤、栀子甘草豉汤等与肾有关。咸酸化辛法未见于《伤寒论》。

辛苦除痞法：栀子干姜汤、麻黄附子细辛汤、三物白散、干姜黄连黄芩人参汤、麻黄汤、白通加猪胆汁汤、小陷胸汤、十枣汤、桂枝人参汤、附子泻心汤、栀子生姜豉汤等，与痞症和救误有关。咸辛除滞法：小承气汤、大承气汤、桂枝加大黄汤、桃核承气汤等均与除滞、救误有关。甘酸除逆法：

芍药甘草汤、四逆散、芍药甘草附子汤均与除逆救误有关。甘咸除燥法：调胃承气汤、大陷胸汤、抵当汤、抵当丸、桂枝加龙骨牡蛎汤、猪苓汤等均与燥证及救误有关。酸苦除烦法：黄连阿胶汤、瓜蒂散均与除烦有关。

仲景越婢汤，为婺女之汤，可能如侯氏黑散一样取自他人。浙江金华古称婺州，因"地处金星与婺女两星争华之处"而得名，春秋时属越。玄武女宿，古称婺女或须女，表示此时阴阳二气合而未分，还互相需要，所以称之。越文化是吴越文化的一支，吴越先民同属上古百越。古代吴越地区医学往往被人认为长于禁咒之学，越人方药为禁咒术，即后世祝由科。而这种巫医中最具代表的就是巫咸。而且吴越地区中草药文化源远流长，黄帝时期就有药学家桐君采药。据《后汉书》记载，东汉末年方士赵炳，字公阿，能以禁咒法治病，又通内科，擅长用越人方药治病，医术高超。面对东汉兵乱、疾疫大作的现象，他与徐登相约在乌伤溪水之上（今义乌县东），以此法治病，闻名江南。死后被百姓奉为白鹤大帝，为其建庙，"斗牛"就是每年举行的祭祀庙会活动之一。

孙思邈的大医标准：正如他在《备急千金要方》开篇中所说，"凡欲为大医，必须谙《素问》《甲乙》《黄帝针经》、明堂流注、十二经脉、三部九候、五脏六腑、表里孔穴、本草药对，张仲景、王叔和、阮河南、范东阳、张苗、靳邵等诸部经方，又须妙解阴阳禄命，诸家相法，及灼龟五兆、《周易》六壬，并须精熟，如此乃得为大医。若不尔者，如无目夜游，动致颠殒。次须熟读此方，寻思妙理，留意钻研，始可与言于医道者矣。又须涉猎群书，何者？若不读五经，不知有仁义之道。不读三史，不知有古今之事。不读诸子，睹事则不能默而识之。不读《内经》，则不知有慈悲喜舍之德。不读《庄》《老》，不能任真体运，则吉凶拘忌，触涂而生。至于五行休王，七曜天文，并须探赜。若能具而学之，则于医道无所滞碍，尽善尽美矣"。古人不我欺也，诚如斯言。

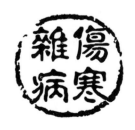

己卯篇◎褚氏遗书

中国最早的石刻医学论著是《褚氏遗书》，作者褚澄（430—483），是刘宋王朝第三位皇帝宋文帝刘义隆（407—453）的外甥，《南齐》书曰："**字彦道，河南阳翟人（今河南禹州市），南齐著名的医学家、政治家。**"褚澄出生于南齐皇族，官拜附马都尉，死后被追赠为金紫光禄大夫。其妻子庐江公主是宋文帝刘义女，其女乃东昏皇后，其母乃宋武帝之女吴郡公主。褚澄另外一本《杂药方七录》二十卷已佚失，在《方剂大辞典》中有一个冠名为褚澄的汉防己煮散治水肿上气方：**汉防己三两，泽漆叶、石韦、泽泻各三两，白术、丹参、赤茯苓、橘皮、桑根白皮、通草各三两，郁李仁五合，生姜十两。上十二味，治下筛，为粗散，以水一升半，煮散三方寸，取八合，去滓。顿服，日三次，取小便利为度。**此方有仲景防己黄芪汤、五苓散、猪苓汤加减之意，可能是佚失的《杂药方七录》中一方。褚澄父亲褚湛之，字玄修，卒于公元460年（411—460），享年49岁。其长兄褚渊（435—482），字彦回，南齐著名的政治家、藏书家，年少时就有美誉，被赐婚娶宋文帝女儿南郡公主。官拜驸马都尉，曾经仕南朝宋，历任六代君主，并且助萧道成代宋，于南齐封南康郡公，官至尚书令、司空。《乐府诗集》中还录有褚渊所作的《太庙登歌》《昭明文选·卷五十八·褚渊碑文》等文章。

南北朝把家风与门风作为家庭教育的两大框架，家学的内容日趋多元化，不仅包括儒学，往往还有玄学、文学等，有些家族还世传音律学、医学和数术、子学。褚澄师从杨淳。《南齐书·褚澄传》为南齐正史，其书曰："官居清廉、善医术，建元中，为吴郡太守，豫章王感疾，太祖召澄而医治，立愈"。与褚澄（430—483）生活在一个时代的医家陶弘景（456—536）对褚澄评价曰："*南齐朝有驸马都尉褚澄，徐秀德、嗣伯群兄弟，治疗疾病十人九愈。*"

《褚氏遗书》的出世经过萧渊、僧义堪、丁介等人的帮助，这些都可以从《褚氏遗书》附录的书序或者是跋文中了解到。《褚氏遗书》的出世是在褚澄已经去世 462 年之后了。根据萧渊的序文表述，时间是五代清泰十一年，即大约公元 945 年。当时黄巢起义，天下大乱，民不聊生，盗墓猖獗，很多匪徒以盗墓挖金为生。萧氏曾有遇见一个方圆一丈的贵族大墓穴，棺椁中间为 18 块环石，棺椁上还有六块，上面写着"齐褚澄所归"的字样。棺材里的尸体因为历史的久远已经被蛇虫鼠蚁啃噬得面目全非，令人感觉奇特的是，环石内侧的文字却保存完整，清晰可见，盗贼怀疑是兵书，搬到空地一看不是，便弃之。一次偶然的机会，一个名叫萧叔常的有缘人有幸发现后，读后大为震撼，嘱咐附近乡邻将环石看护好，明年将会派船来把环石搬走，交给官府以此来传播此书，可是由于战乱，不幸去世。其临终前嘱咐自己的子孙要将褚澄的棺木环石放在自己的棺椁之上，并郑重告诉自己儿子萧渊，要让其子孙后代守护好自己的墓穴。萧渊谨遵其父遗言，请人将《褚氏遗书》影印一百本，借此流传后世。《褚氏遗书》在宋嘉泰年间（1201—1204）中始有刻本。

《黄帝内经》很多有代表性的学术理念均在《褚氏遗书》体现。如《精血篇》曰："*补赢女先养血壮脾；补弱男则壮脾节色。*"女子以阴血为主、男子以肾精为主的学术理念均是《黄帝内经》学术思想的延伸。《精血篇》又如："*阳气聚面，故男子面重，溺死者必俯；阴气聚背，故女子背重，溺死者必仰。*"褚澄的阴阳观和《黄帝内经》一样，均是以日光向背而言的，而褚澄又在《黄帝内经》基础之上提出自己的学术理念，试述在阴阳观的指导下男女生死方式之不同。

《褚氏遗书》中开篇首论阴血、阳精并在此基础之上陈述生男生女的认知，独创男女胚胎产生的理念，在褚澄学术理念影响下，后世医家开始不断发展男女胚胎形成学说。褚澄提出"*凡子形肖父母者，以其精血尝于父母之身，无所不历也*"，清楚地说明人体的各种生理现象均是遗传父母的，并且通过面貌等表现出来。《褚氏遗书》曰"*阴阳均至，非男非女之身*"，即精血同时到达有可能形成不男不女之身。"非男非女之身"的理论，这不仅是中国医学史上第一次，而且在世界医学史上也是第一次。又如《褚氏遗书》曰："男女之合，二精皆畅，阴血先至，阳精后冲，血开裹精，精入为骨，而男形成矣；阳精先入，阴血后参，精开裹血，血入为骨，而女形成矣。"褚澄见微知著，提出阴血阳精到达的先后来解释妇女生男生女的人类生育密码。《褚氏遗书》还曰："夫老阳遇少阴，老阴遇少阳，亦有子之道。"老阳、少阴、老阴、少阳被合称为"四象"，均为易学术语。《易经》曰："枯杨生稊，老夫得其女妻。"又曰："老妇士夫亦可丑也。"指出老叟遇到少妇和老妇遇见少年皆是有产子之道的。正如彭祖曰："八十五可御十五、十八之女，则生子不犯禁忌，皆寿老，女子五十得少夫亦有子。"受到褚澄生育观的影响，南宋·陈自明（1190—1270）在《妇人大全良方》中引用褚澄的问子篇学术思想，并在褚澄基础之上回答自己的不孕观。一者"坟墓不嗣；二者夫妻年命相克；三者夫妻妇激"。王肯堂（1552—1638）在《证治准绳》成胎论中总结了很多医家在此学说之上的看法，将《褚氏遗书》中的"男精女血"进行整体归纳。在肯定褚澄阴血阳精到达先后造成生男生女的不同的基础之上。王肯堂曰："血少精多，则精裹血而成男；血多精少，则血裹精而成女。"

五行布脉，男女有别。褚澄在《黄帝内经》《难经》等基础之上，把易学知识、五行、藏象、阴阳八卦知识，以及五行相生子母知识引用在脉学知识上。《褚氏遗书·平脉篇》提出："男子右尺为极下，女子左寸为极上。"云："男子阳顺；自下生上，故极下之地，右手之尺为受命之根本，如天地未分，元气混沌也。既受命矣，万物从土而出，惟脾为先，故尺上之关为脾；脾土生金，故关上之寸为肺；肺金生水，故自右手之寸，越左手之尺为肾；肾水生木，故左手尺上之关为肝；肝木生火，故关上之寸为心。"可见，其男子之布脉方式是与《脉经》相一致的。不过，褚澄又指出女子布脉方式，其云："女子阴逆，自上生下，故极上之地、左手之寸为受命之根本。既受命矣，万物从土而出，惟脾为先，故左手寸下之关为脾；脾土生金，故关下之尺为肺；肺金生水，故左手之尺，越右手之寸为肾；肾水生木，故右手寸下之关为肝；肝木生火，故关下之尺为心。"而且他认为："不察乎此，难与言医。"

上			乾			（左女）
生	寸	（兑）		（巽）	寸	自
下	关	（离）		（坎）	关	上
自	尺	（震）		（艮）	尺	生
（右男）			坤			下

褚澄指出男子属阳，脉顺生，从下而上，依次为尺、关、寸脉，右手：尺应命门，关应脾，寸应肺；左手：尺应肾，关应肝，寸应心。女子倒候，自上而下；左手寸应命门，关应脾，尺应肺；右手：寸应肾，关应肝，尺应心。这种分法前所未有，但符合阴阳相反相生的道理。这段文字典型地把先天八卦方位图的卦象爻变规律应用到中医脉诊中，即把男右尺女左寸作为受命之根本，好比是生命的初始状态，是阴阳之气初生之处。先天八卦方位图自震卦顺时针到乾卦，阳爻爻变显示阳气由弱至强，对应于寸口脉即是"**男子阳顺，自下生上**"；同样，自巽卦顺时针至坤卦，阴爻爻变也符合由弱至盛，逆阳气方向而体现"**女子阴逆，自上生下**"。

褚澄任吴郡太守时，李念道因公事到吴郡，褚澄望其面色，说："**汝有重疾。**"答曰："**旧有冷疾，至今五年，众医不瘥。**"褚澄诊脉后说："**汝病非冷非热，当是食白瀹鸡子过多所致。**"便令李氏用苏子一升，服后即愈，由此可见褚澄治病神妙，为时人传颂。其书中还提及"**不男不女**"的脉象，接触女性则表现为男脉，接触男性则表现出女脉。另外形体高大之人，寸关尺间距较大，形体矮小的人寸关尺之间距离较近，肥胖人脉沉为常脉，一旦有病，脉会更沉，消瘦人脉浮为常脉，一旦有病脉会更浮，论述如此之精细，对后世临床医家不乏指导意义，而且这些论点不同程度地补充了前人平脉论述的不足。

褚澄在《内经》之上，将人体气血运行日干支化，完善阴阳之气运行以及虚衰理念。《褚氏遗书·本气篇》对人体阴阳之气的发生和运行有这样论述："**天地之气，周于一年；人身之气，周于一日。人身阳气以子中自左足而上，循左股、左手指、左肩、左脑，横过右脑、右肩、右臂、手指、胁、足，则又子中矣；阴气以午中自右手心通右臂、右肩，横过左肩、左臂、左胁、左足、外肾、右足、右胁，则又午中矣。**"在天人合一观思想之下，将人体阴阳之气的运行分为一日。夜晚子时阳气从左足出发并且上行循着左侧大腿、手指、左臂、头部，经过右侧头部、右肩、右臂、右侧手指、右胁部，最后到达右足，环流一周。到第二天，人体的阴气在午时从右侧手开始，经过右臂、右肩，横行经过左肩、左臂、左侧胁部，下行到达左足，复过阴囊，经过右侧大腿，至于右足，环流一周，到了第三天。阳气经过的地方精力充沛，阴气经过的地方，上面不过大脑，下面能够将阴气输送到脚趾，阴阳之气循行的规律是昼行于阳，夜行于阴，阴阳之气循环无端，完成人体的阴阳之气交接运行。

这段文字所描述的人体一天阴阳之气发生和运行路线，显然是受《淮南子·诠言训》"阳气起于东北，尽于西南；阴气起于西南，尽于东北"以及京房《易传》八卦卦气说"阴从午，阳从子，子午分行，子左行，午右行"的启发，从古人坐北朝南方位看，子时一阳生，与震卦相符，对应左足，相当于天之东北方位。而午时一阴生，为巽卦卦象，对应人体右手，由此推导出先天八卦方位图与人体的平面对应关系，即：乾为天，在上对应头，为午中（夏至），为纯阳之处；坤为地，对应于两脚中间，为子中（冬至），为纯阴之地；坎对应右胁，属西方；离对应左胁，属东方；震（立春）对应左足，为阳气始生；巽（立秋）为阴气始生，对应右手；兑对应左手，艮对应右足。自震顺时针依次行经离、兑至乾，即自左足上行至脑，为阳长阴消，乃至阳盛，左行自下而上（起自东北，尽于西南）运行为顺。而阴气以午中自右手心（巽位）始生，经行坎、艮、坤，右行自上而下，乃阴长阳消。该先天八卦方位与《周易参同契》描述的卦位相一致，后世南宋张行成《翼玄》的易先天图、明代赵谦著《六书本义》中的"天地自然河图"、赵仲全《道学正宗》里的"古太极图"中阴阳消长示意图均与该书对人体阴阳之气的发生、运行路线的文字描述相吻合。

　　在《褚氏遗书·辩书篇》中，褚澄曰："尹彦成问曰，五运六气是邪非邪？曰：大挠作甲子，隶首作数，志岁月日时远近耳。故以当年为甲子岁，冬至为甲子月，朔为甲子日，夜半为甲子时，使岁月日时积一十百千万，亦有条而不紊也。配以五行位以五方，皆人所为也。岁月日时甲子乙丑次第而及，天地五行寒暑风雨仓卒而变，人婴所气，疾作于身，气难预期，故疾难预定，气非人为，故疾难人测，推验多舛，拯救易误。俞扁弗识，淳华未稽，吾未见其是也。曰：素问之书成于岐黄，运气之宗起于素问，将古圣喆妄邪？曰：尼父删经，三坟犹废，扁鹊卢出，卢医遂多，尚有黄岐之医籍乎？后书之托名于圣喆也。曰：然则诸书不足信邪？曰：由汉而上有说无方，由汉而下有方无说，说不乖理，方不达义，虽出后学，亦是良师。固知君子之言，不求贫朽，然于武成之策，亦取二三。曰：居今之世，为古之工，亦有道乎？曰：师友良医，因言而识变，观省旧典，假筌以求鱼，博涉知病，多诊识脉，屡用达药，则何愧于古人？"

　　首先，这是仲景以后（桂本《伤寒杂病论》明确记载了伤寒斗历与五运六气条文）中医文献史上第一次明确见到关于"五运六气"概念的完整描述。褚澄（430—483）比补充"运气七篇"的唐·王冰（710—805）整整早了 280 年,《褚氏遗书》不是伪书,这一点有大量证据证明,这就提示王冰的老师"张公""玄珠"等人所传"五运六气"理论真实不虚,不是自己杜撰而作的。这也说明"五运六气"理论与书籍在南齐时代医学界有文献流传,只是在临症应用上不是很普及,正如褚澄所说的"气难预期,故疾难预定,气非人为,故疾难人测,推验多舛,拯救易误",但这只是说明运气理论在当时医学界精通的人不多。能做到王冰所说的"能究其言,见之天生,可以延生;见之天杀,可以逃杀"的人实在太少。其实现代中医界又有几人精通五运六气理论呢?连认识和继承学习五运六气都需要一个漫长的过程,谈精通还是有点早了。

其次,褚澄肯定了五运六气理论的真实性。"尹彦成问曰,五运六气是邪非邪?曰:大桡作甲子,隶首作历数,志岁月日时远近耳。故以当年为甲子岁,冬至为甲子月,朔为甲子日,夜半为甲子时,使岁月日时积一十百千万,亦有条而不紊也。配以五行位以五方,皆人所为也。岁月日时甲子乙丑次第而及",褚澄从天文历法角度说明了天干地支的客观性与五运六气的科学性。褚澄不仅肯定了五运六气的年月周期的天人感应现象,还描述了日干支层面上的天人感应现象,如卯酉周天的运行规律。同时还运用五行生克原理发明了男女脉诀脉法的不同候法。这些中医原创理论值得我们进一步继承研究和发扬。至于褚澄认为"俞扁弗识,淳华未稽,吾未见其是也",则尚待商榷,因为《扁鹊外经》《黄帝外经》《白氏外经》等也不可见,但不代表这些中医典籍不存在。

最后,褚澄对于五运六气之书的流传给予了客观的描述。如"曰:素问之书成于岐黄,运气之宗起于素问,将古圣喆妄邪?曰:尼父删经,三坟犹废,扁鹊卢出,卢医遂多,尚有黄岐之医籍乎?后书之托名于圣喆也。曰:然则诸书不足信邪?曰:由汉而上有说无方,由汉而下有方无说,说不乖理,方不达义,虽出后学,亦是良师。固知君子之言,不求贫朽,然于武成之策,亦取二三。"岐黄之术,不是妄论。虽"尼父删经,三坟犹废,扁鹊卢出,卢医遂多,尚有黄岐之医籍乎?"仲尼都如此,岐黄不外此乎?但托名现象在现代医学中不也比比皆是吗?如《××外科学》《××内科学》《××经验杂谈》,尤其是近年来的李阳波系列书籍,等等,诸如此类的中西医书籍,原创人早已驾鹤西游,可托名于他的各种医学书籍却铺天盖地。所以托谁的名字不重要,重要的是内容是不是承传了原创思想。现代中医虽然继承了岐黄卢扁之书之术,但却众说纷纭,莫衷一是,离经判道固远,但也不出规范太乖。你能说这不是岐黄之术？卢扁之脉？故褚澄亦说："虽出后学，亦是良师。"故曰："师友良医，因言而识变，观省旧典，假筌以求鱼，博涉知病，多诊识脉，屡用达药，则何愧于古人？"

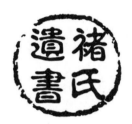

庚辰篇◎玄珠密语

《玄珠密语》一书书名首次出现于唐·王冰（710—805）《重广补注黄帝内经素问·序》中，新、旧《唐志》中未提及王冰是书，至宋始有记载，而后见诸各书目志中，但各书目志中所及《玄珠密语》也不尽相同。王冰在《素问·序》中明言"辞理秘密，难粗论述者，别撰《玄珠》，以陈其道"，由此可知王冰确撰写《玄珠》一书。今传《素问六气玄珠密语》又名《玄珠密语》或《元珠密语》，署启玄子述。按《中国中医古籍总目》记载有十卷本、十六卷本、十七卷本、五卷本等版本传承，现存版本为十七卷本，共二十七篇，广涉医学、物候、气象、占卜、谶言等内容。

孙星衍（1753—1818）《平津馆鉴藏记》中载："素问六气元珠密语十卷。题唐启玄子述。前有五运六气数诀，大唐麟德元年启玄子王冰序，称乃玄珠子密而口授之言也。"现存《玄珠密语》共17卷27篇，其中"五运元通""运符天地""天元定化""天运加临""六元还周"中均是以《素问》"七篇大论"为基础，如《运符天地》《六元还周》等，其内容均是以引用《素问》"五常政大论""六元正纪大论"原文为主。而"占候气运""天罚有余""阴亏平正""运临超接""运通灾化""灾祥应纶""南正顺司""北正右迁""司天配轮""正化令专""对司易正""司天间化""三元配轮""地应三元""地合运胜""胜符会对""灾郁逆顺""地土间物""迎随补泻"（主要为针刺补泻方法）、"观象应天""五行类应"及"生禀化源"诸篇等则以五运六气的基本概念为基础，内容比"七篇大论"更加深入和完善。

关于运气学说的术语和道理，王冰虽然在七篇大论的注文中有初步解释，但不够详明，该书较好地补充了这一不足，凡运气七篇所涉及的概念，如五运、六气、司天、司地、左右间气、平气、南北政，等等，都给出了较为明确的解释。如卷一的《五运元通纪篇》释五运："夫运者，司气也，故居中位也，在天之下，地之上，当气交之内，万化之中，人物生化之间也。故运者，动也，转动也，即轮流运转往来不息也。于是太极始判，横五运于中，轮流至今，终而复始。"这里，把"运"的含义、作用、空间位置表述得很清楚。

　　而"五运"的概念及由来，卷一、卷五都有解释，卷一云："圣人望而详之，自开辟乾坤，望见青气横于丁壬，丁壬为木运也；赤气横于戊癸，戊癸为火运也；黄气横于甲己，甲己为土运也；白气横于乙庚，乙庚为金运也；黑气横于丙辛，丙辛为水运也。故先轮五运，后纪司天也。即常以司天为客也，运气为主也。司地为客，居气、间气为次客也……"卷五《占候气运纪篇》云："自太始开辟天地，于升降二气中有转轮回复之气，皆禀五行，故曰五运也。"该书就给五运作了明确的定义，其虽本于运气七篇大论及王冰注文，但比大论内容及注文明晰、详备。对运气理论、概念的解释中，提出了地支配六气的解释："夫天元六气者，即是厥阴、少阴、太阴、少阳、阳明、太阳。即厥阴为巳亥之纪，少阴为子午之纪，太阴为丑未之纪，少阳为寅申之纪，阳明为卯酉之纪，太阳为辰戌之纪。此者是阴阳轮流定纪之数，故终而复始也……"

　　其中对六十年中运气变化的各种格局详加论述。七篇大论对气运变化产生的各种格局及气候特点虽有论述，但大都言简意赅，难于理解，仅对天符、岁会、同天符、同岁会、太乙天符等作了说明，对其他各年的气运关系则未加说明，本书对此进行了初步阐发，如以甲子为例："甲子，上正徵，少阴君火司天，热行于上，对化，盛而不实，胜而有复，运土相得，即火生土也。热化土，从标成数。下临肺，气上从，白气奉天，即长气之胜。大暑流行，民病喘咳、寒热、衄嚏、鼻窒，病本于肺。甲虫灾，胜之甚也。水来复之。复至也，冷气反用，心脏病，生羽虫。乃天夏炎反冷，辰星反大，炅煌不明。"

　　六十甲子每年都有类似论述，但该书同时指出，气运变化虽预定如此，但"天令非一"，其司天、司地与间气之间，司天、司地与中运之间，又有相生相克的作用，致使司天、间气有至与不至、至早至晚之异，"如此即天令非一，故虽预定，亦每以细穷之，定纪天令，必化不化，故述于后"，于是卷六有"天罚有余纪篇""阴亏平正纪篇"；卷七有"地刑运"法、"间刑运"法、"客刑运"法、"天符胜运"法、"天郁运"法、"天杀运"法等不同加临法；卷九有"运胜司天""运承司天""运合司天""顺化司天""逆化司天"等几十种情形。此外又有"正化令专纪篇""对司易正纪篇""南政顺司纪篇""北政右迁纪篇"等，首次提出"正司化令之实"，胜而无复，"对司化令之虚"，胜而有复的说法，以及第一次指出凡土运之年即甲子、甲午、甲寅、甲申、甲辰、甲戌、己丑、己未、己卯、己酉、己巳、己亥计十二年为南政，其余四十八年为北政的说法，对运气七篇中"南北政"问题提出自己的看法。

结合测望、占候讨论运气。如"占候气运纪篇"以五行生成数为基础，推算出某年、月、日的某一时刻，观测日、月、五星及其他天象，或于某个特定的时刻面向某方位，观察五色云气的运动以定气运的盛衰、至与不至。越南黎有卓（1720—1791）在《海上医宗心领》中承传了望气的详细步骤及测氚之法。同时本书还以气运附会人事。如卷七"灾详应论纪篇"，对运气灾害学及九宫分野、天体对应区等研究有重要意义。

《玄珠密语》与《素问·五运行大论》中的五气经天图不完全相同，如下所示。

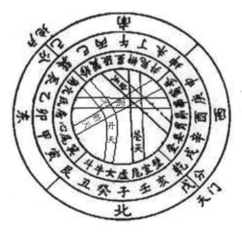

《玄珠密语》五气经天图

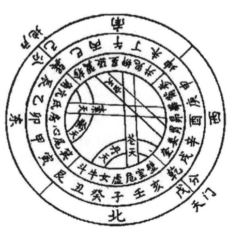

《素问·五运行大论》五气经天图

《玄珠密语》与《素问》中五气经天异同

《玄珠密语·五运元通纪篇》	《素问·五运行大论》
丹天之气经于角、轸、牛、女	丹天之气经于牛、女、奎、壁
黅天之气经于心、尾、参、井	黅天之气经于心、尾、角、轸
素天之气经于亢、氐、毕、觜	素天之气经于亢、氐、昴、毕

但根据《玄珠密语·五运元通纪篇》"圣人望而详之，自开辟乾坤，望见青气横于丁壬，故丁壬为木运也；赤气横于戊癸，故戊癸为火运也；黄气横于甲己，故甲己为土运也；白气横于乙庚，故乙庚为金运也；黑气横于丙辛，故丙辛为水运也"，此与《素问·天元纪大论》文"甲己之岁，土运统之……火运统之"之王冰注文"当时黄气横于甲己，白气横于乙庚，黑气横于丙辛，青气横于丁壬，赤气横于戊癸。故甲己应土运，乙庚应金运，丙辛应水运，丁壬应木运，戊癸应火运"完全相同，可知上述《玄珠密语·五运元通纪篇》中五气经天图中的星宿对应是错误的，可能是在传抄过程中残卷断牍导致的笔误。

在"七篇大论"中提出了天符、岁会、同天符、同岁会及太乙天符等概念，而《玄珠密语》此概念与"七篇大论"不同。如《玄珠密语·天运加临纪篇》中"辛未""辛丑"之年，未提及其为同岁会之年，而《素问·六元正纪大论》中云"辛丑辛未少羽下加太阳……不及而加同岁会也"；《玄珠密语·天运加临纪篇》云"癸酉……酉为西方金也，上见阳明金，名曰同天符"，在《素问·六元正纪大论》中"癸卯癸酉少徵下加少阴……不及而加同岁会也"，等等；还有如《玄珠密语·天运加临纪篇》中"甲戌""甲辰""丙子""丙午""戊寅""戊申""乙卯""天符""丙戌""丙辰""丁亥""丁巳""戊子""戊午""己丑""己未""癸巳""癸亥""丁酉"等年均与"七篇大论"不同。有两种可能，或者两者所定天符、岁会、同天符、同岁会、太乙天符等概念有差异，或者传抄笔误遗漏。

五运六气，周而复始，如环无端；上下相召，气临运转，运气相交均有时刻。在《玄珠密语》与"七篇大论"中均提到运气交司时刻，但二者所记各有不同。《玄珠密语·占候气运纪篇》以干支生成数加减计算运气的交司时刻。如甲子年，《玄珠密语·占候气运纪篇》："甲子，甲土运太过，子阳年，算数加六，何故也？以子为坎，其数一，土运无成数，即数五也，五一共成六也，是算时刻中加六刻也。运交时面向寅望，先有青气见，见毕，次有黄气自甲横流至子乃终。其气深明，别无间色，以表上气之盛也。"而《素问·六微旨大论》云："甲子之岁，初之气，天数始于水下一刻。"其他交司时刻见《玄珠密语》《素问·六微旨大论》，由此可知，两者交司时刻的计算各有不同。

五音建运不同。在《玄珠密语》（《六元还周纪篇》除外）中是以六气的五行属性确定五音，这与"七篇大论"以五运的五行属性确定五音的方法不同。如《玄珠密语·天运加临纪篇》"甲子上正徵"，此按"七篇大论"则应为"太宫"。因《玄珠密语》以甲子之地支子为少阴君火，火为徵音，故作正徵，而"七篇大论"是因甲子为土运，五音为宫，甲为阳干，故作太宫，所以两者出发点不同。另外，《玄珠密语》有关五音的内容各篇也有差异。如《玄珠密语·天运加临纪篇》云"甲午上正徵"，而在《玄珠密语·南正顺司纪篇》则作"甲午土运……上太徵"，《玄珠密语·天运加临纪篇》作"丙寅上正徵"，《玄珠密语·北正右迁纪篇》作"丙寅水运……上太徵"，等等，可见，对同一年之五音，《玄珠密语》也不尽相同。

再有，《玄珠密语·六元还周纪篇》是五运定音，非六气定音。如《玄珠密语·六元还周纪篇》有"太徵……戊辰、戊戌""少宫……己卯、己酉"等，这与"七篇大论"相同，均为五运定音，但两书在五步推运上又有不同。如《玄珠密语·六元正纪大论》云"太阳、太羽、太阴、丙辰、丙戌……太羽终、太角初、太徵、太宫、少羽"，《素问·六元正纪大论》"太徵"则作"少徵"，太、少不同。由上可知，《玄珠密语》的六气定音、五步推运与"七篇大论"之五运定音略有不同。可见《玄珠密语》应是"运气七篇"之外的运气内容。

《玄珠密语》认为己巳、甲戌年份易致黄疸流行，黄疸流行主要与岁运气候变化相关。己巳、甲戌年岁运均为土运，甲年岁运为土运太过，己年岁运为土运不及。《玄珠密语·运符天地纪》云："己巳，中土运少宫，灾五宫，五宫即中宫也……大风数举，民病痞满，黄疸，胕肿""甲戌，中土运太宫，土气有余，其名敦阜……民病嗔恚，痞塞，黄疸"。因黄疸病发病急，具有传染性，故属于疫病范畴。《玄珠密语》认为霍乱发生与土运之岁的气候变化有关，提出土运不及之岁易发霍乱。己卯年岁运为土运不及，根据五行的生克制化关系，土不及，木乃来刑，容易导致霍乱流行，即《玄珠密语·运符天地纪》云："己卯，中土运少宫，土气不及，灾五宫……民病飧泄，霍乱，体重，腹痛，筋骨繇复，肌肉胭酸。"

《玄珠密语》不但认为五运与疫病流行具有相关性，而且还认为六气与疫病流行也密切相关，尤其六气之中司天之气对疫病发病有重要影响。《玄珠密语》从司天之气角度总结出太阴湿土、少阳相火或少阴君火司天的过程中容易出现疫病流行。如太阴湿土司天时，民易患黄疸。《玄珠密语·天元定化纪》云："太阴为土，其令雨，其性润，其德缓，其变埃昏……其病痞噎，黄疸。"《玄珠密语》认为星象发生变化时对地面气候产生影响，特殊情况下也易致疫病流行。《玄珠密语·观象应天纪》指出："又土在天之年，有大星见于南方，大而黄白，其星光芒闪灼，名曰瘴黄星……主天下大疫，令人绝门皆死。"此即太阴湿土司天之岁，南方方位出现大而黄白、光芒闪灼的瘴黄星，说明天地气机郁滞，升降失常，上下不相交通，可能会导致疫病流行，并且疫情比较严重，使人绝门皆死。《玄珠密语·观象应天纪》云："又火在天，有温疫星见……而天下大疫，人死之半。"即《玄珠密语》认为少阳相火或少阴君火司天之岁，又有温疫星出现，天下将出现大范围疫病流行的趋势，且有死亡人数众多的疫情。

　　《玄珠密语》认为，在泉之气对疫病的发病及流行也有影响，发现若太阴湿土在泉，又逢木运之岁，次岁多有瘟病、黄疸流行。如《玄珠密语·灾郁逆顺纪》云："太阴湿土在泉，丑未正对化同一法。上见木运，土运下克之，土伏地中，黄气本色久伏不出。次岁遇火运，土伏怒气，始乃发泄，真气既出。民多瘟病，黄疸，肿湿，胀满，大腹，足肿，飧泄。"此即太阴湿土为在泉之气，又逢岁运为木运，根据五行生克制化关系，木克土，即在泉之气被岁运之气抑制而成为"郁气"，导致土湿之气潜伏，下一年岁运为火运之时，易致瘟病、黄疸流行。

　　《玄珠密语》从运气相和角度认为，运天合德民易病疟。岁运的五行属性与司天之气的五行属性相同，称为运天合德，属于运气同化的天符年。天符年气候变化剧烈，对人体影响也较大。《素问·六微旨大论》指出："天符为执法"，"执法"位于上，故被"天符"之邪所伤，则发病迅速而严重。戊寅年，岁运为火运太过，司天之气为少阳相火，气候表现为盛暑流行，根据五行生克制化关系，火克金，肺为娇脏，不耐寒热，火热之气灼烁肺金，肺金受邪，容易出现疟疾流行，即《玄珠密语·运符天地纪》所云："戊寅，中火运太徵……即运与天同火，其气甚，盛暑流行，金肺受邪，民病疟，少气……骨痛而为浸淫。"

《玄珠密语》专门讨论了在五运被司天之气所抑、天地气机郁滞、郁极乃发所致的异常气候下，也易出现疫病流行。如土郁之发，病黄疸。即岁运为土运，司天之气为厥阴风木，根据五行木克土，即岁运被司天之气所抑而成郁气，到大寒之日，司天之气已退位，而岁运还没有退位，这时土郁之气散发于天地气交之中，易致黄疸流行。正所谓郁极乃发，待时而作。如《玄珠密语·运通灾化纪》云："土运之岁，上见厥阴风木司天……民病肿满、黄疸、腹大、水胀。滑泄、四肢不收。"

《玄珠密语》指出了疫病的防治与禁忌之法，即用汗、吐、下法防治疫病，切记勿温补。如《玄珠密语·观象应天纪》云："又火在天，有温疫星见……而赤见之而天下大疫，人死之半。如见之，只春分日用药吐，吐之不患矣"，"又土在天之年，有大星见于南方，大而黄白……此名天都之气也。主天下大疫，令人绝门皆死，见之可以吐汗之，皆不病，如人得此病，可吐下，不可温补。"此即司天之气为少阴君火或少阳相火之岁，易火气郁闭于内，又见有行星运行异常，出现异常气候，易致比较严重的疫病流行。《玄珠密语》指出，宜在春分时用药物进行催吐，防止火气郁闭，避免疫病发生。司天之气是太阴湿土，又有瘴黄星出现，导致土气郁闭，天地气机升降失常，也可能出现比较严重的疫病流行。《玄珠密语》指出，应当在疫病未患之时用吐、汗两法预防，若已患疫可用吐、下之法令土气疏散，切记勿温补。

《玄珠密语》关于疫理的阐述，既体现了研究疫病重视五运六气变化的论疫特色，又突出了其对五运六气变化与疫病流行关系的诸多观点。进一步发挥了运气九篇之未逮，尤其是《玄珠密语》关于天象运行的运算及对病候影响的描述十分详细，对于临床医算体系来说，具有重要的指导意义。

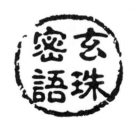

辛巳篇◎元和纪用经

《元和纪用经》由王冰（710—805）著作，五代时后唐许寂序。许寂，字闲闲，祖秘，名闻会稽，少有山水之好，泛览经史，穷三式（太乙、奇门、六壬），尤明《易》象，学易于晋征君，久栖四明山。许寂自述，《元和纪用经》是他入山为道期间，得自道士梁自然传授："余尝布衣奉诏，讲易禁殿，忤言惊俗，寻乞还山。茹芝采药，与羽人梁自然，为山水师友。丹灶之外，博究经方，救世活人，岁千百数""一日授余启元三章曰，君食熟酪，可施此药。余虽敬受。莫测其所谓也"。

《元和纪用经》系根据《素问·六元正纪大论》司天在泉，五运六气及辛、酸、甘、苦、咸之法，而以当时用药配合之。所论偏胜偏绝之说，于理可参。清代医家程永培，字瘦樵，元和（今江苏苏州）人。治医以喉科为长。以为咽喉诸症皆由火起，然火有虚实之分，虚者宜补虚降火，实者宜祛风痰、消热毒为治。著《咽喉经验秘传》详论咽喉证治，尚校刊《六醴斋医书》十种，计五十五卷（1794年），包括《褚氏遗书》《肘后备急方》《元和纪用经》《苏沈良方》《十药神书》《加减灵秘十八方》《韩氏医通》《痘疹传心录》《折肱漫录》《慎柔五书》等。

该书先有总论概述全书内容，后分三章，依次为：上章，六气用药，增损有章；中章，五味俱备，服饵有章；后章，百万灵方，神妙治病有章。总论文简义宏，把运气七篇的精神很好地融会贯通于临床，指出人与天地相应，药物性味与岁运、岁气相通，故医生治病必须依五运六气用药，按"章法"增减药味。第一部分论述五味（包括药物、食物）对人体健康的作用和危害。第二部分全文引用了王冰在《素问·至真要大论》中关于五味五入及"久而增气""气增而久，夭之由也"的注文，包括所引古书《正理观化药集商较服饵》的内容，并改原文为四言韵文，使文章颇饶古意。第三部分论述方药的配伍和使用，如"上药为君，中药为臣，下药佐使，优劣异名，服饵从此""治病不然，主病者君，佐君者臣，应臣者为使，所以赞成大小方用"，解释了服饵与治病在选药组方方面的不同。使用方药时，"比别阴阳，定其中外，各守其乡，微者调之，其次平之，盛者夺之，汗之下之，寒热温凉，衰之以属"，其中还特别提出了"龙火"的特性和治法："微者逆之，甚者从之，龙火遇水而燔，病火妄火不灭。伏其所主，先其所因。"其对"龙火"的认识与王冰一致。

程永培校《元和纪用经》时曰："天地大纪，人神通应，变化虽殊，中外则一。上合昭昭，下合冥冥。六气为主，五味为用，司岁备物，则无遗主。药当其岁，味当其气。气味厚薄，性用躁静，治保多少，力化浅深。寒热温凉，随胜用之。岁运所主，举抑之制。制胜扶弱，客主须安。一气失所，矛盾交作。藏府淫并，危败消亡。六气用药，增损有章。是为上章。"

各论中首章论述六气用药及增损有章。其中对六气用药的论述颇和七篇大论之旨，文字简练，道理明澈，切合实用，体现了作者精通运气且长于诊治。如对厥阴用药的论述，强调诊病要注意人迎、寸口的诊察，治疗要重视"胃主""荣卫"的意义，用药时依据司天之气的性质与主客逆从来增损药物，这些都是很有造诣的见解，将运气七篇所谈的抽象道理具体化，提出了临床诊病、治疗中运用运气的原则和方法。此外还指出厥阴司天所宜的药物，这些岁主所宜选用的药物，多数为辛凉、甘寒及咸寒之品，确可用于风火同化之年（个别不甚相宜），并指出随气运用药时药量的增减，结合中章、后章所列方药，确给后人作出了运气用药的示范。在"六气用药六法"中，对六气司天时用药的共同点和特殊性分别加以论述，道理简明，药物具体，对于运气理论应用于临床具有重要参考价值。

"厥阴风木，辛凉为治。以辛调上，以咸调下。""厥阴之主，先酸后辛，先以酸泻，后以辛补。"乙丁己辛癸之年，中土运甘和、中金运酸和、中水运苦和、中木运辛和、中火运咸和。此与《汤液经法》《至真要大论》的五味配伍原则完全相符。

"六位之主，主胜为逆，客胜为从。客胜则泻，客补主。主胜则泻，主补客。客主之步，各六十一。""客主之步，各六十一"指客气和主气所主的时日各为 61 天。因为每步各为 60.875 天，此取其整数，故曰"各六十一"。

"厥阴司天，风火同德。调下者宜以酸寒，宣解易处，辛凉焕然，众或可知。若病当补，宜用：车前子（甘寒）、鸡内金（甘寒）、薏米（甘寒）、熟楮实（甘寒）、秦艽（辛苦、寒）、地骨皮（甘寒）、丹砂（甘寒）、紫草（甘寒）、金银花（甘寒）、磁石（咸寒）、玄参（苦甘咸寒）、生干地黄（苦甘寒）、丹参（苦寒）、牡丹皮（苦辛寒）、戎盐（咸寒）、大青叶（苦咸大寒）之类，皆岁主所宜，随证命方。寒补者倍之，咸而寒者两倍之，应运者倍之运。气主客逆从所赖者三倍之。倍多主病者为君，君以定名。倍少者佐君为臣，不倍者应臣为使。伪书俗方，非古圣之法者，制用不经，性理乖误，无验有伤，慎不可用宣解之道，咸以为准。"中运不及之年，《汤液经法》本脏用味补之；中运太过之年，《汤液经法》本脏所胜之脏用味泄之。应运者倍之运，与《伤寒钤法》中五运年之君药法相同。六气主客逆从所赖者泄之以三倍之量，从五味体用上来看，完全符合《汤液经法》的配伍原则。余见《古中医内算学·伤寒方术》。

"五味入胃，各归其喜。物化之常，久而增气。入肝为温，入心为热，入肺为清，入肾为寒，入脾为至阴。四气兼之，各从其本。久服黄连，反生心热，余味皆然。众庶疏忽，气增不已，偏胜偏绝。宝书《正理观化集》所载，商较亘月及饵。药不具五味、不备四气而久服之，虽且获胜，益久流变，必致横天。绝粒单服，无五谷资，功备德隆则无天焉。饮食混常，血气欲强，五味具备，服饵有章。是为中章。"

中医的丸散膏丹及汤药都是传自道毉净化身体所用，陶弘景在《辅行诀》中已经说明，在本书中也有这方面体现。如中章论述服饵，记载了玄珠先生所传耘苗丹三方上丹、中丹、小丹和肾气丸三方（八味丸、十精丸、六气经纬丸）等，以上诸方，或称延年祛老，或称"彭祖所服"，或称"安期生所赐"，其方药结构不凡，试以上丹为例分析。上丹的药物及服法为："五味子半斤，百部酒宿浸焙，玉女（即菟丝子）酒宿浸焙，苁蓉酒宿，思仙木（即杜仲）炒，不凋草（即巴戟）去心，细草（即远志）去心，仙人杖（即枸杞子），防风无叉枝者，白茯苓、思益（即蛇床子）炒，柏子仁另研，干薯蓣，以上十二味，各二两。上末之，蜜煮面糊丸如梧桐子大，温酒下二十粒至三十粒。空腹食前。不饮者盐汤下。春干枣汤下。夏五味子加四两通称十二两。四季苁蓉加六两通称半斤，各十八日四立之前也。秋仙人杖加六两。冬细草加六两。戊寅戊申相火司天，中见火运，饭后兼饵养肺平热药。"从上丹的药物组成及四时加减法看，该方所用药物均为酸寒、甘寒、辛平或微温之品，入心、入肺、入脾、入肝、入肾均备。服之确可平补五脏，降心火，交肾水，安神定志，养胃消食。特别是按时令加减药物以及逢相火司天又逢火运之年，另于饭后加服养肺平热之剂，都对临床有较高的参考价值。

"上药为君，中药为臣，下药佐使。优劣异名，饵服从此。治病不然，主病者君，佐君者臣，应臣者为使。所以赞成大小方用，必别阴阳，定其中外，各守其乡。微者调之，其次平之，盛者夺之，汗之下之。寒热温凉，衰之以属，随其攸利。谨守如法，万举万全。气血平正，洞然明朗，长有天命，保聚以康，治人以良，驱役草石，调御阴阳。召遣神灵，蠲除众疾。卷舒在心，去留从意。微者逆之，甚者从之。龙火得湿而焰，遇水而蟠，病大妄□□火不灭。伏其所主，先其所因。圣知南阳，今古一人。余师：其学，疏□□门，升堂入室，唯元珠君百万灵方，散诸世书，精择万一昭然，废简神妙，去病有章。是为下章。"（方框中为佚文）

下章，罗列了八十一张处方，包括了内、外、妇、儿各科验方，方后每附以说明，或介绍该方的来源，或介绍施用的疗效，或指示不同时令的加减法，或嘱人详辨药物的真伪，务求药真，都使人感到医理确凿，药用贴切，清乾隆间医生程永培（瘦樵）高度评价本书各方的疗效，称："执方疗病，辄应手愈。"因而，本书的临床实用价值很值得重视。正如王冰所谓："可以上章，处用运气。了然中章，补益洞明。偏胜后章，疗治利众，资功然后，保气固形，安神延寿，慎友择仁，清心契道，能如是已，何往不利。"

在官方编刊医书的带动下，宋代民间也编刊了不少医书，叶长文《启玄子元和纪用经》。《幼幼新书》，宋·刘昉撰，刊于宋·绍兴二十年（公元1150年），《幼幼新书》共40卷，667门，160余万言，是我国儿科文献中之首部巨著，本书体例采用文献整理编撰形式，集南宋以前儿科医学文献之大成，其中就有引用《元和纪用经》。又如陈无择《三因极一病证方论》引《元和纪用经》记载当归芍药散本为道家上清派八真之一的北极真人安期先生赐李少君久饵之药，后仲景增减为妇人怀妊腹痛之用，据《元和纪用经》记载："本六气经纬丸，能祛风补劳，养真阳，退邪热，缓中，安和神志，润泽容色，散邪寒，温瘴时疫"。王肯堂《证治准绳》也曾引用《元和纪用经》。

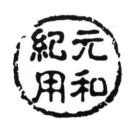

壬午篇◎司牧安骥集

不只人是天地五运六气的产物，动植物皆是如此。

我国早期马文献中，以相马经为最多。我国相马术有优良的传统，产生了众多的相马专家。《吕氏春秋》中列出 13 位，其中以伯乐最著名。伯乐本名孙阳，春秋时人，他一生爱马，以相马闻名，能识千里马，著有《相马经》。伯乐相马，强调"得其精而忘其粗，在其内而忘其外；见其所见，不见其所不见；视其所视，而遗其所不视"。这是要抓住马的内在本质，不拘泥外在形象；要着眼于关键部位，忽略其细微末节。长沙马王堆汉墓出土的帛书《相马经》，约 5200 字，侧重从头部相马，认为眼大有神的是良马。东汉马援"善别名马"，他特制一尊铜马，作为良马的标准模型。马援博采众家，著有《铜马相法》，认为："上唇欲急而方，口中欲红而有光，此千里马。"《齐民要术》所记载前人相马经验是："马头为王，欲得方；目为丞相，欲得光；脊为将军，欲得强；腹胁为城廓，欲得张；四下为令，欲得长。"这是从马的头、眼、脊、腹及四肢来选良马。古代相马书中所反映的技术和经验，为后世相畜学奠定了基础。

古代马书中，马医著作较多，现存最早的是唐代李石编纂的《司牧安骥集》。《司牧安骥集》简称《安骥集》，为唐代李石（？—845）编纂的一部集刊性兽医专著。李石公元 818 年进士及第，官至尚书右仆射、宰相等职。本书是李石公元 838 年前后任行军司马时，收集唐以前医治马病的重要文献汇编而成。原书已佚，最早的新刊校正本刊于刘奇阜昌五年（1134），时未题作者和写作年代。《宋史·艺文志》医书类始有《司牧安骥集》三卷，又有《司牧安骥方》一卷，题名李石。为明以前学习兽医者重要教材。宋元时期（907—1368），南宋《新刊校正司牧安骥集》和元代卞宝的《痊骥通玄论》等兽医专著，基本上都是参照《司牧安骥方》体例和内容来记录，都有针灸穴位、手法、主治、禁忌等记载，并流传国外，日本于 1000 年刊行了《伯乐针经》和《司牧安骥集方》，1604 年又刊行《假名安骥集》。

此书是唐宋元明四朝代业兽医者必读的教材，"傅师以是而教，子弟以是而学"。书中内容有医学理论，有临床实践，可谓绚丽多彩，翔实丰富，系古代中兽医学的瑰宝和经典著作。其学术思想和医疗成就影响至深且远，宋元明清的兽医著作中多选录此书。特别在中兽医基础理论方面，由唐到民国的 1000 多年间都是以本书的内容为基础，如元代的《痊骥通玄论》就是以诠释《安骥集》中部分内容为主题的专著。书中的三十九论中有三十三论是诠释《安骥集》的起卧入手论，在四十六说中有十五说是阐释本书的五脏论，有十说是阐释十毒症，有十四说是阐释十二经脉和诊断。

又如明代的《马书》和清代编的《马牛驼经全集》都是照抄本书的四篇五脏论和八邪致病的病因学理论，用以补充丁序本《元亨疗马集》缺乏脏腑篇理论的不足。再如清《活兽慈舟》为适应牛体生理病理特点，重写了五脏论，但其学术观点仍然承袭前者，并没有改变。这部《司牧安骥集》其内容具有承前启后的历史意义，其价值不只是总结了唐以前的诊疗经验，它还把唐以前的医兽思想和家畜的保健原则提高到古代唯物主义哲学原则的高度，以朴素的辩证法、"兽天相应""畜体为一小宇宙""五脏五行结构论""五运六气"等观点为传统中兽医学组成奠定了坚实可靠的理论基础。而且《司牧安骥集》也是李石总结前朝之书而成，这样看来，四时五行、五运六气之术在汉唐之间就已经应用在牛马等畜病的治疗中了。

书中收录了春秋时代畜牧兽医专家孙阳（号伯乐）命名的兽医针灸专篇《伯乐针经》，并有"穴名图""伯乐画烙图歌诀""六阴六阳图"等内容，其中"六阴六阳之图"是古代兽医十二经络最早的文献，《新编集成马医方牛医方》（1399）、《元亨疗马集》（1547）、《新刻马书》（1594）、《新刻注释马牛驼经大全集》（1785）等书中都曾转载过此图。但该图在部分书中被修改为"三阴三阳经脉图"。

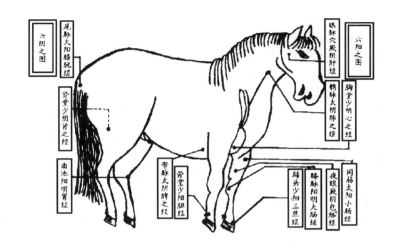

六阴六阳之图

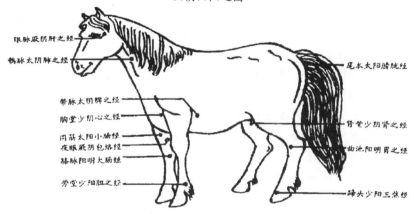

三阴三阳经脉图

应用阴阳五行来解释马体的生理病理现象，马体的构成、疾病的发生和演变，是本书四篇五脏论的特色。家畜生活于自然界，"兽天相应"即畜体与自然界关系密切。"生之本，本于阴阳""马虽为兽，亦察二五而生"，二为阴阳，五为五行。由于天之阴阳化生地之五行，地之五行又上应天之三阴三阳，**马体的十二经脉上应天之五运六气三阴三阳，马体的五脏六腑下应地之五行生克。**如春三个月，肝旺七十二日；木生酸，故肝家纳酸；东方在八卦方位上位于震宫位置，亦即五行十天干的甲乙方位处，因此说，肝外应于东方甲乙木。甲为奇数属阳，乙为偶数属阴，故有肝阴肝阳之别；阴中有阳，阳中有阴，阴阳互根，互为消长，在五脏中，肝为阴中之阳，肾为阴中之至阴。东风生木，故有肝者风为脏；胆和肝相连，肝胆夫妻一路行；肝为脏为里，胆为腑为表。胆为精（胆汁）之腑。这样就把阴阳、五行和脏腑融合在一起，形成中兽医特有的五脏论中的肝经内景。五脏在体内，要察知其生理病理情况，只须检查其外应部的变化就可察知。五脏论以肝者外应于目，心者外应于舌，肺者外应于鼻，脾者外应于唇，肾者外应于耳。或者说马有七连，耳连肾，舌连心，肝连眼，脾连唇，齿连骨，鼻连肺，尾连肠。"见其外即知其内，内外相连，认病下药，何忧不瘥"。这样就简化了马病诊断和辨证施治。

认识动畜的七十二种疾病，知道该病的传变和预后是一个兽医必备的素质。本书认为畜体是一个小宇宙，"**天有五星辰宿位，地有五岳五山尊，马有五脏立身形**"，其新陈代谢、生老病死都像自然界一样受阴阳五行运转规律的制约。"**世有五行并五性，生老病死苦相因**"。**在疾病传变和预后测定上认为病向五行相生方向传变则预后良好，向相克方向传变则预后多不良。"肝病传与南方火，父母见子必相生；心属南方丙丁火，心病传脾祸未生；脾家有病传与肺，安荣必定土生金……。肝家有病传于脾，木来克土必灾生；脾家有病传于肾，土来堰水疗无因；肾家有病传于心，水来浇火救无门……"**这种按五行生克来推测预后，与《黄帝内经》中五行生克预测法则相同，利用生克规律来治未病，成为祖国医学的一大优点。例如仲景在《伤寒杂病论·杂病例》中说"**见肝之病，知肝传脾，当先实脾**"，以使之不传，这种治未病的疗法使中兽医脱离了头痛医头，脚痛医脚的对症用药疗法，为辨证施治选方用药奠定了理论基础。

我国传统中兽医学的形成始于先秦，成于汉唐，其代表作为李石的《司牧安骥集》，中经五代、宋、辽金和元，至明代中叶以后，又发展到一个新的高峰，其代表作是明代喻本元（号曲川）、喻本亨（号月川）的《元亨疗马集》（1608）。喻氏昆仲是自幼学习兽医的民间兽医，后来被丁宾聘请到南太仆寺辖区内医治马牛疾病，成绩显著。丁宾 [1571 中进士、序任御史、南京工部尚书、太子太保正一品等，有《丁清惠公遗集》八卷传世。理学大师王龙溪（1498—1583）晚年得意弟子，《了凡四训》中提到丁宾，与徐霞客是好朋友，1630 年卒] 用"壮国咸而成岁功"来评价他二人的光辉成就和贡献。如丁宾序说"余曩昔承乏南滁，备员兴牧岁侵之后，继以凶疫，官民牛马，率多物故……余窃惧焉，博求名医，以塞疾瘵旷。久之，乃得六安喻氏伯仲本元、本亨，究师皇、岐伯之经，泄伯乐、宁戚之秘，针砭治疗，应手而瘁，不浃月而马大繁息，时出其余绪以治牛，民赖以有耕者无算"。可见元亨兄弟治疗牛马病的医术十分高超，应手而愈。

《元亨疗马集》的主要内容也是继承《司牧安骥集》而来。《元亨疗马集》中引用的古典兽医书多达二十七种，如《师皇秘集》《玉照集》《金朝集》《胡卜经》《渊源论》《岐伯对症》等书。在《元亨疗马集·碎金四十七论》的"论马阴阳运气何也"一论中，有"且如今日嘉靖二十六年（1547），太岁丁未当年，运气应于某脏腑乎？"该文是讲五运六气对疾病发生的影响，文章简明扼要地介绍了五运和六气的推算方法，这是古中医的流行病发生学，虽叙述的内容不够全面，但基本要点都介绍了。据明史记载，明代从永乐六年疫厉流行，前后19次，嘉靖年间发生过4次。可见在中兽医中也是讲究五运六气的天地之气的。《元亨疗马集》出版后即风行全国，而且流传到国外，公元1656年（清顺治十三年）日本人喜多村七良兵卫遂据之篆刻成《马经大全》，开版印行。三百多年来，民间兽医所研习者亦仅《牛马驼经》一书罢了。由此可见其影响的巨大。

《元亨疗马集》有一些处方来自金元四大家，而金元四大家皆是受益于五运六气的启发与指导。刘完素的六气皆化火论、丹溪相火论、李杲脾胃论、子和运气情志法、元素的五运六气藏象辨证以及药物法象，等等，皆源于五运六气。例如：经验良方中的润肺散来自刘河间的防风通圣散，因润肺散只少一味白术，其余相同；地黄散来自李东垣的滋阴地黄丸，因后者仅多一味五味子，其余无差异；益胃散来源于《脾胃论》中的温胃汤，益胃散中缺干姜，用草豆蔻，温胃汤用干姜和肉豆蔻，其余相同；知母散来源于李东垣的通关丸，是在通关丸的基础上加了滑石、木通；升麻散是根据《脾胃论》的补脾胃泻阴火升阳汤方意组成；蔓荆子散来自《丹溪心法》中的蔓荆子汤（转引自《医学正传》）。而地黄散、知母散、升麻散、蔓荆子散亦见于元·卞宝著《瘁骥通玄论》。

在中兽医的经典中，马师皇相当于《黄帝内经》中的天覆岐伯，也是天师之一。马师皇是黄帝的臣子，"马师皇者，姓马氏封号师皇，黄帝时一圣师也。有生知之资，幼而敦敏，长而冲灵，通天地之纲纪，识阴阳之运气，知五行之衰盛，相马牛之形神，诊马牛之脉息，察五脏之虚实，以五味之调和，因治龙，龙负而归天矣。尝侍于黄帝之侧"。而且马师皇与黄帝对话的理论体系，基本上是按照岐黄的四时五行生克乘侮、五运六气的胜复郁发逻辑而来。天人合一、天畜合一的逻辑完全一致，而且都是三阴三阳的天人、天畜藏象经络结构。只是形态发生场不同而已。在牛马经中还有伯乐治疗牛马疾病过程中所用的符箓，即中医的移精变气祝由术。如：

髆骨肿痛病难移，当因打损受灾危；火烙之时须用字，药针敷蘸最为奇（下图中一）。

抢风骨大说根基，皆为折损是因依；用火烧铁田字烙，自然痊愈不须疑（下图中二）。

肘骨疼痛把脚拖，为因闪折不调和；接其骨节三叉烙，当时轻健自消磨（下图中三）。

砚子骨大为因何，盖为打伤肿痛多；用火烧铁算子烙，免令失误得安和（下图中四）。

大胯肿痛掩脚行，识其此证是能明；骨穴上头四点烙，更添十字便安宁（下图中五）。

掠草骨痛损伤多，本因骨胀脚难挪；麻叶烙画须平稳，涂油针治便消磨（下图中六）。

膝劳肿痛最难任，踏路虚闪败涎生；注膝穴内须出血，火烙周围得差宁（下图中七）。

付骨垂病侵于膝，行时直脚多饶失；火烙之时亦还粗，用药敷消为第一（下图中八）。

合子骨胀说根基，皆为转损是因依；筋分雁爪须消散，自然痊可不须疑（下图中九）。

鸟筋胀病怎生医，筋转之肘受灾危；火烙十字圈一道，油涂消散是为奇（下图中十）。

攒筋骨大为何因，失节之时是其根；川字火烙炉药搽，便是医家妙手真（下图中十一）。

署蹄骨胀最难医，因伤子骨是根基；蹄门穴内微针刺，须将烙铁画蛾眉（下图中十二）。

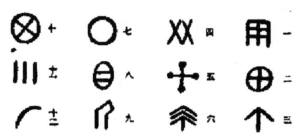

伯乐孙阳画烙之符箓图

许锵著述《牛医金鉴》（1736），书中也有流年司天、四时五行诊断法、口色诗、察色歌、五行五藏、标本论、主药司天歌、脉色论、流年司天、六气阴阳等五运六气内容。在首篇《医宗流传》中说："昔上古庖牺氏画八卦，分四时，究病源，以类而推。神农降德而因之，虑及天伤，复尝草木，始兴医教，相传本草，以济苍生。有黄帝以土德王天下，继炎帝，拯济生灵之道，尽人尽物之性。人民爱物之理，坐明堂，辨四方而兴素问，以左以右，岐伯天师，太乙雷公，上穷天纪，下极地理，远取诸物，近取诸生，更相问难，作《内经》十二卷，垂法于后世。又有马氏，黄帝时一圣师也，通天地之纲纪，识阴阳之运气，知五行之盛衰。曾侍于黄帝之侧。"在《戒医兽篇》中说："先辨寒热虚实，看其形状皮毛，察色诊脉，审四时之病源，知脏腑之盛衰，明五行之生克，逢生者生，逢克者克。虽云生死有数，随机应变，医理无穷。"在《兽医评论篇》认为牛马之畜，同人之婴儿一样属于哑科，无法直接语言交流，故曰："业兽医者，务穷其理，务究其源，相形听音，察色诊脉，看膘肥瘦，口老口少，气血盛衰，运气流行，三阴三阳，某脏某腑，表里虚实，三焦七窍，风寒暑湿燥火，饥饱劳役。"在《师皇五脏论》中将五脏与天干一一对应分类，如"天有五星辰宿位，马（牛）有五藏立身形""春季三月，肝王七十二日。……肝者外应东方甲乙木也"。其余四脏依此类推。在《邪症论篇》中说："夫邪者所偏之谓也，太过不及也。真元散乱，邪疫相侵，故为邪。夫邪入阳则兽生狂，邪入阴则兽生瘅，理自然也。生我者虚邪，克我者贼邪，我克者微邪，我生者实邪，自受者正邪也。正气不足，客气太盛是也。……又会天运感邪、五行不足，客气乘虚而入者，故成其患也。"

又引《元亨疗马集》说："是故年木不足，外有清邪；年火不足，外有寒邪；年土不足，外有湿邪；年金不足，外有风邪；年水不足，外有热邪；此谓年之虚也。年之虚者邪之甚也，月之虚者邪之甚也，时失和者亦邪之甚也。且五藏而和，一藏少有不足，又有畜养失调，再会天运感邪，邪淫之病也，感之速也。师皇曰：清气大来，金之胜也，风木受邪，肝病生焉；热气大来，火之胜也，燥金受邪，肺病生焉；寒气大来，水之胜也，热火受邪，心病生焉；湿气大来土之胜也，寒水受邪，肾病生焉；风气大来，木之胜也，湿土受邪，脾病生焉；此谓五藏感邪而生病也。岐伯曰：夫邪之状，气动而甚者，是谓客邪，胜于主而不可，如受之则病，然邪甚则反其气，治者以平和而顺之，此谓治邪之道矣。王良云：天气感邪则可顺也，客气于主则可泻也，以平为期，不可过也。赵泽中曰：夫邪欲客之也，于气动甚者，是谓客而胜于主，不可而察也。"

　　在《主药司天歌》中，与《伤寒钤法》的司天用药一致。如"甲己土运甘草君，乙庚化金用黄芩，丙辛水运是黄柏，丁壬化木紫薇名，戊癸火化黄连主，岁起天和主药功。"在日时年月中皆可参照。在第五十四《论六气阴阳》中引《元亨疗马集》（删去了对话的东溪与曲川名字）说："问曰：论马阴阳运气者何也？答曰：运气，六气五运。何谓六气五运？答曰：甲己土运，乙庚金运，丁壬木运，丙辛水运，戊癸火运。子午少阴之气，丑未太阴之气，寅申少阳之气，卯酉阳明之气，辰戌太阳之气，巳亥厥阴之气。太阴气湿，少阴气平，厥阴气温，太阳气寒，阳明气清，少阳气热。六气分守，一气所管六十余日，六六三百六十余日，以足周年之数，五运六气之分也。问曰：马之疾患，何以应之？答曰：马者，天地亦然，天有五运，马有五藏；天有六气，马有六腑，亦与之相合也。《太极经》云：干支运转，六十循环，一年太岁当令，阴阳一气司天，一气在泉，马牛一经当值，一藏不足，发生一证，此谓阴阳之气周流轮转之鉴也。问曰：且如今日嘉靖二十六年（1547），太岁丁未当值，气运应于何脏腑乎？答曰：丁未丁丑之岁，太阴司天，太阳在泉，水土合德，寒湿气交，上应镇星。马牛心气不足，多发脾虚肾冷之症。丁巳丁亥之岁，厥阴司天，少阳在泉，木火合德，风热气交，上应岁星，马牛脾气不足，多生肺颡鼻脓之症。丁卯丁酉之岁，阳明司天，少阴在泉，水火合德，清热气交，上应荧惑之星，马牛肾气不足，多发瘫痪踒痹之症，此谓六丁气运流行之症也。问曰：丁壬相合，六丁之气如斯，六壬之气何也？答曰：壬辰壬戌之岁，太阳司天，太阴在泉，水土合德，寒湿气交，上应辰星，马牛肝气不足，多生寒湿冷拖之症。壬申壬寅之岁，少阳司天，厥阴在泉，火木合德，风热气交，上应荧惑，马牛肺气不足，多生泄泻腹胀之症。壬子壬午之岁，少阴司天，阳明在泉，金火合德，湿热气交，上应太白，马牛胆气不足，多发疔毒疮黄之症。此谓丁壬气运流行之本，其余年岁仿此行之。问曰：四时气运，日干受病者何也？答曰：甲日肾病，乙日胆病，庚日肝病，丙日心病，戊日肺病，丁日脾病，壬日胃病，辛日小肠病，癸日大肠病，己日膀胱病，此谓天干应合日神，气运之分也。问曰：干支分别者何也？答曰：六甲、六丙、六戊、六庚、六壬谓之上干，乃为阳数；六乙、六丁、六己、六辛、六癸谓之下干，乃为阴数。子丑寅卯辰巳六支谓上支，属阳；午未申酉戌亥六支谓下支，属阴。此乃干支气运之分也。问曰：不知气运者何也？答曰：不知气运者，不明其节要也。按岐伯经云：凡为兽医者，必须识阴阳之气运，明脉色，分五行生克留守，如执权衡者方可察马之困苦，苟不识其阴阳，不知气运，不明脉色，应病施针，问病发药，虽能效验，如盲人奔走，信步而行。"

有诗为证：甲己土运乙庚金，丁壬化木总成林；丙辛原是东流水，戊癸南方火气侵；日干逢此为天运，吉凶上下往来寻；子午少阴心经病，丑未太阴湿土生；寅申少阳相火路，卯酉阳明可燥金；辰戌太阳寒水土，巳亥厥阴风木明。子午少阴心经病，心、肾也；丑未太阴湿土生，脾、肺也；寅申少阳相火路，胆、三焦也；卯酉阳明可燥金，胃、大肠；辰戌太阳寒水土，膀胱、小肠也；巳亥厥阴风木明，心包、肝也。

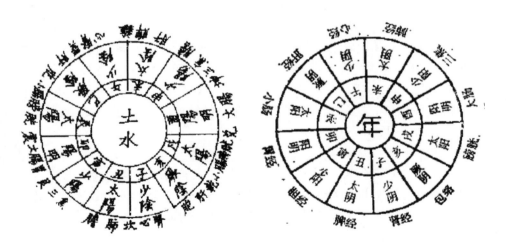

在《五疫症篇》中说："肝疫丁壬眼目光，戊癸心疫舌上疮；乙庚肺疫鼻脓出，甲己脾疫胃虚忙；丙辛肾疫耳齿病，五藏随疫用五香；五香沉木藿麝乳，龙脑没药朱砂当。"

高丽人赵浚、金士衡、权仲和、韩尚敬等四人编写的，成书于明建文元年（1399）的《新编集成马医方牛医方》中的"放血法"中记载："秦穆公问伯乐曰：马于春首针刺出血何谓也？伯乐对曰：人受气于癸，癸阴水也，水主肾，肾主精，故精气多而气血少。马受气于丙，丙阳火也，火主心，心主血，故血气多而精气少。故马必针刺出血者，不使血气太盛而为疾病也。然出血必于春首者何也？盖春木也，夏火也，木生火者也。马即为火畜，火又受气于亥，生于寅，旺于午，伏于戌，必于春首针刺者，春火生时，于是针刺，分其气血，不至太盛。故虽火畜，至夏火旺时，血气调均，不至淫过而生诸病。"马牛的血忌日是"春寅、午、戌，夏巳、酉、丑，秋申、子、辰，冬亥、卯、未。"血支日为"正丑，二寅，三卯，四辰，五巳，六午，七未，八申，九酉，十戌，十一亥，十二子"，这些都是牛马不宜见血之日。

九月逢巳日，十月逢亥日，十一月逢午日，十二月逢子日，以上逢到的日子，都不适宜于扎针治病。要扎针，逢到血忌日、本命日、晦朔弦望的日子，刮风下雨、天阴气寒的日子，都属禁忌，不要扎针。还应知道，在春天开始和马有热病的时候，要像抛弃泥土一样，扎针把该放的血放掉。其他月份和马无热病的时候，就要像爱金子一样珍惜马血，不能随意刺放或多放。凡扎针治病时，先看马的肥瘦，再看吃草多少，然后根据情况扎针、放血。要针表皮时，不要伤着肌肉，要针肌肉时，不要伤着筋和骨。一般掌握多补少泻。扎公马时，先从左侧开始。对母马，要先从右侧扎。又说，"凡是用针治病，一定要注意避免血支、血忌以及本命日，大风大雨、阴天等，都不能扎针"。十二个月中禁止扎针、放血、阉割六畜的日子：血支包括丑、寅、卯、辰、巳、未、午、申、酉、戌、亥、子。血忌包括丑、未、寅、申、卯、酉、辰、戌、巳、亥、午、子。月害包括巳、辰、卯、寅、丑、子、亥、戌、酉、申、未、午。

在《牛经》中有关于养牛的堪舆理论："夫选造牛厂吉地者，宜在本庄坤地。其地宜高。其地若热高，则其牛孳生十倍。其地水流出异地，此最为妙。牛舍宜在丑地，丑为牛命，坤为牛母，坤近未，未为犊子。此三位，养牛易成。"何谓坤地？坤是八卦（乾、坎、艮、震、巽、离、坤、兑）之一，古人以八卦定方位：西北方为乾，北方为坎，东北方为艮，东方为震，东南方为巽，南方为离，西南方为坤，西方为兑。坤地，即指在西南方位的地。丑地，指厂地的正北偏东处。牛在十二地支中属丑。八卦中"乾"为天，属阳，古人常用以代表公牛，"坤"为地，属阴，古人常用以代表母牛，故说坤为牛母。以八卦定方位，坤为西南方，以十二地支定方位，子在正北，午在正南，子之后为丑，午之后为未。未接近于西南的坤位。十二地支中的未代表牛犊。同气相求是基本逻辑，但这种方术与堪舆的八宅峦头与九宫理气比较起来还显得很初级。

《新刻注释马牛驼经大全集》系我国清代乾隆五十年乙巳岁（1785），六安州（今安徽六安县）名兽医郭怀西（字宁庵）对兽医学经典《元亨疗马集附牛驼经》的注释本。原著为十卷，首卷至七卷题名为《新刻注释马经大全集》，八、九两卷题名为《新刻注释牛经大全集》，第十卷题名为《新刻注释驼经大全集》，全书约四十万字。本书是在考订明代万历戊申年（1608）初梓问世的丁宾（字礼源）序本的基础上，收录了清代乾隆元年（1736）许锵（字贤声）序本中的一些有所发展的内容。尤为可贵的是郭氏在注释过程中，吸取了当时医学的发展成就，总结了更多的临床经验，使传统的兽医学术与新发展的医学成就融会贯通，深入浅出地补充和注释了马患的七十二症、三十六卧、三十六黄、五疗十毒，牛患的七十七症；驼患的四十八症，计二百八十四症。他不仅在辨证论治、方药加减运用等学术思想上颇多发挥，而且创立了槐针术、穿黄术、针里夹气等诸多治疗技术。

其中关于五运六气部分基本上是《元亨疗马集》中的内容。东溪问于曲川（俞本元）曰："余闻马有阴阳运气者，何也？"曲川答曰："运气者，五运六气也。"东溪曰："何谓五运六气？"曲川曰："甲己土运，乙庚金运，丁壬木运，丙辛水运，戊癸火运。子午少阴之气，丑未太阴之气，寅申少阳之气，卯酉阳明之气，辰戌太阳之气，巳亥厥阴之气。太阳气寒，厥阴气温，阳明气清，太阴气湿，少阴气平，少阳气热。六气分守一气，所管六十余日，六六三百六十有日，以足周年之数。此谓五运六气之分也。"东溪曰："马之疾患，何以应之？"曲川曰："马者，天地亦然也。天有五运，马有五脏，天有六气，马有六腑。亦与相合也。《太极经》云：干支运转，六十循环，值年太岁当令，阴阳一气司天，一气在泉，马牛一经当直，一脏不足，发生一证。此谓阴阳之气流转轮回之鉴也。"

其中还有类似《伤寒钤法》的逐日受病歌：甲己之日肾不安，膀胱逢此亦如然。（甲己化土，土克水，肾属水，肾与膀胱相连，故病。）乙庚之日肝家病，两连胆腑不周全。（乙庚化金，金克木，肝属木，胆与肝表里相连，故病。）丙辛防心小肠患，戊癸须教肺受愆。（丙辛化水，水克火，心属火，心与小肠表里相连，故病。戊癸化火，火克金，肺属金，肺与大肠表里相连，故病。）丁壬便与脾不合，胃腑遭伤不可言。（丁壬化木，木克土，脾属土，脾与胃表里相连，故病。）此谓十干受病歌，请君斟酌用心传。这些关于牛马骆驼等兽医的医算逻辑，近年来也呈失传趋势，需要引起中医、中兽医的重视。

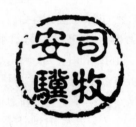

癸未篇◎伤寒总病论

　　宋·庞安时（1042—1099），自号薪庆水道人，北宋薪州年薪水县人（今湖北省浠水县），著有《伤寒总病论》（约撰于公元1090年）一书，与当时的名士如苏东坡、黄庭坚、张耒等相交甚密。其生活的年代包括了12年天符，8年岁会，6年同天符，6年同岁会，4年太乙天符；另外还有小逆和天刑，因此本书基本可以反映出作者对一个运气周期中疫病的认识。书中包括了伤寒和温病两方面的内容，不但有伤寒方，还列出《暑病论》《时疫伤寒论》《天行温病论》及四时五种温病。卷一以记述《伤寒论》中六经病证为主要内容；卷二记述治法，分门别类地阐述《伤寒论》各种治法；卷三论述类伤寒证，有结胸、痞、阴毒、阳毒等病；卷四、卷五论治温病、温疫；卷六为杂说内容。书中在论述仲景伤寒病证之后，还提出个人的温病学术思想：认为温病与伤寒的病因病机有较大差异，温病的病因病机有寒毒变病说、伏热温毒说、脏腑温毒传变说、异气说的不同，并指出温病有脏腑传变，且说明了传变的途径及时间。

　　两宋时期，瘟疫发生比较频繁，据《宋代重大疫情年表与史料》统计，北宋境内约发生149次重大疫情，南宋境内约发生144次重大疫情，合计约293次。此外，辽、夏、金、蒙古、吐蕃地区约发生18次疫情，部分疫病在宋辽、宋金、宋蒙等边境地区流行。宋代将官修医书《太平圣惠方》《庆历善救方》《简要济众方》《熙宁太医局方》《校正和剂局方》《太平惠民和剂局方》，以及医学家所撰医书如苏轼《圣散子方》、朱肱《南阳活人书》、史湛《史载之方》、陈言《三因极一病证方论》、董汲《旅舍备要方》、王贶《济世全生指迷方》、张锐《鸡峰普济方》、许叔微《普济本事方》、洪遵《洪氏集验方》、王硕《易简方》、严用和《严氏济生方》、陈文中《小儿病源方论》、杨士瀛《仁斋直指方论》等应用于疫病救治中。

庞安时《伤寒总病论》首先是对伤寒和温病进行鉴别。庞氏论温病之因，其一宗《黄帝内经》，其二宗王叔和、陈延之等，但其师古而不泥古，将温病划分为两类，即一般温病与"天行温病"进行探述。《伤寒总病论·卷第五·天行温病论》中载："辛苦之人，春夏多温热者，皆由冬时触冒寒毒所致。自春及夏至前为温病者，《素问》、仲景所谓伤寒也。有冬时伤非节之暖，名曰冬温之毒，与伤寒大异，即时发病温者，乃天行之病耳。其冬月温暖之时，人感乖候之气，未即发病，至春或被积寒所折，毒气不得泄，至天气暄热，温毒乃发，则肌肉斑烂也……天行之病，疫气之发，大则流毒天下，次则一方，次则一乡，次则偏著一家，悉由气运郁发，有胜有伏，迁正退位，或有先后。视斯疾者，其可不推运气而治之乎？"其还依据四时五行和五运六气理论将之分为青筋牵、赤脉拂、白气狸、黄肉随、黑骨温 5 大类。

远在魏晋之前青筋牵、赤脉拂、白气狸、黄肉随、黑骨温之名已固有之。根据唐·孙思邈《备急千金要方》记载，古时扁鹊曾有"丹毒牵病""丹毒病""丹毒白气狸病""黑温之病"以及"丹毒四时随病"等名称，并用针灸治疗，这便是青筋牵、赤脉拂等病名的前身。庞安时则是取法于孙思邈《备急千金要方》四时五行温病。书中记载以屠苏酒、辟温粉预防温病、伤寒，并给出柴胡地黄汤、石膏地黄汤、石膏杏仁汤、玄参寒水石汤、苦参石膏汤等治疗方剂。可见，庞安时不仅通晓五运六气常法，而且对于五运六气之胜复郁发、刚柔失序、不迁不退等变法也是如数家珍，能一语中的地说明伤寒、温病、瘟疫与五运六气之源流关系，这在仲景伤寒的继承与研究方面，确是独树一帜。

如"卷第三发汗吐下后杂病证"中记载了急喉闭的爆发，详细描述了急喉闭传染的程度、范围、预后及防治、方药。"元祐五年，自春至夏秋，蕲黄二郡人患急喉闭，十死八九，速者半日、一日而死。黄州潘推官昌言亲族中亦死数口，后得黑龙膏，救活者数十人……"元祐五年即公元1090 年，甲子纪年为庚午年，为同天符。岁运为金运太过，司天之气为少阴君火，司地之气为阳明燥金。《素问·六元正纪大论》："凡此少阴司天之政，……水火寒热持于气交而为病始也，热病生于上……腹大嗌干肿上。"此即少阴君火司天，发为热病，病位在上，包括腹大，咽喉肿痛等病。同天符年气候变化剧烈，因一气独胜给人体造成危害，在元祐五年则发急喉闭。

又如"卷第四斑豆疮论"中对温病发斑治法中记载"天行发斑疮，须臾遍身，皆藏白浆，此恶毒之气。世人云永徽四年，此疮自西域东流于海内"。永徽四年天行斑疮流行，范围广、速度快，斑疮以藏白浆为特点。永徽四年即公元653年，甲子纪年为癸丑年，岁运为火运不及，司天之气为太阴湿土，运生气，运盛气衰，为小逆。小逆之年，气候变化较大，人体易于发病，又逢二之气温厉大行，远近咸若，五之气民病皮腠，"凡此太阴司天之政……二之气，……其病温厉大行，远近咸苦……五之气，……民病皮腠"（《素问·六元正纪大论》），故"天行斑疮"由西方流传至东方，可见其流行性、传染性之强，范围之广。

又如"卷第六温病死生候"中指出"有病温汗出，辄复热而脉躁疾，不为汗衰，狂言不能食，病名曰阴阳交，见三死而未见一生（寅申巳亥辰戌丑未年有此证）。温病得病，便短息微闷，神识惺惺，脉尺寸反者死（子午卯酉年有此证）"。寅申年司天之气为少阳相火，巳亥年司天之气为厥阴风木，辰戌年司天之气为太阳寒水，丑未年司天之气为太阴湿土，以上四气司天之时，出现温病汗出，辄复热而脉躁疾，不为汗衰，狂言不能食等症状时预后不良；子午年司天之气为少阴君火，卯酉年司天之气为阳明燥金，当此二气司天之时，出现温病见有便短息微闷，神识惺惺，脉尺寸反者预后差。

庞安时综合运气、体质、地理等因素探讨疫病，认为引发疫病有"寒毒"和"乖气"两种不同原因。并在所著《伤寒总病论》中认为："天行之病，大则流毒天下，次则一方，次则一乡，次则偏着一家，悉由气运郁发，有胜有复，迁正退位，或有先后，天地九室相形，故令升之不前，降之不下，则天地不交，万化不安，必偏有宫分，受斯害气。"北宋其他名医如韩祇和、杨子建、史堪等亦多用运气学说来诠释伤寒。可见，结合五运六气和洛书九宫地理等理论重新理解庞安时的《伤寒总病论》，从运气角度重新研究庞安时学术理论及更好地探讨宋代疫病发生发展规律，具有重要意义。

与庞安时同时代的沈括（1031—1095）是北宋著名科学家、天文学家和政治活动家，其在《梦溪笔谈·象数·有常有变篇》对运气理论作了深刻、中肯的论述，并记载了自己的运用实例。明确指出"五运六气"是"医家"之术。文中言："医家有五运六气之术，大则候天地之变，寒暑风雨，水旱螟蝗，率皆有法；小则人之众疾，亦随气运盛衰。"其客观地认识运气所定格局，认为"大凡物理有常有变，运气所主者，常也；异夫所主者，皆变也。常则如本气，变则无所不至，而各有所占，故其候有从、逆、淫、郁、胜、复、太过、不足之变，其发皆不同"，并以厥阴用事为例，用气候变化的实况，阐明认识气运的从、逆、淫、郁、胜、复、太过、不足的方法："若厥阴用事，多风，而草木荣茂，是之谓从……阴森无时，重云昼昏，此之谓不足。"气、运的这些异常变化，都可以影响人体而为病，故曰："随其所变，疾病应之。"因此，医生诊病处方，须"皆视当时当处之候，虽数里之间，但气候不同，而所应全异，岂可胶于一定？"这里，沈氏提出了根据当时、当地气候和气象的实际情况运用运气之理的原则，批判了胶执气运格局的错误做法。

沈括还举实例论证运气理论的客观性。沈氏举自己运用运气的实例："熙宁中，京师久旱，祈祷备至，连日重阴，人谓必雨，一日骤晴，炎日赫然。予时有事入对，上问雨期，予对曰：'雨候已见，期在明日'……次日，果大雨。"其指出自己判断雨期的依据是"是时湿土用事，连日阴者，从气已效，但为厥阴所折，未能成雨，后日骤晴者，燥金入候，厥阴当折，太阴当伸，明日气运皆顺，是以知其必雨"。可以看出，沈氏不仅以运气之理粗测一年气候概况，并已用于短期天气变化的分析上，这是运气理论在近期天气预报方面的有趣尝试，是对运气学说的肯定和运用。由于沈氏在宋政府最高统治者面前成功运用了运气理论，这对于提高政府对运气学说的重视与推广起了很大作用。

五运六气学说在两宋时期已经成为官学。何大任编的《太医局诸科程文格》，这是宋朝与科举同期考取医士的试题格式，本书共九卷，每卷均有一道运气试题，此案卷从明《永乐大典》转录。如卷一，运气题目"问：甲子年五运六气所在所宜处方为对？"答题者的试卷从始至终，以六气为纲，以节气为目，气候物候在其前，证候病候在其后，治用五味之治，方有附子之汤，从理论到临床应用的论述都很到位。由于宋朝政府的支持，运气学说盛行一时，成为医者的必修课和必考知识，推动了运气学说理论与临床研究的展开。

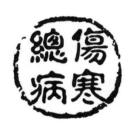

甲申篇◎六甲天元气运钤

《六甲天元气运钤》（1045）为宋太祖赵匡胤（927—976）嫡孙赵惟能长子赵从古（990—1064）所著。其曾官至右卫大将军，宋仁宗庆历年间有进士沈常，拜赵从古为师学习医学，此后便有"儒医"的称谓。宋代医生社会地位有所提高，国家医生有六个品级，19阶具体官职，最高为翰林医官、保安郎等，翰林医官相当于五品大夫，后世遂称医生为大夫，由此开辟了医学儒学化的发展路线。

《六甲天元气运钤》（1045）是赵从古组织编撰，天章阁侍讲王洙（997—1057）、曾公亮（999—1078，著《武经总要》），知制诰余靖（1000—1064），龙图阁直学士高若讷（997—1055，精通天文数术、医学）参订。比北宋刘司业（1030—1108）的《素问入式运气论奥》（1099）早54年，比宋徽宗（1082—1135）的《圣济总录》（1117）早72年，比成无己（1063—1156）的《注解伤寒论》（1144）早99年。是自唐王冰（710—805）系统论述运气七篇、《玄珠密语》《天元玉册》《元和纪用经》以来，第一部系统论述五运六气的宋代医学典籍。于庆历五年（1045）九月二十八日进呈朝廷，并由太常医署收存掌管。彼时"朝廷大兴医学，发明三坟，运气为先"，于政和二年（1112）经朝奉郎提点洞霄宫朱肱（1050—1125，著《无求子南阳活人书》《内外二景图》《北山酒经》）审阅，小字镂版，刊布天下。

本书为五运六气著作，书分上下二卷，各述三十年，共计六十甲子。先综述每年五运六气格局、气候、物候及运气脉，后逐年按六气六步详述节气交司时刻、气候变化、疾病证候、脉象变化、五味补泻。赵从古等在深研"运气七篇"基础上，将分散在各篇章的内容按照六十年甲子所构建的运气框架，逐年予以类编、推衍、整理，使得学者易学，用者易取。正如朱肱所言："从古所编最为简要，起自甲子，终于癸亥，周而复始，逐年运气不待寻绎，而寒暑燥湿胜复变化昭然可见。"如此周章，赵从古必有秘本所循。

五运六气问世以来，医学界修习之人皆视为秘宝，张从正《儒门事亲》就有"不明五运六气，检遍方书何济"之慨，甚至皇家每年颁布运气物候历法，要求各州府邸药局按其岁运刚柔，司岁备物。关于运气之学，也成为医学必修之专门，唐·王冰撰《天元玉册》《素问六气玄珠密语》，宋·刘温舒《素问入式运气论奥》，宋·僧智全《五运六气十二经络图》，宋·赵徽宗《圣济总录》，金·刘完素《素问要旨论》，明·楼英《运气占候》《内经运气类注》，明·张景岳《类经运气类》《类经图翼运气》，清·汪石山《运气易览》，清·吴谦《医宗金鉴·运气心法要诀》等，对于五运六气理论和天候疾病的推算各有创新和发展，并把推衍结果用于疫病的预防和诊治，对于中医预防医学和传染病学的发展起到了积极作用。另外，方士乃至修行之人论述运气学说时，既包括修持"因时之序，颐养天和"，又包括推占"天时违和，旱涝灾异"等。

朱肱在此书序中讲到："惜乎外方医流，往往有不获见者，昔之语道术者，三折为良，十全为上，未有不先于此。人之呼吸与天地流通，阴淫寒疾，阳淫热疾，风淫末疾，雨淫腹疾，晦淫惑疾，明淫心疾。……丹龟之士，得在卦气，失在抽填。况圆形于天地者，五运之循环、六气之推移，孰能逃之哉？"原其所失，盖因"蔽于人而不知天"，重乎藏象，而轻忽天道运行数术之理。此书究天人之际，穷阴阳之理，不特有裨益于医学，于方士修行之人亦可得助。

五运六气理论最大的优势和特色在于，能够根据天时气候的运动变化规律洞悉病因病机，未至而图，发于机先。它以六元正气风寒暑湿燥火为本，三阴三阳为标，按照六十甲子的流年干支甲子，探讨运气太过不及、淫治胜复、承制郁发，用以指导疾病防治，以及循运气之理"顺时气，养天和"而养生。朱肱所谓"随气可以知病，因病可以立方，辛甘发散，酸苦涌泻之法，无不赅尽"。观此书，六十年运气格局和气候、疾病的推衍可以尽知其要。医者执之以为借鉴，临症时先立其气，后识其方，医道无遗蕴矣。

朱肱，字翼中，又名亦中，号无求子，人称"朱奉议""朱提点"，晚年更号大隐翁。北宋末年归安（今湖州）人，是元祐三年中进士。朱氏堪称儒学世家，里中称之为"一门三进士"。朱氏从经络学说角度来分析六经证治，虽不能完全阐释伤寒病的机理，但是重视经络的意义在伤寒学的发展史上产生了很大的影响。朱氏六经皆是经络，实已经具有六经提纲的雏形，经络学说论六经对明以后医家亦有深刻启发。清代医家徐灵胎在《医学源流论》中高度评价朱肱的《南阳活人书》："宋人之书，能发明《伤寒论》，使人有所执持而易晓，大有功于仲景者，《活人书》为第一。"

宋仁宗庆历三年（1043），范仲淹（989—1052）受命担任参知政事（副宰相），期间，他向朝廷提出了有关国事的十条建议，包括建立严密的任官制度、重视农桑事业、整顿武备设置、推行法制建构、减轻徭役负担等。在范仲淹的诸多创见中，还体现了他对医学的重视，他的"不为良相，愿为良医"之名言，启迪了不少有识之士选择弃政从医的道路。宋代庆历四年（1044），国子监（国家最高学府）从"尚药局"（国家管理药品最高机关），挑选任职"奉御"（总领尚药局官员）之一的名医孙用和（曾治愈光献皇后疑难病，撰有《传家秘宝方》）、名医赵从古（撰有《六甲天元气运钤》）等人，到武成庙为学生讲解《素问》《难经》及五运六气等医学理论，并传授药学知识以及诊疗技术，使北宋医学教育开始振兴。

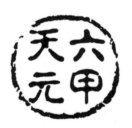

乙酉篇◎史载之方

　　《史载之方》，北宋·史堪撰。史堪，字载之。眉州（今四川省眉山县）人，生卒无考，约生于元丰年间（1078—1085），为政和年间（1111—1118）进士，官至郡守，其事迹仅有二则见载于两宋及清代笔记中。宋·鲁应龙《闲窗括异志》，施彦执《北窗炙輠录》等记其疗同郡朱师古之异疾，三日而愈。清·潘永因《宋稗类钞》记其初未知名，以紫菀一味治愈当朝权贵蔡京之便秘，自此医名大著，被誉为与当时著名医家许叔微（1080—1154）医术相当的名医，《史载之方》与《苏沈良方》《博济方》《普济本事方》等一样，是宋代名家方书之一。

　　《史载之方》亦名《指南方》，共 2 卷，分 31 门，兼收医论、医方。医论有四时正脉、运气主病、脉要精微、为医总论、伤寒论等，医方分列六府泄、六府秘、身热、头痛以及治涎、治痫等，方前有论，以症系方。所论疾病涉及内、外、妇、儿各科，载方共 90 余首，其中冠以方名者，如"荆芥散""神和散"等共 27 首，所用药物多为麻黄、羌活、三棱、莪术等发汗利血之品，以及狗脊、巴戟天、桑寄生、萆薢等强筋健力之物。该书对《素问》《脉诀》《伤寒论》等多有阐发。

　　史堪为进士出身，官至郡守，《史载之方》虽是一本方书，却十分重视医理的阐发，这是当时的学风使然。《史载之方》的学术思想特点与宋代医学发展的特点是密切相关的。从整个过程来看，两晋南北朝至隋唐五代的医学多是在《内经》的理论基础之上，进一步积累实践经验，而宋金元时代的医学更多的是在前一阶段实践的基础上，进一步进行理论上的探讨与提高。这一时期无论是在医学教育、医药理论还是在临床各科，以至于本草、局方、运气等方面都有突出的进展。尤其是宋代，由于全社会普遍重视医学，许多学术理论得到总结和提高。秦汉时期的内难伤寒神农是中医学发展史上的第一个重要里程碑，宋代是中医学发展史上的第二个重要里程碑。

史堪对五运六气学说深有研究。《史载之方》论述了六气所胜、六气所复所生病症，并著《论六气所生之病》一篇，阐明六气胜复之变，所生疾病表里殊状各有其应。史氏将疾病发生的机理主要归于五运六气的变化。上卷"六气所胜生病"与"六气复而生病"两门逐条详列六气胜、复所导致的各种病证。"论六气冲所生之病"一节又详细阐述六气变化导致疾病发生的常与变，"治疫毒痢并论"一门更是运用运气理论逐年推算疫毒痢发病的机理、表现及愈后等。其感叹："神农之后，世学医者，未明天地之气候，不识五脏之应变，不能知常病之源流，岂足与语奇病之变化！"并说自己："尝探导五运之气数，稽诸天地之变化，推步六气之行度，参考脉气之缠注。以天验人，以人应天，痢之一病，亿万分中少知其一二。"《史载之方》对运气如此重视，源于北宋运气学说的盛行。

如其在"喘证门"指出："世人论凡喘者，皆以为肺，然有服肺药而不愈者，遂以肺不受药为难治，何以言之，谬也。又或以肺热而喘，误投凉药，此又近似之言，止可以知肺喘，而未足以明五脏之喘，且以经言之，所言诸痿喘呕，皆属于上，未尝以喘属于肺，至于言五脏之多寡，六气之胜复，则喘之所生，可指其状而明，药之所投，亦可以随其证而效。"其将喘病之因分为"五脏之多寡"（即内因，出生时的五运六气体质）和"六气之胜复"（即外因，五运六气之流年胜复），而"五脏之多寡"即是说喘病之内因不仅仅在肺，而且和其他脏腑相关，可见，史氏已充分认识到五脏相通的机理并明确了五脏病变之间相互影响这一事实；"六气之胜复"则是说五运六气之六淫皆可侵犯人体而致喘为外因。《治疫毒痢并论》也以五运六气气化之不同来论述痢疾之症状、治法，等等。

五运六气理论源于上古《太始天元玉册》，记录于《黄帝外经》和《扁鹊外经》，由于始皇帝（前259—前210）的焚书坑儒，遂遁入民间秘传，中古有文字的最早记载是唐代王冰补入《素问》的七篇大论，但此后直到北宋初，差不多300年间，虽有赵从古、高若讷等极力推广，但运气学说未被医界广泛采用。嘉祐（1058）以后，才有郝允、庞安常（1042—1099）、沈括（1031—1095）、杨子建等人提到此说。沈括在《梦溪笔谈·象数一》中还记载有沈氏根据运气的推算，准确预测气候的事例。元符二年（1058）刘温舒著《素问入式运气论奥》，专门论述五运六气，提出"气运最为补泻之要"，并绘图说明，上诸朝廷，以后这种学说才被更多的人重视起来。王安石（1021—1086）变法后，更把运气学说作为太医局考试医生的科目之一，供医学考试之用的《太医局诸科程文》中，每卷均有一道运气题，于是这种学说大为盛行，以至于产生了"不读五运六气，检遍方书何济"的谚语。

当时许多有影响的著作，如寇宗奭的《本草衍义》、赵佶（1082—1135）的《圣济经》和《圣济总录》、陈言（1121—1190）的《三因方》等都对此说加以推崇，但由于其内容古奥精深，涉及天文、历数、历法、地理、气象、物候、音律、数术、医学等许多学科，而且演绎方法复杂难懂，使后人对此褒贬不一，刘完素（1110—1200）在《素问玄机原病式·自序》中说："不知运气而求医，无失者鲜矣。"李梴《医学入门·运气总论》认为："医之道，运气而已矣，学者可不由此入门而求其蕴奥耶？"虞抟《医学正传·医学或问》中更是赞赏："以天之六气加临于岁之六节，五行胜负盈亏之理，无有不验，传曰：天之高也，星辰之远也，苟求其故，千岁之日至而可致也。"

《史载之方》真正理解了运气学说，既把握了其合理内核之常数，又掌握了五运六气的变数，注意到普遍规律之外的客观实际，即"又有乘年之虚，遇月之空，失时之和"。史氏运用运气理论阐述疾病的发生发展，不但考虑运气的变化因素，同时也强调患者出生的运气体质（气质）格局在发病中的重要性，认识到"病有非五行之所传化"。"论六气所生病"中提出："虽人之气犹天地之气，五脏之气即五运之气，三阴之气即六气之变，顾一身之气之多寡之如何，亦不必尽因天地之气化所生。"其中进一步说明："巳亥之岁，人多肝病，而有病脾者；子午之岁，人多心病，而有病肾者，此一人之身自有天地之变化，调治之法与五运六气所至之法同。"这种客观辩证地看待问题的态度，在当时对运气学说毁誉参半的情况下是十分难得的。与他同时代的科学家沈括也认为："医学有五运六气之术，大则候天地之变，寒暑风雨，水旱螟蝗，率皆有法。小则众人之疾，亦随气运盛衰。今人不知所用，而胶于定法，故其术皆不验。"这种观点被后世医家继承。

许叔微（1080—1154），字知可，其《伤寒九十论》，载有 90 则伤寒医案，被誉为我国第一部医案学专著。五运六气在宋代是显学，许氏亦精通五运六气。在《伤寒九十论》中，许氏结合具体医案，对其临床应用五运六气理论的心得体会进行了论述，对后人启发甚大。如"己未岁，一时官病伤寒，发热狂言烦躁，无他恶证，四日死。或者以为两感，然其证初无两感证候，是岁得此疾，三日四日死者甚多，人窃怪之。予叹曰：'是运使然也。己为土运，土运之岁，上见太阴，盖太乙天符为贵人，中执法者，其病速而危；中行令者，其病徐而持；中贵人者，其病暴而死，谓之异也。'又曰：'臣为君则逆，逆则其病危，其害速。是年少宫土运，木气大旺，邪中贵人，故多暴死，气运当然。何足怪也'"。当年常位运气己未年，己为年干，运属阴土，未为岁支，五行也属土；未年太阴湿土司天，故是年中运、岁支、司天三气会合，为太乙天符。此年土气纯而亢盛，如人为此土邪所伤，或为因土之胜复而次生的其他邪气所伤，则会有较其他年份更多的疾病暴发、症状严重、病死风险极高的病例出现。比许叔微年少，但也共同经历过当年疫情的陈言在其著作中也提到此事："既有寒温二疫，风湿亦宜备论，如己未年，京师大疫，汗之死，下之死，服五苓散遂愈，此无他，湿疫是也。"由此可证，己未年发生太乙天符，确因土气大旺，成为独亢湿邪，产生了大疫。

刘完素不拘于运气学说的机械模式，反对把某年主某气主某病的格式固定下来，也不赞同人体发病完全受运气所支配的说法，提出："主性命者在乎人，修短寿夭皆自人为。"明·汪机《运气易览》序也指出："运气一书……岂可胶泥其法，而不求其法外之遗耶？……务须随机达变，因时识宜，庶得古人未发之旨，而能尽其不言之妙也。"虽然上述医家没有明确提出气质论的概念，但考虑到发病过程中天与人的互相感应作用，这实际上说的就是人的禀赋问题，我则将人的禀赋按照《内经》"阴阳二十五人"的天人合一逻辑，命名为"运气体质论"，简称"气质论"。"气质论"较现代中医所谓的"体质论"更能反映古中医理论指导下的天人逻辑，也更能真实地反映中医本质和客观事实。建议各位读者看一下《现代中医百年学术史之现状调查·中医难》（世界图书出版公司2017年第一版）一书，其中专门有一个章节论述现代中医"体质论"的各种逻辑问题。

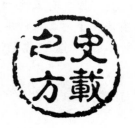

丙戌篇 ◎ 素问入式运气论奥

　　刘温舒（1030—1108），北宋哲宗文官朝散郎，任太医学司业。居里不详，生平无考。于北宋元符二年即公元1099年撰《素问入式运气论奥》3卷。该书阐述五运六气之理，解惑分图，推究五运六气的本源，是五运六气研究史上的重要著作之一。刘温舒在任太医学司业期间，深究五运六气之精义，根据《内经·素问》运气七篇、王冰的运气七篇注释及《玄珠密语》，撰写了《素问入式运气论奥》一书，为五运六气的流传起到了重要作用。

　　《素问入式运气论奥》图表共计32个，卷上有图15个，依次分别为五运六气枢要之图、六十年纪运图、十干起运诀、十二支司天诀、五行生死顺逆图、十干之图、十二支图、纳音之图、六化之图、四时气候之图、天与日月之行有两说不同之图、交六气时日图、日刻之图、标本之图、生成数图。卷中有图10个，依次分别为五天图、五音建运图、月建之图、主气之图、客气之图（两个）、天符之图、岁会之图、同天符同岁会之图、南北政图。卷下有图7个，依次分别为太少气运相临之图、纪运图、岁中五运图、手足经图、胜复之图、九宫分野所司之图、六十年客气旁通图。

　　图表简明易懂，将复杂的推算和理论清晰表明，若非对运气有深入研究并了如指掌之人是不能画出此图此表的，足见刘温舒谙熟五运六气。例如：六十年纪运图，设计极为精辟。该图共计3圈，中心只有"司天"2字，故实为2圈，六十年岁运太过不及、岁气变化以及该年是否是天符、顺化、小逆、天刑、不和，均清晰地囊括于图中。再如四时气候图，从内向外共5

圈，依次讲述十二支、十二月、二十四节气、十二个月的"中"与"节"以及二十四"节""气"日的物候变化。古代"节"与"中"的划分方法，每月"节"在前，"中"在后，前十五日为"节"，后十五日为"中"。"气"是十五日一变，一岁中共有二十四气，即阴阳之气气化变动的节日。每隔十五天就发生变动，这是无形的气数决定的，五行数与五日相应，合天之五行、地之五行、万物五行，三五共计十五日，称为"一气"。在"一气"十五日中阴阳气化还有小的变动即"候"，"候"的变化是五日一变，即《素问·六节藏象论》的"五日谓之候"。每岁二十四气，共计七十二候，可以用之推察岁化之理。阴阳变化可以用自然界万物如鸟兽草木的征象来考察，因此可以通过观察鸟兽草木物候的变化占测气候变化。此图依据二十四节气共载二十四候。此后明代张介宾《类经图翼》按照五日为一候，记载了一岁之中七十二候各候的表现。

再如日刻之图，仅用 2 圈，就把按照十二支排列的十二年的各岁六气初之气起始时刻一一表明。即子申辰岁初之气始于水下一刻，丑酉巳岁初之气始于水下二十五刻，寅午戌岁初之气始于水下五十刻，卯未亥岁初之气始于水下七十五刻。再如，五音建运图，仅用 3 圈就将岁运、主运的五行属性及太过与不及清晰涵盖，一目了然。月建图也很简练，从图中很容易就能知晓甲己岁正月建丙寅，乙庚岁正月建戊寅，丙辛岁正月建庚寅，丁壬岁正月建壬寅，戊癸岁正月建甲寅。手足经图，表明人身十二经阴阳分配之理。图中清楚地表明了人体十二经脉与三阴三阳、手足、脏腑、十二支相配所属，用午为阴生、子为阳生揭示了手足经络的意义。阳生于子，从子至丑寅卯辰巳为阳分，此为足经，足在下，阳生于下；阴生于午，从午至未申酉戌亥为阴分，此为手经，手在上，阴生于上。故足少阴肾经与手少阴心经子午相对，余皆按此理可推。刘温舒曰："阳生于子，所以下生。阴生于午，所以上生。夫上下生者，正谓天气下降，地气上升。易曰：天地交泰，义见此也。"

五运六气枢要图表明了运气的本源，概括了六气之道。该图从里向外第一圈风热火湿燥寒和第二圈客气六步对应在六气交接点上，与通常位于 6 个节气点中间有所不同，这样，以示客气六步从相应的 6 个节气开始起步发挥作用。这幅图在成无己的《注解伤寒论》《伤寒钤法》等书中皆有附图。

刘温舒的运气学专著《素问入式运气论奥》主要揭示了四个观点：第一，用正月为始建干来解读以十天干化五运的原理。第二，把《六元正纪大论》中的五运诠释成每一年的主要的运气分成五步，每一步又分为七十三日零五刻，沿着太少相应生成的规律，循序运作。第三，在他看来，五运也存在主次之分，并且指出每年五运交替的时间是申子辰年的大寒那一日的寅时之初交替，亥卯未年的大寒那一日的亥时之初交替，寅午戌年的大寒那一日的申时之初交替，巳酉丑年的大寒那一日的巳时之初交替。第四，对按照五行相生相克的原理，区分为运生气或运克气是运气繁盛而气候衰败，对气候进行分析的时候，应当以五运的主客加临为主；气生运或气克运的年份是气候宜人或运气衰败，则以六气的客主加临为主。

刘温舒在卷上《论四时气候第六》中对《素问》的"日则昼夜行天之一度，月则昼夜行天之十三度有奇者"进行了精确推算，解释了日月运行规律。指出"月得昼夜行天之十三度有奇"（即余数）的"奇"是一度的十九分之七，不足一度，二十七日月行一周天二十七日三十二刻。二十九日行天三百八十七又四分之一度。在二十九日间，月球在运行一周天的三百六十五又四分之一度以外，又多行了二十二度八分二厘五毫。即月在二十九天内，行了三百八十七度十三分，在此数中减去一周天三百六十五度四分七厘五毫之数，应该剩余二十二度八分二厘五毫。刘温舒指出，疾行之月，反而比日少了七度，故"不及日"；但是，月在二十九天内，除了一周天三百六十五又四分之一度外，又多行了二十二度。二十九日中月行一周天多二十二度和二十九日中日行二十九度相比较，月行反而不足日行七度，所以，在二十九日五十三刻时，日月相会，而成小月。其还引用阴阳家之说解释日月之行有前后迟速不等。

通过研究闰月的天文背景，刘温舒指出，日行三百六十五又四分之一日，月行六个大月和六个小月，六个小月中共少六日，实则三百五十四日三十七刻，月行比日行一共少了十一日二十五刻。将少的十一日二十五刻积累，三年盈生一个闰月。这就是三年一闰的道理。如果误置了闰月，则会导致四时节令错误。最后其引用《书经》《素问·六节藏象论》以及王冰之语云"医工之流，不可不知。""天真气运，尚未该通，人病之由，安能精达，即古圣之深戒也"。其强调医生不精通天道气运之道，就不能够精通察知人身疾病的由来。

正化、对化气说出自唐王冰《玄珠密语》，刘温舒推崇此说。一般认为，本位是正化，与本位相对的是对化。即正化就是指生六气本气的方位，对化就是指正对面的对本气有影响的方位。刘温舒在卷中《论天地六气第十四》，以《素问·至真要大论》"天地合气，六节分而万物化生矣"之理，揭示了正化对化的道理和规律。指出：天之六元气，反合地十二支，以五行正化，对化为其绪，则少阴子为对化，午为正化；少阳寅为正化，申为对化；太阳辰为对化，戌为正化；太阴丑为对化，未为正化；阳明卯为对化，酉为正化；厥阴巳为对化，亥为正化。可见，正化、对化与所司方位时令相关，即属于本气时令方位，则为正化；属于对面时令方位，则为对化。以此解释《素问·天元纪大论》的"少阴所谓标也，厥阴所谓终也"，即少阴合于子午，厥阴合于巳亥，子为上六支之首，午为下六支之首，故少阴为始；巳为上六支之终，亥为下六支之终，故厥阴为终。可见，少阴为标的"标"，是"首"之义，开始也。

主气六步的顺序代表了春夏秋冬的自然规律。刘氏认为，地之六气与天之四时相合，则始于厥阴，终于太阳。即初气厥阴风木主春，二气少阴君火主春末夏初，三气少阳相火主夏，四气太阴湿土主长夏，五气阳明燥金主秋，六气太阳寒水主冬。

卷上《论六气标本第九》的标本之图中，刘氏将正化对化与标本相结合，其研究有所创意。图中以六气的正化对化为标本，正化为"本"，对化为"标"，正化用五行生数，对化用五行成数。例如，子与午，均属于少阴君火，午为南方火的本位，所以是君火的正化，子为北方的水位，与午相对，故为君火的对化。后人认为此图既有创意，也能在一定程度上说明正化对化之义。

运用干支解释古之纳音之法。纳，是容纳，纳音，就是把五音纳于六十甲子中。纳音之法传说为七国时人作，有人疑纳音的本源为历算家所为。刘温舒传承了古之纳音之法，在卷上《论纳音第四》中先列纳音之图，后论纳音之法，解释了六十甲子周中"隔八生子"（甲子相配，每隔 8 个之后，同音出现）的含义。其指出五音从十二支而变为周，十二支的每一支中各含五音，例如：甲子含金音，丙子含水音，戊子含火音，庚子含土音，壬子含木音等。每一支中各含五音，那么所含的五音自然各与其所含的干支相合，例如甲子为金，与乙丑相合。五音成三十位时，则干支行遍一周，周遍六十甲子之位。纳音之法与天气、地气、天地相交之气有关。指出："阳生于子，所以下生。阴生于午，所以上生。夫上下生者，正谓天气下降，地气上升。"

易曰："天地交泰，又见此也。"通天下者，乃一气耳。一生二，分天气与地气；二生三，即天地之气相交感化生的气；三生万物，即天地相交感之气能化生万物，也正是《素问·六微旨大论》所说："高下相召，升降相因，而变作矣。"刘温舒认为，万物皆因天地之气而生，纳音之法也同样遵循着这样的规律。刘温舒的纳音图很珍贵，今已很少见到。

岁运的五运皆生于正月建干之子。在卷中《论五音建运第十二》刘温舒指出：虽然岁运是占候望气而得，即"虽太古占天望气，定位之始"，但"若以月建之法论之，则立运之因，又可见也"，并提出了根据月建以立五运之法，这是与以往之法不同的。例如："丙者，火之阳，建于甲己岁之首，正月建丙寅，丙火生土，故甲己为土运。"意思为丙丁均属火，丁属阴干，丙属阳干，正月为阳干，故以丙干建于甲己之岁的首月月干。那么，甲己之岁首月的月干则为丙寅，丙属火生土，故甲己岁，从正月月干相生而建于土运。余四运皆尊此法。即岁运是该年正月月干（五行属性）之所生，即正月月干之子。刘氏认为这正符合日月岁时递相为因而制其功用。这一方法与观点的确较为独特新颖。

甲己土运为南政。南政北政，早在《素问·至真要大论》中提出。在中医运气学中，南政北政的意思是在一个甲子周六十年中，有的年份归属于南政之年，有的年份归属于北政之年。但是，对于如何确定哪些年份属于南政，哪些年份属于北政，古今尚无统一认识。主要观点如下：其一，甲己土运为南政。有人认为五运中甲己土运为南政，其他均为北政。理由是"五运以土为尊"，持此观点者以王冰、刘温舒、马莳、张介宾等为代表。例如王冰在《素问·至真要大论》注云，"木火金水运，面北受气""土运之岁面南行令"。其二，戊癸火运为南政。有人认为五运中戊癸火运为南政，其他均为北政。持此观点者以张志聪为代表。张氏在《黄帝内经素问集注》中云："五运之中，戊癸化火，以戊癸年为南政，甲乙丙丁己庚辛壬为北政。"其三，黄道南纬为南政，黄道北纬为北政。岁支亥子丑寅卯辰属于南政，巳午未申酉戌属于北政，此以任应秋《运气学说》为代表。其四，以十二支化气的正化对化分南北政观点，即凡年支属正化的年份为北政，年支属对化的年份为南政。因此，寅午酉戌亥各年属北政之年，子丑卯辰巳申各年属南政之年。刘温舒认为，甲己土运为南政，其余皆为北政。其云"五运以湿土为尊，故甲己土运为南政。盖土以成数，贯金木水火，位居中央。君尊南面而行令，余四运以臣事之，面北受令"，并以此指出了南北政尺寸所不应脉象，解释了《素问·五运行大论》的"尺寸反者死，阴阳交者死"。

自唐至宋，阐述运气者虽代有名人，但都只着眼于引用或使用其格局，对于格局的理论依据究诘较少，不免使人产生神秘、玄虚之感，初学者对运气的"疑惑"，正在于不明其源。刘温舒运用《素问》关于阴阳五行的精辟论述，指出了自然界中的一切事物，大至天地之象，小至草木虫鱼，微如人之生老病死，都是阴阳相互感召、五行生克的产物。因此，把握阴阳消长之机、五行生克顺逆之理，是认识自然界的根本方法，掌握了阴阳、五行这一造化生成大纪，就可以认识各种事物和现象。而运气学说正是古人对自然界客观规律的认识和描述，本书卷上论"四时气候"中说："日月运行而四时成，以其有常也，故圣人立法以步之；阴阳相错而万物生，以其无穷也，故圣人指物以候之。其六气终始早晏，五运太少盈虚，原之以至理，考之以至数，而垂示万古，无有差忒也。"论十二支中也指出："天高寥廓，六气回旋以成于四时；地厚幽深，五行生化，以成于万物，可谓无穷而莫测者也。圣人立法以推步者，盖不能逃其数。""立法以推步"，即指立"五运""六气"之法以推衍气运的变化和万物的生化。故原文继云："清阳为天，五行彰而十干立；浊阴为地，八方定而十二支分。运移气迁，岁岁而盈虚应纪；上升下降，物物而变化可期。所以支干结合共臻妙用。"这里讲明了以干、支结合表示气运变化的原因；原书还通过对天干地支的文字训解论证了运气学说以天干地支作为运算符号的必然性。而天干地支的若干不同配合，也是取法自然，反映自然界客观情况的结果。同篇接着指出："观其立数之因，亦皆出乎自然，故载于经典，同而不异；推以达其机，穷以通其变，皆不离乎数。"运气"立数之因"，"皆出乎自然"，这样，刘氏就明确解释了运气理论和格局的来由，将运气学说的产生奠基于唯物主义自然观之上，破除了运气学说的神秘感，具有很强的说服力。

本书结构是以问题为标题，先名词、术语，次理论、格局，再则联系人体经络、疾病，最后归结到疾病的治则上来，篇末以问答方式，实地分析了元丰四年辛酉，即公元 1081 年的气候实况与运气推算间的异同，批驳了那种浅试不应随即否定的轻薄做法，示范性地讲解了运气淫郁胜复之理及具体运用运气的方法，力求理论与实际的统一。可见，《素问入式运气论奥》是对五运六气中的重要问题进行专题阐述的著作，而不是大段《素问》运气七篇原文的注释。书中图文并用，论述严谨，又引用《内经》《难经》《易经》《玄珠密语》《汉志》《白虎通义》等经典，是中医运气学史上、中医医算学史上的重要著作，对于研究天地阴阳变化之理，探索自然规律的恒动性与规律性，解释五运六气经典问题具有重要价值。其中还有很多重要的观点值得深入研究。

事实上，太医刘温舒的《素问入式运气论奥》对于五运六气由理论到实践，由道法到实证，起到了承上启下的关键作用。他系统地总结和解释了王冰所注的《运气七篇》原理，又继承先人补充了《素问》的两篇遗篇，这两篇遗篇的内容被后世医家实证，用之临床证之凿凿，尤其2003年癸未年的SARS一疫，更是让《素问·遗篇》中的"三年化疫"理论一战成名。但刘温舒的另外一部著作《伤寒运气全书》(《素问入式运气论奥》和《伤寒钤法》)却几乎无人知晓，史书上也无明确记载，直到300年后的明·熊宗立重编翻刻此书时，才又开始在中医史上流传开来。中医史上，此书曾造就了金元八大家、李浩、李元、窦太师、宋云公、程德斋、马宗素、张太素、浦云等一大批中医史上的传奇人物，如高昶、薛己、熊宗立、曹乐斋等私淑者更是无数，并名扬海内外。虽然在文献学上没有直接证据显示这一事实，但没有实锤并不代表没有可能，现代中医文献圈的人虽然不承认这一点，但当年《黄帝内经》《伤寒杂病论》在民间秘传了600多年，不是也没有人发现吗？本书将《伤寒运气全书》放在熊宗立的部分介绍，是因为熊宗立对于本书的发现和承传，尤其对于《伤寒钤法》《素问图括定局立成》的流传，起到了至关重要的作用。

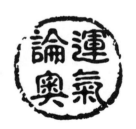

丁亥篇 ◎ 圣济总录

　　《圣济总录》又名《政和圣济总录》，200 卷，由政和年间（1111—1117）宋徽宗赵佶诏令敕修的大型官修医书，由北宋政府组织医家编撰，于 1117年编成。全书包括五运六气、内、外、妇、儿、五官、针灸、杂治、祝由、符箓、养生、气功等，共 66 门。理法方药齐备，全面反映了北宋时期及以前的医学发展水平。

　　宋代在中国历史上，是一个神奇的时代，西方史学家称宋代为中国的"**文艺复兴时期**"，可见评价之高。中国几乎所有的文明与文化成熟与堕落的分水岭都在宋代。《内经》在北宋朝着两个方向发展：一个方向是在王冰注的基础上，根据北宋时期内经学发展的实际需要，通过对社会上所流传的不同《内经》版本，加以繁复的比较和勘对，使其内在结构更加系统化；另一个方向是运气学说越来越趋于实用化和宏观化，尤以《圣济总录》表现得最为突出。"**五运六气**"的内容被列为宋朝医学教育的基本考试科目，据《宋会要辑稿》载，宋徽宗崇宁二年（1103）九月诏令，医学三科（即方脉科、针科和疡科）各习七书中，以《素问》为首选，且考试三场之第二场，无论是方脉科，还是针科和疡科，都要考"运气大义二道"。若从大宋在整个中国古代历史上文明程度的宏观背景来看，就知道以五运六气为中医之源的做法绝不是什么仅仅出于政治考虑那么简单幼稚。

　　北宋赵从古、刘温舒把运气部分从《素问》中抽取出来，从中医基础理论角度做了一个五运六气的普及，为金元医学的发展开辟了一条新路径，是一种五运六气教育传播方式上的创新。而《圣济总录》将运气学说构造为60年一循环"运历"的定量演算之中，寓人体的生理、病理于"五运六气"的亢害承制之中，从而使人们的研究视角发生了两个根本变化，是一种基础理论创新：一是在"五运主时""六气主时"的基础上，把运气主客推算方法、胜复郁发、亢害承制与临床病证结合起来；二是把《吕氏春秋》中的"圜道"观具体化为"周期定量医学"，并通过官方法律文件正式推广用于疾病防治与养生。于是，在坚持继承传统子学思想精华的前提下，《圣济总录》不是囿于旧说，而是以天人合一观为指导，结合客观实际进行别树一帜的思维创造和理论创新，是中医基础理论学术史上的一座丰碑。

《圣济总录·运气》一书中翔实地论说了关于运气的推算问题。逐年分析运气，文图并见，对研究运气学说及临床应用，有较高参考价值。其对运气的论述，是将六十年气运盛衰、客主加临等情况依次用圆图表示：中央为值年大运及其盛衰、外列客气司天、司地、左右间气，更与主气六步对应起来，最外一圈为二十四节气，并以子、丑、寅、卯标记月份。在月份、节气与主气两圈之间，分六步注明各气位的气候特点和灾变，使人一览而知该年六步六气的大致情况，所不能尽明者，图下复以文字说明：凡气运的淫郁胜复，其后的反常或灾眚，相应的物候，疾病的病机、病候分析、证治要点、治则、药食宜忌等，一一详述。每年一图一文，六十图共成甲子一周。以甲子年为例，"少阴君火司天，阳明燥金司地，中见太宫土运。岁土太过，气化运行先天。天地之气，上见少阴，左见太阴，右见厥阴，故天政所布，其气明。下见阳明，左见太阳，右见少阳，故地气肃而冷切。交司之气寒交暑，天地之气热加燥。云驰雨府，湿化乃行……"

书中指出气运产生变化的原因。其指出气运"虽有定数，犹有变焉"，对于变化产生的原因有：一因"气""位"原有一定"差分"，"差分"积则时异气变。二因气有胜复，一年之中，"岁半之前为淫胜，岁半之后为郁复"；天气、地气、左右间气各有相胜、反胜之可能。胜复之作，有胜必有复，"凡有所郁而进退升降皆不能也"。三因气运有齐化、兼化之变，病作有从本、从标、从中见的不同。如此种种，致使气候实况、发病情形可能与六步推算不尽相同。本书详列了甲子六十年的气化及论治，对胜复郁发规律进行了揭示，是运气理论及运用的重要专著，但在临证时，应结合当年的具体情况，不可拘泥。

《圣济总录》成书不久，虽已雕版却没及付印，即遭靖康之变，此书遂被携往金朝，致使南宋医家不能直接援用其益，遂成为南宋医学发展的一大缺憾。但金人则深受其所惠，尤其是运气学说为金代医学家实现其超迈前贤的历史跨越提供了非常坚实的技术保证和理论条件。金大定年间（1161—1189），金代的印刷术已有了快速发展，如《金藏》即刊成于大定十三年（1173），而刘完素的多部医学论著，如《黄帝素问宣明论方》（1172），《素问玄机原病式》（1186），《内经运气要旨论》（1188）等，亦都刊印于此间，据清人王子接称："《圣济总录》录列《素问》病机六十二证，每证各载数方，河间选其可因者，尝录于《宣明方论》中。"又"（神效散）《圣济总录》治以麦冬饮子，河间因之。"既然《黄帝素问宣明论方》录有《圣济总录》中的内容，就证明《圣济总录》至少重刊于1172年前，而《素问玄机原病式》明显晚在《圣济总录》重刊之后，这说明刘完素的"火热论"与《圣济总录》重刊有着直接的因果关系。所以，刘完素才声称："不知运气而求医，无失者鲜矣。"可见，《圣济总录》对他的临床实践和医学思想的形成起到了关键性作用。

在靖康之变中，除大量书籍被携往金地外，还有许多名医亦被迫携至金朝的都城，他们自然是传播运气学说的主要载体。如成无己曾被"挈居临潢"府（今内蒙古自治区巴林左旗的林东镇），在这里，成无己不仅老死于此，而且还完成了对《伤寒论》的全面注解，遂为首开《伤寒论》注解先河之人。据金刻本《注解伤寒论》著录严器之序云："昨天眷间，西楼解后聊摄成公，议论该博，术业精通而有家学，注成《伤寒论》十卷，出以示仆。"文中"天眷"为金熙宗年号，自1138年至1140年；"西楼"即临潢府。与《圣济总录》相似，成无己在注《伤寒论》的卷首详列了《南北政脉应》《运气加临》《运气图解》《汗瘥棺墓图》《南政三阴》等图，表明运气学说在他心目中占有很重要的位置。随着成无己注本在金朝的流行，将五运六气用来指导临床实践的医学思维新模式，开始逐步为金朝的医家所接受，因而《注解伤寒论》一书在客观上赋予了金代医家以一种全新的认识角度和思维方法，并使金代医学走到了南宋医学的前面，更迎来了中国古代医学发展的又一个黄金时期。

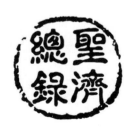

戊子篇◎注解伤寒论

　　任应秋先生按照《内经》学术发展史的主要线索，将其归纳为以下四项内容：校勘《内经》诸家，如王冰、林亿等；注解《内经》诸家，如全元起、杨上善等；分类研究《内经》诸家，如杨上善、滑寿等；专题发挥《内经》诸家，如张仲景、王叔和、刘完素等。可见，从校勘到专题，显示了《内经》研究的趋势是不断地走向深入，而金代医家之所以在北宋医学发展的基础上再进一步，主要得益于北宋医家对《内经》的新校正和对运气学说的周期定量的系统化研究，以及《圣济总录》的综合性总结与承前启后的流布。虽然金代医家对中医的贡献各有千秋，但在理论根源上他们却都自觉地以《内经》七篇大论为指导，从而形成了金代以小见大研究《内经》医学理论的一个鲜明特点。在《黄帝内经》基础上研究《伤寒论》，成无己为第一人。

　　《注解伤寒论》，金·成无己（1063—1156）注解。仲景《伤寒论》在成氏以前选题发挥者有之，对个别章节注释者亦有之，然而全面注释者却无，成氏《注解伤寒论》的出版弥补了这一空白。成氏第一功绩在于保存了当时所传的《伤寒论》文献，成为《伤寒论》主要版本之一。第二，成氏取《内经》之义及《伤寒论》之本义以释全文，为后来千百注家之祖。后世注家无论何种伤寒流派，均受其影响。该书是伤寒著作中传播最广之著作，仅中华人民共和国成立后各种影印及刊本共达150万余册。其注释言简意赅，符合伤寒原旨。注中采用阴阳、寒热、虚实、气血、营卫、正邪进退等皆体现了仲景辨六气论治精神。成氏注本首卷附有论脉的"*南政*""*北政*"和运气

"加临""转移""汗瘥棺墓"三十六图解等，与刘温舒《伤寒运气全书》、李浩《伤寒钤法》完全相同，而且与《伤寒类证》属于同一运气逻辑。在现存最早的元刻本中就有运气钤法图，这也说明早在成无己时期就已将仲景伤寒论与五运六气的内在逻辑联系起来。

　　《注解伤寒论》是成无己为注释《伤寒论》于1144年而撰，其注释水平不亚于王冰之注释《内经》。虽经北宋医书局校正的宋本，当时传世稀少，直至明代复刻后，所见者亦寥。因此，在明清时代，《注解伤寒论》成了主要流传的《伤寒论》版本，经过比较，发现成本与宋本略有差异，不外乎两种原因：一是成本辗转翻刻，已非聊摄之旧；二是成氏注已掺入了不少己见，或者成氏在注释时虽参考了宋本，也可能还参考了其他未经校正的民间传抄本。而且成本与1065年高保衡本同样都有"首卷"的运气钤法图解，却不见于其后其他医家的《伤寒论》的版本，但在刘完素、马宗素、李浩、窦默、薛己、程立斋、马蒔、高昶的书中又现运气日时钤法体系，以及其后的熊宗立所刻医书中也是大篇幅收录。

五運六氣虚實盛衰或逆或順相生不和自知民
夫運氣陰陽者各有上下相得不得乃可從天令
乎於是立此圖局細述在前布分十二經令配合
屍向棺頭金木立　　　　　患家猶是好求醫
金土屍來臨墓上　　　　　病人危困不須疑
墓臨棺上多應死　　　　　屍臨棺下救應遲
水火命前逢氣可　　　　　土木逢之不可推
木火棺中生有氣　　　　　屍臨棺下木金危
火水棺前逢命者　　　　　金火屍中有氣微
二木棺中無氣止　　　　　金水屍中有命隨
木土棺臨墓上知　　　　　屍臨墓下土金歸
汗瘥棺墓總括歌
此是加臨安愈訣　　　　　莫與迷人取次輕
金燥水寒中土濕　　　　　木風火熱氣和清
土火乙庚疾大戕　　　　　金木安康在丙庚
水金戊戌言交汗　　　　　木火乙戊不差爭
木土甲巳從來道　　　　　金土丁壬汗似蒸
土水甲巳水火丙巳　　　　火金乙巳汗如傾
戊壬土水火丙巳　　　　　水木元氣來號甲丁
金見丁辛火乙丁　　　　　丙巳木水乙巳并

註解傷寒論　繪圖

《注解伤寒论·三阴三阳运气汗瘥例》曰："假如甲午日病，是手少阴经，甲为土运，午为火气。歌云：土火乙庚疾大减，乙日不愈，庚日大愈。乙未日病，是手太阴经，乙为金运，未为金气。歌云：金见丁辛，第三日小愈，第七日大愈。其余一例推之。又歌云：金见丁辛火乙丁，丙己木水乙巳并，戊壬上水火丙火，巳水木元来号甲丁，土水甲巳从来道，金木丁壬汗似蒸，金水甲戊相交汗，木火乙戊不瘥争。注云：寅申巳亥一四七，此是病人出汗日。子午卯酉二五八，定是病人战汗发。辰戌丑未三六九，血汗至时应血走。"《注解伤寒论·棺墓歌》曰："土为墓兮木为棺，金为尸兮仔细看，水为命兮火为气，加临上下要精颙。假如甲午生人，丁丑日得病，丁壬化木运，木旺子卯，却将丁丑二字，从卯上顺行至病人命支上，午见庚辰，庚化金运，辰为水气。歌云：金水尸中有命随。又曰金水甲戊，言交汗出甲戊二日。假如戊戌生人，庚子日得病，庚化金，金旺于酉，却将庚子二字，顺行至戊命支上，见辛丑，辛化水运，丑化土，是命墓相形。其余仿此。"这同《伤寒钤法》的汗瘥棺墓法完全一致。

成无己在本书中将运气内容列入首卷的内容主要有以图解的形式记述运气疾病内容。计有南政三阴六图、北政三阴六图、南政阴阳交四图、北政阴阳交四图、三阳上下加临补泻病证三图、三阴上下加临补泻病证三图、五运六气主病加临转移之图、运气图解、运气加临民病吉凶图、汗瘥棺墓总括歌、运气加临五图等。其认为疾病的发生、转归与运气的变迁有关，并强调通晓运气的重要性。其讨论了运气对脉法的影响。如："经曰：天地之气，胜复之作，不形于诊也。脉法曰：天地之变，无以脉诊，此之谓也。又曰：

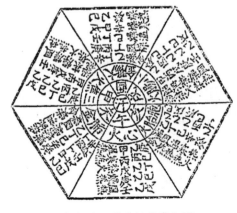

运气加临汗瘥手经指掌之图

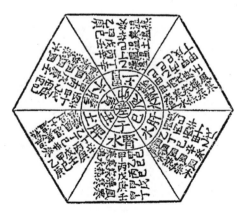

运气加临汗瘥足经指掌之图

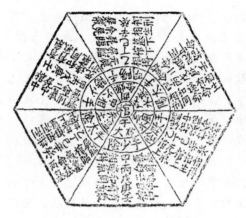

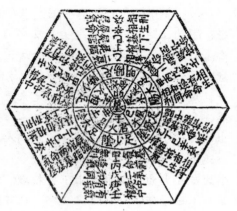

运气加临棺墓手经指掌之图　　　　　　运气加临棺墓足经指掌之图

随气所在，期于左右。从其气则和，违其气则病。不当其位者病，迭移其位者病，失守其位者危，阴阳交者死。先立其年，以知其气，左右应见，然后乃可以言生死之逆顺也。凡三阴司天司地，上下南北两政，或左或右，两手寸尺不相应，皆为脉沉下者。仰手而沉，覆手则沉为浮，细为大者也"。其在注解《伤寒论》时，始终本于《内经》运气之理讨论伤寒疾病变化的规律，可见运气学说对《伤寒论》的影响，以及运气学说的科学性。

成无己在《伤寒明理论》中用五运六气理论解释方剂原理，如解释桂枝汤中君臣佐使各药都考虑了运气学说："桂味辛热，用以为君，必谓桂犹圭也。宣道诸药，为之先聘，是犹辛甘发散为阳之意。盖发散风邪必以辛为主，桂枝所以为君也。芍药味苦酸微寒，甘草味甘平，二物用以为臣、佐

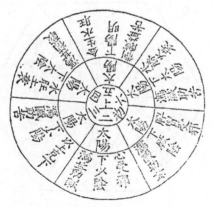

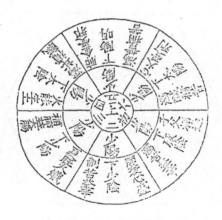

太阳上下阵临补泻病症之图　　　　　　少阳上下加临补泻病症之图

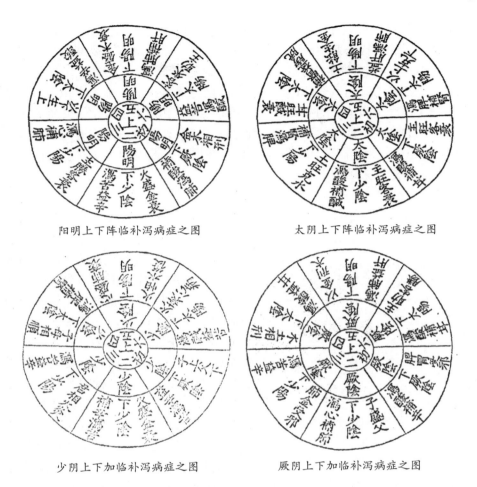

阳明上下阵临补泻病症之图　　　　　　太阴上下阵临补泻病症之图

少阴上下加临补泻病症之图　　　　　　厥阴上下加临补泻病症之图

者，《至真要大论》所谓风淫所胜，平以辛，佐以苦，以甘缓之，以酸收之，是以芍药为臣而甘草为佐也。生姜味辛温，大枣味甘温，二物为使者，《六元正纪大论》所谓风淫于内，以甘缓之，以辛散之，是以姜枣为使者也"，等等。而下面《注解伤寒论》中的六幅三阴三阳加临图，正是我在本书《戊寅篇·伤寒杂病论》中所说的"六气之为病""客气伤寒"的五运六气图示。

作为注解仲景伤寒论第一人，为什么成无己会将五运六气图解置于《伤寒论》卷首？只有两种可能，一是成无己看到的仲景《伤寒论》原本就有运气图解，或见到英宗治平二年乙巳（1065）年高保衡、孙奇、林亿校定《伤寒论》十卷本前的《图解运气钤》。另一种可能就是成无己有师承体系，其承传的伤寒论体系就是五运六气版本。但是无论哪种可能，都确凿无误地将仲景《伤寒论》放在了五运六气的大框架之下来考虑，这是问题的关键所在。从其后的历代伤寒注解医家、伤寒临床家，以及温病、瘟疫文献及临床的客观事实来看，仲景《伤寒杂病论》无论是在理论上、传本上，还是临床实践上，都是与五运六气理论环环相扣、丝丝入密。而桂林古本作为仲景第十二稿《伤寒杂病论》的完美面世，更是在理论和逻辑上肯定了仲景《伤寒杂病论》的理论出处与体系架构。而且在"运气九篇"占了将近一半篇幅的《黄帝内经》作为中医的渊薮和基础理论前提下，仲景的《伤寒杂病论》又怎么能逃得出如来佛的手掌心呢！

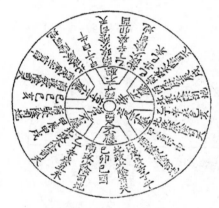

运气加临脉候寸尺不应之图

成无己置于《伤寒论》之首的运气图解到底是什么内容？这是历代注解伤寒医家皆避之唯恐不及的内容，因为根本就没有人能理解这部分内容，没有人能读懂这几幅图解，这也是仲景《伤寒杂病论》至今不能作为定量定性的学术标准而行古中医科学之法、天人之法的根本原因。铃法图的核心就是五运六气图与伤寒铃法图。在这种宋金时期的运气医学大背景下，在理论与实践相映相成的情况下，成无己《注解伤寒论》的主要成就之一就是把《素问》七篇大论的十二支化气原理与十二经脉相联系，大大深化了人们对中医诊断和用药的理论认识。成无己在《注解伤寒论》卷首绘制了12幅图，拟以此来直观地向世人展示和解读运气学说的主要内容，譬如，他在阐释自己"立此图局"的用意时说："夫运气阴阳者，各有上下相得不得，乃可从天令乎，于是立此图局，细述在前，布分十二经，令配合五运六气，虚实盛衰，或逆或顺，相生不和，自知民病吉凶各有所归，对六十首图，周而复始，各随气运中明解利安愈凶兆，并生数相假，定其征验也。"观其12图的布局，仅"三阴"与"三阳"图就占了8个，可见，探讨阴阳变化确实是成无己运气思想的重心所在。

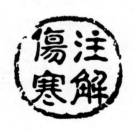

己丑篇◎伤寒铃法

五运六气在年月层面的时间空间结构中应用，运气学术界基本上已经取得共识，没有什么疑义。但是五运六气在日时层面的时间与空间结构中运用，在学术界中存在很大争议。不但现在如此，即使是在古代也是如此，尤其对于《伤寒铃法》的学术评价，始终没有取得进展。这不仅取决于医者自身的学术素养，也取决于《伤寒铃法》在临床的实证疗效。但理论与方法论都没有解决，还能谈什么实证疗效呢？

在《黄帝内经》中有大量关于日干支的记载和疾病衍化的测病断病，即使是在"运气九篇"中也有关于日干支的论述。如在论述平气概念时的定义，在岁运不及之时，若司天之气的五行属性与之相同而得助，则变为平气，此称之谓"同化平气"。如乙卯、乙酉年，岁运本为金运不及，因卯酉阳明燥金司天，金运不及得到同气相助而变为平气。或岁运不及，恰遇年支的五行属性与岁运一致，则同气相助而成本运平气之年。或岁运不及之年，凡年干与交运的月干、日干或时干的天干化五运相符合，则得其同气相助而成为平气，此称之谓"干德符"。可见，在干德符的几种概念定义中，日干支与时干支也很重要。即运气平气的推算除着眼于从五运与六气的关系来判断，值年干支及交运的月干、日干或时干的天干化五运关系也很重要。又如五运六气交接日等，皆是以日干支与时干支为关键节点，这一切都说明日干支与时干支可以与年月干支同样重要。

用干支纪日的方法比干支纪年、纪月起源早，至迟在殷商时代已是普遍采用、成熟的纪日法。殷墟甲骨文已有大量干支纪日的记载，据考从春秋鲁隐公三年（公元前720年）二月已巳日纪至清宣统三年（公元1911年），计2600多年未间断，是世界上最长的连续纪日资料。而且根据年月日时的干支具有天文学意义（详见《古中医天文学·无极之镜》），无论是年月干支还是日时干支都具有现实的天人感应的客观效应。尤其日干支，对人的生理影响更是显著，如子时必卧，寅时必起，辰时必食，等等。那么，按照日干支去认识人体疾病的病因病机，完全是情理之中的事情。

《伤寒钤法》作者何人？传自何处？目前皆无文献可循。但自秦汉《日书》《素问》《灵枢》等确凿无疑的地上地下文物可见，而且子午流注、灵龟八法、飞腾八法的临床疗效的真实不虚可见，关于日时干支、年月干支的医算体系是真实存在的，其客观性是不用讨论的问题，问题只是医算如何运算的问题。到目前为止，我们已经发现了有关"小司天"或"日司天"的古籍传承与理论体系，当然这个"日司天"是相对于"流年司天""大司天"而言的。

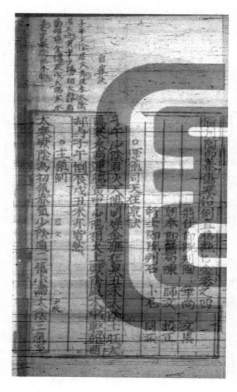

《伤寒点点金》不分卷，不著撰者。旧题陈师文（曾任北宋朝奉郎、尚书库部郎中、提辖措置药局等职务，1078年与陈承、斐宗元等编撰《太平惠民和剂局方》）校正，说明于北宋初年就已经有《伤寒钤法》的存在，与赵从古的《六甲天元气运钤》属于同时代著作，应是汉唐道家内部秘传而来。元·杜本 [1276—1350，字伯原，号清碧，元翰林侍训奉大夫，人称杜学士，与朱丹溪（1281—1358）私交甚深。明·汪机（1463—1539）《外科理例》中有杜清碧患脑疽，丹溪为之诊病的记载] 曾校，将其中《敖氏伤寒金镜录》一节在敖氏原十二舌基础上增补为三十六舌。元·资善大夫太医院使石卜尼（1338—1344在任元太医院正二品官员，相当于现代副国级）同校，成书年代不详。

据《敖氏伤寒金镜录》明·薛己（1487—1559，明太医院御医、院判长洲）嘉靖己丑岁（1529）仲冬吉旦作序称：敖继翁[字君寿，宋元间福建福州人，寓居湖州。元书法家倪渊（1268—1345）从敖继翁受《易经》《三礼》之学]作《伤寒点点金》与《金镜录》二书。"伤寒一书，自汉张仲景先生究其精微，得其旨趣，乃万世之龟鉴也。论中梓讹难明，晋叔和成其章序，成无己《明理论》，刘河间五运六气，参同**仲景钤法**，则病之所变，预可知也。**阴阳传变汗瘥图局**，曰汗，曰吐，曰下。**死生吉凶棺墓图局**，曰死，曰生。随治随效，如响应声，则万举万全矣。""当时尝著《点点金》及《金镜录》二书，皆秘而不传，余于正德戊辰岁（1508），见一人能辨舌色，用药辄效，因叩之，彼终不言。偶于南雍（南京国子监）得《金镜录》。归检之。乃知斯人辨舌、用药之妙，皆本是书。惟《点点金》一书，则于伤寒家多有**不切，其与仲景钤法奥旨同者**。"此书现世时间约为元至正元年（1341年）。全书分为五部分，其一为运气，将运气病症治列成图格，俾学者因病考脉、因脉知证、验证施治。有司天司地、主气例、五运、汗瘥棺墓例、汗瘥足经之图、汗瘥手经之图、棺墓足经之图、棺墓手经之图、汗瘥棺墓诀、脉理捷法、南政北政尺寸脉不应例、清碧杜学士论诊脉、三部脉断病例、脉形相类、断死形脉六极六绝、伤寒外症三阳、伤寒外症三阴、伤寒阳症似阴、伤寒阴症似阳诸篇。其二舌诊，题"清碧学士杜先生撰视舌法著"，与《敖氏伤寒金镜录》大同小异。其三六经脉治图格。其四伤寒用药说。其五《伤寒点点金》用药目集。

刘温舒于北宋1099年著《伤寒运气全书》（《素问入式运气论奥》合《伤寒钤法》）。

成无己（1063—1156）的《注解伤寒论》（1144）。常见者为明·汪济川本、赵开美本、吴勉学本，元刻本罕见。元刊本《伤寒论注解》十卷，除卷十之末略有阙佚外，余皆完好。元刊本世所罕见。元刻本首为《伤寒论十卷排门目录》（总目录），其前为《少阳、太阴、太阳、阳明、少阴、厥阴上下加临补泻病证之图》《运气加临汗瘥手经指掌之汗差图》《足经指掌之图》《棺墓手经指掌之图》《棺墓足经指掌之图》《脉候寸尺不应之图》《六气主客上下加临病证之图》《五运六气生病加临转移之图》，以及《南政阴阳脉交死》四个长方形图、《北政阴阳脉交死》四个长方形图，此八幅长方形图后刻有"**右《素问》曰阴阳交者死**"九字，以解释《素问》"阴阳交者死"之深意。诸图之后，有《图解运气图说》《释运气加临民病吉凶图》及《汗瘥棺墓总括歌》三段说明文字。以上诸图及说明，统名《图解运气钤》，一卷。1172年王纬序云："今者聊摄成无己先生注解，内则明人之经络，外则合天之运气，中则说药之性味，深造运气之用，错而综之，以释其经，由是仲景之意，较然大著。"1172年农历十月十五日（金大定十年壬辰下元日）王鼎《注解伤寒论后序》云："此书乃前宋国医成无己注解，四十余年方成，所谓万全之书也。后为权贵挚居临潢，时已九十余岁矣。仆曩缘访寻舍弟，亲到临潢，寄迹鲍子颐大夫书房百有余日，目击公治病，百无一失。"王纬、王鼎与成无己皆同时人，而王鼎与成无己交谊尤厚，则所述确切无疑也。

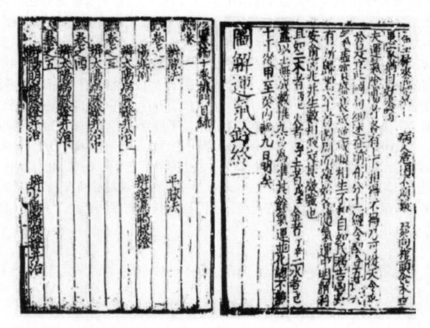

成无己《注解伤寒论》元刊本之"伤寒论十卷排门目录"

刘完素（1110—1209）的《新刊图解素问要旨论》。

马宗素（1150—1226）的《伤寒钤法》。

宋云公密受于"常山医流张道人"的《伤寒类证》，刊于1163年。按五运六气十二地支排列伤寒三阴三阳，以类方证。

李浩（1190—1278）的《伤寒钤法》【窦汉卿（1196—1280）于1232年

师从李浩在河南汝南传得铜人针法，此针法传自北宋仁宗（1023—1063）时的著名针灸学家许希的《神应针经要诀》，许希自曰《针经》传自扁鹊，许希传丘处机（1148—1227）、刘处玄（1147—1203），丘处机、刘处玄传李浩，李浩传窦汉卿，窦汉卿所撰《玉龙歌》首句亦云"扁鹊授我《玉龙歌》"，窦汉卿的再传弟子王国瑞亦以"神应"为书名——《扁鹊神应针灸玉龙经》。】元中统元年（1260）名医李浩在东平（今属山东）一带行医，活人无数，当时名医，后为元世祖忽必烈侍医。据康熙《滕县志》载，李浩于"元初，常往来东平间，为人治病，决死生，其验如神"。其还撰有《素问钩玄》《仲景式问》《诸药论》等书。

程德斋（1280—1352）的《伤寒钤法》（1326年版）。

蒋国光（1297—1357）著有《伤寒钤括》《伤寒疑目》《活人书证讹》及《亲验方》等书。

黄仲理《伤寒类证辨惑》，明代医家，洪武二十六年（1393）以成无己《注解伤寒论》为蓝本，撰成《伤寒类证》十卷。又"以平素所闻，能发明仲景之微奥，得古人不言之妙，悉数取之，立为伤寒辨惑入式，附于类证之右。以论见证，首尾相贯，**以号见条**，则言不重复，使学者开卷不待批检，而门类方论脉症，一目了然"。后于弘治十二年（1499）经新安医家陆彦功改编，厘为十二卷。黄仲理在《伤寒类证辨惑》中写道"夫运气应时交反脉者，**谓取其加临时日**，以诊平人，验其病不死于将来，非伤寒已病脉之比也。伤寒有是证则有是脉，如伤寒脉紧，伤风脉缓也。有是证而不见是脉者，故云'反'之一字也。温舒、浦云、守真三家之说……"

陶华《伤寒治例点点金》首列运气，列司天司地、主气例、五运、汗瘥棺墓例、汗瘥足经之图、汗瘥手经之图、棺墓足经之图、棺墓手经之图、汗瘥棺墓诀、脉理捷法、南政北政尺寸脉不应例等。次为"清碧学士杜先生诊脉论"及"三部脉断病例"，"脉形相类"、死脉等。又录杜清碧《敖氏伤寒金镜录》"三十六般辨视舌色法"，后又有"表里阴阳病证治法""类三阴三阳经所属脉证治要"，末附《敖氏伤寒金镜录》卷首之《伤寒用药说》。同《伤寒点点金》实为一书。

戴启宗（元代）撰《五运六气机要》以解释伤寒钤法。撰《活人书辨》，

423

对朱肱《伤寒百问》一一辨正。又刊《脉诀》之误，集脉学经典中各家论述为之注解，撰成《脉诀刊误集解》。

朱棣（及滕硕、刘醇等）的《普济方》（1406年版）。

熊宗立（1409—1482）的《素问图括定局立成》及重编翻刻的《伤寒运气全书》。

高昶（1481—1556）的《钤法二卷》。

薛己（1487—1559，1514年升为御医，1519年升为南京太医院院长）的《薛氏医案》，其中收录了《伤寒钤法》，并附有病例。

《医学集览子书十二种》，南京太医院编撰，詹景凤（1532—1602）作序，汤聘尹、尔瑞麟做引。其中第五书为《伤寒钤法》。

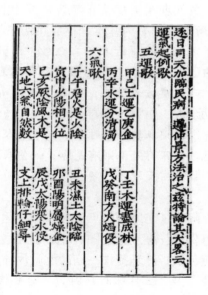

《荩斋医要》十五卷本·《伤寒钤法》。明代陈于陛（1543—1596），字元忠，号荩斋。嘉靖年间，为太子朱载垕（1537—1572，明穆宗，明朝第十二位皇帝）老师，翰林侍诏，东宫讲官，明隆庆年户部尚书，曾为鬼伸冤，清代诗人王体健有一首《谕葬大司农陈荩斋先生茔有感》录有此事。其著有《莐斋医要》一书。在这书里给出了五运六气的钤法系列口诀和图表。如"五运受病起例歌：甲己化土未为期，乙庚金运酉中知，丙辛水运从子上，丁壬木运卯中随，戊癸火运元居午，五运皆同旺处推，丑命生人子日病，顺数见午少阴居"。

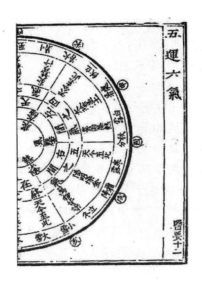

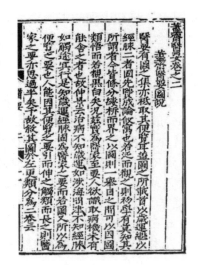

汪济川刻本《注解伤寒论》（1545 年刻本）。

赵开美（1563—1624）刻本《仲景全书》（1599 年版宋本）。

张卿子（1589—1668）刻本《仲景全书》（成书于 1624 年，有张卿子《集注伤寒论》十卷、张仲景《金匮要论方论》三卷、宋云公《伤寒类证》三卷）。

曹乐斋（1800—1880）的《运气掌诀录》（江西武阳人，其弟子胡乾元于 1892 年 9 月于成都嘱崇文斋邓少如重刻张卿子本《仲景全书》时加入《运气掌诀录》一卷，1894 年新版四书《仲景全书》问世。1896 年，广东文陛阁校勘、南海何如经校字的更新版五书《仲景全书》问世，此次加入成无己《伤寒明理论·附药方论》四卷。后来此五书版《仲景全书》于 1916 年千倾堂书局、1928 年受古中一书局、1934 年千倾堂书局、1972 年台湾集文书局等反复再版）。

东溪堂·清（1644—1911）刻本《伤寒铃法》（汉·张机撰）。

这二十三部关于《伤寒铃法》的中医古籍是已经考证为实的，还有一些没有发现，事实证明《伤寒铃法》是有学术承传轨迹的医学史事实，这些古籍中都有关于小司天日干支算病的记载。我们目前可以追溯到的"日干支""小司天"最初出现的古籍除了秦汉出土的《日书》《黄帝内经》《难经》《伤寒杂病论》，就是《伤寒点点金》《伤寒运气全书》和金元时期成无己的《注解伤寒论》，距今已经有 2000 多年的历史传承了。

但在《伤寒点点金》《伤寒运气全书》《注解伤寒论》中出现的小司天理论只是部分成型的东西，不是全部。而且从仲景《伤寒杂病论》中的《伤寒例》篇、《杂病例》篇，及经文"伤寒一日，太阳受之""伤寒二三日，阳明、少阳证不见者""发于阳者七日愈，发于阴者六日愈""伤寒三日，阳明脉大者，此为不传也""阳明中风……病过十日，脉续浮者，与小柴胡汤""伤寒三日，三阳为尽，三阴当受邪也""少阴病八九日……以热在膀胱，必便血也""少阴病得之二三日以上，……黄连阿胶汤主之""伤寒其脉微涩者，本是霍乱，今是伤寒，却四五日，至阴经上，若转入阴者，必利……若欲似大便，而反失气，仍不利者，此属阳明也，便必硬，十三日愈，所以然者，经尽故也""伤寒病，厥五日，热亦五日，设六日当复厥，不厥者自愈。厥终不过五日，以热五日，知自愈"；百合病"溺时头痛者，六十日乃愈；溺时头不痛，淅淅然者，四十日愈；溺时快然，但头眩者，二十日愈"；以及六经欲解时之"太阳病欲解时，从巳至未上""阳明病欲解时，从申至戌上""少阳病欲解时，从寅至辰上""太阴病欲解时，从亥至丑上""少阴病欲解时，从子至寅上""厥阴病欲解时，从丑至卯上"；再及桂本《伤寒杂病论》中明确论述了六气为病的具体方药治法，"传经化热，伏气变温"，等等，都明确传达了一个信息，那就是：仲景之《伤寒论》完全是在流年司天与日干支小司天基础上进行辨病脉证论治的。

这说明仲景也是有一套日干支算病的理论框架体系。而且我在严世芸的《中国医籍通考》中还发现了一本仍存的苏生子抄本医学古籍——《金匮方术》，这本书说的是什么内容，与仲景方术有何关系，到目前为止还不知道。书现在哪里，有待进一步查证。

金匮方术 ……………………………… 700

藏象 ……………………………………… 701

内照法　（旧题）华　佗 ……………… 703
玄门脉诀内照图　（旧题）华　佗 …… 703

• 28 •

金匮方术

佚名　存

现有版本：
苏生子抄本

所谓"方术"者，一是指关于治道的方法。如《庄子·天下》："天下之治方术者多矣。"唐代道士成玄英疏："方，道也。自轩顼已下，迄于尧舜，治道艺术方法甚多。"二是指中国古代用自然的变异现象和阴阳五行之说来推测、解释人和国家的吉凶祸福、气数命运的医卜星相、遁甲、堪舆和神仙之术等的总称，如《素问·上古天真论》："其知道者，法于阴阳，和于数术。"此即以阴阳五行生克制化之理，计算各种式法模型，以预测人事和国家的气数。在《后汉书·方术列传》中包括天文、医学、神仙、占卜、相术、命相、遁甲、堪舆，等等。而关于中医典籍，有一个专有名词叫作"方技"，后来演变为现在的"方剂"了。《周易·系辞》有"生生之谓易"，而"方技"则是"生生之具"。根据《汉书·艺文志》所云"方技者，皆生生之具，王官之一守也。太古有岐伯、俞拊，中世有扁鹊、秦和，盖论病以及国，原诊以知政。汉兴有仓公。今其技术晻昧，故论其书，以序方技为四种"及"医经、经方、房中、神仙"四类"生生之具"的知识内容。《汉书·艺文志》中还有一处提及方技，云"侍医李柱国校方技"。颜师古注云"方技，医药之书"。可见"方技"与"方术"不同。"方技"有四类（医经、经方、房中、神仙）皆是"生生之具"，而"方术"有六类（天文、历谱、五行、蓍龟、杂占、形法）则是"羲和史卜之职"，二者的基本理论内核都是阴阳五行、天文历法，只不过方术算天地人，方技只算人。由此可知，《金匮方术》绝不会是"方技"之类的医经或经方了。

仲景在《伤寒杂病论》的序言中曾明确地两次提到"方术"一词，批评当时的人"曾不留神医药，精究方术"，而自己却"余宿尚方术"。仲景师张伯祖也是精通方术的名医，曾著《藏经》《藏经时行病治》二书。张伯祖于《藏经》中曰："五藏乃人之本。《灵》《素》为医之原。古君臣谘诹极博，惟以五藏为阐明，明其好恶，抉其苦欲，昭其所病，晰其所治，至矣哉！其归于是而莫越此准绳也。上古之士精研于此。故望色知病，施治中家，称圣称神，良非无谓。三代以降，人趋末务，群去本原，岂医一艺反古处耶？承家技以为捷径，秘似是以为得传，对者何病，发由何藏，惘然莫辨，而唯尚口腾说，御人以言。蚩蚩昧昧，以盅庸愚，世于所以求富贵者知之，却贫贱者知之而已，我疾者则未知也。正不乏罗姬妾、列鼎钟之王公大人，一旦疾病，委付凡医，危孰大乎？盖慕荣利者每少明知，人以至是而始悔，向忽于保身之本也亦已晚。余性素朴，无用于世。然仇远势分，耻谈荣利。**食古之余，殚心方术，惚惚者七十余年矣**。今老且笃，沉冥无称，固所当焉，而特悲夫去实务华者，方一身之不知保，何荣势之足云哉？习蚩蚩之余者，又皆无本者也，何怪焉？子弗克疗其亲，臣弗克瘥其君，既不能立大节、裕不匮，并不能效一愚忠孝也，其又子臣之谓何？因披经论，立法三百章，又祖《汤液》，著方一十八首，名曰《藏经》，钩玄论方，为杂病之大概，伤寒时行弗与焉，庶见者视病知原，考方知治，即行足楷后生，功足垂青史，而以余力讲于此，未必非完其忠孝，与不自危于凡医，与补施济无从之一助云。然难尽者言，无尽者病，病之所形，或畸于彼，或畸于此，此固成方之不可治也，所以言主，主必有辅，视病之畸为之辅，病难尽，治亦无尽，非然者，先予以凿而可乎哉？"我们从中似乎看到了仲景《伤寒杂病论》序言的影子，仲景深受其师影响，忧国忧民之心昭然，耻谈荣利之意决然。张伯祖精研方术，又祖《汤液经法》成一十八方，著伤寒杂病之方术，自云可"庶见者视病知原，考方知治，即行足楷后生，功足垂青史"，后生仲景传其师伤寒杂病方术，承其师忧民耻利心术，确实做到了功垂青史，彪炳千古。

　　无独有偶，后世诸多医家也曾提到仲景"宿尚方术"一事，《太平御览》有"仲景方术，今传于世"之句，清陈士杰在重刻《金匮玉函经》序中称："仲景当汉季年，笃好方术以拯夭横。"清陈士铎在《辩证奇闻凡例》中亦云"祖父素好方术"。那么仲景所崇尚的方术难道就是《金匮方术》吗？这些都是需要进一步考证和明确的事情。但是有一点我们现在已经明确了，那就是仲景《伤寒杂病论》中的方剂与陶弘景的《辅行诀脏腑用药法要》一书的方剂高度相似，而陶弘景在此书中说天行外感十二神方是来自于更古的古籍《汤液经法》。而《汤液经法》中的中药五行互藏分类法让人大开眼界，尤其是那张脏腑用药的式表，更是让人遐想联翩。但是我经过研究发现，这张潜方的五行互藏表是根据五运六气之胜复郁发而制成的。这说明仲景的113方完全是按照五运六气理论设计而成，而且还暗示我们仲景也不是小司天的发明者，即还有更古的医学古籍和中医传人。在仲景之前还有什么，除了目前已知的黄帝学派和扁鹊学派（扁鹊、华佗、淳于意、范将军，等等）的那些中医经典之外，我们已经不得而知了。但是这时，我们已经将日干支小司天的源头追溯到至少 2000 年以前了，与黄帝学派和扁鹊学派处于同一个时间断层中，这已经是古中医的范畴了。

汉代《黄帝蛤蟆经》是已知最早的一部关于医学时间法的古籍，该书不仅详细记述了年月日时各种人神移行规律，即各年月日时针灸当避忌部位，而且还指出了针灸服药的各种吉凶丛辰及其推算方法。例如天医、开日、要安、血忌、月厌、月杀、月刑、六害、八会、白虎，等等，后世医学禁忌法大都源于此书。晋末《刘涓子鬼遗方》提出了流年人神所在部位如有痈疽，禁忌刺血等。汉唐宋元明清以来，几乎所有针灸古籍都有人神禁忌说明。主要有三十日人神流年九部人神、十二时人神等刺灸禁忌法，还有甲子六十日人神刺灸禁忌法、流年十二部人神、十天干人神、十二地支人神、九宫尻神、眼轮人神等禁忌法。唐宋以前时间医学主要是刺灸禁忌法与胎产时间法，唐宋以后主要是运气学说与针灸流注理论的发展。这些都是关于月、日、时辰的干支医学。

《脉经》中记载了五脏脉法的年月日时旺衰。如"肝象木……其相，冬三月；王，春三月；废，夏三月；死，秋三月；囚，季夏三月。其王日，甲乙；王时，平旦、日出。其囚日，戊己；囚时，食时、日中。其死日，庚辛；死时，晡时、日入"。

日月时五脏王废囚死相表

时间	五脏				
	肝	心	脾	肺	肾
春三月、甲乙日、平旦、日出	王	相	死	囚	废
夏三月、丙丁日、禺中、日中	废	王	相	死	囚
季夏月、戊己日、食时、日中	囚	废	王	相	死
秋三月、庚辛日、晡时、日入	死	囚	废	王	相
冬三月、壬癸日、人定、夜半	相	死	囚	废	王

《脉经·平人得病所起》中记载："假令肝病者……当以秋时发，得病以庚辛日也……假令脾病，当以春时发，得病以甲乙日也。假令心病……当以冬时发，得病以壬癸日。假令肺病……当以夏时发，得病以丙丁日。假令肾病……当以长夏时发，得病以戊己日也。"此即五脏各在其所不胜之五行王

时（月、日）发病、得病；换句话说，就是五行各行当王之时，其所克之脏受病发病。

《难经·五十六难》关于"五藏之积"的得病时间的理论认为，肝之积（肥气）得于季夏，戊己日；心之积（伏梁）得于秋，庚辛日；脾之积（痞气）得于冬，壬癸日；肺之积（息贲*）得于春，甲乙日；肾之积（奔豚）得于夏，丙丁日。即五脏之积分别在各脏所克之行的王时得病，如肝属木，木克土，土王于季夏、戊己日，故肝之积得于季夏、戊己日。为什么会这样呢？《难经》解释说："肝之积……以季夏戊己日得之。何以言之？肺病传于肝，肝当传脾，脾季夏适王，王者不受邪，肝复欲还肺，肺不肯受，故留结为积，故知肥气以季夏戊己日得之。"其他四脏之积的得病机理同此。由此可知，五脏之积的发病机制是：五脏之病以相克之序各传于下一脏，若某脏受邪后又适逢其所克之脏当王之日，则其所克之脏因正王而不受邪，该脏又不能将病邪回传给其所不胜之脏，因而病邪便留结在该脏而形成积病。可见，五脏之积是在五脏病传过程中由于当王之脏不受邪而致邪气留结于上一脏而形成的继发性病变。而《黄帝内经》中五脏各以其主时受邪而病均为原发性病变，故其发病时间与五脏之积不同。

那么在黄帝学派的上古医经《黄帝内经》中是否也能找到关于五脏六腑病与"日干支"相关的记载呢？答案是肯定的。

《素问·热论篇》说："伤寒一日，巨阳受之，故头项痛腰脊强。二日阳明受之，阳明主肉，其脉侠鼻络于目，故身热目疼而鼻干，不得卧也。三日少阳受之，少阳主胆，其脉循胁络于耳，故胸胁痛而耳聋。三阳经络皆受其病，而未入于藏者，故可汗而已。四日太阴受之，太阴脉布胃中络于嗌，故腹满而嗌干。五日少阴受之，少阴脉贯肾络于肺，系舌本，故口燥舌干而渴。六日厥阴受之，厥阴脉循阴器而络于肝，故烦满而囊缩。三阴三阳，五藏六府皆受病，荣卫不行，五藏不通则死矣。其不两感于寒者，七日巨阳病衰，头痛少愈；八日阳明病衰，身热少愈；九日少阳病衰，耳聋微闻；十日太阴病衰，腹减如故，则思饮食；十一日少阴病衰，渴止不满，舌干已而嚏；十二日厥阴病衰，囊纵少腹微下，大气皆去，病日已矣。"又说："两感于寒者，病一日则巨阳与少阴俱病，则头痛口干而烦满；二日则阳明与太阴俱病，则腹满身热，不欲食，谵言；三日则少阳与厥阴俱病，则耳聋囊缩而厥，水浆不入，不知人，六日死。"

《素问·刺热篇》说："肝热病者，……庚辛甚，甲乙大汗，气逆则庚辛死。刺足厥阴少阳。心热病者，……壬癸甚，丙丁大汗，气逆则壬癸死。刺手少阴太阳。脾热病者，……甲乙甚，戊己大汗，气逆则甲乙死。刺足太阴阳明。肺热病者，……丙丁甚，庚辛大汗，气逆则丙丁死。刺手太阴阳明，出血如大豆，立已。肾热病者……戊己甚，壬癸大汗，气逆则戊己死。刺足少阴太阳。诸汗者，**至其所胜日汗出也。**""诸当汗者，至其所胜日，汗大出也。"

《灵枢·病传篇》说："病先发于心，一日而之肺，三日而之肝，五日而之脾，三日不已，死，冬夜半，夏日中。病先发于肺，三日而之肝，一日而之脾，五日而之胃，十日不已，死，冬日入，夏日出。病先发于肝，三日而之脾，五日而之胃，三日而之肾，三日不已，死，冬日入，夏蚤食。病先发于脾，一日而之胃，二日而之肾，三日而之膂膀胱，十日不已，死，冬人定，夏晏食。病先发于胃，五日而之肾，三日而之膂膀胱，五日而上之心，二日不已，死，冬夜半，夏日。病先发于肾，三日而之膂膀胱，三日而上之心，三日而之小肠，三日不已，死，冬大晨，夏早晡。病先发于膀胱，五日而之肾，一日而之小肠，一日而之心，二日不已，死，冬鸡鸣，夏下晡。**诸病以次相传，**如是者，皆有死期，不可刺也，间一藏及二三四藏者，乃可刺也。"

《素问·腹中论篇》说："夫热气慓悍，药气亦然，二者相遇，恐内伤脾，脾者土也而恶木，服此药者，至**甲乙日**更论。"《五禁篇》说："**甲乙日**自乘，无刺头，无发蒙于耳内。**丙丁日**自乘，无振埃于肩喉廉泉。**戊己日**自乘四季，无刺腹去爪泻水。**庚辛日**自乘，无刺关节于股膝，**壬癸日**自乘，无刺足胫，是谓五禁。"《灵枢·顺气一日分为四时篇》说："春生夏长，秋收冬藏，是气之常也，人亦应之。以一日分为四时，朝则为春，日中为夏，日入为秋，夜半为冬，朝则人气始生，病气衰，故旦慧。日中人气长，长则胜邪，故安。夕则人气始衰，邪气始生，故加。夜半人气入藏，邪气独居于身，故甚也。""肝为牡藏，……其日甲乙。心为牡藏，……其日丙丁。脾为牝藏，……其日戊己。肺为牝藏，……其日庚辛。肾为牝藏，……其日壬癸，是为五变。""藏独主其病者，是必以藏气之所不胜时者甚，**以其所胜时者起也。**"

《素问·平人气象论》说："肝见庚辛死，心见壬癸死，脾见甲乙死，肺见丙丁死，肾见戊己死，是谓真藏见，皆死。"《素问·五运行大论》说："土主甲己，金主乙庚，水主丙辛，木主丁壬，火主戊癸。子午之上，少阴主之；丑未之上，太阴主之；寅申之上，少阳主之；卯酉之上，阳明主之；

辰戌之上，太阳主之；巳亥之上，厥阴主之。"《素问·玉机真脏论》说："五藏受气于其所生，传之于其所胜，气舍于其所生，死于其所不胜。病之且死，必先传行至其所不胜，病乃死。此言气之逆行也，故死。肝受气于心，传之于脾，气舍于肾，至肺而死。心受气于脾，传之于肺，气舍于肝，至肾而死。脾受气于肺，传之于肾，气舍于心，至肝而死。肺受气于肾，传之于肝，气舍于脾，至心而死。肾受气于肝，传之于心，气舍于肺，至脾而死。此皆逆死也。**一日一夜五分之，此所以占死生之早暮也。**"《素问·咳论篇》说："**五藏各以其时受病，非其时，各传以与之。**"《素问·风论篇》说："以春甲乙伤于风者为肝风，以夏丙丁伤于风者为心风，以季夏戊己伤于邪者为脾风，以秋庚辛中于邪者为肺风，以冬壬癸中于邪者为肾风。"

　　《素问·脏气法时论篇》说："五行者，金木水火土也，更贵更贱，以知死生，以决成败，而定五藏之气，间甚之时，死生之期也。"又说"肝主春，……其日甲乙。心主夏，……其日丙丁。脾主长夏，……其日戊己。肺主秋……其日庚辛。肾主冬，……其日壬癸。……肝病者，愈在丙丁，丙丁不愈，加于庚辛，庚辛不死，持于壬癸，起于甲乙。肝病者，平旦慧，下晡甚，夜半静。……心病者，愈在戊己，戊己不愈，加于壬癸，壬癸不死，持于甲乙，起于丙丁。心病者，日中慧，夜半甚，平旦静。……脾病者，愈在庚辛，庚辛不愈，加于甲乙，甲乙不死，持于丙丁，起于戊己。脾病者，日昳慧，日出甚，下晡静。……肺病者，愈在壬癸，壬癸不愈，加于丙丁，丙丁不死，持于戊己，起于庚辛。肺病者，下晡慧，日中甚，夜半静。……肾病者，愈在甲乙，甲乙不愈，甚于戊己，戊己不死，持于庚辛，起于壬癸。肾病者，夜半慧，四季甚，下晡静。**……夫邪气之客于身也，以胜相加，至其所生而愈，至其所不胜而甚，至于所生而持，自得其位而起。必先定五藏之脉，乃可言间甚之时，死生之期也。**"

五脏病传表

五脏	愈	甚（加）	持（静）	起（慧）
肝	夏、丙丁、日中	秋、庚辛、下晡	冬、壬癸、夜半	春、甲乙、平旦
心	长夏、戊己、四季	冬、壬癸、夜半	春、甲乙、平旦	夏、丙丁、日中
脾	秋、庚辛、下晡	春、甲乙、平旦	夏、丙丁、日中	长夏、戊己、四季
肺	冬、壬癸、夜半	夏、丙丁、日中	长夏、戊己、四季	秋、庚辛、下晡
肾	春、甲乙、平旦	长夏、戊己、四季	秋、庚辛、下晡	冬、壬癸、夜半

《灵枢·九针论》说："左足应立春，其日戊寅、己丑。左胁应春分，其日乙卯。左手应立夏，其日戊辰、己巳。膺喉首头应夏至，其日丙午。右手应立秋，其日戊申、己未。右胁应秋分，其日辛酉。右足应立冬，其日戊戌、己亥。腰尻下窍应冬至，其日壬子。六府膈下三藏应中州，其大禁，大禁**太乙**所在之日，及诸戊己。凡此九者，善候八正所在之处，所主左右上下，身体有痈肿者，欲治之，无以其所**直之日**溃治之，是谓**天忌日也**。"

《灵枢·经脉篇》说："手太阴气绝……丙笃丁死，火胜金也。手少阴气绝……壬笃癸死，水胜火也。足太阴气绝……甲笃乙死，木胜土也。足少阴气绝……戊笃己死，土胜水也。足厥阴气绝……庚笃辛死，金胜木也。"《灵枢·岁露论》说："乘年之衰，逢月之空，**失时之和**，因为贼风所伤，是谓三虚，故论不知三虚，工反为下。"

上述《内经》《难经》《脉经》《蛤蟆经》中关于日干支五行的生克规律同《伤寒钤法》中的完全相同，感应到人体的生理与病理的病因病机也基本相同。再一次从古中医的源头上，印证了古中医的定量与定性逻辑体系之间相辅相成的关系。无论是年月还是日时，无论是空间还是时间，古中医的理论体系都是以定量式学为基础学术框架，以定性的医学外延血肉填充这一理论骨架。

在古中医典籍的字里行间多少还能看到使用式法的痕迹。如《灵枢·逆顺肥瘦》曰："圣人之为道者，上合于天，下合于地，中合于人事，必有明法，以起度数，法式检押，乃后可传焉。故匠人不能释尺寸而意短长，废绳墨而起平水也，工人不能置规而为圆，去矩而为方。知用此者，固自然之物，易用之教，逆顺之常也。"这里所称符合于天、地、人事的所谓"明法"就是式法。"法式检押"是两个并列的动宾结构。"法式"，即取法于式；"检押"，《苍颉篇》："检，法度也"；押，通"狎"，接连之意。《汉书·息夫躬传》："羽檄重迹而狎至。"此处用为动词，意谓考查、察验。"检押"，就是在连接之处考查，也就是转动天盘，在天盘与地盘之间进行校验。而"知用此者"，才能推算出人体某些生理功能与天道的关系，这就像"匠人不能释尺寸而意短长"一样，必须借助于式盘一类刻有"度数"的工具，才能探知天人之间"逆顺"的规律性。

式盘所示卫气运行的时空系统。《灵枢·卫气行》曰："黄帝问于岐伯曰：愿闻卫气之行，出入之合，何如？岐伯曰：岁有十二月，日有十二辰，子午为经，卯酉为纬。天周二十八宿，而一面七星，四七二十八星，房昴为纬，虚张为经，是故房至毕为阳，昴至心为阴，阳主昼，阴主夜。故卫气之行，一夜五十周于身，昼日行于阳二十五周，夜行于阴二十五周，周于五藏。"下图是上海博物馆所藏"东汉铜式盘"所铭图文，将其对照"卫气之行"，可以清楚看出"血脉营卫，周流不休，上应星宿，下应经数"（《灵枢·痈疽》）的整个情况。

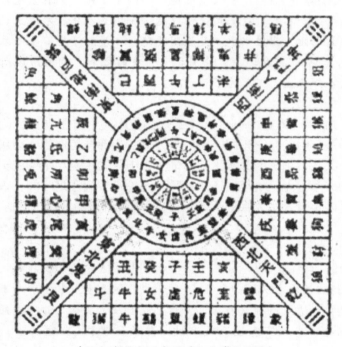

东汉铜式铭文示意图（上海博物馆藏）

铜式上有二十八个星宿，平均分布在东南西北四方，每一方各自有七个星宿，即"一面七星"；房宿在东，昴宿在西，东西横线为纬，所以"房昴为纬"；虚宿在北，张宿在南，南北竖线为经，所以"虚张为经"。四方分属四时，四时更迭，终而复始，这就是所谓"夫春生夏长，秋收冬藏，此天道之大经也（《史记·太史公自序》）"，用以说明一年之中"天道"的循环规律。在古人观念里，这个"天道"大系统是由包括人类在内的无数小系统构成，空间如此，时间也是如此。《灵枢·顺气一日分为四时》曰："春生、夏长、秋收、冬藏，是气之常气，人亦应之，以一日分为四时，朝则为春，日中为夏，日入为秋，夜半为冬。"可见式盘这种时间、方位配属的感应模式，既为一年而设，也为一日而设。如以"一日分为四时"，则将天盘左转，斗柄（上海铜式图缺斗柄）从东方（春）的房宿，经过南方（夏）再向西方（秋）的毕宿，其位在十二地支中为卯、辰、巳、午、未、申六个时辰，这六个时辰是白昼，属阳，所以"房至毕为阳"；从西方（秋）的昴宿，经过北方（冬）再向东方（春）的心宿，其位在十二地支中为酉、戌、亥、子、丑、寅六个时辰，这六个时辰是夜晚，所以"昴至心为阴"。卫气"日行于阳，夜行于阴"，循环则发生在一日之中的小系统内。

在《灵枢·卫气行》中详细描述了卫气在一昼夜十二时辰中行于阴阳各二十五周的藏象经络顺序，以及"人气"随十二时辰不同行于不同经络的顺序，最后还说"《大要》曰，常以日之加于宿上也"，这正是伤寒算法中的天文原理。而《大要》是《素问·至真要大论》中频繁引用的比《黄帝内经》更早更古的上古中医医籍，这说明关于伤寒、杂病等的古中医算法不仅是真实存在的，而且具有悠久历史渊源。

可见，在《黄帝内经》中，在古中医体系中，一直就是这样的"日干支"基因，这就是古中医的本来面目。可还是有人不理解"日干支""小司天"的算病原理。就如同有一小部分极端的人就是闭着眼睛反对五运六气一样，以缪希雍、张倬为首的少数明清医家对五运六气"日干支""小司天"大肆鞭挞，极尽讽刺挖苦之语言。其实我们已经看到，在《黄帝内经》的"脏气法时论"等多篇经文中都反复提到"日干支"与五脏六腑、十二经络以及四肢、人神针刺禁忌的时空对应关系，以及五脏疾病的加重、缓解的时机。在《难经》中有关于"五积"之病的日干支发病理论。在《脉经》中有关于"日干支"的五脏发病的王相休囚死规律。在仲景的《伤寒杂病论》中明确提到"六经欲解时"、六经日传变。在针灸界更是有著名的"子午流注针法""灵龟八法""飞腾八法"等日干支针法，并且在临床上有惊人的疗效。明代医家马莳在注解"天符""太乙天符"致病"速而危""暴死"的时候，就是以日干支立论。在子学界，遁甲、六壬、金口诀、四柱、六爻、玄空等式学都是以日干支和时干支为中心进行预测和化解，更是屡现神奇。可见，日干支不仅不是无聊，而且还是非常重要的时空格局，对于古中医来说同样重要。

《陈子性藏书》，是一部讲述阴阳五行的书籍，其首列理气天体论、太极图说及诸图，次论罗经，再谈选择。其来源多取旧籍，断其得失，又自发新论。作者陈应选，字子性，广州人，清康熙诸生。是书有清康熙二十五年（1686）邵泰衢序，说陈氏"善用诸家所论断，依古初作历之旨"从事编辑。清康熙年间，广州书坊连元阁出版《陈子性藏书》，至乾隆四十七年（1782）佛山书坊奎元堂再版是书。奎元堂本的一段文字，却引人注目："内载河洛理气，历法秘旨，诸家起例，玉环斗首，炉传斗首，气运天符，三元旺气，四大利星，雷霆天河，造葬总览，日用事宜，修方妙用，六十吊宫，遁甲奇门图局等诀，并参鳌头三台发微诸书，备览识者珍之。"在陈子性的藏书中就有一部古籍《五运六气择日》，这是五运六气在日干支上应用，除了《伤寒钤法》之外的又一实证。

日干支算病不只是在临床经验中存在，在逻辑上也是有理可循。前面我们已经将日干支的源头追溯到了上古，但是真正目前能知道的成型的日干支算病理论，除了张仲景《伤寒杂病论》犹抱琵琶半遮面以外，就是浦云的《运气精华》、成无己的《注解伤寒论》了。但《运气精华》目前可能失传，而《注解伤寒论》也只是记录了日干支算病的汗瘥棺墓部分。目前我们能看到的古籍就是刘完素、马宗素、程德斋、熊宗立、薛己、朱棣、赵开美、曹乐斋等人传承的《伤寒钤法》了。在历史上，明朝的高昶（1481—1556）曾经运用《伤寒钤法》的日干支算病治病，影响很大；薛己（1487—1559）在《薛氏医案》中也有运用伤寒钤法诊断为少阳病小柴胡汤证的案例；再就是清朝的曹乐斋（1800—1880）及其弟子胡乾元应用《伤寒钤法》的日干支算病法，也是名贯一方。

在子学体系中，天干地支与人体藏象的对应始终是唯一的。诗曰：甲胆乙肝丙小肠，丁心戊胃己脾乡，庚属大肠辛属肺，壬属膀胱肾癸藏，三焦亦向壬宫寄，胞络同归入癸方。又曰：肺寅大卯胃辰宫，巳脾心午小未中，申膀酉肾心包戌，亥三子胆丑肝通。观此二诗，为天地人身，无时不相同。故一气不和不能生化。天有六气，人有三阴三阳以应之。地有五行，人有五脏六腑以应之。脏为阴，其数偶，以应五运，脏蓄五行质于地，而气则终于天也。腑为阳，而数奇，以应六气，盖六淫之气虽降于天也，而势必终于地也。子午为天地之中正也，君火位焉。手少阴心午，足少阴肾水子，居三焦从水化，水从肾至。故少阴为藏，位与太阳隔而气相合。丑未为归藏，归之标本湿土位焉。足阳明胃卯，手阳明大肠酉居。然子随母居，土旺胜金，故太阴为藏，位与阳明隔而气相合也。巳亥为天地之门户，风木位焉，足厥阴肝也。手厥阴心包络，亥居之。寅申为生化之始终，相火位焉，足少阳胆寅，手少阳三焦申居之，与少阴相隔而气相合为腑也，《伤寒钤法》中的天干地支也如此对应。

《伤寒钤法》主要分为发病→传变→行流→因果→经法（归证）五大部分。

第一步：将《伤寒论》三百九十七法，一百一十三方分别编成不同字号，分隶于上太阳（即太阳篇上）、中太阳（即太阳篇中）、下太阳（即太阳篇下）、阳明、少阳、太阴、少阴、厥阴六经之下，每个字号之下又分数个至十个症候不等。如《伤寒论》太阳病上篇，共十六方，分编成十六个症，而以"日""月"两字为"号"，上太阳日字号隶十证，月字号隶六证；太阳病中篇六十六证，分别以贪、巨、禄、文、廉、武、破七个字所谓"七星"为号。前六字每号各隶十证，"破"字号内六证；太阳病下篇三十九证，分别以震、离、兑、坎四字为号，前三号每号内十证，末号九证。阳明、少阳、太阴、少阴、厥阴等篇皆类此分编字号，这些不同的字号，分别落在依次循环排列的十二地支的不同位置上。如上太阳"日"字号，位在"辰"；"月"字号位在"巳"；中太阳的"贪"在"午"位、"巨"在"未"位、"禄"在"申"位、"文"在"酉"位、"廉"在"戌"位、"武"在"亥"位、"破"在"子"位，下太阳"震"亦在"子"位、"离"在"丑"位、"兑"在"寅"位、"坎"在"卯"位。这样太阳上、中、下三篇一百三十证分别落在辰、巳、午、未、申、酉、戌、亥、子、丑、寅、卯的固定位置上。同样，阳明篇诸证、少阳篇诸证、太阴、少阴、厥阴篇各证，都编排在十二支的特定位置上。

发病卷主要介绍了根据不同出生年份，会有对应不同的发病六经，如子午之年出生之人在申、子、辰、寅、午、戌阳日得病，会发病于辰戌太阳寒水之经；在亥、卯、未、巳、酉、丑等阴日得病，会发病于寅申少阳相火之经，等等。辰戌太阳寒水之经共有 121 证，分别为上太阳 16 证，日月为号，其中日字号 10 证，月字号 6 证。中太阳共 66 证，七星为号：贪狼、巨门、禄存、文曲、廉贞、武曲、破军，每星管 10 证，独破军星管 6 证。下太阳 39 证，四卦为号：震、离、兑、坎。另卯日见辰，发太阳病，为太阳痉证，即西医的脑炎、高热、帕金森、舞蹈症等各种抽搐病；卯日见戌，亦发太阳病，为太阳湿证；若戌日辰戌之上见庚辛壬三字，为太阳暍证，庚为一证，辛为二证，壬为三证。卯酉阳明燥金之经共有 44 证，五行号：水、木、火、土、金，卯酉木字号、辰戌火字号、巳亥土字号、子午金字号、丑未水字号，其中水字号独管4证，其余各自管10证；又有寅申二字在外，寅日发阳明病为霍乱6证，申日发阳明病为劳复6证。寅申少阳相火之经发病，满局俱是小柴胡汤一证。丑未太阴湿土之经发病，只有三证，丑至辰为母一桂枝大黄汤证，巳至申为母二大柴胡汤证、四逆汤，酉至子为母三承气汤证。子午少阴君火之经发病共23证，只有天地人三号；子丑寅卯为天字号10证，辰巳午未为人字号10证，申酉戌亥为地字号3证。巳亥厥阴风木之经发病19证，有乾坤二号。

假如丑日传卯酉二字为阳明证，水字为号，有四证湿论，余四证系霍乱。寅日传卯酉二字，为阳明，此日不传阳明，为霍乱证。巳日传得辰戌二字，为上太阳月字为号，只有六证，余四证以痉论，不可一例看。未日传得卯酉二字，为阳明水字号，只有四证，余六证系湿证。申日传卯酉二字，为阳明，申日无阳明，如有阳明证不可作阳明证看，系劳复证。亥日传子午二字，地字为号，只有三证，余七证以喝证看之。

那么如何由出生年份及发病日干支定位疾病呢？有歌诀为证：**逐年逐日是司天，前三后五顺排迁。却将地支分前后，支属阴阳仔细迁。阳前阴后加人命，数至司天见病源。却将本命依前数，轮至病日是其端。**假如，戊寅生人，甲子日病，子午少阴君火司天，前进三辰数至卯（丑、寅、卯），居阴支（卯为阴支），退一位从寅上起本命。戊寅上顺行至司天子上，见戊子，是少阴证天字号第一证，仲景《伤寒杂病论》第301条经文，麻黄附子细辛汤主之也。

男命戊寅人甲子日病钤法表

			戊	己	庚		
			壬午	癸未	甲申		
丁	辛巳	巳	午	未	申		
丙	庚辰	辰			酉	乙酉	辛
乙	己卯	卯			戌	丙戌	壬
甲	戊寅	寅	丑	子	亥	丁亥	癸
	人命	戊寅		戊子			
				司天甲			

再如，乙丑生人，壬戌日病，戌日是阳日司天，从戌上数至三位，是甲子，便从子上加人命乙丑，数至壬戌，见**乙亥**，是厥阴证。厥阴证坤字号第二证，仲景《伤寒杂病论》第 371 条经文，白头翁汤主之。其余仿此。

那么是不是所有同年生人，只要同日发病，就一定是相同病机呢？答案是肯定的。《素问·五常政大论》中有一个说法"异病同治"，说的就是这个道理，相同的病机可以有万千不同临床表现，只要抓住主要病机，即致病的气机，一切就可以迎刃而解了。我们在临床中也发现，一张经方，可以治疗的疾病成千上万种，其实就是病机相同而已。但是由于每个人的出生与生长的地理环境不同，即后天堪舆的不同，所以造成了相同先天个人堪舆的后天差异，这就导致了人体后天气场与先天气场在结构与能级上的不同。生命态是天地气场的一种高级物质状态，天地气场结构时刻在对人体气场结构进行力学作用，好的力学效应就产生好的力学结果，不好的力学效应就产生不好的力学结果。如果天地气场能级没有人体气场能级高，那么即使是不好的影响也不会表现出来，如果天地气场能级高于人体气场能级，这时不好的气场影响就可以表现出来，这就是所谓的吉凶祸福。因为天地气场也有不同的层次，所以不同层次的天地气场对人体气场有不同层次的力学作用，这就是前面所说的六道之内的气场与六道之外的能量场，所谓的入世间与出世间的区别了。

第二步：以十二支配六经。《伤寒钤法》开头就是"五运歌""六气歌""客运歌""主运歌"，等等，其歌词虽与运气七篇所列天干化运、地支化气的配法相同，但实际意义却迥然有异。《伤寒钤法》所云"六气歌"曰："子午少阴君火天，丑未太阴湿土连，寅申少阳相火位，卯酉阳明燥金边，辰戌太阳寒水是，巳亥厥阴风木全。"这里的六气与季节、气候、天气因素无关，而是在人体所合的脏腑经络，故其自注云："此六气之主也。子午属火主心君，丑未属土主太阴，少阳胆火乃是寅申，阳明卯酉肺燥之金，太阳辰戌寒水是，临巳（应为巳亥）为风木，号曰厥阴，识得钤法，胜万两金。"《伤寒钤法》的"钤"字，做"印""钤章"字解，这十二支化六气，就是十二支内合六经五脏六腑的"定局"，也就是推算时的依据，一切奥妙便从这里展开，故曰："识得钤法，胜万两金。"

传变卷主要是传经化热。"传经"是仲景《伤寒论》中一个特殊的概念，在《伤寒论》中不仅有传经，而且还有"过经"（103、105、123、217 条）、"到经"（114 条）、"经尽""复过一经"（384 条）等说法，这些都是仲景

《伤寒论》按照日干支传变的证据。传经化热的基本原则是男逆女顺，只传足经，不传手经。正如《素问·热论篇》所说："伤寒一日，巨阳受之，故头项痛腰脊强。二日阳明受之，阳明主肉，其脉侠鼻络于目，故身热目疼而鼻干，不得卧也。三日少阳受之，少阳主胆，其脉循胁络于耳，故胸胁痛而耳聋。三阳经络皆受其病，而未入于藏者，故可汗而已。四日太阴受之，太阴脉布胃中络于嗌，故腹满而嗌干。五日少阴受之，少阴脉贯肾络于肺，系舌本，故口燥舌干而渴。六日厥阴受之，厥阴脉循阴器而络于肝，故烦满而囊缩。三阴三阳，五藏六府皆受病，荣卫不行，五藏不通则死矣。其不两感于寒者，七日巨阳病衰，头痛少愈；八日阳明病衰，身热少愈；九日少阳病衰，耳聋微闻；十日太阴病衰，腹减如故，则思饮食；十一日少阴病衰，渴止不满，舌干已而嚏；十二日厥阴病衰，囊纵少腹微下，大气皆去，病日已矣。"又说："两感于寒者，病一日则巨阳与少阴俱病，则头痛口干而烦满；二日则阳明与太阴俱病，则腹满身热，不欲食，谵言；三日则少阳与厥阴俱病，则耳聋囊缩而厥，水浆不入，不知人，六日死。"仲景《伤寒论》中的经文"伤寒一日，太阳受之""伤寒二三日，阳明、少阳证不见者""发于阳者七日愈，发于阴者六日愈""伤寒三日，阳明脉大者，此为不传也""阳明中风……病过十日，脉续浮者，与小柴胡汤""伤寒三日，三阳为尽，三阴当受邪也""少阴病八九日……以热在膀胱，必便血也""少阴病得之二三日以上，……黄连阿胶汤主之"，等等。我们可以看到，在《黄帝内经》及《伤寒论》中的六经传变都是逆向传经的，而三阴三阳之六气在五运六气中天象顺序却是按照厥阴、少阴、太阴、少阳、阳明、太阳的顺向顺序布局的。其原因就是在人体中太阳主六腑之表主开，阳明主六腑之里主合，少阳主六腑之半表半里主枢，太阴主五脏之表主开，厥阴主五脏之里主合，少阴主五脏之半表半里主枢。而伤寒六淫之邪是由表入里的，所以邪气会逆传，但是因为男女阴阳不同，所以女子会顺传。

男女六经传变规律

男病传经	女病传经	少阴君火证	太阴湿土证	少阳相火证	阳明燥金证	太阳寒水证	厥阴风木证
第二日	第六日	足厥阴木泄苦补辛	足少阴水泄脾补肾	足太阴土泄甘补咸	足少阳木泄辛补酸	足阳明土泄甘补咸	足太阳水泄酸补甘
第三日	第五日	足太阳水泄咸补苦	足厥阴木泄咸补甘	足少阴水泄咸补苦	足太阴土泄辛补咸	足少阳木泄酸补甘	足阳明土泄酸补甘

男病传经	女病传经	少阴君火证	太阴湿土证	少阳相火证	阳明燥金证	太阳寒水证	厥阴风木证
第四日	第四日	足阳明土泄脾补肾	足太阳水泄甘补咸	足厥阴木泄苦补辛	足少阴水补苦泄酸	足太阴土泄脾补肾	足少阳木泄肝补脾
第五日	第三日	足少阳木泄苦补辛	足阳明土泄肾补脾	足太阳水泄咸补苦	足厥阴木补酸泄辛	足少阴水泄酸补苦	足太阴土泄酸补甘
第六日	第二日	足太阴土泄甘补咸	足少阳木泄肝补脾	足阳明土泄苦补甘	足太阳水泄酸补苦	足厥阴木泄酸补甘	足少阴水泄酸补甘
第七日	第七日	足少阴水泄咸补苦	足太阴土泄辛补咸	足少阳木泄苦补辛	足阳明土泄辛补酸	足太阳水泄酸补苦	足厥阴木泄肝补脾

假如，己亥生女人，乙丑日病。丑是阴日，前进五辰，从五宫上起本命，亥字上顺数至司天丑上，见丁未（命干顺数至司天见丁字）字，是太阴证。丑日受病得太阴，是母字号第一证下药，桂枝汤主之。二日传至戊申，是少阳相火纪字号，下药小柴胡汤主之。三日传至己酉，是阳明胃土木字号第六证，下药小承气汤主之。四日传至庚戌，是足太阳肾水廉字号第七证，下药桂枝汤主之。五日传至辛亥，足厥阴风木乾字号第八证，下药茯苓甘草汤主之。六日传至壬子，少阴心火天字号第九证，下药猪苓汤主之。

又假如，乙亥生男子，甲子日病。阳日，从三宫寅上起本命，亥字上顺行，至司天上见乙酉，是阳明胃经病。本日是子受病，得阳明病，酉属阳明，金字号，再将日干甲子加人命亥上，顺行至司天见乙字，是金字号第二证，乙字号下药，调胃承气汤主之。二日传至甲申，是少阳相火，纪字号下药，小柴胡汤主之。三日传至癸未，是太阴脾土，母字号第二证下药，四逆汤主之。四日传至壬午，是少阴心火，人字号九证下药，大承气汤主之。五日传至辛巳，是厥阴肝木，坤字号第八证下药，吴茱萸汤主之。六日传至庚辰，足太阳膀胱水，上太阳日字号，庚字第七证下药，桂枝加附子汤主之。以此类推。

第三步：行流卷主要是病机及症状。行流分为上局与下局。上局又分为男局和女局，不同年命的男女在不同的天干日发病脏腑是不同的，如子年男命甲日发病为小肠火，而子年女命甲日发病则为胃土，等等，诸如此类。下局也分为两部分，一是子午卯酉四仲日，二是四孟四季日。如子日子命男女甲日发病为肾水，而丑日子命男女甲日发病则为胆木，等等，以此类推。上下两局发病五行脏腑相加临，根据五行生克表现出不同的症状。假如：申生男命，辛酉日得病，上局合肝木主病，下局合肾水流行，为相生局，谓之母去寻儿。肾主虚，水主寒，肝主风，木主疼，必四肢逆冷疼痛，病易愈。又如：申生男命，戊午日得病，上局合大肠，主传送；金主痛。下局心火流行，为鬼贼相攻。大肠主传送，金主气滞；心火主实热，心火克大肠金，必主痢疾致死。行流局中还有一个内容，即伤寒两感，如果上下两局为脏腑相表里，则为伤寒两感，难治，而前文中的脏气自乘病即是伤寒两感证，方药如前。

主病行流发微歌

主病行流说病源，火生热势水生寒。
木主风疼金主气，土因饮食起多端。
相生为顺相克逆，逆则身危顺宜安。
相生最喜腑生脏，相克相奸总一般。
主病流行同经络，因名两感恐伤残。
腑则为虚脏为实，虚乃轻微实病难。
本宫为主又为内，客是行流作外言。
外实内虚宜发汗，外虚内实下虽瘥。
水为命兮火为气，土墓金尸木是棺。
有命有气终为吉，尸棺见墓入黄泉。
能通运气精微诀，加临前后决平安。
子投母兮为实热，母来寻儿是虚寒。

　　第四步：因果卷主要是伤寒发病之后的结局，即生死愈轻重，在《伤寒钤法》中叫作汗瘥棺墓法。这个汗瘥棺墓法正是成无己《注解伤寒论》中卷首图解运气钤的最后部分图表，也是张仲景《伤寒杂病论》中"六经欲解时"的正解。汗瘥法是指汗解，棺墓法指生死法。在汗瘥法中，以不同年命之人加临发病日天干，来计算汗瘥之日，如无汗瘥，即是棺墓法范围了。汗瘥法歌诀"金见丁辛火乙丁，丙己木水乙己并，戊壬土水火丙己，水木元来号甲丁。土水甲己从来道，金土丁壬汗似蒸，木土丙辛之日差，火金乙己汗如倾。金水甲戊言交汗，木火乙戊不瘥争。土火乙庚疾大减，金木安康在丙庚。金燥水寒中土湿，木风火热气和清。此是加临安愈诀，莫与迷人取次轻。"假如子命人，不拘男女，若是甲日得病，则逢乙日庚日瘥，或第七日瘥。又如丑命人，己日得病，则乙日、己日当有汗得瘥。又如甲午日病，是手少阴经，甲为土运，午为火气。歌云：土火乙庚疾大减，乙日小愈，庚日大愈。乙未日病，是手太阴经，乙为金运，未为金气。歌云：金见丁辛，第三日小愈，第七日大愈。其余一例推之。寅申巳亥一四七，此是病人出汗日。子午卯酉二五八，定是病人战汗发。辰戌丑未三六九，血汗至时应血走。仲景在《伤寒论》中反复提到"衄乃解"，就是指的这个"辰戌丑未三六九，血汗至时应血走"。《伤寒钤法》中关于汗瘥法还说道："少阳寅卯辰为先，阳明申酉戌相连，太阳巳午未汗至，太阴亥子丑门边，少阴子丑寅为伴，厥阴丑卯寅相穿。"此口诀正是张仲景《伤寒杂病论》之"六经欲解时"。没有汗解，继续传经，就是仲景《伤寒论》中所说的"过经""到经""经尽""后经""复过一经"，等等，如有汗吐下温针等坏证，则入腑、入脏，形成各种变证，即仲景《伤寒论》中的六经经文所述。

另一种推测方法是：以病人得病之日的天干化生五运，亦符合甲己化土运，乙庚化金运，丙辛化水运，丁壬化木运，戊癸化火运的规律。推算时将五运各从所旺之乡起数。所谓所旺之乡，即木旺在卯，金旺在酉，火旺在午，水旺在子，土旺在未。从得病的日支开始数起，顺行数到病者出生的年支上为止，所得干支，再化生五运、六气（亦符甲己化土及子午少阴君火法），然后五运与六气相加临，谓之棺、墓、汉、瘥法。举例说明：假如甲午生人，丁丑日得病，丁壬化木运，木旺于卯，于是将"丁丑"二字从卯位上顺行数到病人命支"午"上，得庚辰，庚化金运，辰为水气，歌曰"金水尸中有命随"，又曰"金水甲戌言交，汗出甲戌二日"。就是说：金为尸，水为命，尸中有命，其人故不死；又"甲日化土，土生金，戌为水气，同气相求，故逢甲干、戌支二日，病人可得汗出而病解"。

棺墓法有上下两局，上局是五运伤寒棺墓六十甲子逐日受病吉凶，下局是六气棺墓逐日司天受病归证人命吉凶，上下两局加临，根据五行生克法预测病人生死。这其中涉及棺墓法的基本概念，即棺墓尸气命，实际上棺属木、墓属土、尸属金、命属水、气属火。棺墓法歌诀："木土棺临墓上知，尸临墓下土金归，二木棺中无气止，金水尸中有命随。火水气前逢命者，金火尸中有气微，木火棺中生有气，尸临棺下木金危。水火命前逢气可，土木逢之不可推，墓临棺上多应死，尸临棺下救应迟。金土尸来临墓上，病人危困不须疑，尸向棺头金木立，患家犹是好求医。"棺墓法上下局加临，不论男女，但审某日得病，先看上局本日辰之下得棺墓尸气命，值何字。然后检下局病人本生年命下，看得病日值何棺墓尸气命字，合上下局，断其吉凶。例如甲子日，子人命。上局得命字，下局亦命字，谓之两命和同吉。又如乙丑日，丑人病。上局得墓字，下局得尸字，谓之尸临墓下，主死。又如壬申日，卯人病。上局得气字，下局得墓字，谓之气墓无刑，不死，只病而已。再如，甲子生人，乙丑日病。日干属木为棺，支属土为墓，又纳音属金为尸，遁起戊寅，就在寅宫顺数至司天，见己丑，是土克子水，纳音火克人命甲子金，此为棺中有鬼，此人病必死无疑也。余皆仿此。在棺墓法中还有一种情况，就是三丘五墓。即"命前一煞是三丘，其人得病必须忧。命后一煞是五墓，相逢必定泪交流。但将五虎为中建，又逢棺尸墓休囚。日辰若无棺尸墓，不治其人病自瘳"。其实在民间也有一种预测疾病预后的方法，叫作禄马倒斜法。如果有人得病，病情轻重或无效，此法可迅速决断，其法如下：（虚岁）出生年月日加上得病之月日，乘以3，再除以9，查余数，余数为3病轻，余数为6病重，余数为9性命难保。例如：某人99岁，12月30日出生，12月30日得病，（99+12+30+12+30）×3÷9=60余9（此人终难逃此劫）。有兴趣的朋友不妨去测一测，看看是否准确。

　　第五步：推算。其推测方法亦很复杂，如司天、加临、两感之类，难于详述。大体说来，推算之法，常用者两途。一种推测方法是：从得病之日的日支上起，沿十二支循环之序，阳支进三，阴支进五，进到某一支后，便从此支上起数病人的生年干支（"本命"），一直数到得病日的日支上，看得到什么干支，所得的地支，内合"六气之主"，便是所病之经及脏腑，所得的天干，便是此经中某字号下第几证。举例如下："假如戊申生人，乙巳得病，巳属阴支，前进五辰，到酉，却将戊申二字顺数到巳，见丙辰，即上太阳，用月字号下第三证，白虎加人参汤主之"。意即病者乙巳日得病，巳是阴支，加五，从巳本位做一算起，"进五"则从巳到酉。再从酉上数病人的生年干支（本命），依次是戊申（在酉位上）、己酉（戌位）、庚戌（亥位）、辛亥（子位）、壬子（丑位）、癸丑（寅位）、甲寅（卯位）、乙卯（辰位）、丙辰（巳位）。则数得病日支巳位时，得到干支为"丙辰"，辰戌化太阳寒水，太阳寒水之主即是太阳膀胱经，因在巳位，故证属上太阳"月"字号，可料其病症当符上太阳月字号下第三证，该症歌云："桂枝汤没再寻思，大渴烦时病未除，表热寒邪洪大脉，人参白虎病如祛。"因而断定该病者当现"服桂枝汤后反烦不解、大烦渴，脉洪大，表有寒内有热之证"，治用《伤寒论》上太阳篇的白虎加人参汤。

经法卷也叫归证卷，到这一步骤就简单了，只要按照患病人出生年干支及发病日干支算好六经归属、发病字号，算出第几证就可以了。假如甲子生人，甲子日得病，是太阳证。再看此局太阳证，子命下甲子日，得震甲，是知属下太阳震字甲号下，药用大陷胸丸。其余仿此。唯有子生人，子日病，则属下太阳震字，其余午命人子日病则属中太阳破字钤法。在《伤寒钤法》书中有"精华运气自古传，等闲谁识妙中玄；斡旋天上阴阳柄，擅执人间生死权；但向细中分汗瘥，何须脉里辨钩玄；医门学得如斯法，万两黄金也不传"的说法，而且伤寒钤法主要针对的是卫气循行，正盛邪衰的神机气立。实际上虽然伤寒可算，但由于后天堪舆不同而导致先天相同堪舆的人在同年同日的时空格局下也会有不同的发病，所以在临床实践中还是要结合病人具体情况判断。

关于日干支算病，虽然在唐以前没有古籍可以明确印证，但是根据上文考证，至少有渊源可循。而且无论从理论上、逻辑上，还是古籍传承的脉络上，都提示日干支算病不是空穴来风，也不是某些人所说的那样一无是处。试想，与太乙、遁甲、六壬、金口诀、四柱、六爻、堪舆、斗数、七政等子学精华齐名的五运六气理论，他们的共同核心天髓都是阴阳五行、河图洛书和天干地支，而那些子学式法在预测中是很准确的，这就不能否认五运六气理论的合理性。而且同样以日干支算病为主的子午流注、灵龟八法、飞腾八法在临床实践中也是屡现神奇，而日干支算病的天干地支与五脏六腑、六经传变的配属又是相同的，这些都说明了日干支算病合理、可信，是值得研究的。其实十天干、十二地支，加起来一共就这二十二个字，人体万千病症也不过就这二十二个字出现问题而已，真正的大道至简至易，但貌似简单的东西其实并没有那么简单。所以说，学习中医是需要悟性的。

《北京中医药大学学报》1996 年 7 月第 19 卷第 4 期第 34 页刊登了一篇作者署名为河南省济源市人民医院刘玉山的文章，文章题目是《日干支运气同化理论初探及 150 例临床报告》。文中根据五运六气理论提出了"日干支运气同化病"概念，五行之气皆有同化病，金气、土气之肺气、脾气自伤用补中益气汤，木气、水气之肝气、肾气自伤用参芪金匮肾气汤、吴茱萸汤合补中益气汤，火气之心气自伤用桂枝去芍药加附子参芪汤。其中涉及西医病种包括循环系统、神经系统、泌尿系统、运动系统、内分泌系统、消化系统、呼吸系统等各方面的急症重症。病程最短者半天，最长者 398 天，平均14.5 天。起病急，发病重，无诱因，脉弦急，在五行之气干支同化日中的一天发病者适用。用药短者 1 剂,长者 4 个月。治愈率 77.3%,总有效率为 97.3%。这篇文章的作者是基层医院的中医骨干,接触到的是一手临床资料,具有很强的说服力。这在临床实践上证明了日干支算病的真实性与客观性。

那么,什么是日干支运气同化呢?在六十甲子日中,天干和地支在五行属性上一致的天日,就是日干支运气同化。同理,在六十甲子日中,天干和地支在五行属性上一致的天日,这些天日的气化影响人体所引发疾病,就是日干支运气同化病。日干支运气同化共 20 天:

土气自乘者——甲辰、甲戌、己丑、己未。

金气自乘者——乙酉、乙卯、庚申。

水气自乘者——丙子、丙辰、丙戌、辛亥。

木气自乘者——丁巳、丁亥、丁卯、壬寅。

火气自乘者——戊子、戊午、戊寅、戊申、癸巳。

六十甲子本气自乘表

甲子	乙丑	丙寅	丁卯 (木)	戊辰	己巳	庚午	辛未	壬申	癸酉
甲戌 (土)	乙亥	丙子 (水)	丁丑	戊寅 (火)	己卯	庚辰	辛巳	壬午	癸未
甲申	乙酉 (金)	丙戌 (水)	丁亥 (木)	戊子 (火)	己丑 (土)	庚寅	辛卯	壬辰	癸巳 (火)
甲午	乙未	丙申	丁酉	戊戌	己亥	庚子	辛丑	壬寅 (木)	癸卯
甲辰 (土)	乙巳	丙午	丁未	戊申 (火)	己酉	庚戌	辛亥 (水)	壬子	癸丑
甲寅	乙卯 (金)	丙辰 (水)	丁巳 (木)	戊午 (火)	己未 (土)	庚申 (金)	辛酉	壬戌	癸亥

前段时间有一则新闻,河北廊坊一患者平素身体极好,于 2012 年 1 月 28 日突然出现腹痛,继而双下肢剧烈疼痛,最后于北京大医院诊断为不明原因双下肢血管动静脉血栓,被告之无有效治疗方法,出院回家静养,后患者因无法忍受双下肢剧烈疼痛与不断的腐烂脱落,而用锯条、小刀自行截肢,这是一例让人唏嘘的案例。2012 年 1 月 28 日为戊子日,戊癸化火,子午少阴君火司天,戊子日为天符火日,火气胜日。少阴君火心主血脉,火气自乘,故出现不明原因的双下肢血管动静脉血栓,血管内皮受损。如用桂枝去芍药加附子参芪汤加减治疗,就不会出现自行截肢的悲剧。

在《灵枢·五禁》篇中说："甲乙日自乘，无刺头，无发蒙于耳内。丙丁日自乘，无振埃于肩喉廉泉。戊己日自乘四季，无刺腹去爪泻水。庚辛日自乘，无刺关节于股膝，壬癸日自乘，无刺足胫，是谓五禁。"这里的"自乘"就是所谓的"运气同化"，而自乘只是五行之气致病的一种情形而已，在仲景的《伤寒杂病论》、扁鹊论病中，都有这方面的论述。在老官山汉墓医简《逆顺五色脉藏验精神》一书中，有"故曰，青乘青日气在筋，若亡其外曰伤肝；黑"及"肾，白乘白日在皮，亡外曰伤肺；黄乘黄自（曰）在肉，亡外曰伤胠（脾）；赤乘赤日在脉"的记述，同色相乘即自乘。此条文不但出现了自乘，并进一步记述了出现自乘时的具体病位，表明了表现于外的自乘时反映出五脏与五体的病变关系。根据竹简抄写字体的隶变的程度可以看出，《逆顺五色脉藏验精神》的抄写年代还要早于《敝昔（扁鹊）诊法》。而且在《千金翼方·色脉》中也出现了自乘的表述。五行干支之气致病，有五种情况，贼邪、实邪、虚邪、微邪、自乘。上面所说的脏气自伤、同色相乘病就是这种自乘。可见虚邪、实邪都不是现代中医所理解的那样，具体详见《伤寒方术》。那么除了自乘以外的日干支又有什么致病规律呢？

实邪致病：
土气胜者——甲子、甲午、甲寅、甲申、癸未、癸丑、辛未、辛丑。
金气胜者——乙丑、乙未、乙巳、乙亥、己卯、己酉、丁酉。
水气胜者——丙寅、丙申、戊辰、戊戌、庚辰、庚戌、辛卯、辛酉、丙午。
木气胜者——己巳、己亥、丁丑、丁未、壬辰、壬戌、辛巳。
火气胜者——庚午、庚子、庚寅、壬申、壬子、壬午、癸卯、癸酉、癸亥。

六十甲子五行胜气表

甲子(土)	乙丑(金)	丙寅(水)	丁卯	戊辰(水)	己巳(木)	庚午(火)	辛未(土)	壬申(火)	癸酉(火)
甲戌	乙亥(金)	丙子	丁丑(木)	戊寅	己卯(金)	庚辰(水)	辛巳(木)	壬午(火)	癸未(土)
甲申(土)	乙酉	丙戌	丁亥	戊子	己丑	庚寅(火)	辛卯(水)	壬辰(木)	癸巳
甲午(土)	乙未(金)	丙申(水)	丁酉(金)	戊戌(水)	己亥(木)	庚子(火)	辛丑(土)	壬寅	癸卯(火)
甲辰	乙巳(金)	丙午(水)	丁未(木)	戊申	己酉(金)	庚戌(水)	辛亥	壬子(火)	癸丑(土)
甲寅(土)	乙卯	丙辰	丁巳	戊午	己未	庚申	辛酉(水)	壬戌(木)	癸亥(火)

实邪致病病机是以发病当日天地二气中占主导地位的五行之气所乘脏气为直接病机。也就是说，其病机符合五行中"相克相乘"规律。这些天日的气化导致人体发病，俱属发病当日天地二气中占主导地位的一行之气伤所乘克之脏气，导致突然爆发的各种内科外科急症、重症。所谓占主导地位之气，一是被生者，如甲午日甲化土，午属火，火生土，土气占主导地位，也叫土气胜日。二是克彼者，如丁丑日，丁化木，丑属土，木克土，木气占主导地位，也叫木气胜日。日干支所遵从的五行属性：甲己化土，乙庚化金，丙辛化水，丁壬化木，戊癸化火。子午少阴君火，丑未太阴湿土，寅申少阳相火，卯酉阳明燥金，辰戌太阳寒水，巳亥厥阴风木。在治疗上，是辨病施治，以病释证；而不是辨证施治，以证测病。发病必须是在日干支运气非同化日中某一天。病前系正常人，没有任何前驱症状，没有旧疾的发病原因。病起表现为重或危，患者难以忍受。脉搏弦紧而急。治疗原则就是补被乘之受伤脏气。如脾气、肺气受伤用补中益气汤。肝气、肾气受伤用参芪金匮汤。心气受伤用坎离固真汤（党参、黄芪、附子、姜、肉桂、炙甘草、熟地黄、山药、山茱萸）。

《内经》根据四时昼夜气候变化，阴阳消长盛衰的情况，来判断疾病的预后和转归，如《素问·玉机真脏论》说："一日一夜，五分之，此所以占死生之早暮也。"清代著名医家叶天士特别重视从寒暑交替、昼夜阴阳变化，联系整体，知时论证。在《临证指南医案》中，诸如"晡刻必失血""申酉崩漏至"等治案，即为以时论病，分析病机，解释病理现象的例证。薛雪的大弟子邵步青著有《四时病机》一书，其在"分日疟"中说："疟三日一作，阴受病也。作于子午卯酉日，少阴疟也，作于寅申巳亥日，厥阴疟也，作于辰戌丑未日，太阴疟也。"又曰："丹溪治二人痎疟三年，但发于寅申巳亥日，一人昼发，发于巳而退于申，一人夜发，发于亥而退于寅。昼发者，乃阴中之阳，病宜补气解表，与小柴胡汤倍柴胡、人参，加苍白术、青陈皮、川芎、葛根。夜发者，为阴中阴，病宜补血疏肝，用小柴胡汤合四物，加青皮。各与十剂，和姜枣煎。未发时及空日服至八剂，同日大汗而愈。其辨别阴阳之妙，补前人所不逮。"而且邵步青在"就暑时行新案"中还有两例运气司天病例，一例是乾隆己巳年厥阴风木司天案，一例是乾隆乙酉年阳明燥金司天案，均循天而治而愈。年月干支、日时干支发病治病愈病的例子不胜枚举。

《素问·方盛衰论篇》载有五脏气虚导致发梦，曰："肺气虚，则使人梦见白物，见人斩血籍籍，得其时，则梦见兵战……心气虚，则梦救火阳物，得其时，则梦燔灼；脾气虚，则梦饮食不足，得其时，则梦筑垣盖屋。此皆五藏气虚，阳气有余，阴气不足。合之五诊，调之阴阳，以在《经脉》。"清·章楠《灵素节注类编·淫邪发梦》注释对"得其时者"进行注释，曰："得时令之旺气也，如肺金旺于秋，或遇庚辛之日时，虽非秋令，亦为得其时，余脏皆然。"庚辛空间五行属性为金，与肺脏相应，此以天干纪日、纪时，论肺气虚患者于金气旺之日、时梦象的改变。清·章楠在《灵素节注类编·外感伏邪互发》篇中还论述了太阳经外感与少阴肾脏伏热发病先后，应在"太阳经脉之邪，与荣血伏热之邪尚未相交"时，先解外感，肾热之病待脏气旺时而解，并举"肾热病，待壬癸日，得大汗而已也"以说明，即日干壬癸五行属性为水，与肾脏相应，肾脏气旺于壬癸日。

《灵枢·顺气一日分为四时》论一日中正邪随着阳气的变化而变化，曰："朝则人气始生，病气衰，故旦慧……夜半人气入藏，邪气独居于身，故甚也。"明·张介宾《类经·十四卷·病气一日分四时》用地支标示具体时间，进行注释曰："朝时太阳在寅卯，自下而上，在人应之，阳气正升，故病气衰而旦慧……夜半太阳在戌亥，自上而降，在人应之，阳气伏藏，邪气正盛，故夜则甚。"《素问·标本病传论篇》论述了五脏病在五脏间相传，曰："夫病传者，心病先心痛，一日而咳，三日胁支痛，五日闭塞不通，身痛体重，三日不已死，冬夜半，夏日中。心病传肺，故咳，肺病传肝，故胁支痛，肝病传脾，故闭塞不通，身痛体重，又三日不已，则脾病传肾，五脏俱伤，故死……肝病头目眩，胁支满，三日体重身痛，五日而胀，三日腰脊少腹痛，胫酸，三日不已死，冬日入，夏早食……"明·吴昆《素问吴注·标本病传论六十五》注释，曰："冬夜半，子也，夏日中，午也，少阴主子午，心益其邪，故死之……冬日入，酉也，夏早食，卯也，阳明主卯酉，木之畏也，故肝病患之。"《素问·玉机真脏论篇》也论述了五脏病传，后世医家对"一日一夜五分之，此所以占死生之早暮也"进行注释，如明·吴昆《素问吴注·玉机真脏论十九》曰："肝死于申酉……肾死于辰戌丑未。"

西晋·王叔和《脉经·扁鹊华佗察声色要诀》、元·戴起宗《脉诀刊误·论五脏察色候歌》、清·王邦博《脉诀乳海·察色观病生死候歌》、清·周学海《形色外诊简摩》中《〈千金〉面部五色入门户井灶及五脏卒死吉凶篇》《面部五色吉凶杂述篇》《杂病面部五色应证篇》及清·汪宏《望诊遵经·气色门户合参》皆以日干支模式根据五脏应五官、五色及五行生克理论，论述望面部色候推断五脏病死期。明·李中梓《诊家正眼·望色》也是以日干支模式记载了："人中平满主有水，土败唇反，甲笃乙死。唇舌者，肌肉之本也。"清·王邦博《脉诀乳海》的《五脏察色歌》《杂病生死歌》、清·汪宏《望诊遵经·五色相应提纲》皆用日干支的模式分别论述了唇青预后及五色应五脏及时日的诊断原理，等等。

　　《素问·平人气象论篇》根据日干支模式的五行相克理论推测真脏脉预后，西晋·王叔和《脉经·卷三》多篇、清·孙鼎宜《脉经钞·五藏脉》中以日干支模式根据五行生克理论对五脏王、囚、死日进行推断。王叔和《脉经·平人得病所起》、清·孙鼎宜《脉经钞·四时脉》中皆以日干支模式推测五脏得病日，其病情资料需要通过问诊获得。清·孙鼎宜《脉经钞·四时脉》还以日干支模式根据五行相克规律推断四时（季）见相克脉的忌（或死）日，为危重病预后提供参照。明·陈士铎《脉诀阐微·第一篇》中则在四时（季）脉及其相克脉基础上，拓展以日干支、时干支模式论述一日不同时辰的脉象预后。元·戴起宗《脉诀刊误·诊四时五行相克脉》、清·王邦博《脉诀乳海·诊四时病五行相克歌》、民国·刘本昌《脉诀新编·诊四时生克脉歌》在此基础上进一步发挥，应用月干支、日干支、时干支模式，使四时（季）见相克脉预后推测时间从"日"拓展到"月、日、时"。

　　王叔和《脉经·上阳晓阴践带脉》以日干支模式将真脏脉预后具体到日，清·蔡贻绩《医会元要·十二经穴脉筋主病图注（各经药性并列）》则以日干支、时干支模式具体到日、时，清·蔡贻绩《医学指要·脉有本脉变脉真藏之要》则认为真脏脉象"独现于脾部者为最"，暴病或误治所致以此日、时为准，久病则应"在当令日内，时日亦可如前而定，更须兼察夹护。夹护者，即当迎送之令脉也"。明·王宦《脉理集要》在《不胜期诀》篇以月干支推测真脏脉预后，在《真脏俱搏》篇提出以日干支和纳音五行模式配合月、时"三合"推断真脏脉俱搏预后。明·吴昆《脉语·真脏脉见决死期》、清·李延昰《脉诀汇辨·卷六》、清·王世瞻（贤）《脉贯·卷三》则载有天日干支、时干支模式对五脏绝脉（真脏脉）预后进行推断，并具体到日和时。

　　六气脉即指少阳、阳明、太阳、太阴、少阴、厥阴六气所至之脉象特点，故有医家又称为三阴三阳脉。始于《难经·七难》"冬至后，得甲子，少阳王；复得甲子，阳明王；复得甲子，太阳王；复得甲子，太阴王；复得甲子，少阴王；复得甲子，厥阴王。王各六十日，六六三百六十日，以成一岁，此三阳三阴之王时日大要也。"此以日干支模式论述六气脉所"王"时间。《脉确·虚》应用时干支模式论述"潮热骨蒸痿"脉的病机。清·周学海《重订诊家直诀·脉有变易无定》用时干支模式解说"痨瘵脉"的特点和用药之忌。明·王宦《脉理集要·虚数期诀》应用月干支、日干支、时干支模式论述虚数脉之"心独盛"之预后。明·张太素《订正太素脉秘诀》在《河图生成决生死秘诀》《河图生成数》两篇中均用年干支、月干支、日干支、时干支模式和河图对应模式论述五脏止脉的特点及其预后。明·王宦《脉理集要·止脉》则应用年月干支模式，即将土行之戌、辰、丑、未进一步分别附于水、火、金、木四行中，以推断止脉预后。

清·管玉衡《诊脉三十二辨》在辨五脏腑脉中应用日干支、时干支模式论述了五脏腑应方位、五脏积所得日，并将五（脉气）绝预后拓展到时辰。清·孙鼎宜《脉经钞·病热脉候》将望诊和脉诊结合日干支模式推测五脏热病候的预后。清·王邦博《脉诀乳海·卷四·又歌曰》将尺部脉诊和望诊结合，并以日干支模式推断"足少阴气绝"预后。清·李延昰《脉诀汇辨·卷九》举出"南都许轮所孙女，十八岁，患痰喘羸弱"一案，成功运用月干支、日干支真脏脉、五藏（脉气）绝理论准确推断预后，为后世应用示范。

《素问·痿论篇》："黄帝曰：治之奈何？答曰：各补其荥而通其输，调其虚实，和其逆顺，则宗筋脉骨肉，各以其时受日，则病已矣。"隋·杨上善《黄帝内经太素·五脏痿》引用王冰注，曰："时受月，谓受气时月，如肝王甲乙，心王丙丁之类，皆王气法。"《素问·刺热篇》载有："肝热病者……庚辛甚，甲乙大汗，气逆则庚辛死，刺足厥阴、少阳。心热病者……壬癸甚，丙丁大汗，气逆则壬癸死，刺手少阴、太阳。脾热病者……甲乙甚，戊己大汗，气逆则甲乙死，刺足太阴、阳明。肺热病者……丙丁甚，庚辛大汗，气逆则丙丁死，刺手太阴、阳明，出血如大豆，立已。肾热病者……戊己甚，壬癸大汗，气逆则戊己死，刺足少阴、太阳。"该篇根据日干支、时干支模式，论述五脏热病加重或死于"被克"之时，汗解于气旺之时，这与《伤寒钤法·汗瘥棺墓法》相同。

根据五行生克规律推测疾病的转化，以其所生而愈，以其所不胜而甚，从而掌握五脏热病的轻重转归规律。甲乙日属木则肝气旺，庚辛日属金，肝之所畏，即肝病在甲乙日木旺时，正气胜邪气，汗出而热退；庚辛日为金旺时，金克木，肝病进一步加重；若邪气胜正气，则肝气溃乱，在庚辛日病重而死。丙丁日属火则心气旺，壬癸日属水，心之所畏，即心病在丙丁日火旺时，正气胜邪气，汗出而热退；壬癸日为水旺时，水克火，心病进一步加重；若邪气胜正气则心气溃乱，在壬癸日病重而死。戊己日属土则脾气旺，甲乙日属木，脾之所畏，即脾病在戊己日土旺时，正气胜邪气，汗出而热退；甲乙日为木旺时，木克土，脾病进一步加重，若邪气胜正气，则脾气溃乱，在甲乙日病重而死。庚辛日属金则肺气旺，丙丁日属火，肺之所畏，即肺病在庚辛日金旺时，正气胜邪气，汗出而热退；丙丁日为火旺时，火克金，肺病进一步加重；若邪气胜正气，则肺气溃乱，在丙丁日病重而死。壬癸日属水则肾气旺，戊己日属土，肾之所畏，即肾病在壬癸日水旺时，正气胜邪气，汗出而热退；戊己日为土旺时，土克水，肾病进一步加重；若邪气胜正气，则肾气溃乱，在戊己日病重而死。此即五脏热病遇其旺日，加之恰当治疗正气胜邪，热病则大汗出而愈。五脏热病遇此所畏之日则病情加重。若病重而正气逆乱，则死于所畏之日。这将《内经》五脏热病的预后转归与日干支相联系，体现了"古中医医算"和"伤寒钤法"的汗瘥棺墓思想，值得中医界进一步关注和探讨。

《灵枢·五禁》曰："甲乙日自乘，无刺头，无发蒙于耳内。丙丁日自乘，无振埃于肩喉廉泉。戊己日自乘四季，无刺腹去爪泻水。庚辛日自乘，无刺关节于股膝。壬癸日自乘，无刺足胫。"此按日干支模式的次序，与人身自上而下的身体部位相应，论述针刺五禁。《灵枢·九针论》云："请言身形之应九野也，左足应立春，其日戊寅己丑；左胁应春分，其日乙卯；左手应立夏，其日戊辰己巳；膺喉首头应夏至，其日丙午；右手应立秋，其日戊申己未；右胁应秋分，其日辛酉；右足应立冬，其日戊戌己亥；腰尻下窍应冬至，其日壬子。六腑膈下三脏应中州，其大禁。大禁太一所在之日，及诸戊己。凡此九者，善候八正所在之处，所主左右上下，身体有痈肿者，欲治之，无以其所直之日溃治之，是谓天忌日也。"此即根据日干支模式，将十二地支排列出的九宫与人体九野部位、节气、干支纪日相对应，论述针灸禁忌和痈疮脓肿破溃放脓禁忌日，又称天忌日。

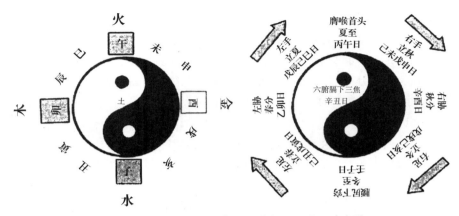

九宫与地支、人体分野部位、节气、天忌日对应图

《素问·腹中论篇》论述热中、消中之病人不可服用"芳草石药"，因"芳草之气美，石药之气悍，二者其气急疾坚劲"，并进一步指出："夫热气剽悍，药气亦然，二者相遇，恐内伤脾，脾者土也而恶木，服此药者，至甲乙日更论。"热病服芳草之药，加重木克脾土，甲乙日更加明显，因甲乙的五行空间属性为木。《素问·腹中论篇》还论述了用"鸡矢醴"治疗鼓胀病，后代医家对该方进行注释。如清·高士宗《黄帝素问直解·腹中论第四十篇》注云："矢，屎通。鸡矢醴，以鸡屎和醴酒同服也。鸡属酉金，又主巽木，阳明燥金，济土之湿，东方风木，伐土之顽；鸡无前阴，屎溺同窍。"此以地支酉为五行空间属性为金，在畜为鸡，论述鸡具风木和燥金之性而伐土利湿。清·张志聪《黄帝内经素问集注·腹中论篇第四十》引用张兆璜的注释曰："鸡鸣于寅酉之时，鸣则先鼓其翼，风木之象也，盖木击金而后鸣矣。"此以地支寅、酉纪时间，论述鸡鸣时间；寅、酉的五行空间属性分别为木和金，论述鸡具有风木和金之象。

敦煌莫高窟出土的残卷 P.2675，首题"新集备急灸经一卷"，其后有书题及小序，小序后有正面人形穴位图的上半身图像，图像正上方有大字"明堂"。这是一部针灸图谱类著作的残篇，诸家皆依首题定名为《新集备急灸经》。P.2675，首题下有"京中李家于东市印"，马继兴认为"此写本是依据唐代京都长安李家于东市刻印本为底本抄绘而成的，这也是既知有关雕版印刷医书的最早记载"，其写卷的抄录年代早于 861 年。P.2675 BIS，抄录《新集备急灸经》序中提及的年月日人神及诸家杂忌，反面为署名曹议金代呈状文开首。写卷起"酉生人"，至"七星人命属法"篇"寅戌生人，属禄存星，日食稻米一石六斗，受命八十五"，凡 43 行。赵贞将其定为占卜文书，题为"七星人命属法"。P.2675V，抄录在 P.2675 背面，起"酉生人"，至题记"阴阳泛景询二人写记"，凡 43 行，前 27 行下截残，其后 7 行中间残缺部分文字。抄录内容亦是《新集备急灸经》中提及的年月日人神及诸家杂忌，其中第 30 行至第 35 行抄录之十干日人神所在、十二祇日人神所在、六旬及服药杂忌等内容以及七星人命属法。"午生人"条下 "寅戌生人"条下"囍"之篆，P.2675 BIS 均无，赵贞认为当为禳灾祈福所用。《法藏》将写卷定名为《阴阳书》，姜亮夫定名为《阴阳书》残卷阴，赵贞定名为《推年人神所在法》，池田温定名为《星占书》，刘瑞明定名为《七星人命属法》。马继兴、丛春雨等人据内容与 P.2675 书题"新集备急灸经一卷"小序中记载的"今略诸家灸法，用济不愚，兼及年、月、日等人神并诸家杂忌"相符，认为属《新集备急灸经》一书的内容，缺前部灸法与图谱，仅存人神禁忌部分。黄正建认为"七星人命属法"五行文字共涉及地支中的九支，以及七星中的五星，内容并不完全。而七星人命法在《伤寒钤法》中正是中太阳 66证的名号。

　　关于年月日人神所在及禁忌，现存医籍中以《备急千金要方》《千金翼方》《外台秘要》《医心方》等记载较为全面，而其后的《铜人腧穴针灸图经》《针灸资生经》《针灸大成》等著作均从之。在《新集备急灸经》中，保留了许多珍贵的禁忌之法，这些在现存医籍中均未曾记载，如"癸酉、癸未、癸巳、癸丑、癸亥、癸卯六日厌"为吉日，"甲子旬，从乙丑至己巳；甲戌旬，从乙亥至□□；甲申旬，从乙酉至庚寅；甲寅旬，从戊午至辛酉；甲辰旬，从□□至戊申；甲午旬，从乙未至庚子"六甲旬，以及每月"六日、十五日、廿三日及晦日"治病服药之禁忌、七星人命属法等，然内容有残缺，仍待新资料的发现予以佐证。（方框内为佚字）

　　这里面的七星人命数法与出生年月日的干支算法，与《伤寒钤法》有许多相似之处，是否同源，由于资料不全，还不能完全判定。但是用人出生与发病年月日时的干支是可以对疾病的发生发展进行演算的，五运六气、子午流注、灵龟八法，以及其他式法，皆是如此。只是被现代医学洗脑了的现代中医们已经基本不懂这套东西了。

　　至于气化运动以七变为一个周期，是古人长期观察天体运动规律的总结，并非人为妄定。如五星在一定方位上的出没和再现的时间规律，标志着四季气候的变化规律，经历七变。以水星为例，每日之子时和巳时见于北方，每年的十一月夕和六月夕见于北方，由午时和丑时没，至子时和巳时复出，均是历经七个时辰；十二月夕和七月夕没，至十一月夕和六月夕复出，均是历经七个月。《易经》中十二辟卦以象十二个月之寒暑往来，与一日中之昼夜交替。十二辟卦以姤卦为五月，夏至日和午时一阴始生之象，以复卦为十一月冬至日和子时一阳来复之象，以阴生到阳复，共历经七个月和七个时辰，故复卦云：**"反复其道，七日来复。"**《易经》中有演月相之卦，晦日乃月体纯阴无阳之时，二十七日晨，月体上部已剩一线之明，至初三日昏，月体下部始生一线之光，故在巽卦云：**"有初无终，先庚三日，后庚三日。"** 望日乃月体纯阳无阴之时，十二日昏，月体上部尚显一线之亏，至十八日晨，月体下部又有一线之缺，故在蛊卦云：**"先甲三日，后甲三日，终则有始，天行也。"** 庚甲先后，说明晦望前后，月体光明亏缺的上下位置变迁，均是经历七日。上所云之一线约为圆月的十二分之一，用之应卦之一爻。

五运六气理论，无论是年月法，还是日时法，从来反对将机械的理论推算结果直接套用在临床诊疗决策中。《素问·至真要大论》提出了"时有常位而气无必也"的原则，虽然原文是为六气胜复而设，但其科学精神却是统领整个运气学说的，并没有刻舟求剑式的教条偏执，相反倒是后来人却自作聪明式地买椟还珠，丢西瓜捡芝麻。专业领域内知识也在不断更新发展，对不懂的领域颐指气使，这是某些"专家"的一贯秉性。没有掌握天地人综合理论推算的知识，是无法知常达变的。

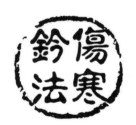

庚寅篇 ◎ 金元八大家

何谓大家？传道授业解惑也。传道者，所传医道也；授业者，所授医业医术也；解惑者，解内难伤寒与临床之惑也。按照这个标准，金元时期的中医圈里应该是八大家，而不是四大家。金元八大家为成无己、刘完素、张元素、李杲、王好古、张子和、罗天益、朱丹溪（成刘张李、王张罗朱）。朱丹溪从前七家获益无数，以终道醫之末，以成儒醫之宗，以开后医之先。

最早提出金元四大家的是明初著名文学家和史学家宋濂。《宋濂医史》曰："金之以善医名凡三家，曰刘守真氏，曰张子和氏，曰李明之氏。虽其人年之有先后，术之有攻补，至于推阴阳五行升降生成之理，皆以《黄帝内经》为宗，而莫之异也。……丹溪先生此书，其有功于生民者甚大，宜与三家所著并传于世。"现代中医史学界遂按照中医圈外人士宋濂的说法陈陈相因，以讹传讹，从此金元四大家的名号开始成为中医史学界的金科玉律，没有人敢破这个规矩，即使知道还有其他的中医大家，也是掩耳盗铃。

罗天益（1220—1290）与元代文学巨擘、理学大家刘因（1249—1294）为同时代人，过往甚密，刘因曾为罗天益编著其师的《内经类编》作序，称张元素一门的师承传授学术为"易州张氏学"，这是"易水学派"最早的称谓，单凭这一点张元素位列金元医学大家就当之无愧。王好古与李杲同学医于张元素，益年幼于李杲20岁，后复从学于李杲，尽得其传。王好古的学术思想，渊源于《内经》《伤寒论》等经典，复受前代医家王叔和、朱肱、许叔微、韩祗和等人的影响，特别是其师张元素的脏腑议病说及李杲的脾胃内伤论，对他的熏陶尤深，其著有《阴证略例》《医垒元戎》《此事难知》《斑论萃英》《汤液本草》等书。而外行宋濂不明就里，视成无己、张元素、罗天益、王好古等金元中医史上大家为无物，这一点在学术上来看，是中医史学的重大缺陷，也是中医人不自信、盲目崇拜历史的笑谈。

较早的明确从五运六气的角度解释六经病者当推金元医家刘完素（1110—1200），刘氏尊崇《内经》，而对其中五运六气学说大加提倡，指出"不知运气而求医无失者鲜矣"，认为"观夫医者，唯以别阴阳虚实最为枢要，识病之法，以其病气归于五运六气之化，明可见矣"（《素问玄机原病式·自序》）。刘完素在《素问病机气宜保命集·卷上·伤寒论第六》指出："余自制双解、通圣辛凉之剂，不遵仲景法桂枝、麻黄发表之药，非余自炫，理在其中矣；故此一时彼一时，奈五运六气有所更，世态居民有所变，天以常火，人以常动，动则属阳，静则属阴，内外皆扰，故不可峻用辛温大热之剂。"其治伤寒的成就，则主要体现于《素问玄机原病式》《伤寒直格》《伤寒标本心法类萃》和《素问病机气宜保命集》几本书中，书中将脏腑经络与运气互参，并以之阐述六经病变的发展演变，为后世六经气化学说发展奠定了坚实的基础。刘氏在《素问玄机原病式·战栗》曰："夫一身之气，皆随四时五运六气兴衰，而无相反矣"。即其已认识到人体一身之气会随着自然气候的改变而发生盛衰变化，而一身之气正是脏腑、经络、气血正常生理活动的基础。他在《伤寒直格》上，引出了"五运应五脏主病""六气为病"，而在《素问玄机原病式》中则更具体地论述了这两个理论。这些将五运六气、脏腑、经络、阴阳及脉象对应起来的思想对于六经气化学说的形成起到了重要的作用，也集中体现了"天人相应"的思想。

刘完素承继了《内经》的运气学说并在此基础上进行发展，与此同时他还认为五运六气乃是医学上的根本，并有"法之与术，悉出《内经》之玄机"的论述。他主张人身之气随四时五运六气的兴衰变化而变化，很少有人不了解气运却去求医而没有失误。除此之外，他著的《素问玄机原病式》一书就是依据《素问·至真要大论》中的五运六气盛衰胜复之理写出的，他将病机十九条中的 23 种病证延展到 57 种。刘氏认为，医者想要知道自己的得失，只要通过类推运气造化的原理就可知道，五运六气理论可反映天地变化的规律，也可以反映人体变化的规律。例如刘氏在《素问玄机原病式》中所举："甲己之年合属为土运，乙庚合属为金运，丁壬合属为木运，丙辛合属为水运，戊癸合属为火运。木本克土，但甲木属阳为刚，己土属阴为柔，刚柔相济而不相伤，阴阳相合而不相克。乙与庚合、丙与辛合、丁与壬合、戊与癸合与甲己之合相同，同属于刚柔并济、阴阳相合之理。"

《伤寒直格》，刘完素述，葛雍集。分上、中、下三卷。上卷叙干支配脏腑、病因、运气主病等内容，论伤寒之源；中卷论伤寒六经传变、病证、治法；下卷集仲景麻黄、桂枝等方以及自制的益元散、凉膈散等共 34 方。其中提出了运用运气理论的具体方法。该书将人体脏腑、经络与十干、十二支、四时、阴阳、五运六气明确、具体地对应起来，从而引出"五运应五脏主病"和"六气为病"的理论，提出了"六步主位平脉"，论述了六气与脉象之间的对应关系。刘氏将运气"六气六化"与《内经》其他篇章"四时阴阳脉象"有机结合起来，指明四时脉象出现的时间或季节，并增"初之气脉，乍大乍小，乍短乍长""四之气，脉缓大而长"等论述，发展了"平人四时脉象"，并以此理论、方法讨论了"四时伤寒"脉证的形成与治法，把运气理论具体地应用到诊脉上。此外，在《素问病机气宜保命集·伤寒论第六》中，还特别提到了六经标本从化的论治问题，如其论太阳病时言："其太阳病者，标本不同，标热本寒，从标则太阳发热，从本则膀胱恶寒，若头项痛，腰脊强，太阳经病也，故宜发汗。"另关于六经从标本中气论治的问题，文中也有论述。虽然刘氏并未继续深入论述标本中气从化的具体内容，但最早以六气标本从化理论解释六经病，不失为六经气化之先驱。

《宣明论方》把运气理论和临证用药紧密结合起来。该书首载《内经》所记各病，如煎厥、薄厥、飧泄等六十一证，各证各增主治之方，次列诸风、热、伤寒、积聚、水湿、痰饮、劳、燥、泄利、妇人、补养、诸痛、痔瘘、眼目、小儿及杂病等十七门，每门先有总论，将疾病的发生与气运的太过、不及联系起来。总论之下，又附以众家之论，并列治法和相应的方剂，把运气理论和临证用药紧密结合起来，对于运气学说的临床应用很有价值。

刘完素在《素问精要宣明方论》序言里总结自己的行医心得时说："《黄帝素问》，世至医书正文也，名公皆不能解，无驱用也。且《内经》断病论证，著方用药，百无一、二矣。仆今详《内经》，编集运气要妙之说七万余言，九篇，分为三卷，仅成一部，目之曰'内经运气要旨论'，备圣经之用也。对病论证，处方之法，本草性味，犹恐后学难为驱用，复宗长沙太守仲景之书，乃为一帙，计十万余言，曰'素问药证精要宣明论方'（《伤寒直格》已完印行），辨素问五运六气、阴阳变化、木极似金、金极似火、火极似水、水极似土、土极似木者也，故《内经》曰'亢则害，承乃制'，谓已亢过极则反胜己也，目曰'素问玄机原病式'（内无药证），乃三集之文，开素病之金钥，详为证明，指南龟鉴，识病证之模范，使世中无夭亡之苦也……"根据这段内容，刘完素在金大定十二年（1172）前已完成了《内经运气要旨论》《素问药证精要宣明论方》《素问玄机原病式》三部运气病药著作。一言以蔽之，"识病之法，以其病气归于五运六气之化，明可见矣"。在目前已知的金代医著中，以刘氏撰写的运气著作最有代表性，任应秋先生称："全面发挥运气精义的，以《图注素问要旨论》（即《内经运气要旨论》）为代表，与《素问》七篇大论与《天元玉册》相互发挥，实为运气言理之空前杰作，虽刘温舒弗若也。"

　　《新刊图解素问要旨论》亦称《内经运气要旨论》《内经要旨论》，为金代刘完素所著，经弟子马宗素整理、校订，其中掺杂部分《伤寒钤法》内容。《素问玄机原病式·序》称"医教要乎五运六气"，刘完素以其志慕兹道，究之已久，略得其意，"据乎所见，而辄伸短识，本乎三坟之圣经，兼以众贤之妙论，编集运气要妙之说十万余言，九篇三部，勒成一部，命曰《内经运气要旨论》，备见圣贤之妙用"。该书分为彰释玄机、五行司化、六化变用、抑怫郁发、元相胜复、六步气候变用、通明形气、法明标本、守正防危等九篇，撮《素问》枢要，重点探讨五运六气格局及其医学意义。

　　马宗素为刘完素弟子，金代平阳人，生卒年难于确考。著《伤寒医鉴》，又名《刘河间伤寒医鉴》，指括刘完素伤寒理论甚精当，收于"《医统正脉》《河间六书》"等。马宗素于其师刘完素著《要旨论》三卷之序言曰："《要旨论》者，《素问》以为天地六气，人身通应，变化殊途，其理简易，为此经视为龟镜者也。"复称：九篇三卷，犹后学者尚难明义，"宗素自幼留心医术，酷好《素问》《内经》《玉册灵文》，以师先生门下，粗得其意趣，释《要旨》九篇，分作八卷，入式运气，载设图轮，明五运六气主客胜复、太过不及、淫邪反正，重释《天元玉册》《金匮灵文》《素问》《灵枢》，撮其隐奥运气之旨也"。序后附文云："今求刘河间守真先生亲传的本，仍请明医之士精加校定，中间并无讹舛，重加编类，镌新绣木，以文其传。"可见马宗素已得刘完素关于五运六气年月日时干支医算之医教真传，故又撰《伤寒钤法》，这部《伤寒钤法》可能与浦云的《运气精华》有非常密切的源流关系。元代程德斋刊，"以歌括言伤寒证治，并加注释，以运气推演伤寒，按日时受病为治"，因提倡"以某生人于某日病某经，用某药"，在后世引起学术论争，很多人不理解，群起而攻之。但不理解伤寒钤法的这些人却忽视岐黄日干支、子午流注、灵龟八法、飞腾八法、六壬、金口诀这些以日时干支为主的式学应用，忽视仲景言之凿凿的"六经欲解时"的时干支经法，实属刚愎自用之辈。

《新刊图解素问要旨论》以歌诀解说和"假令"举例的形式，详细阐述五运六气格局的不同推演模式，在尊《内经》运气七篇之旨的同时，对其他发明亦予记载。《新刊图解素问要旨论·彰释玄机》释天运、客运、主运。其中，"甲乃为夫，己乃为妇"，天运即太过之运，尊"甲己土运，乙庚金运，丁壬木运，丙辛水运，戊癸火运"经旨，如甲子年土运承天，各主一年，"随乎一岁主一运而太少相次也"，又称"岁中天运"或"司运"。另举甲己为土运，"上半年为甲土运，下半年己土运"，余仿此。其交司之日在大寒前后，太过先至十三日，不及后至十三日。后世亦称"大运""岁运""中运"，但甲己各主半年之说较少见于其他书籍。

岁中五运各有主客。客运，甲子年为太宫土运，自大寒前十三日交初之运，则太宫土为初运，余依少商金、太羽水、少角木、太徵火次第。主运，逐年自大寒交司日，初木、二火、三土、四金、五水，相生而行。《新刊图解素问要旨论·六化变用》载"以年干前二干为初运之客"，主运"各随年前交初气之日"，与此略有区别。其五音太少者，阳年为太，阴年为少，但"其寄干者所在之处太少相反也"，故己巳年反为太宫，丙戌年反为少羽，癸丑年反为太徵，丁未年反为太角，庚辰年反为少商。客运、主运各主七十三日五刻，与大运主治一年相区别，亦称为"小运"。五运成岁，所以占天望气，察天运所至，定表岁之灾变也。阳干合阳支，用事疾速，太过而盛；阴干合阴支，用事徐迟，不及而衰也。"阴年不及，遇所克所生者，同化也，乃邪气化度也。阳年太过，运只一化，乃正气化度也"，非太过、非不及者为平气运。

《新刊图解素问要旨论》对平气运解释颇详，总以"随运之经言病之寒热温凉，以运气推移上下，加临参合而取盛衰，则可以言其病之形势也"。或以上下干支加临推之。如《新刊图解素问要旨论·推天符岁会太一天符法》曰："五运不及之年，胜己者来克之，己气衰而灾，若遇年前大寒时交气时各月干德符，则各无胜克交灾之生，便为平岁。"且天符、岁会、太一天符、同天符、同岁会、支德符、干德符之类，"此皆是平运之岁也"，则

"其运化行皆应期而至，万物生长收藏及人之脉候，皆顺天气而无先后之至也"。若遇太过之岁，虽得符合相助，则其气转盛，必有变矣。《新刊图解素问要旨论·推大小差郁复》言"太过天刑运反平""虽岁运太过而气制之，其化减半，而运反平也"。又"木运上临太阴，则反同正宫，是谓土运之化同地。余皆仿此"，或以脉气及天气时位为判。书中强调甲子为天地阴阳之气之始，"甲应土运，故为五运之君主"，子为阳气之首，午为阴气之初，"子午之上，少阴火为六气之主，而为元气之标矣"。《新刊图解素问要旨论·司天不应脉》云："至春分之前，……若得甲子以来，天气温和，是应至而至也。已得甲子，天气大寒者，是至而不至也。未得甲子，天气大寒者，是未至而至也。应至而天气大暄，是至而太过。应至而气反大寒者，是至而不及也。"

《新刊图解素问要旨论·传病法》所传"马宗素述黄帝玉甲金钥机要传病法"，运与支同的岁会"得病皆重，年月时同皆仿此"，运、气、支三同的太一天符"九死一生，年月日时并同"。可知，干支甲子实为天地之气运升降与阴阳相感化生的论理工具，故《新刊图解素问要旨论》仿照《伤寒钤法》而引入"年月日时同皆仿此"的观念，突破了仅以五运六气探讨全年或四时的天地阴阳及民病变化的限制，对后世有所影响。《新刊图解素问要旨论》阐释的六气司天司地及主气客气之法，与《内经》大论相同，但以"司地"言"在泉"，这一点实为取《伤寒钤法》关于司天、司地、司人之意。书中亦阐明："凡天地淫胜，不必皆然。随气胜衰，变生其病。"故"推其至理，命其所在而可徵矣"，格局推演仅为推算模式，具预测提示功用，重在透彻阴阳变化之理、观察天地与人体的变化征象，知其常而御其变。同时还引用了《伤寒钤法》中关于伤寒病的"汗瘥棺墓法"以及"伤寒传变法"，等等，这也是成无己在《注解伤寒论》的前篇中所引之"运气钤法图"的再现。

《新刊图解素问要旨论·传病法》强调体察运气造化之理，"习之者，先明运气逆顺，胜负造化，四时旺相，调治四时所用，皆先看司天日也"。所载"长桑君所传加临法"，以五行生克而论四时与司日休王，如"春，木王，火相，土死，金囚，水休，甲乙日同"。所载"四时伤寒传正候法"，则"须将人之相属加在左右间气之上，司地在阳乃加左间气，司地在阴乃加右间气，数至司天气上，见何脏腑，先受病也"。此即以某年生人在某年某日得病，或用时辰，或用时辰加左右间气，或用左右间气与相属者，推算日辰及脏腑病位、病势预后等，皆出自《伤寒钤法》。

同时，《新刊图解素问要旨论·六气本病》指摘未达经旨而以小法旁门递相传授者，"则如世传《灵枢》《甲乙》以为课之术，以六十甲子为法，将日干取运，日支取气，便言何脏受病，其宜何治，而几时痊愈"，或"世传十二经络病证歌诀以为课病之法，然以始病之日以干取运，以病人支干加在日运帝王之辰，阳命之人顺而数之，阴命之人逆而数之，至于得病之日，见何干支，便为是何脏腑受病，如何传"或"及夫日中运气与人命相合加临，取其相生相克以定吉凶者"，"或将日中支干纳音与病人命及支干相合而定吉凶者"，仅以此类推算为识病治病之法者误也，因"此是推平人灾福之法，非为占病之道也"。此与《伤寒钤法》论汗瘥棺墓传变及日干支断病、《太素脉法》推人吉凶富贵病症生死等如出一辙。

此外，《新刊图解素问要旨论》记载有求天运来时法、求五运交司日法、求大寒交司日法、求司天司地日交司等甲子推演算法，总以大唐麟德元年甲子岁（664）正月一日己酉朔为基准，至金代明昌四年癸丑岁（1193）积得530年，按年月日及交司时刻计算其数，得其确切干支甲子。此计算方法实为王冰在《天元玉册》的序中所作的"截法"一文，不过是刘完素直接截到金代明昌四年癸丑岁（1193）积得530年，这是源于太乙五元六纪的五运六气理论在天文历法上的"历元"和"积年"的具体应用，是"太极上元"的医算逻辑，详见本书《天元玉册》篇章与《古中医天文学·无极之镜》。

《新刊图解素问要旨论·通明形气》云："夫天有五运，人有五脏。五脏者，应五行，乃金木水火土，五运者，乃风火燥湿寒，皆应阴阳，天地之道也，万物之纲纪，变化之父母，生杀之本始，神明之府也。"又"凡脏腑各主一脉，以为手足三阴三阳十二经脉也，通行荣卫，纵贯百骸，周流而无已矣"。人体通过脏腑、经脉运行气血，以应天地之五运六气之化。又书中以命门（右肾）为心包络之脏，应于手厥阴之经，主相火而相行君命，合为六脏六腑，以应三阴三阳六气之数。天地阴阳运行以平为期，无胜衰则无胜复、淫治、灾眚之变；人体脏腑、经脉亦以和平顺畅为要，和则无疾病，不和则病由生也。故《新刊图解素问要旨论·五邪生病》称："夫五行之道，正则和平，而递元相生相济，否则邪生，元相克伐。"而五运六气格局推演的目的是明自然之理、造化物之由、三才之道，以判断自然、生命及疾病变化规律，便于采用有针对性的有效医疗干预措施而保持中正和平的健康状态。

"密符天机，预防祸患，勿使受邪而生其疾，乃得身安而满其天寿矣"。《新刊图解素问要旨论·守正防危》曰："然养生之要，内功外行，衣饮药食，诸所动止，应其时候，各有宜否，宜者为之，禁者避之，盛者制之，衰者益之，使气血和平，精神清利，内无邪辟，外没冤嫉，安得有祸患天枉而至于已矣！"又"五行造化之理，养生之道也，正则和平，互相济养，变则失常"。可知，调动各种修行方法，顺应天时所行之体内外变化，以趋利避害、补虚泻实，是保健养生的基本法则，具体实施有药食、针刺及导引之术。

按照"运气九篇"的四时五味理论，论述各岁有所主药食之宜，以药食之五味温凉纠四时之偏。如"上下微火宜以咸寒"，"上羽宜苦温，下羽宜苦热"等，此为《汤液经法》中关于火胜的"咸补苦泻酸收"，关于水胜的"苦补甘泻咸润"；或以运气加临而论，"必明岁中运气同异、多少而以制之也"。或称"假令风木之胜，多食辛凉制其肝木之胜，少食酸温勿佐木强，多食甘物佐其土衰，以平为期"，此即《汤液经法》中关于木胜的"辛补酸泻甘缓"法则，余皆仿此，则"五运六气之用，有胜至则以制其胜而益其衰，无胜衰则当明主客同异而以为其法"。客气同宜服主气不相得之化，客气异则可小犯其主之化，邪气反胜其主则可犯其主化，故冬气寒时需厚衣、暖居、饮食宜温，余时同理。

以针刺之法补泻生脉，总以"适其气岁，先取化源而以刺之，郁者取而折之，衰者资而益之，强者抑而制之，弱者扶而补之，以平为期，勿使盛衰而生其病矣"。取其化源之法，"是谓先与五常气位未主之前，适其运气胜复之甚兆已张，方可取其化源而用针补泻也"，如风木将胜，则"苍埃乃见，于林木乃由声，东风数举，雨湿不行，岁星明大，镇星光芒"（彰其兆也），于年前十二月（常位之前），"用针泻其木而补其土"（抑强扶弱），余者类此。又言六化之源即中封（肝木之源）、通里（君火真心之源）、内关（相火少阳心包络之源）、公孙（脾土之源）、列缺（金肺之源）、涌泉（肾水之源），取化源者，谨候其时，而行针刺补泻之法，"其气欲旺之前，迎而取之，泻其盛气，勿使行盛而生其疾；补衰之源，勿令受邪而生其疾"。亦可偏取一脏之背俞，"捻定其穴，先以六字气法调合阴阳"，再诊脉知气至而行补法，且"甲子日子时，乙丑日丑时，丙寅日寅时，丁卯日卯时，补泻最验"。

《新刊图解素问要旨论·元相胜复》曰："大凡治病，先求其治病之由，次审病生之所，知本知标，而悉明矣。"受病之由无非从外、从内，病生之所不离脏腑、经脉，而五运六气为天地与人体之变化纲纪，或寒暑淫胜外感而为病，或盛衰郁怫内伤而致疾，病生之所或在脏腑而之经脉，或由经脉而之脏腑，故详列五脏本病、十二经脉本病、五运本病、六气本病及六气化为病等，虽各有别，但同属者病症互有相交。

《新刊图解素问要旨论》尊《内经》大论之旨，详列五运太过不及、六气司天司地等对应的自然及人体变化。如上下加临，"岁火太过，上临少阳、少阴，火燔火焰，水泉涸，物焦槁，病反谵妄狂越，咳喘息鸣，下甚血溢，泄不已，太渊绝者死不治"。又提出：虽平气运之年，其用各异，亦有病变可能，病势多较缓和。天地之气上升下降，运气常先，无所不胜，归所同合，"虽云归从而生其病，病生者非其位则变生病矣"。故大温发于辰巳，大热发于申未，大凉发于戌亥，大寒发于丑寅，本发于春夏秋冬正位；郁极乃发，待时而作，大纪暴急，其病危，七十五日而发；微者徐，其病相持，一百十五日而发。书中强调病之寒热温凉、徐微急暴与天地之气变化的密切联系，而未以内感、外伤区别其受天地之气变化影响的大小。又载"病生之绪有四"，一者因气变动而内成积聚、癥瘕、癫痫之类，二者因气变动而外成痈肿、疮疡、痛痒之类，三者不因气之变动而病生于内，则留饮、饥饱劳损、喜怒之类，四者不因气之变动而疾病生于外，则喑气、虫蛇、风寒暑湿之类。此以病势之气变动与否、病位之内外的疾病分类法，承唐代王冰之说，耐人寻味。

诊病之法合于五运六气之理，医者"必凭闻望切知其病，总而与天地时日阴阳相合，推其生克而为法"。诊脉可反映脏腑、经脉之气盛衰，而"凡天之六气所至，则人脉亦应之而至也"（卷五·五脏所宜），故有"天和六脉所至之状"（随六部主客气所至而应见之脉），"地之六脉"（如厥阴风主肝，其脉弦），司天不应脉（皆随君火所在，乃脉沉不应也），六气六位之脉（左尺阳气之始，太阳寒水之位，肾与膀胱之脉见之；次生木，左关厥阴风木之位，肝胆脉见；次生君火，少阴暑火之位，心与小肠脉见；次生相火，右尺阴气之始，命门与三焦脉见；次生土，右关，太阴湿土之位，脾胃脉见；次生金，右寸阳明燥金之位，肺与大肠脉见，次生水于左尺，周而复始），岁中六步主位之脉（如初之气分其脉大小长短不等）等。书中申明"大凡脉候神明"，应"天地相参，审其同异，察其胜衰，适气之用，可以切脉之盈虚，断病之祸福矣"。五运六气所应脉法，较之四时之平和脉（春弦、夏数、秋涩、冬沉）更为细致，反映了脉以候神、脉以候气之变化的日益深化。

《新刊图解素问要旨论·六气本病》载："欲穷病之吉凶，必明岁之天地盈虚，运之太少，谨察复胜之用，适主客同异盛衰，次推病之标本，何气使然，以厉何脏及虚实，将岁中运气加临，取其同异逆从，而可定其吉凶者也。""凡言病之吉凶，必明病之脏腑虚实，而与岁中运气胜负之变而以加临可以言也。""必凭闻望切知其病，总而与天地时日阴阳相合，推其生克而为法。审察间甚逆从而以随证治之，适其治之逆从可否而以言其吉凶，慎不可治其阴阳而已。"可见，病势、传变及预后可以推测，但应全面考虑身体状态、运气加临、脏腑虚实、疾病邪气等多种因素，以临证考察所见及疾病客观规律作为推测的依据，不可脱离实际脉症人情地理。

"无为无事则为清净，乃习道之本，养生之要"，心火纵之则狂，制之则止，故书中主张"常以志意存想丹田，深视内定，则火入水乡，其火息矣"。此出先圣"自然胎息"及"达摩胎息至理"，常降心火于丹田，外境不入，内景不出，一气不散，委于气海。又引扁鹊法，于冬至、夏至后，各以鼻引清气，闭口不出而炼就阴阳。或遇伤寒初觉，四肢小疾，五脏微疴，则静坐澄心定息，或运心气于所病之所，则病气自散。又以六字气法治五脏积滞，"春不可呼，夏不可呬，冬不可呵，秋不可吹，四时常嘻""有余则引其子，不足则杀其鬼"。可见，人体与天地五运六气变化相应，脏腑、经络通行气血，而养生之法重在应时之所宜，可借助药食、针刺、导引等法补衰抑盛，而达健康和平的长寿目的。

《素问病机气宜保命集》是刘完素晚年集多年经验之作，系统介绍了诸病理、法、方、药，其对每病病机的论述与《素问玄机原病式》比较，则不专主于五运、六气，亦从人体内部性质、脏腑生理功能着眼，同是"诸风掉眩，皆属于肝""诸痛痒疮，皆属于心"而不配五行，且其文字亦主要从五脏性质功能立论，提示在实际诊病过程中，既要考虑四时、五运六气的兴衰，又须结合脏腑功能、阴阳气血的衰旺、经络的顺逆等内在因素，才能正确判断病机，不失气宜，保人长命。刘氏在运气学说方面的成就，虽然不及在火热论的研究方面出名，但他之所以在火热论方面能独树一帜，就是因为其深究运气病机之学，才取得很高的成就。由于刘完素是金元时期著名医家，精于《内经》《周易》，还看到运气理论与温病学的关系，并把运气理论引入温病学，对温病学发展亦起到了重要影响，所以其论著参考价值很高。

刘完素于《素问病机气宜保命集·伤寒论第六》中说："余自制双解、通圣辛凉之剂，不遵仲景法麻黄、桂枝发表之药，非余自炫，理在其中矣。故此一时，彼一时，奈五运六气有所更，世态居民有所变，天以常火，人以常动，动则属阳，静则属阴，内外皆扰，故不可峻用辛温大热之剂。纵获一效，其祸数作，岂晓辛凉之剂以葱白、盐豉大能开发郁结，不惟中病令汗而愈，免致辛热之药攻表不中，其病转甚，发惊狂、衄血、斑出，皆属热药所致。故善用药者，须知寒凉之味况，兼应三才造化通塞之理也。故《经》所谓'不知年之所加、气之盛衰、虚实之所起，不可以为工矣'。"刘完素弟子李杲"曾撰《内外伤辨惑论》一篇，以证世人用药之误"，并专设《临病制方》一节，其中亦云："易水张先生曰：仲景为万世法，群方之祖，治杂病若神，后之医家，宗《内经》法，学仲景心，可以为师矣。"并在《用药宜禁论》中提醒说："察其时，辨其经，审其病而后用药，四者不失其宜则善矣。"此皆明白无误地表明，刘完素之所以仿仲景麻黄桂枝法以做双解、通圣之剂，完全是因为当时五运六气的天象变化使然，知"年之所加、气之盛衰"，才可以为工矣。这从一个侧面说明了，仲景《伤寒论》也是在五运六气的"年之所加、气之盛衰"的当时条件下的历史必然。

《素问玄机原病式》引进《周易》理论对病机十九条作了发挥。其强调医易相关的重要性，认为易、儒、医三位一体，而以易学为首，并用八卦理论分析运气，如用八卦阴阳消长理论分析气化。以五运、六气作为病机分类的纲领。《素问·至真要大论》"病机十九条"所述病机，是以"五脏病""六气病"为纲领的，刘完素将"五脏"与五运完全等同起来，在五脏下加五行，则"诸风掉眩，皆属于肝"即成"诸风掉眩，皆属肝木"；"诸痛痒疮，皆属于心"改为"诸痛痒疮疡，皆属心火"；"诸湿肿满，皆属于脾"改为"诸湿肿满，皆属脾土"；"诸气膹郁，皆属于肺"改为"诸气膹郁病痿，皆属肺金"；"诸寒收引，皆属于肾"改为"诸寒收引，皆属肾水"。故其对五脏病机的叙述，主要从"五运"的性质、五运间生克、承制关系等方面去解释，如"诸风掉眩，皆属肝木"，释文中较少涉及肝脏本身的生理功能和特点，而"诸风"和"掉眩"的产生，主要从"木曰曲直""其化为风""风之性主动""木可生火"等几个方面进行论证。在"六气为病"中，并非诸病的产生全由外界客观存在的"六气"造成，而仅以六气的性状、特点、与内脏的联系、相互间的转化承制来解释病机，从而为后世六淫辨证打下了坚实的理论基础。

刘完素运用运气原理及"亢害承制"理论阐发病机十九条，解释了多种临床症状和疾病转化，丰富了中医病机内容。提出了"五行之理，微则当本化，甚则兼有鬼贼（即胜己之化）""己亢过极，则反似胜己之化"的理论，较好地解释了疾病过程中出现的与病因五行属性不同的症状，如"病湿过极则为痉，反兼风化制之也；风病过极则反燥，筋脉劲急，反兼金化制之也；病燥过极则烦渴，反兼火化制之也；病热过极反出五液，或为战栗恶寒，反兼水化制之也"。

刘完素运用运气原理提出一些很有价值的治则。如"治其病本，不治兼化""但当泻其过甚之气以为病本，不可反误治其兼化"，意即要以胜气为病本，兼化之气是为制胜之气，不可妄平，如木胜极出现金气的症状，不可误平其金气，而应以制木亢胜之气为本。具体原则是"实则行其本化之字泻之，衰则行其胜己之字泻之"，即实证泻其本运之过亢，衰证则制其胜己之气，如木运过亢的实证则泻其肝木，木运不及，金气来乘或土气反侮则泻其金、土之气。又如"治病之道，泻实补衰，平而已矣""大凡治病，必求所在，病在上者治其上，病在下者治其下，中外脏腑，经络皆然，病气热则除热，病气寒则退其寒，六气同法"等。

仅就《素问玄机原病式》和《素问病机气宜保命集》而论，刘完素的运气医学思想具有如下三个特点：一是将运气学说与临床病证相结合，重视"六气"致病的研究。在运气学说里，有两种防治疾病的指向，即通过四时（或五时，即五运之主气）之气的变化来寻找产生疾病的根源和通过六气来寻找疾病产生的根源。从理论上讲，"四时之气"不同于"六气"，而在临床实践中，医家往往将两者混为一谈，甚至有的医家用"四时之气"来代替"六气"。对此，刘完素明确表示："所谓四时天气者，皆随运气之兴衰也。"在刘氏看来，相对于"四时之气"，"运气"更为基本。所以"六气为本，三阴三阳为标，故病气为本，受病经络脏腑谓之标也"。二是在"六气为本"的基础上，根据金代热病流行的状况，深刻阐发《内经》之玄机"，进而提出了"六气皆从火化"的理论，遂成为医学"火热派"的一代宗师。他说："夫百病之生也，皆生于风寒暑湿燥火，以知化之变也""凡病肝木风疾者，以热为本，以风为标"；心火"燥动，其明于外"而为"诸痛痒疮疡"，故"燥万物者，莫熯乎火"；"半身之上，湿气有余，火气复郁，所以明其热能生湿"，"风寒在下，燥热在上，湿气在中，火游行其间，是以热之用矣"，而为中满胕肿诸证；"燥自金生，热为火化"，"是以金主于秋而属阴，其气凉，凉极天气清明而万物反燥，故燥若火，是金极而反兼火化也"；"心为君火，肾为相火，是言在肾属火而不属水也"，故"虽君相二火之气，论其五行造化之理，同为热也"。

刘完素将北宋的理学思想与运气学说统一起来，以"道"统医，以医立道，"相须以用而无相失"。他说："易教体乎五行八卦，儒教存乎三纲五常，医教要乎五运六气。其门三，其道一，故相须以用而无相失，盖本教一而已矣。"又说："人受天地之气，以化生性命也。是知形者，生之舍也，气者，生之元也，神者，生之制也。形以气充，气耗形病，神依气位，气纳神存。"刘完素的运气之学虽在"病机十九条"基础之上总结出"五运本病""六气本病"11条，但终在"六气本病"上做了进一步发挥。在"性命"问题上与宋代的理学思想殊途同归，实现了两者的贯通与融合。

与刘完素（1110—1200）同时代的张元素（1131—1234），对于五运六气与刘完素却有不同的理解。张元素从五运主客与藏象经络的天人感应、天人法象层面上，对人体疾病进行了五运六气体系中另一个领域的衍伸。同时也对药物性味与五运法象进行了发挥，进一步完善了《汤液经法》关于性味成方的研究。张元素主张以"五运"脏腑寒热虚实以言"五运病机"的学说，亦自成体系，遂为又一派（即易水派）医家之开山。易水派仍以《内经》七篇大论为其理论根基。张吉甫在《医学启源》序中说：张元素"暇日辑集《素问》五运六气、《内经》治要、《本草》药性，名曰《医学启源》"。《医学启源》是张元素医学思想的代表作，其开篇为《天地六位藏象图》，突出了他有别于刘完素运气思想的个性特征。

《医学启源》一书系张元素为教其门人而作，而其弟子中出了两位医学大家，李杲和王好古。《医学启源》共 172 页，其中有 116 页与五运六气有关，可见张元素对五运六气的重视程度。该书分三卷，上卷论脏腑、经脉、病因、主治心法等；中卷 62 页全部在讨论五运六气，述《内经》主治备要及五运六气方治等；下卷 54 页将五运六气的理论引申到制方遣药方面，言方则分风、暑、湿、火、燥、寒，六气也；言药则分升生、热浮长、湿化成、燥降收、寒沉藏，五运也；最后还从肝木、心火、脾土、肺金、肾水等方面假设五行制方生克法，并以当归拈痛汤、天麻半夏汤两个方例来说明。张元素对药性的认识和运用，一以《素问·阴阳应象大论》气味厚薄、寒热升降的理论为主要依据，并辅以《素问·至真要大论》酸、苦、甘、辛、咸五味于五脏苦欲之旨而发挥之，成为研究五运六气药性最系统性的专篇。

　　张元素运用运气理论讨论病因。他提出"病生四类"，即"始因气动而内有所成者""始因气动而外有所成者""不因气动而病生于内者""不因气动而病生于外者"。气动，指五运六气加临后所出现的各时令季节的反常气候变化。张氏在讨论病机时，既重视脏腑寒热虚实辨证，又重视五运六气发病，而在"六气为病""五运病解"中，全文引用了刘完素《素问玄机原病式》的内容。张氏也运用运气理论指导论治：在讨论治疗时，对一年四时的外感病，主张依运气"六气六化"理论定出"六气主治备要"，把六部气位中的多发病、时令病罗列出来，并依《内经》理论指出原则性治法。张氏还运用运气理论指导用药组方：张氏论用药时，依据药物的气味厚薄、寒热阴阳升降以及"脏气法时补泻"法组方遣药。其在"药类法象"中，将药物性用取法五运而分成"风升生""热浮长""湿化成""燥降收""寒沉藏"五类，以五行生克法用此五类药制方，而制方时则依治风、治暑、治湿、治燥、治火、治寒六气分类，不仅吸收了刘完素《素问玄机原病式》的内容，同时把五运六气理论扩大到制方遣药方面。

　　张元素借鉴运气治法拟订制方大法。《素问·至真要大论篇》曰："诸气司地，风淫于内，治以辛凉，佐以苦，以甘缓之，以辛散之；热淫于内，治以咸寒，佐以甘苦，以酸收之，以苦发之；湿淫于内，治以苦热，佐以酸淡，以苦燥之，以淡泄之；火淫于内，治以咸冷，佐以苦辛，以酸收之，以苦发之。燥淫于内，治以苦温，佐以甘辛，以苦下之；寒淫于内，治以甘热，佐以苦辛，以咸泻之，以辛润之，以苦坚之。"张元素据此以五行生克的原理，拟订了风、暑、湿、燥、寒五类制方大法。即"风制法：肝、木、酸，春生之道也，失常则病矣。风淫于内，治以辛凉，佐以苦辛，以甘缓之，以辛散之。暑制法：心、火、苦，夏长之道也，失常则病矣。热淫于内，治以咸寒，佐以甘苦，以酸收之，以苦发之。湿制法：脾、土、甘，中央化成之道也，失常则病矣。湿淫于内，治以苦热，佐以咸淡，以苦燥之，以淡泄之。燥治之法：肺、金、辛，秋收之道也，失常则病矣。燥淫于内，治以苦温，佐以甘辛，以辛润之，以苦下之。寒制法：肾、水、咸，冬藏之道也，失常则病矣。寒淫于内，治以甘热，佐以苦辛，以苦坚之"。这种以味成方的法则暗合了《汤液经法》和《辅行诀》关于经方原则的定义，实际上就是按照五运六气的天道规则，按照不同年份干支司岁备物、力化深浅，而形成理法方药的医算体系。

以当归拈痛汤示之。药物组成：羌活半两，防风三钱，升麻一钱，葛根二钱，白术一钱，苍术三钱，当归身三钱，人参二钱，甘草五钱，苦参（酒浸）二钱，黄芩（炒）一钱，知母（酒洗）三钱，茵陈（酒炒）五钱，猪苓三钱，泽泻三钱。主治：湿热为病，肢节烦痛，肩背沉重，胸膈不利，遍身疼，下注于胫，肿痛不可忍。张元素的五运六气方解：湿淫于内，治以苦温，羌活苦辛，透关利节而胜湿，防风甘辛，温散经络中留湿，故以为君。水性润下，升麻、葛根苦辛平，味之薄者，阴中之阳，引而上行，以苦发之也。白术苦甘温，和中除湿；苍术体轻浮，气力雄壮，能去皮肤腠理之湿，故以为臣。血壅而不流则痛，当归身辛，温以散之，使气血各有所归。人参、甘草甘温，补脾养正气，使苦药不能伤胃。张仲景云：湿热相合，肢节烦痛，苦参、黄芩、知母、茵陈者，乃苦以泻之也。凡酒制药，以为因用。治湿不利小便，非其治也，猪苓甘温平，泽泻咸平，淡以渗之，又能导其留饮，故以为佐。气味相合，上下分消，其湿气得以宣通矣。可见，张元素对药物理论的阐述都深受运气学说的影响。由于他认为古今运气不同，古方新病不相能，因此他化裁古方，别出新意，对后世遣方制药有很大启发性。

首先，他把五运与人体脏腑联系起来，将"五郁之病"（即"五运之法"）与"三感之病"和"四因之病"并列为三大临床病症。他引《素问·气交变大论》中话说："五运之政，犹权衡也，高者抑之，下者举之，化者应之，变者复之，此生长化收藏之理也。失常则天地四塞也。"文中"抑"（即岁运太过须抑制）、"举"（即岁运不及须辅助）、"应"（即气化正常当有正常的反应）、"复"（即胜气来克定有所复）是指五运主事的四种基本状态，它的总体发展趋势是维持自然与人体脏腑之间的动态平衡。因此，"五运主病，木、火、土、金、水，顺则皆静，逆则变乱，四时失常，阴阳偏胜，病之源也"。

其次，他把"气的阴阳升降"规律应用于药性和药效的分析，并以药效为主干而建构了一套较为成熟的法象药理模式。从学术上讲，法象药理始自北宋，如《医说》云："凡天地万物皆有阴阳，大小各有色类，寻究其理，并有法象。故毛羽之类皆生于阳而属于阴，鳞介之类皆生于阴而属于阳。"现代中医认为，中医药物学的发展主要依靠感觉经验。但是，自北宋开始，人们将运气学说与药理研究相结合，开辟了一条依靠"法象"对药理进行逻辑推衍的研究模式。金代医学家张元素继承了北宋"法象理论"的思维方法，大胆创新，他在认知药物气味阴阳及升降浮沉诸功能的前提下，利用

《素问》七篇大论中的气化、运气和阴阳学说，提出了"药类法象"的药理学思想，其内容包括：风升生，热浮长，湿化成中央，燥降收，寒沉藏及法象余品等，是为四时五运用药的指南。所以张元素在《气味厚薄寒热阴阳升降之图》中以麻黄（阳中之阴，性能为升）、附子（阳中之阳，性能为浮）、茯苓（阴中之阳，性能为降）和大黄（阴中之阴，性能为沉）为标志，类举了各种药物的性能与四时及脏腑的关系。张元素说："味为阴，味厚为纯阴，味薄为阴中之阳；气为阳，气厚为纯阳，气薄为阳中之阴"，又"味厚则泄，味薄则通；气厚则发热，气薄则发泄"，且"辛甘发散为阳，酸苦涌泄为阴；咸味涌泄为阴，淡味渗泄为阳"。是故，"四时五脏病，随五味所宜也"。刘完素通过《素问玄机原病式》《医方精要宣明论》等著作，也是自悟"法象"之妙，既"立象，详论天地运气造化自然之理"，又"求运气言象之意，而得其自然神妙之情理"。

再次，张氏深悟五运六气常数与变数之异。他以"变"为用药用方及治法的主导，深刻领悟《素问》七篇大论的思想精髓，通权达变，古为今用。《金史》卷131载张元素的学医心得云："运气不齐，古今异轨，古方新病不相能也。"在《医学启源》一书中，张元素又说："前人方法，即当时对症之药也。后人用之，当体指下脉气，从而加减，否则不效。"运气天象不同，立法用药就不同。众所周知，"尚变"是中国传统文化和易学思维方式的显著特征。《周易·系辞下》说："易之为书也不可远，为道也屡迁，变动不居，周流六虚，上下无常，刚柔相易，不可为典要，唯变所适。"晋·韩康伯注云："变动贵乎适时。"《易经》讲"变"，《素问》七篇大论所贯穿的一个中心思想也是"变"。如《素问·六微旨大论篇》载："夫物之生从乎化，物之极由乎变，变化之相薄，成败之所由也。"又《素问·气交变大论篇》云："夫气之变动，固不常在，而德化政令灾变，不同其候也。"张元素结合医学实际，在由"道"衍"术"的方面，以及用方用药及治法的层面言"变"，从这个层面，我们不妨将他的变化思想概括为一种"用变"观。

在治疗上，张氏专篇"六气主治要法"以六气思想阐发时令季节的气候特征，进而探讨该时令季节的疾病特征及治疗方法。如"大寒丑上，初之气，自大寒至春分，厥阴风木之位，一阳用事，其气微"，张元素进而指出该时令季节下多发病为风痰、风厥、半身不遂等，进而依《内经》之法，"在上者宜吐，在下者宜下"治之。"春分卯上，二之气，春分至小满，少阴君火之位，阳气动清明之间，有阳明之位也"。张元素指出该气之下多发风气风热，主要症状：脉浮，汗出，身重，眠多鼻息，语言难出。治疗时嘱不予热药，不予下，宜桂枝麻黄汤发汗，以此类推。且其在《医学启源》"药类法象"篇中将药物分为"风生升""热浮长""湿化成中央""燥降收""寒沉藏"五类，在用药时无不考虑这些药物的阴阳升降沉浮之性，因时应用。如习惯春加升麻、防风；夏加知母、黄芩、白芍；秋加茯苓、泽泻；冬加肉桂、桂枝；咳嗽，冬日加麻黄、陈皮少许等。在治疗潮热时，若发于辰戌时加羌活；午间发者加黄连；未间发者加石膏；申时发者加柴胡；酉时发者加升麻；夜间发者加当归根。治疗疟疾时，以柴胡为君，根据疟疾发作的时间、所属的经络，选用相应药物治疗。服药时间上，在用桂苓白术丸一方消痰逆，止咳嗽，散痞满壅塞时，嘱病在膈下，食前服；在膈上，食后服；在中者，不拘时，等等。

刘完素运用五运六气，是专从六淫病机来发挥的，而张元素运用五运六气，从五运脏腑寒热虚实以言辨证，从五运六气之化以言制方遣药，可见张氏运用运气学说的学术思想的独特之处。由于史称张元素"治病不用古方，自为家法"，后世一些医生如刘纯（宗厚）、汪机（石山）等，每引张元素"运气不齐，古今异轨，古方新病不相能"之语，致使后人有"张元素否定运气"之说，其实张氏所谓"运气不齐，古今异轨"，乃指运气并非古今不变，而是年年不同，参差多变的，古今气运不同，病症所出各异，治疗自不能墨守成规，而有"古方新病不相能"的结论。

《素问·天元纪大论篇》说："夫变化之为用也，在天为玄，在人为道，在地为化，化生五味，道生智，玄生神。"根据张元素对"变化"的相关阐述，我们不难看出，张元素的"用变"逻辑是把"在地为化，化生五味"作为"运气不齐"的现实依据，并由此而衍生出他的"脏腑病机学说"和"用药法象说"。在方法论上，张元素的"用变观"是对"运气九篇"在"术"层面上的一次成功的具体应用，其功劳不啻于仲景的"六气"六淫之《伤寒杂病论》，同时也是对当时已佚的《汤液经法》在神交层面上的一次复原。可惜的是，这一点至今中医界还没有认识到，究其原因，还是因为现代中医界对于五运六气的理解过于肤浅牵强。

私淑河间的金代医家张从正（子和）阐释标本中气重在"火"与"湿"。张子和曾说："病如不是当年气，看与何年运气同。便向某年求活法，方知都在至真中，庶乎得运气之意矣。"张子和以善于"攻邪"著称于世，他在解说"标本中气"时驭简于繁，紧紧抓住"火""湿"立论。张子和对六气、五运、六淫为病的治法方面强调了汗下吐三法。如"初之气病，宜以瓜蒂散主之……五之气病，宜以大小柴胡汤，以解表治里之类……终之气病，宜破积发汗之类"；"诸风掉眩，皆属于肝木，主动，治法曰，达者，吐也……诸痛痒疮，皆属于心火，治法曰，热者汗之，令其疏散也……诸湿肿满，皆属于脾土，治法曰，夺者，泻也……诸气膹郁，皆属于肺金，治法曰，清者，清膈，利小便解表"。因而，该书对于运气学说治法的研究有意义。他还提出灵活运用运气学说的原则。对于岁气、岁运与发病的关系，张氏反对"以年定气""以气定病"的做法，提出"病如不是当年气，看与何年气运同，便向某年求活法，方知都在至真中"的灵活运用原则。这种看法结合了望闻问切，完善为望、闻、问、切、算五法合一，使诊病不失绳墨、不偏天地，为学习、运用运气开了新局面。实际上，以年定气是对的，张子和之所以对运气的认识有偏差，是因为他忽略了"九九之制"的地气，只看到了"六六之节"的天气，这是不全面的运气观。之后朱丹溪、刘纯、汪石山、张景岳等不少著名医家都曾引述并传播张氏的见解，对医学界正确应用运气理论有一定影响。

张子和在《儒门事亲·卷十四·标本中气歌》中说"少阳从本为相火，太阴从本湿上坐；厥阴从中火是家，阳明从中湿是我；太阳少阴标本从，阴阳二气相包裹；风从火断汗之宜，燥与湿兼下之可；万病能将火湿分，彻开轩岐无缝锁"，他认为少阳从本，厥阴从中均为火；太阴从本，阳明从中均属湿；太阳从标为阳，少阴从本为阳；且风从火，寒同湿，则六气唯"火"与"湿"最为关键。又《儒门事亲·卷十四·辨十二经水火分治法》中提出"胆与三焦寻火治，肝和包络都无异，脾肺常将湿处求，胃与大肠同湿治，恶寒表热小（肠）膀（胱）温，恶热表寒心肾炽。十二经，最端的，四经属火四经湿，四经有热有寒时"。可见，张氏辨治疾病以标本中气从化理论为依据，用"火""湿"来统括六淫外邪与内生五邪的发生与传变，尤其强调标本中气之从火、从湿的核心乃是从湿，他说："天之气一也。一之用为风、火、燥、湿、寒、暑。故湿之气，一之一也。相乘而为五变。……凡此二十五变，若无湿则终不成疾。"张从正在《儒门事亲·运气歌》说"病如不是当年气，看与何年气运同，便向某年求活法，方知都在《至真》中"，实乃至真之言。

《儒门事亲·卷十》："风木郁之病：故民病胃脘当心而痛，四肢、两胁、咽膈不通，饮食不下，甚则耳鸣眩转，目不识人，善僵仆，筋骨强直而不用，卒倒而无所知也。……暑火郁之病：故民病少气、疮疡……湿土郁之病：故民病心腹胀，燥金郁之病：故民病咳逆，……寒水郁之病，故民病寒客心痛，……初之气：自大寒至立春、春分，厥阴风木之位，阳用事而气微。故曰：少阳得甲子，元头常准，以大寒交初之气，分以六周，甲子以应六气，下徵一月。正月、二月少阳，三阴三阳亦同。……二之气：春分至小满，少阴君火之位。……三之气：小满至大暑，少阳相火之位。四之气：大暑至秋分，太阴湿土之位……。五之气：秋分至小雪，阳明燥金之位。终之气：小雪至大寒，太阳寒水之位。风木肝酸，达针：与胆为表里，东方木也，色青，外应目，主治血。芍药味酸微寒，泽泻咸平。乌梅酸热。诸风掉眩，皆属于肝。木主动。治法曰：达者，吐也。其高者，因而越之。可刺大敦，灸亦同。……暑火心苦发汗：与小肠为表里，……。湿土脾甘，压针：与胃为表里，……。燥金肺辛，清针：与大肠为表里。寒水肾咸，折针：与膀胱为表里。大寒丑上初之气：初之气为病，多发咳嗽、风痰、风厥、涎潮痹塞、口喝、半身不遂、失音、风癫、风中、妇人胸中留饮、两脐腹微痛、呕逆恶心、旋运惊悸、狂惕、心风、搐搦、颤掉。初之气病，宜以瓜蒂散吐之，在下泄之；春分卯上二之气：二之气为病……；小满巳上三之气：三之气为病，……；大暑未上四之气：四之气为病，……；秋分酉上五之气：五之气为病，……；小雪亥上终之气：终之气为病，……"《儒门事亲》卷十中清楚扼要地写出了五运之病、六气之病的治法。

十二经络与五运六气的发挥也详细记载于《儒门事亲·卷十》中。"肝之经足厥阴风乙木：是动则病腰痛不可以俯仰、丈夫癀疝、妇人少腹肿，甚则嗌干、面尘脱色。是肝所生患者，胸满，呕逆，飧泄，狐疝，遗溺，闭癃。为此诸病；胆之经足少阳风甲木：是动则病口苦、善太息、心胁痛、不能转侧，甚则面微有尘、体无膏泽、足外反热，是为阳厥。是主骨所生患者，头痛、额痛、目内眦痛、缺盆中肿痛、腋下肿、马刀挟瘿、汗出振寒、疟、胸、胁、肋、髀、膝，外至胫绝骨外踝前及诸节皆痛，小指次指不用，为此诸病。……心之经手少阴暑丁火：……小肠经手太阳暑丙火；……脾之经足太阴湿己土：……胃之经足阳明湿戊土；……心包络手厥阴为母血：……三焦经手少阳为父气；……大肠经手阳明燥庚金：……肺之经手太阴燥辛金；……肾之经足少阴寒癸水：……膀胱经足太阳寒壬水。风治法：风淫于内，治以辛凉，佐以甘苦，以甘缓之，以辛散之。防风通圣散、天麻散、防风汤、祛风汤、小续命汤、消风散、排风汤。……暑治法：热淫于内，……

火治法：火淫于内，……燥治法：燥淫于内；……寒治法：寒淫于内，……"
这表明《儒门事亲》将五运六气和十二经理论结合起来应用于疾病治疗。

　　张从正在《儒门事亲》里举出一些临床应用五运六气的例子，如嗽与咳，在《儒门事亲·卷三》中的记载如下："嗽与咳，一证也。后人或以嗽为阳，咳为阴，亦无考据。且《内经·咳论》一篇，纯说嗽也，其中无咳字。由是言之，咳即嗽也，嗽即咳也。……《生气通天论》云：秋伤于湿，上逆而咳。《阴阳应象大论》文义同，而无嗽字，乃知咳即是嗽明矣。……《素问·咳论》虽言五脏六腑皆有咳，要之止以肺为主。《素问》言：皮毛者，肺之合也。皮毛先受邪气。注云：邪为寒气。《经》又曰：邪气以从其合也，其寒饮食入胃，从脾脉上至于肺则肺寒，肺寒则内外合邪，因而客之，则为肺咳。后人见是言，断嗽为寒，更不参较他篇。……岂知六气皆能嗽人？若谓咳止为寒邪，何以岁火太过，炎暑流行，金肺受邪，民病咳嗽？岁木不及，心气晚治，上胜肺金，咳而鼽。……从革之纪，金不及也，其病嚏咳。……坚成之纪，金太过也，上徵与正商同，其病咳。……少阳司天，火气下临，肺金上从，咳、嚏、鼽。……三之气，炎暑至，民病咳、呕。……终之气，阳气不藏而咳。……少阳之复，枯燥烦热，惊瘈咳鼽，甚则咳逆而血泄。……少阴司天，客胜则鼽嚏，甚则咳喘。少阴之复，燠热内作，气动于左，上行于右，咳，皮肤痛，则入肺，咳而鼻渊。若此之类，皆生于火与热也。岂可专于寒乎？……谓咳止于湿耶？……金郁之发，民病咳逆，心胁痛，岁金太过，燥气流行，肝木受邪，民病咳，喘逆，逆甚而呕血。……阳明司天，金火合德，民病咳、喘、塞。阳明之胜，清发于中，溢塞而咳。阳明之复，清气大举，咳哕烦心。若此之类，皆生于燥，岂可专于湿也？……其治法也""风之嗽，治以通圣散加半夏、大人参半夏丸，甚者汗之；……暑之嗽，治以白虎汤、洗心散、凉膈散，加蜜一匙为呷之；……火之嗽，治以黄连解毒汤、洗心散、三黄丸，甚者加以咸寒大下之；……湿之嗽，治以五苓散、桂苓甘露散及白术丸，甚者以三花神佑下之；……燥之嗽，治以木香葶苈散，……寒之嗽，治以宁神散、宁肺散，有寒痰在上者，以瓜蒂散越之。"由此可见子和治疗咳嗽的思路完全按照五运六气逻辑来进行的。

　　张从正在《儒门事亲·卷三》中记载的另一个例子是三消，原文如下："夫消者必渴。渴亦有三：有甘之渴，有石之渴，有火渴。肥者令人内热，甘者令人中满，其气上溢，转为消渴。《经》又曰：味厚者发热。《灵枢》亦曰：咸走血，多食之人渴。咸入于胃中，其气上走中焦，注于肺，则血气走之，血与咸相得，则凝干而善渴。血脉者，中焦之道也。此皆肥甘之渴。……阳明司天，四之气，嗌干引饮，此心火为寒水所郁故然；……少阳司天，三之气，炎暑至，民病渴；……太阳司天，甚则渴而欲饮，水行凌火，火气郁故然。少阴之复，渴而欲饮；少阳之复，嗌络焦槁，渴饮水浆，色变黄赤。又伤寒五日，少阴受之，故口燥舌干而渴。……肾热患者，苦渴数饮，此皆燥热之渴也。故膏粱之人，多肥甘之渴。二者虽殊，其实一也。故火炎上者，善渴；火在中者，消谷善饥；火在上中者，善渴多饮而数溲；火在中下者，不渴而溲白液；火偏上中下者，饮多而数溲，此其别也。后人断消渴为肾虚，水不胜火则也。……自制神芎丸，以黄芩味苦入心，牵牛、大黄驱火气而下，以滑石引入肾经。此方以牵牛、滑石为君，以大黄、黄芩为臣，以芎、连、薄荷为使，将离入坎，真得黄庭之秘旨也。而又以人参白术汤、消痞丸、大人参散、碧玉鸡苏散，数法以调之。故治消渴，最为得体。"此表明子和用五运六气之理论可治理三消，也说明六气六经皆可致渴，其实何止一渴，六气可致百病百症。

张从正在治疗留饮时也运用了《内经》中的五运六气理论，如《儒门事亲·卷三》记录："《内经》曰：岁土太过，雨湿流行，肾水受邪，甚则饮发中满，太阳司天，湿气变物，水饮内蓄，中满不食。注云：此年太阴在泉，湿监于地，病之帮始，地气生焉。……少阴司天，湿土为四之气，民病骱衄饮发。又土郁之发，民病饮发注下，胕肿身重。又太阴所至，为各饮痞隔。又太阴所至，蓄满。……又太阴之胜与太阴之复，皆云饮发于中。以此考之，土主湿化，不主寒；水主寒化，不主湿。天多黔雨，地有积潦，皆以为水。在《内经》属土，冰霜凝互，风气凄凛，此水之化也。故曰：丑未太阴湿土，辰戌太阳寒水。二化本自不同，其病亦异。夫湿土太过，则饮发于中。今人以为脾土不足，则轩岐千古之书，可从乎？不可从乎？"子和不但运用司天，还专注于在泉致病的治疗，与藏象经络紧密联系，实为运气之高手。

张从正还将五运六气理论运用于诊断和治疗。如《儒门事亲·卷二》中记载："有一言而可以赅医之旨者，其惟发表攻里乎？虽千枝万派，不过在表在里而已矣。欲攻其里者，宜以寒为主；欲发其表者，宜以热为主。虽千万世，不可易也。发表不远热，攻里不远寒。此寒热二字，谓六气中司气之寒热。司气用寒时，用药者不可以寒药；司气用热时，用药者不可以热药，此常理也。惟攻里发表则反之。然而攻里发表，常分作两途。若病在表者，虽畏日流金之时，不避司气之热，亦必以热药发其表；若病在里者，虽坚冰积雪之时，不避司气之寒，亦必以寒药攻其里。所谓发表者，出汗也。所谓攻里者，涌泄也。若司气用寒之时，病在表而不在里，反以寒药冰其里，不涌不泄，坚腹满痛急，下痢之病生矣；若司气用热之时，病在里而不在表，反以热药燥其中，又非发汗，则身热、吐下、霍乱、痈疽、疮疡、瞀郁、注下、眴瘈、肿胀、呕吐、鼽衄、头痛、骨节挛、肉痛、血泄、淋闭之生矣。"

《儒门事亲·湿热门》："凡大人、小儿，暴注水泻不止，《内经》曰：此病暴速注泻。久而不愈者，为涌泄注下。此乃火运太过之病也，火注暴速故也，急宜用新汲水调下甘露饮子、五苓散、天水散。或用井华水煎此药，放冷服之，病即瘥矣。不可用御米谷、干姜、豆蔻、圣散子之类，纵然泄止，肠胃气滞不通，变为胀。此法宜分阴阳，利水道，乃为治法之妙也。"可知，应用五运六气治病其实并不困难，只要根据疾病五运六气的病机使用方剂便一定会有效验。《儒门事亲·风论》中记有："《气交变大论》云：岁火太过，炎暑流行，火气太剧，肺金受邪，上应荧惑热郁，可用辛凉以解火。治世人民安静，如用升麻葛根汤、败毒散，辛温之剂，亦无加害。亦可加葱白、盐、豉，上而越之，表而解之，大而明现。其病。"《儒门事亲·卷四》中记载了六气致病后，可考虑应用的方剂："风气：防风通圣散、防风天麻汤……。暑气：白虎汤、桂苓甘露散……。湿气：五苓散、葶苈木香散……。火气：凉膈散、黄连解毒汤……。燥气：神功丸、脾约丸……。寒气：姜附汤、四逆汤……"《儒门事亲·卷四》中把方剂分门别类地对应六气（六淫），这为后世在六淫的治疗方面提供了用方法则和临床应用的参考方剂。

李杲在《脾胃论》中提出"内伤脾胃，百病由生"的理论，为补土派代表，其主要学术观点也是基于运气学说产生的。李杲受运气学说启发，重视脾胃的功能。其在"阴阳寿夭论"中说："五常政大论云：……脾主五脏之气，肾主五脏之精，皆上奉于天。二者俱主生化以奉升浮，是知春生夏长，皆从胃中出也。故动止饮食，各得其所，必清必净，不令损胃之元气，下乘肾肝，及行秋冬殒杀之令，则亦合于天数耳。"基于这种认识，对于脾胃格外重视，并认为脾胃是升降的枢纽，主于五脏之气。其又云："盖胃为水谷之海，饮食入胃，先输脾归肺，上行春夏之令，以滋养全身，乃清气为天者也；升已而降，下输膀胱，行秋冬之令，为传化糟粕，转味而出，乃浊阴为地也。"这种升清降浊作用，实际上就是脾胃功能的表现，也是长夏之气相合于人体的体现，也是六气右迁于天、五运左迁于地的结果。《脾胃论》的运气学基础，是六气右迁于天、五运左迁于地的气运运动失调，反映到人身上就是脾胃升降运动失调。李氏明确提出"脾胃为气机升降之枢纽""脾主升，胃主降"等理论，并以之解释了多种内伤病的病机。

此外，李杲的许多观点也都源于运气学说，如在"脾胃盛衰论"中以运气学说为指导，注重"主气"与"客气"的矛盾双方对机体病理改变的影响，倡"升阳"与"散火"的治疗法则，如"假如时在长夏，于长夏之令中立方，谓正当主气衰而客气旺之时也，后者之处方者，当从此法加时令药，名曰补脾胃泻阴火升阳汤"。在"仲景引《内经》所说脾胃"中大量引证了《气交变大论》《五常政大论》等有关运气学说的原文，借以说明岁气太过、不及与内在脏腑"所胜""所不胜"的关系；另外，在"阴阳寿夭论""气运衰旺说"及"亢则害承乃制论"中也有许多精辟论述。可见，李杲是精研运气学说和善用运气学说的典范。

《医学发明》是李杲的代表性医学著作，由罗天益为之刊行。这部著作的编写体例较为独特，多以《黄帝内经》《难经》《伤寒杂病论》的某些论点为标题，展开论述。既对理论问题进行溯本求源，又将理论落实到具体临床应用，体现了东垣对之前医学理论的继承与创新。其中，"五邪相干"部分就是对《难经》四十九难、五十难五邪理论的进一步阐发。

《难经·四十九难》提到的五邪是指风、暑、饮食劳倦、寒、湿 5 种致病因素。重点以五行、五色、五臭、五声、五液与人体五脏的关系来说明同一致病因素伤及五脏时的不同表现。而《难经·五十难》则根据五行相生相克的病传机制定义五邪的五行属性，结合邪气与脏腑的生克关系，分别以虚邪、实邪、贼邪、微邪与正邪命名。以发病藏象为受病脏器，本脏病为正邪，以生我者为虚邪，我生者为实邪，克我者为贼邪，我克者为微邪。这里的五邪已经不是致病因素，而是在五行理论指导下的发病机制，如此，则五脏各有五种发病类型，均以上述因机证治一线相贯的形式形成了一套辨证论治模式。李杲的"五邪相干论"继承了《难经·五十难》的五行推演模式。而且《脾胃论》的开篇就是"藏气法时升降浮沉补泻之图"，这张图蕴含的核心思想就是五行推演，这一思想也贯穿于《脾胃论》全书，指导其诠解病机、立法用药，正是这样一种学术理念才决定了他对《难经》五邪理论会有进一步的发展。"五邪相干论"对《难经》最大的发展在于阐发了虚邪、实邪、贼邪、微邪、正邪 5 种发病类型的具体证候表现及选方用药，这就把《难经》根据五行学说单纯的理论推演落实到了临床实践的基础上，让理论有了指导临床实践的具体内容。

五邪相干论的形成绝非东垣运用五行学说的随意推演，应该是他基于脾胃病证的医疗实践形成的、从特殊到一般的规律总结。在《脾胃论·脾胃盛衰论》中已然蕴含了这种辨治模式。"**至而不至者，谓从后来者为虚邪，心与小肠来乘脾胃也**"，这里已经明言"**虚邪**"，与《医学发明》中的"**脾病，虚邪，湿热相合**"主旨不远，其下的四段文字其实与《医学发明》中的脾病实邪、贼邪、微邪、正邪所论相当，接下来的五张方剂就是针对这五种情况的选方用药。不同的是：《脾胃论》是立足脾胃的虚实贼微正，强调的是脏腑之间生克关系失衡所致的病变；而《医学发明》则是从一脏推论及四脏，强调风、暑、湿、燥、寒之间的生克变化引发的病机演变。二者的立论基础和实践基础是一致的，正是有了之前对脾胃虚实贼微正之邪证治的实践基础，并形成了《脾胃论》中相对成熟的辨治理论，才有了之后借助五行学说推演而形成的《医学发明》的五邪相干论。

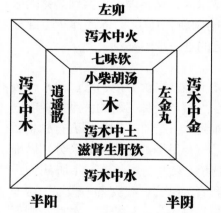

这一五行生克虚实贼微正邪气理论形成后，在明代楼英的《医学纲目》中有详细收录，从王纶、薛己等明代医家的著作中，可以深刻感受到他们对脏腑之间生克关系的强调，鲜明地体现着东垣脾胃学说对其的影响。至清代高鼓峰（1623—1670）《四明心法》中列出"二十五方总图"，完全继承了五邪相干论的思想，并将其中五行生克的原理表述得更加直白，并有所发展。如高氏云："足厥阴肝，足少阳胆，木主病变见五证用药之法：肝与胆，自病为正邪，用逍遥散泻木中之木；之心病为实邪，用七味饮泻木中之火；之脾病为微邪，用小柴胡汤泻木中之土；之肺病为贼邪，用左金丸泻木中之金；之肾病为虚邪，用滋肾生肝饮泻木中之水。"高氏所云的主病，乃各脏腑所主之病，统正、实、微、贼、虚五邪；变见五证者，乃各脏腑自具之五邪。余四胜高氏亦分别以五方统之。如火主病，分别以归脾汤、远志饮子、龙骨丸、导赤散、养荣汤为治。土主病分别以六君子汤、四君子汤、理中汤、建中汤、香连丸为治。金主病分别以泻白散、生脉散、生金滋水饮、黄芪汤、补中益气汤为治。水主病分别以六味饮、疏肝益肾汤、八味丸、右归饮、左归饮为治。在二十五方概治五脏诸病中，其养肾方药为八首，占三分之一。如果再加上全真一气汤，动静相宜，虚实补泻，五行圆运动一气周流。说明这些医家没有机械地继承这一理论，而是结合自己的实践灵活地变通，最终他们开宗立派，为中医理论的进一步传承发展做出了贡献。而这一理论就是《扁鹊外经》的主要医算内容之一。

李东垣制定时方及根据时令加减药物。如补中益气汤为春季常用之方（时方）；清暑益气汤为长夏常用之方（时方）；升阳益胃汤为秋季常用之方（时方）；神圣复气汤为冬季常用之方（时方）。咳嗽、食不下、伤食、噎塞、腹痛、表虚自汗、腹满闷塞等疾病均据时令进行药物加减。如羌活愈风汤证中，望春大寒之后加人参、半夏、柴胡；望夏之半月加黄芩、石膏、知母；夏季之日加白术、茯苓、防己；初秋大暑之后加藿香、厚朴、桂枝；望冬霜降之后加肉桂、附子、当归。

李东垣结合时令用药心法：第一，按四时气候寒热温凉特点用药。春温，夏热，用药原则为"疗热以寒药"，"用温（热）远温（热），热无犯热"；秋凉，冬寒，用药原则为"疗寒以热药"，"用凉（寒）远凉（寒），寒无犯寒"。春季所用药物其特性为清凉风药，夏季所用药物其特性为大寒之药，秋季所用药物其特性为温气之药，冬天所用药物其特性为大热之药。第二，结合季节气候升降沉浮特点用药。春"生"，用药原则为"春吐"，不可下；夏"长"，用药原则为"夏汗"，不可下；秋"收"，用药原则为"秋下"，不可汗；冬"藏"，用药原则为"使阳气不动"，不可汗。第三，结合季节气候五行特点用药。春属木，用药特点是"祛风（木），柔肝（木），健脾（土）"，体现"泄本脏所属五行过剩之气，泄我所不胜之脏，补我所胜之脏"的原则；夏属火，用药特点是"泻热（火），润肾（水），补肺（金）"，体现"泄本脏所属五行过剩之气，泄我所不胜之脏，补我所胜之脏"的原则；秋属金，用药特点是"清燥（金），健脾（土），柔肝（木）"，体现"泄本脏所属五行过剩之气，补生我之脏，泄我所胜之脏"的原则；冬属水，用药特点是"散寒（水），健脾（土），温肾（水）"，体现"泄本脏所属五行过剩之气，泄我所不胜之脏，补我所胜之脏"的原则。

将一年四季与一日相对应，根据一日昼或夜、时辰选方用药。如"若夜发热，主行阴，乃血热也，四顺饮子、桃仁承气汤选而用之。若昼则明了，夜则谵语，四顺饮子证"；"从卯至午时发者，宜大柴胡汤下之；从午至酉时发者，知其邪气在内也，宜大柴胡汤下之；从酉至子时发者，或至寅时者，知其邪气在血也，宜桃仁承气汤下之"。李东垣根据时间节律诊断疾病，认为"昼则发热，夜则安静，是阳气自旺于阳分也"；同理，昼安，夜里发热烦躁是阳气下陷于阴中，而昼夜均发热烦躁，是重阳无阴。基于这一点，李东垣利用注重择时服药，如对一阳虚阴盛的患者，"每日清晨以腹中无宿食服补阳汤"，以助阳升发，临卧服泻阴丸泻未盛之阴。李东垣择时服药方案达9种之多，包括空心服，不拘时服，临卧服，食远服，食前、食后服，巳午间服，上午服等。总之，李东垣结合季节气候的寒热温凉特征，升降沉浮特征及季节与脏器所属五行生克制化的配合选用药之内容丰富翔实，独树一帜。

《医学启源》张吉甫序中云："先生张元素……暇日辑集《素问》五运六气，《内经》治要、《本草》药性，名曰《医学启源》，以教门生。……真定李明之，门下子弟也，请余为序，故书之。"可见东垣师从张元素的五运六气之理法方药是历史事实。而且东垣的《活法机要》取法于《素问病机气宜保命集》之五运六气体系，也是东垣医算的一个方面。

罗天益，字谦甫（1216—1297），元代无极（今河北无极）人，为蒙元时期重要医家。罗天益是李东垣的入门弟子，独得师门真传。李东垣在《黄帝内经》《伤寒杂病论》《难经》及张洁古的影响下，时间医学思想内容较丰富。特别是其按时令用药的思想对后世影响深远。罗天益全面继承和发展了李东垣的学术思想，著有《卫生宝鉴》一书，其时间医学思想方面有独到发挥，对发展时间医学有重要意义。以"时不可违"作为重要的治疗原则。《卫生宝鉴》卷一开篇即说明春月奉生之道"必先岁气，无伐天和"，医病用药亦宜"应乎天道以使之平"。并述众多案例介绍"违时而治"之后果。在推断疾病预后方面，罗天益仍然十分重视参考季节、时间的重要性，将《内经》"主胜逆、客胜从，天之道也"的五运六气思想运用于临床实践中。

《卫生宝鉴》有众多时间医学的论述，其论述多以《黄帝内经》《伤寒杂病论》为基础。如书中有记述营气运行的昼夜节律、人体气血盛衰随年龄增长的变化、对时令特点的认识及应时养生的看法、一日内阴阳的变化、脏器法时补泻理论、邪气伏于体内病情随季节发生变化、择时采药的理论，均引用《黄帝内经》之说。对消渴"春夏剧，秋冬瘥"的认识，对"春宜吐"，白虎"立夏以前，处暑以后不可妄用"的认识都明确记述取自仲景之说。《卫生宝鉴·卷十一·药类法象》对药物进行归类中，采用"风升生""热浮长""湿化成""燥降收""寒沉藏"的分类法，正与"春、夏、长夏、秋、冬"相对应。《中风论》篇论述疾病的病因病机及治疗方法，其中提出"当须按时令而调阴阳"，并详细介绍各方按时令加减的情况，该论皆出自张洁古的《洁古家珍》。故其时间医学思想亦深受张洁古的影响。罗天益作为李东垣晚年亲灸弟子，在侧受学并助其修订刊书，故深得李东垣真传，其时间医学思想尤其是时令用药知识深受李东垣影响。如开篇《春服宣药辨》论春不宜使用牵牛、大黄之类下之，罗天益演"先师东垣老人论奉生之道"著为此论。又如对黄疸预后的时间判断，罗天益遵先师之法进行判断，"师曰：黄疸之病，当以十八日为期。治之十日以上宜瘥，反剧为难治"。

同一疾病在不同季节，选用方药不同。卷十六"四时用药例"篇示对于溲而便脓血的小肠泄，脉平和者，春分至立秋宜芍药柏皮丸，立秋至春分宜香连丸，加减平胃散四时皆宜。香连丸由木香、黄连、吴茱萸组成，在制方中用吴茱萸与黄连同炒后去吴茱萸，以黄连与木香成剂。吴茱萸，辛、苦、热，有小毒，佐制黄连苦寒之性，故本方清热燥湿力量较弱，不适于夏季暑热隆盛之时选用。故嘱立秋至春分时使用。而芍药柏皮丸由芍药、黄柏组成，为苦寒之剂，治疗湿热痢疾。根据"用寒远寒"的原则，春分之前，立秋之后不宜用。加减平胃散，由人参、白术、茯苓、甘草、陈皮、厚朴、木香、槟榔、阿胶、桃仁、黄连组成，治以健脾和胃，行气祛湿。全方以调脾胃为中心，因"四季皆以胃气为本"，故四时皆宜。

罗天益用方注重因时加减，卷七《中风论》详细备述治疗中风选方用药及因时加减的情况。小续命汤通治八风五痹痿厥等疾，用于治疗中风有六经之形证者。使用时"以一岁为总，六经为别"，进行加减。"一岁为总"加减即春夏加石膏、知母、黄芩；秋冬加官桂、附子、芍药。选用的方剂是根据中风痿痹的一般病机组合成方的，因四时气候寒热温凉特点不同，对病情影响不一，故春夏温热之时，加石膏、知母、黄芩以针对春夏气候对病情的影响；同理，秋冬宜加官桂、附子、芍药温热之品以针对寒凉气候对病情的影响。

《内经》云："司岁备物，气味之专精也。"罗天益认为："凡药昆虫草木，生之有地；根叶花实，采之有时。失其地，性味少异，失其时，气味不全。"故其特别注重药物的择时采制。如万圣神应丹可出箭头、鱼骨、针、麦芒等。此方仅茛菪科一味药。其使用特别讲究，嘱于端午前一日，持不语寻上项科，次日端午，日未出，用镶只一下，取出。又刀箭药方中药物采制时，于五月五日平旦，采地上青蓟、莴苣菜各一握，于日未出时捣作饼子，晒干。明代医家熊宗立的《医学源流》："罗天益，号谦甫先生，东垣弟子也，著《卫生宝鉴》《药象图》，又有《经验方》。"其中《药象图》即是承传张元素按照五运六气司岁备物的《用药法象》。

朱丹溪著有《格致余论》《局方发挥》，并传有《金匮钩玄》《伤寒辨疑》《本草衍义补遗》《外科精要发挥》《丹溪治痘要法》等，及其流传的《丹溪心法》《丹溪心法附余》等书，《丹溪心法》由朱震亨的门人、私淑者整理编纂。《丹溪心法》原题为朱震亨所撰，根据书中序言，该书是丹溪弟子赵以德、刘淑渊、戴元礼等人整理丹溪心得，并附以己见而成，最早由杨楚玉于明·成化初年（1464）刊行于世，后王季献又增添方剂，再次刊行。程充又根据丹溪曾孙朱贤的家藏版本，合并参考，修订而成。

丹溪另外还有一部地理堪舆著作《风水问答》传世，元惠宗至正十四年甲午（1354）著成，胡翰（1307—1381）为序，胡翰于《忆丹溪先生哀辞》谓丹溪"著山川地理论成"，即是指此书，收录于明嘉靖年间童佩（1542—1578）的《奚囊广要》。《奚囊广要》共收书十三种，依次为《田家五行》《种树书》《洞天清禄》《物类相感志》《名物法言》《风水问答》《地理正言》《草木幽微经》《语助》《保产育婴录》《丹溪治痘要法》《备急海上仙方》《兽经》等。

丹溪《风水问答》体例略同于《局方发挥》，设为问答，但无小序结语。全书九问，中心在于反对卜葬而主张卜居室。开头第一问，引《易·系辞》和《孝经》说明上古无卜葬之说。第二问论证古人葬不卜地，不卜年月日时。第三问则论述卜葬乃"当其哀痛追慕之时而诱之以其所愿欲"而为欺，遂使天下之人受其欺而不自觉。进而，第四问引《内经》《礼记》《书》《诗》，论证居室与葬不同，强调人之居室应当卜。随后，第五、第六问论居室形气于人"祸福之应如此其的"，居室水势与局向，有吉凶祸福的直接关系。第七问则用一大段骈四骊六的文字，描写"形势之和顺翕合，与反逆分争"。第八问论居室山势水流与吉凶。最后论"人之居室，其要有七，形局、向首、门、路、水、砂、景"，主张人之祸福，取决于行为善恶，受福必须有德主善之人。故《新安文献志》卷二十三引中曾记载朱熹对于传染病的看法，"染与不染，系乎人心之邪正"。

丹溪《风水问答》虽非医学著作，但作为丹溪亲著书，其学术价值自不待言。其中虽多引证儒道二家著作，但也引用医家经典《内经》。如第四问"《内经》曰：人在气交中"；第五问"《内经》曰：出入升降，无器不有"，又曰："天食人以五气"。前两条出自《素问·六微旨大论》，后一条则出自《素问·六节藏象论》。但卜葬与卜居室的龙砂堪舆理论体系虽然流派不同，基本上都是峦头派与理气派，都是以九宫飞星与八宅法门为基础，厚此薄彼实在是丹溪有所偏好吧。故王行（1331—1395）于《题朱彦修风水问答后》中说："阴阳五行有自然之运，或为灾咎，良非偶然，惟德足以消弭，今乃以力胜之，非理矣。此又见其不能笃于自信也。孔子曰：致远恐泥。丹溪其泥者哉！"王行与丹溪弟子徐彦纯及戴思恭之子伯兼交好，对丹溪之医学推崇备至，《半轩集》中有多处述及，如《医经辨证图序》《募刊朱彦修医书疏》等。而本书敢于对丹溪拘泥住宅堪舆的观点提出异议，洵属难能可贵。

朱丹溪是滋阴派代表，其对运气学说的研究卓有成效。运气学说对其"阳常有余，阴常不足"及"相火"理论的形成有一定影响。朱氏学医于罗知悌，系刘完素的再传弟子，但他不拘于刘氏一家之言，融贯刘、张、李各家之长，复参运气君相二火之说以及《易经》太极之理，从而创立"阳常有余，阴常不足"及"相火"理论。朱丹溪所言"君火""相火"源于运气概念，在《素问·天元纪大论》中有"君火以明，相火以位"，《素问·六微旨大论》对运气学说中君、相二火所主时令亦有详细记述，表明"君火""相火"是运气学说中用以标记不同时令中天人感应之气候、物候、藏象证候特征的术语。朱丹溪用君火、相火解释人体生理功能，指出人身亦有二火，一为君火，即心火，一为相火，相火存在于肝、肾、胆、膀胱、心包、三焦之中，受制于心火。

朱氏同时强调五运六气是病机所在，阐述了六郁产生的机制，创制了治疗六郁的越鞠丸。如其说"盖治病之要，以穷其所属为先，先苟不知法之所归，未免于无差耳。故疾病之生不胜其众，要其所属，**不出五运六气而已**。诚能于此审查而得其要，然后为之治，**又必使之各应于运气之宜，而不至有一毫差误之失**，若然则治病求其属之道，庶乎其无愧矣。"但是，对于运气定局及推演，朱氏较少运用，其态度并非弃置不学，而是主张学医者应在掌握了病机、证治之后，再事钻研，望闻问切算一体，以防误入歧途。对于运气与疾病的联系，他则主张需进行连续观察，细细体察发病规律，才能达到指导临床的目的。这也是贯彻了刘完素、张元素的望闻问切算的五法合一模式。

《丹溪心法》中记载："谆谆然若有不能自已者，是岂圣人私忧过计哉？以医道之要，悉在乎此也。观乎《原病式》一书，比类物象，深明乎气运造化之妙，其于病机气宜之理，不可以有加矣。"《丹溪心法》曰："邪气各有所属也，当穷其要于前，治法各有所归位。当防其差于后。盖治病之要，以穷其所属为先，苟不知法之所归，未免于无差尔。是故疾病之生，不胜其众，要其所属，不出乎五运六气而已"。此表明朱震亨是认同五运六气医术理论的。朱震亨认为医生应具备五运六气的医学理论常识，其曰："无失天信，无逆气宜。《五常政大论》曰：必先岁气，无伐天和。此皆无失气宜之意也。故《素问》《灵枢》之经，未尝不以气运为言，既曰先立其年以明其气，复有以戒之曰，治患者必明天道、地理、阴阳更胜，即曰不知年之所加，气之盛衰，虚实之所起，不可以为工矣。"

《丹溪心法》中记有："若夫诸风掉眩，皆属旺木；诸痛痒疮，皆属心火；诸湿肿满，皆属脾土；诸气膹郁，皆属肺金；诸寒收引，皆属肾水。此病属于五运者也。诸暴强直，皆属于风；诸呕吐酸，皆属于热；诸躁扰狂越，皆属于火；诸痉强直，皆属于湿；诸湿枯涸，皆属于燥；诸病水液，澄澈清冷，皆属于寒。此病机属于六气者也。"《丹溪心法·治病必求于本》中有："今夫厥阴为标，风木为本，其风邪伤于人也，掉摇而眩转，眴动而瘛疭，卒暴强直之病生矣。少阴为标，君火为本，其热邪伤于人也，疮疡而痛痒，暴注而下迫，水液浑浊之病主矣。少阳为标，相火为本，其热邪伤于人也，为热而瞀瘛，躁扰而狂越，如丧神守之病主矣。善为治者，风淫所胜，平以辛凉；热淫所胜，平以咸寒；火淫所胜，平以咸冷，以其病本于阳，必示其阳而疗之，病之不愈者，未之有也。太阴为标，湿土为本，其湿邪伤于人也，腹满而身肿，按之而没指，诸痉强直之病生矣。阳明为标，燥金为本，其燥邪伤于人也，气滞而膹郁，皮肤以皴竭，诸湿枯涸之病生矣。太阳为标，寒水为本，其寒邪伤于人也，吐利而腥秽，水液以清冷，诸寒收引之病生矣。善为治者，湿淫所胜，平以辛热，以其病本于阴，必求其阴而治之，病之不愈者，未之有也。"此本于五运六气之定局推演。

《丹溪心法·丹溪先生心法卷一》中记有："愈风汤，中风症，如初觉风动，服此不至倒仆。羌活、甘草（炙）、防风……石膏、芍药各四两，桂一两，此药常服之，不可失四时之辅。如望春大寒之后，本方中加半夏，人参、柴胡各二两，通草四两，谓迎而夺少阳之气也；如望春谷雨之后，本方中加石膏、黄芩、知母各二两，谓迎而夺阳明之气也；季夏之月，本方中加防己、白术、茯苓各二两，谓胜脾土之湿也；初秋大暑之后，本方中加厚朴、一两，藿香一两，桂一两，谓迎而夺太阴之气也；望冬霜降之后，本方中加附子、官桂各一两，当归二两，谓胜少阴之气也。如得春气候，减冬所加，四时类此。此虽立四时加减，更宜临病之际，审察虚实寒热、土地之宜，邪气多少。"在此，丹溪将五运六气之主运主气理论运用于四季用药。

丹溪将五运六气的理论运用于寸口脉诊。《丹溪心法·能合色脉可以万全》中记："脉息所动，寸关尺中，皆有其位。左颊者，肝之部，以合左手关位，肝胆之分，应于风木，为初之气；额为心之部，以合于左手寸口，心与小脉之分，应于君火，为二之气；鼻为脾之部，合于右手关脉，脾胃之分，应于湿土，为四之气；右颊肺之部，合于右手寸口，肺与大肠之分，应于燥金，为五之气；颏为肾之部，以合于左手尺中，肾与膀胱之分，应于寒水，为终之气；至于相火，为三之气，应于右手，命门、三焦之分也。若夫阴阳五行，相生相胜之理，当以合之于色脉而推之也。"

元·王好古撰的《阴证略例》，因伤寒阴证比阳证尤难辨，故作专书以发明之。首列《内经》阴阳脉例，次叙张洁古及作者的内伤三阴例，继举伊尹、扁鹊、张仲景、许叔微、韩祗和诸例，末附作者治验。本书罗列诸家之说，结合己意，汇通阴证之证治，源流清楚，叙事明白，使三阴证治，颇臻详备。如仲景论三阴、责之阴寒内盛，阳气衰微，多属虚证，主用温经回阳；洁古论内伤三阴责之饮食所伤，或四时失和，所以多为实证，治用吐下；朱肱阴证类重在阴盛，许学士阴证类重在阴毒；韩祗和温中例重在中焦。海藏论阴证，则熔诸家为一炉，并重在浊邪。这样对阴证证治进行的整理、总结、发挥，不独为阴证伤寒之治无遁情，即于内科杂证亦有参考意义，并于"神术汤六气加减例"中，又以运气司天加减用药。如"太阳寒水司天加桂枝、羌活；阳明燥气司天，加白芷、升麻；少阳相火司天，加黄芩、地黄……"实为运气学说用于伤寒之一斑。

再如韩祗和按季节选方，如发汗："若立春以后，至清明以前，宜调脉汤主之；清明以后，至芒种以前，宜葛根柴胡汤主之；芒种以后，及立秋以前，宜人参桔梗汤主之"（《伤寒微旨论·可汗篇》）。庞安时用药按季节又按方域用药，如桂枝汤："自西北二方居人四时行之，无不应验；自江淮间偏暖处，唯冬春可行，自春末及夏至以前，桂枝、麻黄、青龙内宜黄芩也；自春末及夏至以后，桂枝内故须随证加知母、大青、石膏、升麻辈取汗"（《伤寒总病论·叙论》见本书相关篇章）。

《中医人物词典》中医家的地域分布显示：在宋代以前，北方医家无论从整体数量上还是从质量上都占据着绝对的优势：宋以前医家212人，北方有132人，约占此时期总人数的62.3%。到了宋代，仅从数量上讲，宋代南方医家已经是北方的两倍多（146/72）。但从质量上讲，这一时期的著名医家看来还是北方占据着优势，南北著名医家对比为9/15，如这时的高若讷、钱乙、许希、王继先等都分布在北方。金元之后，随着五大家（刘李罗二张）传承，丹溪学派的崛起，无论从著名医家的数量上还是所有医生的数量上，南方医家都大幅度增长；而北方虽然在总体的医生数目上也有所增长，但它的增长幅度却远不及南方，而且随着金元北方五大家的丹溪南传，以后的北方几乎就没有再出现过中医史上名留青史的明医了。

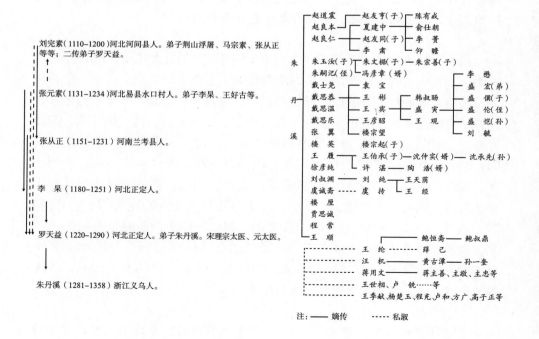

注：—— 嫡传   ----- 私淑

金元八大家，成无己、刘完素、张元素、张从正、李杲、王好古、罗天益、朱丹溪，上承汉唐两宋内难伤寒、五运六气之医算精华，下启元明以降的几乎所有中医流派，是贯穿整个古中医学术史上由源到流、由理论到实证的关键一环。正如任应秋先生所说："经刘完素的提倡，无论河间、易水诸医家，言运气之学的，便日益众多，甚至可以说影响到当时整个医学界。"就金代所刊行的医学著作看，实际情况的确如此，比如，成无己《注解伤寒论》的运气钤法图；完素、元素的五运六气定局推演论；李杲的《医学发明》"医学之源"是专论运气与十二经脉关系的，其《脾胃论》卷中亦有"气运衰旺图说"；张从正的《儒门事亲》卷十四以五运六气为原则来论述"病机""标本运气""辨十二经水火分治法"等；丹溪的运气病机论；马宗素著《伤寒钤法》和《伤寒医鉴》"盖传刘完素运气及伤寒以表里分阴阳之学"；浦云《运气精华》、元世祖侍医李浩的《伤寒钤法》，等等。也正如章巨膺先生所说"没有五运六气，便没有金元四家"，也便没有了后世的万千医家。

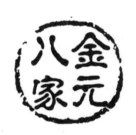

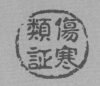

辛卯篇◎伤寒类证

　　据赵开美"刻仲景全书序"载，赵氏曾询于名医沈君南（字南昉）"治病何以其效若神？"沈君谓其"特于仲景之《伤寒论》窥一斑两斑耳"。赵氏看过沈南昉的《伤寒论》之后便知"其为成无己所解之书"，后在沈南昉的指导下将成无己的《注解伤寒论》和《金匮要略》"阖并刻之"而成《仲景全书》，"既刻已，复得宋版《伤寒论》焉，予曩固知成注非全文，及得是书，不啻珙璧，转卷间而后知成之荒也，因复并刻之"。此后，赵开美又于"故纸中检得《伤寒类证》三卷"，因为此书亦属仲景伤寒相关之书，故赵氏"去其烦而归之简，聚其散而汇之一"，乃将《伤寒类证》"并附于后"，仲景之法于是粲然无遗矣。至此，《伤寒类证》便收录于《仲景全书》之中，但赵开美"去其烦而归之简"所删去的文字是什么，删去的部分有没有类似成无己《注解伤寒论》篇首的运气钤法图，已经无从得知了。但我们在《伤寒类证》的纲目中却发现了五运六气纲目的蛛丝马迹。

　　《伤寒类证》的录者为金·宋云公，《中国医籍考》著录并讫录了其自序，宋氏云："仆于常山医流张道人处密受《通玄类证》，乃仲景之钤法也。彼得之异人，而世未有本，切念仲景之书，隐奥难见，虽有上士，所见博达，奈以一心，**日应众病，万一差误**，岂不忧哉。今则此书换其微言，宗为直说，使难见之文明于掌上，故曰举一纲而万目张，标一言而众理显。若得是书，以补废志，其济世也不亦深乎。故命工开版，庶传永久。时大定癸未九月望日，河内宋云公述。"这里表明，他以《通玄类证》为基础整理出《伤寒类证》一书。河内乃今河南沁阳。据《伤寒类证·序》载"时大定癸未九月望日河内宋云公述"，即公元 1163 年农历 9 月 15 日，相当于北宋末南宋初。"述"者，如《论语·述而》所谓"述而不作，信而好古"之意。朱熹注："述，传旧而已；作，则创始也。"可见《伤寒类证》并非宋氏本人的创作，乃是承述于前人之作。

　　《伤寒类证》全书分上、中、下三卷，将仲景《伤寒论》397 法分为 50 门，484 法，均以表格形式详细列举了伤寒诸证的主证、兼证、脉象、治方。《伤寒类证》中的病证以辰、卯、寅、丑、子、亥、霍乱、劳复为序名，其中辰代表太阳病，卯代表阳明病，寅代表少阳病，丑代表太阴病，子代表少阴病，亥代表厥阴病，霍乱代表霍乱病，劳复代表劳复病。如序号"**辰中十六三**"表示本条是宋版《伤寒论》太阳病中篇第十六个处方，列本门中第三法。《金匮要略》中的病证以痉、柔痉、刚痉、湿、暍为序名，分别代表痉、湿、暍病。"湿五八"表示本条是《金匮要略·痉湿暍病脉证治第二》中湿病的第五条条文，列本门第八法。现代中医认为六个地支只是代号而已，其实不然，如果仅仅是代号，为什么不用甲乙丙丁戊己等，而是用了地支，且还不是按照子丑寅卯辰巳的序数顺序排列，这里就大有文章了。其实这就是按照五运六气的逻辑来标注的，按照辰、卯、寅、丑、子、亥的顺序，我们看一下，辰戌太阳寒水、卯酉阳明燥金、寅申少阳相火、丑未太阴湿土、子午少阴君火、巳亥厥阴风木。从五运六气学术角度解释所谓标识逻辑是最合理的。

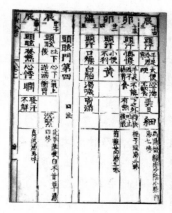
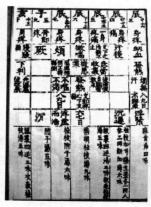
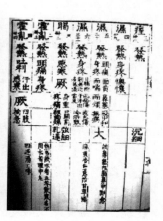

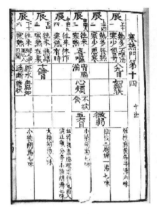
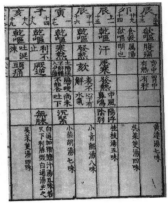

　　《伤寒类证》一书以表格的形式列举了伤寒诸证的证治主方，其格式结构的确颇具特色。如此可使《伤寒论》原本纷繁复杂之文，明于掌上，可谓举一纲而万目张，标一言而众理显。全书表格中前述主证，后列方药，临床但见病证，即可于全书表格之中便捷地查找到相应的方药，正是执简驭繁之法。这其中还有伤寒干支钤法的定性与定位、定量的内在逻辑，与成无己《注解伤寒论》的五运六气钤法图，以及李浩的《伤寒钤法》、刘完素及马宗素的《伤寒钤法》皆有异曲同工之妙，可惜被赵开美因为不懂而自作主张地删去，实在可惜。

　　明成祖永乐四年丙戌（1406）诏修《永乐大典》时以丹溪弟子赵友同为副总裁，召修《永乐大典运气书》时，丹溪亲灸弟子赵道震董其事，赵道震也著有《伤寒类证》，二书是否一书，已不得而知。

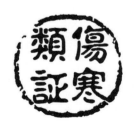

古中医书 ◎ 第四卷

路辉 著

古中医医算史

前传

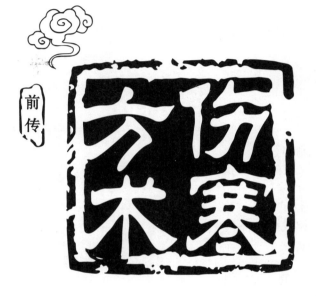

（下 册）

中国中医药出版社

·北 京·

图书在版编目（CIP）数据

古中医医算史：伤寒方术：前传：上下册 / 路辉
著 . — 北京：中国中医药出版社，2020.4（2024.1重印）
（古中医书）
ISBN 978 - 7 - 5132 - 5553 - 0

Ⅰ . ①古…　Ⅱ . ①路…　Ⅲ . ①中医学—中国—古代
Ⅳ . ① R2

中国版本图书馆 CIP 数据核字（2019）第 078945 号

中国中医药出版社出版

北京经济技术开发区科创十三街 31 号院二区 8 号楼
邮政编码　100176
传真　010-64405721
山东临沂新华印刷物流集团有限责任公司印刷
各地新华书店经销

开本 710×1000　1/16　印张 67.25　彩插 2　字数 1220 千字
2020 年 4 月第 1 版　2024 年 1 月第 4 次印刷
书号　ISBN 978 - 7 - 5132 - 5553 - 0

定价　228.00 元
网址　www.cptcm.com

服 务 热 线　010-64405510
购 书 热 线　010-89535836
维 权 打 假　010-64405753

微信服务号　zgzyycbs
微商城网址　https://kdt.im/LIdUGr
官 方 微 博　http://e.weibo.com/cptcm
天猫旗舰店网址　https://zgzyycbs.tmall.com

如有印装质量问题请与本社出版部联系（010-64405510）

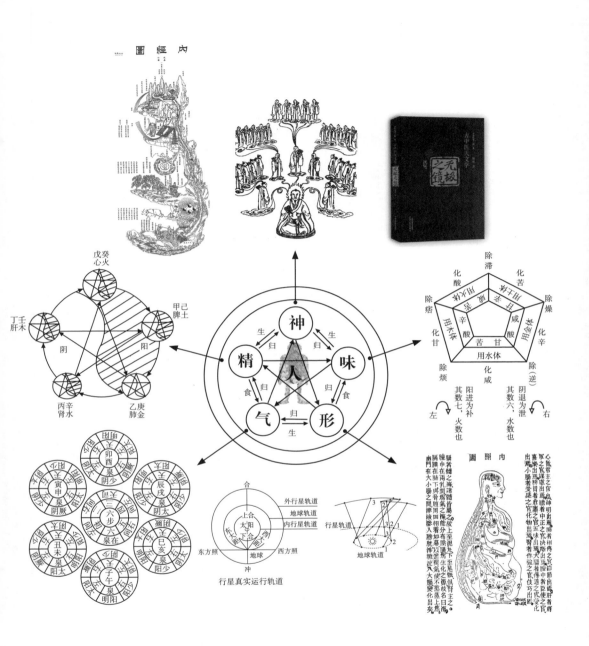

古中医医算学术体系

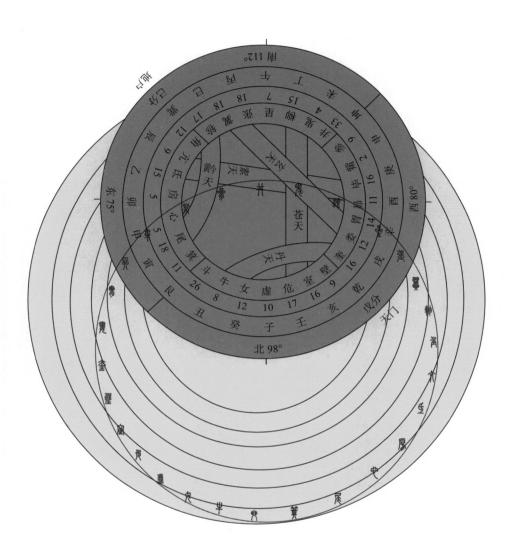

七曜九星二十八宿七衡六间青黄图

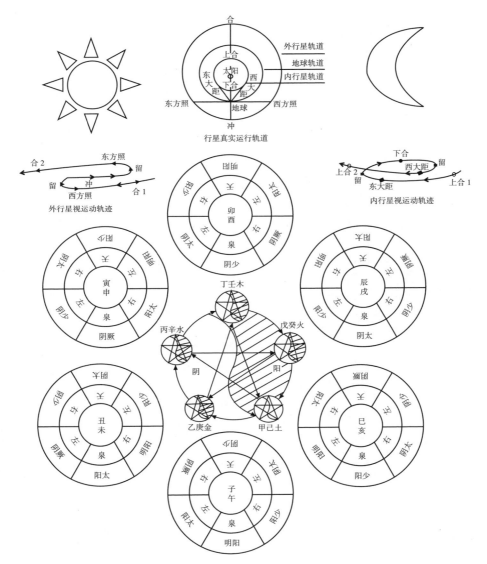

古中医年月日时之神机气立图

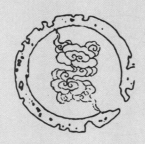

目录

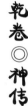

乾卷◎神传 …… 1

坤卷◎象数 …… 17

智者察同，愚者察异，道之微尘矣。故曰，绝无迷信之理，只有迷信之人。以此观心观物观天下，孰是真伪，孰知虚实，孰为因果，高下立判，显隐顿见。本然一物不变，万法随心而化。

所谓神传，非指虚无缥缈之神仙，而是那些史上智慧超常之人，在天人感应中，可以用大视野去『仰观天象，俯察地理，中知人事』的至真圣贤们。如三皇五帝、释道彻悟之人，在中医史中将其称之为天师、天瞖（『瞖』为古之『医』，先贤创字别有奥妙，故而用于此处），先师的人。中医的道与术、法与数，皆源于岐黄、鬼臾、卢扁这些称之为天师、天瞖、先师的人……

中国的象数学与现代科学实质上是一个概念，都属于科学范畴里的逻辑系统。象为定性，数为定量。定性系统对于现代科学来说，就是现象，对于中国古代科学来说，就是天地人之象。定量系统对于现代科学来说，就是那些定理公式，对于中国古代科学来说，就是阴阳五行、天干地支、河图洛书、五运六气、六十四卦、九宫八风、子学九式等等。

古中医中以阴阳为核心的天人象法，以五运六气法为核心的数术之法，二者合和为全璧，即古中医的象数之法，也是古中医作为上古中华文明科学属性的核心体系。《素问·阴阳应象大论》所说的『法于阴阳，和于数术』已经再明白不过了，数法、象法缺一不可。而当今中医，所缺的正是数术……

坎卷◎古中医医算

67

「数」与中国古代天学、子学、经学皆有着密切的关系，源于上古天象历法的「敬授人时」，在历代的古中国科学和古中医学理论体系中，都起着关键性作用。「和于数术」是按照数术的定量逻辑去精确地给「象」以定位定性定量，这才是真正的古中医象数之法。

无奈传统中医轻数重象，汉唐以降的中医只剩下藏象、病象、四诊之象的法，却疏于五运六气、干支河洛的数术。但是，医算著作一直在道家内部单传，秘传，所以后人虽识仲景《伤寒杂病论》，然囿于病象之中，而略于数术之外，直到宋元八大家的出现……

甲子篇◎医算天道 69

乙丑篇◎河图洛书 77

丙寅篇◎日书 89

丁卯篇◎天元玉册 95

戊辰篇◎五运六气 101

己巳篇◎神农本草经 113

庚午篇◎汤液经法 133

辛未篇◎三元九运 161

壬申篇◎六气大司天 179

癸酉篇◎黄帝外经 203

甲戌篇◎扁鹊外经 217

乙亥篇◎数术诊法 231

丙子篇◎数术脉法 261

丁丑篇◎天人之火 307

目　录

戊寅篇◎伤寒杂病论　331

己卯篇◎褚氏遗书　353

庚辰篇◎玄珠密语　361

辛巳篇◎元和纪用经　369

壬午篇◎司牧安骥集　375

癸未篇◎伤寒总病论　387

甲申篇◎六甲天元气运铃　393

乙酉篇◎史载之方　397

丙戌篇◎素问入式运气论奥　401

丁亥篇◎圣济总录　409

戊子篇◎注解伤寒论　413

己丑篇◎伤寒钤法　419

庚寅篇◎金元八大家　457

辛卯篇◎伤寒类证　491

壬辰篇◎三因极一病证方论　497

癸巳篇◎子午流注　513

甲午篇◎汤液本草　517

乙未篇◎医学纲目　521

丙申篇◎乾坤生意　525

丁酉篇◎伤寒运气全书　531

戊戌篇◎伤寒蕴要全书　537

己亥篇◎古今医统大全　539

庚子篇◎运气易览　545

辛丑篇◎本草纲目　551

壬寅篇◎医学穷源集　557

癸卯篇◎类经图翼　561

丙辰篇◎疫疹一得　627

乙卯篇◎松峰说疫　623

甲寅篇◎伤寒温疫条辨　617

癸丑篇◎伤寒悬解　611

壬子篇◎医宗金鉴　605

辛亥篇◎目经大成　601

庚戌篇◎临证指南医案　597

己酉篇◎古今图书集成　595

戊申篇◎瘟疫发源　591

丁未篇◎秘本伤寒第一书　587

丙午篇◎伤寒论直解　583

乙巳篇◎审视瑶函　577

甲辰篇◎伤寒论集注　567

午庚篇◎古中医医算学派　793

巳己篇◎导引吐纳　751

辰戊篇◎五运六气遗珠　719

卯丁篇◎八卦象数　701

寅丙篇◎圆运动的古中医学　683

丑乙篇◎伤寒杂病论义疏　681

子甲篇◎时疫温病气运微验论　675

癸亥篇◎元汇医镜　671

壬戌篇◎本草问答　663

辛酉篇◎时病论　657

庚申篇◎世补斋医书　651

己未篇◎运气证治歌诀　647

戊午篇◎温病条辨　637

丁巳篇◎伤寒论浅注　633

离卷◎彝族医算

医算学即医学与天文历算的合称，是我国彝、藏、纳西、水、傣族等少数民族中医学的特征性理论体系，是民族医学与天文历算学的总称，这些民族医算学实际上是中医医算体系的一个分支。

809

彝族是远古氐羌族遗裔，公推伏羲为始祖。彝族先贤用『观乎天文，以察体泰；观乎人文，以察身安』的思维方式，演绎出了彝医理论，较完整地建立了彝医理论体系，是彝族赖以生存的基础。彝医药的核心理论为气浊、哎哺、天地五行、宇宙八卦、五方位年、天干地支、青线赤线、天地五行、八卦、五生十成、十生五成……

震卷◎藏医医算

在藏医经典著作《四部医典》中，记载有四季脉象与五行生克的关系，认为『有算必有医』『医算不分家』，医学与天文历算学是有因果关系的。藏医和历算的理论体系，都离不开中医的阴阳五行、九宫八卦学说，五行学说是藏医历算理论的基础，是藏医和历算的基本理论。

859

西藏天文历算学大体上有两种体系，一是五行占算体系，二是时轮历算体系，从整体而言，以土、水、火、风、空五大元素为基础的时轮五大理论自始至终贯穿了藏医整个学科领域……

巽卷◎水族医算

水族自称『濉』，其古老宗教文化典籍为水书，是水族先民在占卜过程中形成的经典著作，同时也是古人类周易数术文化的唯一遗存。水书源于《洛书》，根据《易》卦、星象、五行之理，以五行生克融合于干支，进而推演吉凶，预测祸福，解决疑难。

871

千百年来，水族人就是按照水书中有关农事、营建、出行、婚丧等规矩条文生活着的。水族医学最大特点是『巫医结合，神药两解』……

艮卷◎纳西族医算

纳西族是古代羌族的分支，和现今羌族同出于中国西北黄河源头甘肃青海地区，属华夏西部迁徙民族。其医药典籍以东巴（原意为智者）文写成，主要有《称恩说律》《崇仁潘迪找药》《玉龙本草》《病因卜》《创世记》《巴格图》等。

885

对于疾病的诊治，东巴师首先是占卜、打卦，据卦的显示不同而确定治疗方式。东巴文化中的『精微五行』说，是东巴用以认识疾病、治疗疾病的基础理论之一……

6

兑卷◎傣族医算

913

傣文医药古籍是由天师巫觋传下来的。直至今天，傣医在行医时仍然留存着巫觋信仰的习俗。比如，在行医看病时，会先由巫师卜卦医算，巫者也可自行为病者卜卦，之后再按照医算结果辨证用药。

傣医既有非常浓郁和极富特色的佛家韵味，又有道家的道法体系。傣医经典有《旦兰约雅当当》、医经《腕纳巴维特》、医理《该牙桑嘎雅》等，四塔学说是其指导临床实践之纲纪，实际上就是四大、四行，水火土风。傣医治疗疾病特别重视时间，甚至认为是疾病治疗疾病「可愈」或「不可愈」的关键……

水卷◎白族医算

923

由于历史原因，白族没有自己的文字，因此在自己文化的发展过程中，白族医药吸取了大量汉文化和汉文字，并接受了佛、道、儒等文化的影响。

在白族民间，巫医结合、神药两解是云南少数民族地区广为流传的古法。白族医学代表性著作有清代名医陈雍主编的云南医学堂教材《医学正旨择要》、民国大理名医余道善所著《仲景大全书》……

7

木卷◎韩医医算

韩国的运气学说起源于《黄帝内经》的运气七篇，在韩国的高丽时代从中国（宋代）传到韩国，到了朝鲜时代（中国明代）较盛行，最早记录于《医方类聚》，后显于《东医宝鉴》。此书中收录了大量道家养生理论及实践方法，尤其重视针灸择日法。

在韩国，《东医宝鉴》地位很高，被视为与东垣、丹溪之书并重。其他较重要的典籍还有《舍岩针法》《草窗诀》《东医寿世保元》……

931

火卷◎汉医医算

自唐代高僧鉴真东渡日本，传授唐代文化之精华，中医药学即在日本广传，成为日本的医学主流。重要的五运六气文献均传入日本，对于五运六气的研究，并产生重要影响。对于五运六气文献传入日本，中国崇经而日本尚方。日本对大量传入的各类中医医籍（包括五运六气文献）更着力于简捷实用的临证用方之法、通俗易明的方书类或入门类著作。

丹波康赖所著《医心方》是现存的日本最古医书，既是平安时代隋唐医学的集大成者，也是日本接受的中国医学之精华，其他主要典籍还有《万安方》《针灸集要》《顿医抄》《福田方》《医籍考》《杂病广要》……

955

土卷◎越南医药

越南人民将伏羲氏、神农氏和黄帝奉为本国传统医药的祖先。越南传统医药是仅次于日本与朝鲜的第三大中国传统医药支流。其中以黎有卓参照内难本草著成的《医宗心领》最为著名。黎有卓对越南传统医学的发展有着不可磨灭的贡献，被越南人民尊崇为『越南医宗』『越南圣医』……

977

金卷◎其他民族医药

蒙医药以阴阳五元学说哲学思想为指导，注重对六基症的辨证施治，其理论基础是三根学说……

侗医有望、划、号、触、问五诊，都以独特的诊法有别于中医。其中划诊号诊又别具一格。其诊法为九宫诊……

苗医『把人体的疾病分为内科三十六症，外科七十二疾』……

羌族人以多神信仰和自然崇拜贯穿于其宗教思想和信仰行为中，并且凝结为释比（巫师）经典的重要内容世代传承……

维吾尔族居处丝绸之路这一交通要道，吸收了中医学，阿拉伯医学，波斯、古印度和藏医学，熔为一体。维医学理论系统包涵四元素（土、水、火、风）四津（血津、痰津、胆津及黑胆津）及五行（金、木、火、水、土）的内容……

993

破军卷◎玛雅医算

玛雅文明有与中华文明相似的太极图、中医理论、修炼体系、文字体系、历法起源，极有可能来源于上古中国文明体系，由于历史的劫难，玛雅文明损失殆尽。但从其文明的发达与成熟程度，尤其天文历法的计算同古中国历法一样，不只是敬授农时，更是敬授人时的历算之法。所以玛雅文明的医算只是失传了，但不代表没有医算形式。从其现存的与中医类似的治病手段和过程，以及巫术、修炼方式等方面，也可窥其一斑……

999

禄存卷◎西方医算

西方星占学发源于上古的东学西渐，是上古中华文明遗迹，其强调人与宇宙存在着密不可分且相互对应的关系，这与中国古代占星文化『天人合一』相呼应。西方古典医学的黑胆汁（精）、黄胆汁（津液）、血液（血）、黏稠液（气）等都是源于黄道十二宫的天象，这与中医风寒暑湿燥火六淫之气源于七曜九星二十八宿的道理是一样的；在《太始天元玉册》中也有二十八宿与黄道十二宫的对应关系论述。

1027

附录　中医给人治病，谁给中医治病？

希波克拉底提倡医生学习星象知识，并亲自为病人绘制疾运盘，指出医生应先根据黄道人体解剖图来判断疾病。托勒密《占星四书》《至大论》、斐奇诺《生命三书》是西方医算的代表性著作……

1056

10

坎卷 古中醫醫算

古中醫醫算

壬辰篇◎三因极一病证方论

陈言（1131—1189），字无择，号鹤溪道人，宋代浙江青田人，宋代著名医学家。陈言曾评注《产育保庆集》，著有《依源指治》（已佚）、《三因极一病证方论》，《三因极一病证方论》这本书奠定了陈无择永嘉医派的创始人地位。

三因最早在《内经》中主要是指因时、因地、因人，而且有关于天地人的详细论述。仲景在《伤寒杂病论》中指出："夫人秉五常，因风气而生长，风气虽能生万物，亦能害万物。如水能浮舟，亦能覆舟。若五脏元真通畅，人即安和；客气邪风，中人多死。千般疢难，不越三条：一者经络受邪，入脏腑，为内所因也；二者四肢九窍，血脉相传，壅塞不通，为外皮肤所中也；三者房室、金刃，虫兽所伤。以此详之，病由都尽。"而且仲景用五行生克来讲治未病、余脏准此等，说明仲景治病的基本逻辑就是阴阳五行、五运六气。经络受邪，入于脏腑必为五运之内邪所伤，四肢九窍血脉不通，必为六淫之外邪所侵，余则为不内外因，病因的"三因说"已跃然纸上。至于从另一个角度看，因时、因地、因人又可分为内因、外因、不内外因等三因，因时因地属于外因，因人属于内因，而不内外因属于除去内外因以外的致病因素。

据《三因极一病证方论》序文所载，早在绍兴辛巳年（1161），陈无择即著有《依源指治》6卷，从书名可以看出，这是依据疾病病因进行治疗的专书，是临床常用方剂证治的汇编。书分81门，先是叙述阴阳、疾病、脉象、病证，其次是病因，还集注《脉经》，内容相当丰富。从书籍内容的比较及时间先后的过程看，《依源指治》应是《三因方》的初稿或雏形。《三因极一病证方论》，成书于公元 1174 年。该书承《金匮要略方论》的三因之说而作进一步的发扬，认为"医事之要，无出三因"，"倘识三因，病无余蕴"，创立了六淫为外因，七情为内因，饮食劳倦、金刃虫毒等为不内外因的三因理论，发展了仲景的病因学说。故全书以三因为纲，对脉法、病证、方药等进行了全面系统的论述。书分 18 卷，按照病因归类，列 180 门，载方 1000 余首，辨证论治，条分缕析。

《三因方·三因论》首次提出"六淫"概念："六淫者，寒暑燥湿风热是；七情者，喜怒忧思悲恐惊。……然六淫，天之常气，冒之则先自经络流入，内合于腑脏，为外所因；七情，人之常性，动之则先自脏腑郁发，外形于肢体，为内所因；其如饮食饥饱，叫呼伤气，尽神度量，疲极筋力，阴阳违逆，乃至虎狼毒虫，金疮踒折，疰忤附着，畏压溺等，有悖常理，为不内外因。金匮有言，千般疢难，不越三条，以此详之，病源都尽。"而《素问·至真要大论》云"夫百病之生也，皆生于风寒暑湿燥火，以之化之变也"，该篇还将其合称为六气，但只有风淫等六种淫邪的提法。《三因方》则概名六淫，淫者，不正、过度、非常之谓，一字之改，直接而本质地揭示其致病特征，不复与相关概念混淆，确是创造性地发展，至今仍予沿用。不仅如此，陈无择还认为时气及疫病等的病因同属六淫范畴。他说："气应异象，逆顺变生，太过不及，悉能病人，世谓之时气，皆天气运动所为也。……随气主治，则悉见病源矣。"又云："夫疫病者，四时皆有不正之气，春夏有寒清时，秋冬有暄热时。一方之内，长幼患状相似者，谓之天行是也。""若天行，多假六淫及错而致之者。"陈无择关于瘟疫的观点完全不同于吴又可，吴又可只是认识到了天地间别有一种杂气致疫，但是不知道这种瘟疫之气也是五运六气的刚柔失序、不迁不退导致的疫疠之气。而陈无择则清醒地认识到五运六气之偏之极就是疫疠之杂气，这一点难能可贵。

陈无择的三因论源自仲景。在《三因方·六气叙论》中曰："气应异象，逆顺变生，太过不及，悉能病人"。《三因方·外所因论》述："由是观之，则知四气本乎六化，六化本乎一气，以运变而分阴阳，反则为六淫。"对六淫的产生，认为是气（六气）的太过不及所致，这与桂本《伤寒杂病论》中的"伤寒例""六气主客篇"所论逻辑如出一辙，与《金匮》中的"未至而至，至而不至，至而不去，至而太过"说法相合。如《三因方》对六淫致病的见解，首先是可以单独或相兼为患。单独者，以其强弱程度而有"轻则为伤，重则为中"的区别，并逐次讨论了中或伤于风寒暑湿引起的八种疾病的证治。相兼者，则以两邪同至为并，三邪共病为合。其指出："风寒、风温、风湿、寒湿、湿温五者为并，风湿寒、风湿温二者为合。……倘有所伤，当如是而推之。"其次，六淫中主要讨论风寒暑湿的中伤并合，所谓"感伤外邪，除燥热外，叙此四气以为征兆"，这是因为"暑热一气，燥湿同源，故不别论"。而仲景对于外因的六气六淫治之以《汤液经法》的十二神方，对于内因的五运五病治之以五脏大小补泻汤，对于不内外因治之以其余救急方，等等。

《三因方》中所谓"寒喜中肾"，"暑喜归心"，"湿喜归脾"，"故有喜怒忧思悲恐惊，七者不同，各随其本脏所生所伤而为病。故喜伤心，其气散；怒伤肝，其气上；忧伤肺，其气聚；思伤脾，其气结；悲伤心，其气急；恐伤肾，其气怯；惊伤胆，其气乱"。这些也是在《金匮》基础上展开的论述，《金匮》原文中如"五邪中人，各有法度。风中于前，寒中于暮，湿伤于下，雾伤于上。风令脉浮，寒令脉急，雾伤皮腠，湿流关节，食伤脾胃。极寒伤经，极热伤络。""师曰：五脏病各有所得者愈，五脏病各有所恶，各随其所不喜者为病"等，就是对病邪归属的论述。《三因方》中引用《金匮》内容，有相当一部分冠有"金匮曰""方论曰"或"经曰""论曰"等，甚至有的地方有"新校正要略者"之称。据统计，《三因方》中涉及《金匮》原文的地方有七八十处之多，如《三因方·内所因论》讲道："及观《金匮》之论，其得为多。肝虚补用酸，助用焦苦，益用甘味之药，酸入肝，焦苦入心，甘入脾，脾能制肾，肾气微弱，则水不行，水不行则心火盛，心火盛则肺金受制，肝气乃舒，肝气舒则肝病自愈，此补子之意也，肝虚则用此，实则反之。"故陈无择说："《金匮》之言，实为要道。巢氏《病源》，具列一千八百余件，盖为示病名也。以此三条，病源都尽，不亦反约乎。"陈无择在《黄帝外经》的五运六气基础之上，在仲景对《汤液经法》的继承下，在仲景斗历、伤寒例、杂病例的指导下，对于天干和地支结合的六十甲子不同年份，按照天地人气化运行的基本规律，分别详尽地阐述了诸多运气医算方加以天人对应。

陈无择曰："夫五运六气，乃天地阴阳营运升降之常道也。五运流行，有太过不及之异；六气升降，则有逆从胜复之差。凡不合于德化政令者，则为变眚，皆能病人。"其在《三因极一病证方论·纪用备论》中说："顾兹气运，与万物虽种种不齐，其如成象效法，无相夺伦；一一主对，若合符契……古之治法，遇岁主脏害，虽平治之不同，必以所胜而命之，故《经》曰：上淫于下，所胜平之，平天气也；下淫于内，所胜治之，治地气也。故司天之气，风淫所胜，平以辛凉；诸气司地，风淫于内，治以辛凉，此之谓也。"这说明了陈无择深谙《黄帝外经》五运六气之理。

本书对运气基本理论与应用的阐述主要见于"五运论""五运时气民病论""六气叙论"等，论述了君火、五运、六气、本气等基本理论。其中对君火阐发较多，认为"君火，乃二气之本源，万物之所资始"，并以《易》乾之象天为比喻，强调君火在运气中的重要性，还讨论了君火与心火的关系，还讨论了五运六气时气民病证治，列六十年运气病方。陈氏认为，运气变化是导致疾病产生的致病因素，但又不同于"三因"之致病，是为"时气"。如云："夫五运六气乃天地阴阳运行之常道也，五运流行有太过不及之异，六气升降则有逆从胜复之差。凡不合于德化政令者则为变眚，皆能病人。故经云：六经波荡，五气倾移，太过不及，专胜兼并，所谓治化，人应之也，或遇变眚，聿兴灾沴，因郁发以乱其真常，不得而致折复，随人藏气虚实而为病者，谓之时气，与夫感冒中伤天行疫类不同。"

在五运时气民病证治方面，其指出："六壬六戊六甲六庚六丙岁，乃木火土金水太过，为五运先天。六丁六癸六乙六辛岁，乃木火土金水不及，为五运后天。民病所感治之，各以五味所胜调和，以平为期。"由运致病，见脏出证，方从机发，药随证转，而对于五运之治，则采取生克制化之理，更相以平。所以，当由运而知其法，由证而知其方，由候而知其药。其列五运方药有苍术汤、麦门冬汤、附子山茱萸汤、牛膝木瓜汤、川连茯苓汤、苁蓉牛膝汤、黄芪茯苓汤、白术厚朴汤、紫菀汤、五味子汤等十组方剂。

在六气时气民病证治方面，其指出："凡六气数起于上而终于下，岁半之前，自大寒后，天气主之。岁半之后，自大暑后，地气主之，上下交互，气交主之。司气，以热用热，无犯司气。以寒用寒，无犯司气。以凉用凉，无犯司气。以温用温，无犯司气。用其主亦无犯，异主则少犯之，谓之四畏。若天气反时，可依时及时胜，其主则可犯，以平为期，不可太过也。"这里，陈氏提出了六气用药的"四畏"，其主旨是顺气而得，归于自然。对于六气之治，则根据阴阳升降、司天司地、上下有位、左右有纪、地理之应，提出以天气加临为胜为复、随气主治的大法，则年有主方，气有主证，方由气转，药以证生。其列六气方药有静顺汤、审平汤、升明汤、备化汤、正阳汤、敷和汤等六组方药。

针对五运十天干，相应有十个不同的方剂，如甲之附子山茱萸汤、乙之紫菀汤、丙之川连茯苓汤、丁之苁蓉牛膝汤、戊之麦冬汤、己之白术厚朴汤、庚之牛膝木瓜汤、辛之五味子汤、壬之茯苓汤、癸之黄芪茯神汤。针对六气十二地支，有六个方剂：子午少阴君火之正阳汤、丑未太阴湿土之备化汤、寅申少阳相火之升明汤、卯酉阳明燥金之审平汤、辰戌太阳寒水之静顺汤、巳亥厥阴风木之敷和汤。

《三因极一病证方论》在五运致病中原文所述症状与《素问·气交变大论》完全相同。以苓术汤为例，《三因极一病证方论》原文："凡遇六壬年，发生之纪，岁木太过，风气流行，脾土受邪，民病飧泄，食减体重，烦冤肠鸣，胁支满。甚则忽忽善怒，眩冒癫疾。为金所复，则反胁痛而吐，甚则冲阳绝者死。"《素问·气交变大论》则曰："岁木太过，风气流行，脾土受邪。民病飧泄食减，体重烦冤，肠鸣腹支满，上应岁星。甚则忽忽善怒，眩冒巅疾……反胁痛而吐甚，冲阳绝者死不治，上应太白星。"这说明风木太过之年，风气流行，脾土受邪，易发泄泻、纳差、身体沉重、腹满肠鸣等症，重者可出现易怒、头晕、胁痛、呕吐等表现。

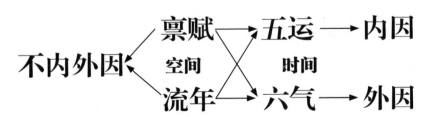

三因司天方之五运六气图式

《三因极一病证方论》在六气致病中所述症状与《素问·六元正纪大论》一致。《三因极一病证方论》原文："寅申之岁，少阳相火司天，厥阴风木司地，气化运行先天。初之气，少阴君火加厥阴木，民病温，气怫于上，血溢目赤，咳逆头痛，血崩胁满，肤腠中疮；二之气，太阴土加少阴火，民病热郁，咳逆呕吐，胸臆不利，头痛身热，昏聩脓疮；三之气，少阳相火加相火，民病热中，聋瞑，血溢脓疮，咳呕衄䘐，渴，嚏欠，喉痹目赤，善暴死；四之气，阳明金加太阴土，民病满，身重；五之气，太阳水加阳明金，民避寒邪，君子周密。终之气，厥阴木加太阳水，民病开闭不禁，心痛，阳气不藏而咳。治法宜咸寒平其上，辛温治其内，宜酸渗之，泄之，溃之，发之。"以上原文临床表现皆出自《素问·六元正纪大论》："凡此少阳司天之政，气化运行先天，天气正，地气扰，风乃暴举，木堰沙飞，炎火乃流，阴行阳化，雨乃时应，火木同德，上应荧惑岁星……初之气……寒来不杀，温病乃起，其病气怫于上，血溢目赤，咳逆头痛，血崩胁满，肤腠中疮。二之气，火反郁……其病热郁于上，咳逆呕吐，疮发于中，胸嗌不利，头痛身热，昏聩脓疮。三之气……民病热中、聋瞑血溢、脓疮咳呕，鼽衄渴嚏欠、喉痹目赤，善暴死。四之气……其病满身重。五之气……民避寒邪，君子周密。终之气……其病关闭不禁，心痛，阳气不藏而咳。"这说明少阳司天之政，初之气易发温病、血溢、目赤、咳逆、头痛、血崩、胁满、肤腠中疮等症；二之气，易发热郁、咳逆、呕吐、胸膈不利、头痛、身热、昏聩、脓疮等症；三之气，易发热中、聋瞑、血溢、脓疮、咳呕、鼽衄、渴、嚏、欠、喉痹、目赤、善暴死等症；四之气易发腹满、身重；五之气，要预防寒邪、保暖；终之气，易发开闭不禁、心痛、咳嗽等。

关于六气时行民病治法，陈无择认为，"世谓之时气者，皆天气运动之所为也。今先次地理本气，然后以天气加临为标，有胜有复，随气主之，则表见病源也……凡一气所管六十日八十七刻半为本气，后以天之气临御，观其道从，以药调和，便上下合德，无相夺伦"。又曰："司气以热，用热无犯；司气以寒，用寒无犯；司气以凉，用凉无犯；司气以温，用温无犯。司气同其主，亦无犯；异主，则少犯之，是谓四畏。若天气反时，可依时，及胜其主，则可犯，以平为期，不可过也。"这说明了六气之中，主气为本气，客气为标气，观其逆从，用热远热，用温远温，用寒远寒，用凉远凉，六气顺时，依天气，天气反时，依时气，以药调和，以平为期，不可过用，充分体现了《黄帝外经》治法。

关于六气时行民病证治制方，陈无择的六气时行民病证治制方，则是在《黄帝外经》五味胜复理论的基础上，依据《素问·六元正纪大论》治则而设，以升明汤为例。陈无择曰："宜咸寒平其上，辛温治其内，宜酸渗之，泄之，溃之，发之。"《素问·六元正纪大论》："故岁宜咸辛宜酸，渗之泄之，溃之发之。"升明汤方以紫檀香咸微辛平其上以泄之；酸枣仁酸入厥阴风木以溃之；蔷薇（蛇床子）辛苦甘平，半夏、青皮、生姜辛温苦平治其内以发之；甘草甘平、车前子甘寒以渗之。全方体现了宜咸辛、宜酸的治则。自大寒至春分，少阴君火加厥阴木，加白薇苦平、玄参苦咸微寒以清火；自春分至小满，太阴土加少阴火，加丁香味辛温以治内，发越内火；自小满至大暑，少阳相火加相火，加漏芦苦咸寒、升麻甘苦平微寒、赤芍甘温以清火，泄之，发之；自大暑至秋分，阳明金加太阴土，加茯苓甘平以入土渗之；自秋分至小雪，根据正方；自小雪至大寒，厥阴木加太阳水，加五味子酸温以温水柔木。渗之，泄之，渍之，发之毕见。

《三因极一病证方论》依据《黄帝外经》五（性）味理论制方。陈无择曰："凡六壬、六戊、六甲、六庚、六丙岁，乃木火土金水太过，五运先天；六丁、六癸、六己、六乙、六辛岁，乃木火土金水不及，为五运后天，民病所感，治之，各以五味所胜调和，以平为期。"又曰："夫五味各随其喜攻，酸先入肝，苦先入心，甘先入脾，辛先入肺，咸先入肾。"还以苓术汤为例，制方以茯苓、甘草甘平，白术甘温以入土理脾；以半夏辛平，青皮、姜、草果之辛温以助金克木，以厚朴之苦温助火扶土制金为治。陈无择制方之法依据六壬年风木太过，风气流行为病因，脾土受邪为病机，制方没有以祛风、理脾为据，而充分体现了体用五味生克规律。

可见，陈无择制五运六气方 16 首，具有深邃的理论渊源。五运时气民病证治方是按照《素问·气交变大论》所论述的五运之化，太过不及之年而制；六气时行民病证治方是按照《素问·六元正纪大论》所论述的六个司天之证而设制。其辨病原则与制方法则严格遵照五运六气的生克制化、胜复郁发、四性五味而来，与《汤液经法》和《素问·藏气法时论》《素问·至真要大论》中四性五味理论高度契合。陈无择《三因司天方》作为"运气医算方"，从创立以来，经过大量医家的临床实践，被认为行之有效而得到广泛流传，正是因为其把握住了五运六气对人体的内在影响，因而不被外部的表面现象所迷惑，直趋问题的本质与关键。

庞安时在《伤寒总病论》中分别论述了"时行寒疫论""天行温病论"，并分别附有治疗方剂。值得注意的是，在列举的方剂中有一首圣散子，并附有苏轼的序文。苏轼"谪居黄州，连岁大疫，所全治至不可数"，"至危笃者，连饮数剂，则汗出气通饮食渐进，神宇完复"。圣散子的方药主要由三部分组成：麻黄、防风、细辛等辛温解表药，藿香、石菖蒲、白术等和中化湿药，附子、良姜、肉豆蔻等温中散寒药。对于感受了风寒湿邪气导致的疫病应当有较好的效果。从上面的描述可以看到以下事实，在历史上确有寒性瘟疫的发生，而且属于严重的传染病，如霍乱、疟疾、大流感等寒疫都可以危及生命，使用温热药物可取得较好的效果。

吴鞠通《温病条辨·寒疫论》也肯定了寒疫的存在，"世多言寒疫者，究其症状，则憎寒壮热，头痛骨节烦痛，虽发热而不甚渴，时行则里巷之中，病俱相关"，并且指出寒疫的发生与运气相关，"六气寒水司天司地，或五运寒水太过之岁，或六气加临之客气为寒水"。《松峰说疫》中也说"疫病有三种"，"一曰瘟疫。夫瘟者，热之始，热者，温之终，始终属热证……二曰寒疫。不论春夏秋冬，天气忽热，众人毛窍方开，倏而暴寒，被冷气所逼即头痛、身热、脊强……三曰杂疫。其症则千奇百怪，其病则寒热皆有，除诸瘟、诸挣、诸瘰瘅等暴怪之病外，如疟痢、泄泻、胀满、呕吐、喘嗽、厥痉、诸痛诸见血、诸痈肿、淋浊、霍乱等疾，众人所患皆同者，皆有疠气行乎其间……且其病有寒者，有热者，有上寒而下热者，有上热而下寒者，有表寒而里热者，有表热而里寒者种种变态，不可枚举"。但是苏东坡序文中用圣散子治疫"一切不问阴阳二感"，造成了很大的流弊。陈无择在《三因极一病证方论》中记述了圣散子误用于热疫导致死亡的事实，而且提出寒疫、热疫以外，还有燥疫、湿疫。己未年京都湿疫流行，用汗下之法皆死，用五苓散能够治愈，并且告诫后人要仔细辨析诸疫的性质。

《三因方》以"究明三因，内外不滥"的简捷概括，对中医病因学说的形成有着杰出的贡献，受到医界的充分肯定，然其意义绝非就此而止。随着五运六气体系之六淫概念的确立，继之相应地据因类病，集中阐述临床证治，从而奠定了以五运六气太过不及之六淫为研究对象的外感病学的大体轮廓，对此同样应予足够的重视。令人惋惜的是，基于各种条件的限制，有关外感病与内伤病的认识，现代中医学界主要还是以伤寒学说和温病学说为基本内容，且两个体系长期分立并存。追本溯源，寒温一体，内外一气，归于五运六气之常法（四时五行）与变法（生克制化、亢害乘侮、胜复郁发、刚柔失序、不迁不退），是迟早的事。而本书也是本着这一初衷，欲以厘清、厘正古中医医算体系。

宋·陈无择《三因极一病证方论》"五运论""六气论"载方共16首，其学术流传共有两支路径，国内流传的一支是江苏的700年龙砂医学流派、御医戴原礼（1324—1405）的《证治要诀》、明·张昶（1562—1646）《运气彀》、清代陈梦雷《古今图书集成》（1726）之《医部全录·运气门》、王旭高（1798—1862）《运气证治歌诀》、陆九芝（1818—1886）《世补斋医书》、陈雍《医学正旨择要》（1906）；另一支流传路径是日本梶原性全的《覆载万安方》（1327）、朝鲜金礼蒙（1406—1469）的《医方类聚》（1443—1445）、朝鲜许浚的《东医宝鉴》（1610）、朝鲜尹草窗的《草窗诀》、越南黎有卓的《海上医宗心领·运气秘典》（1770）、越南邓春榜的《医学源流增补全书》（1879）。关于日韩越的具体学术继承，我在本书的相关章节中有详细介绍，此处就不再赘述。

龙砂医家将陈无择的《三因极一病证方论》五运六气方体系单独编辑，阐微释奥，名之"三因司天方"。龙砂医学流派是以江阴龙山、砂山地区为源头，由元代著名学者陆文圭（1252—1336）奠定文化基础，经明、清两代医家的积累，有明御医吕夔、姜礼（1654—1724，姜宗岳、姜健、姜大镛）、吴达、柳宝诒（1842—1901）、曹颖甫（1868—1937，学生秦伯未、章次公、陈存仁、严苍山、许半龙、程门雪、王一仁、张赞臣、王慎轩、丁济华、黄文东等）、薛文元（1867—1937）、朱少鸿（1873—1945）、承淡安（1899—1957）、章巨膺（1899—1972），等等，其不断向周边地区发展而形成了在全国有较大影响的学术流派。该医学流派延绵700余年，医家众多，虽学术风格不尽一致，但重视和善于运用《黄帝内经》的运气学说，重视《伤寒论》经方，依据《内经》《伤寒论》去研究和阐发温病的病机治则，是该医学流派多数医家的共同特色。

重视五运六气理论的临床运用是龙砂医学流派的"三大学术特色"之一。历代龙砂名医对"五运六气"理论的研究和应用著述颇丰，如明代吕夔的《运气发挥》，清代缪问注姜健所传《三因司天方》，王旭高著《运气证治歌诀》，吴达《医学求是》有"运气应病说"专论，薛福辰著《素问运气图说》，高思敬在《高憩云外科全书十种》中著有《运气指掌》一书等。龙砂医家尤为重视运气学说在临床的应用，善用"三因司天方"治疗内伤外感的各种疾病是龙砂医家的擅长，姜氏世医第四代姜健（字体乾）是杰出代表。

据与姜健同时稍晚的名医缪问（1737—1803）记载："吾邑姜体乾先生治病神效，读其方必多至二十余品，心窃非之。然人所不能措手者，投剂辄效，殊难窥其底蕴也。后登堂造请，乃出宋版陈无择《三因司天方》以示，余始知先生之用药，无问内外气血，每于司天方中或采取数味，或竟用全方，然后杂以六经补泻之品。故其方似庞杂而治病实有奇功。"《风劳臌膈四大证治·瞿简庄序》记载："体乾游苏适居天士（叶天士）同时比邻，凡有就叶诊弃之者辄为之治。一日见坠泪咨嗟者曰：'势将奈何？'急询其故，知天士断其木叶落时定难飞渡。体乾即为之诊曰：'病固急矣，勉为处方。'不特璧其诊资，并助以药资，嘱服十剂，果验。天士闻而骇曰：'是谁能挽回斡旋与？'因知我华士有姜体乾公之医道。天士先生特来华士谒姜公，并谦曰：'昔日有眼不识泰山，今特来请出山。'体乾下榻曰：'余处穷乡，贫病者多，不能出'，乃款留而去。"

《三因司天方》是清代龙砂医家缪问将同乡名医姜体乾所藏之宋版陈无择《三因方》加以书论而成，"司天运气方"基于五运六气思想和《汤液经法》逻辑进行选方用药，完全符合中医医算逻辑。咸同间无锡名医王旭高则将姜健所传《三因司天方》编成《运气证治歌诀》传世。在《龙砂八家医案》中，留下了多位医家应用三因司天方的宝贵医案。如姜氏世医以善用"司天运气方"而名震大江南北；王旭高临床提出须"明岁气天时""相机从事"，主张灵活运用运气学说，"执司天以求治，而其失在隘。舍司天以求治，而其失在浮"；吴达提出"因病以测岁气，非执岁气以求病""证之变化，随岁时而转旋"等论述，所著《医学求是》立有"运气应病说"专论，并记载了大量运气医案。

如龙砂医家王旭高（1798—1862）对"三因司天方"就深有研究，曾编撰《运气证治歌诀》，阐释方义，并附"司天运气图歌""司天司地六淫治例"等运气歌诀。王旭高认为运气学说具有重要价值，但较难掌握，气运变化有异，应灵活运用。王旭高尝言："先圣察生成之数，以求运气者，盖欲因数以占夫气化之盛衰，而示人以法阴阳，和数术，先岁气，合天和也。然而难言之矣，一岁之中，五运相推，六气相荡，运气错杂，而变各不同。如湿挟风而化燥，风兼燥而化凉，火燔亢而生风，湿郁蒸而为热。则阴阳之消息，固难以识其微，而形象之著明，是必有可凭之理。"其观点鲜明地提出"是故执司天以求治，而其失在隘。舍司天以求治，而其失在浮"。

又如"三因司天方"中，六庚年之"牛膝木瓜汤"与六丁年之"苁蓉牛膝汤"组方多有相似，不易区别。王旭高在苁蓉牛膝汤方解中说："此与前牛膝木瓜汤大段相同，但彼因燥盛伤肝，肝血虽虚不甚，故止化肝液，养肝血，便可以却燥。此以肝虚伤燥，血液大亏，故用苁蓉、熟地峻补肾阴，是虚则补母之法也。"寥寥数语，拨云见月。此外，王旭高对部分"运气方"做了增损化裁。如，黄芪茯苓汤（黄芪、茯苓、紫河车、远志姜汁炒、薏苡仁生研、人参各等分，肉桂心）为"凡遇六癸年，伏明之纪，岁火不及，寒乃盛行"所设。陈无择《三因方》原方名"黄芪茯神汤"，王旭高将茯神易为茯苓，并新增肉桂心一味，并说明"心阳衰少，则君火无权，故寒邪得以侵凌而来犯……取意非不善，但不无迂缓之嫌。旭高因僭加桂心一味，以宣导诸药，启发心阳，临症取裁，是所望于君子"。又如紫菀汤，《三因方》原方用白芷，王旭高改用白芍，并加五味子，等等。

陈无择《三因方》的紫菀汤（紫菀、白芷、人参、黄芪、杏仁、地骨皮、桑白皮、甘草各一钱，生姜三片，大枣二枚）方见《三因司天方》"六乙年紫菀汤"，为"岁金不及，炎火乃行"而设。缪问注解此方曰："凡岁金不及之年，补肺即当泻火，以折其上炎之势。若肺金自馁，火乘其敝，民病肩背瞀重。瘈嚏，便血，注下，不救其根本可乎哉？"因此本方的选方用药是以补肺为主，而泻火则在其次。

黄连茯苓汤（川连、赤苓各一钱二分半，麦冬、车前子、通草、远志各七分半，半夏、黄芩、甘草各五分，生姜七片、大枣二枚），本为六丙年岁水太过、寒气流行、水胜土复所立之方，但在临床发病时、加重时、迁延时、就诊时，都不离少阴君火，此何故哉？缪问认为丙年虽为寒水之年，但寒甚则火必被郁，因此"病见身热烦躁，谵妄胻肿腹满等症，种种俱水湿郁热见端"，既是火热之病，若再以热药制其寒水，则无异于火上浇油。缪问对黄连茯苓汤的方解："岁水太过，寒气流行，邪害心火。此而不以辛热益心之阳，何耶？按六丙之岁，太阳在上，泽无阳焰，火发待时。少阴在上，寒热凌犯，气争于中。少阳在上，炎火乃流。阴行阳化，皆寒盛火郁之会也。故病见身热、烦躁、谵妄、胻肿、腹满等证，种种俱水湿郁热见端。投以辛热，正速毙耳。丙为阳刚之水，故宗《内经》气寒气凉，治以寒凉立方，妙在不理心阳而专利水清热。以黄连之可升可降、寒能胜热者，平其上下之热。更以黄连之可左可右、逐水湿清表里热者，泄其内外之邪。茯苓、半夏通利阳明。通草性轻，专疗浮肿。车前色黑，功达水源。甘草为九土之精，实堤御水，使水不上凌于心，而心自安也。心为君主，义不受邪，仅以远志之辛，祛其谵妄，游刃有余。心脾道近，治以奇法也。但苦味皆从火化，恐燥则伤其娇脏，故佐以麦冬养液保金，且以麦冬合车前，可已湿痹，具见导水功能。土气来复，即借半夏之辛温以疏土。实用药之妙，岂思议所可及哉。"缪问强调了运气病机之"寒盛火郁之会",方义之"专利水清热",则黄连茯苓汤之治少阴君火病机,不言自明矣。临床上以此结合当归饮子,治疗各种湿疹等皮肤病,效如桴鼓。

　　五运时气民病证治方是遵循《素问·气交变大论》所论述的五运之化,太过不及之年而制;六气时行民病证治方是遵循《素问·六元正纪大论》所论述的六个司天之证而设制。其局限性显而易见。五运六气理论探讨的是天地人交感而产生的各种表现,司天、司地、六气胜复、客主之胜复、地理高下南北东西之影响、标本中气的互相作用、郁气、常与变、正化异化等复杂多变,单纯16首方剂不可能概治各种病证,因此临床应用要详加辨析,望闻问切算方是正道。故王旭高言:"一岁之中,五运相推,六气相荡,运气错杂,而变各不同……是故执司天以求治,而其失在隘。舍司天而求治,而其失在浮。"

　　缪问晚年移居苏州,所注《三因司天方》被苏州名医陆九芝全文收入《世补斋医书》,并给予了很高评价。"龙砂医学"在苏州享有盛名,故有苏州医家集编《龙砂八家医案》之举,与姜、缪两氏有很大关系。有些医家虽无运气专著,但在其他论著中也常可看到运气思想的身影:如柳宝诒等据运气原理对伏邪理论的阐发;曹颖甫在晚年所作《经方实验录》序言中专门讲述了他十六岁时亲见龙砂名医赵云泉用运气理论治愈其父严重腹泻几死的经历,其注释《伤寒论》时专取精于运气学说的名家张志聪和黄元御之说;承淡安写了《子午流注针法》,又让其女承为奋翻译了日本医家冈本为竹用日语所作的《运气论奥谚解》;章巨膺1960年发表《宋以来医学流派和五运六气之关系》一文,用五运六气观点解释了各家学说的产生;出生在龙砂文化区的无锡名医邹云翔强调"不讲五运六气学说,就是不了解祖国医学",等等,说明五运六气思想的影响在龙砂医家中非常普遍。

　　龙砂医家重视五运六气的流派特色,在当代医家中也很突出。国医大师夏桂成教授为现代龙砂医家的杰出代表,夏老注重五运六气理论在妇科临床的运用,认为"作为中医生中的一员,应遵从古训,学习和掌握运气学说,推导病变,预测疾病,论治未病"。龙砂医学现代传承人顾植山为龙砂医家柳宝诒四传弟子,对运气学说多有默运,深入阐发了运气学说中三阴三阳和"三年化疫"等重要理论,在国家科技重大专项疫病预测预警课题方面的研究成绩卓著,引起了学界对中医运气学说的重视,成为全国五运六气临证研究方面的主要人物之一。

陈无择制五运六气方 16 首，具有明显的经方性质。只要其方按照《素问·至真要大论》和《汤液经法》中的原则来配伍君臣佐使，都是经方，不能拘于一方一药。五运六气方不仅仅是陈无择的《三因司天方》中有，除了"六甲年附子山茱萸汤""六己年白术厚朴汤""六庚年牛膝木瓜汤""六辛年五味子汤""六壬年茯苓汤""六癸年黄芪茯苓汤""子午正阳汤""寅申升明汤"等五运六气方之外，其运气方的加减都属经方范畴。如静顺汤的运气加减，如"其年自大寒至春分，宜去附子，加枸杞半两；自春分至小满，依前加入附子、枸杞；自小满至大暑，去附子、木瓜、干姜，加入人参、枸杞、地榆、香白芷、生姜各三分；自大暑至秋分，依正方加石榴皮半两；自秋分至小雪，依正方；自小雪至大寒去牛膝，加当归、芍药、阿胶"。如审平汤随运气加减"自大寒至春分，加白茯苓，半夏汤洗去滑，紫苏、生姜各半两；自春分至小满，加玄参、白薇各半两；自小满至大暑，去远志、山茱萸、白术，加丹参、泽泻各半两；自大暑至秋分，去远志、白术，加酸枣仁、车前子各半两；自秋分至大寒，依正方。"其他的《伤寒杂病论》《元和纪用经》《圣济总录》《宋太医局程文格》《医学启源》《素问玄机原病式》《慈航集·三元普济方》《医学穷源集》《瘟疫发源》《时疫温病气运徵验论》等书中皆立有"运气方"，皆为五运六气方、经方。

如张元素在《医学启源》中论到"春分卯上，二之气"，"二之气病……宜以桂枝麻黄汤发汗而已"；"小满以上，三之气"，"三之气病，宜下清上凉及温养，不宜用巴豆热药下之"；"大暑未上，四之气"，"四之气病，宜渗泄，五苓之类是也"；"秋分酉上，五之气"，"五之气病，宜大柴胡汤解治表里"；"小雪亥上，终之气"，"终之气病，宜破积发汗之药是也"（《医学启源·六气主治要法》）。可见五运六气对用药的影响之大。

如明·张昶《运气彀》一书中的三因司天方，其中"中运"10 首方与陈无择方一致，而"六气"司天、在泉方的选用却不同。譬如，针对太阳寒水，其创立"制水胜湿制风并汤"，药用苍术、白术、甘草、吴茱萸、干姜、附子、生姜、大枣。但是对比、分析两首方用药，该方与静顺汤用药多有相似，说明用药思路是一致的，均基于"太阳寒水"的运气特点。又如在历代涉及瘟疫、温病的著作中，几乎皆可见五瘟丸，其见有实证时即用，看其年气运，如甲己年属土，甘草为君；乙庚年属金，黄芩为君；丙辛年属水，黄柏为君；丁壬年属木，栀子为君；戊癸年属火，黄连为君，紫苏、香附为臣，大黄三倍煎膏，入前末捣为丸，朱砂、雄黄为衣，或再加金箔更妙，井水化服。如《万病回春·卷二·瘟疫》中"**五瘟丹**"曰，"**治四时瘟疫流行、伤寒发热并诸疟热病**"，全方以五运六气定君臣，共奏清热解毒、理气镇惊之功。

　　这里涉及经方的概念，什么是经方？一般人认为仲景方就是经方，这个说法不错，但不全面。仲景方之所以是经方，是因为仲景方源于《*汤液经法*》十二神方，而《*汤液经法*》十二神方又源于"**运气九篇**"中四性五味组方法则。四性五味在五运六气体系中，分为"**气化**"与"**力化**"两部分，五运五味属于"**力化**"部分，六气四性属于"**气化**"部分，五运六气又各有主客，还有生克制化、胜复郁发、亢害承制等复杂机制，所以只要符合五运六气、四性五味的组方法则的方剂，就是经方。所以，仲景方是经方，三因司天方也是经方，张元素、刘完素以及后世按照五运六气组方治疗伤寒、温病、瘟疫、杂病、内外妇儿各科的医家医方，都是经方。

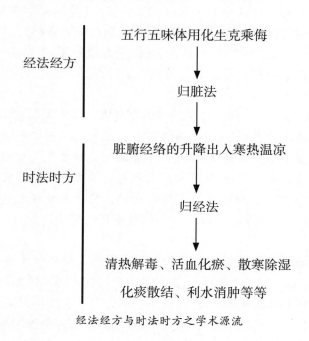

经法经方与时法时方之学术源流

经方以五味体用归脏法成方，时方以脏腑升降归经法成方。归经法源于张元素的药物归经理论发挥，自此，以归某经、入某脏、清热解毒、活血化瘀、化痰散结、疏风清热、散寒除湿、温补脾肾、提壶揭盖、逆流挽舟等组方原理开始主宰中医界的临证组方。只是归经源于归脏，归脏法按照五行寒热生克乘侮及五行互藏法则，完全按照《素问·藏气法时论》《素问·至真要大论》的运气力化气化原则组方，这也是《汤液经法》《辅行诀脏腑用药法要》和仲景《伤寒杂病论》的基本组方原则，所以《黄帝内经》只有十三方也不足为奇，法立方成。万物皆立于法，皆可成方，故上至金石毒药、下至果蔬五谷，皆可为经方。但归经法囿于药物的一经一脏，忽略了药物的体用关系与五行五脏之间的生克乘侮，故经方以六七味药治病如神，而时方以几十味药罗列慢效，笨拙不堪。可见，时方与经方不可同日而语，说其有云泥之分、霄壤之别也并不过分。

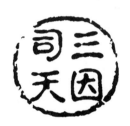

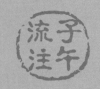

癸巳篇◎子午流注

关于子午流注，现今论述书籍众多，本篇仅作简单介绍，不再详述。

纳子法首见明·徐凤《针灸大全》。以十二经脉配十二时辰，一个时辰主一经，治疗时该时辰所主经脉各穴皆可选用；在上法基础上，取各经五输穴分配五行，按五行相生关系，取本经五输穴按补母泻子原则定穴施治。纳子法的基础是营气在十二正经首尾交贯流注的日周期，在这个日周期内，每一条正经的敏感时限为一个时辰；在一个时辰内，按照补虚泻实、五行生克原则应用敏感经的部分五输穴和原穴。一日之内12个时辰，敏感穴位随时随经转移，从而构成一个与时间对应的穴位敏感周期，一日一个周期。也就是说纳子法是一日之内（时间）营气周流十二正经部分五输穴（空间）所表现的应时敏感周期。

纳甲法首见金·阎明广《子午流注针经》，阎氏《子午流注针经》是注释何若愚撰《流注指微论》三卷（已佚）的书，后何若愚摘录《流注指微论》"《论》中之妙理"，再加"先贤秘隐之枢"而著成《流注指微针赋》，载于阎明广注释的《子午流注针经》中。纳甲法是子午流注针法中描述卫气运行五输穴的主要方法，纳甲第一次明确其内容及概念则是明代刘纯的《医经小学》，纳甲法开穴推算的具体提出又是明代徐凤的"子午流注按时定穴歌"。具体取穴原则：以十天干按五行（甲乙木、丙丁火、戊己土、庚辛金、壬癸水）配十二经脉（三焦、心包同属相火也配以丙丁火），十二地支配十二时，五输配五行，按病人就诊的日、时干支，结合人体经脉气血流注和五行相生规律选穴治疗。

养子时刻注穴法首见何若愚的《流注指微针赋》（载于《子午流注针经》中）。取穴原则略同纳甲法，区别仅在纳甲法认为人体在一日中完成五穴流注而养子时刻注穴法则认为一时辰完成五穴流注，一日完成六十穴流注。五输穴理论最早见于《灵枢·顺气一日分四时》，曰："冬刺井……春刺荥……夏刺输……长夏刺经……秋刺合。"至《难经·六十四难》引"古医经'十变'之言曰：阴井木、阳井金、阴荥火、阳荥水、阴输土、阳输木、阴经金、阳经火、阴合水、阳合土"，五输始与五行明确相配。五行学说对针灸学腧穴理论的介入直接为子午流注针法以后的出现建立了一个重要的基础。《黄帝内经》中十二经脉营卫之气首尾相接气血循环流注；针刺候气逢年月日时；《黄帝内经》《难经》中的五输穴理论是子午流注赖以生存的三大基石，而七曜九星、河洛干支、阴阳五行学说则是子午流注在天人感应、天人合一操作环节上的天象基础。

灵龟八法也叫灵龟法。灵龟法实际上是道家在修炼中，用以实现胎息的秘传针法，是法术的一种。采用八脉交会穴配合九宫八卦理论，其刺激点，一在手（四穴），一在足（四穴），上下四穴，两相联系，左病取右，右病取左，运用上担下截或上截下担的取穴方法。其应用于临床治疗，在祛病镇痛方面有其独特的功能。《针灸大全》曰："灵龟八法，用之得时，无不捷效。"灵龟八法针法在镇痛方面，是常规针法所不及的。只要病症与所开之穴主治证相宜，手法运用得当，其疗效正如窦汉卿所云"除痛于目前"。窦汉卿的老师是李浩和李元，李浩与李元是父子关系，李浩曾为元世祖的御医，曾作《伤寒钤法》一书，循之治病，应手则愈。

飞腾八法也叫飞腾法。飞腾术实际上是道家用来在修炼过程中，通大周天以达到白日飞升目的的一种秘传针法，是法术的一种。而灵龟八法是道家在修炼过程中用来辅助胎息的一种针法或法术。飞腾法与灵龟八法有所不同，是以奇经八穴与八卦为基础，按天干时辰开穴治病的一种方法，它与灵龟八法不同的是，着重从时辰天干取穴。配穴原则：

> 甲壬公孙即是乾，丙居艮上内关然。
> 戊为临泣生坎水，庚属外关震相连。
> 辛上后溪装巽卦，乙癸申脉到坤传。

己土列缺南离上，丁居照海兑金生。

患者丁某，男，62岁，农民。患者在田间劳动时突然感觉头晕、心慌、头胀、四肢麻木、眼前发黑，突然晕倒。刻诊：患者意识不清，面色苍白，脉搏细弱、微微，按不到，左下肢巴宾斯基征阳性，肌力0级，肌张力增高。诊断为：急性脑血管病变。当时为甲寅日庚午时，遂开外关、双临泣，刺下不久患者渐清醒，能言几句，但声音微弱，脉沉而无力。留针20分钟后，感觉好转。40分钟后，症状消失，患者一切如常，主动要求起针。起针时见随针有诸多黑血涌出。如此重病，一针治愈，足见飞腾术之神奇。

元·王国瑞《扁鹊神应针灸玉龙经》所载之飞腾术，因流传不广，不为人们熟知。八脉交会穴与九宫八卦的配合如下：**临泣配坎卦为一；申脉配坤卦为二；外关配震卦为三；后溪配巽卦为四；五为中宫：男寄于坤为申脉，女寄于艮为内关；公孙配乾卦为六；照海配兑卦为七；内关配艮卦为八；列缺配离卦为九。**这里的八脉交会穴与九宫及后天赤道八卦相配的顺序发生了变化，四阴卦配序由原来的坎卦申脉变临泣，坤卦照海变申脉，巽卦临泣变后溪，兑卦后溪变照海。四阳卦没有变化，还是乾卦公孙、震卦外关、艮卦内关、离卦列缺。这样一来，按照八脉交会穴的配穴原则，内关艮生公孙乾没变，其余则临泣坎生外关震（灵龟八法中是外关震与临泣寻风木一气），列缺离火克照海兑金（灵龟八法中是列缺离火生照海坤土），后溪巽木克申脉坤土（灵龟八法中是后溪兑金生申脉坎水）。

目前人们比较熟悉的飞腾八法是明·徐凤《针灸大全》所载的飞腾术。八脉交会穴与八卦的配属与王氏飞腾八法完全相同，但不与九宫数配合，因其开穴方式不需要九宫数。它不像王氏飞腾八法那样要把日、时干支的代数相加再除以九，得出余数，根据余数方能开穴，而是用八脉交会穴和八卦直接与时天干相配，即**壬甲配公孙乾卦，乙癸配申脉坤卦，丙配内关艮卦，丁配照海兑卦，戊配临泣坎卦，己配列缺离卦，庚配外关震卦，辛配后溪巽卦。**其中壬与甲重合、乙与癸重合，是因为天干有十，八脉交会穴和八卦有八，二者配合后，壬和癸只能依次和为首的二干甲和乙重合。本法不论日干支，均以时天干为主，不用零余方法，只按每日的时天干开穴，凡是时天干为丙，不管是丙寅、丙子、丙戌、丙申、丙午还是丙辰，根据丙配内关艮卦，均开内关穴，余皆例推。所以此法较王氏飞腾八法简单。

515

由于开穴与时天干固定相配，而时天干按十天干顺序周而复始出现，与时天干相应的八脉交会穴也呈现一定的顺序：某穴总是继某穴后开穴。如外关在时干为庚时开穴，其后时干为辛开后溪，故外关开穴后总是接开后溪穴。临床应用本法时，先确定患者来诊的日干支，根据日干支确定时干支，根据时天干与八脉交会穴和八卦的配属即可开穴。如时天干为甲即开公孙穴，时天干为乙即开申脉，余可例推。综上所述，王氏飞腾八法与徐氏飞腾八法只是在八脉交会穴和八卦的配属上是相同的，在具体开穴方式上则完全不同，实为两种不同的针法。

周楣声（1918—2007）家传的移光定位和脏气法时时间针法，具有完整的理论体系，是一种按日按时与子午流注理论体系相同而方法又有不同的针刺方法，其作用"顺阴阳而调气血"。**脏气法时针法**包括两种针法：其一为脏气法时迎随补泻法；其二是脏气法时阴阳调燮法，两者可以互为羽翼，随宜取用。此法是在《内经》天人合一与脏气法时的思想指导下，把自然界的阴阳矛盾和生克制约的这些周期性现象和节律，与人体脏腑经络气血流注的盛衰节律互相配合，同十二经的主要腧穴相联系，按日按时顺阴阳而调气血以取穴治病。《素问·八正神明论》曰："问曰：用针之服，必有法则焉，今何法何则？答曰：法天则地，合以天光……凡刺之法，必候日月星辰，四时八正之气，气定乃刺之……是谓得时而调之，因天之序，盛虚之时，移光定位，正立而待之。"《素问·六微旨大论》对移光定位一词又加以阐释，光，乃日光和月光，位，乃孔穴的位置，即根据日光和月光移动的规律，而采取相应的孔穴针刺治病，这是符合生物节律与内外界环境统一性的基本规律的。而这一针法实际上就是子午流注针法，其时间取法为真太阳时，所谓"移光定位"是也。

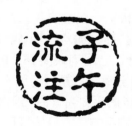

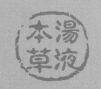

甲午篇◎汤液本草

王好古（1200—1264）的《汤液本草》成书于元大德二年戊戌（1298），完全是按照五运六气理论来规范中医药体系的。《汤液本草》基于运气而规范的药物归经、升降浮沉等，则纳入主流中药学理论体系之中。明刻本《汤液本草》中有文字图22幅，分别为气味厚薄寒热阴阳升降图、寅手肺太阴经向导图、巳足脾太阴经向导图、卯大肠阳明经向导图、辰足阳明经向导图、亥三焦手少阳经向导图、子胆足少阳经向导图、戌心胞手厥阴经向导图、丑肝足厥阴经向导图、未小肠手太阳经向导图、申膀胱足太阳经向导图、午心手少阴经向导图、酉肾足少阴经向导图、天地生万物有厚薄堪用不堪用、火位之气、热反胜之、

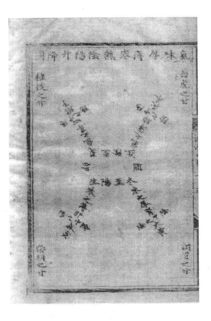

火位之主、木位之主、金位之主、土位之主、水位之主、寒反胜之等，以理解药物性味、引经，及五运主岁、六化分治五味，五色所生，五脏所宜等，列文字图以表明其相互关系，并进而推演司岁备物、药味专精、气味生成流布等药学理论。

北宋政和年间，徽宗仿太宗修《太平圣惠方》之例，令曹孝忠等编纂

《圣济总录》，御制序言提到缘起说："悯大道之郁滞，流俗之积习，斯民之沉痼，庸医之妄作。学非精博，识非悟解，五行之数，六气之化，莫索其隐，莫拟其远。"此书一百卷，首先详细开列六十甲子逐年运气，并说："六气司岁，五运统岁，五六相合，三十年一周，六十年再周，凡千四百四十气，而天地之气数备焉。终而复始，时立气布，如环无端，守其数，稽其化，若合符节，可谓悉矣。"用运气理论指导临床用药是古中医的基本逻辑，为此宋徽宗御撰的《圣济经》专门设有"药理篇"来讨论此问题。"药理"依然是药物作用原理的意思，此中的微言大义则由注释家阐明："盖一物具一妙理，王者能穷理尽性，而至于命也，则因药之理而明之，特馀事焉。推馀事以示斯民，然后养生治疾之旨，昭然明于天下矣。"而归根结蒂，仍需要回到五运六气理论的逻辑之下。

这种"物之妙理"如何参究呢？阴阳五行当然是基本工具。《圣济经》说："动植之间，有万不同，而气味自然，率不过五，凡以象数寓焉。"而味属于土，如此则"五味皆生于土"，"甘苦咸酸辛，又皆本于淡"，因为"淡者一也"，于是按照天地象数推演："口入一而为甘，甘出十而为苦。木作酸也，始于敷播，辛乃收聚。辛九数也，物穷则变，故辛甚则反甘。甘十数也，物极则反本，故甘甚则反淡。炎上作苦，苦生甘也。然火无正体，体草木焉。润下作咸，卤自咸也，亦有感于煎烦而咸者焉。"此即所谓"五味自然之理"；五气亦有其"自然之理"。阴阳亦不可缺少，所谓"天之所赋，不离阴阳。形色自然，皆有法象。毛羽之类，生于阳而属于阴；鳞介之类，生于阴而属于阳。空青法木，色青而主肝；丹砂法火，色赤而主心；云母法金，色白而主肺；磁石法水，色黑而主肾；黄石脂法土，色黄而主脾。触类长之，莫不有自然之理"，等等。

《圣济经》只提出法象药理的总纲，具体药物与运气理论的配合，至金元易水学派张元素、李杲等始归纳完善，年代稍晚的王好古所著《汤液本草》则是此派药学理论方面集大成之作。张元素著述甚丰，以《医学启源》最为重要，药学书则有《洁古珍珠囊》，李时珍对此书推崇备至，《本草纲目》评价说："辨药性之气味、阴阳、厚薄、升降、浮沉、补泻、六气、十二经及随证用药之法，立为主治、秘诀、心法、要旨，谓之《珍珠囊》。大扬医理，灵、素之下，一人而已。"李东垣所著药书有《药类法象》与《用药心法》两种，也以原则性论述为主，皆收入《汤液本草》中。

法象学说并不始于宋徽宗，《本草经》序例"药有阴阳配合"句，《蜀本草》说："凡天地万物，皆有阴阳、大小，各有色类，寻究其理，并有法象。故毛羽之类，皆生于阳而属于阴；鳞介之类，皆生于阴而属于阳。所以空青法木，故色青而主肝；丹砂法火，故色赤而主心；云母法金，故色白而主肺；雌黄法土，故色黄而主脾；磁石法水，故色黑而主肾。馀皆以此推之，例可知也。"这也是以"法象"思路解释药物作用。这种古朴的全息逻辑在阴阳五行、五运六气逻辑之下更好地指导临床实证和古中医理论体系的发展，印证着五行互藏、阴阳互藏、阴阳无限可分、"不以数以象之谓也"，等等，功不可没。

按五运六气理论，"寒暑燥湿风火，天之阴阳也，三阴三阳上奉之。木火土金水火，地之阴阳也，生长化收藏下应之"。配合起来，则"厥阴之上，风气主之；少阴之上，热气主之；太阴之上，湿气主之；少阳之上，火气主之；阳明之上，燥气主之；太阳之上，寒气主之"。力化的药物与之对应，则有升降浮沉补泻之法，《汤液本草》配套列出"药类法象"：第一，"风升生"，防风、升麻、柴胡、羌活之属，乃"味之薄者，阴中之阳，味薄则通，酸苦咸平是也"；第二，"热浮长"，黑附子、乌头、干姜、肉桂之属，乃"气之浓者，阳中之阳，气厚则发热，辛甘温热是也"；第三，"湿化成"，黄芪、人参、甘草、当归之属，乃"戊湿，其本气平，其兼气温凉寒热，在人以胃应之，己土，其本味咸，其兼味辛甘咸苦，在人以脾应之"；第四，"燥降收"，茯苓、泽泻、猪苓、滑石之属，乃"气之薄者，阳中之阴，气薄则发泄，辛甘淡平寒凉是也"；第五，"寒沉藏"，大黄、黄柏、黄芩、黄连之属，乃"味之厚者，阴中之阴，味厚则泄，酸苦咸气寒是也"。

作为运气药物的补充，《汤液本草》又列"随证治病药品""用药凡例"等项，将张元素提出的"引经报使"理论详细化。如云："头痛须用川芎，如不愈，各加引经药：太阳，川芎；阳明，白芷；少阳，柴胡；太阴，苍术；少阴，细辛；厥阴，吴茱萸。"又有报使歌诀："小肠膀胱属太阳，藁本羌活是本方。三焦胆与肝包络，少阳厥阴柴胡强。阳明大肠兼足胃，葛根白芷升麻当。太阴肺脉中焦起，白芷升麻葱白乡。脾经少与肺经异，升麻芍药白者详。少阴心经独活主，肾经独活加桂良。通经用此药为使，更有何病到膏肓。"并各经脉药物导向图。其中最能体现法象原理者，为"用药根梢身例"，即根据药物的药用部位，确定其作用，有云："凡根之在土者，中半以上，气脉之上行也，以生苗者为根；中半以下，气脉之下行也，入土以为梢。病在中焦与上焦者，用根；在下焦者，用梢。根升而梢降。大凡药根有上中下：人身半以上，天之阳也，用头；在中焦用身；在身半以下，地之阴也，用梢。述类象形者也。'此即"以脏补脏""以形养形"之类天人感应与力化气化。

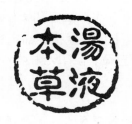

乙未篇◎医学纲目

给朱元璋治好病的明·楼全善（1332—1401）对天文、地理、历法皆有深入研究，著《医学纲目》《内经运气类注》《周易参同契药物火候图说》，等等，其中《医学纲目》是李时珍《本草纲目》的重要参考资料。楼全善认为："凡言运气者，皆谓一岁之中长幼之病相似者，俗谓之天行时气是也。"

其关于运气的论述主要在《运气占候》和《内经运气类注》中。《运气占候》本书名曰"占候"，"占"乃测之意，其分类都以"占"字冠之，是强调五运六气的预测能力，并非占验的意思。本书阐述了五运气至之占、五运太过之占、五运不及之占、复气应时占、五虚应化占、五气动乱占、五气郁发占、地理高下左右占、六气正变占、司地淫胜占、司天淫胜占、占六气之胜、占六气之复、释亢则害承乃制、释病机十九条等，主要根据《内经》运气七篇大论原文对五运六气的"天道、气化、物候、病候"规律进行了阐述。如在"占六气之胜"中云："厥阴之胜，大风数举，倮虫不滋。少阴之胜，炎暑至，木乃津，草乃萎。太阴之胜，雨数至，燥化乃见。少阳之胜，暴暑消灼，草萎水涸，介虫乃屈。阳明之胜，大凉肃杀，华英改容，毛虫乃殃。太阳之胜，凝溧且至，非时水冰，雨乃后化。"

书中还对"亢害承制"进行了阐发，认为"亢则害，害则败乱，生化大病；承乃制，制则生化，外列盛衰"。其文曰："经曰：亢则害，承乃制，制则生化，外列盛衰，害则败乱，生化大病。此数句，前人解说极多，能会经旨者殊少。详其文意，当云：亢则害，害则败乱，生化大病；承乃制，制则生化，外列盛衰。……夫天地之间，五类生化互有所胜，互有所制，地气胜己胜，天气制胜己，此以地气之制己胜者言之也。夫六气之用，各归其所不胜而为化，故太阳雨化施于太阳，太阳寒化施于少阴……天地之气，互为盈虚，恶所不胜，归所同和，同者盛之，异者衰之，当其位则盛，非其位则衰。地气左迁于中，天气右行于外，内外相因，盛衰相倚，故曰外列盛衰也。若夫亢则伤寒，己胜不受胜己者之施化，于是有胜则消复，胜复更作，败乱生化之常。故上胜则天气降而下，下胜则地气迁而上，甚则易位，气交易，则大变生而病作矣。所谓害则败乱，生化大病者是也。此一胜一制，一正一变之异化也。"

《内经运气类注》对运气七篇分类进行了注解发挥，分析缕细，很有见地。如对"物极谓之变，物生谓之化"的阐发："天上之气有多少，地下之形有盛衰，故天上有多少之气，与地下盛衰之形相召而损益彰，以为物极之变也。其气之多与形之盛相召者益，益为变之盛也，气之少与形之衰相召者损，损为变之虚也。盖物生之化者，天地之常气，在五运曰平气，在六气曰常化也。物极之变者，天地之变气，在五运曰太过不及，在六气曰淫胜、反胜、相胜也。其变之盛者，则五运之太过，六气之淫胜也。其变之虚者，则五运不及，六气之反胜、相胜也。"又如对"亢害承制"的独特阐发："亢，过极也，亢则害，承乃制，制则生化，外列盛衰，害则败乱，生化大病者，言六位之气过极，则必害作，承气乃生于下制之，使不过也。故制则从微化者，承者自外列盛，极者自外列衰，……盛衰非其位则邪，当其位则正者，复明上文制则生化，外列盛衰之盛衰也。盖制亢下承生化之盛衰，惟岁气和平，则其所化循序渐进，从微至著，而皆当六位之正。今河间所伸王氏、林氏之说，以'亢则害承乃制'六字释变气之义，有曰木极似金，金极似火，火极似水，水极似土，土极似木，皆以亢过极则反似胜己之化者。有曰制胜则兼化乃虚象者，有曰治兼化但当泻其亢甚之气为病本，不可反误治其兼化者，……凡此皆气虚所变之兼化，其治法当补本气之虚，非如气盛兼化之法当泻。今河间例言治兼化，但当泻其亢甚之本气者，可乎？其所兼之化，皆本气不足，所承者得以胜之而然，不治则本气愈衰，承气愈胜，今例言兼化为相似之虚象，不可反治之者，可乎？此则河间误释太过不及所变之兼化皆为太过也。……是故半变者，本气半衰，下承半盛，而为半非位之兼化；全变者，本气全衰，下承全盛，而为全非位之胜复。"此承袭并发展了完素的兼化之说。

同时可见，楼氏对于前辈医家的研究的态度是：择其善者从之，其不善者改之。此外，本书还讨论了"天道六气与中国地理五行相和"，并附图；对五运六气的常与变，如平气、太过、不及、淫胜、反胜、相胜等，以及"对化、齐化、正化""变化盛衰"等诸理论进行了阐发。楼英对于运气学说的推广解难产生了一定影响，运气七篇通过他的发明经旨，变得易读易懂。

　　与楼英同年生的王履（1332—1391），字安道，号畸叟，师于朱丹溪，江苏昆山人。《医经溯洄集》是王履唯一现存医著，其采取了剔出运气七篇于《素问》之外的做法。在"四气所伤"篇中写道："或问余曰：五运六气七篇所叙燥之为病甚多何哉？余曰：运气七篇与《素问》诸篇自是两书，作于二人之手，其立意各有所主，不可混言，王冰以七篇参入《素问》之中，本非《素问》原文也。"但是，王氏将运气与《素问》原文分开，并不否定运气理论，其在同书"亢则害承乃制论""五郁论"等篇中，对《六微旨大论》《至真要大论》中的许多理论均有明白透彻的解释，肯定了六节分治、地理相应、亢害承制、五运郁极而发等理论。因而，王氏并非否定运气学说的医家。

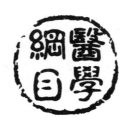

丙申篇◎乾坤生意

　　《乾坤生意》为明代朱权编著，约刊于明永乐四年（1406）。朱权（1378—1448），明太祖朱元璋第十七子，字臞仙，号涵虚子、丹丘先生，自号南极遐龄老人、臞仙、大明奇士，是明代著名的道教学者、戏曲理论家、剧作家。洪武二十四年（1391）封王，逾二年而就藩大宁，号曰宁王，后因事见疑于成祖，乃韬晦于所筑"精庐"之中潜心学术，撰写编集了一百三十多种著作，涉及历史、文学、艺术、戏剧、医学、农学、宗教、兵法、历算、杂艺等多个方面。其著述之丰，历史上无人可比。卒谥献，世称宁献王。

　　朱权存世的医药养生著作有《活人心法》《寿域神方》《乾坤生意》《乾坤生意秘韫》《运化玄枢》《庚辛玉册》《神隐》《救命索》等，还翻刻了《小儿灵秘方》《神应经》《十药神书》《素问病机气宜保命集》等其他医家著作。《活人心法》二卷，成书于1424年，上卷内容主要为养生之法，包括养心、养形、养气及饮食补养等方面；下卷列玉笈二十六方和加减灵秘十八方，共介绍四十多个临床常用方剂的主治、组方及加减运用之法。本书在养生学上影响深远。书中所载的"导引法"和"去病延寿六字法"是现存最早的"八段锦"和"六字诀"文献。《寿域神方》四卷，成书于永乐十五至二十年（1417—1422）。前半卷介绍医学诊察知识，后三卷半均为治证方法，共分112部，含方1667条。全书具有较浓厚的道家色彩。如总论部分，"观寿夭大略""观人心善恶""论病相""察于未病"等内容，均是传统的相术，"天丢神位""神光验证法"和第三卷的"救生符法""医避传染法"更是带着浓烈的道醫色彩。《神隐》二卷，成书于永乐六年（1408），本书为养生学名著，主要内容为朱权关于神隐养生的阐论及多种情趣养生、农事养生法。《救命索》一卷，成书于永乐庚子年（1420），本书为内丹学著作，内容包括人身造化、丹道宗源、初阶小乘、性宗、命宗大乘、实跻圣地、炼己七个部分。

《乾坤生意》见于《古今医统大全》《宝文堂书目》《古今书刻》《明史·艺文志》《续书史会要》等。《古今医统大全·历世圣贤名医姓氏》："臞仙，太祖高皇帝子，封宁献王……所著《活人心方》《乾坤生意》《肘后》等方行于世。"《千顷堂书目》卷十四："宁献王权《乾坤生意》四卷，又《乾坤生意秘韫》一卷，又《活人心法》三卷。"《本草纲目·序例上·引据古今医家书目》有"臞仙《乾坤秘韫》"及"臞仙《乾坤生意》"的记载。《中国医籍考》卷五十四："宁献王（权）《乾坤生意》明志四卷，存。"又："《乾坤生意秘韫》一卷，存。"《乾坤生意秘韫》是《乾坤生意》的补充和续集，见于《百川书志》卷十："《乾坤生意秘韫》一卷，遐龄洞天太乙丹房编，三十五类，二百七十九方。"《中国医籍通考》按："明初刊巾箱本《乾坤生意》二卷，题云：'遐龄洞天太乙丹房编'。"

《乾坤生意》成化本重刊序中指出："乾坤生意集二卷、续集秘韫一卷，乃臞仙纂集古今名医已尝经验之方，而于五运六气，以穷大道之微，以定阴阳之候，悉于书焉，是修其为方书，可谓良且博矣。"《乾坤生意》全书分上、下二卷。上卷首列"用药大略"，从论述《神农本草经》上、中、下三品药物和君、臣、佐、使开始，揭示临床用药的简明法则；继则"五运六气"，简介"五运配十干之年""六气为司天之岁""南政北政"及"十二支年分运气"等运气理论；接着是"预防中风"，载录临床预防中风最常用的"愈风汤""八风散""天麻丸""续命汤"等方剂；此后便是内科各种杂病，列诸风、五痹、暑、湿、伤寒、疟、泻痢、脾胃、诸气、诸痛、瘰气、虚汗、消渴等证，每证后罗列经验方若干，共 13 种内科病证 455 个经验方和临床加减用法。下卷主要论述济阴、活幼、痈疽诸疮等 24 种妇、儿、外、五官、骨伤等科病证 556 个经验方和临床加减用法，并论述天星十一穴、初中风急救针法、中风瘫痪针灸秘诀、中风瘫痪通用捷要穴法、四花穴灸法、治虚损五劳七伤紧要穴法、治小肠病气穴法等针灸科治疗方法。

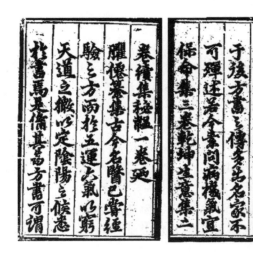

朱权在序文中称五运六气可以"穷天道之精微，定阴阳之化气"，掌握运气变化的规律就能认识病源，可以更好地采取预防之策。但书中关于五运六气的阐述，却简明之至，真的做到了"撮其要领，使人一览而知其悉"。如原书"运气证治"所述"十二支年分运气"有关子午司天的内容，以窥一斑。原文曰："子午年，少阴君火司天，岁气热化之候。司天者，天之气候也。君火者，手少阴心经也。心者，君主之官，神明出焉。君火乃主宰阳气之本，余象生土，乃发生万物之源。阳明燥金司地。司地者，地之气候也。初之气，厥阴风木用事，子上父下，益辛泻苦。自年前十二月大寒节起，至二月惊蛰终止。天时寒风切冽，霜雪水冰，蛰虫伏藏。民病关节禁固，腰腿疼，中外疮疡。二之气，少阴君火用事，火盛金衰，补肺泻心。自二月春分节起，至四月立夏终止。天时风与时寒，雨生羽虫。民病淋气郁于上而热，令人目赤。三之气，少阳相火用事，君相二火，泻苦益辛。自四月小满节起，至六月小暑终止。天时大火行，热气生，羽虫不鸣，燕、百舌、杜宇之类。民病厥热，心痛，寒，更作咳喘，目赤。四之气，太阴湿土用事，子母相顺，泻肺补肾。自六月大暑节起，至八月白露终止。天时大雨时行，寒热互作。民病黄疸，衄血，咽干，呕吐，痰饮。五之气，阳明燥金用事，心盛肺衰，火怕水复。自八月秋分节起，至十月立冬终止。天时温气乃至，初冬尤暖，万物尚荣。民病寒热伏邪，于春为疟。六之气，太阳寒水用事，火衰心病，泻咸益苦。自十月小雪节起，至十二月小寒终止。天时暴寒劲切，火邪悉毒，寒气暴止。民病生肿咳喘，甚则血溢，下连小腹而作寒中。"

即凡是十二地支属子、午的年份，司天之气为少阴君火，司地之气为阳明燥金，因而全年的气候特点有热化的趋向。而从初之气到六之气，概括介绍全年六个阶段的气候特点与疾病发生的可能趋势。如以初之气为例，时段从年前的十二月大寒节算起，到当年的二月惊蛰为止。在这段时间内，气候特点是天寒地冻，冰封雪盖，蛰虫伏藏，容易发生的疾病是关节不利、腰腿疼痛，甚至某些外科疮疡。

《素问病机气宜保命集》是金·刘完素著。刘氏早年著有《伤寒直格》《宣明论方》《素问玄机原病式》三书。本书是刘完素晚年系统总结自己领悟到的五运六气致病、治病理论，是学识巅峰之作。书凡三卷，分为三十二门。上卷列原道、原脉、摄生、阴阳、察色、伤寒、病机、五运六气气宜、本草等医论九篇，选择《内经》条文加以阐释发挥。杨威序称："原道则本性命之源，论脉则尽生死之说，摄生则语存神存气之理，阴阳则讲抱元守一之妙，病机则终始有条有例，治病之法，尽于此矣。本草则驱用有佐有使，处方之法，尽于此矣。至于解伤寒、论气宜说，曲尽前圣意。读之使人廓然有醒悟，恍然有所发明。"中、下二卷列临床各科病证二十三篇，"随论出证，随证出方，先后加减，用药次第，悉皆蕴奥，精妙入神"。完素自认为："此集非崖略之说。盖得轩岐要妙之旨，故用之可以济人命，舍之无以活人生。"足见刘氏对此书的看重。此书完成于金大定二十六年（1186），刘氏"秘之箧笥，不敢轻以示人"，声称"不遇当人，未易授尔"，因而未能立即镂版。五六十年后，杨威在前太医王庆先家发现此书遗稿，经数年存心精校，于元宪宗元年（1251）才得刊行于世。臞仙从道鉴角度出于对五运六气的膜拜，故宁府在宣德六年辛亥（1431）重刊《保命集》。后中医界常将此书与完素的其他几本著作结集刊行，或称河间三书，或称河间六书，使得完素之书广泛流布，学界也多有所许，对于完素《素问病机气宜保命集》的流传，臞仙功不可没。

《运化玄枢》主要为逐月养生之道。《百川书志》称："《运化玄枢》五卷，皇朝臞仙编。岁时七百五十九条，天地会元混元之数十二条，四时朝修吉晨三十六条，逐月分气候、月占、时俗、吉辰、养生、服食、禁忌七类，率多道家之说。"《读书敏求记》著录云："月十有二而成岁，其虚盈消长之数有差，候气之运各异。涵虚子谓饮食起居必顺天道以宁化育，故纂此书以备月览，于摄生之道可谓详矣。前载《岁占图》，后附'天地混元'之数及'三元八会'之辰。"关于"吉辰"，朱权《臞仙肘后经》有专门的论述。其书所载"六十甲子吉凶时"详列甲子六十的循环值吉之神，凡择吉日必用良时，因而又逐日列出十二时辰的断例，择吉者只需按例结合逐日吉神和吉时选用即可。而《运化玄枢》对一些特定的活动则规定了特定的时辰，如炼丹是修道者特别重视的活动，《运化玄枢》就规定："春三月，戊辰日宜炼丹；夏三月，丁巳、戊申、己巳、丑未辰日宜炼丹；秋三月，戊戌、己亥、庚子、辛亥日宜炼丹；冬三月，戊寅、己卯、癸酉、未戌，及壬丙戊丁亥土戊癸辛巳日，宜炼丹。"以上各季所列出的日子，都应是吉辰。此外，《玉匣记》引有"臞仙选择逐月吉凶日"，就是《运化玄枢》的吉辰之属。

《运化玄枢》逐月吉凶日表

月	正	二	三	四	五	六	七	八	九	十	十一	十二
甲丙戊庚壬子	和		和	和		和	和		和	和	和	和
乙丁己辛癸丑		和		宁	宁			和		宁	宁	
甲丙戊庚壬寅	宁		宁	和	宁			和	宁		宁	
乙丁己辛癸卯	和			和		宁	和		和	宁		宁
甲丙戊庚壬辰	宁				和		宁	和		和	宁	
乙丁己辛癸巳		和	和			宁		和	宁		和	宁
甲丙戊庚壬午	和		和	和			和	和		和		和
乙丁己辛癸未	宁		和					宁	宁	宁		
甲丙戊庚壬申		和	和			和	宁					宁
乙丁己辛癸酉			宁	和			和			和		
甲丙戊庚壬戌		和		宁	和		宁	和			和	
乙丁己辛癸亥		和						和	宁		和	宁

《庚辛玉册》为朱权编集多种外丹本草而成的炼丹术著作。《本草纲目》第一卷"历代诸家本草"所列《庚辛玉册》条，李时珍指出："宣德中，宁献王取崔昉《外丹本草》、土宿真君《造化指南》、独孤滔《丹房镜源》、轩辕述《宝藏论》、青霞子《丹台录》诸书所载金石草木可备丹炉者，以成此书。分为金石部、灵苗部、灵植部、羽毛部、鳞甲部、饮馔部、鼎器部，通计二卷，凡五百四十一品。所说出产形状，分别阴阳，亦可考据焉。王号臞仙，赅通百家，所著医卜、农圃、琴棋、仙学、诗家诸书，凡数百卷。《造化指南》三十三篇，载灵草五十三种，云是土宿昆元真君所说。抱朴子注解，盖亦宋、元时方士假托者尔。古有《太清草木方》《太清服食经》《太清丹药录》《黄白秘法》《三十六水法》《伏制草石论》诸书，皆此类也。"李时

珍《本草纲目》征引了《庚辛玉册》部分内容，此后《本草品汇精要》《本草乘雅半偈》《本经逢原》《本草纲目拾遗》《本草述钩元》《本草择要纲目》《本草正义》《神农本草经赞》《濒湖炮炙法》等本草著作均少量辑引《庚辛玉册》，但范围和内容均没有超出《本草纲目》。《庚辛玉册》是明代最重要的炼丹术巨著，是研究明代炼丹术史所不能缺乏的现存中国炼丹术文献。

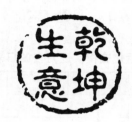

丁酉篇◎伤寒运气全书

　　明代名医熊宗立（1409—1482），字道宗，号道轩，又号勿听子，建阳县崇化里（今福建省建阳县书坊乡）人，出生于医学世家，自幼多病而好读医书，从刘剡学习校书、刻书、阴阳医卜之术。及长，承其祖业，其曾祖父熊天儒及祖父熊彦明，均为当世名医，受宋元五运六气医家如刘温舒、刘完素等的影响，并曾选辑《孙元贤医方集成》，附入《济生拔萃》《宣明论》等方名，题《类编南北经验医方大成》，宗立因从之学医。后悬壶问世，而医术高超，屡起沉疴，遐迩驰名。日本来华的真长，名兰轩，闻其名，特拜熊氏为师。是明代著名的临床医学家、中医文献学家兼刻书家。特别值得注意的是，明代对世界有影响的中医学家熊宗立，从明正统丁巳（1437）至成化甲午（1474），从事医学研究37年，编著、点校的中医著作达20余种，是福建历史上自编自刻医书最多的人，尤其关于仲景方术《伤寒钤法》的传承用功尤甚。其祖先曾在该地建立"鳌峰书院"，故又称"鳌峰"，陈修园（1753—1823）就是肄业于鳌峰书院。

　　《伤寒运气全书》十卷，刘温舒著，熊宗立重编翻刻于天顺二年戊寅（1458）。书中主要是《素问入式运气论奥》与《伤寒钤法》的内容，并结合浦云的《运气精华》，提出自己的学术观点，将运气学说和伤寒六经的辩证关系加以联系而成。书前有熊宗立自序如下："阴阳升降，运气之常道也。盖司天司地，上下其位，五运有太过不及之异，六气有逆顺胜复之殊。在昔轩岐之圣，悯生民之札瘥，启《素问》，作《内经》，有曰先立其年，以知之气，左右应见，然后乃可言死生矣。然而微辞奥旨，未易究研，况伤寒之病，传变不常，非杂病可比。苟能明岁时之推移，阴阳之变异，主客之胜复，补泄之盛虚，以至实实虚虚，损不足益有余，而不罹于夭横者，勘矣。迨汉张公仲景，以不凡之姿，始深究《内经》，探微索隐，继往圣，开来学，乃述《伤寒杂病论》凡十卷，以重万世不易之法，繇是伤寒活人之旨，粲然大备，福我苍生，何其幸欤。窃惟运气秘文，散在诸经，虽则刘司业之《论奥分图附说》，未有得其要领者。近观广平程氏《精华》，始陈括例，颇有指据，今医家秘传，以为至宝，不肯示人，往往誊写之误，错简断文，互有得失，不无沧海遗珠之叹。仆启凤心，重编汇聚，如胜复之论，则增以新注；汗瘿棺墓，则假如再三。至于《钤诀》，脉病证治，一遵仲景式法，使人展卷则三百九十七法之昭明，一百一十三方之显著，群疑冰释，次序条贯。是编既成，目之曰《伤寒必用运气全书》，敬质于致仕节判考亭黄公景冲，侍御三衢丁公元凯。金谓纂图括例，俱以详明，有禅后学。因劝命工绣梓，以广其传。仆不揣凡嚣，自忘鄙陋，而搜求取舍之是否，尚俟高明君子辨正云。天顺二年岁在戊寅秋七月良日，鳌峰熊宗立道轩。"

刘温舒的《素问入式运气论奥》与《伤寒钤法》影响了金元八大家，也影响了李浩、李元、窦太师、马宗素、程德斋、张太素、宋云公，等等一大批在中医史上有重要地位的传奇医家。关于《素问入式运气论奥》与《伤寒钤法》的论述见相关部分。这里不再赘述。但《伤寒运气全书》除了以《素问入式运气论奥》与《伤寒钤法》的形式流传以外，还以《素问运气图括定局立成》《伤寒类证》《伤寒点点金》《伤寒活人指掌图》《太素脉诀》《运气掌诀录》《运气精华》《内经运气要旨论》《注解伤寒论》《薛氏医案》等书，或全部，或部分内容在流传。国内还有民国马世俊编撰的《运气真谛》二卷，其中包括《运气占候补遗》《运气辩》《重补伤寒必用运气全书》等书，《伤寒必用运气全书》在日本也有广泛流传。

《素问运气图括定局立成》一卷，成书于明成化元年（1465），又名《新增素问运气图括定局立成》。本书将《素问》五运六气之说编为歌词，以阐发天符岁会之说；以人生年之甲子，分析其得病之日的气运盛衰，从而决断其生死；把五运六气关于日干支的《伤寒钤法》内容以歌赋图标形式表现出来。《素问运气图括定局立成》完全承袭了马宗素、程德斋的"识证归钤认字号用药"之法，并在其基础上更简化一步，做成"五运逐年主气定局""六气逐年客气定局""伤寒汗瘿定局""伤寒运气棺墓定局""逐日司天得病归证定局""客气加临病症补泻定局"等定局程式。这些定理式法和

《伤寒钤法》比较，更加直观，一目了然。如"伤寒汗瘥定局立成"中，在用法说明中言："右局立成不用轮推，假如子命人不拘男女，但是甲日得病，则逢乙日、庚日或第七日瘥。又如丑命病人己日得病，则乙日、己日当有汗得瘥。余仿此。"这里的"不用轮推"，即不必用《伤寒钤法》所述的轮推方法，只按照熊氏所立"定局"一查便"立成"。

在诊病、用药、判断预后等方面，熊氏较《伤寒钤法》更全面和系统，完全解释了成无己《注解伤寒论》卷首的"运气钤法图"、刘完素关于"伤寒钤法"的论述等。在"伤寒识证归钤认字号用药定局"以及"运气精微指诀主病行流定局"中，将《伤寒论》六经病各依"本命"和"得病日"归于不同"字号"，从"逐日司天得病归证局"中查出某生人于某日得病则病在某经后，再到"识证归钤认字号用药定局"中查所需方药。例如：某人甲子年生人，则其人为"子命"，若该人于甲子日得病，从"逐日司天得病归证定局"内查知该人所病应是"太阳病"，则在"归钤认字号用药定局"中找到太阳病日"子命"项下，然后再找得病之日干、日支。从日支项下得"震"字号，日干下的"甲"，即其病该用"震"字号内第一证（甲）之药，即《伤寒钤法》所规定的"下太阳震字号第一证"之处方，经查，知为"大陷胸丸"，则凡子命人，甲子日得病，结合男女、阴阳、脉症，予"大陷胸丸"主之。后世不明所以的医家们总是说日干支的钤法违反了《内经》《伤寒杂病论》所确定的辨脉症论治原则，但远有五运六气、《内经》《伤寒杂病论》中满篇解释关于日干支的定局格式医算之法，近有子午流注、灵龟八法、飞腾八法的实证，可是有些人就是睁着眼睛胡说。

《类编伤寒活人书括指掌图论》十卷。是书取李知先（1171—1250）《活人书括》与吴恕《活人指掌图》，汇为一帙，取张仲景、朱肱等医家著作之精华，增辑图标歌赋而成《伤寒活人指掌图》，成书于至元四年（1338）。并增修表里二十证论条为歌括，又取李子健《伤寒十劝》列于篇首，复采诸家有关妇人、小儿伤寒证治良方于篇后，厘为十卷，命曰《类编伤寒活人书括指掌图论》。明·熊宗立续编，该书序刊于正统元年（1436）。

该书共 5 卷，卷 1 载活人指掌赋、司天司地图、五运之图、六气之图、伤寒脉法、李子建伤寒十劝、一十六经伤寒歌、类伤寒四证、三阳合病、并病、狐惑歌等；卷 2 载伤寒问答四十六证歌；卷 3 载表里证、阴盛阳虚阳盛阴虚、厥证、腹痛、瘥后、伤寒别名、杂证所属、死证、释音等；卷 4、5

载药评、诸承气汤、大柴胡汤、炮制煎煮法酌准料例、药方加减例、伤寒补遗经验良方等。明代时有无名氏辑《伤寒活人指掌图》中主要内容为一册，名为《伤寒活人指掌提纲》，见于《医要集览》。明正统年间（1436—1449），熊宗立续编此书为 10 卷，增伤寒补遗经验良方、妊娠妇人伤寒方论等，名为《类编伤寒活人书括指掌图论》。明代吴文炳又在此基础上增补内容，于万历三十三年（1605）刊行，名为《新刊图注指南伤寒活人指掌》。明代童养学认为吴恕撰《伤寒活人指掌图》辨证复杂，用药繁多，将此书补注辨疑，撰成 3 卷《伤寒活人指掌外注辨疑》。该书卷 1 论六经传变之正伤寒；卷 2 论伤寒常见病证及兼证、变证和类证，共计八十则，末有总论一则；卷 3 论述常用方刻，其中有《伤寒论》方，亦有后世验方。

熊宗立有多部著作：《黄帝内经素问灵枢运气音释补遗》一卷，成书于明成化元年（1465）。本书对《素问》《灵枢》及《素问入式运气论奥》三书七百余疑难字词分别予以反切注音和简释。《八十一难经经络解》四卷，约成书于明正统十一年（1446）。《勿听子俗解八十一难经》又名《新编俗解八十一难经图要》，七卷，熊宗立注解，成书于明正统三年（1438）。卷首为"新刊八十一难经纂图概括"，以解释《难经》条文，卷一至卷六分别对《难经》原文进行逐条注释。《王叔和脉诀图要俗解》又名《勿听子俗解脉经大全》，六卷，晋·王叔和撰，熊宗立注解。《温隐居海上仙方》又名《备急海上方》《温氏隐居海上仙方》《温隐居备急海上仙方》，二卷。宋·温大明撰，熊宗立重编。此书原名《助道方服药须知》（简称《服药须知》），后经熊宗立重编，改题为《温隐居备急海上仙方》。明成化八年壬辰（1472）鳌峰熊氏种德堂仿元刻本重刻本《补注释文黄帝内经素问》十二卷，唐·王冰注，宋·林亿等校正。后附《素问入式运气论奥》三卷以及《素问运气图括定局立成》《黄帝内经素问灵枢运气音释补遗》各一卷。《京本校正解注释文黄帝内经素问》十二卷，《新刊黄帝素问灵枢集注》十二卷，《新刊素问入式运气论奥》三卷，《黄帝内经素问遗篇》《素问运气图括定局立成》《黄帝内经素问灵枢运气音释补遗》各一卷，嘉靖修，共六册，日本红叶山文库旧藏，现藏于日本国立公文书馆。《俗解名方类证医书大全》《类证注释钱氏小儿方诀》《妇人良方补遗大全》《历代名医考》《集医便宜》《图经节要补增本草歌括》《外科精要附遗》《类证陈氏小儿痘疹方论》《难经脉诀》等，内容相当丰富，对当时的医学发展影响也大。熊宗立的《医学源流》是我国现存最早的医家传记专著，《原医图》则是我国现存最早的图文皆备的医家传记专著，这两本书均成于明代，但现在已经很少有人提了。除医算医籍之外，熊宗立还编撰其他类别的子学书籍，如堪舆之作《洪范九畴数解》《天元赋注》《地理雪心赋注》《金精鳌极注》《类编历法通书大全》三十卷、《洪范九畴数解》三卷、《居家必用事类全集》十卷等。

在陈邦贤《中国医学史》中，收集明代的医学文献书目 328 种，其中就收入熊宗立的《素问运气图括定局立成》1 卷、《勿听子俗解八十一难经》6 卷、《伤寒运气全书》10 卷、《类编伤寒活人书括指掌图论》10 卷、《王叔和脉诀图要俗解》6 卷、《名方类证医书大全》（新编）24 卷、《山居便宜方》16 卷、《备急海上方》2 卷，共 8 种书，内容广泛，可见熊氏的医学成就之大。

熊宗立的医书有许多都东渡日本，在当时的日本医学界产生了重要的影响。在 15—16 世纪，熊宗立为在日本造成重大影响的医家之一，他的作品及其内容曾多次被日本学者翻刻、引用，直到今天，仍有许多日本学者对其进行研究。他所编著的《名方类证医书大全》在传入日本之后也被多次翻刻、传抄，成为日本翻刻中国的第一本医籍。日本医师真长（号兰轩）曾慕名来建阳拜熊宗立为师学医。和气明亲等人，也向熊宗立请教医道。和气明亲，即半井明亲，号春兰轩，是日本室町时代后期的医生。他在明朝向熊宗立学习期间，曾治好明武宗帝的疾病，被赐予铜砚台一面，驴马两头，在他回到日本之前，熊宗立还送给他一座神农像和铜人。他的儿子半井瑞策曾经被朝廷赐予《医心方》，就是后世著名的半井本《医心方》。他的女婿宗珠也是当时著名的医生。由于半井家族在日本室町末期之后对日本医学界所产生的影响便可以推断，熊宗立授予半井明亲的医术以及其他技艺对半井家族后代医学乃至整个日本汉方医学的发展产生了重要影响。1528 年，日本医家阿佐井野宗理翻刻了《伤寒运气全书》《新编名方类证医书大全》。1536 年，日本谷野一柏翻刻了《勿听子俗解八十难经》。这些中医典籍对日本医学界开展汉方研究和临床中药应用都有十分重要的积极作用。

日本现存的医书当中，熊宗立及其家族出版的医书就多达 30 种以上。在熊宗立编刻的医书中，就有 12 种都有日本的翻刻、传抄或收藏版本。整个十六世纪的 19 种明医书的日抄本中，就有 9 种为熊宗立编刻的医书。且无论卷数多少，都原封不动地抄录下来。日本医家认为，阿佐井野宗瑞、吉田宗恂、曲直濑玄朔等医家所从事的医书出版活动，无不受到熊宗立的影响。日本学者当中，有不少研究熊宗立的内容。日本学者小曾户洋认为，在

15—16世纪对日本医学产生重大影响的人物当中，没有人可以与熊宗立相比。由此可见，在熊宗立生活的年代以及之后的很长一段时间，在日本的汉方医学史上，熊宗立都是一位不可不提的重要人物。他编撰及刊刻的各种医算、验方、医史医籍，对日本学习中医以及刊刻中医古籍都产生了重大的影响。

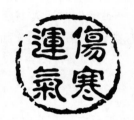

戊戌篇◎伤寒蕴要全书

明代吴绶，钱塘（今浙江杭州）人。家传医业始于曾祖吴仁斋，至其父仕宗已历三代。其父早亡，故吴绶及长研读《内经》《伤寒论》诸医书，且访师求教，历三十余年而学有所成。初被举为地方医学正科，未几召入太医院，历升御医、太医院判。后以疾告归，考古今伤寒诸书，撰《伤寒蕴要全书》4卷，成书于弘治十七年（1504）。

该书为伤寒临床经验书，非为阐释《伤寒论》条文而作。卷一之首题署名为"伤寒蕴要全书五运六气大略卷之一／大医院判钱塘仁斋吴绶编辑"。卷一首为"或问"十一则，乃吴氏伤寒诊治答疑。运气起例诀、诊法及六经传变、药性、制方及煎服之法；末附"伤寒药性主制要略"，简述二百余味药性、炮制、用量等事。卷二载伤寒提纲之要、伤寒温热病说及辨伤寒中风中寒、辨温病发热、辨喘咳心下悸腹满腹痛十二篇，并论伤寒药方；卷三首辨三阳经热标本不同，次辨伤寒诸证及诸治法，有论三十八则。各证所用方药虽以仲景伤寒方为主，然

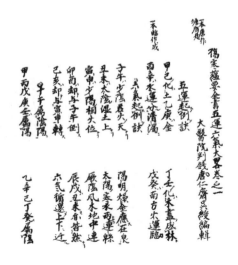

亦多采宋元以后诸效方。卷四有病证论五十七则，涉及内容甚多，有辨阴阳二症例、阳症似阴治例、阴症似阳治例之疑难证辨析，亦有诸厥证、奔豚、百合病、豌豆疮、阴阳易，乃至妇人、小儿伤寒治例。末附刺法及简易秘方等。此书议论，多本吴氏临床经验，较少引经据典及抄袭前说。其篇目虽繁，然论说明备，后世治伤寒者多引此书，如明·汪机《伤寒选录》、顾宪章《伤寒溯源》等书，均引其中条文。清·汪琥即谓此书"胜于陶氏六书"。

吴氏依据《黄帝内经》理论解释《伤寒论》，注重运气学说和经络学说，强调对证候的鉴别，其书广采后世医家注解之精华及经验方。嘉靖四十年（1561）彭用光续编吴绶《伤寒蕴要全书》，名为《潜溪续编新增伤寒蕴要全书》。按《江西通志》载："彭用光，庐陵人，善太素脉，言多奇验。所著有《体仁汇编》（1549），医术家多循守之。"该刻本共五卷，卷一、卷二为"太素运气脉诀"，卷三为"叔和脉诀"，其中有《续伤寒蕴要全书》四卷。卷1～3增补六经正病、六经传变人形图、伤寒十劝、金镜舌图、辟瘟法、简易便民伤寒急救秘方，并详述五运六气图等；卷4～6论述伤寒证治，提出温病、热病、时气、寒疫、冬温、温毒与伤寒的临床鉴别以及治法。

吴家震，字子威，清·康熙时休宁人。能克守家学，发扬光大，在其先人吴绶所撰《伤寒蕴要全书》的基础上，重加考订，编成《伤寒蕴要方脉药性汇全》4卷行于世。明代殷仲春《医藏书目》也载其《续伤寒蕴要全书》。《杂病广要》由日本丹波元坚（1795—1857）所著，成书于日本安政三年（1856），曾录本书。

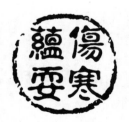

己亥篇◎古今医统大全

明代安徽祁门徐春圃（字汝元），曾寓京师，求治者甚众，后任太医院医官，著作较多，以《古今医统大全》影响最大。隆庆二年（1568），他创立了"一体堂宅仁医会"，是我国中医历史上第一个医学团体。据其《医学入门捷径六书·仁医会录》记载，参加该会的会友名单有苏、浙、皖、闽、湖、广等地在京的太医和名医46人。其中新安医家最多，为21人，徐春圃的老师汪宦（汪机的叔伯）与学生徐良佐、李应节、汪腾蛟等均是"一体堂宅仁医会"会友。

汪宦曾著《六气标本论》，主要阐发了运气标本病治。关于运气标本病治，其认为："其说虽见于运气诸篇，而实与经脏证治为表里者也。考之经以天之六化之气寒暑燥风火为本，以三阴三阳之位为标，所谓中见者，以阴阳表里之相通者，互相取之，因天之序，盛衰之时，移光定位，正立而待之，其化气则尊之，面南为本，而上居之以应天，其本在下，以中见之。气面北，而中处以应人，其中见之下，以标下三阴三阳为标，居之下以应地。经于标之一气未莹，愚窃推之，标之位，犹有地之六气应之。如初风木，二君火，三相火，四湿土，五燥金，而终寒水。地气之下应者既异，则三阴三阳之加临亦从其化矣。所谓标本不同，气应异象者，此也。以造化之理，阳主进，故以九为老，阴主退，故以六为老。故凡本气之所在，必审本位之阴阳而进退之，俱由风木左旋，当其见下之一气，以为标之所治，则标本中见，三才之气可列矣。标本同者从本，有互相为标本者，则亦互相从标本，不同者从乎中焉。如少阳之上，火气为本，中见厥阴风木，以风气为中气而少阳为标，则以少阳左位阳明，以为地气风木之所始，循次左行，至见下标位，当其三气，相火应之，此标本俱火，故从本之火也……此皆有自然法象存焉，而岂人意所可损益哉？盖而言之，太阴阳明，从乎湿也，少阴太阳，从热而从寒也，厥阴少阳，从乎火也。"

汪宦结合临床用药，从脏腑辨证角度说明标本之治的重要性。例如，其言："今以太阴阳明从湿之治言之，有手太阴肺脏受湿而为喘急，或声音如从瓮中所出等证，治用葶苈木通之类；又有足太阴脾脏受湿而为痞满等证，治用大消痞丸之类；又有四肢浮肿肉按如泥等证，治用胃苓散之类……此皆从太阴阳明从湿之治也。……故《小学》曰：肝胆由来从火治，三焦心主都无异，脾胃常从湿处求，肺与大肠同湿类，心肾小肠与膀胱，寒热随宜俱热类，即其义也。"

徐春圃的学术成就和贡献，在其鸿篇巨制《古今医统大全》（1556）、晚年力著《医学入门捷径六书》和《一体堂宅仁医会录》，都得到了充分的体现。自从金元四大家以后，因其理论建树颇丰，学术空气为之一新，但"人各师其见，家各领其方"，各立门墙，各持一端，易流于偏，门户之见日深。至明悬壶济世者多如雨后秋萤，或矜持一技见长，或守一方治病，属游方串雅者流，无多少学术气息可言，诚如明朝翰林余孟麟所言"辞说丛衍，则译导难；简版浩汗，则哀集难；机指甲乙，则市啼难；针石离合，则该验难"，徐春圃深感"义理微茫，精渗错别，甲可乙否，莫之适从"，认为"医者为司命之所寄，需上循《内》《难》之旨，下究百家之论，由博返约，务在实效"，于是"以黄帝《内》《素》为宗，及史书诸子之集，凡有一节之所长，可以羽翼医学者，悉采而附之。"由此为《古今医统大全》全书文献的取舍厘定了一条标准——"《内经》为宗，诸贤羽翼"。

许国作序时说："大都徐君，上下数千载，一准于《内经》，以律诸名家。合《经》者宗之，悖《经》者斥之。故其书首《内经要旨》，次羽翼《内经》者，次脉候，次运气，次经穴，次针灸，然后及内外诸证治，妇女老弱、奇病秘方，为说甚具，而以本草集略及养生家言终焉。要在明《内经》之旨，正炎黄之统，使轩岐问答千古如存。其他解肌搦髓、撰荒爪幕、洗胃涤藏，神术也，存而不论；巫祝、马铃、褚书、高诀、赵要、彭编，异说也，削而不录。总统百家，以归《内经》，此徐君《医统》之所为作也，盖有恒者之效也。"

《古今医统》4 集 40 帙，厘为百卷。"会百家之异同，接轩岐之正脉"，"笃挫韬略，抢算无遗"。原书分福、寿、康、宁 4 集，40 帙以 "富贵荣华客，清闲自在仙；鹏程九万里，鹤算八千年；玉质成飞步，朱颜永驻延；平安无量劫，静默有真玄" 一诗之 40 字，分全书之序号。可见，徐春圃对于医算的认识还是比较清楚的，如"抢算无遗""鹤算八千年"，等等。卷一为"后世圣贤名医姓氏"；卷二为《内经要旨》；卷三为《翼医通考》；卷四为《内经脉候》；卷五为《运气易览》；卷六为《经穴发明》；卷七为《针灸直指》。卷八至卷九十二分述临床各科病证证治，包括内科杂病、伤寒、皮肤病、骨伤病证，外科病证，眼、耳、口、鼻、舌、齿、咽喉五官科病证，妇产科、幼科病证和奇病及老年保健。

《内经要旨》以类编的方式，将内经分辑为阴阳、摄生、病能、论治、脉候、色诊、藏象、经度、五运六气、标本、针刺、骨空等 12 篇，集中体现了《内经》精义。如阴阳辑阐述了关于阴阳互根互用、消长平衡、相互转化等规律，完全包括了阴阳的内容。这种类编《内经》的方法，下启后世医家张介宾分类编辑内经之先河。该册书成之后冠于全书百卷之首，以为宏纲大法，指导临床辨证论治。全书"上下数千载，一准于《内经》，以律诸名家。合经者宗之，悖经者斥之"，首列《内经要旨》以开宗明义，"明《内经》之旨，正炎黄之统"。《内经要旨》是研究《内经》的良好读本，具有很高的学术价值。

《翼医通考》上篇也录有亢则害承乃制论、四气所伤论、顺气一日分为四时论、不治已病治未病论、治病必求其本论、阳有余阴不足论、审察病机无失气宜（运气）论，等等。《翼医通考》对各家成就之评论质朴少文，切中肯綮，没有更多的腴词，如《医书》仅仅 2000 余字，论及《内经》《难经》《伤寒论》《天元玉册》《玄珠密语》《中藏经》《圣济经》7 家。又如《医道》之论洋洋 7000 余言，强调指出："夫明医治病，先审岁运太过不及，察人形气勇怯之殊。病有虚实浅深，在脏在腑之别，治有缓急反正之异。孙真人云：凡为大医先通儒书，然后熟解《内经素问》《本草》，仲景、东垣诸书，方可以为大医治疗司命。如正五音者必取师旷之律吕，成方圆者法公输之规矩。五音方圆，特末技耳，尚取精于事者，况医为人之司命，不精则杀人。"其谆谆告诫子弟，为医者须"绝驰骛利名之心，专博施救援之志"，"医惟大道之奥，性命存焉。凡业者必要精心研究，以抵于极，毋谓易以欺人，惟图侥幸"《内经脉候》中还记载了胜负扶抑脉、南北政脉不应、天气六化之图、南北政图等。

徐春圃非常重视五运六气的医算体系，张元素曾云："不明五运六气，检遍方书何济"，他认为"运气为天地阴阳造化之常变，而凡民病莫不因之。医家不知运气，则眇而能视不足与有明也。"他以《内经》运气为主，兼论元代马宗素的伤寒钤法，详释图说，集成本书。分为五运六气纲领、运气易览序、运气说、论四时气候、五行生死顺逆之图（并歌）、干支五行所属之图（并歌）、二十四气之图（并歌）、论六十日交气日刻、六十年交气日刻图（并歌）、六十年交气日刻、生成数论、五行生成数图（并歌）、论交六气时日、六化图（并歌）、六化论、论主气、论客气、起司天司地并客气、五运六气枢要之图、论标本、六气标本之图（并歌）、论五天五运之气、经天五运起例之图（并歌）、论月建（并歌）、月建图（并歌）、论五音建运、五音建运图（并歌）、论纪运、纪运太过不及平气之图（并歌）、论太少气运相临同化、五运齐化歌、五运兼化歌、逐年平气歌、五运太过胜己司天抑平之歌、五运不及己所合司天助运歌、音运不及胜己司天兼化歌、音运不及胜己司天得政歌、五运太少齐同化图、论五行胜复、论胜复、运气先后天歌、运化胜复同歌、运化胜复同图、论六十年客气、论天地六气、交六气时日图、六气正化对化之图（并歌）、六气迁移加临之图、四间气之图（并歌）、六十年主客加临天气、六十年气运相临之图（并歌）、论天符、天符之图、论岁会、岁会之图、论同天符同岁会、同天符同岁会之图（并歌）、干德符、论手足经、手足经所属之图（并歌）、论六病（并歌）、论治法、六气主客补泻歌、五脏所入之味歌、六气所宜之味歌、论六病、论南北政、南北政图（并歌）、南北政司天之图、论气运加临尺寸脉候不应交反说、尺寸交反死脉（并歌）、南北政尺寸脉不应图、五运所化之图、六气所化之图、六气主病治法例药方、五运主方治例药方、五运六气平治汤、论主运大运太少相生、大运主运太少相因歌、五运邪正化度歌、大运主运太少之图（并歌）、逐年客运之图（并歌）、司天司地大运主运定局、论正化度邪化度、论主运上下太少相生、运气诸说总例、论九宫分野、年逢不及灾宫之图（并歌）、五行纳甲之图（并歌）、十二支纳音、六气标本论、少阳从本之图、太阴从本之图、少阴从本从标之图、太阳从本从标之图、阳明从中之图、厥阴从中之图诸篇。其中附有大量的图解和歌诀，图文并举，非常直观，便于理解运用。歌诀如干支五行所属歌曰"甲乙寅卯木东藏，丙丁巳午火南方。庚辛申酉金西属，壬癸子亥水北乡。戊己辰戌丑未土，寄旺四季位中央"，又如交六气时日歌曰"厥阴之气大寒初，君火春分二上求。小满少阳三候是，太阴大暑四交诸。秋分五定阳明位，寒暑终于小雪钬"，歌诀诵读，便于学习记忆。

《针灸指直》中记载了经脉交会八穴歌、八法合十干八卦歌、八法飞腾手诀歌、薛真人天星十一穴歌、十二经脉昼夜流注歌、避人神论、逐日人神所在不宜刺灸、尻神指诀、每月血忌、十二建人神、十二部人神、禁针歌、禁灸歌、太乙人神歌、补泻雪心歌、天元太乙歌、玉龙赋、标幽赋、通玄指要赋、灵光赋、席弘赋、铜人指要赋、肘后歌、百证赋，等等。于"卷七十一淋证门"指出："或谓淋证为寒，误也，殊不知溲下淋沥疼痛，忍之身必战栗而憎寒，故有似乎冷，遂以为冷。此不明夫运气变化之机，亢则害，承乃制，战栗似寒，经属于火，反兼水化之象，乃热甚而郁结不开。"

《古今医统大全》首次以《黄帝内经》的理论为宗旨，对明中叶以前文献进行了整理、评介、删节、保留等工作，总结了自古以来尤其是金元以来的学术成就，名副其实地成为"远稽古哲，近述名流，宗旨必存，小技兼录"的医学全书。以《内经》为宗，在明代之前古已有之，但以《内经》立言立法为标准，以律古今医论，彰显诸贤发明之功，汇粹百家，河济诸派，并结合临床，取舍方药，结束医界"辞说丛衍"的混乱局面，将中医学整理为系统理论，徐春圃无疑是一位开创者。他的取舍原则和编撰方法，直接影响到明代的医学著作，如杨济州（1522—1622）仿此而整理编撰《针灸大成》，张介宾（1563—1640）对《内经》进行类编整理而编撰《类经》；王肯堂（1549—1613）采集古今方论加以评述而编著《证治准绳》，武之望（1552—1628）广搜博采妇科病精华而成《济阴纲目》，陈实功（1555—1636）博取外科病内容，巨细不遗，分门别类，编成《外科正宗》等，在宗经及汇通各派方面的方法手段上，都可以看到《古今医统大全》的影响。

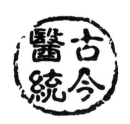

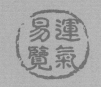

庚子篇 ◎ 运气易览

　　汪机（1463—1539），字省之，别号石山居士，是与张颐、李大可、缪希雍齐名的明代医家，安徽省祁门县人。祁门县在医学史上占有重要地位，诞生了不少著名医家，与汪石山大致同时的，在中国医学史上具有重要影响的祁门县名医，还有徐春圃，其所著《古今医统大全》是一部非常优异的医史文献著作，刊行后不久就远行日本，并被翻刻。徐春圃生卒具体时间史无记载，但他拜汪石山的叔伯汪宦为师却有明文记载，因此，徐春圃与汪石山为同时人应无疑义。

　　汪机与薛己分别是新安、吴中明中期同一时代的医学巨匠，汪氏稍长于薛氏。薛己（1487—1559）字新甫，号立斋，吴县人，名医薛铠之子。自幼秉承父训研习医学，内、外、妇、儿诸科皆通，享誉于时。正德年间（1506—1521）任南京太医院御医，嘉靖年间（1522—1566）入北京太医院，官至奉政大夫，太医院使。薛己著述丰富，有《内科摘要》（又名《薛氏医录》）《外科心法》《外科发挥》等十多种，并校注、增补前代医书多种。现有《薛氏医案》24 种、16 种、8 种及《家居医录六种》行世。其中《薛氏医案》24 种是明代徽州有名的刻书家和藏书家吴琯辑成刊行的，吴氏见薛氏之书遗佚颇多，将全书按经络分类，论述内、幼、妇、外四科，辑成《薛氏医案二十四种》，于万历年间（1573—1619）刊行。此书中记载了薛己记录并运用《伤寒钤法》治疗疾病的病案，由于薛己的病案损失太多，所以还有多少薛己的《伤寒钤法》病案已经不得而知了，这一点实在可惜。

徐春圃《古今医统大全·历世圣贤名医姓氏》："石山居士，姓汪氏，字省之，渭之子。业《春秋》，补邑庠生，习父医，尤得其精妙。郡人求治，多效，日益众，居士弗容辞。既而曰：士不至相，则其泽之所及，不若医之博也。遂弃儒就医。大肆力于《素》《难》诸书，罔不考订。历记所疗为《石山医案》，编次《素问抄》《运气易览》《推求师意》《痘治理辨》《本草会编》等书数十卷行世。"汪石山的父亲也是一位儒医兼通而尤精医术的著名中医。徐春圃《古今医统大全》载，石山的父亲名汪渭，"姓汪氏，名渭，字以望，人称古朴先生，新安祁门人，少习儒业，精医学，存心济物，志不在名，活人甚多"。汪机高足陈桷回忆其师云："舜颜贝齿，玉质丹唇。襟度吞云梦之泽，英迈盖苍梧之云。学足以溯河洛之趣，医足以逼岐黄之真。出入造化，弛张鬼神。栖情于烟霞泉石，却步于云路鹏程。激励之论，足以回狂澜于既倒；回天之术，曾以极天扎于同人。**庙算神谟**，余盖得之万一；生死肉骨，追不知其几人。著蔡之德未艾，乔松之寿方臻。是盖卢扁之能契其妙，而其摩诘之能状其亲也与？"可见汪机的医算、庙算在其弟子眼中的出神入化。

汪石山精《内经》《本草》《伤寒》《脉经》及五运六气和临床各科，如针灸、按摩、推拿及外科等，几乎是全科医生。《运气易览》三卷，成于嘉靖七年（1528），刊刻于嘉靖十二年（1533），时石山70岁。汪机在序言中指出编纂此书的目的为对五运六气"论以明其理，图以揭其要，歌括以便于记诵"。《针灸问对》三卷，首刻于明嘉靖十一年（1530），时石山年67岁。这是一部穷搜博考《素问》《灵枢》《难经》及后世针灸诸家的针灸集成之作。

汪机强调四诊合参，言"望闻问切，医之不可缺一也，岂得而偏废乎"，洞悉运气，主张"随机达变，因时一识宜"。其著作《运气易览》（1533）深入阐述了运气周期的交接时刻、月建等，每一年仿照以此类推，并且在书中作有"逐年客运歌"。但是他在六十年的气运交司之时未将客运列入其中。汪氏还指出要正确运用运气学理论，"运气一书……岂可胶泥于其法而不求其法外之遗耶，如冬有非时之温，夏有非时之寒……此四时不正之气亦能病人也……又况百里之内晴雨不同，千里之邦寒暖各异……岂可皆以运气相比例哉"。《运气易览·序》言："虽然运气一书，古人启其端，……岂可徒泥其法，而不求其法外之遗耶？……务须随机达变，因时识宜，庶得古人未发之旨，而能尽其不言之妙也。"

本书开篇首先揭示"学五运六气纲领"，引朱丹溪、杨太受所论，提出学医者"须先识病机，知变化，论人形而处治"，然后乃可习运气；又主张"五运六气，须每日候之，记其风雨晦明而病者有应时作"。并在"运气说"篇中阐述了自己的见解，认为要"即其时，当其处，随其变而占焉"。关于运气与疾病的关系，在"论六病"中认为，《内经》运气诸篇虽然指出淫胜、郁复、主客太少皆可致病，但病因同时还与人的禀赋、对外邪的冲冒、畏避有关系，把运气作为致病的外界因素来对待，肯定了运气与疾病的密切关系，但又不是唯一的决定因素。如在"论六病"中言："经曰：冬伤寒春病温，春伤风夏飧泄，……四时之气皆能为病；又有四方之气不通，为病各异，故经有异法方宜之论，……又或当岁有病而非岁气者，亦须原其所感，形症脉候，未必尽为运所作，在工以明之，庶免拘于气运耳。"

本书对运气学说的基本概念分门别类，进行了较为深透的讨论。这些概念有的涉及基础理论，有的涉及运气问题，如四时气候、六十年交气日刻、生成数、交六气时日、六化、主气、客气、标本、五天五运之气、月建、五音建运、纪运、太少气运相临同化、五行胜复、胜复、六十年客气、天地六气、天符、岁会、同天符同岁会、六气为病、治法、六病、南北政、大运主运太少相生、正化度邪化度、主运上下太少相生、九宫分野、干支纳音等，这些讨论对于加深理解运气内容很有帮助。

在运气原理的论述中，以"运气说""论胜复""论六十年客气""干德符""南北政"等为突出，其中对六十年客气的论述既重视客气，又不忽视主气，指出"客行天令，居于主气之上，故有温凉寒暑不同之化；春温夏暑秋凉冬寒四时之正令，岂能全为运与气所夺"；在胜复规律中指出"运有胜衰，气有虚实"；在运气的论述方面强调"五行化气"及其与方位的关系；在脉象方面论述了"运气加临尺寸脉候不应交反、尺寸交反死脉、南北政寸尺不应、南北政"等。

书中还提出读五运六气，不应只限于一年一时，而应考虑百千年间运气的作用和规律。在该书"论五天五运之气"中，指出"一说自开辟来，五运禀承，元会运世，自有气数，天地万物所不能逃，近世当是土运，是以人无疾而亦痰，此与胜国时多热不同，如俗称杨梅疮，自南行北，人物雷同，土湿生霉，当曰霉疮。读医书五运六气、南北二政，岂独止于一年一时而反忘世运会元之统耶？"这一议论，实揭后世大司天理论之端倪。所谓世、运、

会、元者，即三十年为一世，十二世为一运，三十运为一会，十二会为一
元。意即五运六气之理，不仅在一年一时中起作用，在百、千、万年之间亦
有此理存焉。故开国之初为火运，其人多热病，而当作者之世，已是土运，
故生梅疮之病，人无病亦多痰。

书中注意临床应用。该书记载了作者运用运气理论指导临症的实例四
则。如："人旅寓北方，夏秋久雨，天行咳嗽、头痛，用益元散（滑石六两，
甘草一两），姜葱汤调服应手效，日发数十斤。此盖甲己土运，湿令痰壅肺
气上窍，但泄膀胱下窍而已，不在咳嗽例也。"从其病例看，结合岁气、岁
运分析病情，加减方药，确可取得较好疗效，这是记述遵循运气实况治病的
较早医案。

《素问·六元正纪大论篇第七十一》有"民疬大作""温病大作"之说，
这是温病名称的最早记载。《素问·生气通天论篇第三》有"冬伤于寒，春
必病温"的论述。汉代张仲景在《伤寒论》中指出："太阳病发热而渴，不
恶寒者，为温病。"晋唐时期，积累了大量治疗温病的经验。宋金元时期，
温病在理法方药方面，有所突破。突出表现在温病学说开始脱离伤寒的束
缚。明清医家为温病学形成完整体系作出了重大贡献，人们称这一阶段为温
病学的形成时期。汪机乃这一阶段的奠基人，他呼吁温病、热病、伤寒不
可混称、同治。汪机在《伤寒选录·卷六·伤寒温病热病辨》中抒发己见：
"夫唯世以温病热病混称伤寒，故每执寒字以求浮紧之脉，以用温热之药者
此也。又方书多言四时伤寒，故以春夏之温病热病与秋冬之伤寒一类视之而
无所制。夫秋冬之伤寒真伤寒也，春夏之伤寒疫也。与温病热病自是两途，
岂可同治？"至此不少医家为温病学的发展做出了重大贡献，然而在理论上
都未能打破温病说。

直到汪机在《伤寒选录·卷六·温毒》中写道："以次观之，是春之病
温有三种不同：有冬伤于寒至春而发为温病者；有温病未已更遇温气则为温
病，与重感温气相杂而为温病者；有不因冬伤于寒，不因更遇温气，只于春
时感春温之气而病者。若此三者皆可名为温病，不必各立名色，只要知起病
源之不同也。"其中温病的第三种"只于感春温之气而病者"，即汪机的"新
感温病"说，才使温病学又实现了一次飞跃。这就打破了长期以来认为温病
都是伏邪化热的传统观念。

这一学说，对后来的吴又可、叶天士、王孟英等人的影响非常大。他们根据汪氏的"春之病温有三种不同"说的理论提出了新感温病的发生、发展规律、治疗原则及方药。明末医家吴又可就一字未改地引用了汪氏的"春之病温有三种不同"说（见《温疫论·下卷·诸家温疫正误》），并受"新感"启发，根据自己的实践经验，提出了"疬气"学说。至清代温病已成为一个完整的学派，以叶天士、薛生白、吴鞠通、王孟英为代表的医家，突破了"温病不越伤寒"的传统观念，大胆创新。如叶天士既坚持明清以前温病医家的伏邪致病说，又接受了"新感温病"说，《临证指南医案》中新感病例占绝大多数。由此可见，汪机的"新感温病"说对温病学派的形成不无开山之功，对后世医家多有启迪。

　　汪机据《难经·五十八难》"温病之脉行在所至，不知何至之动，随其至之所在而取之"之说，结合脉症的差异来分经论治温病，充实了温病的六经具体治法。在《伤寒选录·卷六·温病分经用药》中，汪机明确写道："如太阳证头疼恶寒汗下后过至不愈，诊得尺寸俱浮者，太阳病温也，宜人参羌活散加葛根、葱白、紫苏以汗之，或有自汗身疼者，宜九味羌活汤增损主之。如身热目疼汗下后经不愈，诊得尺寸俱长者，阳明病温也，宜葛根解肌汤加十味芎苏散以汗之。如胸胁痛汗下后经不愈，诊得尺寸俱弦者，少阳病温也，宜十味芎苏散或小柴胡加减用之。盖有太阳病者羌活散加黄芩，盖有阳明加葛根升麻之类。""如腹满嗌干，诊得尺寸俱沉细，过经不愈太阴病温也。如口燥舌干而渴，诊得尺寸俱沉过经不愈者，少阴病温也。如烦满囊缩，诊得尺寸俱微缓，过经不愈者，厥阴病温也。"至此，汪机完善了六经温病的具体治法方药，强调脉症结合，辨证论治，最后，汪机把温病六经用药总结为一句话："是故随其经而取之，随其证而治之。"这些见解，对明清温病学家产生了不可低估的影响，后人多在此基础上强调分经用药。

　　汪机在《伤寒选录》中明确提出"温病未已更遇温气"或"重感温气"或"春时感春温之气"的致温病说之后，温病才有"伏气"和"新感"的两种提法。其论治温病，举六经各经的主症结合温病的常见脉象为例，分经论治，因未脱离《伤寒论》五运六气、三阴三阳辨治的模式，故为后世倡"寒温统一"辨治外感病之说的医家（如俞根初、丁甘仁等）以影响。汪机以六经各主症结合脉症论述六经温病的分经用药和重视引经药的使用，补载了大量治温热病的名方、效方，促进了后世医家对温病学的研究，为明清温病学派的形成、发展、成熟、完善作出了不可替代的贡献。

汪机的叔伯汪宦也是祁门著名医家，也有关于运气学说的医书问世。徐春圃的《古今医统大全》"汪宦"条说："汪宦，字子良，新安祁门人，汪机之族彦。幼从兄汪宇习举子业，颖敏凤成，后弃儒就医，潜心《内素》，有神领心得之妙。证王氏之谬注，如分鳞介于深泉净澄之中，诚有功于岐黄，启迪天下后世医学，如替复明，《质疑》《尺寸》等论可见矣。为人质实，不以有学自矜，从游者甚众。所著《医学质疑》《统属脉法》《证治要略》等书行世。"汪宦还有《六气标本论·发明运气标本病治》等书问世。

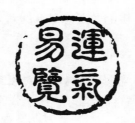

辛丑篇◎本草纲目

李时珍（1518—1593）的《本草纲目》著于嘉靖三十一年（1552），经过三次大的改动，脱稿于万历六年（1578）。1590年，南京藏书家、出版家胡承龙开始刻印《本草纲目》，1596年，金陵版《本草纲目》面世。《本草纲目》收录了41种本草图书。

李时珍极其推崇张元素的药物归经理论，而且将张元素所撰《脏腑标本寒热虚实用药式》收入《本草纲目》之中，对于运用运气学说指导断病、药物采收和组方用药很有价值。其认为"辨药性之气味阴阳、厚薄、升降浮沉、补泻、六气、十二经及随证用药之法，立为主治秘诀心法要旨，谓之《珍珠囊》，大扬医理，《灵》《素》之下，一人而已！"其在继承的基础上有所创新，如药物同归一经，有归某经气分、某经血分之分。药物虽各归其经，方剂力大效宏，但补泻在物亦在人，药物能通过人为改造而达到治疗目的，如《本草纲目》言"酸咸无升，甘辛无降，寒无浮，热无沉，其性然也。而升者引之以咸寒，则沉而直达下焦，沉者引之以酒，则浮而上至巅顶。是升降在物亦在人也"。其还应用归经学说阐发药物功效，鉴别药物功能，指导处方用药，阐发方剂配伍规则，使归经理论用途更为广泛。

《本草纲目·卷一·序例上》中分列了"采药分六气岁物""四时用药例"和"五运六淫用药式"等章节，转述了五运六气对于采药及用药方面的认识。李时珍在"采药分六气岁物"中转述运气学说相关内容，主要讨论了药物采集的运气时机。如"厥阴司天为风化，司地为酸化，清毒不生……谨候气宜，无失病机，司岁备物，则无遗主矣。岁物者，天地之专精也。非司岁物，则气散质同而异等也"。因而认为，"岁物"为逢运气之岁而生长的药物，厥阴司天之年为巳亥之年，六气之中风气主令，酸味主化，所以气味清之类的药物气散质异；少阴司天为子午之年，六气之中热气主令，苦味主化，所以气味寒之类的药物气散质异；太阴司天为丑未之年，六气之中湿气主令，甘味主化，所以气味燥之类的药物气散质异；少阳司天为寅申之年，六气之中火气主令，苦味主化，所以气味寒之类的药物气散质异；太阳司天为辰戌之年，六气之中寒气主令，咸味主化，所以气味热之类的药物气散质异。因此，药工在采集药物时，就不宜在气散质异的"毒"气不生的年份，而要在司天司地所生的年份内，采收药物味正专精之品；五运有余，主乎太过，则药物专精之气充足，五运不及，主乎不足，则药物专精之气亏缺，专精之气充足者肥壮有力，气味纯正，专精之气亏缺者形同力薄，故而，药物气味有厚薄，性用有躁静，治保有多少，力化有深浅。

李时珍认为用药必先岁气，因时制宜。其在"四时用药例"中言："经云：必先岁气，毋伐天和。又曰：升降浮沉则顺之，寒热温凉则逆之。故春月宜加辛温之药、薄荷荆芥之类，以顺春生之气。夏月宜加辛热之药、香薷生姜之类，以顺夏浮之气。长夏宜加甘苦辛温之药、人参白术苍术黄柏之类，以顺化成之气。秋月宜加酸温之药、芍药乌梅之类，以顺秋降之气。冬月宜加苦寒之药、黄芩知母之类，以顺冬沉之气，所谓顺时气而养天和也。"同时，还指出要顺应四时养护五脏之气，如云："春省酸增甘以养脾气，夏省苦增辛以养肺气，长夏省甘增咸以养肾气，秋省辛增酸以养肝气。此则既不伐天和而又防其太过，所以体天地之大德也。"

李时珍在"五运六淫用药式"中论述运气用药大法时认为，对于司天司地两部分，司天所言是六淫所胜，司地所言是六淫于内，根据药物气味的生克制化来讲六淫之所偏弊。其云："司天主上半年，天气司之，故六淫谓之所胜，上淫于下也，故曰平之。司地主下半年，地气司之，故六淫谓之于内，外淫于内也。故曰治之。当其时而反得胜己之气者，谓之反胜。六气之胜，何以征之，燥甚则地泥，寒胜则地裂，火胜则地涸是也。其六气胜复主客，证治病机甚详，见《素问·至真要大论》，文多不载。"李氏对于运气用药还多有发挥，如对于"阳明司天，燥淫所胜，平以苦温，佐以酸辛，以苦下之"的注解为"制燥之法，以苦温，宜下必以苦，宜补必以酸，宜泻必以辛"，就很有见地。燥分为二，一为温燥，一为凉燥。其温燥不得治以温，其凉燥不得治以苦。但燥之为病，煎熬津液，干皱皲裂，上以伤肺，故治上救肺必以辛；中以伤胃，故治中养阴必以酸；下以伤肠，故通下利便必以苦，辛甘发散，酸甘养阴，苦寒通下，均为用其性而制其过，养其脏而润其燥，据其住而使其法。

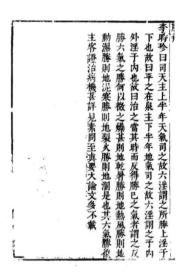

《本草纲目·草部·第十七卷·附子》曰："乌附毒药，非危病不用，而补药中少加引导，其功甚捷。有人才服钱匕，即发燥不堪，而昔人补剂用为常药，岂古今运气不同耶？荆府都昌王，体瘦而冷，无他病，日以附子煎汤饮，兼嚼硫黄，如此数岁。蕲州卫张百户，平生服鹿茸、附子药，至八十余，康健倍常。宋张果《医说》载：'赵知府耽酒色，每日兼干姜熟附汤吞硫黄金液丹百粒，乃能健啖，否则倦弱不支，寿至九十。他人服一粒即为害。'若此数人，皆其脏腑禀赋之偏，服之有益无害，不可以常理概论也。又《琐碎录》言：'滑台风土极寒，民啖附子如啖芋栗。'此则地气使然尔。"附子辛甘大热，燥烈迅发，走而不守，温通开散，无所不到，能通行十二经，峻补下焦元阳，逐在里之寒湿，散在表之风寒，为回阳救逆之第一药。但其治疗量与中毒量，取决于五运六气之司天在泉，以及个体差异非常大，而个体差异即缘于人出生时的运气格局。李时珍虽然只说到流年运气一个因素，但反复强调个体差异，按照中医运气体质论的观点，实际上就是人出生时的运气体质。

明·杨崇魁于万历十三年（1602）著《本草真诠》二卷六集，上卷第一集讨论的就是五运六气力化的问题。主要汇集《素问》七篇大论内容，加以分类整理，并附运气图，较《素问》更加系统。下卷第一集首列诸品药性阴阳论，汇集了《素问》对药物气味厚薄、升降沉浮等阴阳属性的论述，又分温热寒凉平五类，论其性味归经。第三集论述金元医家著述，如水火分治歌、五脏苦欲补泻药味、用药升降沉浮补泻法、标本阴阳论、五方之正气味，等等，皆在运气框架之下力化、气化。如其中的五运六气图13幅，即十干纪运之图、阳年太过主胜客负图、阴年不及主负客胜图、地支六气之图、子午年司天客气加主气图、丑未年司天客气加主气图、寅申年司天客气加主气图、卯酉年司天客气加主气图、辰戌年司天客气加主气图、巳亥年司天客气加主气图、六十年五运六气加临之图、运气加临脉候寸尺不应之图、五运六气主病加临转移之图等。

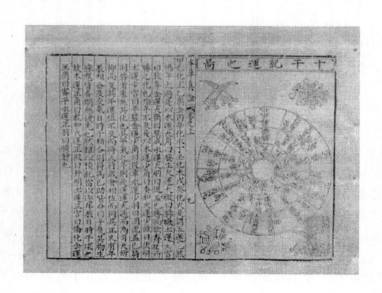

清·郭佩兰（字章宜）撰著《本草汇》十八卷，补遗一卷，书成于清顺治十二年（1655），刊于康熙五年（1666）。其中卷四是脏腑虚实标本用药式及五运六淫用药等。清·顾元交（字焉文）编撰《本草汇笺》十卷，附图一卷，成书于顺治十七年（1660）。本书首列药图六十六幅，集五运六气及药学总论十五条，载药三百八十一种。清·赵酉樵编著《撷芳要录》四卷，书成于清嘉庆二十三年（1818），卷首为天运岁序部，载冬至夏至谚语、群芳谱节录、往哲芳踪、天之四气四变、五运六气占候等，正文载药三百三十四种。清·陈立观撰著《本草注可》五卷，成书年代不详，卷首列药性宗义、司天在泉胜复补泻表、五脏苦欲补泻表，等等。清·光绪四年戊寅（1878）汪致尧节抄本《药性赋》中有 1 幅脏腑虚实用药法则图，以揭示脏腑用药规律。明刻本《本草约言》《药性本草》中均各有 1 幅相同的天地六位脏象之图，明末刻本《山公医旨》中有五脏外发见之图、五脏外应之图 2 幅，皆是关于藏象理论的文字图。抄本《药书摘要》中有 1 幅本于朱丹溪的李士材六气分合六部时日诊候之图。

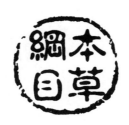

壬寅篇◎医学穷源集

王肯堂（1552—1623），字宇泰，别号损庵，又称念西居士。金坛（今江苏金坛）人，明代著名医家。明·万历十七年（1589）进士，曾任翰林院检讨，任职史馆四年。王肯堂著作颇丰，计有《证治准绳》《六科证治准绳》《医镜》《医辨》《医论》《灵兰要览》《胤产全书》《胎产证治》《郁冈斋医学笔麈》《医学穷源集》等。王肯堂早年博采众长，编撰《证治准绳》，列证最详、论治最精，详于理论，为集明以前大成者，所论各科证治，条分缕析，平正公允，晚年在《医学穷源集》中发出"运气之说，为审证之捷法，疗病之秘钥"之感叹。

王肯堂著述中以《六科准绳》最有影响，但在该书中却对运气有意回避，给后世不少否定运气者以"表面推崇，实则不用"的印象。其实，王氏在《证治准绳》中之所以未载运气内容，非其不信、不用也，乃因其不易理解，有意避而不谈而已，其在临诊中十分重视气运对病症的影响，选药组方也颇注重时令、气运，在《医学穷源集》中，就非常突出地表明了这一点。

王肯堂于明·天启三年（1623）写成是书，作原叙曰："吾用方之权，恒在天地运气，不仅仅于古人成方中讨生活，思欲佑启后学，俾知圣经运气之说，为审证之捷法，疗病之秘钥，因取吾《尺木楼图说》录成二卷，并辛亥以后杂案，选辑四卷，逐章详记，附以释解。"明·崇祯元年（1628）门人殷宅心辑释，撰写凡例曰："医学流派繁猥，《内经》运气之说，几视为子虚乌有。先生学究天人，依经立案，无一通套之方，定名穷源，庶几动学者先河后海之思。"《医学穷源集》补《证治准绳》之未备，因为《准绳大全》内并没有依经审运之法，王肯堂之学生宅心殷生见其师用方多用运气之理论，知道圣经运气之说为审证的捷径法门，治疗疾病之密钥，所以收集了王肯堂的《尺木楼图说》录辑成二卷，并把辛亥年以后的病案选辑成四卷，逐章详记，附从译解，把《尺木楼图说》两卷和病案四卷合为一本书，故而出现了《医学穷源集》。《医学穷源集》成书于明·崇祯元年（1628），一直藏于王肯堂门人殷宅心家，后成殷氏传家之宝，直至清代嘉庆十三年戊辰（1808）年，中浣难水（黑龙江省嫩江与松花江汇合后松花江的通称）云巢老人汤世质，向殷家后人求售其稿，又恐岁久蠹蚀，复致散漫，爰命儿辈严加校定后刊行于世，是为该书最早刻本。

王肯堂的《医学穷源集》受汉唐金元名医的影响，书中所指的名医，如张、王、刘、李诸家，即为汉代张仲景、唐代王冰、金元刘完素与李杲，而这四位医家都对五运六气理论的应用与传播有重要贡献。《医学穷源集》与《三因方》的基本理论有共通之处，《医学穷源集》里的"某齐某化""某兼某化"是五运六气的重要诊断方法和知识，其次是对司天和司地的考虑，最后是对客气、客运和主气的考虑，较少考虑"主运"。主运主气主要是四时时病，而客运客气主要是发病常数之变数，各种温病瘟疫及伏气病等，这一点正是仲景斗历体系之下的发病逻辑。

《医学穷源集》全书六卷。顺序为汤世质序、王肯堂原叙、殷宅心凡例、殷宅心跋。是书卷一、卷二图说，载有太虚图及太虚图论、阴阳图象及阴阳图象论、五行论、元会运世论、三元运气论、三图总说、太乙移宫说、附疫由人事论、运气总论、附化数生成说、流年灾宫说、方月图说、六气十二经相病说、附山川方隅气候不同论、奇经八脉略、奇经诊法、药说等三十篇，以图配文，图文并茂，发挥《内经》运气学说精义。卷三木运年（壬子、丁巳、壬戌），卷四火运年（癸丑、戊午、癸亥）卷五土运年（甲寅、己未）、金运年（乙卯、庚申），卷六水运年（辛亥、丙辰、辛酉），水运续编（丙寅）。本书重点内容为卷三至卷六，其以木、火、土、金、水每年中运（全年气候特点，也称"大运"）为纲，阐述主运（一年中五个阶段的正常气候）、客运（一年中五个阶段的反常气候）与疾病的关系。王氏去世后，门人李、王、顾等人的医案，合计 14 年 113 个病案，并于案后加以按语注释，说明由于气候变化与人体疾病的发生及其诊断治疗的密切联系。即由天之五运，论及地之五行；又由地之五行，论说人之五脏；再由人之五脏，探讨病变用药原理，是以气运分析病情、指导处方用药的珍贵史料。

王肯堂在《医学穷源集》中所记录的运气学说验案，其病案编写体例均首标年干支，下注司天、岁运、司地，气化类型，尺寸脉应；后标主客六气及主运五运。然后另行书写病例，记其姓氏、年龄、病证，在"案"字下示诊断，下列处方；处方之后加辑者按语，在"释"字下标明。每换方一次，记录服药后的反应，脉证变化及处方，再加"释"语，直至痊愈。如"土运年吴姓例"，其患病病机为"湿热固结三焦"，前医误汗、误下，致正虚邪实，确属难治。然王氏参天时、察气宜，合之于病者形症色脉，于半月之中，化险为夷，确有独到的造诣。其中，始以大豆黄卷为君，继以芥子、瓜蒌清理肺金；终以首乌、稻根滋金水二脏，处处结合病机，不失气宜，让人叹服。又如"水运辛酉年徐氏案"，该例患者纯系七情所伤，全无外邪，治疗中宜时时照应时令、气运，与病机相参合，为应用运气参与七情疾病治疗的典范。

　　其详于五运年诊断案例，列出 14 个不同年份的五运年诊断方法和步骤加以分析，让读者了解其思路。不仅于此，他还详细记录了五运六气的适应病症，有蛔虫、外感、腹痛、闭经、咳逆、风邪、坏蛆（骨科病）、心绞通、疟症、难产、中暑、喘痉厥、便血、咳血、血崩、泄泻、情绪病等多达 17 种病症；适应病科有呼吸系统病、消化系统病、骨科病、心血管病、妇科病、小儿科病、心理病、肛肠科病、精神科病 9 种；记载了五运六气的临床病案 113 例，丰富了五运六气诊治疾病的临床医案资料。《医学穷源集》还运用五运六气理论分析了疫病的起因、过程和治疗，王肯堂认为任何病都需要符合岁气天和之理而详审之，任何病皆可运用五运六气进行预测、诊断和治疗，五运六气是审症之捷径，疗病之秘钥。

　　《医学穷源集》对后世产生重大影响：大司天理论在《素问·天元纪大论》中有"凡六十岁而为一周"等相关论述，王肯堂在《医学穷源集》中又进一步发挥和细化。王肯堂在《医学穷源集》中记有"……六十年天道一小变，……天以无心而生物，人以无心而合天……"之说。其后在清代出现了六气大司天理论的流行，清·陆懋修曾说"古人用寒、用温，各随其所值大司天为治"，等等。详见三元九运篇与六气大司天篇论述。

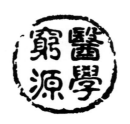

癸卯篇 ◎ 类经图翼

张介宾（1563—1640），字会卿，号景岳，别号通一子，明代末会稽（今浙江省绍兴）人。张介宾于13岁随父上京，并向当地的名医金世英学医，尽得其传。幼年时聪颖伶俐，对六经及诸子百家书研究颇深，精通易理、天文、兵法、地理，对医学领悟尤多。壮年时从戎，游于北方过着武官生活，因成就不丰加上父亲年老、家世衰败，不得不放弃功名归乡。张介宾著作，有《景岳全书》《质疑录》《类经》《类经图翼》及《类经附翼》等。

《类经》《类经图翼》和《类经附翼》成书于1642年。《类经》全书共32卷，其内容分为摄生、阴阳、藏象、脉色、经络、标本、气味、论治、痰病、针刺、运气、会通等12类。此书包含100万字的庞大内容，是将《素问》与《灵枢》两经改编分类而成。尤其阴阳造化、人体经络的理论与图解，对后世的针灸发展起了重大的作用。《类经图翼》十一卷，对运气、阴阳五行、经络经穴、针灸操作等作图解说，与《类经》一书互补。《类经附翼》将主张医易同源的医易义为首，对医易、律原等进行分类，是张介宾再次强调自己主张的书，也称《求正录》。

《类经·运气类》着重于对运气七篇原著的分类注释和阐释，其注文释义，颇觉深明，为当今讲述运气者所推崇。对于运气中寓义艰深、言不能尽意之处，另撰《类经图翼》加以说明。《类经图翼》凡十一卷，前二卷论运气，后论经络。在运气部分中，举凡运气所涉及的阴阳、五行、二十四气、二十八宿、斗纲、中星、岁差、气数、主运客运、主气客气、南北政，等等，一一开释周详，尤多独到见解。由于张景岳学识广博，精通易理、天文、历法、气数、律吕等，因此其对运气学说的阐发有很高的研究价值。他以《周易》太极阴阳阐发阴阳的深刻内涵；阐述了阴阳产生于太极，论述了阴阳与刚柔、动静的关系，强调了阴阳之间的互根关系；论述五行生成数，指出五行生成数来源于《周易》河图数，论述了五行生数的意义，并以方位论述五行生数之由，还论述了成数的来源；讨论了五行内涵，提出"五行即阴阳之质"，强调五行相关，但更突出水火；论述了"每日气数百刻六千分解""交司时刻""正化对化"，论述了气数，认为气数来源"气者天地之气候，数者天地之定数"，气数来源于"日行之度数"，还讨论了太极气数、河图气数、洛书气数，提出五运六气最重"五六之数"，"五六之数"乃天之常数。总之，张景岳引入《周易》象数和易理，对运气理论特别是"气化和气数"有很精深的阐发，其论著是研究运气学说重要的参考文献。

张介宾的《类经》与《类经图翼》给出了与汪机不相同的意见，清晰明了地提出客运的存在，主张从临床实践研究运气学，从而研究气候对疾病的影响，并且用天文、历法等自然科学阐释运气学的科学性，总结发病与治疗规律。用图表的方法向世人阐释运气学，并重视气运之下的气候与物候规律，为运气学的发展作出了巨大贡献。

张景岳所谓"医不可以无易，易不可以无医，设能兼而有之，则易之变化出乎天，医之运用由乎我"。张景岳完全按照孙思邈的大医标准来完善自己的中医学术理念。张景岳所著的《类经附翼》是以医学与易学为基础对阴阳论进行说明，《类经图翼》则是将其一部分作图解说便于理解，而《类经》是将《黄帝内经》的主要内容进行详细解释。在《医易义》这一名篇中，提出了外易（天地之易）、内易（身心之易）以及外易与内易之间的关系问题，为其进一步解决天人如何才能和谐、身心如何才能平衡等问题打下了基础。他非常强调作为高明的医家要精通《周易》。他说："而今也年逾不惑，茅塞稍开；学到知羞，方克渐悟。乃知天地之道，以阴阳二气而造化万物；人生之理，以阴阳二气而长养百骸。易者，易也，具阴阳，而变化莫大乎周易。故曰天人一理者，一此阴阳也；医易同原者，同此变化也。岂非医易相通，理无二致，可以医而不知易乎？"这就是说医易同源，不仅是说《内经》与《周易》同源，而且是说《周易》中所蕴涵的天地之理与《内经》所论述的大化流行，阴阳变化的道理已经涵盖了医易学的阴阳学说。因此，景岳服膺易之太极、两仪、八卦、四象等学说，对《系辞》中所论述的宇宙生成理论也十分看重，并深信之。

如张景岳以爻象配藏象经络，说明人体生理特点。《类经附翼·医易义》曰："以藏象言之，则自初六至上六为阴为脏，初六次命门，六二次肾，六三次肝，六四次脾，六五次心，上六次肺；初九至上九为阳为腑，初九当膀胱，九二当大肠，九三当小肠，九四当胆，九五当胃，上九当三焦。知乎此，而脏腑之阴阳，内景之高下，象在其中矣。"以《周易》八卦方位与《内经》五行分布相结合来论人之精神，曰："以精神言之，则北一水，我之精，故曰肾藏精；南二火，我之神，故曰心藏神；东三木，我之魂，故曰肝藏魂；西四金，我之魄，故曰肺藏魄；中五土，我之意，故曰脾藏意。欲知魂魄之阴阳，须识精神之有类。木火同气，故神魂藏于东南，而二八、三七同为十；金水同源，故精魄藏于西北，而一九、四六同为十；土统四气，故意独居中，其数惟五，而脏腑五行之象，存乎其中矣。"这是按河图洛书生成之五行解释五脏与五志的配属关系。

他在《医易义》中也说："易者，易也，具阴阳动静之妙；医者，意也，合阴阳消长之机。虽阴阳已备于内经，而变化莫大于周易。"作为医易也就是身心之易或内易，心在其中具有重要的地位，在张氏看来，五藏神的作用都直接影响着机体作用的发挥，神机气立支配着人体，作为天地人之气的神鬼变化，虽然正常、异常、超常变化多端，"然则神鬼从心，皆由我造；灵通变幻，匪在他求。知乎此，而吉凶祸福之机，求诸心而尽之矣"。

关于神与鬼，张景岳认为："以鬼神言之，则阳之灵为神，神者伸也；阴之灵曰鬼，鬼者归也。鬼神往来，都只是气。故曰鬼神者，二气之良能也。阳为天地之神，阴为天地之鬼；……推之于医，则神圣工巧，得其神也；凡庸浅陋，类乎鬼也。精进日新，志惟神也；苟且殃人，心犹鬼也。察之形声，则坚凝深邃，形之神也；轻薄娇柔，形之鬼也。长洪圆亮，声之神也；短促轻微，声之鬼也。诊之脉色。则绵长和缓，脉之神也；细急休囚，脉之鬼也。清苍明净，色之神也；浅嫩灰颓，色之鬼也。是皆鬼神之征兆也。至若鬼神之源，尚有所谓。夫天地之鬼神，既不能出天地之外；而人物之鬼神，又安能外乎人心？"这里主要是讲医者以心来度察人之形声，凡神旺身健则为神，反之则为鬼。神圣工巧、精进日新之良医则为神，反之凡庸浅陋，苟且殃人之庸医则为鬼。这里所说的鬼神没有任何迷信的意味，而是中医藏象理论中的五藏神系统，包括喜怒忧思悲恐惊、怨恨恼怒烦、贪嗔痴慢疑之鬼，以及真善仁之神，等等，张景岳这种分类的出发点实质上就是指人心。

升降原为中医气化理论，《素问·六微旨大论》说："升已而降，降者为天；降已而升，升者为地。天气下降，气流于地，地气上升，气腾于天。"意谓天地之形成，其动因皆为气自身的升降，自然界万事万物"无不出入，无不升降"。在《内经》看来，这种升降运动是由阴阳二气的性质决定的，清阳上升，浊阴下降，二气升降而化生天地万物。这在张景岳看来也只能属于"外易"的范围，而他在这里要运用升降学说阐明身心之易即"内易"，因为"医之为道，身心之易"也。而对升与降的论述，张景岳则直接与《周易》的"剥""观""复""临"等卦相互联系，彰显医者运思之玄妙精微。他说："以升降言之，则阳主乎升，阴主乎降，升者阳之生，降者阴之死。故日在于子，夜半方升，升则向生，海宇俱清；日在于午，午后为降，降则向死，万物皆鬼。死生之机，升降而已。欲知升降之要，则宜降不宜升者，须防剥之再进；宜升不宜降者，当培复之始生。畏剥所从衰，须从观始；求复之渐进，宜向临行。此中有个肯綮，最在形情气味。欲明消长之道，求诸此而得之矣。"他认为阳升阴降，死生之机，机者，枢要也，阴阳升降掌握着生死的枢要也即关键。这就是说该升则升，该降则降，宜升则升，宜降则降。

张景岳在《医易义》中还谈到运用卦象之间的升降消长之理来诊治疾病，涵养心性，但其基本宗旨仍然不离阴阳学说。张景岳特别重视"坎""离"二卦，他认为"坎离之道，曰阴曰阳而尽之"。这里实际上是特别提出了情志问题，中医常常论及心肾不交、夜不成寐，也即现在所说失眠、抑郁、烦躁等心理疾患，而在医易学中坎正是代表肾，而离则代表心。心火独亢，肾阴亏损，引起不寐，殊难诊治，张氏认为："此虽以卦象测病情，以坎离而分水火；惟是坎本属水而阳居乎中，离本属火而阴藏乎内。故北方水地，一反存焉；南是火乡，二偏居上；东方阳木，八在其中；西是阴金，九当其位。可见离阳属火，半为假热难猜；坎水是阴，岂尽真寒易识？云从龙，风从虎，消长之机；水流湿火就燥，死生之窍。倘知逆顺堪忧，须识假真颠倒。"

正由于坎离逆顺难知，真假颠倒，故而心肾不交之心疾常使医者乏术，因此当代名医秦伯未先生在引述张景岳语之后亦着重指出："故治疗失眠不是单纯地滋补和安神所能收效。"于是他开出归脾汤、天王补心丹、朱砂安神丸、琥珀多寐丸、黄连阿胶汤、交泰丸、温胆汤、半夏秫米汤等八首方剂供患者选择与试用，的确令人感到治疗心疾之不易。所以张景岳特重坎、离是有原因的，他说："然而变虽无穷，总不出乎阴阳；阴阳之用，总不离乎水火。所以天地之间，无往而非水火之用。欲以一言而蔽五行之理者，曰乾坤付正性于坎离，坎离为乾坤之用耳。"也就是说乾坤只能用于外易，而坎离则兼内外易，其用途可谓广泛而普适。

张景岳以器官生理功能的差异解释伏羲六十四卦方圆图。他说："夫天体正圆，面南背北。南北两极，乃其运转之枢。北极居上而为尊，南极居下而为对。邵子曰：天之阳在南，阴在北；地之阴在南，阳在北。天阳在南，故日处之；地阳在北，故山处之。河图括地象曰：西北为天门，东南为地户。《内经》曰：天不足西北，地不满东南。故曰天门无上，地户无下。又曰东南方阳也，阳者其精降于下；西北方阴也，阴者其精奉于上。故阳降于下，则阳盛阴微而东南之方常多热；阴奉于上，则阴盛阳微而西北之地常多寒。昆仑峙于西北，故西北高而多山；沧海浴于东南，故东南下而多水。高者多寒，下者多热。东南阳胜，则气为熏蒸，而春夏之气多烟雾；西北阴胜，则气为凛冽，而秋冬之气多风霾。"

此即伏羲六十四卦圆图代表天，东南十六卦阳爻最多，表示天阳在南；西北十六卦阴爻最多，表示天阴在北。伏羲六十四卦方图代表地，东南十六卦阴爻最多，表示地阴在南；西北十六卦阳爻最多，表示地阳在北。张景岳认为这就是《内经》所说的"天不足西北，地不满东南"。因为天阳盛在东南，所以天阳在西北不足；地阳盛在西北，所以地阳在东南不足。这在实际的自然状况中也有所表现。天阳在南，所以东南方地势低陷而气候炎热。地阳在北，所以西北方多高山而气候寒冷。不仅自然气候和地势可以证明"天不足西北，地不满东南"，人体器官功能的差异也可作证明。张景岳说："天不足西北，故耳目之左明于右；地不满东南，故手足之右强于左。知乎此，而人身之体用，象在其中矣。"这是说，人的耳目功能的发挥必有天阳的作用，耳目居上要依靠天阳的发动。依据伏羲六十四卦圆图，天阳盛在东南，不足在西北。东南即左也，西北即右也。也就是说在天阳的盛衰位置上左边要比右边强，所以耳目之左明于右。人之手足功能的发挥必有地阳，即地之阳气的作用，手足居下要依靠地阳的发动。依据伏羲六十四卦方图，地阳盛在西北，不足在东南。西北即右也，东南即左也。也就是说在地阳的盛衰位置上右边要比左边强，所以手足之右强于左。

张景岳以《易》的卦象、爻象解说中医病理。其说："以疾病言之，则

《泰》为上下之交通，《否》是乾坤之隔绝。《既济》为心肾相谐，《未济》为阴阳各别。《大过》《小过》，入则阴寒渐深，而出为症瘕之象；《中孚》《颐》卦，《中孚》如土脏不足，而《颐》为䐜胀之形。《剥》《复》如隔阳脱阳，《夬》《姤》如隔阴脱阴。《观》是阳衰之渐，《遁》藏阴长之因。姑象其概，无能赘陈。"此是以《易》中的别卦来象征中医之病症。《泰》《否》表示人体上下是否畅通的状态；《既济》《未济》表示人体心肾是否交济的状态。《大过》卦内卦互乾，处秋、冬之交，为寒凉，所以为阴寒渐深。《小过》卦下卦为艮，为石，上卦震，为艮之反，为气血凝结成块之象。《中孚》卦四阳，两阴，阴从坤土来。所以土脏不足。《颐》卦为大离，类象为大腹，所以有䐜胀之形。《剥》《夬》有脱阳、脱阴之象；《复》《姤》有隔阳、隔阴之象。《观》《遁》为阳气渐消、阴气渐长之象。

张景岳在具体的医疗实践中还以卦象测断病情。如"既济为心肾相谐，未济为阴阳各别"。既济卦为坎离水火相交之象，坎中之阳与离中之水相会，比之脏腑，则为心肾水火相交的和谐之象，若火上炎而水下流，则为心肾不交，坎离未济之象。又如："又若离火临乾，非头即脏；若逢兑卦，口肺相连。交坎互相利害，入东木火防炎。坤艮虽然喜暖，太过亦恐枯干。坎为木母，震巽相便；若逢土位，反克最嫌。金水本为同气，失常燥湿相干。坤艮居中，怕逢东旺；若当乾兑，稍见安然。此虽以卦象而测病情……"此以卦象配脏腑，根据五行生克制化理论论述了心与小肠肺肾肝之间、肾与肝胆脾之间、肺肾之间、脾与肝肺之间的生理病理联系及脾的生理病理特点。就是说如果离卦遇到乾卦，离火克乾金。乾类象为头，为肺。所以头部或者肺脏有疾。离卦遇到兑卦，离火克兑金，兑类象为口，为肺，火泽睽卦互出坎卦，坎为疾，所以口、肺有疾。离卦遇震木，震木生离火，则木火炽盛，故须防炎。如果坤、艮卦过多，要防止脾胃燥烈之症。坎卦遇震、巽，水木相生，肝肾相济，吉祥。如果坎卦逢坤、艮，则旺土克伤肾水，最为不祥。

《景岳全书》的《本草正》（48～49卷）中罗列出了300多种常用药，且对人参、附子、熟地黄、大黄进行了详细的描述，并将四者称为"药中四维"。他还从人参、熟地黄推理出良相，从附子、大黄推理出大将的结论。

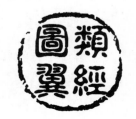

甲辰篇◎伤寒论集注

明末清初，一些研究《伤寒论》的医家，有感于用经络、脏腑等理论来揭示三阴三阳辨证论治体系，实质并不尽如人意。于是转而寻求"运气七篇大论"六气气化学说。六经气化理论，始创者为卢子颐（1599—1664），继则是张志聪、张令韶，当二张《伤寒论集注》（1688）、《伤寒论直解》（1712）先后问世，六经气化蔚然成为注解《伤寒论》的一个重要学派，一直传承发展，直至近现代著名伤寒学家冉雪峰、万有生等先生。溯顾伤寒六经气化学说产生发展四百余年历史，尊奉它的医家多不胜数。

研究《伤寒论》的医家均将卢氏《仲景伤寒论疏钞金镊》看作是以"运气七篇大论"六气"气化"注释《伤寒论》的开山之作。卢子颐的主要学术思想：第一，人体三阴三阳脏腑经络及其气血津液的生理、病理变化和六气标本中气，标本中气从化，三阴三阳开阖枢是一致的，因此仲景《伤寒论》三阴三阳辨证论治体系的实质即是六经气化；第二，感犯人体的六淫之邪为本气，六淫之邪和人体六经标本中气结合可以发生化气，六经病中的脉症或生于本气或生于化气，具体脉症具体分析，不能只依据六淫之邪的原来性质一概而论。第三，三阳三阴手足六经，经络有循行的路径，脏腑有实体的部属。此外，还有它们气血津液气化功能所统摄的形层，尽管六经病临床脉症千变万化，但不在其部属，即属其形层。1647年清·柯琴说："卢子由《疏钞》，不及林亿之数目，不宗方氏之三纲，意甚有见，而又以六经缪配六义，增标本、形层、本气、化气等说。"1688年张志聪弟子莫二铭即说："伤寒一书，迄今千一百余年，鲜有知其意者。三阴三阳相传俱谓六经，吾师本卢氏气化之解而曰六气。"

张志聪（1601—1684），字隐庵，清·浙江钱塘（今杭州市）人。自谓系张仲景之43世后裔，曾师事张遂辰（1589—1668）、卢之颐（1599—1664），为维护古论派之中坚。著《伤寒论宗印》《伤寒论集注》。二书从编次、注疏二方面与其师张遂辰相比，更加深化。特别是六经编次条理通贯；六经气化理论，六经传变等方面，颇具特色。张志聪在博采先贤诸家所长的基础上，融汇《内经》的运气学说和天人相应的模式，运用标本中气理论、开阖枢理论、亢害承制理论，主倡六经气化学说，从三阴三阳气化的角度来阐释《伤寒论》中六经的生理和病理变化。

张氏认为人身三阴三阳之六气，外布于体表，以应天之六气，内生于五脏，六经是气化、经络、脏腑的统一体；他运用气化学说的观点，在对疾病的分析上，有深浅层次的不同，有表里阴阳之别，也有虚实寒热之分。外邪入侵人体之后，会出现病在气、在经、经气之兼病以及入腑干脏的病理发展趋势，而《伤寒论》中三阴三阳之病多为六经气化为病，涉及经络脏腑本身的病变者只占少数，并突出人体阳气在外感疾病发病进程中的重要作用。他在分析六经气化为病时，依据人体阴阳、表里、寒热、虚实的不同来解释六经病证的标本中气从化规律，阐明了体质是六经病证千差万别的主要原因和对于临证用药的影响。除了重视对医理的研究之外，张志聪的临床医术也非常精湛。临床上从治疗痘疹、伤寒等外感疾病到小便不利、胃脘痛等内科杂证，他运用气化之理统赅百病，其应如响，跃然纸上。

张志聪六经气化学说有不少精辟的见解。他说："本论，太阳、阳明、少阳、三阳也；太阴、少阴、厥阴、三阴也。三阳三阴，谓之六气。天有此六气。人亦有此六气。无病则六气运行，上合于天，外感风寒，则以邪犯正，始则气与气相感，继则从气而入于经。世医不明经气，言太阳便曰膀胱，言阳明便曰胃，言少阳便曰胆，迹其有形，亡乎无形，从其小者。失其大者，奚可哉？"（《伤寒集注·凡例》）。他对传经日数也有新的认识，他认为："本论中纪日者，言正气也，传经者，言病气也，正气之行，每日相移，邪病之传，一传便止。"这就是所谓"气传""病传"之论。

张志聪探五运六气之源，运用了"格物致知"的方法，将阴阳、五行、四时、六气、药物形色、性味及生长环境、功效等与人体脏腑经络相联系，把药物本身与天、地、人结合成为一个完整的整体，在药物的运用上"知其性而用"。他认为本于天时，应司物备药，若不能为之，则可用炮制之法助药性。在因地制宜方面，他认为药材的来源，对于药性的气味有很大影响，因此非常重视药材的产地，寓含了道地药材的思想。

他在《侣山堂类辩·中风论》中说："夫邪之中人也，有皮肉筋骨腑脏之浅深，有阴阳、寒热、燥湿之气化，况风之善行而数变。是以伤于皮毛，则为头痛发热、咳嗽喘气之轻证；入于血脉，则肌肤不仁，或为病疬，或为肿痔；邪在肌肉筋骨，则为痛痹，或为拘挛，或为偏枯；邪入于腹，或为飧泄，或为燥结；邪入于腑，即不识人；邪入于脏，舌即难言，口唾痰涎。此邪入之有浅深，而病之有死生轻重也。夫天有六淫之邪，风有六气之化。邪袭于阳，则为热化；中于阴，则为阴寒。湿盛者，则痰涎上壅；燥盛者，则肠胃下结。邪气盛者，则病气形气皆盛；正气虚者，则病气形气皆虚。总属天之风邪，而人身中有寒、热、燥、湿、虚、实之化。"因此，张氏运用气化学说的观点，在对疾病的分析上，认为有深浅层次的不同，有表里阴阳之别，也有虚实寒热之分，主要表现在有病在气、在经、经气之兼病以及入腑干脏等理论，并提出了疾病的发生，或由外邪所伤，或由脏腑功能失调而导致，先病气，后由气而入经，由经而入腑干脏的病理发展趋势。

张氏认为伤寒六经病证有气病，经气兼病，还有气分之邪不愈传入经络，以及入腑干脏等类型。六经病证假以三阴三阳之名，将人体皮腠、经络、五脏、六腑等分部感邪后出现的各种症状表现，都统辖到六经气化的理论框架之下。他说："伤寒之邪，病三阴三阳之气，而兼涉于皮肤肌络之形层，……然伤寒为病，变幻无常，有病在六气而不涉六经者，有经气之兼病者，有气分之邪转入于经者，为病多有不同，是以太阳止言气而不言经，阳明少阳，兼经气而言也。六经伤寒，既病在气，奚复见有形之证，曰太阳，曰阳明者，谓无形之气也，以有形之病，证无形之气，非实病于经也。若邪在经则溜于腑，不复再传少阳及三阴矣。六经之脉，皆外络形身，内连脏腑……"（《黄帝内经素问集注·热论》）

疾病由五运六气之气立而至经，继则入腑干脏。邪气入腑，易治即愈，如张氏在注释《金匮要略》"人有六微，微有十八病"时说："微者，邪在六腑而外合于经络，在腑在外，为病之轻微者也"。为何入腑即愈？张志聪主张：入腑者，乃入胃腑也，入胃腑而邪有出路，疾病易治而愈。如其注云："盖气分之邪入于经而后能入腑，入腑而后能下泄也。"而同篇大承气汤条注云："邪入于经，则沉以内薄，故可用大承气畅通其肠胃，邪热从下泄焉。此条眉批中提出：阳明居中土，为万物之所归，即从肠胃而出矣。"邪气干脏，难治多死，为何邪气干脏者多死，这与《内经》理论是有关系的，如《素问·阴阳应象大论》言："善治者治皮毛。……治五脏者，半死半生也。"《素问·脉要精微论》曰："五脏者，中之守也。……得守者生，失守则死。"张氏注曰："夫五脏者，身之强也。……得强则生，失强则死。如邪气干脏，五脏失守，藏气败绝，五脏失强则气竭，故死也。"这里明确地指出了邪气干脏则五脏失守、脏气败绝，病情严重，故死者多见。邪气入腑干脏的理论，说明了疾病发展的最深重阶段。

邪气入腑尚可从肠胃出而病愈，干脏而邪无出路即死。总之，邪气伤人，由五运六气之气立太过不及而入经，由经络而入于脏腑，或内入胃腑，或内干五脏，表明了疾病由浅而深的演变规律。张氏在注释《内经》时云："故邪风之至，疾如风雨，善治者治皮毛，其次治肌肤，其次治经脉，其次治六腑，其次治五脏。治五脏者，半死半生也"。并认为"诊病之始，五决为纪"，始者，为邪始在三阴三阳之气立气分。

张志聪曾师承卢之颐，其六经气化理论应与卢氏很有渊源，并在卢氏的《仲景伤寒论疏钞金錍》上有所体现。柯琴说"卢子由《疏钞》，不及林亿之数目，不宗方氏之三纲，意甚有见，而又以六经缪配六义，增标本、形层、本气、化气等说"。张志聪门人莫二铭说道："伤寒一书，迄今千一百余年，鲜有知其义者。三阴三阳相传俱谓六经，吾师本卢氏气化之解而曰六气。"《仲景伤寒论疏钞金錍》刊印稀少，现姑且以《伤寒论集解》一书摘选其有关论述，可以参见卢氏学术思想之梗概。例如，卢氏根据《素问·六微旨大论》太阳本寒标阳，中见少阴热，《素问·阴阳离合论》太阳为开，来解释太阳病篇的原文内容，如12条注释说："啬啬者，毛孔粟傈，甲错不滑也；恶寒者，即恶标之寒化也。淅淅者，洒然毛耸，起灭不常也；恶风者，即恶风之本气也。翕翕者，合起动敛，升沉不定也；发热者，即发标之阳象也。"卢氏接着分析桂枝汤的治法又说："太阳为开。开病故反阖。此方辛甘宣散，能令肌层宣发，外入之风使之内出，开阖之枢乃利也。又，太阳从本从标，故病则从本而带标，方则从标而逆本，所谓阴阳对待之法……"

张氏认为，注释《伤寒论》必须先明白仲景著作的理论渊源。而仲景《伤寒论》的理论渊源是什么呢？他说："仲景著伤寒，本于《灵枢》《素问》《阴阳大论》，况先圣之所未尽而补益之""仲祖采方治病，亦本神农经义，夫人与天地相参，与日月相应，故撰用《阴阳大论》谓人之阳气应天气在外，五脏五行应五运之在中，升降出入，环转无端。若为风寒所伤，始见外内浅深之病。故学者当于大论中之五运六气求之，《伤寒》大义思过半矣。"虽然张志聪和卢子颐都主张以运气七篇大论六气气化学说来解释《伤寒论》，但是张氏又认为，自己主张"六气可以赅六经，而六经不可赅六气"，所以与卢氏似同而实异。他借助与门人莫二铭的问答，着重阐明了二者的区分："莫二铭问曰：'《伤寒论》一书，迄今千百余年，鲜有知其义者。三阳三阴相传俱谓六经。吾师本卢氏气化之解而曰六气。盖气无形，经脉有形，今太阳篇始终俱论脉则二经之说不为非矣。'愚曰：'六气之旨非本卢氏，以《内经》言之详矣。经云：风寒暑湿燥火天之六气也，三阴三阳上奉之。三阴三阳者人之六气也。以人身而合天地之阴阳原属乎气，故表里升降内外传变无有穷尽。若以有形经脉论之，必窒碍难通。盖经有形气无形，故六气可以赅六经，而六经不可以赅六气。'"

接下来张氏在书内"伤寒论本义"篇中概述了自己"六气可以赅六经"的总体思路。其一，天之六气为本而在上，人身之三阴三阳为标而上奉之，所谓天有此六气，人亦有此六气。张氏具体论证说："《天元纪大论》云：寒暑燥湿风火天之阴阳也，三阴三阳上奉之；木火土金水，地之阴阳也，生长化收藏下应之。六气主司天而在外，五行主五运之在中，周天气者，六期为一备，终地纪者，五岁为一周。太阳之上，寒气治之，中见少阴；阳明之上，燥气治之，中见太阴；少阳之上，火气治之，中见厥阴；太阴之上，湿气治之，中见阳明；少阴之上，热气治之，中见太阳；厥阴之上，风气治之，中见少阳；寒暑燥湿风火，所谓本也。本之下，中之见也，见之下，气之标也。少阳太阴从本，少阴太阳从本从标，阳明厥阴不从标本从乎中也。故从本者化生于本，从标者有标本之化，从中者以中气为化也。根于外者命曰气立，根于中者名曰神机，出入废则神机化灭，升降息则气立孤危。盖少阴主出入，太阳主升降，少阴太阳标本相合，故太阳经中有少阴，少阴经中有太阳，从本从标，故太阳有附子证，少阴有急下证。是以太阳少阴有标本水火之分，阳明太阴有天地土金之分，少阳厥阴有风火寒热之分，合则同归一气，三阴三阳上奉之。天气在外，故病在太阳而六机环转。三阴主五运而在太阴之地中，故少阴之神机从中土以出入。所谓六经伤寒者，病在六气，而见于脉不入经俞，有从气分而入于经者十止二三。此《伤寒》之大关目，学者所当体认者也。"

其二，阴阳六气皆从地而出，故循足而上，然病六气而不涉于六经。张氏根据《素问·阴阳离合论》论述，结合《伤寒论》六经提纲原文，论证书中是六气为病而不是六经为病，所以"六经不可以赅六气"。他说："《阴阳离合论》曰：圣人南面而立，前曰广明，后曰太冲。太冲之地，名曰少阴。少阴之上名曰太阳。太阳根起于至阴，结于命门，名曰阴中之阳。中身而上，名曰广明。广明之下，名曰太阴。太阴之前，名曰阳明，阳明根起于厉兑，名曰阴中之阳。厥阴之表，名曰少阳，少阳根起于窍阴，名曰阴中之少阳。是故三阳之离合也，太阳为开，阳明为阖，少阳为枢，三经者，不得相失也，搏而弗浮，名曰一阳。夫外者为阳，内者为阴，然则中为阴，其冲在下，名曰太阴，太阴根起于隐白，名曰阴中之阴。太阴之后，名曰少阴，少阴根起于涌泉，名曰阴中之少阴。少阴之前，名曰厥阴，厥阴根起于大敦，阴之绝阳，名曰阴之绝阴。是故三阴之离合也，太阴为开，厥阴为阖，少阴为枢。三经者，不得相失也，搏而勿沉，名曰一阴。故三阴三阳之气皆从地而出，由下而上，未出地者，名曰阴处，名曰阴中之阴，则出地者，名曰阴中之阳，是阴阳六气从足而上，合于守者也。仲祖撰《伤寒》，止论太阳之为病曰脉浮，曰头项强痛，此首明太阳之气，有通体，有分部也。至于阳明之为病曰胃家实，谓阳明主燥热之气也；少阳之为病曰口苦咽干目眩，谓少阳主相火之气也；太阴之为病曰腹满而吐，谓太阴主湿土之气也；少阴之为病曰脉微细但欲寐，谓少阴有标本寒热之气化也；厥阴之为病曰消渴，气上撞心，心中痛热，谓厥阴从中见少阳之火化也。此皆论六气之化本于司天司地五运六气之旨，未尝论及手足经脉。"

其三，太阳应天道而运行于三阴三阳之外。张氏根据太阳之气功用的不同，把太阳分作通体太阳与分部太阳。他说："太阳之气运行于通体之肌表，主周身八万四千毛窍，而环绕于外，又出则外形肌表，入则内归中土，常从胸膈以出入。又上行头项中，抵腰脊，循尾闾，下入膀胱，散胞中，为经脉循行之部属。其卫气之行，行于脉外，充遍周身，一如太阳之通体运行而绕于外矣。"还说："太阳之功业犹天也，故五脏六腑之俞皆归于太阳通体之内。太阳在肤表之第一层，六气在皮腠之第二层。故论中有通体之太阳，有分部之太阳。通体之太阳犹天，分部之太阳犹日，所谓阳气者若天与日之义。"

张志聪以六气气化学说为主，旁参《内经》其他篇中理论，创立出一整套六经气化理论模式，并用来具体诊释《伤寒论》条文。

如"太阳之为病，脉浮，头项强痛而恶寒"，张注："太阳为诸阳主气，有通体分部之不同。通体太阳如天，主周身皮肤毫毛肌表，一似天之环绕于地外。分部之太阳如日，主头项、脊背、尾闾、血室，一似日之旋转躔度。此首明太阳主通体之毫毛而复有循经之分部也。太阳之为病，脉浮，言太阳运行于周身之肤表，病通体之太阳，故其脉应之而浮也。头项者，太阳经脉循行之分部也，病在表而涉于分部，故强痛也。恶寒者，恶本气之寒也。盖太阳之上，寒气主之，以寒为本，以热为标也。《天元纪大论》云：太阳之上，寒气主之，所谓本也。《六微旨大论》云：本之下，中之见也，见之下，气之标也。六气皆然。"

如"问曰：病有太阳、阳明，有正阳阳明，少阳阳明，何谓也？答曰：太阳阳明者，脾约是也；正阳阳明者，胃家实是也；少阳阳明者，发汗、利小便已，烦躁实、大便难是也"。张注："阳明者，火燥热之气也。天有此阳明之气，人亦有此阳明之气。《经》云：阳明之上，燥气治之。不从标本，从中见太阴湿化。又云：两阳合于前，故为阳明，两火合并，故为阳明。夫阴阳皆从少而太，太少两阳相合则阳明居其中。设太阳阳明、正阳阳明、少阳阳明之问答者，所以明阳明从太少而生也。脾约者，太阳阳热之气入于太阴脾土所主之地中，阳热盛而阴湿消亡，则土烦躁而脾藏穷约矣，此为太阳阳明也。阳明以燥气为本，而胃府水谷之气乃阳明之正气。今燥气在上，胃家则实，此为正阳阳明也。少阳三焦之气外通肌腠内通水道，发汗、利小便则津液不能还入胃中，故胃中燥，上烦下实而大便难，此为少阳阳明也。阳明从太、少两阳而生，故有三者之阳明。"

如"少阳之为病，口苦、咽干、目眩也"，张注："此论少阳风火主气。夫少阳之上，相火主之，标本皆热，故病则口苦、咽干。《六元正纪大论》云：少阳所治为飘风燔燎，故目眩。目眩者风火相煽也。"

如"太阴之为病，腹满而吐，食不下，自利益甚，时腹自痛。若下之，必胸下结硬"。张注："太阳之气若天日，太阴之气犹地土。此言太阴受病，地气不升而自利、自痛也。太阴腹满者，腹为脾土，太阴之所居也，脾气不能上交于胃，故腹满；胃气不能下交于脾，故吐；脾胃之气不相贯通，故食不下。自利益甚者，湿气下注也。时腹自痛者，脾络不通也。若下之则更伤阳明胃土之气，故必胸下结硬。"

如"少阴之为病，脉微细，但欲寐也"，张注："合下三节皆论少阴标本水火阴阳之气。少阴之上，君火主之，本热而标阴，火上而水下。火之精为神，水之精为精。脉微者，神气微也，细者，精气虚也，此少阴水火为病而见于脉也。少阴主枢，外内出入。但欲寐，则气神不能外浮，而阴阳枢转不利，此少阴阴阳为病而见于证也。少阴标本不外水火阴阳，故此节首论水火阴阳而为少阴病之总纲也。太阳少阴本于先天一炁，并主寒水之精，君火之神，夫精取汁于中焦，神内藏于血脉，是以太阳、少阴为病而言脉也。"

如"厥阴之为病，消渴，气上撞心，心中疼热，饥而不欲食，食则吐蛔。下之利不止"。张注："厥阴者，阴之极也。夫两阴交尽，是为厥阴，阴极而阳生，故厥阴不从标本，从中见少阳之气化也。厥阴之为病，消渴者，《经》云：厥阴之上，风气主之，所谓本也，病干本气，故风消而渴也。其上撞心，下焦之气不和也；心中疼热，中焦之气不和也；饥而不欲食，上焦之气不和也。夫三焦者，少阳也。《经》云：本之下，中之见也。厥阴中见少阳，故有三焦之病也。食则吐蛔，下之利不止者，乃厥阴标阴为病，《经》云：见之下，气之标也，厥阴以阴寒为标，蛔乃阴类，不得阳热之化则顿生。而吐下之则阴极而阳不生，故利不止。愚按：此节乃厥阴为病之总纲。莫氏曰：……厥阴心包之主血也，消渴而利不止，阴有寒热之气化也，气血寒热四者乃厥阴之大纲也。"

另外，张志聪服膺于明陶华（节庵）之《伤寒六书》，其在《侣山堂类辩·卷上·伤寒书论》中云："夷考陶氏……若学者熟读全书，细心体会，其中义理，如神龙出没，首尾相顾，一字一句，条分缕析，鳞甲森严，得其蕴奥，自有精华滋味"。陶华在《伤寒截江网》（《伤寒十书》之一）中讲道："病之有标本，犹草之有根苗，拔茅须连其茹，治病必求其本，标本不明，处方何据？……原夫六气为本，三阴三阳经为标；病气为本，脏腑经络受病为标；先受病为本，次受病为标。"以太阳病为例，陶氏论言："且如尺寸俱浮者，太阳受病也，其经标本，膀胱、小肠也。膀胱寒水为本，其脉循脊上连风府，故头疼脊强；小肠为标，主发热。其正冬月时，在本者麻黄汤，在标者桂枝汤，余月改用冲和汤也。"陶氏之论对于六经病的证候、论治均作了较详细的描述。而且陶华在《伤寒点点金书》（《伤寒十书》之一）中首列运气一篇，详述运气断病的机理与治则治法，对张志聪的六经气化理论很有启迪意义。

陶氏还运用运气理论来解释伤寒"传足不传手"的问题，《伤寒截江网》："冬月肾水用事，天气严寒，则足少阴、太阳正司，受伤二经最多；其次是少阳、厥阴肝胆，继冬而施春令，盖风木起于大寒之节，即正当十二月中，至春分方行温令，故风寒伤之；足阳明太阴，脾胃中土，中土无定位，无成名，寄旺于四时，寒热之气皆能传也……其手之经，主于夏秋，故不伤也。"其指出足之六经与天之六气相应，主令之时在冬季（唯阳明、太阴寄旺于四季），因此容易被寒邪所伤而发病；而手之六经与天之六气相应，主令之时在夏秋两季，因此不容易被寒邪所伤；同时陶氏又指出"人之一身，无非血气，且风行水动，气行血流，昼夜循环而营运不息，岂有不传手经哉"？在此，他指出"言伤足不伤手可，而言传足不传手则非理也"（《伤寒琐言》，亦为《伤寒十书》之一）。

《本草崇原》是一部注释《神农本草经》的药学专著，张志聪在其中创立了以五运六气之源明阴阳消长之理的药气理论，阐明药性，解释详备，尤其重视格物用药原则。因此，运气的观点是本书的最大特点，也是张志聪作此书的最大成就。如其论枸杞"根苗苦寒，花实紫赤，至严冬霜雪之中，其实红润可爱，是禀少阴水阴之气，兼少阴君火之化者也，主治五内邪气、热中、消渴。谓五藏正气不足，邪气内生，而为热中、消渴之病。枸杞得少阴水阴之气，故可治也。主治周痹风湿者，兼得少阴君火之化也。岐伯曰：周痹者，在于血脉之中，随脉以上，随脉以下，不能左右，各当其所。枸杞能助君火之神，出于血脉之中，故去周痹而除风湿。久服坚筋骨，轻身不老，耐寒暑。亦得少阴水火之气，而精神充足，阴阳交会也。"又如论秦艽"气味苦平，色如黄土，罗纹交纠，左右旋转，禀天地阴阳交感之气，盖天气左旋右转，地气右旋左转，左右者，阴阳之道路。主治寒热邪气者，地气从内以出外，阴气外交于阳，而寒热邪气自散矣。治寒湿风痹，肢节痛者，天气从外以入内，阳气内交于阴，则寒湿风三邪，合而成痹，以致肢节痛者，可愈也。地气运行则水下，天气运行则小便利"。此皆以五运六气、阴阳消长为基础而论运气力化深浅大小不同，而成岐黄药气理论。

是书承前启后，承《本经》而引发后世之论，此书之后，又有乾隆时闽陈修园著《本草经读》，半师其说；同时姑苏叶天士著《本草经解》，吴江徐灵胎著《本草百种录》，虽见智见仁，各有心得，而皆以《本经》为纲，此为颇受张氏《本草崇原》影响之故也。更有清末仲昴庭，以《本经》为纲，附载《经读》《经解》《百种录》并张氏《侣山堂类辩》、高氏《医学真传》，参酌己意，编成《本草崇原集说》，此不得不归为张氏著《本草崇原》启后之功也。

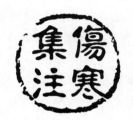

乙巳篇◎审视瑶函

傅仁宇，字允科，江宁人，明代末年著名眼科专家，傅氏还是一位虔诚的佛教徒。傅氏集合前代及当代诸家之学说，参以个人临证之心得，1644年著《审视瑶函》，凡六卷，全书共列108症，收方300余首。对于历代医家阐述眼病机理的一些著名论断和观点，《审视瑶函》也十分重视、倍加赞赏。如陈言的目病三因论、刘河间的目病由火及玄瘳闭塞论、张子和的血太过不及可致目病论、李杲的"五脏六腑之精气皆禀受于脾，上贯于目"论、朱丹溪的"阳常有余、阴常不足"论、楼英的目病治郁诸法，等等，傅氏均一一摘录这些擅长五运六气的医家的相关论点。

用绘图的方式说明中医理论如中医运气理论、太极、八卦等概念，不仅常见于中医基础理论古籍，也常见于眼科。如《审视瑶函》《承机汇参》《目科正宗》《目经大成》五运之图、六气之图、五脏所司兼五行所属图；《眼科易秘》太极图、十二消息、二十四节气图；《银海指南》交六气时日图、逐年运气司天司地图；《光明眼科》八卦图，等等。《审视瑶函》书中的图主要内容可以分为7类。第一，五轮八廓图：（双目）五轮定位之图、（双目）八廓定位之图各1幅；第二，五脏所司兼五行所属图1幅；第三，五运六气图、五运之图、六气之图各1幅；第四，治疗器械图：针灸毫针图1幅，针烙割钩刀式图1幅，有针、烙铁、割、钩、刀5种器械（卷4）；第五，手术技术图：割胬肉攀睛手法1幅（卷4）；第六，符咒图：开针三光符、封针符各1幅（卷5）；第七，眼针针灸要穴图：共13幅，图名以疾病命名，并标明使用针灸治疗这些疾病以及穴位的位置。

在《审视瑶函》《银海指南》《目经大成》等眼科专著中，有运气原证、运气总论、六气总论、运气正误等专篇，讨论运气学说对眼病诊治的影响。如顾锡在《银海指南·六气总论》中强调"余著此论，一一剖悉，使缤纷错杂之症，不至混淆，更以脏腑经络形色脉象参之，无遁情矣"，说明运气学说结合脏腑经络辨证用于眼病临床，有助于提高疗效。

《审视瑶函》根据运气学说主运主气变化规律，即春风、夏热、长夏湿、秋燥、冬寒，有助于总结目病发病的一般规律。如时复症（春季卡他性结膜炎）以眼痒如虫行，春夏发病如花似潮，至期而发、过期而愈为特征。在春季发病、夏季加重到秋后自然缓解，有明显的季节性。此病为内有伏热，值春令时气为风引动而发所致，故临床以祛风散邪为法，良效，并由此推测，若遇岁木太过或厥阴司天之年，风木更甚，恐病更重。关于运气加重目病病情的情况，古代医案中有所记载，如张子和医案所录"李民范目常赤，至戊子年火运，君火司天，其年病目者，往往暴盲，火运炎烈故也。民犯是年目大发"。戊子年，岁运主火运太过，少阴君火司天，阳明燥金司地，为天符之年，目病有"目不因火则不病"之说，故该年目病较重。又如王肯堂《医学穷源集》所载一痘后目眦肿烂的医案，患目年久不愈，此次于庚申年春分后三日发病尤甚，此时月建卯木，客气太阴主事，又疾在肝脾，月建与客气适与相值，故目病发病更甚。

《审视瑶函》卷3至卷6的运气原证分别阐述了运气和目赤、目疡、目昏、目泪发病的关系。以目疡为例，《审视瑶函》谓："按《内经》运气，目眦疡有二：一曰热。经云：少阴司天之政，三之气大火行，寒气时至，民病目赤眦疡，治以寒剂是也。二曰燥。经云：岁金太过，民病目赤眦疡。又云：阳明司天，燥淫所胜，民病目眜眦疡，治以温剂是也。"少阴司天之政，三之气，主气是少阳相火，客气是少阴君火，火毒盛故治以寒剂。岁金太过，阳明司天，病目赤眦疡，均是金克木之故，当温振肝气，制金扶木，亦可资生木之水气，故治以温剂。傅仁宇注释谓："《内经》曰：诸痛痒疮疡，皆属心火。火郁内发，致有斯疾……目疮疵，皆因君火司令，燥火热邪所致，宜温宜凉，随症施治可也。"傅仁宇把运气学说和脏腑功能结合起来，从运气变化联系脏腑阴阳盛衰，应用运气病机十九条内容解释目疡病机，并创制加减四物汤祛风清热，活血散瘀，治火盛血瘀、疮疡脓烂之实热生疮症；又设黄芪汤益气升阳，养阴清热，治阴漏眼流脓不止，体现了所谓宜温宜凉、随症施治的观点。

刘完素从《内经》五运六气学说出发，提出了"六气皆能化火"说，形成了以"火热论"为中心的学术思想，并创制了双解散、防风通圣散等一系列方剂与寒凉泻火等治法，产生了较大的影响，以致后世医家治疗火热证多宗完素。中医眼科受河间思想影响颇深，作为眼科名著的《审视瑶函》，其清热类方剂配伍便集中体现了河间"寒凉泻火"的学术特点，主要表现在：第一，清热类药物中常配伍疏风药，疏风与清热并举，因风火相招，热极生风，辅以疏风药物势在必然，这点与刘完素辛凉解表、表里双解的治法一脉相承。第二，清热药常选用苦寒泄热之品，如大黄、黄芩、黄连、黄柏、龙胆草等，意在泄热于下，引上炎之火下行，直折火势，用药思路同样具有河间特色，是刘完素苦寒泄热、攻下里热在眼科火热病证中的运用。第三，苦寒清热类药物中，常配伍如生地黄、当归等凉血滋阴养血之品，既可防火热之邪与苦寒之品伤及阴血，又有利于清透血中之热，体现了刘氏养阴退阳的治法思想。代表方剂有竹叶泻经汤、还阴救苦汤、四顺清凉饮子等，甚至书中还直接引用了刘完素防风通圣散、内疏黄连汤等原方。刘完素之后，李东垣、张子和、朱丹溪等人对火热病机的研究继续深入，如李东垣泻热黄连汤、普济消毒饮、广大重明汤、连柏益阴丸等，皆是对寒凉泻火一法的发展，这些方剂均被《审视瑶函》所收录运用。

刘完素受五运六气学说中"五运之郁"的影响，提出了"怫热郁结"的观点。他认为"怫热郁结"是广泛存在于人体上下中外的病理机制，治疗上应开通怫郁。对于怫郁发生的场所，刘氏认为主要在于"玄府"。刘完素借用《内经》汗孔"玄府"一词，以之代指人体上下内外、脏腑、皮毛、肌肉、筋膜、骨髓、爪牙等各种组织气液升降出入的腠理结构单位。玄府是人体组织的微细结构，是气液流通的场所，易发生"怫郁"的病理改变，"怫热郁结"是"玄府气液闭郁"的主要内容。因此，"开通玄府""宣通玄府气液""开通郁结"成为河间学说的重要内容。《审视瑶函》方剂治法中亦引用了源于刘完素五运六气的"怫热郁结""玄府论"学术观点，书中指出目为玄府，目中亦有玄府，目中玄府不利，则通光脉道瘀塞，通光之窍遂闭，目即昏花，"目一昏花，愈生郁闷，故云久病生郁，久郁生病"。并以"玄府论"观点解释眼科病机，如认为神光自现症是"清气怫郁，玄府太伤"，视正反斜症是"内之玄府，郁遏有偏"，视赤如白症是"内络气郁，玄府不和"。

《素问·五运行大论》曰："气有余则制己所胜而侮所不胜，其不及则己所不胜侮而乘之，己所胜轻而侮之，侮反受邪，侮而受邪，寡于畏也。"眼有五轮，金（白睛）、水（瞳神）、木（黑睛）、火（两眦）、土（胞睑）也，相生则无病，相克则有病。以目病目赤为例，若五脏不平，郁发心火，克于肺金，则两眼角红丝穿入白珠如线，当泻心火而肺金自平；肺金克肝木，则白珠红赤灌入黑睛，黑睛生翳，当泻肺火而肝木自平；还有抱轮红者，是心火乘金、水衰反制之病。又如《审视瑶函》医案："一妇人患偏头痛五七年，大便结燥，两目赤肿眩晕，脉急数有力，治以大承气汤，目豁然首轻，燥泽结释而愈。《内经》运气有言：'岁金太过，燥气流行，民病目赤''阳明司天，燥气下临，肝气上从，胁痛而目赤'，燥金胜，乘肝则肝气郁，肝气郁则气血壅，气血壅则上下不通，故燥结于里，目赤不明。"

　　天行赤眼是流行性目病，多发于夏秋之季。天行赤眼类似于西医的流行性出血性结膜炎（AHC），1971 年在我国首次暴发流行，1975 年、1977 年、1981 年、1984 年有小规模流行，1988 年再次暴发流行。根据学者盛倩的回顾性分析上述流行病学资料发现，本病暴发流行多在 7 月下旬至 9 月，流行时间属运气学说四之气，主气是太阴湿土，这可能与人体经历三之气（主气为少阳相火）火热耗伤正气较多、邪气易乘虚而入有关。如 1981 年为辛酉年，全年水运不足，上半年燥金之气主事，下半年君火之气主事，阴水不足以济燥火，气象偏于燥热，"少阴司地，热淫所胜，病目暝……阳明司天，燥淫所胜，目眜眦疡"，当年夏秋，流行性出血性结膜炎在我国流行。《银海精微》首次明确指出此病是天时流行、瘴毒之气相染所致。清《目经大成》言此病是"四时运气总天行，主客违和目病成。人既染伊还累我，左而过右定传经"，并具体应用五运六气分析病机。目前临床多以李东垣普济消毒饮治疗，即有祛邪中兼扶正之意。

AHC 流行年份的运气形势

年份	岁运	司天	在泉	三气（主气/客气）		四气（主气/客气）	
1971 辛亥	水运不及	厥阴风木	少阳相火	少阳相火	厥阴风木	太阴湿土	少阴君火
1975 乙卯	金运不及	阳明燥金	少阴君火	少阳相火	阳明燥金	太阴湿土	太阳寒水
1977 丁巳	木运不及	厥阴风木	少阳相火	少阳相火	厥阴风木	太阴湿土	少阴君火
1981 辛酉	水运不及	阳明燥金	少阴君火	少阳相火	阳明燥金	太阴湿土	太阳寒水
1984 甲子	土运太过	少阴君火	阳明燥金	少阳相火	少阴君火	太阴湿土	太阴湿土
1988 戊辰	火运太过	太阳寒水	太阴湿土	少阳相火	太阳寒水	太阴湿土	厥阴风木

　　眼科五轮八廓学说是眼科独特的理论，是按照阴阳变化、五行生克、八

卦演化等规律，结合临床实践观察，归纳总结出来的眼科临床的一种独特局部辨证论治方法。最早的五轮图和八廓图见于《银海精微》。五轮八廓理论在古代中医眼科中应用十分广泛，因此五轮图和八廓图的流传也很广泛，40% 以上图像的眼科古籍都有五轮图和八廓图。中医眼科古籍中有多种五轮图和八廓图，不仅图像各有特色，而且名称也各不相同，有些图像还分左右眼和眼睛开阖等。如五轮图就有以下几种名称：五轮图、左目五轮图、右目五轮图、五轮所属之图、五轮主属形图、五轮定位形图、五轮定位之图、眼属五轮图、看眼诀图、五轮图式，等等。八廓图有以下名称：八廓图、左目八廓图、右目八廓图、八廓定位形图、八廓定位之图、八廓分属形图、八廓图式等。另有五轮八廓在一幅图中的五轮八廓之图。

　　五轮学说的源头是在五行、五脏、五色等理论。五轮一词最早出现于晚唐的《刘皓眼论准的歌》。论述五轮与内脏的关系则以北宋的《太平圣惠方》为最早。到了明代王肯堂辑《证治准绳》，其中眼科部分所论五轮学说的临床意义已相当完整，明末《审视瑶函》撰著者傅仁宇对五轮学说最为推崇。五轮学说是阐述眼睛与五脏之间关系的中医眼科理论。五轮中的"五"原指五行中的木、火、土、金、水五种物质。"轮"取眼球圆而运转之意。眼科古籍《银海精微》最早明确提出了血轮、风轮、气轮、水轮、肉轮的概念及其与眼睛和五脏的关系。

　　"八廓"是指中医眼科在外眼划分的八个部位或者方位。所谓廓是取其如城廓护卫之意。元·危亦林《世医得效方》首先将自然界八种物象名词"天、地、水、火、风、雷、山、泽"配上命名的，即天廓、地廓、风廓、雷廓、泽廓、山廓、火廓、水廓，称为"八廓"，后托名孙思邈而作的《银海精微》将八卦对应了八廓，又产生了乾廓、坤廓、巽廓、震廓、兑廓、艮廓、离廓、坎廓，同时还将八廓和脏腑功能联系在一起，故又有了传送廓、会阴廓、洁净廓、关泉廓、养化廓、抱阳廓、水谷廓、津液廓。八廓分布在眼的各个解剖部位上，它们所在的某一位置，就是特定的某廓。

　　八廓名称始于何时？有的学者认为"八廓"首见于《眼科龙木论》。有的认为八廓始见于《圣济总录》，说法较多。实际上眼科"八廓"之名首见于《三因极一病证方论》，书中曰："故方论有五轮、八廓，内外障等，各各不同，尤当分其所因，及脏腑阴阳，不可混滥。"但《三因极一病证方论》只是提出了八廓名称，缺少具体内容，更没有形成名称与脏腑之间的联系。

而《眼科龙木论》首次介绍了八廓学说的名称和内容。书中《葆光道人秘传眼科》首次记述了八廓的具体名称及其与脏腑相配属的关系。具体为：小肠配关泉廓，三焦配养化廓，命门配抱阳廓，膀胱配津液廓，肾配会阴廓和传送廓（肾配两廓），脾胃配水谷廓，肝胆配津液廓。这样八廓在生理上，与脏腑建立了密切的联系；在病理上，可以凭此测知脏腑的变化，形成眼科诊治方面的一个特色。故较《眼科龙木论》晚出的《银海精微》《世医得效方》《证治准绳》《审视瑶函》等都对八廓有一定的继承，尤其是后两者极力推崇五轮八廓，完善了五行八卦之五轮八廓学说之医算体系。

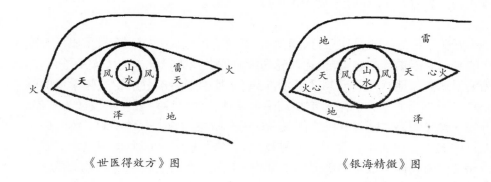

《世医得效方》图　　　　　　　　《银海精微》图

《眼科百问》为清·王行冲（字子固，号文之）编，成书于清顺治十四年（1657）。又名《眼科自疗问答》《改良眼科百问》《眼科秘传》，实为据《眼科龙木论》问答增补的文献。全书分上、下2卷，在前人所作七十二问答基础上加以增补而成，以问答形式列111问。上卷42问，阐述五轮八廓、五运六气、七表八里、内外虚实、天时人事以及目昏、流泪、目痛、目赤等常见眼病的辨治等；下卷69问详细介绍各种眼病，包括妇人孕产目疾、老人目昏、小儿眼病等。全书列方200余首，其中外用方30余首。

而在大部分关于眼科的五运六气论著中，《审视瑶函》为其中集大成者，故单论此篇，余则兼收。

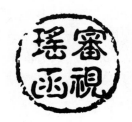

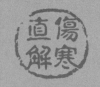

丙午篇◎伤寒论直解

　　张锡驹，字令韶，钱塘（今属杭州）人，生于明崇祯十七年（1644年），卒年不详，为清初著名医家，与著名医家高士宗（著有《黄帝内经素问直解》）为友，《伤寒论直解》一书为其代表性著作。张氏早年即继承父亲研习医学，后又师从清初名医张卿子（著有《张卿子伤寒论》）学习岐黄之术。张锡驹的《伤寒论直解》就堪称气化学派的代表之作，其初刻于清康熙五十一年（1712年），题"汉张仲景著，钱塘后学张令韶注解"。

　　张氏以《素问·天元纪大论》的六气六经学说为依据阐述机体发病及病愈的机制，《伤寒论直解》通篇以《素问·天元纪大论》"寒暑燥湿风火，天之阴阳也，三阴三阳上奉之""厥阴之上，风气主之；少阴之上，热气主之；太阴之上，湿气主之；少阳之上，火气主之；阳明之上，燥气主之；太阳之上，寒气主之。天有此六气，人亦有此六气，与天同体者也"为依据，运用气化学说来注解《伤寒论》，理论上自成体系，内容完整，结构严谨，说理透彻，学术价值颇高，影响面极广，确如门径指南，其用大焉！

　　张令韶指出了传统传经理论之不足。传统传经说认为：机体感受外邪之后，疾病"一日太阳""二日阳明"按照六经顺序依次相传，至六日厥阴经尽，七日复传于太阳，这样一日一病的传经之说显系无稽之论。而张氏指出：**传经乃正气之相传，而非疾病之传变**，其顺序正如《素问·热论》中"一日，巨阳受之，二日阳明受之……六日厥阴受之"所述，周而复始。并指出只有机体的正气有济于疾病时（即得中见之气，有中见之化时），疾病方有向愈之机，如《伤寒论》"伤寒脉浮而缓，手足自温者，系在太阴。太阴者，身当发黄，若小便自利者，不能发黄，至七八日，虽暴烦下利日十余行，必自止，以脾家实，腐秽当去故也"所言，本为太阴病，得之后，至七八日，乃正气来复之时，此时六日一经已过，至第八日又为阳明主气之期，阳明主燥，此时太阴之湿得阳明中见之燥气，故病自愈。**正气日传，邪气日变。传经化热，伏气变温。**

张令韶认为，之所以会有"古方今病不相能"的看法，关键在于"*汤方难会其义*"，倘能深研伤寒之理，断不会有如此之看法，并指出《伤寒论》非仅为外感病而设，提出以治伤寒之法以治杂病。张氏提出"*此书之旨，非特论风寒也，风寒暑湿燥火六淫之邪无不悉具*"，"*内而脏腑，外而形身，以及气血之生始，经腧之会通，神机之出入，阴阳之变易，六气之循环，五运之生制，上下之交合，水火之相济，实者泻之，虚者补之，寒者温之，热者清之，详悉明备*"。此论与清代中晚期的俞根初提出的"六经钤百病"之说有异曲同工之妙。张令韶认为，人体的气化和外界的五运六气息息相关，所以他说"*且三阴三阳上奉天之六气，下应地之五行，中合人之五脏，合而为一，分而为三，所赅者广。*"这种见解直接就超脱了前人的以伤寒六经为脏腑的观点，也超越了以伤寒六经为经络的观点，伤寒六经的实质不仅仅是脏腑，不仅仅是经络，更是天人感应、天人合一背景下的五运六气之天道，即经络—藏象—五运六气一体化。所以他说"*不知脏腑有形者也，三阴三阳无形者也，无形可以赅有形，有形不可以赅无形*"，特别地指出了以六经为脏腑学说的缺陷。**六经实为天人之六经。**

张锡驹则从标本中气来解释，所以对于太阳病的发热、恶寒，解说"*发热者，得太阳标阳之热化也*"，"*太阳以寒为本，故无论已未发热而必皆恶寒也*"，这和张志聪所认为的人体之气与天地之气相感生病不同。张志聪认为寒热进入人体的经脉时，人就开始生病，而张锡驹认为人身之寒气与外界之寒气本来就是相通的，所以会随之而变化，这也是张锡驹的高明之处。对于阳明病，他也是以标本中气为解，"*天有此燥气，人亦有此燥气，燥气者阳明之本气也。燥化太过，无中见太阴湿土之化，此阳明胃家自实*"，这完全是"*阳明之上，燥气主之*"的详解。"*阳明、厥阴不从标本，而从乎中气*"是《内经》中的一个重要见解，如果不从中气之湿，反而从本气燥化就是"阳明病"了。少阳病也一样，因为"*少阳之上，相火主之*"，所以才会有苦从火化的口苦咽干。在《太阴篇》中，他对太阴从本和阳明燥气气化之间的关系说得也很有深度，太阴中见阳明燥气，燥气气化太过，则湿热相持，就会有发黄之证，如果阳明燥气气化不及，则太阴为至阴之脏，寒湿之气作害，所以《太阴篇》中最好的治法就是用理中、四逆辈治疗。厥阴病不从标本，也就是不从风木之化，不从厥阴之标，从乎中气少阳相火之化，所以才有消渴、气上撞心等症状。

　　纵观张锡驹的标本中气的生理病理观，完全突破了以六经为经络，以六经对应脏腑的范畴，扩而充之，**变成了一个庞大的五运六气天人体系**。正是因为六经不仅仅是指脏腑、经络，还与五运六气之气化有关，所以张锡驹大胆地提出："夫此书之旨，非特论伤寒也，风寒暑湿燥火，六淫之邪，无不悉具，岂特六淫之邪而已。"《伤寒论》所论的范围不仅仅是伤寒，而是所有疾病都包含在内，所以说"内而脏腑，外而形身，以及气血之生始，经腧之汇通，神机之出入，……详细明备，至矣，尽矣。"所以说《伤寒论》非专为伤寒而设，而是为所有疾病而设的，明白了这一点就知道为什么张锡驹会一辈子只注解《伤寒论》而无其他治疗杂病之书了。但是其局限性也是很明显，即只用五运六气的理来解说《伤寒论》的法，却没有用五运六气的术去阐述仲景的方术。

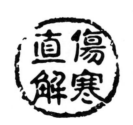

丁未篇◎秘本伤寒第一书

《秘本伤寒第一书》是清代一部以研究热性病为主的专著，由清代雍正年间（1723—1735）医家沈月光、龚藩臣传，车质中、胡骏宁补辑。本书以河图洛书为根本，以先天八卦和后天八卦为主线，同时将五行、天干地支融为一体，以推五运六气。本书作者以五运六气之反映自然界正常规律与异常规律变化，揭示天体运动与气候变化的内在联系、气候变化与脏腑的内在联系、五运六气异常变化导致人体发生疾病的内在联系，以说明运气都要合之于脏腑，才能推测民病，从而进一步阐发《伤寒论》的旨趣，以推行张仲景六经辨证学说。

本书分别用文字和图表对五运六气等理论加以说明，并分别编成主运、客运、司天等歌诀。全书分为叙卷之一元集：伤寒凡例十六条、五运歌、五运阴阳老少歌、五运客主配五音歌、五运主运歌、五运客运歌、天地六气歌、司天歌、左右间气歌、逐年主气歌、逐年客气歌、六气交节令歌、十二经配天干歌、十二支配藏府歌、主运图、客运图、藏府配八卦干支以应天地六气图；卷二亨集、卷之三利集、卷之四贞集。名中医柳少逸曾言及其师牟永昌公有家传秘本《伤寒第一书》，即是本书。

《秘本伤寒第一书》，作者之所以敢称"伤寒第一书"，其在"伤寒凡例十六条"中有十二个方面超于前人：第一，批评后人不知各州分野的由来，并将"治扬州分野之法，通之于各州分野……故曰伤寒第一书"；第二，"但一见舌苔，认明系何经颜色，在何经部位，即知系何经证，应用何经要药，盖不待问证察脉，而胸中已了了明彻矣……故曰伤寒第一书"；第三，通过看舌苔，认证简明，故作者曰"即素不知医者，但使读过一遍，会看舌苔，寻得方药，即能见病知源，依经施治，故曰伤寒第一书"；第四，"此书但看舌苔，分别阴阳……无不奏效，故曰伤寒第一书"；第五，相对治愈率高，"如以此书方论治之，善治者，百人中犹可活六七十人，即不善治者，百人中亦可活三四十人，故曰伤寒第一书"；第六，"伤寒舌苔纯黑者，乃足太阴经正病，诸书谬谓'水克火'，百无一活……独此书治黑舌苔，善治者，百人中犹可活六七十人，即不善治者，百人中亦可活二三十人，故曰伤寒方论，是第一书"；第七，透发兼治斑，"其治扬州分野伤寒，无不兼治发斑，较之诸书治法，亦为全备确当，故曰第一书"；第八，以独特视角认识《内经》，故"书中所论五运六气，藏府经络，诊脉察证，立方用药，悉发他人所未发，而与诸书全不相同……另立风伤于卫之法，以成一家之言……故曰第一书"；第九，除遵《内经》邪"在三阳经则皆可汗"外，又"独此书方论，意或奇而辞或拙，方药亦多忤俗，然使医者……则无言不是金针，无方不是仙丹……故曰伤寒第一书"；第十，作者警示"伤寒之死，非结则蓄，如热证而变成寒证，及误治而致成坏证者，尤当于结、蓄中求之，方能起死"，不但将结证分为十结，还将蓄血"分晰阴阳，论定攻补"，故其傲曰："谁能道其只字？故曰伤寒第一书"；第十一，脏腑配八卦干支图，总以脾胃为各经之主，而阴阳五行，各有生克，运用相冲、相克来确定病情，对冲者合之，克者化之，对盛者抑之，衰者扶之，一切补偏救弊，俱归脾胃为之调剂，即此一图，已洞彻医道根源，故曰伤寒第一书；第十二，对不同地域之伤寒，区别施治，对"扬州分野，地土卑湿，民禀柔弱，较之别省伤寒尤为难治"，指出"攻补咸宜"的治则，对别省之伤寒，诚能一隅三反，破诸家之疑团，故曰伤寒第一书。

　　《秘本伤寒第一书》在理论方面，以河图洛书为根本，以先天八卦和后天八卦为主线，同时将五行、天干、地支融为一体，以推五运六气，主张主客运合于脏腑，推民病而求由来。五运六气之反映自然界正常规律与异常规律变化，揭示天体运动与气候变化的内在联系，气候变化与脏腑的内在联系，五运六气异常变化导致人体发生疾病的内在联系，故推理逐年主、客气，逐年主运、客运，皆从冬至日算起，但是"逐年主气，不以厥阴风木为初气，而以太阳寒水为初气，不以大寒日为交，而以冬至日为交，……逐年客气，不以司天为重，而以在泉为重……初气亦起于冬至日，每一气中，总加在泉为之主宰。……逐年主运，初运木，二运火……每七十二日，移交一运，其初运亦起于冬至日，此主运一定之法也。……逐年客运，即以本年化气之初运，为五运之所重，假如丙年，丙辛化水，太羽掌之，是水统一年之运也，即从水运起，初运水，二运木……又于各运之中，亦加年干所化之水以临之，此客运一定之法也。"运、气都要合之于脏腑，才能推测民病，所以，"今吾师龚先生与予言者，则以主运、客运、主气、客气俱合之藏府，以推民病"，进一步阐发《伤寒论》的旨趣，以推行张仲景六经辨证学说。

在临床方面，书中以阴阳为纲，以三焦、命门、包络、脾胃为核心，所以"中风治法"中之病案，则体现了龚藩臣临床经验，另外，根据"伤寒凡例十六条"记载："但车子质中，北至京师，西至关中，曾治多人，初冬月正伤寒之外，如在春夏秋三时，凡所遇之证，亦皆属发斑，均以此书推而治之，取效如神。"本书中很多方剂为作者自制方剂，如桂枝汤的组成，与《伤寒论》《症因脉治》的组成差异很大，名同实异。除此之外，对于"上经，下经"，其依据内经原文，认为是手经与足经。

入手伤寒之法门，有医算、三阴三阳、舌、脉、症、六经、眼、面、腹等，或从运气医算入手，或从三阴三阳辨病，或从六经舌脉眼面腹诊辨三阴三阳，归根结底都是辨审三阴三阳，而三阴三阳本身就是五运六气与人体经络的专有名词与概念，也是疾病发生发展变化的核心病机。正如《元汇医镜》中所说的那样，天人本是一体，三阴三阳贯穿天人上下，人的三阴三阳只是天之三阴三阳的木偶，是被操纵与操纵的关系。伤寒九法只是不同的伤寒法门而已，核心是天人三阴三阳，其余或从天而入的医算，或从人而入的六经舌脉眼面腹诊，皆是旁路，本书正是其中一法门，殊途同归，万法归宗。天人合一，望闻问切算，伤寒医道毕矣。

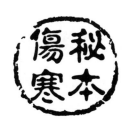

戊申篇◎瘟疫发源

　　《瘟疫发源》作者马印麟，清代医家，字长公，号好生主人，山东益都县金岭镇人，生卒年不详。但据其《瘟疫发源》雍正三年（1725）自序署名"三世医八十老人马印麟"，其生年当为1645年前后，卒年虽无考，但其终年应八十岁有余。据《中医人名辞典》引益都县志载，其七世祖马晟曾任明代衡藩良医正，传至马印麟，亦以医知名。马印麟自幼习医，并"**各处寻访明师贤友**"，苦读穷究《类经》，对瘟疫一门颇有研究，著《瘟疫发源》，书成之后并未付梓，在其后30余载经过大量临床实践"**屡验屡效**"，始于1725年刊刻济人。

　　其在《瘟疫发源》之前于1710年还著有一部《瘟疫辨论》，主要内容是纠正了吴又可的杂气论，认为吴又可所谓"杂气"不过是运气格局的"**刚柔失序，不迁不退**"等导致的疫疠之气，而吴又可不识运气格局，才会出现买椟还珠的笑谈。清·熊立品在其《治疫全书》中也批评了吴又可和喻嘉言不懂五运六气之常变，治膜原杂气九传而不知杂气为何物。清代著名温病学家章虚谷《医门棒喝》中也指出"**瘟疫者，由六气错杂，秽恶酿成**"，并不是天地之间单独存在的一种杂戾之气。不过吴又可晚年，在其另一部医学著作《醒医六书》也认识到了五运六气格局的重要性。如吴又可在《醒医六书·序》中解释"冬伤于寒，春必病温"时认为，"伤言内伤，寒指令气，谓太阳主令之时，精失闭藏，有违圣度，水脏不胜寒而受伤，冬不即病者，以我政当权，尚可御侮，且肾气畏冷缩伏肾中，至于春则时退气泄，热即耗其液，水复盗其精，故略感微邪，便为温病。推其得温之由，实由冬不藏精之所致。"吴又可谈及五运六气之太阳主气当令之虚实是导致"冬伤于寒，春必病温"的重要天时因素。

马印麟在《瘟疫发源·小引》中说："汉长沙张仲景悯于民命多被伤寒瘟疫损害横夭，因而详考古经幽微之玄机，气运之主客之迁变，以著《伤寒杂病论》十六卷，使后之学者有可依据。"马印麟明确指出仲景的伤寒方术源于五运六气，甚至就是五运六气的临床应用。其实在桂本《伤寒杂病论》中已经有五运六气的纲目津梁、绳墨圭臬了。

全书学术内容主要分为凡例和正文两大部分。正文是30余载前所著，作者选取明代张景岳之《类经》中关于五运六气的内容，将瘟疫一门由博返约。他指出："凡主气者，年年不移。客气者，每岁而迭迁""若主客之气正化，则天时风雨调和而五谷丰收，则民亦舒而无病。然一岁之中，全在客气之流行变化。若主客之气不和，阴阳不得升降，则五行相制，天时寒热温凉，不应主气……而民多患灾难疫病之热症。"他还通过推算，预测某年可能有瘟疫流行，人们应早做准备；并针对气运不同的年份提出了相应的不同治法，提出7个药方，用于不同气运年的瘟疫防治。该书内容深入浅出，理论与实践相结合，正如"小引"中作者评价该书"其言简，其理明，易于习诵，使人知所由来，其用心可谓深且大矣。诚灵素之纂要，后学之指迷，瘟疫之秘诀，生人之厚幸耶"。凡例部分是30余载后作者对自己瘟疫发源于五运六气之变的理论和所创制药方的临床使用体会。马印麟总结康熙年间发生的瘟疫，与五运六气主客气不和有显著的关系，认为是"屡验屡效"，并列举两则瘟疫重症病案，用自己创制的药方治疗，取得了满意疗效，故将此书刊刻出版，表明此书的理法方药是经得起临床实践检验的，为此尤显珍贵。总之，此书秉《类经》运气学说，探瘟疫发生之由，理、法、方、药俱全，是明清以来较为实用的运气学、温病瘟疫学著作。

此书分为上下两册，对五运六气天时六病进行了讨论发挥，在运气病候方面论述精详，并且在运气与流行病关系方面列举了大量的历史资料。书中强调运气异常与瘟疫流行的关系密切，认为"按五运六气，刚柔失守，阴阳升降不前，不迁正不退位，各有年岁，大人感之而成疫疠，小儿受之，多患痘疮然。岁中客气的流行，即安危之关系，或疫气偏行，而一方皆病风温；或清寒伤脏，则一时皆犯泻痢；或痘疹胜行，而多凶多吉……经曰：天运有胜衰，人气有虚实。……医之道，运气而已。"此书阐述了运气与病候的关系，以大量篇幅论述了运气对病候的影响，如："相火淫胜，则金受其制，故温气流行，金政不平，民病头痛发热，恶寒而疟，热上皮肤痛，色变，黄赤，传而为水，身面浮肿，腹满仰息，泄注赤白，疮疡咳唾血，烦心胸中热，甚则鼽衄，病本于肺，相火用事，金气受伤，客热内燔，水不能制，故为此诸病，皆本于肺也。"书中还从历史角度对运气瘟疫做了验证，"今将瘟疫书内，逢刚柔失守，阴阳升降不前，不迁正不退位，五行相制，运克天气不和，并天刑之年，所验之天时民病，不能尽注，略表数句，以待后人再验"。如："崇祯十一年岁次丁丑，为运克天气不和之年，此年杀气乃行，自此至由山东，大兵荒乱，杀虏黎民无数。至十二年戊寅，亦是刚柔失守，天运失实，其年大旱。十三年己卯，亦是阴阳不得升降，饥荒岁年，饿死者，瘟病死者无数，此乃刚柔失守，天气不和之验也。"此书在研究运气病候、瘟疫的发生与预测等方面有重要参考价值。

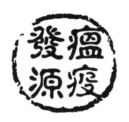

己酉篇◎古今图书集成

　　《古今图书集成》（1726）系清代陈梦雷倡议并主持编纂的大型类书，被誉为古代的"中国百科全书"。陈梦雷（1651—1741），字则震，一字省斋，晚号松鹤老人，福州侯官人，著有《松鹤山房集》《天一道人集》《周易浅述》等，主持编纂了《古今图书集成》。

　　《古今图书集成·医部全录》，总计520卷，950万字，征引历代重要医籍120余种。《古今图书集成》其他汇编、典部也有大量与医学相关的内容，涉及医药概论、藏象、养生、卫生、医史典制、中药、五运六气、气功导引、服食修炼等，征引广泛，弥足珍贵。以医药卫生内容为主的典部主要涉及人体生理、疫病流行、养生保健、医史书目、医家事迹、医事管理等，征引经、史、子、集、地方志及释、道藏等文献约518种，其中医药书目26种。其他涉及医药卫生内容的典部，如乾象典天地总部、阴阳、五行、风、雷电、雨、露、霜、雪、火等部涉及人与天地相应的疾病与治疗应用；岁功典岁功总部及春夏秋冬季月、节令节日、寒暑、干支、晨昏昼夜等部涉及四时调摄、养生宜忌、防疫祛病等；历法典历法总部及漏刻、算法、数目等部涉及医学历法、医算、医学名词解释；学行典理气、性情、邪正、志气、致知、知行等部涉及太极论、太极图说、天地阴阳、五行六气、主客、养生、轶闻，等等。

　　其中，《素问》采用唐代王冰、明代马莳、清代张志聪三家颇具声誉的医经注文，直窥《素问》秘旨。《灵枢》采用明代马莳、清代张志聪二家的注文，是明清以来享有盛誉的医经注本。王冰次注《素问》，又名《重广补注黄帝内经素问》，是现今所存最早、影响最大的《素问》版本，补入七篇五运六气大论，对中医理论进行全面阐述。马莳《黄帝内经素问注证发微》对原文词义、医理逐篇逐段加以注解，在阐发经文精微、弥补王冰注释遗漏方面贡献较大；《黄帝内经灵枢注证发微》是《灵枢》较早的全面注本，见解独到，被清代雍正《浙江通志》誉为"医学津梁"。张志聪博览群书，穷研医理，主张以五运六气医理阐释《伤寒论》。《清史稿·艺术传》评价其为"自顺治中至康熙初，四十年间，读轩岐之学者咸归之。注《素问》《灵枢》二经，集诸家之说，随文衍义，胜明马玄台本（马莳）"。

清代纪晓岚在《四库全书总目提要·医家类》指出："儒之门户分于宋，医之门户分于金元。"《古今图书集成》摘录有伤寒、河间、易水、攻邪、丹溪、温补等学派代表性医著，名医名家论述完备，涵盖阴阳五行、五运六气、藏象经络、气血营卫、病因病机、四诊八纲、治法治则等理法，以及内、外、妇、儿等临床诸科诊治。

关于五运六气，《医部全录·运气门》录有《黄帝素问》七篇运气大论、宋代陈无择《三因方·六十年运气病方》、金代刘完素《河间六书·六气有余不足》、张从正《儒门事亲·内外四气》、元代朱震亨《丹溪心法·审察病机无失气宜》、明代汪宦《六气标本论·发明运气标本病治》、楼英《医学纲目·发明天元纪大论运气经旨》、邵弁《运气占候补遗·五运气至之占》、李梴《医学入门·运气总论》、汪机《运气易览·论六气为病》、喻昌《医门法律·申明〈内经〉法律》等，并附《三因极一病证方论》《古今医统》的运气方 22 首，详述五运六气医理、方药，对天人相应及因机证治颇具启示。涉及的五运六气重要概念释义亦较全面，如六气，《左传》医和所释阴、阳、风、雨、晦、明；《黄帝内经》所释风、热、火、湿、燥、寒，及厥阴风木、少阴君火、少阳相火、太阴湿土、阳明燥金、太阳寒水；明代楼英《医学纲目·六淫之邪》所释风、雨、寒、暑、燥、湿等。

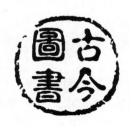

庚戌篇◎临证指南医案

　　清代温病大家叶天士（1666—1745），名桂，号香岩，是清代著名的医学家。叶氏毕生忙于诊务，无暇亲笔著述，其所传著本多来自其门人、后裔或私淑者整理而成。《清史稿》言叶氏"当时名满天下"，"贯彻古今医术，而勘著述"。因此，后世学者只能从其门人或后人有限的著述中总结他的学术思想。《临证指南医案》由叶天士门人华岫云（？—1753）等辑录整理而成，是他的临床医案中的代表之作。他继承和发展了《伤寒杂病论》理论，继承了袁班（1643年著《证治心传》）的卫气营血辨证体系，进一步发扬光大，为后来的温病学研究发展奠定了坚实基础，成为后世医家公认的温热大师。其中"体质为先""胃气为重""运气为参"三大原则是叶氏临证辨治的三大基石，对"肝与脾胃"的调理是叶氏临证辨治的侧重所在，而"久病入络"的论治则是其最有特色之处。

　　人生于天地之间，必与天地相应。叶天士在《临证指南医案·崩漏》说："岁气天和，保之最要……顺天之气，以扶生生。""人在气交，法乎天地"（卷五"暑门"），天地的运行变化、寒暑交替等对人体有着相当的影响。在生理上，卷二"吐血门"中云："厥阴风木主令，春三月，木火司权，脾胃受伐，一定至理。"在病理上，卷一"虚劳门"中云："春病至夏，日渐形色消夺，是天地六气发泄，真气先伤，不主内守，为损怯之症。"因而在辨证上，卷一"肝风门"中云："交节病变，总是虚症。"在治疗的方法步骤上，卷一"中风门"中云："其深秋初冬调理大旨，以清上实下。则风熄液润，不致中厥，至冬至一阳初复再议。"在用药上，卷一"虚劳门"中云

"夏三月，必佐胃药"，卷九"调经门"云"春深泄气之候，必佐益气之属"。于此足见叶氏对运气的注重。在临证辨治中，叶天士认为考虑"运气"对人体的影响，注意"运气"的临床运用，即所谓"顺天之气"而治，是可以取得事半功倍的效果的。

叶天士由于诊务繁忙，没有时间著书，基本上都是由门人或后人收集而成，但被华岫云收录于《临证指南医案》中的《幼科要略》却并非如此。王士雄（1808—1868）认为《幼科要略》是叶天士手著亲定的一部幼儿温病书，其在《温热经纬》中还收录《叶香岩三时伏气外感篇》。在这部叶天士亲著的《幼科要略》中有大量关于四时五行的论述，如"春应温而反大寒，夏应热而反大凉，秋应凉而反大热，冬应寒而反大温，皆不正之气也""痧痘时疬，经分四气""水生木而入肝，木生火而入心，火生土而入脾，土生金而入肺"，等等。也有关于五运六气与温病瘟疫发源的论述，如"痧本六气客邪，风寒暑湿，必从火化，痧即外发，世人皆云邪透，孰谓出没之际，升必有降，胜必有复……""愚（叶天士）谓，近世布痘，每盛于君相风木燥金司令，盖非火不发也。火郁发之，升阳散火是矣，……用凉血解毒汤。又名四圣饮。"这些论述都说明叶天士继承古圣先贤的医算逻辑，不过遗憾的是他没有明确地提出古中医医算的系统化观点，这一点与同时代的马印麟相比，实在是略有逊色。但其后的吴鞠通在医算方面浓墨重彩的描述确实为中医学术史增色不少，但更可惜的是现代中医史学界对于医算这一部分却选择性扮盲，实际上是因为不懂，这一点才是真正的可叹。

叶天士运用五运六气的一个典型案例："某（妪），今年风木司天，春夏阳升之候，兼因平昔怒劳忧思，以致五志气火交并于上，肝胆内风鼓动盘旋，上盛则下虚，故足膝无力，肝木内风壮火，乘袭胃土，胃主肌肉，脉络应肢，绕出环口，故唇舌麻木，肢节如萎，固为中厥之萌。观河间内火召风之论，都以苦降辛泄，少佐微酸，最合经旨。折其上腾之威，使清空诸窍毋使浊痰壮火蒙蔽，乃暂药权衡也。"本案中，叶氏认为，患者的发病与五运六气有关。当年的主气是厥阴风木司天，恰逢春夏之交，木盛火旺之候；患者平素情志不遂，易怒伤肝，忧思伤脾，致木郁土虚，肝胆内风鼓动；加之禀受厥阴风木及春夏阳升二气，导致木（肝）旺反克土（胃），而胃主肌肉，胃经环口唇，走四肢，故出现"唇舌麻木""肢节如萎"的症状，为"中厥"的先兆证候。通过对以上病因病机的辨析，叶氏采用急则治标的方法，用辛泄苦降之法解燃眉之急。可见，叶天士在临证中是将五运六气学说作为分析病情和拟方用药的一种辨证思路，足见其对五运六气理论的重视。

又如："卢嗔怒动阳，恰值春木司升，厥阴内风乘阳明脉络之虚上凌咽喉，环绕耳后清空之地。升腾太过，脂液无以营养四末，而指节为之麻木，是皆痹中根萌，所谓下虚上实，多致巅顶之疾……肝为刚脏，非柔润不能调和也（阳升热蒸液亏）。""周大寒土旺节候，中年劳倦，阳气不藏，内风动越，令人麻痹，肉惕心悸，汗泄烦躁，乃里虚欲暴中之象。议用封固护阳为主，无暇论及痰饮他歧（阳虚卫疏）。"在卢案中，叶氏认为患者平素易怒，怒伤肝木，久之耗液伤津，煽动内风，为内因。适逢春木升发之季，已亥厥阴肝木主气司令，为外因。内外因交互为患，内风借春木升发袭阳明脉络，走窜四肢而出现指节麻木，由于肝阳上升太过，多致巅顶之疾，才会出现中风偏瘫证候。根据五行阴阳理论，肝属木，为刚脏，春季肝木司令，故拟柔肝滋阴养血之法治疗该证。周例中，患者因长期劳倦过度，耗伤阳气，难以御寒，此为内因，恰逢大寒土旺的气候，大寒伤阳，土旺制水，此为外因。叶氏认为本病内虚外寒，大寒伤卫阳，土旺无水滋养肝木，致使内风动越，故出现麻痹、肉惕、心悸、汗出、烦躁等欲暴中的证候，病因病机明确，故拟以封固护阳的治法。从上两案中可见，叶氏临证精细入微，兼顾四气，时时不忘四时五行、五运六气变化的致病因素，从四气（即春温、夏热、秋凉、冬寒）入手，结合患者五脏之虚实，审证求因，病因病机分析透彻，丝丝入扣，再根据身体状况与节气变化拟定相应治法。

叶氏治疗内伤杂症注重与脏腑相关，在《临证指南医案》一书中，多处涉及肝（胆）脾（胃）同病和土木同调法，其中单列了一篇《木乘土》，以集中体现其肝脾同调、土木同治法的学术思想。《临证指南医案》中肝胃相关理论被叶天士运用到大多数疾病的辨治中，是叶天士辨证思路中的重要模式。叶氏在《指南》卷四"呕吐门"中云："五行之生克，木动则必犯土"，故"肝风内扰，阳明最当其冲犯，……务以填实肠胃空隙，庶几内风可息"（卷一"肝风门"），治以"养胃阴以杜阳逆"。卷三"木乘土门"中又云"肝木肆横，胃土必伤，医治既僻，津血必枯""肝为起病之源，胃为传病之所""首宜理阳明以制厥阴，勿多歧也""治肝不应，当取阳明，益阳明胃土，独当木火之侵侮，所以制其冲逆之威也，是病原治法大略"，于此足见叶氏治肝时对脾胃调理的重视。而在治脾胃时，卷三"木乘土门"中云"古人培土，必先制木"，又云"凡醒胃必先制肝"，是又知叶氏治脾胃时必调肝也。方如安胃丸、椒梅汤之类。此外尚需考虑年龄等因素，"病在肝，但高年非伐肝平肝为事，议通补阳明"。脾胃得以健运，则木无可乘之机；肝体肝用得以正常发挥，则无克脾犯胃之虑。

　　叶氏临证辨治，非常注重病人的体质。对于一些重病、久病及疑难杂病等，甚至不治其病，而是直接从调理病人体质入手，纠正病人的病理体质，而达到治愈疾病的目的。《灵枢》中有"阴阳二十五人"篇论人之体质，在"通天"篇中又谓当"视人五态乃治之"。由此可见"体质为先"原则对于临证辨治的重要意义。《指南》卷一"肝风门"中云："色苍形瘦，木火体质"，卷四"呕吐门"中云："凡论病，先论体质、形色、脉象，以病乃外加于身也。"卷六"泄泻门"云"肌肉丰盛，是水土禀质"。卷十"幼科要略门"云"诊之大法，先明体质强弱，肌色苍嫩"。是谓凡临证辨治，当以体质为先也。其实叶天士所谓的"体质论"，不如"气质论"来得更直接，实质上就是中医所说的先天禀赋。

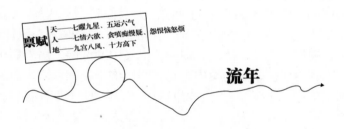

万物禀赋流年运气图

　　我在《古中医医算·伤寒方术》中专辟了一篇"气质论"章节，六十甲子的年月日时四维时空就是人出生时期的七曜九星的天象印记，四维的时空格局共 129600 种定局，年月日有 21600 种定局，年月有 360 种定局，年有 60 种定局。这些还没有算上三元九运、大司天的时空结构。大道至繁至简至中，至繁则 129600 种定局，至简则阴阳五行，至中则六十甲子气质定局。出生格局为命宫如车，流年为大运似路，公路的宽窄弯直平否等是固定的，相同的车、不同的路，是奥迪、奔驰、宝马、卡宴，还是夏利、日韩系车，质量如何，性能如何，舒适如何，品相如何，格局如何，只有开着看了。

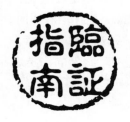

辛亥篇◎目经大成

　　《目经大成》为清代著名眼科医家黄庭镜于乾隆六年（1741）所撰，嘉庆二十二年（1817）由道达堂刊行。全书三卷，卷一论理，卷二论证，卷三论方。全书阐释医理透彻详明，诚为高人之见。黄庭镜（1704—？），字燕台，号不尘子，澌川（又作澌水或卢汀，今福建建宁）人。《目经大成》书分三卷，卷首为各种图式，包括五运六气、五轮八廓、脏腑表里三阳三阴轮廓贯通、开导针穴、手术器械、手术用途等。同时，略述了眼睛的生理结构、部位命名、主属病变、手术器械形制与适应证等。

　　具体而言，卷首为五运、六气、五轮、八廓、针割钩烙器械等图式；卷一为五轮、八廓、内景图说、六腑三焦辨、运气正误、五行存疑、血气体用说、乙癸同源说、治病必求其本论、五脏苦欲补泻解、点服之药用须适宜说、目不专重诊脉论等杂论44篇；卷二主要论述眼病81症，还有似因非症8条，每症包括病因病机、临床表现以及选方治疗等基本内容；卷三为方剂，仿景岳"八阵"分类，列补阵方、和阵方、寒阵方、热阵方等228首，另列外用方19首，每方均有方义说明。纵观《目经大成》一书的布局，其将五轮八廓、阴阳五行、五运六气、脏腑经络、六淫七情等医学理论列于首，次论眼病之12病因及81症，又次详列症候，阐释病机，终则指明治法，或附案例以证己说。全书症因脉治，纲目井然。通篇都体现了注重五运六气、阴阳五行、藏象经络治疗眼病的特点。如卷一之《五轮》和《八廓》篇，五轮和八廓都有相应卦象、脏腑配属，某轮某廓有病，即责之于其相应脏腑。

中医学对病因的研究很早，先秦时代即有秦国名医医和提出"六气病源说"，即阴（寒）阳（火）风雨（湿）晦（燥）明（暑）。《黄帝内经》对各种内外病因的论述十分详细，尤其"藏气法时论"诸篇及"运气九篇"将五运六气之六淫七情致病定量化。张仲景则提出了病因三大纲领，内因外因不内外因，外因以三阴三阳廓之，内因以五藏元真流布统之，不内外因以外伤虫兽金创以毕之，而三阴三阳是五运六气理论的专有名词和概念。南宋永嘉医派名医陈无择在《金匮要略》的基础上明确提出了内所因、外所因、不内外因的"三因学说"，更是按照五运六气的时空属性列出了五运六气三因司天方十六首。黄庭镜在眼科病因学说上提出的"十二因说"也与五运六气有重要关系，其将眼科病因归纳为因风（火）、因寒、因暑、因湿（燥）、因厥郁、因毒、因疟、因胎产、因痘疹、因疮积、因他、无因而因十二种。前六淫属于六气六淫致病，厥郁属于五运五郁致病。

关于六气致病，《伤寒杂病论》中多个方剂被黄庭镜引用，主要集中在该书卷三眼科方剂八阵之中，如补阵有八味肾气丸、加减八味丸、金匮肾气丸；和阵有小柴胡汤、黄连汤；寒阵有人参白虎汤、竹叶石膏汤；热阵有理中汤、白通汤、真武汤、人参复脉汤、小建中汤、大建中汤、吴茱萸汤、四逆汤；攻阵有大柴胡汤、调胃承气汤、小承气汤、大承气汤、十枣汤、抵当汤、栀子豉汤、蜜胆导法；散阵有桂枝汤、麻黄汤、小青龙汤、大青龙汤；因阵有五苓散等。结合他处用到的葛根汤、白虎汤、姜附汤、乌梅丸、甘草附子干姜汤、麻黄附子细辛汤、四逆散、附子理中汤、瓜蒂散等，包括比较相近的仲景衍生方统计在内，约有 37 方之多。黄庭镜不仅较多地收录仲景方剂，在《目经大成》卷二部分眼科病证及附录的黄氏医案中同样可以看到他对仲景方的广泛运用。

在《伤寒杂病论》中有 40 多个条文出现了多种眼部症状，如直视、目瞑蝐、头眩、目眩、目赤、目中不了了、睛不和、面目及身黄、时时自冒、目正圆、目赤如鸡眼、目四眦黑、面目青、两目黯黑、目如脱状、头目朐、目泣、癫眩、眩冒、眩悸、面目手足浮肿、目睛晕黄、产后郁冒等，而这些眼部症状是仲景按照五运六气的三阴三阳法则来治疗的。涉及的方剂有真武汤、茯苓桂枝白术甘草汤、五苓散、小柴胡汤、大承气汤、茵陈蒿汤、赤小豆当归散、大黄蛰虫丸等。可以说，仲景这些涉及眼部症状的证治对黄庭镜眼科疾病的诊治应当是产生了重要的影响作用。

黄庭镜宗"运气九篇"所论，指出郁病有五，即木郁、火郁、土郁、金郁、水郁。认为治郁应以《素问·至真要大论》的"**木郁则达之，火郁则发之，土郁则夺之，金郁则泄之，水郁则折之**"为原则。《目经大成》的"**眼科十二病因**"涵盖了陈无择"**眼科三因**"，因风（火）、因寒、因暑、因湿（燥）相当于外所因，厥郁相当于内所因，其他病因相当于不内外因或他病所转变的病因。所谓木郁达之，"达"即条达之意，治以辛散，不愈则用逍遥散，或以升散之品加厥阴引经药而从治之。火郁发之，黄庭镜认为"**发之**"是使穷其火势则已之意，"发"之意与"达"之意相近，且火在木中，木郁则火郁，即以达之之药发之，无有不应。土郁夺之，黄庭镜认为若食塞胃中，厥逆，不省人事，不吐则死，当以吐为上夺，而解胃土之郁，正如《内经》所说的"**高者因而越之**"，也是"夺之"之意。金郁泄之，黄氏认为肺主皮毛，解表则金气即达，此即"泄之"之意。水郁折之，有《内经》注家注为"**制其冲逆**"之意，黄庭镜认为此固是妙解，但应视五运六气具体情况而定。治疗上，或用左右合归丸暖其肾气，气运则郁泄；或用补中益气汤升提肺气，使上窍开而下窍自通；或用建中汤助其脾土，以土制水。另对于厥病，黄庭镜指出厥病有十，包括寒厥、热厥、薄厥、煎厥、食厥、气厥、血厥、尸厥、痰厥、蛔厥，统名十厥，并分别指出了十厥的临证特点和主治方药。

　　黄庭镜不但在中医基础理论方面注重阴阳五行、五运六气、藏象经络，在眼科手术方面也有很大成就，如将金针拨障术的手术过程归纳为"八法"。金针拨障术主要用于治疗白内障眼疾，其记载最早见于唐代王焘的《外台秘要》，其后历代医著如《眼科龙木论》《银海精微》《证治准绳》《审视瑶函》《医宗金鉴》等对之都有记载。黄庭镜总结前人的成就并结合自己的临床经验，将金针拨障术的操作方法归纳为审机、点眼、射覆、探骊、扰海、卷帘、圆镜、完璧 8 个步骤，称为金针拨障术"八法"。

　　"八法"所归纳的操作步骤，是合乎科学原理的，金针拨障术至此得到了一个臻于完善的总结。现代眼科的针拨白内障术，可以说是以此发展而来的。黄庭镜将进针的部位定在"**风轮与锐眦相半正中插入毫发无偏**"的精确定位，正好是睫状体平坦部的中点。现代医学通过动物实验与临床实践，证明这个进针部位是安全区。因为这个部位血管极少，并且有较多的睫状肌，手术切开后切口两端的肌肉挛缩，可以压迫血管止血。此外，手术后两端肌肉分开后各自愈合，如病人因各种原因需要作第 2 次手术时，可以在任何一天，从原切口处进针，不易发生出血，且术后反应较轻。由于该切口在我国白内障手术等方面的广泛研究和应用，已对现代玻璃体视网膜手术的发展起到了不可估量的作用。而在国外，直到 1972 年，Machemer 等才相继开始了该切口的应用。

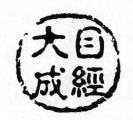

壬子篇◎医宗金鉴

　　《医宗金鉴》是由清政府钦定御制的一部医学丛书。全书对十八世纪初以前历代重要医学著述加以校订、删补，并进行节录编辑，历经三年，于1742年完成。本书共90卷，160万字，分为15种，包括《订正仲景全书伤寒论注》《订正仲景全书金匮要略注》《删补名医方论》《四诊心法要诀》《运气要诀》《伤寒心法要诀》《杂病心法要诀》《妇科心法要诀》《幼科杂病心法要诀》《痘疹心法要诀》《幼科种痘心法要旨》《外科心法要诀》《眼科心法要诀》《刺灸心法要诀》《正骨心法要旨》等，涵盖医学理论、诊断、各科证治、方剂、针灸与运气诸方面，从1749年起被清太医院定为医学生教科书。

　　运气学说是中医基础理论、中医的气化学说、藏象学说、病机学说及诊治学说的渊源。而气化理论是运气学说的核心，只有掌握气化理论才能把握天道对物候、病候、证候的影响，以及物候（包含病候）对天候应答的规律。运气学说的重要价值体现在脏腑气化与五运六气的气化辨证，着眼于辨清这两类矛盾相互作用的焦点，从而打开辨机论治的广阔领域。这些内容在《医宗金鉴·运气心法要诀》中多有体现。

　　吴谦认为"不知运气而为医，欲其无失者鲜矣"。故特意将《内经》中有关运气部分内容单独列出来为一卷，以"使学者一览即明其大纲旨要之所在，然后遍求全经精义"。《医宗金鉴》云："天时之不齐，民病所由生也。《素问》言五运六气特详。医不明此，则不识亢害承制、淫胜郁复之理，不足以称医之良也。"《医宗金鉴》将《天元玉册》尊为"三经"之一，足见其

对运气学说的重视。而
图解亦是《医宗金鉴》
的一大特色，内容包括
太虚理气天地阴阳歌、
五行质气生克制化歌、
运气合藏腑十二经络
歌、主运歌、主气歌、
客运歌、客气司天司地
间气歌、运气分主节令
歌、五音主客太少相生
歌、五运齐化兼化六气
正化对化歌、六十年运
气上下相临歌、起主客
定位指掌歌、天符太乙
天符岁会同天符同岁会

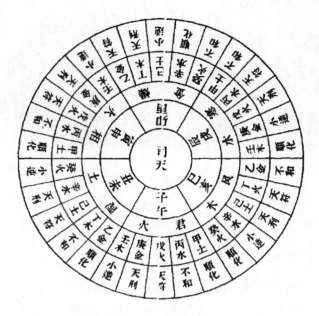

歌、执法行令贵人歌、南北政年脉不应歌、五运气令微甚歌、五运平气太过
不及歌、运气所至先后时歌、运气亢害承制歌、六气胜复歌、五运郁极乃发
歌、天时地化五病二火歌、五星所见太过不及歌、五行德政令化灾变歌、五
行地化虫畜谷果有太过不及齐兼化歌、运气为病歌、五运客运太过为病歌、
六气客气主病歌、运气当审常变歌等近四十首。

运气合脏腑十二经络歌曰："医明阴阳五行理，始晓天时民病情。五运
五行五气化，六气天地阴阳生。火分君相气热暑，为合人之藏腑经。天干起
运地支气，天五地六节制成。"注曰："学医业者，必要明天地阴阳、五行
之理，始晓天时之和不和，民之生病之情由也。人皆知五运化自五行、五
质、五气也，而不知六气化自天地阴阳、六质、六气也。六质者，即经曰
木、火、土、金、水、火，地之阴阳也，生、长、化、收、藏下应之也。六
气者，即经曰风、暑、湿、燥、寒、火，天之阴阳也，三阴三阳上奉之也。
是以在地之火分为君火、相火；在天之气分为热气、暑气，为合人之五脏六
腑，包络十二经也。天干阴阳合而为五，故主五运。甲化阳土，合人之胃。
己化阴土，合人之脾。乙化阴金，合人之肺。庚化阳金，合人大肠。丙化阳
水，合人膀胱。辛化阴水，合人之肾。丁化阴木，合人之肝。壬化阳木，合
人之胆。戊化阳火，合人小肠。癸化阴火，合人之心。相火属阳者，合人三
焦。相火属阴者，合人包络。此天干合人之五脏六腑十二经也。地支阴阳合

而为六，故主六气。子午主少阴君火，合人之心与小肠也。丑未主太阴湿土，合人之脾与胃也。寅申主少阳相火，合人之三焦包络也。卯酉主阳明燥金，合人之肺与大肠也。辰戌主太阳寒水，合人之膀胱与肾也。巳亥主厥阴风木，合人之肝与胆也。此地支之合人之五脏六腑十二经也。天数五，而五阴、五阳，故为十干。地数六，而六阴、六阳，故为十二支。天干之五，必得地支之六以为节，地支之六，必得天干之五以为制，而后六甲成，岁气备。故一岁中运，以七十二日五位分主之，六气以六十日六步分主之。"此皆为运气基本常识。

《医宗金鉴》也明确提出二火为病的观点。如："天时地化五病二火歌：运气天时地化同，邪正通人五藏中，五藏受邪生五病，五病能赅万病形。热合君火暑合相，盖以支同十二趣，虽分二火原同理，不无微甚重轻情。"注曰："木、火、土、金、水五运之化，不能外乎六气风、热、暑、湿、燥、寒，六气之化亦不能出乎五行，故运虽有五，气虽有六，而天之气合地之运化皆同也。邪化正化之气，皆通乎人之五藏之中，正化养人，邪化病人。五藏受邪，则生五藏之病。五病能赅万病情形，谓主客一定之病，主客错杂之病，及胜复郁病，皆莫能逃乎五病之变，犹夫天地化生万物，皆莫能逃乎五行之属也。五行惟火有二，在地为火，在天为热、为暑，以热合少阴为君火，暑合少阳为相火。盖以地有阴阳十二支，同乎人之阴阳十二经，火虽有二，理则一也。故其德、政、令、化、灾、病皆同，然不无热微病极、暑甚病重之情状也。"其实不止五病二火，温病瘟疫皆为二火之病，只是因缘不同而已。

为了运气排算方便，《医宗金鉴》列出了指掌图，曰："起主客定位指掌歌：掌中指上定司天，中指根纹定司地，顺进食指初二位，四指四五位推传，司天即是三气位，司地六气位当然。主以木火土金水，客以阴阳一二三。"注曰："左手仰掌，以中指上头定司天之位，中指根纹定司地之位。顺进食指三节纹，定初之气位，头节纹定二之气位。中指上头定三之气位，即司天之位也。第四指头节纹定四之气位，

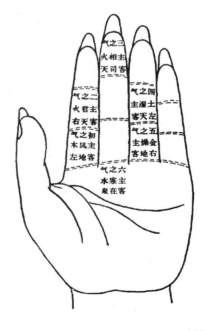

二节纹定五之气位。中指根纹定六之气位，即司地之位也。主气以木火土金水者，五气顺布之五位也。故初之气，厥阴风木；二之气，少阴君火；三之气，少阳相火；四之气，太阴湿土；五之气，阳明燥金；六之气，太阳寒水。是木生火，火生土，土生金，金生水，水复生木，顺布相生之序，一定不易者也。客气以一二三名之者，三阴三阳六气加临也。故厥阴为一阴，少阴为二阴，太阴为三阴，少阳为一阳，阳明为二阳，太阳为三阳。是一生二，二生三，三复生一，阴极生阳，阳极生阴，六步升降之次每岁排取也。以此定位，主气客气，了然在握矣。"运用指掌图便于快速确定六气中主气客气的位置，以推出六气的升降。从手掌上，可以推出六气之升降，以此定位，主管分明，左右间气，了然于掌。

《医宗金鉴·运气当审常变歌》："近世医者，皆谓五运六气与岁不应，置而不习，是未达天道之常变也。时雨之常者，如春温，夏热，秋凉，冬寒也。日之常者，早凉，午热，暮温，夜寒也。时（季）之变者春不温……，暑不蒸……。日之变者，早温……夜热也，但学医者，欲达常变之道，当先识一定主客之理，次识不定变化必然之情，然后知百千杂合之气为病，俱莫能逃天时地化之理也。虽或有不应，亦当审察与天时何时，地化何化，人病何病相同，即同彼时彼化，彼病而施治之，乃无差谬。此知其要者，一言而终也。为医者可不于运气中一加意耶？"以上内容证明吴谦等人对五运六气有很高的评价，表明一般人之所以不懂得运用五运六气，只是因为他们不理解和未能学通。

通过病机十九条，归类运气之病。书中的"运气为病歌"，把病机与运气相结合，进一步深化了运气为病的认识，文曰："五运六气之为病，名异情同气质分，今将二病归为一，免使医工枉费心。"其注说："五运六气之为病，虽其名有木火土金水风火湿燥寒之异，而其实为病之情状则同也。今将木运之病，风气之病；火运之病，暑气之病；土运之病，湿气之病；金运之病，燥气之病；水运之病，寒气之病总归为一病，不使初学医工枉费心思而不得其头绪也。"如木运风气之病，歌曰："诸风掉眩属肝木，诸暴强直风所因，支痛软戾难转侧，里急筋缩两胁疼。"其注曰："在天为风，在地为木，在人为肝，在体为筋。风气通于肝，故诸风为病，皆属于肝木也。掉摇，动也，眩昏，运也。风主动旋，故病则头身摇动，目昏眩运也，暴卒也。强直，筋病，强急不柔也。风性劲急，风入于筋，故病则卒然劲急强直也。其四肢拘急，疼痛，筋软短缩，乖戾失常，难以转侧，里急胁痛，亦皆风伤其筋，转入里病也。"这样，就把六淫、五运、脏腑、肢体、证候归为一体。

在注解中阐发了《易经》八卦与运气的同源同流关系。如对阴阳图的注解，其说："来知德易经注曰：对待者数，流行者气，主宰者理，即此三句而天地万物无不包括其中矣。"对于数、气、理三者之间的关系，文中"太虚理气天地阴阳歌"云："无极太极气中理，太极太虚理中气，乘气动静生阴阳，阴阳之分为天地，未有天地气生形，已有天地形寓气，从形究气曰阴阳，即气观理曰太极。吴澄注云：太极无动静，动静者气机也。是以太极专主乎理言也。朱子曰：太极之有动静，是天命之流行也，是以太极兼主乎气言也。又曰：太虚者，本然之妙也。动静者，所乘之机也。本然之妙即太极，指其本然主宰。是动是静之妙之理也。所乘之机即动静，指其天命流行，乘动静之机之气也。当依朱子为是。"

《医宗金鉴》对五运六气的总结十分完整全面，尤其是清政府将其作为太医院学习中医的基础教材，对于五运六气在官学和私学之中的流传，起到了十分重要的作用。也再一次表明，五运六气的医算体系在中医学术史中不可替代的地位与作用。

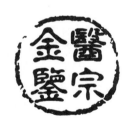

癸丑篇 ◎ 伤寒悬解

黄元御（1705—1758），字坤载，号研农，清·昌邑（山东）人，著《伤寒悬解》（1748）、《四圣心源》（1753）等书，曾为清代乾隆皇帝之御医。黄元御对古圣之书研悟颇深，被誉为"一代医宗"，其中医理论思想多据古圣经典，又加入自己的梳理发挥，以六气为特色，理法圆融，畅发五运六气之义以释伤寒，认为《伤寒论》六经病从六气立法，依此重新修订所有篇章及条文顺序，从六气学说逐条注释。治病重于扶阳抑阴是其特点。持论颇高，为诸家所不及。

黄氏按五运六气之太过不及造天魂、地魄、黄芽等方。其中"六气病"共编入条文 368 条，重订为太阳病上、中、下三篇，阳明病上、下两篇，少阳病两篇，三阴病各一篇。风寒外感，太阳经所统之经络表病条文收入太阳上（本病）篇，包括风伤卫则营病、寒伤营则卫病、风寒两伤营卫俱病等；表病失治误治则在太阳中篇，成为太阳坏病，讲述了里入各脏腑（其他五经）之去路；坏病再经误治，成为结胸、痞证之条文，在太阳下篇。阳盛者坏病入阳明之腑条文收入阳明上篇，成为阳明燥实之病；然而阴易盛而阳易亏，阳明虚证条文则在阳明下篇。阴盛者坏病入三阴之脏成为三阴脏病，在太阴全篇讲述太阴土湿之病；少阴全篇讲少阴水盛之病；厥阴全篇讲厥阴风动之病。病入半表半里之少阳收入少阳上（本病）篇，为半脏半腑连少阳经病；少阳病失治误治在少阳下篇，为少阳坏病，则与太阳坏病入里一样，亦讲阴（三阴）、阳（阳明）两方向去路。

黄氏注解之《伤寒论》，内容结构完整、脉络清晰、纲领振举、条理综贯。被赞为"两千年不传之绝学，至是始得其真"。其《长沙药解》取仲景所用药 162 种，大致按照作用于中土、风木、燥金、水火顺序，从六气角度阐述每味药的性、味、归经、功能及在气化调理上的作用等，并对《伤寒》《金匮》录入此药的方剂一一解析，且对各药及其组方治疗的主要病证归纳整理，"以药系方，以方言证，参以病机辨证于其间，对比类同之药于其内，理法方药相贯，以彰药物功用"，与他解析《伤寒》《金匮》一样，此书理通法融，浑然一体，是指导运用六气学说遣药处方的一部极为珍贵之书，非常实用。

其著《四圣心源》中专设"六气解"，对从化、偏见，本气衰旺等六气变化规律予以详述，谓："内外感伤，百变不穷，溯委穷源，不过六气，六气了彻，百病莫逃。"进而指出："仲景《伤寒》以六经立法，从六气也。六气之性情形状，明白昭揭，医必知此，而后知六经之证，六经之变化虽多，总不外乎六气。"黄氏较为重视手足同名之经的相互联系，提出了手足两经同化的思想。他在《伤寒悬解·六气司令》云："人有十二经，仲景《伤寒》今但立六经者，从六气也。少阴、少阳、阳明，手经司气，而足经从化者也，厥阴、太阴、太阳，足经司气，而手经从化者也。《伤寒》六经，皆言足经而不言手经，以足经周遍于身，其部大，手经只行两手，其部小，其实两经同气，病则皆病，主其大者，以概小者，非足病而手安也。诸言四肢厥逆疼痛，则手亦在其内，未尝不病也。足太阳膀胱以寒水主令，手太阳小肠之火从而化寒，手阳明大肠以燥金主令，足阳明胃之土从而化燥，手少阳三焦以相火主令，足少阳胆之木从而化火，足太阴脾以湿土主令，手太阴肺之金从而化湿，手少阴心以君火主令，足少阴肾之水从而化火，足厥阴肝以风木主令，手厥阴心包之火从而化风。此六经之常也。病则太阳是寒，阳明是燥，少阳是火，太阴是湿，厥阴是风，而惟少阴则不从热化而从寒化。以火胜则热，水胜则寒，病则水能胜火而火不胜水，故从壬水而化寒，不从丁火而化热也。至于阳明，阳盛则从庚金而化燥，阴盛则从己土而化湿，不皆燥盛也。至于少阳，阳盛则火旺而传腑，阳虚则火衰而传脏，不皆火胜也。"

手足十二经同名经气司化（每气表中第一行经）同化（每气表中第二行经）表

六气	手足十二经	五行
厥阴风木	足厥阴肝经	乙木
	手厥阴心包经	相火
少阴君火	手少阴心经	丁火
	足少阴肾经	癸水
少阳相火	手少阳三焦经	相火
	足少阳胆经	甲木
太阴湿土	足太阴脾经	己土
	手太阴肺经	辛金
阳明燥金	手阳明大肠经	庚金
	足阳明胃经	戊土
太阳寒水	足太阳膀胱经	壬水
	手太阳小肠经	丙火

　　黄元御于《医学摘粹·六气解》中讨论了六气从化、六气偏见、六气衰旺和六经脏腑等，并从运气角度论述了六经，其贡献是把运气气化理论应用于人体脏腑气化和六经气化。如对"六气从化"规律的论述，"经有十二，六气统焉，足厥阴以风木主令，手厥阴火也，从母化气而为风。手少阳以相火主令，足少阳木也，从子化气而为暑。手少阴以君火主令，足少阴水也，从妻化气而为热。足太阳以寒水主令，手太阳火也，从夫化气而为寒。足太阴以湿土主令，手太阴金也，从母化气而为湿。手阳明以燥金主令，足阳明土也，从子化气而为燥。癸水升而化丁火，故手少阴以君火司气，而足少阴癸水在从化之例。丙火下降而化壬水，故太阳以寒水当权，而手太阳丙火在奉令之条，木之化火也。木气方盛而火气初萌，母强子弱，故手厥阴以丁火而化气于风木；火气既旺而木气已虚，子壮母衰，故足少阳以甲木而化气于相火。土之化金也，二气方盛而金气初萌，母强子弱，故手太阴以辛金而化气于湿土。金气方旺而土气已虚，子壮母衰，故足阳明以戊土而化气于燥金，母气用事，子弱未能司权，则子从母化，子气用事，母虚不能当令，则母从子化"。

　　又如运用"运气气化"对"六经脏腑气化"的生理病理的论述，以少阳相火为例，"凡上热之证，皆甲木之不降，于三焦无关也。相火本自下行，凡不下行而逆升者，由于戊土之不降，戊土与辛金同主降敛，土降而金敛之，相火所以下潜也。戊土不降，辛金逆行，收气失政，故炎火上矣。足少阳虽从三焦化火，而原属甲木，病则兼现其本气，相火逆刑则克庚辛，甲木上侵则贼戊土。手足阳明其气本燥，木火双刑，则燥热郁发，故少阳之病多传阳明。然少阳之气阴方长而阳方消，其火虽盛而亦易衰，阴消阳长则壮，阴长阳消则病，病于相火之衰者，十之八九，病于相火之旺者，十之一二而已。"

　　黄元御以运气治伤寒的特点重在"气化"。具体可分为以气化释六经和从气化角度认识伤寒六经诸病的病因、病机两方面。他在用"气化"解释六经含义时，认为"人有十二经，仲景伤寒但立六经者，六气也。少阴、少阳、阳明，手经司气而足经从化者也；厥阴、太阴、太阳，足经司气而手经从化者也"，并把六经从化的关系作为各篇纲领，很明了。在分析六经诸病的病因病机时，也是从"气化"角度去认识的。"两经同气，病则皆病"，"足太阳膀胱从寒水主令，手太阳小肠之火从而化寒。手阳明以燥金主令，足阳明之土从而化燥。手少阳以燥火主令，足少阳之木从而化火。足太阴以湿土主令，手太阴之金从而化湿。手少阴以君火主令，足少阴之水从而化火。足厥阴以风木主令，手厥阴之火从而化风"。"病则太阳是寒，阳明是燥，少阳是火，太阴是湿，厥阴是风，惟少阴则不从热化而从寒化。"这就将"气化"贯穿于六经各篇，对六经病的病因病机论述独具特色。

　　黄元御对阴阳五行、五运六气的理解是基于生化的角度，从五运六气的主运主气顺生角度来理解，这里没有考虑到客运客气、胜复郁发、亢害乘侮、刚柔失序等因素。如"阴阳未判，一气混茫。气含阴阳，则有清浊。清则浮升，浊则沉降，自然之性也。升则为阳，降则为阴。阴阳异位，两仪分焉。清浊之间，是为中气。中气者，阴阳升降之枢轴，所谓土也"。近人括为"一气周流"。又言："枢轴运转，清气左

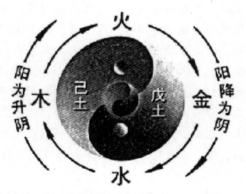

"一气周流，土枢四象"模式图

旋，升而化火。浊气右转，降而化水。化火则热，化水则寒。方其半升，未成火也，名之曰木。木之气温，升而不已，积温成热，而化火矣。方其半降，未成水也，名之曰金。金之气凉，降而不已，积凉成寒，而化水矣。水火金木，是名四象。四象即阴阳之升降。阴阳即中气之浮沉。分而名之，则曰四象，合而言之，不过阴阳。分而言之，则曰阴阳，合而言之，不过中气所变化耳。四象轮转，一年而周……土无专位，寄旺于四季之月……土合四象，是谓五行也。"这种从五运六气的主运主气角度去理解中医基础理论的方法，如金木水火为四象，土为枢轴，等等，近人括为"土枢四象"。放到二十四节气的框架之下，被现代中医们捧为"圆运动"而高高在上，甚至被李可老先生奉为"中医至高理论"，也确实有点过了。当然并不错，作为五运六气中主运主气的主圆运动，只是二十四节气框架之下的常数，对于五运六气之客运客气的客圆运动的变数来说，至少不能喧宾夺主。

黄元御在《四圣悬枢》中关于"瘟疫源始"也说："瘟疫感于岁气之偏，乡里传染，症状皆同，少由主气而多属客邪。"五运六气的"客主加临，太过不及之数见焉，由是生克胜复，亢害承制之变，参差不一，而岁气于焉不正"。黄元御还说："小儿痘疹，即大人温疫"，"痘即大人之寒疫，疹即大人之温疫也"，"何以疹发之时，小儿独病，大人不染耶？玉楸子曰：《灵枢·九宫八风篇》曰，太乙随一岁八节而居八方。太乙移日，天必应之以风雨。风从所居之乡来为实风，主长养万物；从其冲后来，为虚风，伤人者也。仅候虚风而避之（冬季南风，夏季北风为虚风），故圣人曰：避虚实如避矢石，邪勿能害。风从西方来，名曰罡风，风从北方来，名曰大罡风，风从东南来，名曰弱风，风从南方来，名曰大弱风，风从东方来，名曰婴儿风……风有罡弱，人有少长，感以大王之风，少者不伤，袭以婴儿之风，长者不病，同声相求，同气相感，自然之理也。"

可见，无论临床症状如何千变万化，中医学术史上的重要医家们始终是在五运六气的大框架下来运筹帷幄、纵横捭阖，所有的中医理论皆派生于四时五行、五运六气体系，而四时五行体系只是五运六气体系的表面化，其核心逻辑仍是五运六气的内算逻辑。这一点如同分子是由原子构成，原子是由原子核和电子构成，原子核是由质子与中子构成一样的逻辑，源流关系即是如此。所以普通人只知道春夏秋冬，医者下工甚至还不如普通人，只知方证相对、辨证论治，医者中工知道四时五行、二十四节气，大医上工者知道六十甲子、七十二候、五运六气，圣人知道六十四卦、三百八十四爻，大圣人知道皇极经世历数，这就是层次的差异参差。真正创造了无数中医奇迹的是古中医医算，而不是什么辨证论治、整体观念之流。

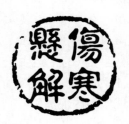

甲寅篇 ◎ 伤寒温疫条辨

　　杨璿，一名杨浚，字玉衡，号栗山。清代河南夏邑县人。生于清·康熙四十四年（1705），据民国九年《夏邑县志》中记载的杨璿"寿九旬无子"，卒年应下推为公元1795年以后。杨璿于"治痘须知大运辨"篇说："余留心此道，年近四旬，乡闱已经七困，肇于乾隆九年（1744）甲子，犹及谢事寒水大运，证多阴寒，治多温补，纵有毒火之证，亦属强弩之末。自兹已后（1804），而阳火之证渐渐多矣……历年已来，居然成一定局。间有温补者，什一千百而已，是大运转于相火矣。"乾隆九年甲子为1744年，1684年至1743年为74甲子，少阴君火司天、阳明燥金司地，1744年至1803年为75甲子，太阴湿土司天、太阳寒水司地。杨璿生于清·康熙四十四年（1705），据民国九年《夏邑县志》中记载的杨璿"寿九旬无子"，卒年应下推最早为公元1795年，而《夏邑县志》中说的是"寿九旬无子"，不是卒九旬，故九十几岁的杨璿实在是极有可能的。根据上文杨璿说"大运转于相火"，正是下元第76甲子（1804—1863）的少阳相火司天、厥阴风木司地，这也说明杨璿大致活到了98岁以后了。按照这个年龄，减去"乡闱已经七困"的21年，再减去"留心此道，年近四旬"的40年，或者直接减去40年，那么杨璿大约38岁或58岁左右开始留心五运六气之大小运，直至79岁才写成《伤寒温疫条辨》一书，而且清康熙年间进士、礼部右侍郎庄存与为杨璿的《伤寒温疫条辨》作了序，这些都证明杨璿此书写作过程大致如此。

　　杨璿1784年著《伤寒温疫条辨》一书。在《伤寒温疫条辨·庄序》（清康熙年间进士、礼部右侍郎庄存与作序）中说："夫医托于儒，自西汉始穷研经术，深知性天必因于五运岁时，以别六淫杂气，合内外、辨虚实，培元气于未衰，起沉疴于将毙。如《伤寒论》创于张仲景，当时兆民赖以生存，万世长存可也。"序中明确提出仲景以五运六气创作伤寒方术。杨璿在此书的开篇就直接写明"治病须知大运辨"，提出须知有逐岁之小运，有六十年而易之大运。并说："总以大运为主，不以岁气纷更，强合乎证。又不设成见于中，惟证为的，与司天不合而自合，庶乎近道矣。若概谓必先岁气，毋伐天和，似非世则之言。"又提出："有于大运则合，岁气相违者，自从其大而略变其间也，此常理也。有于小则合，于大相违，更有于大运岁气相违者，偶尔之变，亦当因其变而变应之。"即医者一定要明确天时运气，明晰大运、小运之别，大运即三元九运，小运即五运六气，方能辨寒热之一体。并且指出吴又可只知杂气，却不知杂气乃五运六气刚柔失序、不迁不退之变，实乃只知其一不知其二。1955年北京流行乙脑，众医采用先前石家庄地区以白虎汤治乙脑之经验，但效果不佳，蒲辅周分析："岁在乙未，太阴湿土司天，太阳寒水司地，暑温偏湿，不得以君火司天、燥金司地同治也。"蒲辅周采用芳香化湿或通阳利湿法，显著提高疗效。即"必先岁气，毋伐天和"。

杨璿在外感病治疗方面有独到贡献，他总结说："伤寒治法，急以发表为第一义；温病治疗，急以逐秽为第一义"（《寒温条辨·孙宏智叙》）。他创立治温病15方，其中以升降散为总方，认为无论病情轻重均要酌用。升降散由僵蚕、蝉蜕、姜黄、大黄组成，"盖取僵蚕、蝉蜕，升阳中之清阳；姜黄、大黄，降阴中之浊阴，一升一降内外通和，而杂气之流毒顿消矣"（《寒温条辨》卷四）。在升降散的基础上，杨璿自创了以"清则轻之"为法则的8首方剂，以"重则泻之"为法则的6首方剂，再加上升降散一方，共计15首方。15首方中均以白僵蚕、蝉蜕为主药，体现了辛凉宣透法是温疫初起的重要法则。而黄连除升降散、芳香饮外，其余13首方必用，突破了吴有性治温疫忌用黄连的说法。杨氏所创15首方对当时及后世治疗温病发挥了重要的作用，升降散受到很多医家的高度评价，临床疗效显著，沿用至今。

在杨璿39岁之前，大司天是少阴君火与阳明燥金的天下，从39岁到99岁之间，大司天是太阴湿土与太阳寒水的天下，所以他说："犹及谢事寒水大运，证多阴寒，治多温补，纵有毒火之证，亦属强弩之末。"直到他99岁以后才是少阳相火的天下。他所遇到的伤寒瘟疫，主要以火郁寒湿之中为病因病机，这里的"郁火"既非实火又非虚火，所以既不能清热泻火又不可滋阴降火。而升降散的独到之处正是在于它的"透发"，是治疗火郁寒湿发之的代表方剂。发，乃发越透达之意，即用辛散之性来透散郁火，顺应火性炎上的特点，使内郁之火透达外散而不遏滞于内。欲使郁热得以透达，必须调畅气机，使邪有出路。方中僵蚕、蝉蜕主升，以"透"为主，使郁伏于里的热邪透达于外而解。僵蚕辛散，清热解郁，蝉蜕甘寒清热，质轻上浮，两者君臣相伍，透达体内郁热，升而不霸；姜黄、大黄主降，其中姜黄行气活血解郁之功甚卓，行气化瘀，之所以出现郁热，在于气机郁滞于寒湿之中，郁热藏于内不得发。所以只有调节气机，热才得以透发；大黄清热泻火，使郁热下趋而走。升降散可以调气血，和内外，平寒热，匀虚实，方中阴阳相配，升降相施，表里同治，既无明显热偏盛之性，又无补泻偏盛之弊，可以治疗三焦火郁湿盛等气机失调的病证。升降散使体内郁热有了出路，使其随气机的升降而出，气机调畅则百病不生。

不过升降散并非杨璿首创。《寒温条辨》说："是方不知始于何氏，《二分析义》改分两变服法，名曰'陪赈散'，用治瘟病，服者皆愈。以为当随赈济而陪之也。予更其名曰升降散，……又名太极丸。取僵蚕、蝉蜕升阳中之阳，姜黄、大黄降阴中之浊阴，一升一降内外通和，而杂气之流毒顿消矣，……乙亥、丙子、丁丑，吾邑连歉。温气盛行，死者枕藉，予用此散，救大症、怪症、坏症、危症，得愈者十数人，余无算。更将此方传施亲友，贴示集市，全活甚众"（《伤寒温疫条辨》卷1）。升降散，源于清·陈良佐1723年著的《二分析义》中的陪赈散，其主要观点即是"以热疫多在春分后秋分前"的182日里，以陪赈散之僵蚕以应春分，蝉蜕以应秋分，姜黄、大黄以应长夏，四药一两八钱二毫通治春分至秋分的热疫，升降气机，陈良佐临床用此药二十余年，屡获全效。

陈良佐主要用此方以治时疫："雍正癸卯（1723）间，中州大饥，贩恤周至。继以疫，时山阴陈愚山先生客豫，为定热疫症方。药甚平常，功极神速，因名陪赈散。"之所以名陪赈散，是因为此方是灾荒赈济时防疫所应必用之药，"以陪赈散命名者，窃谓岁饥有赈，犹赈济之不可无此药以陪之"。陈良佐指出灾荒时灾民饥寒交迫，极易发生疫症："久困于饥则脾胃受伤，而邪火上炎；久困地寒则冷至彻骨，而肺肾俱伤。肺伤则气衰，肾伤则水涸，饥寒伐其体，贫苦乱其心，烦恼百出以伤其肝。是五脏之邪火发而移热于六腑。一时不能畅达，凝郁蓄结，积久而成热毒，此热疫之根源也。"1723年属第74甲子阳明燥金司地，陪赈散升降气机、宣发肃降之功兼备，病位在肺与大肠，燥热之邪与火郁寒湿之邪均是陪赈散之靶标，实为治疗燥湿热疫病之津梁。

　　陪赈散就是预防和治疗各种燥湿热疫证的方剂。它所治的症状，有发热、咽肿、头肿、衄血、便血、便秘、狂谵等共 36 种之多，作为疫症通治方应用。陈良佐曾有方解，说明此方机理："蚕气温味辛，为清化之品，升清阳而降浊阴，散邪火而除邪热，则烦躁解而口不渴矣，……故为君。蝉气寒无毒，味咸而甘，为清虚之品，处极高而守廉不食，吸风得清阳之真气，故能去湿散风；饮露得太阴之精华，故能涤热解毒，……故为臣。姜黄性味辛苦大寒，无毒，……能治血中之气，建功逐疫，故为佐。大黄苦寒无毒，亢甚之阳非此莫抑。苦能泄火，兼能补虚，荡涤肠胃，化食调中，安和五脏，推陈致新，能截定祸乱，所以有将军之号，时疫烦热非此不除，故为使。"已故名老中医蒲辅周说"温病最怕表气郁闭，热不得越；更怕里气郁结，秽浊阻塞；尤怕热闭于肠，水道不通"，可谓揭示了逐秽解毒，三焦治疫的重要性。蒲辅周曾指出，"瘟疫实与四时温病不同，是杂气为病，杨栗山十五方，治疗杂气瘟疫，疗效很好"（《蒲辅周医疗经验》）。现代名医姜春华教授曾在《评杨栗山》中赞道："伟哉，杨氏！三焦均用解毒而决之以清泻大法，真治传染性热病之正鹄也。"赵绍琴教授认为其方虽为温病所主，然师其法而加减化裁，用治外感及杂病诸多火郁之证亦颇为效验，多宗杨氏宣泄郁热之法，投以升降散取效。可见此方应用于救治热疫证，古今取效甚多。

　　清代叶霖，字子雨，号石林医隐，江苏扬州人，清代同治、光绪间名医，于 1897 年著有《伏气解》。叶霖在增订明代张鹤腾（1565—1635）《伤暑全书》时，易名《增订伤暑全书》，而在《增订伤暑全书·卷下·增补诸方》中则从杨栗山处载入有升降散，也是因为升降散治疗燥湿热邪的临床疗效确切。而升降散实际上是源于明代龚廷贤（1522—1619）所著的《万病回春·卷一·瘟疫》所载的"内府仙方"。龚廷贤，字子材，号云林，江西金溪人，明代嘉靖、崇祯年间名医，曾被当时鲁王题匾称为"医林状元"。龚廷贤之医术系承其家学，其父龚信，字瑞芝，号西园，为明代御医，任职于太医院，其对日韩汉医学的传播和影响至深。在龚廷贤所著诸书中，除了龚廷贤家传方与前代医家所创之方外，还收录了许多当时王公大臣或太医所传良方。如《寿世保元·卷四·补益》所载加减神仙既济丸即注明为"尚书刘春冈方"。内府仙方也是龚廷贤从此种途径所得，古代称皇宫为"内府"，因此，顾名思义，该方应当出自明太医院。

除明万历十五年（1587）刊行的《万病回春》外，龚廷贤在其后来所著的《云林神彀》《鲁府禁方》《济世全书》诸书中均记载了内府仙方，其中以《万病回春》刊行最早。因此，当是此方最早的出处。《万病回春》所载内府仙方的药物组成为大黄四两、僵蚕二两、蝉蜕二钱半、姜黄二钱半，用法为"共为细末，姜汁打糊为丸，重一钱一枚，大人服一丸，小儿半丸，蜜水调服"，其主治为"肿项、大头病、蛤蟆瘟病"。彼时的天象又是上元第71甲子阳明燥金少阴君火，继以中元第72甲子太阳寒水太阴湿土，与陈愚山、陈良佐、杨璿等皆处于同一天下，燥热相临、寒湿相媾。故《云林神彀》明确指出此方治瘟疫，《济世全书》也指出此方治"时行"。可见，升降散的方源是明代龚廷贤《万病回春》所载的内府仙方，后经清代陈愚山传出，陈良佐改分量，变服法，更名为陪赈散，再经杨璿二次改名为升降散。叶霖在增订张鹤腾《伤暑全书》时从杨璿著作中将此方引入，而彼时天象正是上元第77甲子阳明燥金少阴君火。冥冥之中，哪能逃得脱一丝一毫天机？

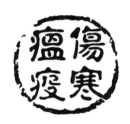

乙卯篇 ◎ 松峰说疫

温病学家刘奎，又名刘复明，字文甫，号松峰，是清代嘉庆年间名医，山东潍坊诸城高密人。年轻时随其叔父及堂兄辗转官场，见过世态炎凉，但最终醉心于医学，曾去北京跟随郭右陶学医，对《内经》《难经》研究精深，旁及金元四家及张景岳等医家的思想，特别推崇吴又可的《温疫论》，勇于探索，在继承吴又可学术思想的基础上，忠于五运六气，加以发挥补充，在治疗瘟疫症方面独树一帜。除《松峰说疫》（1786）外，刘奎还著有《濯西救急简方》《松峰医话》《景岳全书节文》《四大家医粹》《瘟疫论类编》等书。

其堂兄刘墉（1719—1804），历任翰林院庶吉士、太原府知府、江宁府知府、内阁学士、体仁阁大学士，书法造诣深厚，史称浓墨宰相，在影视剧中就是与和珅做死对头的刘罗锅。其叔父刘统勋（1698—1773）历任刑部尚书、工部尚书、吏部尚书、内阁大学士、翰林院掌院学士及军机大臣等要职，以及尚书房总师傅，是纪晓岚的授业恩师。其所著《松峰说疫》论治疫病发狂极精。刘氏善于钻研医理，汲百家之长而创新，临证主张发狂分三种，治辨三阳经，尤重阳明，识五运六气论治，制方遣药，独创新意。刘氏首创了温疫统治八法，即解毒、针刮、涌吐、罨熨、助汗、除秽、宜忌、符咒等。

刘奎参照马印麟的《瘟疫发源》和张景岳的《类经》，主张以《内经》运气学说对疫病进行论治，提出五郁六淫、春温夏疫、六经温病等观点。刘奎提出治疗温疫应重视五运六气，言"治疫者，必先明乎化水化火之征，客气主气之异，司天在泉之殊致，五运六气之分途"。为了详述运气天时的影响，在其书中专设"五运五郁天时民病详解"篇，论述五运郁发的天时、民病和治法。刘氏取前辈医家之长，指出瘟疫是在兵荒、饥饿的社会背景下，又遇五运六气之乖候，以及人事悖逆交织而成，尽管四时气候、五运六气之因皆相同，但人事悖逆则可能不同。

或知五运调换君药，或识运气相克火郁发之。瘟疫乃热毒为病，故行客运调换君药而清之，如治谵语之五瘟丹，甲己年以制甘草（人中黄）为君，因甲与己合，化土之岁，土运统之，制甘草（人中黄）清脾土。丙寅丙申二年，少阴君火当降司地左间，遇水运承之，降而不下，运气相克，人病在心，则为火郁而发狂，当发越之，如治君火郁为疫，心与小肠受病，斑淋吐衄血，错语不眠，狂躁烦呕，一切火邪等症，用竹叶导赤散之竹叶、生地黄、木通、连翘、大黄、栀子、黄芩、黄连、薄荷水煎，研化五瘟丹服。薄荷宣散郁热，导赤散因其势导火下行，五瘟丹中苏叶配伍寒药，清中有透，皆"火郁发之"之意。

刘氏按照《伤寒论》五运六气辨病证，创温疫六经治法。且每气每经证治先谈运气，次言病机，后谈辨治，且附方药。

病在太阳，太阳以寒水主令。"太阳之经，在皮毛之部，营卫者，皆皮毛之所统辖。瘟病卫闭而营郁，法当清营热而泄卫闭。治宜凉金补水而开皮毛"。故而使用了元霜丹、浮萍黄芩汤、白虎加元麦汤、人参白虎加元麦汤。提出使用浮萍以解表邪，石膏、知母、玄参（即元参）、麦冬以止燥渴。病在阳明，阳明以燥金主令。"燥热在经，不得泄越，迟则胃腑积热"。腑热未作时，宜清热而发表，载素雪丹方，用石膏、麦冬、玄参、牡丹皮、白芍等清热生津，浮萍解表；阳明腑证则用承气汤，根据病情轻重加上养阴凉血之芍药地黄汤。病在少阳，少阳以相火主令，温疫"三阴经气从阳化热，故但热而无寒也"，可用小柴胡汤加味治之，刘氏认为营郁而发热，故在小柴胡汤的基础上酌加清营凉血之牡丹皮、芍药。

病在太阴，太阴以湿主令。刘氏提出温疫病在太阴，化湿为燥的观点，认为治疗当清散皮毛，泄阳明之燥，而滋太阴之湿。主方黄酥丹，以浮萍解表，生地黄、牡丹皮清热凉血，芍药、甘草酸甘以化阴。病在少阴，少阴以君火主令。温疫病在少阴，化寒为热，治应清散皮毛，泄君火之亢而益肾水之枯，方用紫玉丹，仍以浮萍解表，生地黄、知母、玄参等养阴清热。病在厥阴，厥阴以风木主令。风烈火炎，煎迫营血，枯槁命殒。治以清散皮毛，泄相火之炎而滋风木之燥也。治以苍霖丹，以浮萍清散，生地黄、芍药、当归、牡丹皮泻热凉血滋阴。

《松峰说疫》重视疫病的预防，总结归纳了中国古代预防温疫之法，撰为"避瘟方"。"避瘟方"共载 65 方，其中许多方子是上古时期传下来的。避瘟方用法共 12 种，包括内服、熏烧、佩带、嗅鼻、取嚏、纳鼻中、悬挂于庭帐、置于水缸及井中、探吐、沐浴、煮烧病人衣物、闭气进入病人家中。《松峰说疫》中提出了许多具体防疫措施，如"凡有疫之家，不得以衣服、饮食、器皿送于无疫之家，而无疫之家亦不得受有疫之家之衣服、饮食、器皿"，"将初病人贴身衣服，甑上蒸过，合家不染"，"入病家不染：用舌顶上腭，努力闭气一口，使气充满毛窍，则不染"。

《松峰说疫》避瘟方举例

方剂名称	药物组成	功效	使用方法
避瘟丹	乳香、苍术、细辛、生甘草、川芎、降真香、白檀	避瘟	焚香
太苍公避瘟丹	苍术、台芎、黄连、白术、川芎、草乌、细辛、柴胡、防风、独活、甘草、藁本、白芷、香附、当归、荆芥、天麻、官桂、甘松、干姜、山柰、麻黄、牙皂、白芍、麝香	避瘟	焚香
神砂避瘟丸	雄黄、雌黄、山甲、龙骨、鳖甲、猬皮、川芎、禹余粮、真珠、羚羊角、虎头骨、榼鸡、雄鸡头	避瘟	焚香
神圣避瘟丹	苍术、香附、羌活、甘松、山柰、白芷、赤箭、大黄、雄黄	避瘟	焚香
避瘟丹	苍术、乳香、甘松、细辛、芸香、降真香	避瘟	焚香
太乙紫金锭	雄黄、朱砂、麝香、五倍子、红牙大戟、千金子仁	避瘟	焚香
务成子萤火虫丸	萤火虫、鬼箭羽、矾石、雄黄、雌黄、羚羊角、煅灶灰、锤柄	避瘟	佩带
除秽靖瘟丹	苍术、降真香、川芎、大黄、虎头骨、斧头木、鬼箭羽、桃枭、羊踯躅、羌活、甘草、草乌、藁本、白芷、荆芥、干葛、猬皮、山甲、羚羊角、红枣、干姜、桂枝、附子、煅灶灰、川椒、山柰、甘松、排草、桂皮、明雄、朱砂、乳香、没药	避瘟	佩带
太乙流金散	雄黄、羚羊角、雌黄、白矾、鬼箭羽	避瘟	佩带、焚香
藜芦散	藜芦、羊踯躅、干姜、牡丹皮、皂角、细辛、桂枝、附子、朱砂	避瘟	佩带、纳鼻

刘奎既善于传承前辈医家制方遣药精旨，又有自己独到的见解，博采众民，择善从之，萌发新意。如治瘟疫谵语之五瘟丹：由制甘草（人中黄）、黄芩、黄柏、栀子、黄连、香附、苏叶、苍术、陈皮、明雄、朱砂组成，最早见于明道士韩懋（1441—1552）的《韩氏医通》，五瘟丹又称代天宣化丸，主治天行大疫。后又载于《万氏家传·瘟疫门》中，与马印麟《瘟疫发源》书所载互有异同，其中万氏有苍术、陈皮，马印麟则无之；万氏香附制炒，马氏言俱不见火；万氏用雪为丸，马氏用大黄膏子；万氏不贴金，马氏则贴金；万氏服用滚白水，马氏用凉水；万氏甘草法制，马氏不法制；其余俱相同。刘奎根据自己的理解指出：甘草制之则成人中黄，大能祛疫；苍术、香附用生者，盖炒之未免有火气，不宜瘟疫；飞金重贴亦妙，以其镇静安神治谵语；用大黄膏为丸，于初感瘟疫邪尚在经者大不相宜，当仍以雪水为丸，如恐不粘，酌加生蜜；并根据病程、病性、症状制定服法：初感瘟疫者，用滚白水送，大热时冷水送，不大便时用大黄水送。细致周到，考虑入微。五瘟丹在几乎所有的温病瘟疫著作中，甚至在《伤寒钤法》中都有按照五运六气之五运天干来定君臣之药的记载。说明五瘟丹在温病瘟疫治疗中的重要地位，以及在五运六气理论指导下的科学性、重复性与实践性。

　　曾亲炙于叶天士、薛生白教诲的吴坤安在《伤寒指掌》（1796）中评吴又可、张景岳、喻嘉言论疫的不同时说："又可所论之疫，是热淫之气，从口鼻吸入，伏于膜原……入里尤速，故有急下屡下之法"；"景岳所论之疫，即六淫之邪，非时之气，其感同于伤寒，故每以伤寒并提而以汗为主"；"嘉言所言之疫，乃由于兵荒之后由病致死，病气尸气混合天地不正之气，更兼春夏温热暑湿之邪交结互蒸……汗之不解，下之仍留，故以芳香逐秽为主，以解毒兼之"。而刘奎取众人之长，正温疫之名，指出温疫是在兵荒、饥馑之社会环境下，又遇五运六气之乖违，加之人事之悖逆而成。刘氏列举了大量温疫症状，以三阴三阳六经辨证施治，以八法为总纲，创制各类方药，既有对前人经验的继承，又有自己的创新。

　　《松峰说疫》创立了三疫说，提出瘟疫是疠气自口鼻而入的发病学观点及瘟疫表里分传的传变规律等。对于瘟疫的防治提出应重视五运六气、慎用古方大寒之剂，以及瘟疫统治八法、瘟疫六经治法等治疗大法，并提出除瘟、避瘟方药及瘟疫宜忌和善后等。其防治并重，注重截断病源的疫学思想，在五运六气防治瘟疫的历史上，具有重要意义。

丙辰篇◎疫疹一得

余霖（1723—1795），字师愚，清雍正乾隆间安徽桐城人，著有《疫疹一得》（1794）。"乾隆甲申（1764），予客中州，先君偶染时疫，为群医所误"而"抱恨终天"，遂"思于此症，必有以活人者，公之于世，亦以稍释予怀"。因读本草参合时之运气而"恍然大悟，非石膏不足以治热疫，遇有其症，辄投之，无不得心应手。三十年来，颇堪自信，活人所不治者，笔难罄述"。蔡曾源述，"岁甲申（1764），桐邑中人，大率病疫，时先生方游大梁，痛其尊人为群医所误，乃益肆力于古人书，研究于阴阳寒暑及气运主客之分，纤悉无遗，而后恍然有悟，独于疫疹一门，神而明之，实能辟前人之所未见未闻者，逆之则死，顺之则生。三十年来，自南而北，所全活人，殆不可以数计。"

纪昀《阅微草堂笔记》记载"乾隆癸丑（1793）春夏间，京中多疫。以张景岳法治之，十死八九；以吴又可法治之，亦不甚验。有桐城一医，以重剂石膏治冯鸿胪星实之姬，人见者骇异。然呼吸将绝，应手辄瘥。踵其法者，活人无算。有一剂用至八两，一人服至四斤者。……此亦五运六气，适值是年，未可执为定例也"。此"桐城一医"，即余霖，其《疫疹一得》亦载有此事，"癸丑京师多疫，即汪副宪、冯鸿胪亦以予方传送，服他药不效者，俱皆霍然，故笔之于书，名曰清瘟败毒饮，随症加减"。

《疫疹一得》全书治疫疹大法条缕清晰，总结出疫疹因于运气、因于正气、因于毒火诸般致病因素，确立了大剂清热解毒之法，首创重用生石膏之清瘟败毒饮。开篇就是"参合六十年客气旁通图""运气之变成疫""论四时运气"等五运六气篇章。书中对运气理论进行了详细论述。在《疫疹一得·运气便览》中说："运气者，所以参天地阴阳之理，明五行衰旺之机，考气候之寒温，察民病之虚实，推加临补泻之法，施寒热温凉之剂。故人云：治时病不知运气，如涉海问津。"书中还强调："夫人在气交之中，与天地相为流通，苟不立其年以明其气，临病施治之际，乌乎以用补泻之药哉？但运气不可不知也。"由此看出余氏对运气理论的重视。正如《素问·五运行大论》所说："先立其年，以知其气，左右应见，然后乃可以言死生之逆顺。"这些都说明气运变化对气候的影响，进而影响到人体，易引发各种疾病。书中将五运配十干之年、六气为司天之步、南政北政、药之主宰、六十甲子之年逐一阐述，令后学者一览而贯通。

《疫疹一得·论疫疹因乎气运》："乾隆戊子（1768）年，吾邑疫疹流行，一人得病，传染一家，轻者十生八九，重者十存一二，合境之内，大率如斯。……大小同病，万人一辙。……予因运气，而悟疫症乃胃受外来之淫热，非石膏不足以取效耳！且医者意也，石膏者寒水也，以寒胜热，以水克火，每每投之百发百中"。余霖认为，"苟不参同司天大运（中运），主气小运（六步之气），受病之由，按经络源流而施治，焉能应手取效？予每遇此症，静心穷理，格其所感之气，随症施治，无不效若影响。"

余氏认为温疫之证每与运气有关。《疫疹一得·运气之变成疾》中说："夫五运六气，乃天地阴阳运行升降之常也。五运流行，有太过不及之异；六气升降，则有逆从胜复之差。凡不合于德化政令者，则为变眚，皆能病人，故谓之时气。一岁之中病症相同者，五运六气为之病也。"他还在《疫疹一得·论疫疹因乎运气》中云："此天地之疬气，人竟无可避者也。原夫至此之由，总不外乎气运。人身一小天地，天地有如是之疬气，人即有如是之疬疾。"此乃强调气运失常为疫证之因。余氏认为疫证之流行与四时运气密切相关，如他在《疫疹一得·论四时运气》中又说："天有不正之气，人即有不正之疾，疫症之来，有其渐也，流行传染，病如一辙，苟不能通司天大运、主气小运，受病之由，按经络源流而施治，焉能应手取效？"故特立参合六十年客气旁通表以立治疫用药规矩，而且此图中五运之年的君药正和五瘟丹相同。

六十干支年配五运，南政/北政，寸尺不应，药之主宰

年	项目	子午年	丑未年	寅申年	卯酉年	辰戌年	巳亥年
土运之年	年干	甲	己	甲	己	甲	己
	南政/北政	南政	南政	南政	南政	南政	南政
	寸尺不应	寸不应	寸不应	右尺不应	两尺不应	左尺不应	左寸不应
	药之主宰	甘草为君	甘草为君	甘草为君	甘草为君	甘草为君	甘草为君
金运之年	年干	庚	乙	庚	乙	庚	乙
	南政/北政	北政	北政	北政	北政	北政	北政
	寸尺不应	尺不应	尺不应	右寸不应	两寸不应	左寸不应	左尺不应
	药之主宰	黄芩为君	黄芩为君	黄芩为君	黄芩为君	黄芩为君	黄芩为君
水运之年	年干	丙	辛	丙	辛	丙	辛
	南政/北政	北政	北政	北政	北政	北政	北政
	寸尺不应	尺不应	尺不应	右寸不应	两寸不应	左寸不应	左尺不应
	药之主宰	黄柏为君	黄柏为君	黄柏为君	黄柏为君	黄柏为君	黄柏为君
木运之年	年干	壬	丁	壬	丁	壬	丁
	南政/北政	北政	北政	北政	北政	北政	北政
	寸尺不应	尺不应	尺不应	右寸不应	两寸不应	左寸不应	左尺不应
	药之主宰	栀子为君	栀子为君	栀子为君	栀子为君	栀子为君	栀子为君
火运之年	年干	戊	癸	戊	癸	戊	癸
	南政/北政	北政	北政	北政	北政	北政	北政
	寸尺不应	尺不应	尺不应	右寸不应	两寸不应	左寸不应	左尺不应
	药之主宰	黄连为君	黄连为君	黄连为君	黄连为君	黄连为君	黄连为君

　　余师愚认为疫疹之病是运气之变，衍为时气为病，乃"无形之毒"，称曰"疫毒"，亦名"毒火"。余氏谓其病变部位为"邪火干胃"，并析其理曰"胃为十二经之海，上下十二经，都朝宗于胃……毒既入胃，势必数布于十二经，戕害百骸"；并指出"又可辨疫甚析奈何以疫气从口鼻而入，不传

于胃，而传于膜原，此论似有语病"。他认为肺胃为邪气盘踞之地。"疫既曰毒，其为火也明矣。火之为病，其害甚大。土遇之而焦，金遇之而熔，木遇之而焚，水不胜火则涸"。同时他又提出"火者疹之根，疹者火之苗"之论。总之疫症皆为胃受外来之淫热所致，"盖淫热侵袭，人身之一水，不能胜烈火之亢致使邪气伤人而发病，热毒内陷入血伤络则发斑"。余氏从实践中总结出"胃"是疫毒病变的中心，或"达于二经"（太阳、阳明经），或"流于肝经"，或"流于肾经"，或"阻隔上下"……总之，诸证以热毒在胃为其根本。

余霖强调参合运气，从熊恁昭《热疫志验》中采用朱肱败毒散治疫得到启发，创制清瘟败毒饮，以石膏治热疫，遇有其症辄投之。主方中配以生石膏为君药的 14 味中药，治疗一切火热之邪所引起的心烦、口干、咽痛、大热干呕、谵语、不寐、吐血、衄血、热盛发斑等症，无论病程为何阶段，皆以此方为主。师愚重用石膏的清瘟败毒饮治疫三十年，活人无数。甲申、壬子、戊子、癸丑、甲寅年所流行之疫，均为热疫。如《疫疹一得》论乾隆戊子年疫疹流行，谓"此天时之疠气，人竟无可避者也。原夫至此之由，总不外乎气运。人身一小天地，天地有如是之疠气，人即有如是之疠疾，缘戊子岁少阴君火司天，大运主之，五六月间，又少阴君火加以少阳相火，小运主之，二之气与三之气合行其令，人身中只有一岁，焉能胜烈火之亢哉？医者不按运气，固执古方，百无一效"。

余霖以石膏治热疫，而非以石膏治疫。正如吴贻咏所言，"夫师愚无必用石膏之意，而有必用石膏之症，观入秋数月以来，未尝轻用凉剂，……乃谤之者谓师愚非石膏不立剂"。所论之疫虽曰布散十二经，然其主方清瘟败毒饮是以石膏为君，剂量最大，大清阳明经热，后五十二证加减，证证不离阳明，加石膏者十之有九，可见阳明经为其疫之根源所在，正如师愚所言："予因运气，而悟疫证乃胃受外来之淫热，非石膏不足以取效耳！"气运异常变化导致温疫流行，运气变衍为火毒引发温疫，温疫发生与君相二火失调密切相关等。余氏强调临证中的医生应当清楚该年的运气情况，考虑气运变化对人体疾病影响的治疗思想对温疫防治意义重大。

余霖还参照邵雍的皇极经世数，论大司天与瘟疫温病的关系。在"疫疹穷源"中说："四时寒暄之序，加以六气司化之令，岁岁各异""自汉迄今，天地大运，正行少阴""疫疹之有于汉后者，可悟，运气之使然也。"余霖在乾隆戊子天符火太过年的大疫之中，用清瘟败毒饮和陪赈散，直入戊己，疫病而愈，就是通过计算天地之气而排兵布方的。王孟英将《疫疹一得》一书"节取而删润之，纂为圣经之纬"，并易名曰《余师愚疫病篇》而列于《温热经纬》中，可见温病四大家之王孟英不但对余师愚尊崇，更是对五运六气首肯与认同。

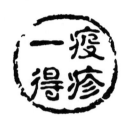

丁巳篇◎伤寒论浅注

　　清代的大临床家陈修园（1753—1823）对张志聪的六经气化学说备加推崇，陈修园在赞同张志聪、张锡驹运气说的同时，提出运用气化说中阴阳六气标本中见的理论来阐述六经及六经诸证的病因病机。其于《伤寒论浅注·凡例》中言："惟张隐庵、张令韶二家俱从原文注解，虽间有矫枉过正处，而阐发五运六气、阴阳交会之理，恰与仲景自序撰用《素问》《九卷》《阴阳大论》之旨吻合，余最佩服。"《伤寒论浅注》篇首"读法"一节言明："六气之本标中见不明，不可以读《伤寒论》。"陈氏巧妙地运用了张介宾《类经》中的脏腑应天本标中气图，将气化学说落实到经络、脏腑来解释六经的生理功能和病理变化，将虚无的开阖枢理论印迹于脏腑，充实了伤寒研究的内核，扩大了经方临床应用的范畴。《伤寒论浅注·读法》中曰："《内经》此旨深邃难测，即王太仆所注也亦不过随文敷衍，未见透彻。惟张景岳本张子和之说而发挥之，可谓千虑之一得也。"

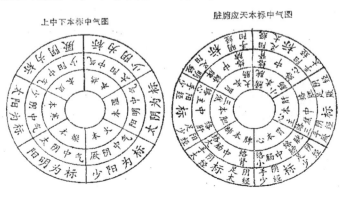

《伤寒论浅注》中的标本中气图与脏腑应天本标中气图

太阳、阳明、少阳，太阴、少阴、厥阴，为什么伤寒病发展过程中六个阶段如此排列？显然，这不能用脏腑经络的一般联系来解释的，因为它不符合经络循行的先后顺序。戴元礼在其《秘传证治要诀及类方》中提出怀疑："太阳在表、少阳表里之间、阳明在里，自外渐入内，次第正当如此，果如伤寒论中所说，一日太阳，二日阳明，三日少阳，岂可第二日病在里，而第三日方半表半里者乎。"近贤陆渊雷更明确指出："太阳传少阳，少阳传阳明，太阳遥传阳明者，绝无阳明反传少阳者"（《伤寒论今释·卷一》）。陈修园曾说："按张令韶云，传经之法，一日太阳，二日阳明，三日少阳，四日太阴，五日少阴，六日厥阴，六气以次相传，周而复始，一定不移，此气传而非病传也。本太阳病不解，或入于阳，或入于阴，不拘时日，无分次第，如传于阳明则见阳明证，传于少阳则见少阳证，传于三阴则见三阴证。论所谓阳明少阳证不见者为不传也。伤寒三日，三阳为尽，三阴当受邪，其人反能食而不呕者，此为三阴不受邪也，此病邪之传也。须知正气之相传，自有定期。病邪之相传，随其证而治之，而不必拘于日数。此传经之大关目也。不然岂有一日太阳则见头痛发热等证，至六日厥阴不已，七日来复于太阳，复又见头痛发热之证乎？此必无之理也。……至于病发何经，或始终只在一经，或转属他经，或与他经合病并病，各经自有各经之的证可验，原不可以日数拘。而一日太阳至六日厥阴之数，周而复始，谓之经气，其日数一定不移。医者先审出确系那一经之病证，再按各经值日之主气定其微甚，卜其生死，乘其所值之经气而救治之，此论中之大旨也。其一二日、八九日、十余日等字，皆是眼目，不可只作间字读也。"

陈氏认为《伤寒论》传经有正传邪传两种情况，正气传经规律为太阳、阳明、少阳、太阴、少阴、厥阴，一日传一经，周而复始。邪气传经无此一日一经之规律，知病在太阳恶寒发热，就是邪在太阳，只有恶寒发热已去，又出现了他经病证，才是邪气传于他经，邪传以证状验之，与正传不同，这些论述甚为合理。而《伤寒钤法》的治病原理也正是此理，行卫气，正气胜而邪气衰，则《伤寒钤法》之数法可用；若邪气胜而正气衰，则伤寒象法与五运六气之年月数法合用。而且陈修园《神农本草经读·凡例》记载，上古时候，当年若是君火、相火司岁，便收取姜、桂、附子等热性药物；若是太阳寒水司岁，便专门收取黄芩、大黄等寒性药物，原因是这些药物所生长的岁气能够加强其药力。由此看来，《神农本草经》也应是按照五运六气天象变化而采摘炮制的。

陈修园早期著作《伤寒医约录》的卷上有《题辞》《六经正义歌》《火犯阳经血上溢歌》《热侵阴络下流红歌》《君相二火主病歌》《五行五火主病歌》《药包囊》《天人转度歌》《编辑运气要诀四十七首》等。其中《药包囊》和《天人转度歌》颇引人注目。《药包囊》采用类似"词"的长短句式，以六十四卦配二十八宿，甚至出现"怕的孙猴骑马来盗丹"这样的句子，《天人转度歌》有"炼就龙伏魔障"句。陈修园这部著作中频频引述《丹书》《丹经》《参同契》《天元入药镜》《黄庭经》等，说明他对内丹（气功）颇感兴趣。其中道书、丹书等气功术语占有较大篇幅，《运气要诀》竟达 47 首。

黄元御与陈修园均为清早期康乾盛世时著名医家，在中医学中多有造诣，对仲景之学更是建树良多，尽其一生著书立说。他们以运气治伤寒的思想值得我们重视，深思与运用，并应进一步研究与发挥。

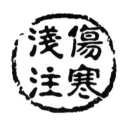

戊午篇◎温病条辨

　　吴鞠通（1758—1836），名瑭，字佩珩，江苏淮阴人。1798年著成《温病条辨》，1813年刊行。吴瑭在《温病条辨·自序》中说："缘瑭十九岁时……专事方术。"其在《医医病书》中开篇即说："医虽小道，非真能格致诚正者不能。上而天时，五运六气之错综，三元更递之变幻；中而人事，得失好恶之难齐；下而万物，百谷草木金石鸟兽水火之异宜。"吴氏还在此书后分别以"气运论""医不明六气论""医必备四时五行六气论""三元气候不同医要随时变化论"四篇文章专门论述习医为医明五运六气之重要性。其在《温病条辨·解儿难》中更提出："顺天之时，测气之偏，适人之情，体物之理，名也，物也，象也，数也，无所不通，而受之以谦，而后可以言医。"可见，吴瑭所说的"专事方术"正是五运六气的大系统。

　　吴鞠通充分肯定与赞成五运六气学说，在《医医病书·气运论》就说："精通气运之理，有先知之妙。时时体验其气之已至未至，太过不及，何者为胜气，何者为中气，何者为复气，何者为化气，再用有者求之，无者求之，微者责之，盛者责之之功，临证自有准的。"而且吴鞠通还不止认为中医只用五运六气，还要涉及其他子学数术，如他在《医医病书·气运论》中说："《内经》论气运诸篇，当与大《易》《月令》参看，与大《易》相为表里者也。统言之，天地阴阳，一气之流行也。分言之，则有两仪、四时、五行、六气、七政、八风，相为流行，对待制化，以化生万物者也。"可见吴鞠通对运气学说的理解不仅仅指五运六气，还有其他子学数术，如他在《温病条辨·杂说·风论》《医医病书·升阳散火论》和《医医病书·三元气候不同论》中的论述涉及九宫八风说、六十四卦说及三元运气说等子学的范畴，就是对以上观点最好的诠释。

吴鞠通在《温病条辨》的首篇全文引用《素问·六元正纪大论》经文，"原病篇"第一条论述瘟疫起源时，吴鞠通将"运气七篇"中关于瘟疫温病之条文总结如下，如"辰戌之岁，初之气，民历温病。卯酉之岁，二之气，疠大至，民善暴死；终之气，其病温。寅申之岁，初之气，温疠乃起。丑未之岁，二之气，温疠大行，远近咸若。子午之岁，五之气，其病温。巳亥之岁，终之气，其病温疠。瘟疫之源始，司天司地主客之气加临而致"。其于"刺热篇"中记载了五脏刺热的天干汗瘥棺墓法，这一点同《伤寒钤法》的汗瘥棺墓、成无己《注解伤寒论》之前所附的运气图解钤中的汗瘥棺墓法如出一辙。他在"补秋燥胜气论"中说："胜复之理，与正化对化，从本从标之道，近代以来，多不深求注释之家，亦不甚考。如仲景《伤寒论》中之麻、桂、姜、附，治寒之胜气也，治寒之正化也，治寒之本病也。白虎、承气治寒之复气也，治寒之对化也，治寒之标病也，余气但可依此类推。"又说："太阳本寒标热，对化为火，盖水胜必克火，故经曰，太阳司天心病为多，病本于心，心火受病必克金，白虎所以救金也，金受病，则坚钢牢固，滞塞不通，复气为土，土性壅滞，反来克水，承气所以泄金与土而救水也。再经谓，寒湿所胜，以咸泻之，从来注释家，不过随文释义，其所以用方之故，究未达出。"这里的胜气、复气、正化、对化、标本、司天等无一不是五运六气专用概念和词汇。

吴鞠通不仅按照五运六气来计算温病瘟疫的发病规律和治疗原则，而且还将仲景的《伤寒论》也纳入到五运六气的体系中来认识和考虑，这种学术方向无疑是非常正确的理性、客观的研究态度与实证。吴鞠通说"仲景之书，当名之气化"，且多处引用运气九篇内容以佐证仲景方术的五运六气背景。又说"秋燥之气，轻则为燥，重则为寒，化气为湿，复气为火""燥金司令，头痛、身寒热，胸胁痛，甚则疝瘕痛者，桂枝柴胡各半汤加吴茱萸川楝子茴香木香汤主之"。此乃直接仿照仲景条文模式、加减仲景方剂而治燥气为病。吴鞠通认为："知天元纪、气交变、五运行、五常政、六微旨诸篇，平列六气，燥气之为病，与诸气同。"

吴鞠通还将五运六气与九宫八风参合而用，对于这一点，其后历代医家都没有认识到他的温病医算逻辑。吴鞠通认为六淫以风为首，但其所理解的风邪与现代中医所说的风邪有霄壤之别。《温病条辨·杂说·风论》说："盖风之体不一，而风之用有殊……其方位也，则有四正四隅，此方位之合于四时八节也。立春起艮方，从东北隅而来，名之曰条风。八节各随其方而起，常理也。如立春起坤方，谓之冲风，又谓之虚邪贼风，为其乘月建之虚，则其变也……由五运六气而推，大运如甲己之岁，其风多兼湿气；一年六气中，客气所加何气，则风木兼其气而行令焉。然则五运六气非风不行，风也者，六气之帅也，诸病之领袖也，故曰，百病之长也。……《阴符经》所谓害生于恩也。……治风之正法也。以辛凉为正……风者，木也，辛凉者，金气，金能制木故也。风转化转热，辛凉苦甘则化凉气也。"《灵枢·九宫八风篇》云："风从其所居之乡来为实风，主生，长养万物，从其冲后来为虚风，伤人者也，主杀主害者。"吴鞠通所说"立春起坤方，为之冲风"，就是指立春本应生于东北艮位之风，却起于与之相冲的西南坤位，故此风为虚邪贼风。其后吴鞠通综合五运六气等对风的成因、八风的特点及治疗都做了具体的论述。如吴氏提出甲己年太阴湿土主运，故风多兼湿气，和客气为何气，则风亦兼何气而行令，并运用运气学的性味治则提出风的正治之法为辛凉法。吴氏对温病学的治疗是充分运用医算的典范。

其在"寒湿篇"中说："观《素问》寒水司天之年，则曰阳气不令；湿土司天之年，则曰阳光不治自知，故上焦一以开肺气救心阳为治。""寒疫篇"则说："盖六气寒水司天司地，或五运寒水太过之岁，或六气中加临之客气为寒水，不论四时，或有是症。其未化热而恶寒之时，则用辛温解肌；既化热之后，如风湿一症者，则用辛凉清热，无二理也。"在五运六气的规范之下，吴鞠通在"外感总数论篇"中曰："天以六气生万物，……近人只知六气太过曰六淫之邪，《内经》亦未究极其变。夫六气伤人，岂界限清除，毫无兼气也哉！以六乘六，三十六病，……六气为病，必再以三十六数，乘三十六，得1296条，而外感之数始穷。……凡见外感，主以一柴葛解肌汤，岂不谬哉！"主客之气各六气相乘六六三十六病，再有六气大司天与主气相乘三十六病，三十六再乘三十六，共得一千二百九十六病，外感病毕矣。吴鞠通善用三元九运等大司天逻辑去进一步分析诊治外感伤寒温病瘟疫的天机，实属难能可贵。可见，吴鞠通所述几乎所有的临症法则与发病机制都可上归于五运六气，而我们现在所学的《温病条辨》节选却早已被某些"大师"们分解、理解、乱炖得支离破碎了。

吴鞠通不仅认识到医算的重要性，而且还认识到温病的发病发展与君相二火的必然联系。《温病条辨·叙》说："六气之中，君相二火无论已，风、湿与燥，无不兼温，惟寒水与温相反，然伤寒者必病热。"吴氏使人们对外感病的认识从"今夫热病者皆伤寒之类"转到"天下之病莫有多于温病者"。且在《温病条辨·原病篇》第一条中吴鞠通便引《素问·六元正纪大论》的内容："辰戌之岁，初之气，民厉温病。卯酉之岁，二之气，厉大至，民善暴死；终之气，其病温。寅申之岁，初之气，温病乃起。丑未之岁，二之气，温厉大行，远近咸若。子午之岁，五之气，其病温。巳亥之岁，终之气，其病温厉，"以阐述六气与历年温病发生的关系，发展了对新感温病的认识，对温病的发病也起到了一定预测性效果，后又自注为"叙气运，原温病之始也"以强调运气学说在温病预测、诊断与治疗中的重要性。

吴鞠通在《温病条辨·寒疫论》中肯定了寒疫的存在，"世多言寒疫者，究其症状，则憎寒壮热，头痛骨节烦痛，虽发热而不甚渴，时行则里巷之中，病俱相关"，并且指出寒疫与温病不同之处在于温病患者"头痛、骨痛较轻而口渴较重"，并且指出寒疫的发生与运气相关，"六气寒水司天在泉，或五运寒水太过之岁，或六气加临之客气为寒水"。在治疗上寒疫应该与温病有所区别"其未化热而恶寒之时，用辛温解肌；既化热之后，如风温证者，则用辛凉清热"。

《温病条辨·下焦篇·寒湿》第四十七条对"秋湿内伏，冬寒外加……喘咳稀痰"的自注为："此条以经有'秋伤于湿、冬生咳嗽'之明文……按经谓秋伤于湿者，以长夏湿土之气，介在夏秋之间，七月大火西流，月建申，申者，阳气毕伸也。湿无阳气不发，阳伸之极，湿发亦重，人感此而至冬日寒水司令，湿水同体相搏而病矣"。此条吴鞠通参用《月令》是反对喻嘉言"擅改经文，谓湿曰燥"的做法。喻嘉言认为《内经》原文应为"秋伤于燥"。对此吴鞠通举例反驳："如大寒，冬令也，厥阴气至而纸鸢起矣。四月，夏令也，古谓首夏犹清和，俗谓四月为麦秀寒，均谓时虽夏令，风木之气犹未尽灭也。他令仿此。"可见吴氏举此例为的是强调与两个四时主令相邻的月建同时兼有两个主令所主之气。此条中"七月建申"即为秋令的初始月份，故仍兼有长夏的湿气。

在《温病条辨·杂说·方中行先生或问六气论》中也有："经言先夏至为病温，即火之谓；夏伤于暑，指长夏中央土而言也；秋伤于湿，指初秋而言，乃上令湿之气，流行未尽。盖天之行令，每微于令之初，而盛于令之末；至正秋伤燥，想代远年湮，脱简故耳。喻氏补之诚是，但不当硬改经文"。由此可见吴鞠通认为秋湿之秋是在中秋以前属秋之前半截。而喻嘉言所说的是秋燥，在秋分以后属秋之后半截。可见"秋湿"与"秋燥"是两个不同的概念。因此秋伤于湿，冬生咳嗽，说的是初秋（中秋之前）感受长夏湿土之气，伏藏于体内，到冬季六之气寒水主令之时湿水相搏而发为寒湿咳嗽。此处吴鞠通将运气参合《月令》以阐释伏气为病"秋伤于湿，冬生咳嗽"的发生机制。

而且吴鞠通还认为，有持"燥不为病"观点者主要是因为其不懂运气学说。仅凭《内经》中没有秋感于燥一条和病机十九条中没有论及燥邪，就单纯理解为"燥不发病"是片面的。吴鞠通在《温病条辨·上焦篇》第五十四条自注中用五运六气学说对"燥不为病"的观点进行反驳，"如阳明司天之年，岂无燥金之病乎"。此外还说："合六气而观之，余俱主生，独燥主杀，岂不为病者乎！"依据则为《素问·五常政大论》："阳明司天，燥气下临，肝气上从……胁痛目赤，掉振鼓栗，筋痿不能久立。"进而吴鞠通明确提出"燥气之为病，与诸气同，何尝燥不为病哉"。以下三例中，皆有燥金之气发病的病理因素在其中。

如鞠通治中燥一案："戊子十月二十日，某，燥金克木，由厥阴外犯太阳，季胁偏右攻腰痛，不发于春夏不发于冬令，不发于巳前，而发于午后，六脉弦数"。戊子岁火运太过，少阴君火司天，阳明燥金在泉，主气太阳寒水，客气阳明燥金。其致病因素火、寒、燥皆有，胁肋乃肝胆主病所在，而在泉之气、客气均是燥金，燥金伐木，木郁而肝病季胁，故其主症"季胁偏右攻腰痛"，"肝苦急，急食甘以缓之。肝欲散，急食辛以散之，用辛补之，酸泻之"，是故以辛味发散药为君，佐以苦寒泻火，甘味缓急，处方霹雳散[雄黄3g，人言（砒霜）2g，冰片3g，生栀子20g，牛黄3g，急性子3g，生绿豆30g，雌黄3g]，天台乌药散（天台乌药、木香、小茴香、青皮、高良姜各25g，槟榔9g，川楝子15g，巴豆2g）。

又鞠通治肿胀案："乙酉五月十五日，某，二十六岁，脉弦细而紧，不知饥，内胀外肿，小便不利"。乙酉岁金运不及，阳明燥金司天，少阴君火在泉，主气少阳相火，客气为阳明燥金，致病因素为火、燥。燥金伐木，肝木郁悖，疏泄失司，脉弦细而紧，小便不利；木郁而肝失疏泄，脾运不健，故有"不知饥，内胀外肿，小便不利"。此为木、金之病，当泻金而补木，以辛温之药为君，佐以淡渗利湿补土而泻水，处方"桂枝、茯苓皮各30g，川椒炭、猪苓各25g，生茅术、广皮各15g，泽泻25g，公丁香10g，杉皮50g，厚朴20g"。

还有治水气案："甲子三月廿一日，某，十四岁，脉数，水气由面肿至足心。"甲子岁土运太过，少阴君火司天，阳明燥金在泉，主气少阴君火，客气厥阴风木，致病因素为湿、火、燥、风。土运太过之年脾脏旺，克其所胜，则肾水受病，肾主二阴，水道不通，复受外邪，而成风水。治法当泄土补水，"脾苦湿，急食苦以燥之"，"用甘补之，用苦泻之"，"肾苦燥，急食咸以润之"，"肾欲坚，急食苦以坚之，用苦补之"。故以苦温药为君，佐以辛甘寒，处方"麻黄去节、白术、杏仁泥各25g，石膏30g，桂枝15g，炙甘草5g"。

吴鞠通在《痘证总论》中也说："论痘发之源也，世医只及其半，谓痘症为先天胎毒，由肝肾而脾胃而心肺，是矣。总未议及发于子午卯酉之年，而他年罕发者何故？盖子午者，君火司天；卯酉者，君火司地。人身之司君火者，少阴也。少阴有两脏，心与肾也。先天之毒，藏于肾脏，肾者，坎也，有二阴以恋一阳，又以太阳寒水为腑，故不发也。必得君火之年，与人身君火之气相博，激而后发也。故北口外寒水凝结之所，永不发痘。盖人生之胎毒如火药，岁气之君火如火线，非此引之不发。以是知痘症与温病之发同一类也。试观《六元正纪》所载温疠大行，民病温疠之处，皆君相两火加临之候，未有寒水湿土加临而病温者，亦可知愚之非臆说矣。"伏暑以"子午丑未年为多"，等等，君相二火论是温病瘟疫发病的关键所在，这一点被吴鞠通明白无误地提出来，对于现代中医来说，与吴氏理论学养与学术敏感性之间的差距实在是不可同日而语。

可见，吴鞠通的《温病条辨》就是在五运六气理论指导下写成的一本温病巨著，书中记有："……采辑历代名贤著述，去其驳杂，取其精微，间附己意，以及考验，合成一书，名曰《温病条辨》，然未敢轻易落笔。又历六年，至于戊午，吾乡汪瑟庵先生促塘曰：来岁己未湿土正化，二气中温厉大行，子盍速成是书，或者有益于民生乎！塘愧不敏，未敢自信，恐以救人之心，获欺人之罪，转相仿效，至于无穷，罪何自赎哉！然是书不出，其得失终未可见，因不揣固陋，亀勉成章，就正海内名贤，指其疵谬，历为驳正，将万世赖之无穷期也。（淮阴吴瑭自序）"（《温病条辨·问心堂温病条辨自序》）。由上文可知，温病与五运六气是有必然关联的，甚至可以说温病治疗是在五运六气理论指导下运用及发挥效用的。无怪乎吴鞠通感慨"五运六气之理……今人概不之讲，梦梦处方，张冠李戴，民命何堪"，"医不备四时五行六气之学，万不能医四时五行六气之病……但执一气即能概六气之全乎？"

吴鞠通不仅精通五运六气、九宫八风之理，而且还善用卦象阐释医理。在其著作中引用卦象的条文有20余处之多，但其最常用的则是坎、离两卦，共达10余处。对于坎、离两卦，吴鞠通常用来阐释水火、阴阳、心肾，在其著作中用此二卦诊释过病机、脉象、方剂、本草等多个方面。如《医医病书·雨水论》中有"坎离代天地用事，人非水火不生活，故医者必究水火"。《温病条辨·解产难·产后当补心气论》曰："再水火各自为用，互相为体，产后肾液虚，则心体亦虚，补肾阴以配心阳，取坎填离法也。"吴鞠通治妇人产后心气虚、惊悸脉芤者，用大定风珠加人参、龙骨、浮小麦、茯神，获效良多，用的就是象数易学中的"取坎填离"之法。再如《温病条辨·下焦·寒湿》第四十二条"《易》曰：水流湿……夫肾之真水，生于一阳，坎中满也，故治少阴之湿，一以护肾阳"；还有《温病条辨·上焦·暑温》第三十条中对清营汤的方论为："故以清营汤急清营中之热，而保离中之虚也。"以上两条一补真阳（坎卦中的阳爻），一救真阴（离卦中的阴爻），皆是由坎离两卦之象而延伸出的治法。可见，吴鞠通对坎、离两卦的重视。

除此之外，吴鞠通还用八卦之象解释方剂与本草。如《温病条辨·下焦》第十五条："名定风珠者，以鸡子黄宛如珠形，得巽木之精，而能息肝风。肝为巽木，巽为风也。龟亦有珠，具真武之德而镇震木，震为雷，在人为胆，雷动未有无风者，雷静而风亦静矣。"八卦中巽卦与震卦五行均属木性，但震木是树干，干的木头；巽木是树根，湿的木头。鸡为巽木，所以鸡子黄得巽木之精，肝脏体阴而用阳，故与巽木相合，同气相求，以息肝风。真武为龟蛇合体，是北方水神，所以龟具真武之德。又因龟甲属金性，故能镇震木、潜阳亢。在自然界中又有"风从雷"之象，所以雷象得镇，自无风起。又因鸡子黄与龟均具珠形，所以名为小定风珠。再如《温病条辨·下焦·湿温》第五十六条对中药硫黄的论述也用到象数学中的卦象来分析："按硫黄感日之精，聚土之液，相结而成。生于艮土者佳，艮土者，少土也，其色晶莹，其气清而毒小。生于坤土者恶，坤土者，老土也，秽浊之所归也，其色板滞，其气浊而毒重，不堪入药，只可作火药用。"

吴鞠通还用卦象阐释病机、治法，或寓卦义于方名之中。如《吴鞠通医案·卷三·脾胃》中有一案例是治疗前医用大黄等阴寒药误下后，致使六腑不通、九窍不和的坏证。吴鞠通在此处就用象数学的原理解释并给出治法，即"六腑闭塞不通，有若否卦之象。按：否之得名，以坤阴长阳消之候，将来必致上下皆坤而后已。坤为腹，故腹大无外。坤为纯阴，初爻变震为复。然则欲复其阳，非性烈如震者不可"。否卦在易学中有痞塞不通、受阻、渠道不畅等意，吴鞠通把六腑不通的现象类比于天地否卦，随着阴长阳消，则否卦的四爻、五爻、六爻的阳要逐渐变成阴爻，而成为坤为地卦的纯阴之卦，若想治此坏证则应使其阳气得复，即把坤卦转为一阳生的复卦，因复卦中的下卦是八卦中的震卦，所以在治疗上应用性烈如震的方药，因此吴鞠通用天台乌药散加巴豆霜来治此证。

再如《温病条辨·上焦·补秋燥胜气论》第八条中治燥气久伏下焦，不与血搏，老年八脉空虚的"复亨丹"，与《温病条辨·下焦·暑温·伏暑》第三十八条中治疗正虚邪居中下、固结不解、攻补难施之危证的"来复丹"，这两个方剂之名也借用复卦之象。吴鞠通对前者的解释为："复亨大义，谓剥极而复，复则能亨也。"因剥卦与复卦互为反卦，又因事物发展到一定程度就会向相反的方面转化，所以卦象也会由阴盛阳衰之剥卦转为阴极阳复的复卦，也是否极泰来之意。而后者方论中有："《易》言一阳来复于下，在人则为少阳生气所出之脏。"因此以上两方均用硫黄补下焦之真阳，取复卦一阳来复之义。

除以上两方之外，吴鞠通还有一个把卦象寓于方名之中的典型方剂天根月窟膏，此方出自《温病条辨·解产难·产后虚寒虚热分别论治论》："为产后及劳伤下焦阴阳两伤而设也，乃从阳补阴，从阴补阳互法。"天根、月窟两词出自邵康节诗中"乾遇巽时观月窟，地逢雷处看天根"一句。天根即地雷复卦，月窟即天风姤卦。在六十四卦方位图中姤卦与复卦分别与乾坤两卦相邻，一为一阴生，一为一阳生。姤为五月之卦象，夏至一阴生，月窟与太极图阳鱼之睛相应，复为十一月之卦象，冬至一阳生，天根与太极图阴鱼之眼相应。二者为阴阳之根，所以从方名中便可看出，此方是阴阳并补，使阴阳交纽者也。

吴鞠通常用易学象数学的思维模式来认知并阐述本草，最突出的当属《温病条辨·上焦》第十六条对清宫汤方中麦冬的药论："盖麦冬享少阴癸水之气，一本横生，根颗连络，有十二枚者，有十四五枚者，所以然之故，手足三阳三阴之络，共有十二，加任之尾翳（任脉之别络，又称鸠尾穴），督之长强，共十四，又加脾之大络，共十五，此物性合人身自然之妙也。惟圣人能体物象，察物情，用麦冬以通续络脉，命名与天冬并称门冬者，冬主闭藏，门主开转，谓其有开合之功能也。"由此可见，吴鞠通把本草之象数与人体之象数相结合，这也体现出象数易学其大无外、其小无内的全息性，从象数学的视角更全面地诠释了本草之功效。

可见，吴鞠通深谙五运六气、九宫八风、六十四卦等易学象数学医算逻辑，并把医算思维应用到中医的理法方药各个方面。正如他在《温病条辨·解儿难》中所云："医也者，顺天之时，测气之偏，适人之情，体物之理，名也，物也，象也，数也，无所不通，而受之以谦，而后可以言医。"医学是术，医算是道，医道之根于天道历数，象数之学根于天道历数。足以见得吴鞠通是十分杰出的对运气学说理解及运用到位的温病大家，首先，他在运气七篇大论（尤其是《素问·六元正纪大论》）的启发下，发展了对新感温病的认识。其次，吴鞠通既肯定运气学说的价值，又不拘泥于其中。他对运气学说的理解与运用全面，不偏不倚参合多种因素，拥有子学的视角与格局，正如他在《医医病书·医非上智不能论》一篇中写道："盖医虽小道，非真能格致诚正者不能，上而天时五运六气之错综、三元更递之变幻，中而人事得失好恶之难齐，下而万物百谷草木金石鸟兽水火之异宜。"此论充分证明了运气学说对温病学的重大价值。

由于吴氏《温病条辨》中有些方证多从叶天士《临证指南医案》整理加工而来，约占 50% 之多，尤其是"暑温""伏暑""湿温"诸篇有关证治，完全脱胎于叶氏医案，故不免引起后世医家的屡屡讥评和诃责，认为其"剽窃叶案""误圣误世"。持此说者如王孟英《归砚录》中言："吴氏此书，不过将《指南》温热、暑湿各案，穿插而成，惜未将《内经》《难经》《伤寒论》诸书，溯本穷源，即叶氏《温热论》《幼科要略》亦不汇参，故虽曰发明叶氏，而实未得其精奥也。至采附各方，不但剪裁未善，去取亦有未当，此余不得已而有《温热经纬》之纂也。"而叶霖更以为甚，著《评著温病条辨》，对吴氏之书逐条点评，多有诋诃。如："此篇湿温，全抄叶氏湿门医案十余条，并未剪裁，惟捏撰方名而已。""疟证十余条，录之《临证指南》者十之八九。"中焦篇85条后评曰："此窃叶氏治湿疟案，捏造方名。而方中半夏加五分，广皮去五分，如此剪裁，与病者获益耶？抑欺世以避剽窃之名耶？"下焦篇36条后评曰："此条叶案，是暑邪劫阴，防其痉厥，治法全在右脉空大，左脉小芤。鞠通窃其法，捏造方名，而不录脉象，忽插入心热神迷，与紫雪丹以清心热，便瞒过后人非叶氏之方，为伊心得，此自条之意也。"其他如"岂剽窃此叶案数条，便谓道在斯乎？陋矣！""此剽窃叶案，杜撰方名""方名杜撰，从叶案中窃来者""此案出《临证指南》，鞠通窃来以欺世者"，等等，此类语句，书中比比皆是。

其实，叶霖诸人之说未免言过其实，厚诬鞠通，吴氏著书立说的态度是严谨认真的，其在《温病条辨》自序中多次表述了其谦虚诚恳的态度："因有志采辑历代名贤著述，去其驳杂，取其精微，间附己意，以及考验，合成一书，名曰《温病条辨》，然未敢轻易落笔。""瑭愧不敏，未敢自信，恐以救人之心，获欺人之罪。""因不惴固陋，黾勉成章。就正海内名贤，指其疵谬，历为驳正，将万世赖之天穷期也。"而且，吴鞠通是在五运六气的学术大框架之下来审视温病瘟疫，这样来看，其对各种病症的定位、定性的准确性、理论性，较叶天士还是有本质区别的。叶天士基本上局限于五运六气的主运主气的圈子里，而吴鞠通则主运主气、客运客气，以及胜复郁发、刚柔失序等都已涉猎，这在当时是难能可贵的。在医道与医术的格局这一点上，吴鞠通胜叶天士一筹。一篇文章、一部书有形神两面，形似神不一定似，神似形不一定似。形似神似，必为抄袭；神似形不似，为普及；形似，神不似，就是原创。不同的人穿几件相同的衣服很正常，难道因为衣服相同，人就必须是一个人了吗？同样一堆砖瓦水泥，有人盖起高楼大厦，有人只是砌了个茅草屋，不能因为都是用了同样的砖瓦水泥，就说高楼大厦与茅草屋是一回事吧！而吴鞠通拿来叶天士的方证只不过是印证而已，格局不同，逻辑不同，相同的事物也就具有了不同的格物属性，即科学性（不只是科学属性），这不是抄袭，这是一种"**上帝视角**"。

学术继承，薪火相传，知识积累，踵事增华。任何一门学说的创新，都离不开前人的研究成果和经验积累，吴氏在叶天士医案的基础上，汲取其精华，并结合自己的五运六气天人观及临证经验，创造性地发展和补充了叶氏之学，为后世温病的辨证论治提供了圭臬，绝不能简单地、草率地认为《温病条辨》是剽窃叶氏余绪，误圣误世。

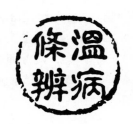

己未篇◎运气证治歌诀

王泰林（1798—1862），字旭高，以字行，别字退思居士，又号九龙山人，江苏无锡人。世居西门外梁溪之坝桥下，故其居名环溪草堂、环溪西屋，书斋名西溪书屋。从其舅父疡科名家高锦庭（1755—1827）学，心无旁骛，穷究医典，上自轩岐，下迄清代诸家，无不精心贯穿，于古书则研求古训，于后人书则必分别疑似，取精去粕。《王旭高临证医书合编》共收王氏医书13种，其中有《西溪书屋夜话录》《薛氏湿热论歌诀》《退思集类方歌注》《医方证治汇编歌诀》《医方歌括》《增订医方歌诀》《环溪草堂医案》《医门要诀》《外科证治秘要》《吴又可温疫论歌括》《温疫明辨歌诀》《葛可久十药神书歌诀》《运气证治歌诀》。

王氏论医，贵在独创。对外感"燥证"，倡导"内燥""外燥""气燥""血燥"之分，制有"内燥宜滋""外燥宜清"的治则，发展了燥证证治法则。对内伤"肝病"，创言以肝气、肝风、肝火为纲，据其"侮脾乘胃，冲心犯肺，夹寒夹痰、本虚标实，种种不同"病理表现，进行辨证施治。定立"治肝三十法"。治肝气有疏肝理气、疏肝通络、柔肝、缓肝、培土泄木、泄肝和胃、泄肝、抑肝、散肝等9法；治肝风有熄风和阳、熄风潜阳、培土宁风、养肝、暖土御寒风、平肝、搜肝等7法；治肝火有清肝、泻肝、清金制木、泻子、补母、化肝等，并附温肝法为7法。另有补肝、镇肝、敛肝3法，无论肝气、肝风、肝火皆可相机参用；末为补肝阴、补肝阳、补肝血、补肝气等4法。法下举证，证后列方药。言简义赅，法备用宏，说他是治疗肝病的楷模，洵属不虚。

宋代陈无择《三因极一病证方论》"五运论""六气论"载方16首，龙砂医家将其单独编辑，阐微释奥，名之"三因司天方"。王旭高取法于"三因司天方"，编撰《运气证治歌诀》，阐释方义，并附"司天运气图歌""司天司地六淫治例"等运气歌诀。

王旭高认为运气学说具有重要价值，但较难掌握，气运变化有异，应灵活运用。王旭高尝言："先圣察生成之数，以求运气者，盖欲因数以占夫气化之盛衰，而示人以法阴阳，和术数，先岁气，合天和也。然而难言之矣，一岁之中，五运相推，六气相荡，运气错杂，而变各不同。如湿挟风而化燥，风兼燥而化凉，火燔亢而生风，湿郁蒸而为热。则阴阳之消息，固难以识其微，而形象之著明，是必有可凭之理。"故其观点鲜明地提出"是故执司天以求治，而其失在隘。舍司天以求治，而其失在浮"。

《素问·至真要大论》说"时有常位而气无必也"，马莳言："有定纪之年辰，与无定纪之胜复，相错常变，今独求年辰之常，不求胜复之变，岂得运气之真哉。"从来天地人三才是相互感应而成正奇之变的，具体到中医辨机辨病，一定要结合天地人之天象、物候、地理、人情之互参，否则机械式定方定病，只会落入俗套，适得其反。王旭高于《运气证治歌诀·总论》中说："假令风木之年，而得燥金年之病，即从燥金年方法求治。发生之纪，而得委和之纪之病，即从委和之纪方法求治。此其道也。若谓其年必生某病，必主某方，真是痴人说梦矣。"此外，王旭高针对"司天运气方"所言："上凡一十六方，不过示人以规矩耳。病有万变，药亦万变，圆机之士，不须余赘矣。"这明确阐述了注重实际运气情况，顺天察运，明究地理高下，体验七情六欲，做到随机达变，因变以求气的运气临证思维。正所谓"人法地，地法天，天法道，道法自然"，欲治人病，当先察地理高下冷暖燥湿，再察五运六气之天运，结合七情六欲、舌脉阴阳、藏象五行所显，才是正确运用运气之方的方法。望、闻、问、切、算者，**此之谓也**。

三因司天方中，六庚年之"牛膝木瓜汤"与六丁年之"苁蓉牛膝汤"组方多有相似，不易区别。王旭高在苁蓉牛膝汤方解中说："此与前牛膝木瓜汤大段相同，但彼因燥盛伤肝，肝血虽虚不甚，故止化肝液，养肝血，便可以却燥。此以肝虚伤燥，血液大亏，故用苁蓉、熟地峻补肾阴，是虚则补母之法也。"寥寥数语，拨云见月。此外，王旭高对部分"运气方"做了增损化裁。如，黄芪茯苓汤（黄芪、茯苓、紫河车、远志姜汁炒、薏苡仁生研、人参各等分，肉桂心）为"凡遇六癸年，伏明之纪，岁火不及，寒乃盛行"所设。陈无择《三因方》原方名"黄芪茯神汤"，王旭高将茯神易为茯苓，并新增肉桂心一味，并说明"心阳衰少，则君火无权，故寒邪得以侵凌而来犯……取意非不善，但不无迂缓之嫌。旭高因僭加桂心一味，以宣导诸药，启发心阳，临症取裁，是所望于君子"。

《素问·至真要大论》详述六气胜复病变治疗大法，以药物气味配伍为核心，创立六淫胜复，司天淫胜之治。如"风淫所胜，平以辛凉，佐以苦甘，以甘缓之，以酸泻之"。王旭高对此运用娴熟。如治钱某脉案间引《素问·藏气法时论》条文，"肝苦急，急食甘以缓之。生甘草（一斤，研末），红枣（一斤）煮烂，去皮核，与甘草打和为丸。每服三钱，开水送下。此人并无表证，又不内热，一月数十痉，服此二料即愈"。

如其治烂喉丹痧"多乃湿热时邪，肺胃受病，发于春夏为多，首用辛凉散邪，继用甘寒化毒，是为大法"。王旭高认为治疗中需"明岁气天时""司令"（司天）运气，三因制宜。治江阴陈某"今交秋季，而贵地（江阴）盛行此证，证虽同于温热，而义则有分"，而"贵地僻处江隅，今岁夏秋久晴少雨，热逼水上之中，郁极则发，湿上甚为热。交秋燥金司令，热胜金燥，邪干肺胃"，王氏针对前医"初用升、葛等之升发，继用芩、连之苦寒"，指出"虽亦有辛凉解散，甘寒清化者，仍用升提苦燥夹杂其中，要未明岁气天时，与病成而变之旨，徒守老成之见，譬犹苦拒剑阁，而寇兵已早渡阴平，同一局也"。其认为"刻下序届秋分，虽当燥金用事，而消残日暑，尚余湿热蒸淫"，乃由"湿邪火炽、邪不外达"，应予"轻清宣化之法"。

王旭高对待运气学说基本观点为"执司天以求治，而其失在隘。舍司天以求治，而其失在浮"，其临床"明岁气天时""相机从事"，抓"时机"，灵活化裁"运气方"，皆体现了王氏一切从临床实际出发，注重运气学说的实用性、指导性和可操作性。

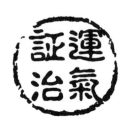

庚申篇◎世补斋医书

　　陆肯堂和陆润庠是清朝的祖孙相传的两位状元，一位是康熙时期（1661—1722）的状元，一位是同治时期（1862—1874）的状元，前后相差189年，隔了五代。在这五代人中，却出了三代儒医。他们就是：陆文、陆浦、陆懋修。

　　陆懋修（1818—1886）是一位儒、医兼通，文学、医术兼备，学术、临证俱佳的医学家，在《清史稿》中，有"陆懋修传"记载其生平，陆懋修的医学著作《世补斋医书》亦被收入《清史稿·艺文志》中。陆懋修是陆嵩的儿子，是清代同治时期的状元陆润庠之父。字九芝，又名勉旃，号江左下工，又号林屋山人，江苏元和（今江苏吴县）人，清代后期著名医学家。陆懋修在医学上多有建树，其学术思想及其成就可以概括为：阐述医理必据《内经》之论，治疗疾病必依仲景之法，对于运气学说和阳明病多有创建发挥。精于临证施治，详于训诂之学。其流传于世的主要医学著作有：《文》十六卷、《不谢方》一卷、《〈伤寒论〉阳明病释》四卷、《〈内经〉运气病释》九卷（附《〈内经〉遗篇病释》一卷）、《〈内经〉运气表》一卷、《〈内经〉难字音义》一卷，共计三十三卷，二十余万言。以上著作合集刊印，命名为《世补斋医书》。

　　陆懋修所撰《内经运气病释》《内经遗篇病释》《内经运气表》是全面研究了《素问》运气与病证及其证治的专著，其对于运气学说的论述主要集中在《六气大司天上下篇》《内经运气病释》《内经运气表》《时节气候决病法》

等书中。《内经运气病释》是《世补斋医书》丛书之一，共九卷，成书于清光绪十年甲申年（1884）。陆氏慨谓医家不知"人在气交之中，即因气交而为病，于古如是，于今如是"！故极力呼吁医者重视运气，认为七篇大论所以不可废也！并将"其藏之箧衍二十年"，反复修改的《病释》草稿进行重新整理，又命其子润庠重加编次，于1884年终于付梓成书。

陆氏注重删繁就简，以归类的方法将运气引发的症状清晰地凸显出来。如对于《素问·六元正纪大论》中的病证，首先展示六气司天之政气化运行和民病特点，而后逐个显示主气的民病特点，从初之气至终之气仅述疾病不涉其他。之后，再论五运太过、五运郁发之民病表现及治则。对于《素问·至真要大论》的病证内容，先分为司天、司地两大类，每一类再分述其主胜、客胜时的症状，如此仅引数十条原文就充分展示出六气司天、司地的病证情况，不会令人在繁多的原文中陷于迷茫。

陆氏的注释简明扼要，以阐释病证机理为主，使医家清晰地认识运气与病证之间的有机联系。如对《素问·气交变大论》"岁土太过，雨湿流行，肾水受邪。民病腹痛，清厥不乐，体重烦冤"句，其首先从五运太过的机理注释："此言六甲阳年，太宫运，土胜水，水受克，水之子木来复也。"而后解释"腹痛，清厥"等症状的病机，他认为："土邪伤肾，既脾志不舒，而心肾亦不交也。"至于"甚则肌肉萎，足痿不收，行善瘈，脚下痛"，他分析"此土邪有余，脾经自病，发为痿痹也。脾司肌肉者也"。为何"饮发，中满食减，四肢不举"？乃"土气太过而水气不行也"。而"腹满溏泄肠鸣，下甚"则由于"土盛水衰，水气伏而土气独行也"，以及"此水为土克，而水之子木以风气复之也。木复而土病，始则有余而侮，继则侮反受邪，故土自病而利不止"。对于这一系列的病证，陆氏均运用运气理论进行病机分析，从其寥寥数语的注释中，可见其深谙运气的理论功底，诸如太过、不及、乘侮、胜复、郁发、子复母仇等，运气的名称像是随手拈来，运用得如鱼得水，要言不烦。

陆氏对《素问》遗篇《本病论》《刺法论》的病证也有独到之见。他发现《素问》不见"疫"字，而《素问·六元正纪大论》中初之气、终之气皆"有病温厉者"，其病"远近咸若"的症状，其实就是疫病的特点。但"后人之不识何病是疫，且竟以温热病为疫者"。陆懋修对于瘟疫的认识，是依据《内经》"五疫之至，各随其所值之年，由伏而发"之说，认为治疗瘟疫应当"尽于木郁达之，火郁发之，土郁夺之，金郁泄之，水郁折之五法"。陆氏认为,《内经》之言疫,当在"刺法""本病"二篇中。"《素问》不见'疫'字,以'刺法'、'本病'二篇之遗也"。而后人不解其义,竟以此两篇阙如而不言之,故而《内经》言疫之法失传。他认为以此两篇所论五疫,"真是论疫之原,不可不并为之释意"。"今特附某于病释七篇之后,以明欲辨瘟疫者,亦甚赖有此两篇也",对此,陆懋修考证诸书,旁征博引,写成《〈内经〉遗篇病释》一卷,与《素问·六元正纪大论》"五郁证"相表里,论述疫疠之由。

《时节气候决病法》详细论述了六气,并分析了风寒暑湿燥火合离兼化的孰轻孰重,以及它们之间的转化关系。对于疫病方面,重视《素问·遗篇》,认为《刺法论》《本病论》是论疫之源,强调了"三年化疫"理论。如其在"火疫解"中说:"戊与癸合为火运,上戊则下癸。戊申戊寅刚火之年,少阳主政,其司地则厥阴。癸亥癸巳柔火也。中运天英火星抑其上年地右,燥金不得升为本年之天左。燥金不升则上年司天之太阴不退位,而本年司天之少阳亦未得迁正,在下癸火之柔不得上合戊火之刚,而反以丁木之司天。临癸火之司地,则上丁下癸不和火运,虚水胜火土又复水,不独戊失守,癸亦失守。后三年,化成火疫,甚则庚戌、庚辰微。则辛亥,辛巳火疫至矣。若更遇上年司地之壬戌壬辰不退位,则癸巳柔火之化不正,于下有戊无癸,刚干孤立亦为不胜土复,三年后必作火疠。"其认为疫病之作,由于三年前运气升降失调,不迁正,不退位而引起。

书中除运气内容外,专设"木疫解""火疫解""土疫解""金疫解""水疫解"五条,详细地论述了运气所造成的疫疠,弥补了《内经》有关疫疠方面内容之不足;分述木火土金水五疫的推算、运气机理;特别注重解释瘟疫的发生主要见于运与气之间阴阳刚柔关系失调的关系,即上一年的司天之气未退位,而本年的中运出现胜气,上下气运的位置相错,气运"失守",是"天运化易"、气候异常,这为瘟疫流行创造了气候条件,往往在此后3年左右可暴发瘟疫。他批驳某些注家"不解此篇本是论疫,本不是论寻常温热,遂日以为诞而毁弃之"的错误做法。

陆懋修对"大司天"理论的认识和阐发,亦是"本于外曾祖王朴庄先生"。王朴庄认为,天之大运加临于地者,变化难测,地之大气感受于人者,切近易明,于是根据《素问·天元纪大论》"天以六为节,地以五为制……五六相合,而七百二十气为一纪,凡三十岁;千四百四十气,凡六十岁而为一周"的理论,结合《内经》五运六气学说,提出了大气司天的观点及其推演方法：以 365 年为一大运，60 年为一大气，五运六气迭乘，满 3600 年为一大周，以分析大气候周期变化。其中，尤以 60 年大气周期为重，前 30 年为司天，后 30 年为司地，依三阴三阳次序，依次更迭，分析六气气化周期规律。王朴庄并没有对大气司天作专篇的论述，只是在《伤寒论附余·卷二·寒疫》中运用大气的变迁分析了苏东坡所推崇的圣散子方治疗疫病 **"所全活不可胜数"** 到 **"杀人如麻"** 的迥异结果，及大气变迁对各家学说形成的影响。

陆懋修在《文》十六卷中，作 "六气大司天" 上、下两篇，对大气司天的理论进行了介绍和阐发；其文后更附有 "三元甲子考"，对自黄帝八年第一甲子下元至同治三年七十七甲子上元的三元甲子做了考证。至此，大司天理论才始得彰显，亦开始为后世医家所关注。陆懋修曰 **"余因公之言，作大司天论，两篇推阐前后，使人易晓，以不没公之苦心"**，其传承、发扬之心可见一斑。

陆懋修以广义论伤寒，伤寒统温病，气化论伤寒，阳明辨温病，及其 "大司天" 论等基本学术观点，皆与王朴庄有着直接的渊源关系，正如其所言 **"余之私淑于公久矣"**。在《校正王朴庄伤寒论注》十二卷书中，尤其《伤寒例新注》《读伤寒论心法》《迥澜说》《时节气候决病法》等书，也是陆懋修循王朴庄五运六气解仲景伤寒之路，进一步阐发仲景伤寒之五运六气的力作。陆懋修认为，张仲景《伤寒论》取法于《内经》，与《素问》六经、热病及五运六气之论有着很深的渊源关系，**"仲景之圣，亦惟取法于《内经》而已。则苟欲治病，《内经》故不可不读"**，**"莫若揭此七篇（运气七篇）病因治法，以求六经病所由来，而六经之何由而病，病之何由而治，即可以《内经》之言名仲景之法，并可以知今人之病无一不出于《内经》之言"**。

陆懋修认为：**"善言天者必应于人，善言古者必验于今。人身一小天地，天地之生长收藏备于人身，人身之盛衰虚实同于天地。论司天固足以明天道，即不论司天而人在气交之中，即因气交而为病。"** 他研究运气学说的目的，是为了明确天地自然变化的规律，进而探求人体与之相应的发病规律和防治原则。陆懋修全面系统地继承了《内经》中有关运气的学说，并在此基础上有所发展。他在深入研究了《内经》运气学说的基础上，继承王朴庄的大司天观点，提出了 "六十年一气之大司天" 的理论。说明在一定的时期内，运气的变化是有规律可循的，根据运气的情况，可以推断出在此期间疾病的发生规律以及预防治疗原则。

他运用这一观点对张仲景、刘完素、李杲、朱震亨、王海藏、张介宾、吴又可、周禹载等多位医家的学术观点和证治原则加以论述，指出他们之所以在学术上各有偏重，其根本原因在于"前人治法各从岁气"，"补泻温凉，各随其运"。"设以守真而遇湿寒决不偏于寒凉，东垣而遇风燥决不偏于温补，丹溪而遇寒湿决不偏于清滋。乃读其书不论其世，因而不知其人。辄谓如某者偏于凉，如某者偏于温。孰能知法固非偏，而不善用其法者之自涉于偏哉。此无他，皆坐不讲司天故也。"陆氏对于运气学说的发展，特别是"大司天"（详见本书"大司天"章节）观点的进一步延伸，是有其亲身体会和临证基础的。在其著作中，记载了他根据运气变化治疗疾病的一些病案，以此说明运气学说在临证中的作用。仅此一节，可见陆懋修学以致用、超出前人之见地。

王朴庄受张遂辰、张志聪六经气化学说的影响，将标本中气理论与伤寒六经辨证相结合，以理解、解释与辨治伤寒六经病证。其在《伤寒论注·卷一》《读伤寒心法》中，提出了"六经提纲，令主气化""六经提纲，令取气化"的论断，是陆懋修"六经提纲，皆主气化"思想的直接来源。王朴庄在《读伤寒论心法一卷》中论言："六经之气本也，三阴为阳标也。阴阳之经，相为输应，则中气也。如太阳以寒水为本，寒水以太阳必标，太阳以少阴为中气，少阴亦以太阳为中气也。凡六经提纲，令主气化之动处言之。"陆懋修继承这一学术观点，以气化立论，用标本中气理论将六气与六经联系起来解读伤寒六经病提纲，并提出："凡六经之分，在寒水、燥金、相火、湿土、君火、风木之六气，不仅为足六经手六经也。"

运气之学，非图不明。前人注《内经》者每于义难晓处，间辅以图。宋·刘温舒《素问入式运气论奥》为图二十有九。明·张介宾分经为类，谓之《类经》，为图四十有八，附以论说致为详赡。惟图说愈火，卒业愈难，况且还有不能图而宜于表者。陆氏感慨五运六气推算之复杂、烦琐，认为还是用表格的形式比较简明，而且不宜太多，将《内经》中运气推算、演绎的方法，用简易的表格展示，有助于较好理解运气之玄妙。故在《内经运气表》中只作十三表，简明清晰，"但期于民病之因乎气交，及气交之所以为治，便于检查而止"。十三表有：五气经天表第一，五行化为六气表第二，五运合五音太少相生表第三，司天司地左右间气表第四，阴阳五行中运年表第五，六政六纪上中下年表第六，客气加临主气年表第七，五运齐化兼化表第八，天符岁会年表第九，运气中上顺逆年表第十，六元本标中气治法表第十一，五行胜复表第十二，司天司地胜复补泻合表第十三。诸表分类清晰，纲目细致，对于阐发经义很有帮助。

毋庸置疑，《内经》运气学说中无具体方药。为了呈现给医家运气病证的诊治方法，陆氏在《内经运气病释》中，从陈无择《三因极一病证方论》中取 16 个运气方剂，又摘录清·缪问的《三因司天方》对方剂的分析，作为本书的补充。《内经运气病释》以运气理论分析方义，其引陈无择三因方的运气司天方治疗，用运气理论进行方解，如论陈无择三因方五味子汤、陈无择三因方麦门冬汤、陈无择三因方黄芪茯神汤、陈无择三因方附子山萸汤等。论述运气与病证的关系时，其用了大量篇幅对运气与病证的关系作了详尽的论述，如对"太阴之复"的论述，"此言土气先受木制而既乃复也。民病体重中满食饮不化，此土邪盛而自伤同气也。胸中不便，饮发于中，咳喘有声，此阴气上逆，脾湿侵肺也。头顶痛重而掉瘛尤甚，此湿在三阴，筋脉濡燠也。呕而密默，唾吐清液，此寒湿内动也。甚则入肾，窍泻无度，此土邪传肾，肾开窍于二阴，而门户不要，水泉不藏也。"本书主要价值在于通过对陈无择运气三因司天方的方解，对方剂学研究有较大意义，其对于运气与病证关系方面的论述对临床有参考价值。

《世补斋医书》续集亦为陆懋修校刊的医书，共 4 种，二十五卷。由其子陆润庠刊于 1910 年。包括《重订傅青主女科》三卷，《重订戴北山广温热论》五卷，《重订绮石理虚元鉴》五卷，《校正王朴庄伤寒论注》十二卷（原书六卷，另六卷包括王氏所撰《伤寒论附余》二卷，《伤寒例新注》《读伤寒论心法》《迴澜说》《时节气候决病法》各一卷）。陆懋修还著有《金鉴方论》《太阳寒水病方说》《仲景方汇录》《水饮活法》《医林琐语·世补斋杂缀》《随笔所到》及《陆九芝采药第三图》等，另外还有《岭上白云诗集》等文学著作传世。

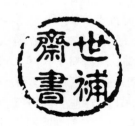

辛酉篇◎时病论

雷丰（1833—1888），清末医家，字松存，号少逸、侣菊，浙江三衢人，祖籍福建浦城，自幼随父迁居浙江三衢。遵从《内经》之学，历览诸家医书，著《时病论》8卷。雷氏推崇《内经》五运六气理论，全书以运气理论为基础，将伤寒、温病、疟痢等外感病统一起来，形成了较为完备的中医外感病新理论体系。雷氏辨外感尤重时令，认为这类疾病的发生主要与时令主气有关，曰："医者之难也，而其最难者尤莫甚于知时论证，辨体立法。"因忆先君尝谓丰曰："一岁中杂病少而时病多，若不于治时病之法研究于平日，则临证未免茫然无据。"丰谨志之，耿耿不忘。

《时病论》成书于清光绪十一年（1885），整本书都与五运六气密切相关。因一年五运六气合行，而终一岁，主运主气，岁岁皆然，客运客气，年年更换，故其以为时医必须明了六气的变化，知何为不正之气，既胜气复气，正化对化，从标从本，必按四时五运六气而分治之，且防其何时而变，决其何时而解，随时斟酌；并指示后学"先熟此有定之常，然后审其无定之变"。

《时病论》的附论中，雷丰专门撰写"五运六气论"一篇，表明研究运气学说对于外感病防治的重要性。文中说："时病者，乃感四时六气为病之证也"，"治时令之病，宜乎先究运气。经曰：不知年之所加，气之盛衰，不可以为工也。戴人云：不读五运六气，检遍方书何济。由是观之，治时病者，可不知运气乎！近世之医，皆谓五运六气，与岁多有不应，置之弗习，是未达夫天地之常变也。常者如君火相火司令则当热，寒水主政则当寒，变者如当热反寒，当寒反热之类是也。五运六气之主客，司天司地，太过不及之大概。"雷丰指出，用运气学说预测气候变化虽然不可能百分之百准确，但是五运六气学说揭示的自然规律却是客观存在的，这对于研究外感病的发病和辨证施治很有帮助。个别医家认为运气学说没用而主张废弃，那是由于他们没有领会运气学说的精神，即掌握五运六气变化的"常"与"变"。因此，他又指出"在学者，先宜熟此有定之常，然后审其无定之变可也。倘欲深求底蕴，再考《内经》，慎毋惑于飞畴运气不足凭之说耳"。

治疗时病要先研究运气。关于"时医""时病"，其认为"夫春时病温，夏时病热，秋时病燥，冬时病寒，何者为正气，何者为不正气，即胜气复气，正化对化，从本从标，必按四时五运六气而分治之，名为时医"，"治时令之病，宜乎先穷运气"。雷氏还对当时医者不学运气学说的做法提出批评，认为是未达天地之常变，而应该"在学者，先宜熟此有定之常，然后审其无定之变也"。雷丰对时病的辨认和治疗十分强调知时，明确指出知时令是识病之关键、论治之前提，知时即正确掌握一年四季温热凉寒的变化、二十四节气的更换以及五运六气的流转运行规律等，所谓"治时令之病，宜乎先穷运气"，"必按四时五运六气而分治之"是雷氏学术思想体系的核心和基础。

雷氏曰："医道之难，莫甚于**知时论证**，辨体立法。盖时有温热凉寒之别，证有表里新伏之分，体有阴阳壮弱之殊，法有补散攻和之异，设不明辨精确，妄为投剂，鲜不误人。"故其根据每年主运客运，主客加临，司天司地，岁之太过不及之理，将时令湿病别为三类：一是正令之时病。即《内经》"秋伤于湿"乃在大暑至白露之间，为四之气，属太阴湿土主令，此时若因居湿涉水，雨露沾衣，或冒雾露，云瘴山岚，或阴天淫雨，晴天湿蒸，过食茶酒瓜果或伤生冷，感之则为伤湿、冒湿（湿阻）、中湿、寒湿、湿热、湿温。二是兼夹之湿病。因土寄旺于四时之末，常随五气兼化，故四时皆有湿病，若"春雨潇潇，夏雨淋淋，秋雨霏霏，冬雨纷纷"，感之则为风湿、霉湿、秽浊、暑湿。三是伏气为病。若感湿邪，当时不病，过秋而发，则为湿泻、湿疟、咳嗽。可见其用心良苦。其曰："春时病温，夏时病热，秋时病凉，冬时病寒，何者为正气，何者为不正气，既胜气复气，正化对化，从本从标，必按四时五运六气而分治之，名为时医。是为时医必识时令，因时令而治时病，治时病而用时方，且防其何时而变，决其何时而解，随时斟酌，此丰时病一书所由作也。"可见，该书是以运气理论为基础所著成的一本温病书。

雷氏运用运气理论，知常达变，对时病的分析细致入微，很有见地。如对秋燥的分析，其认为"推六气之中，燥金主气，自秋分而至立冬。喻嘉言以燥令行于秋分之后，所以谓秋不遽燥，确与气运相合也。沈目南语云：'《性理大全》谓燥属次寒，奈后贤悉谓属热，大相径庭……深秋燥令气行，人体肺金应之，肌肤干槁而燥，乃火令无权，故燥属凉，谓属热者非矣。'丰细玩之，诚非谬也……大寒至惊蛰，主气风木；春分至立夏，主气君火；小满至小暑，主气相火。此年年之主气，千古不易。由是而推，则燥金之令，确在乎秋分而至立冬，而秋分以前之白露、处暑、立秋四十五日，犹是湿土之气，岂可误为燥气乎？"又言："六气之中，为燥气难明。今人治燥，动手非沙参、玉竹，即生地、二冬，不知燥有胜气、复气、在表、在里之分，如杏苏散，是治燥之胜气，清燥救肺汤，是治燥之复气，滋燥养营汤，血虚外燥者宜之，蜜煎导法，液亏里燥者宜之。一偏滋补清凉，非法也。"可见，雷氏是在运气学说的指导下来研究讨论时病产生、发展、转归及防治规律的。

关于外感病证发病节气差异，《时病论》多有论述。例如：同样是秋季发生的外感病，雷丰指出"伏暑""秋暑"发生于立秋之后的初秋时令；"伤湿""中湿""冒湿（湿阻）""湿热""寒湿""湿温"等病证多出现在秋分之前，大暑至白露节气，正值太阴湿土主气；"秋燥"常发生于秋分之后、立冬之前，此时阳明燥金主气。时令节气对外感病发病类型的影响，溯其根还是以运气学说为依据的。因为每一年中六部气的划分就是以节气为分界，如大寒、立春、雨水、惊蛰属于初之气，春分、清明、谷雨、立夏属于二之气等。而且雷氏从节气上将"秋伤于湿"和"秋伤于燥"作了区分："湿气在于秋分之前，燥气在于秋分之后。"即秋分之前的大暑到白露的长夏季节为主气湿土司权，秋分至立冬主气燥金司令，并附秋燥一病于秋时新感，从而统一了秋伤于湿与秋伤于燥的两种对立说法。《时病论》认为如果五运六气学艺不精，不能在知常之下明其变，便会妄言说其不应。

关于伏气时病为"感邪后发"，可分为两类：冬受寒气，伏而不发，郁久发热，等来年春分之后，阳气弛张，伏气自内达表；六气袭人，伏而不发，随四时六气更换，再感新邪，触动伏气而发。同一季节，因不同的气候变化，对疾病发生发展的影响不同，且邪犯部位的深浅不一致，感邪后发作的时间又有先后之别，故在治疗上要因时制宜，按四时五运六气分治的分类方法，并应多层次地知时令识病，知时论证，按时分病。因不拘寒温之分，故《时病论》克服了历来寒温对立之局限。

雷氏认为无论春夏秋冬，每个季节的时病均分为新感和伏气两类。四季新感时病均为感邪即发病，又因运气的胜复而有所变化；四季伏气时病为感邪后发之疾，详见前述。如春季新感包括受风而发的伤风、冒风、中风，及夹邪而起的风寒、风热、风湿，以及感非时之气的寒疫等病，余则类推。《时病论》对风、寒、暑、湿、燥、火等六淫的伏气病证也皆有论述：如春温、风温、温病、温毒，晚发为冬之伏寒化温；飧泄、洞泄、风痢，为春之伏风发于夏秋之际；伏暑、暑疟、风疟、寒疟、湿疟、温疟、瘅疟、牝疟等病证，因夏之暑邪伏留，至秋复感凉风，暑与风凉合邪为病；秋之伏气至冬季发为咳嗽，雷丰称为"伏气咳嗽"，分燥、湿两种，干咳因体内有伏燥，痰嗽因体内有伏湿。

这种辨证方法既不以伤寒统温病，亦不舍伤寒而求温病；既不单独刻板地遵照六经辨证、卫气营血辨证、三焦辨证中的任何一者，而且又不排斥三者。他的特点是平等地看待风、寒、暑、湿、燥、火六气，认为外感病的治疗当从分辨六气入手，其致病因素不仅只有寒、温二邪，因而创建了四时五运六气为纲目的外感病辨证体系。雷丰认为："*道先论病，论其常也；其次治案，治其变也。窃谓能知其常，而通其变，则时病不难治矣，所望知时者……*""*时医必识时令，因时令而治时病。*"其关于五运六气主运主气所致时病的基本观点是"*一岁中杂病少而时病多*"。

为了证明六气致病的重要性，雷丰专撰一篇《伤寒书统治六气论》，借助经典的力量来转变人们对寒、温的偏见。他说："张仲景的《伤寒论》中已经包含了治疗风、寒、暑、湿、燥、火六气外感病证的方法，并非仅为寒邪而设。例如，首列桂枝汤以治风，又有白虎汤以治暑，五苓散以治湿，炙甘草汤以治燥，大小承气以治火。这些内容表明《伤寒论》是统治六气外感病证之书，而后人误认为专治寒邪，那就大错特错了。"这也还原了仲景方术的本来面目。

雷丰对外感病的辨证，始终围绕六气变化为中心，根据患者发病时间，分析风、寒、暑、湿、燥、火六气的太过与不及，再结合患者的临床表现，时令与病症相互参照应证，作出最后的诊断，然后依据六气五行更胜的规律确立治法，选择方药。当损则损，当益则益，不可拘泥于某病必用某方，某方必治某病。"方使人规矩，法令人巧"，分四时立论为目，体例简洁独特，逻辑严密。对外感病的辨证，其提出多层次、多方法的知时论证，按时分病，共列四时之病七十二种以应七十二候，自拟治法六十种以应六十甲子，提倡以法统方，拟用诸方皆以法名之。春时病温，夏时病热，秋时病凉，冬时病寒，必按四时五运六气而分治之，因时令而治时病，治时病而辨证地应用书中的六十法，并随时斟酌，防其随时而变，决其随时而解，其中寒热并用、透泄结合、攻补兼施之法众多。尤其是寒温合论的学术思想的提出，避免了历来伤寒学派与温病学派在治疗学上的论争，可以说雷少逸的《时病论》构建了全新的外感病分类医算治疗体系。

总之，雷丰论述的外感病，不论是新感还是伏气病证，都不仅仅局限于伤寒或温病，而是涉及六淫病邪的其他几种。雷丰关于寒温问题的观点是鲜明的：他主张寒温统一，而不偏于寒温中的某一者；统一寒温的方法是从风、寒、暑、湿、燥、火等六气入手分析外感病的成因，并创建外感四时五运六气辨证体系。雷丰将运气学说与临床实践紧密结合，完善了外感四时六气的辨时论治体系。从这个意义上说《时病论》是一部从临床角度发挥《黄帝内经》五运六气医算体系的成功之作。

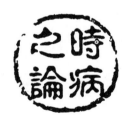

壬戌篇◎本草问答

　　唐宗海（1846—1897），字容川，四川彭县三邑人。唐氏医学著作宏富，主要有《中西汇通医经精义》《医易通论详解》《血证论》《医经通解详谈》《六经指髓》《痢证三字诀》《伤寒论浅注补正》《最妙眼科方》《金匮要略浅注补正》《本草问答》《医学见能》《医易通说》与《六经方证中西通解》等。其中《医易通说》，全书二卷，又名《医易通论新解》。唐氏认为人身脏腑本于天地阴阳，而发明天地阴阳者，莫备于《易》，西学中的窥测算量、光电化热、气机制造之理，亦皆具于《易》中，虽说医《易》，亦将西学汇通其中。上卷论太极、两仪、四象、先天八卦、天干地支；下卷论后天八卦、八卦方位取象、人身八卦、辟卦、月候、序卦、杂卦、爻位等。所论内容多与中医的病因病机、病症联系，将医与易结合。圣人借医明《易》，而唐氏则因易知医。

　　本书第一问即治病原理："药者，昆虫土石，草根树皮等物，与人异类而能治人之病者，何也。"回答是"凡物虽与人异，然莫不本天地之一气以生"。不同的是"物得一气之偏，人得天地之全"。这正是"运气九篇"中的"力化"概念。"设人身之气偏胜偏衰，则生疾病，又借药物一气之偏，以调吾身之盛衰，而使归于和平，则无病矣"。用药治病的实质是"假物之阴阳以变化人身之阴阳"，所以神农用药治病。在治病原理上，中医治病与西医治病的比较：神农尝药，以天地五运六气配人身五脏六腑，审别药物的性味而治百病，可谓精详。近出的西医全凭剖视，攻击中医未见脏腑，无凭据地托空用药。唐氏认为不然，西医晚出故必解剖方知脏腑，而中国的古圣早已定出五脏六腑之名，神农创医药时，早已经过剖视，洞见脏腑，亲见脏腑才能定出其名。且西医剖视的缺点是"只知层次而不知经脉，只知行迹而不知气化"，远不及古圣之《内经》《本经》。中西医用药与试验的关系：西医用药全凭试验，中医以气味配脏腑，不如西医准确？唐氏曰："神农尝药定出形色气味、主治脏腑百病，丝毫不差，尝药即是实验，岂待今日始言试验。"

为何药之分表里上下者，又有升降浮沉之别？对于主圆运动，升降沉浮就是二十四节气的轮替往复。对于客圆运动，升降沉浮，升者，左间也；降者，右间也；沉者，司地也；浮者，司天也。唐氏认为升降浮沉之理，出于天地阴阳，"此本于天地之阴阳也，本于阳者以气为主，故升而气浮，能走上焦，以发表；本于阴者，以味为主，而内行下达，能行里达下焦"。《内经》有"天食人以五气，地食人以五味"，即气本于天，味成于地，本于天者亲上，本于地者亲下，即是药物的升降浮沉之理。不过，同是升药又因形味不同而有区别，唐氏曰："夫降而沉者，味必苦，质必重。降而散者，味必辛，气必香。降而渗利者，味必淡，气必薄。降而攻破者，味必厚，气必利，功兼破血，乃能攻积。"葶苈子、杏仁、厚朴、枳壳虽同为降气之药，但因其色味不同而归经亦不同。葶苈子、杏仁，色白属金归肺；枳壳为木实，味比厚朴稍轻，故理胃气，厚朴为木之皮，味比枳壳更重，故理脾气。

五味是中药理论的重要内容，唐氏对五味的论述，有其独到之处。五味为酸、苦、甘、辛、咸，分别归属于肝、心、脾、肺、肾，唐氏认为药味理论须遵循物极必反之理。譬如，苦者火之味，而苦味极者，反得水之性，则不补火反泻火。如辛得金之味者，不得金之收性，反得散性；木之性散，而其味酸，反主收敛；咸得水之味者，反得火之性，均为味不变而性变，此即物极必反、相反相成之理。惟有土之甘味例外，甘为土之味，因土主中央，运四旁，味之甘者正归脾经，而兼苦、兼酸、兼辛、兼咸者，为甘之兼味，而兼入四脏。唐宗海的五味论实际上正合《汤液经法》关于药味体用之旨，也是"至真要大论"中关于五运六气生克制化、胜复郁发的四性五味配伍原则。

苦味：五行属火，与心相配，与夏季相应。苦为火之味，理应补火，而味之苦者，均不补火反能泻火。唐氏认为"物极则复，阳极生阴"。从卦象看，离为火，而离卦之中爻是阴爻，是离卦中含坎水之象，凡药得火味者，亦即中含水性而能降火。如黄连之味甚苦，故正入心经以泻火。栀子味苦而像心包，故泻心包络之火。连翘味苦且壳空正像心包之形，其质轻扬，故轻清上达，可清心与上焦头目之火。黄芩味苦，中多虚空有孔道，人身三焦是行水之孔道，主相火，故黄芩主清相火。龙胆草味苦而坚涩，兼水木之性，故泻肝胆之木火，其根多而深细，故兼降利之性。大黄味苦，形大而气烈，故走脾胃，下火更速。黄芩、黄连、大黄、栀子均为黄色，栀子还是黄色的染料，泻火之苦药，为何其色多黄？黄氏认为，黄者为土之色，五行之理，成功者退，正好说明，火生土后，火气退灭而变土之黄色。卦象上，离卦之火气退，只剩下中含之水，故苦味之药皆含水性而主退火。若苦味之药色不黄，则又有兼性，如牡丹皮色红味苦，则清心火而行血；青黛色青味苦，则清肝火而息风；天花粉色白味苦而有液，泻火力轻而入胃生津力重；玄参色黑味苦而有液，泻火之功少而滋肾之功多。

辛味：五行属金，与肺相配，与秋相应。金为秋天之味，金主收，辛味理应主收，但实际上辛味之药主散而不主收。唐氏认为"凡药气味，有体有用，相反而实相成。故得金之味者，皆得木之气，木气上达，所以辛味主散而不主收"。例如，薄荷辛而质轻，气浮轻扬，气浮而走皮毛，故能散风热，扬则气升而上头目，去风热。荆芥性似薄荷，能散皮毛风邪，而质比薄荷略沉，故能入血分，散肌肉风邪。辛夷在树梢，性极升，味辛而气散，故能散脑与鼻间之风寒。细辛形细色黑，故入少阴肾经，味大辛，故能散少阴经之风寒，而少阴为寒水之脏，寒则水气上泛，故细辛可温化水饮。羌活与独活味辛气烈，根极深长，得黄泉之水气而上升，象人身太阳经脉，故入太阳经，散头顶之风寒邪气。独活色黑，故兼入少阴，引邪外出达于太阳，能散背脊之风寒。同一辛味，又有根、子、叶之不同，视其升降轻重之性，主治有别。如紫苏色紫入血分，味辛气香，能散血分之风寒；而苏枝四达，则散四肢，苏梗中空有白膜，则散腹中之气；苏子坚实，则下行而降肺气。桂枝色味同于苏枝，但桂枝较坚实，所以桂枝兼能走筋骨，而苏枝只能走肌肉。唐氏认为，得辛味者，皆具木之温性。如桂枝是木，恰得温性，而为温肝正药。吴茱萸、小茴香皆得辛温木之气。天台乌药是树根，辛温归下焦。小茴香是草子，子熟落地，凡子之性主下降，故能温下焦胞宫与膀胱。补骨脂、韭菜子色黑而辛温，黑为肾水之色，子又主下降，故二物皆能温肾。附子为根，色纯黑而味辛烈，但从下焦扶补阳气。

酸味：五行属木，与肝相配，与春相应。木之性散，为何相配属的是酸味，而主收敛？唐氏认为，此亦相反相成，金木交合之理。即得木之味者，皆得金收之性，所以味酸，皆主收敛。五味子主咳逆上气，因肝寒肝热均可使胞宫冲脉之气上冲于肺，而为咳喘，五味子酸敛肝木，使木气敛而不上逆，免冲上为病。五味子酸而质润，囊大中空，其性轻浮，故敛肺生津。五倍子酸涩，为倍子蚜虫刺激盐肤木生出的虫瘿囊壳，性更轻浮，故专入肺不入肝。白芍根微酸，能敛肝木，降火行血。山茱萸味酸质润，得木气最厚，故专入肝而滋养阴血。酸味可以收敛，还能生津。唐氏认为，津生于肾而散于肝。木能泄水，子能发动母气，酸味引动肝气，故能使津散出。酸主收敛，而酸之极者为何又能发吐？唐氏认为，物上极则下，物下极则反上，凡吐者，必挟肝木上达之气，乃能发吐，因而导之使吐，亦必引肝气上行，才能吐。催吐药白矾、胆矾，由极酸变为涩味，使肝气收敛过急反而逆上发吐。

　　咸味：五行属水，与肾相配，与冬相应。按照以上逻辑，咸得水之味，当得火之性？如火硝咸甚，凡为火之性，故能燃烧，是为水中之火。食盐太多，马上发渴，即是走血生热的明证。大咸能助火升发，唐氏列举养雄猪者必饲养以盐，才能助发命门之火，多御牝猪。尿煎作秋石，其味大咸，只能助发命门之火，是壮其阳非滋其阴，所以服秋石者，往往阴液枯竭而得痨瘵之疾。得水之味而具火性者，就如坎卦中的阳爻，为水中之火。虽水味之极变为火，咸味之平者仍具水味。秋石为童便锻炼已甚者，故反为火性，而童便为咸之平者，本能滋阴。昆布海藻生于水中，味微咸，而具草木之质，秉水木二气，能清火润肝木。寒水石，得石之性多，微咸而不甚，且此石之山，生水流泉，故寒水石纯具水性，而能清热。芒硝咸味虽重，但未到咸极，故仍具寒水之性，而能力大下火。故味之平者，不离其本性，味之极者，必变其本性。就如上所述，微苦者有温心火之药，而大苦则反寒。微咸者，皆禀寒水之气，大咸则变为热。

　　甘味：五行属土，与脾相配，与长夏相应。唐氏人为，味之甘者归脾经，甘之味平而不变，无味极而反之理。甘为脾之正味，故味纯甘者归脾经，若兼苦、兼酸、兼咸、兼辛者，均为甘之兼味，则兼入四脏。如甘草纯甘，能补脾之阴，益胃之阳，生用熟用均可，又可和合诸药。山药色白，味甘而兼酸，故能补脾而兼入肝肺。白术甘而苦温，故能补脾温土。苍术甘而苦燥，故健胃燥湿。黄芪味甘而气盛，故补气，荠苨甘而有汁，能生津。莲米味甘涩，补土涩精止利。鸡头米甘味少而涩味多，收涩肾经止泻利。赤石脂味甘而黏涩，能补土止泻利。禹余粮甘而微咸，补土止利，入肾涩精。黄牛肉甘温，大补脾胃。羊肉甘而有膻气，得木之气，补脾兼补肝。猪肉甘而兼咸味，乃得水之寒性，可滋脾润肾。诸果之中，大枣皮红肉黄，皮辛肉甘，纯补脾胃。梨甘而富含水津，故润脾肺。荔枝味甘酸，温补脾肝。总之，五味之中，惟甘味性不变，甘味皆入脾，因其兼味而入别脏。

药有以天时名者，是否以时为治？唐氏认为，以天时命名者，如夏枯草、款冬花、冬虫夏草等，秉时之气厚，其功效与所成之时气有关。如夏枯草生于冬末，长于三春，正得水木之气，至夏则枯，木当火令，其气退谢，故能退肝胆经之火。款冬花，生于寒冬冰雪之中，名钻冻，其花从根发，乃坎水中含阳之象，所以能引肺中阳气下行而有润肺降火之功。冬虫夏草，冬至生虫，经春夏虫长寸余，夏至一到，钻入地中，头上生苗，长至秋分后，草有三寸，秋后微雪时，雪中数寸无雪处，虫草在其中，虫草能化雪，知其性纯阳，夏至后入土，阳入于阴而生苗，乃阳入阴出之象；所以补下焦之阳者用其根，补上焦之阴者用其苗。半夏虽生五月，但其根成于秋时，得燥金之气，故能降气化痰。而麦冬、天冬、忍冬、冬青（女贞）者，皆凌冬不凋，秉寒冷之气，故天冬麦冬能清肺金，忍冬能清风热，冬青子入肾滋阴。故秉时不同，药效各异。

唐氏汇通中西之说，阐明六气之由来。六气之名，为风寒湿燥火热。六气之不同，概括地说，"火者地之气也，热者天之气也，寒者天之气也，湿者地之气也，风者阴阳相应之气也，燥者阴阳消耗之气也"。

风者阴阳相应之气：现代科学认为空中之气有冷热两种，是产生风的原因。小到一室之中，可看出成风之理，门之上下各有一孔，若于室中加热，则上孔之气必外出，下孔之气必内入，于是成风。且风有两种，即自冷处吹向热处之风，与自热处吹向冷处之风。天地间之风亦如此，南北两极常冷，两极之风吹向热带去，热带之风又吹向两极去，循环不已。唐氏认为，吹往南者，是阳极而阴生，以阴从阳，就如《周易》之巽卦。在《周易》巽为风，其卦画初爻为阴，上二爻为阳，正是阳极于上，而阴生于下。吹往北者，是阴极而阳生，以阳复阴，就像《周易》之震卦，应《内经》"东方生风"之义。震属东方，卦象为上二爻阴，初爻阳生于下，应阳回阴退春天之象。故风者阴阳之气也。

寒者天之气：寒者水气，属北方壬癸，在卦为坎，在人为肾。即《内经》"诸寒收引，皆属于肾"。肾之腑为膀胱，其经名太阳，"太阳之上，寒气治之"，故寒为太阳膀胱之本气。阳气不伸则有寒病，就如冬日水中阳气不伸而凝结成冰一样。湿者地之气：唐氏认为，气之所以湿，是水火木金交媾而成。木有腐质，金含水性，皆能生土生湿。水火之气相交更易成湿，长夏之际，湿气用事，正阴阳交媾之时，水火相蒸之候，故湿之为病，水火兼具。火、热、燥气有别。燥与湿对，湿为水火相交之气，而燥为水火不交之气。"火不蒸水则云雨不生，水不济火则露泽不降，而燥于是乎成矣"，故燥为水火消耗之气。火热二者，几不可别，夏月天气阳亢，烈日当空，挥汗如雨，此为热，为天之阳。若如燔柴炙炭，则为火，为地之阳。两者只是程度不同。

唐氏自评本书特长，"此书非本草专书，而本草之精义，皆具于此"。书中将"显然易明、确切不移、精妙无比者，一一论定，使人知其理，则真知此药，并可用以知别药，引而伸之，触类而长之"。《本草问答》与一般本草书的论述不同，不是就药论药，而是对本草书中的疑难问题，围绕着药物的纲领性知识与治病之间的关系论述。唐氏利用阴阳五行，《周易》八卦等传统知识，及形色气味、取象比类等传统理论方法，结合西学论证中药理论，如书中言："古今本草，已言之义，既赅举而无疑。且兼西人格致之学，以解《灵枢》不传之秘。而西药之得失，亦可举此以订正焉。"书中内容涉及辨药之法、相畏、炮制、升降、产地、归经等。唐氏在《本草问答》中的学术思想主要体现在：用取象比类的传统思维方式诠释药效，以气化诠释中药理论。

唐氏于《中西汇通医经精义》开篇即言"人身阴阳"而不直言五脏器质，意在"先注明之天地，只此阴阳化生五运六气，人身秉此阴阳，乃五脏六腑"，正如《伤寒论》原序中所说"夫天布五行，以运万类，人禀五常，以有五脏。经络府俞，阴阳会通，玄冥幽微，变化难极"，其理一也。唐氏于《中西汇通医经精义》六经六气的论述中言道："天有金木水火土五行，以运行不息，名曰五运，人秉之而生五脏，所以应五运也……天有风寒湿燥火六气以充塞万物，人秉之而有六经。脏腑各有六经，何为六经，所以应天之六气也。名太阳者，故天有此太阳之气；名太阴者，故天有此太阴之气。六经之名，皆本于天，非有人强名也。必知经气之所主，而后病情可识矣。此等气化，乃生人所以然之理，见病之原委，皆尽于此。"其曰："天有六气，人秉之而有六经，六经出于脏腑，脏腑各有一经脉游行出入以布其化，而经脉中所络之处，名为中见也。"又云："本气根于脏腑，是本气居经脉之上也，由本气循经下行，其中络者中之见也，由中见之下而经脉外走手足，以成六经，又各有太、少、阳明、厥阴之不同，则又系六气之末，故曰气之标也，或标同于本，或标同于中，标本各有不同，而气化之应，亦异象矣。故六经各有病情好恶之不一，仲景《伤寒论》全根于此，不可不究焉。"又云："是人未生之前，既生之后，皆无不与天相通，而所以相通之故，则以人身之阴阳是本于天地之阴阳而已。西洋化学，言人吸空中氧气而活，所谓氧气，即天阳也。关于饮食五味，不知是地之阴质，虽西洋书先有博物一篇，而未将阴阳两字分析，究不得其主宰。"于"五脏所属"中又道："五脏秉于五行，凡秉五行之气所生者，皆以类相属，推其类，可尽天地之物，知所属，乃明形气所归，而病之源委、药之宜忌，从可识矣"。唐氏指出了形气所属之源，亦在指导形气所用之关键"乃以类相属而明其源，而后以推其类以致汇通而识之，最终义在执形气之理而达致用之目的。"由此大概可见唐容川医学思想立本于中医传统象数与医算思想，求西医之理处以证之也。

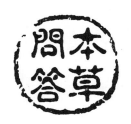

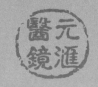

癸亥篇 ◎ 元汇医镜

刘名瑞（1839—1933）著《元汇医镜》（1908）一书，题"敲蹻道人盼蟾子刘著"，顺天府宛平县人，今北京门头沟区斋堂镇灵水村人氏。《南无道派宗谱》载："名瑞，字琇峰，号盼蟾子，别号敲蹻道人。自幼疾病缠身，家运坎坷。弱冠，父母双亡，自竭苦志。及壮岁，参入军伍。因军功，职赏部厅队官。因公务至江南沛县，遇友人，赐以丹经，因感叹世事浮沉，遂弃职归山，隐遁玄门，皈依南无派。著有《敲蹻洞章》《瀜燴易考》《道源精微》《元汇医镜》，力主三教贯通之学。光绪二十六年（1900）后隐居于京东次渠村，灭迹藏形，绝无知者。享年九十三。为南无派第二十代宗师。"此书撰成于光绪戊申年（1908）。撰成后，在其再传弟子赵教澄、赵教希、耿教宣等人协助下，经刘氏"门生粟大志、宋佩璋、曹大益校阅"，于光绪戊申年由永盛斋刻字铺开始刻板，而最终于宣统二年（1910）刊行于世，是为该书初刻本。

在刘名瑞弟子曹大益所撰《元汇医镜·下部序》中有如下记述："溯其曩昔，由儒入玄之根本源流，由壮岁宦途中看破红尘，计出幻海，辞却功名，抛弃富贵，儒门寻师，并无知道之人，始皈依玄门南无派下，退隐北平府天寿山桃源观内。岩壁之下，石室之中，数十年读书养气之余，作书有四：一曰《道源精微》，一曰《敲蹻洞章》，一曰《瀜燴易考》，一曰《元汇医镜》。"其弟子赵避尘则记述说："昌平县西南，千峰山桃源观，土名昚岇庵庙内，南无派刘名瑞在庙施送药品，医治病人无数，分文不取……自著《敲蹻洞章》《瀜燴易考》《道源精微歌》《元汇医镜》等书。""至民国十七年，亲住次渠村内与人看病"。

刘名瑞在《源精微歌·论三教》中述其求道经历，云其"初习冲虚伍祖《合宗语录》，亦阅华阳柳师《慧命》之真言"，后"皈依北七真谭祖长真道人南无派下"，"演法于龙门，受法于南无，所为二门之嫡指"。伍冲虚、柳华阳分别是全真道龙门派第八代、第九代宗师，可见作为南无派第二十代宗师，刘名瑞与龙门派有着很深的渊源。从其主张以道教为本，力图将佛儒融入丹道的三教贯通思想，不难看出刘名瑞受伍、柳两位龙门派高道影响至深。刘名瑞不但主张三教贯通，而且继承了自古以来道教中人重视医药知识的优良传统，精研医学，力图用三教贯通的理念来指导医学，践行了陶弘景在《辅行诀脏腑用药法要》中的箴言，这从《元汇医镜》的相关论述，尤其是"自序：天道人医论"中可以清楚看出。

关于本书书名含义，刘名瑞弟子曹大益解释说："元者玄也，取其深远之意也。《中庸》曰：君子之所不可及者，其惟人之所不见乎。《诗》曰：相在尔室，尚不愧于屋漏。《传》曰：故君子必慎其独也。探颐索隐，钩深致远，静守动取，有不玄者乎？汇者类也，取其触类旁通生慧之意也。心与肾相隔八寸四分之远，远（则）相亲相恋，二六时中，常观自在菩萨，日久有不生慧者乎？医者意也，以医者之志意，迎取病者之病症，望闻问切即知病在某经络中，或针或药，如探囊之取物，有不得意者乎？镜者明也，取朱子半亩方塘一鉴开之意也，诊证时人之病症，观读前圣之医经，即如藻鉴之持，妍媸何不毕露？"刘名瑞认为，其立意体现着"静守动取""触类旁通生慧""医者意也"及以古为鉴等传统思想。

全书共计五卷，其中卷四之前有刘氏弟子曹大益所撰《元汇医镜·下部序》，可知其书可分为上下两部，亦即卷一至卷三为上部，卷四、卷五为下部。考其所载内容，以医学为主体兼涉相术，具有正宗的道医色彩。其中《元汇医镜·自序：天道人医论》畅言三教贯通之说，卷一载五运六气、望色、验舌、闻声、问原、切脉概说；卷二详述各种脉象、诸家脉论、东垣脉诀（实即崔紫虚脉诀）、李时珍奇经八脉之说；卷三记述医学源流、医林掌故、妇人脉候、小儿脉法、痘疮、伤寒、反药忌用、十九畏、妊娠禁服等内容；卷四汇录各科常用方剂，又载辟谷之术、白喉证治；卷五列心性合说、一气合说、精气神说、身形总说、器量直论、勤敏直论诸篇，令论道教天人性命之学。

卷一"运气便览"篇将五运六气之天气与人藏象经络之气直接对应联系起来，这是本书的一个创新。曰："司天者，天之气也。在泉者，地之气候。遇时子午之年，少阴君火司天，岁气热化，亦为丁火，火者主少阴心经。阳明燥金在泉，燥金者，肺与大肠交合表里之谓，为之庚辛金者是也。丑未年，太阴湿土司天，岁气湿热，发于阴柔，阴湿之土，乃足太阴也。太阳寒水在泉，寒水者，足膀胱经，属壬癸之表里，故有往来之状。寅申年，少阳相火司天，岁气火化之候，少阳相火者，乃三焦伏流之火。厥阴风木在泉，厥阴风木者，厥阴肝经也。卯酉年，阳明燥金司天，岁气燥化之候，少阴君火在泉。辰戌年，太阳寒水司天，岁气寒化之候，太阴湿土在泉。巳亥年，厥阴风木司天，岁气风化之候，少阳相火在泉。"其后的"五运太过主病""五运不及主病"等篇均不出《素问·气交变大论》所曰。其余主要论述三阴三阳脉象，以及五运六气不应脉、交反脉、南北政等。其中"南北政尺寸二脉不应"一节录自《运气易览》卷二。

　　在"验诸死候"篇中除了辨明三阴三阳脉终绝之候外，还有日干支断病死候的诊法，如曰："肝病皮黑，肺之日庚辛死。心病目黑，肾之日壬癸死。脾病唇青，肝之日甲乙死。肺病颊赤白睛，心之日丙丁死。肾病面肿唇黄，脾之日戊己死。"此皆为五行相克，贼邪致死。在"闻声"篇中其提到"夫五脏有声，而声有音。闻其声，辨其音，方知富贵贫贱，福祸夭寿。造生物化之本，原属于禀也。"闻其声、辨其音即可算其富贵夭寿，同太素脉法有异曲同工之妙。在"寿夭刑伤"脉法篇中曰："预知寿脉与短长，须看命门而与肾。沉滑则寿居百岁，伏绝则命在须臾。短伏而沉，主溺水之厄。濡沉而涩，遭虎蛇之伤。若逢迟滞，防身危而遭跌；或遇沉涩，非自损而他伤。寒牢必主冻饿，沉滑自然安康。短伏主市伤之刑，紧数主疾病之苦。"这种脉诊与太素脉法如出一辙，只是简略而已。于"起居"曰："肺病好曲，脾病好歌，肾病好吟，肝病好叫，心病好妄言。"又按照《难经》所列"五邪十变"等，均是按照五行生克的医算逻辑。

　　纵观全书，内容堪称丰富，故时为沈阳名医朱崑山在《元汇医镜刊行序》中评价说："《元汇医镜》一书，门分类别，方验证备，述国医之源流，集先哲之故训，诚医界数千年来薪传菁粹也。"本书为近代道医运用五运六气十分难得的一部著作。

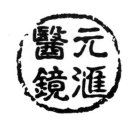

子甲篇◎时疫温病气运徵验论

　　《时疫温病气运徵验论》为南海禅山李天池（兆贞）先生所著，1919年（民国八年己未）广州市维新印务局铅版印制出版。李天池世代行医，深究《内经》，治疫有验，著有《傩疫活命灵书》以详尽疗疫之法，再著《时疫温病气运徵验论》以详说《内经》"五运六气发病之源"精微，备"持书依法用药活人"。《时疫温病气运徵验论》对温病、瘟疫的运气辨识自成纲目，治疫之法次第有序，对《内经》五运六气之理的阐发印合临证之用。

　　李天池强调五运六气是发病之源。认为"凡人感风寒暑湿燥火之生病，本于岁运偏胜、变化所致"。指出"时疫"与"伤寒温病"不同源，症状与治法也不相同，其曰："时疫与温病伤寒，本不同源。认症治法，尤当分别。然疫乃毒疠之气，能速人于死期，盖风寒温病，乃四时之常病也，略可缓治。……不知伤寒，初感三日之内，以发汗为先，而时疫温病，又忌疏散，斯时介于两可之间，若罔知病情，用药失当，最易牵入危机。"其并提出一年之内皆可发生温病的理论。其依据是《素问·六元正纪大论》十二年内，六气皆可生瘟疫，其曰："按一年之内，……子午之岁，五之气民病温。丑未之岁，二之气温疠大行，远近咸若。寅申之岁，初之气温病乃起。卯酉之岁，一之气疠大至，民善暴死。又卯酉之岁，终之气其病温。辰戌之岁，人病疠温。巳亥之岁，终之气其病温疠。此十二年内，岁运之生温疠也。"此为君相天人二火之经旨。

　　《时疫温病气运徵验论·论五运六气瘟疫温病之起止》录《内经》十二

年内六气生瘟疫、温病时候起止："子午之岁五之气，民病温。丑未之岁二之气，瘟厉大行，远近咸若。寅申之岁初之气，温病乃起……"又以疫疠在乎世道兴衰，"盖时和岁稔，天气以和，民气以宁，虽当盛之岁亦微，至于凶荒、兵火之后，虽应微之岁亦盛。此气运自然之道也"。此说与吴鞠通《温病条辨》卷首之语相似。该书详叙戊午、己未、庚申三年六淫病情，可与书成前后（1918戊午、1919己未、1920庚申）的疫病实情对应参考，列每年司天、司地民生疾病谱，并绘己未岁六气轮值内淫生病变纪之图，使阅者了然于心。其图强调每气"上属天干为客，随气轮值""下属地支为主，实居本位，年年如是，不用轮值"。即以天干行政为客气，每岁司天者应于三之气，司地者应于终之气，依厥阴肝风、少阴心火、太阴湿土、少阳相火、阳明燥金、太阳寒水之序六气轮值。以地支用事为主气，居于本位，固定于厥阴肝风、少阴心火、少阳相火、太阴湿土、阳明燥金、太阳寒水之序。夏至后、立秋前，为司天、司地气交之时。"凡人五脏六腑必跟岁运之偏胜变化以生病"，每年五运六气不同，民病瘟疫、温病亦有不同。穷究疫病本源，温病为本病、主病，瘟疫为标病、客病。

李天池推崇《内经》，该书开篇即为"《内经》解义"，称《内经》为医学之权舆，为后日治病之标准。"《素问》为医学之祖也"，岐伯与黄帝所论"司天、司地，五运、六气，生病之因，用药治病之法，实为医道中万世之圣教也"。其对《素问》文句的解读多结合疫病临证的个人体验。按客病、主病区别瘟疫、温病，病因不同，认症、治法尤当分别。《时疫温病气运徵验论·论温病》称："按《内经》所论，瘟疫出于有时，人所共见，过时则无。温病乃个人之疾，所感者风寒暑湿燥火，乃天地六淫之常气。"由是分为瘟疫、温病两大纲目，"疫疠与温病，症本同源，均属邪火也，然发病之因则各异。盖瘟疫，天火也，由天之五运六气而生，谓之标病，出现有时，过期若失，由外而至，又谓之客病也。……夫温病者，人火也，由人之五脏六腑而生，为本病，积于平日，由内而生，即主病也"。

李天池阐释"之化之变"，提出"静而顺者为化，动而变者为变"，并举例说明。其认为："按风寒暑湿燥火，天之气也，静而顺者为化，动而变者为变。何以谓之化，如春暖夏热秋凉冬寒，四季之内，应热而热，应寒而寒，依其时而变，谓之化。化者化生万物也，不但人无染病……倘不依其时之次序，谓之动而生变。而去年戊午，天干戊癸化火，地支午火，一交四五两月，又属己午之火月，三火会合，本应行暑令，时热极为是。去岁不然，大雨多至，溪流泛滥，夏暑反若冬寒，人患伤寒湿热，骨痛居多，迫交八月，寒气离位，炎火秋燥，夏行其政，则寒暑升，升至八十余度，此之谓动变也，在人则染时疫。"

李天池提出气化民生疾病谱，并进行分析、确定治法。如对"己未岁太阴脾土司天"的分析论述："按上半年湿淫所胜，本患湿者多。又伤于湿者，下先受之，其病亦归于肾，是以岐伯所论浮肿，骨痛，阴痹，腰脊头顶痛、大便难，阴气不用，心悬如饥，此皆肾病也。盖本年己未岁，甲己化土，地支未亦土，两重土克制肾水，肾水之源既竭，不能制火，故有咳血之病生焉。然上半年用药治病，必先救肾之真阴，泻脾土之强盛，其次治湿，诚不异之法也。"

李天池认为，瘟疫少，温病多。历年疫发之盛衰、气运之徵验，必出自天干，甲、丙、戊、庚、壬阳年居多，如戊癸化火之岁，子午火令之年，其余观于一岁之内六气属火者，如己未岁二之气，天干地支皆少阴火令，故有"温疠大行，远近咸若"之言。温病或由七情而生，或由外邪传里化火而成，或由饮食不节而蓄热于肠胃，或热入血室，烁尽精血真阴以成空火而致。若精亏无水以济火，一遇岁气大火流行，外则疫焰熏蒸，内则温病乘机而发，内外之火会合，难逃疫疠之殃；若脏腑平和，虽外有疫焰之威，内无内匪，难惹外盗之侵；若五内有蕴热在先，偶值岁气融和，外无助火之薪，也无妨害。因此，岁气流火外因虽难避免，内因"人积温病深浅"却可自控，于未病之前，避温病之伏热，节饮食之辛温，慎风寒之传里，"即偶沾疫疠，可无性命之忧"，故"守身在我，何患于六气耶？"

运气九篇之《素问·至真要大论》曰："高者抑之，下者举之，有余折之，不足补之，佐以所利，和以所宜，必安其主客，适其寒温，同者逆之，异者从之。"为司天、司地主客之胜的问答。李天池认为："抑者，遏其火之炎上也；举者，升散其火之伏下也；折者，挫折泻其锐气之有余也；五脏六腑有不足者，扶其元气，调其精神。利于补则补之，利于滋者养之，使各得其所宜。身中平日有病，谓之主病；由外新感而得者，谓之客病也。应清应补，各适其宜。五脏六腑有同病者逆之，逆者用药而攻也；有不同病者从之，从者顺也，顺其性而补之。"李天池的注解比较切合疫病病机而更具临证意义。

李天池认为"疫毒之伤人，先伤气与津液，其次伤精血，其次伤五脏六腑"，且"疫乃烈焰之邪火，救之稍迟，肠胃为之糜烂"，故"疫火必以药治"，观人之强弱，按症之轻重，初起时或日服一剂至三剂止，不可轻视。而戊午、己未、庚申三年"火土行政"，病本于肺与肾，肺金受火之燥烁，肾水受相火之煎熬，复被土克，其伤甚矣。"若不滋养肺金之津液，不救肾水之真阴，不泻相火之强盛，不审岁气以用药，其不死者几稀矣"，指明此三年治疫大法。

　　《时疫温病气运徵验论》按治疫进程开列治疫经验各方，处方次第自成体系。疫病初起，先以五花傩疫饮（凌霄花、川朴花、土银花、黄槐花、野菊花、生栀子、人中黄、牛蒡子、条黄芩、牡丹皮）清疫之邪火，用五种花药，随兼症加减，见头痛加三阳引经药。次见大热不退、谵言乱语、喉干口苦、舌苔黄黑、大便闭结、小便刺痛、下痢胶毒、大渴饮水、脉沉而数、脉洪而实等瘟疫应泻症，见二三症即用洗肠涤胃五根饮（生芦根、生茅根、干葛根、大蓟根、茜根、人中黄、独活、枳实、玄明粉、生锦大黄），"早泻行其疫毒"，强调"治疫紧要在分已入胃、未入胃，此即性命之机关也"。再次，泻过之后，若见烦躁口渴、鼻干唇红、睡卧不安，为"胃经疫火未清"，宜清热养阴之法，服加减竹叶石膏汤（生石膏、干地黄、紫草茸、麦冬、白芍、人中黄、生竹叶），或间服加减犀角地黄汤（摩犀角、生地黄、盐丹皮、白芍、红条紫草、生甘草），或加减清骨散（银胡、青蒿、知母、甘草、紫草茸、地骨、鳖甲、番泻叶、玄明粉、枳实）。大便虽有、热尚未退清者，为真阴亏损，胃经有郁火未散，宜服仲景升麻鳖甲汤。若疫邪入胃，胃家津液枯涸，空火上炎，水粥入口即吐，百药不效，宜以凉五汁饮循循饮之，为"养阴退热、生津止呕之一法也"。

　　己未岁太阴湿土司天，湿淫所胜，湿火相集，"宜当分两治法，一从小便引导，用驱湿三阳散（生栀子、车前子、地肤子、甘草梢、萹蓄、草薢、地龙干、滑石、石苇、茵陈），次从大便解决，用愈湿启泰汤（大腹皮、川加皮、桑白皮、地骨皮、嫩青皮、土茵陈、生栀子、枳实、番泻叶、玄明粉）"，如患寒湿者，宜服仲景五苓散。最后，备病愈调痊补益三方（傩疫奏凯汤、还我精神欢愈饮、五子养亲汤），"先养肺金之元气，暨滋肾水之真阴，宁心神以生血，助脾胃以进饮食"，按症用药，临时斟酌，以收圆满效果。但补之轻重当审其人强弱，"如气血充足，染疫虽重，元神未坏，即愈之后，饮食日进，精神日旺"，不须仗药力以调补；"如体质素弱之人，患病日深，体魄既伤，若非培养得宜，难图复其精神"。

《时疫温病气运徵验论》以天火、人火而区分瘟疫为客病、标病，温病为主病、本病，以此纲目理解医经义理，制定治疫大法，遣方用药以泻邪火、通二便、滋肾水为重，其治疫经验基于五运六气之客气顺逆，再一次证明了伤寒温病瘟疫的五运六气本质。

在中医伤寒学术史上，经常有以一方一药而闻名天下者，如柴胡、附子、熟地黄、丹参、桂枝、麻黄，等等。尤其瘟疫学、温病学史上也是不断出现用药自成一家的名医，如庞安时以圣散子方治疫，李东垣以普济消毒饮治疫，吴又可之达原饮治疫，杨栗山之升降散治疫，叶天士之甘露消毒丹治疫，当其时均济人无数，而彼此之用药相去甚远。应该说，无论哪一位都是当之无愧之名医，运气之差异使然而已。

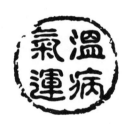

丑乙篇◎伤寒杂病论义疏

　　刘世祯（1867—1943），字昆湘，号梦游道人，湖南浏阳人。自幼禀父志于医，初师事同邑蔺斗杓先生，从游数载，粗有所得。世祯曾游江西，得张某家藏桂本《伤寒杂病论》，归与好友刘仲迈一起习而绎之，穷究伤寒心法，历十余年著成《伤寒杂病论义疏》。

　　刘世祯学宗《内经》《难经》，精仲景心法，尤其推崇平脉辨证。其于《医理探源·六气从化论》阐发六气从化与脉证，认为：天有六气，地有五行，人秉天地之气以生，受天气而生六腑，受地气而生五脏。其认为，初之气厥阴风木，在人则肝应之；二之气少阴君火，在人则心应之；三之气少阳相火，在人则三焦应之；四之气太阴湿土，在人则脾应之；五之气阳明燥金，在人则大肠应之；六之气太阳寒水，在人则膀胱应之。于从化，足厥阴以风木主令，手厥阴属火，从母化气而为风；手少阳以相火主令，足少阳属木，从子化气而为暑；手少阴以君火主令，足少阴属水，从妻化气而为热；足太阳以寒水主令，手太阳属火，从夫化气而为寒；足太阴以湿土主令，手太阴属金，从母化气而为湿；手阳明以燥金主令，足阳明属土，从子化气而为燥。故认为，此皆以气不以质，天地之气从化之理，虽与人身相应，固不可不知。"究于致病之由，不悉本此，治病之要端，赖平脉辨证，随脉症治之，自归于中正。不然，六气所感，气有偏正，本原有虚实，同感此气，随人之本原虚实而变化"。如恽铁樵所著《群经见智录》以五行阐发四时，提出《内经》之五脏非血肉之五脏，乃四时之五脏，虽不完全符合事实，但在空间坐标系下肯定时间藏象的出发点无疑是正确的。血肉之五脏是空间框架，为体；四时之五藏是时间结构，为用。

《伤寒杂病论义疏》中最后一卷，即第六卷，是关于温病瘟疫的《温病诠真》，1925年曾以单行本发行过。其序中曾说："六气中人，各有法度，六气合化，病变无常。""病由体异，推之莫穷，此皆六气正病也，正病之外，厥有伏气，伏气者，谓伏四时之令气也。"刘世祯于其后详列温病辨证，并20首温病之方，但其主要内容是桂本《伤寒杂病论》中温病全部内容，而桂本《伤寒杂病论》主要是以五运六气、斗历、二十四节气为主要框架的医学体系。

刘世祯关于瘟疫的论述，说："《素问》明五运经天之旨，首甲定运，六气相环，以经日月之行，以究化生之用，演阴阳之胜复，推上下之盈虚，岁气会同，终而复始。天地之运，六十岁为一周，其义微，其辞尚矣。然而言天者求之本，言地者求之位，言人者求之气交。五运六气之推步，胜复变迁太过不及之差，气有应有不应，不能如寒暑之代至，朔望之不移也。故运气之说，谈天则玄，论治则远，惟可法其意而已。"其大意还是五运六气作用于天地人三才，一切常变之数皆是五运六气七曜九星推步而来，得病发病治病皆按照推步而去。故曰"盖疫疠之作，有感地之气而发者，有温疫寒疫，有温寒杂合之疫。感天气者中于卫，病责气分；感地气者中于荣，病及血分。发于春夏者系温疫，发于冬者多寒疫，发于秋者多寒温杂合之疫。……学者非通于六气之治，未闻专以治疫擅长也。"

刘世祯在《温病诠真》中说，温疫感于天气，邪在气分，白虎宣秽汤主之；感于地气，邪在血分，大逐疫汤主之。寒疫感于天气，邪在气分，温里解郁汤主之；感于地气，邪在血分，通瘀荡秽汤主之。寒温杂疫，感于天气，邪在气分，小逐疫汤主之；感于地气，邪在血分，柴胡分消汤主之。其于跋中补充道："盖天地之疠气虽变，四时之令则常，疫疠之行，未有不合化于时行之气者，令反时乖，在人可见气淫气迫之变，非如六甲环会之难通也。"刘世祯将仲景伤寒杂病置于五运六气大框架之下考察，确为实际，不失绳墨篙矢。

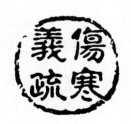

寅丙篇◎圆运动的古中医学

　　彭子益（1871—1949），名承祖，字子益，民国中医学者，云南大理鹤庆人。彭子益曾任职清太医院，清亡后，受山西军阀阎锡山邀请，赴山西讲授医学，创办山西省立中医专门学校。后到南京、四川等地，在中央国医馆、四川国医学院任教授。抗战期间，辗转到云南昆明，1938年创办云南昆明市中医系统学特别研究班，并为研究班编写了《唯物论的系统医学》。彭子益还著有《实验系统医学》《系统的古中医学》《圆运动的古中医学》，前两部分别为山西省立中医专门学校、四川国医学院所编写，后一部《圆运动的古中医学》则是彭子益74岁时在前三部的基础上结集修订而成。

　　彭子益私淑清代名医黄元御，阐发了医学"圆运动"之说。其核心思想是"中气如轴，四维如轮"，其内涵实际包括升降学说及中气学说两大部分，彭氏圆运动学说是对中医升降学说的一个简介和科普，且不如清末医家吴达的《医学求是》（我当年凭此书开悟，于古中医始有所得）写得更透彻。其根本还是源于五运六气的升降出入和主运主气部分，就是运气之常数的基本部分，说白了，就是春夏秋冬二十四节气，没有涉及客气客运的变数部分；所以也就谈不上现代中医界某些人所吹捧的那样前无古人后无来者的样子，但毕竟这是古中医医算的常规一部分，故有必要在此做一个说明，以免贻误后学。

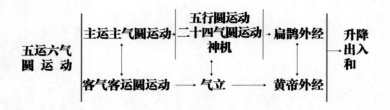

天地的大圆运动：《老子》的圆形之道，五千言中有大量阐述："复归于无物""万物并作，吾以观其复。夫物芸芸，各复归其根。归根曰静，是谓复命""有物混成……周行不殆""大曰逝，逝曰远，远曰反""反者道之动""复归于婴儿"。《吕氏春秋·圜道篇》提出"圜道"概念，"圜道"就是循环的圆运动规律。《周易》可看成是阐述日月圆运动变易规律的专著。《素问·天元纪大论》中所说《太始天元册》对天象的变化描述为："太虚寥廓，肇基化元，万物资始，五运终天……"《素问·五运行大论》中曰"上者右行，下者左行，左右周天，余而复会也"，说明六气交替司天、司地，循环往复，相互胜复郁发，保持着一种动态平衡，具体说即主运主气的循环次序一般遵循着"厥阴、少阴、少阳、太阴、阳明、太阳、厥阴"的顺序进行转化。对于主圆运动，升降沉浮就是二十四节气的轮替往复。对于客圆运动，升降沉浮，升者，左间也；降者，右间也；沉者，司地也；浮者，司天也。这在《黄帝内经》的五运六气篇中都有具体表述，而古中医的所有图形无不是圆运动形式。

　　《素问·六节藏象论》指出"五运之始，如环无端……"这是对地球自转及公转的圆运动的天象描述，同篇还提出"五气更立，各有所胜"，前者指出由于地球公转而形成的季节变化，顺应着春、夏、长夏、秋、冬的顺序循环不止运动，后者则是指出了季节圆运动中还包含了五行生克的另一种变相圆运动，以原文解释即为春胜长夏，长夏胜冬，冬胜夏，夏胜秋，秋胜春，如此循环，可见大循环中还包含着小循环，这是《黄帝内经》从天象与自然界物候变化角度，纲举目张地说明了天地人具有升降出入和的天人规律，这种天人运动规律表现为圆运动的齿轮规律，这种圆运动规律是天地人升降出入和的最表面化、最通俗化、最浅显的说法。《素问·六微旨大论》说："出入废则神机化灭，升降息则气立孤危。故非出入，则无以生长壮老已；非升降，则无以生长化收藏。是以升降出入，无器不有。"圆运动的升降出入和是一切生命的运动形式，有了气机的升降出入和，才有了世界万物的生长壮老已、生长化收藏等生命形式，如果没有气机的升降出入和运动，那么便神机化灭。将这种动态的天人规律作为概念明确提出的是黄元御，而彭子益不过是承袭了黄元御的"一气周流"思想，名之曰"圆运动"，实则五运六气的升降出入和。

张元素在《黄帝内经》药物气味理论的基础上来研究药性，明确指出药物有升降浮沉之性，他将药物分为风升生、热浮长、燥降收、寒沉藏、湿化成五类，每味药物以其性味之别各具升降浮沉，这是药物在五运六气"司岁备物""力化深浅"的升降出入背景下的圆运动体现。李东垣对升降学说的论述影响更为深远，东垣先生认为脾胃为人体升降的枢纽，他在《脾胃论·天地阴阳生杀之理在升降浮沉之间论》中指出："升已而降，降已而升，如环无端，运化万物，其实一气也。"《黄帝内经》中说清阳上升、浊阴下降，而东垣在《脾胃论·阴阳升降论》中说："清浊之气皆从脾胃出。"此外，东垣先生还撰《藏气法时升降浮沉补泻图说》《调理脾胃治验治法用药若不明升降浮沉差互反损论》等多篇医论来阐述脾胃升降学说之理，并且创制了补中益气汤、升阳散火汤、升阳益胃汤、升阳除湿防风汤、升阳汤、升阳除湿汤等体现圆运动升降思想的方剂。

清代乾隆御医黄元御是以五运六气体系理解中医理论的渊源的，他创立的"一气周流"学说，是关于古中医圆运动理论之最详细论述，其源于五运六气的升降出入，主要是源于五运六气理论中的主运主气的自然升降，也就是关于四时五行的正常季节交替，这里完全不考虑客运客气的影响因素，其实客气客运也有独特的圆运动规律。两套齿轮严密咬合运行，运气之间、主客之间、运气与九宫之间、中运与客气之间的生克胜复，通过局部不平衡的调整以达到整体平衡，胜复大小随郁发强弱而调节，这才是五运六气圆运动的真实状态。

"五运"是木火土金水，分别为丁壬木、戊癸火、甲己土、乙庚金、丙辛水。"六气"乃"风、寒、暑、湿、燥、火"之简称，分别为巳亥厥阴风木、子午少阴君火、寅申少阳相火、丑未太阴湿土、卯酉阳明燥金、辰戌太阳寒水。春夏秋冬的季节正常交替，则圆运动正常，如果季节不能正常交替，温热寒凉，不至而至，至而不至，等等，就会产生温热不均、寒凉失序，就会疾病丛生，此乃大气"运动不圆"而产生之偏气致病。木气不能升发则病"风"，火气不能下降则病"热""暑"，土气不能运化则病"湿"，金气不能凉降则病"燥"，水气不能温藏则病"寒"。

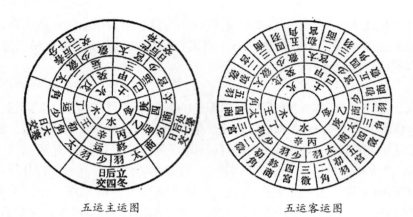

五运主运图　　　　　　　　五运客运图

六气为风、寒、暑、湿、燥、火六者的简称，分为主气客气两部分，主气时序为厥阴风木、少阴君火、少阳相火、太阴湿土、阳明燥金、太阳寒水，即所谓"六气圆运动"。正常情况下，六气主圆运动中，木升金降，水升火降，土气位于中部，而关于其周流次序，《素问·六微旨大论》曰："显明之右，君火之位也；君火之右，退行一步，相火治之；复行一步，土气治之；复行一步，金气治之；复行一步，水气治之；复行一步，木气治之；复行一步，君火治之"，"退行一步"为"右行一步"，"复行一步"为"复退行一步"，即"复右行一步"，因此六气运行规律为：厥阴风木—少阴君火—少阳相火—太阴湿土—阳明燥金—太阳寒水，可见六气运动如环无端，环环相扣，不可分割。六气客圆运动随着岁地支变化而变化，厥阴风木—少阴君火—太阴湿土—少阳相火—阳明燥金—太阳寒水，也呈现出圆运动规律。如六气圆运动失常，木气不能升发而木气偏见，则病风；火气不能下降，君火偏见则病热，相火偏见则病暑；土气不能运化，土气偏见，则病湿；金气不能凉降，金气偏见，则病燥；水气不能温藏，水气偏见，则病寒；六气圆运动平衡被打破而百病生。

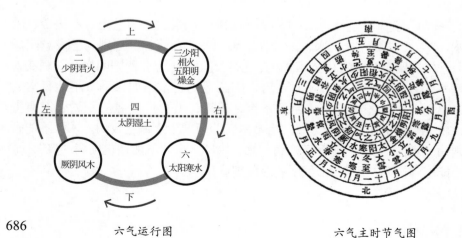

686　　　　　六气运行图　　　　　　　　六气主时节气图

黄元御论五行生成说："（阴阳升降）枢轴运动，清气左旋，升而化火，浊气右转，降而化水。化火则热，化水则寒。方其半升，未成火也，名之曰木。木之气温，升而不已，积温成热，而化火矣。方其半降，未成水也，名之曰金。金之气凉，降而不已，积凉成寒，而化水矣。水、火、金、木，是名四象。四象即阴阳之升降，阴阳即中气之浮沉。"这是以阳气阴气的升降来解析四时五行，认为阳气半升则为春，阳气全升则为夏，故春温而夏热；阴气半降则为秋，阴气全降则为冬，故秋凉而冬寒。彭子益的阴阳五行论实则完全承袭黄元御的说法，再加上现代科学所理解的太阳热辐射理论，就出现了彭子益的圆运动说法，实则彭子益的圆运动指的就是太阳的公转与自转，而不是五运六气中的定量圆运动的常数与变数，这也是当时的西学东渐的思维逻辑。

正常的四时五行、五运六气圆运动乃是主运主气的春夏秋冬四时运行规律。初气之时，大气由寒转温，地下封藏之阳热动而上升，此为厥阴风木之气；二气之时，木气由地下升出地上，大气由温转热，此为少阴君火之气；三气之时，地面上盛满阳热，君火升极而降，成少阳相火，相火使阳热降入地下水中，以生斡旋天地气机升降的中气；四气之时，地面上阳热盛满，地下封藏的阳气尽数浮出地面，而气已成下降趋势，但尚未降入土下，成太阴湿土之气；五气之时，秋气收敛，气降入地下，为阳明燥金之气；六气之时，气进一步降入地下水中，封藏不泄，成为来年初气温而上升的基础，为太阳寒水之气。其中，少阳相火是阳气升极而降的转折，中气是气机升降的枢纽。

人体的小圆运动：此五运六气之主运主气的圆运动置于人身亦是同理，因此心为君主之官为少阴君火之气，肾为寒水乃太阳寒水之气，心肾交济，并非是心气与肾气之间的直上直下关系，而是关系到厥阴肝气的温升，少阳相火之气的下降，中气的斡旋，阳明燥金之气的收敛。心肾既济，名则二脏之气的互感，实乃人体五脏六腑感应天地五运六气升降出入和的气机气化运动（圆运动）的结果。《素问·经脉别论》说"饮入于胃，游溢精气，上输于脾，脾气散精，上归于肺，通调水道，下输膀胱，水精四布，五经并行"，是言脾胃的升降圆运动。《素问·阴阳应象大论》说"清阳出上窍，浊阴出下窍；清阳发腠理，浊阴走五脏；清阳实四肢，浊阴归六腑"，是言人体阴阳二气升降的圆运动。此外还有三十二条大脉的循环无端的圆运动经气周流，如"手之三阳，自手走头，主升；足之三阳，自头走足，主降；手之三阴，自胸走手，主降；足之三阴自足走胸，主升"，十二经脉共成一经络之气升降的圆运动。气血营卫同样与升降圆运动有关，血随气流，气御血行，一切都是天人的圆运动规律，以气化形式衍化着天人之间的大圆套小圆、主圆套客圆的齿轮式圆运动规律，整个天人系统就是一部极其精密的齿轮机器，这就是"神机气立"的圆运动。只不过黄元御一气周流、彭子益的圆运动，说的都是这部齿轮机器中的一个细节而已。

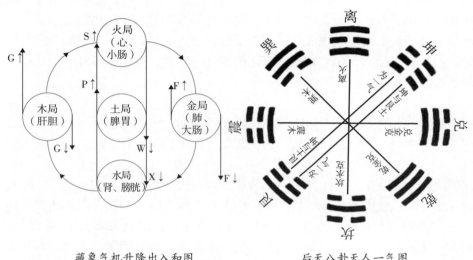

藏象气机升降出入和图　　　　　后天八卦天人一气图

　　天人合一的圆运动："一气"者，中气也。"一气周流"实为中气的升降沉浮所产生之变化，"清浊之间，是谓中气。中气者，阴阳升降之枢轴，所谓土也"。土位中央，起承上而启下之功，使清浮升为阳，浊沉降为阴，阴阳交错，万物化生，均赖土之枢轴作用。对于全身之气机运动，黄元御认为："阴阳之间，是谓中气。中者，土也。土分戊己，中气左旋，则为己土，中气右转，则为戊土，戊土为胃，己土为脾。"《脾胃论》中亦有"中气能分阴阳，中有水火之异能"，强调中气为脾胃之气所化及中气的枢轴作用。《彭子益医书合集》"中气如轴，四维如轮，轴运轮行，轮运轴灵"，则言明"中气"保持动态平衡，人体方可阴平阳秘，身体健康。故中气为人体后天之本，中气的运行正常与否直接关系到人体的生理功能是否正常。"己土上行，阴升而化阳。阳升于左则为肝，升于上则为心。戊土下行，阳降而化阴，阴降于右，则为肺，降于下，则为肾"，此为中气与其他四脏形成之关联。需注意的是，此处所说之脏，非解剖意义上的脏器，而是中医理论体系之藏气，即中气运动过程中所表现出的功能状态。中气的左旋形成温热之肝心，中气之右转形成凉寒之肺肾，**"脾脉者土也，孤藏以灌四旁"**（《素问·玉机真藏论》）亦为其佐证。中气周流于人体，从而形成了**"左路木火升发，右路金水敛降，中焦土气斡旋"**的格局，人体**"一气"**如环无端，周流不息的运动状态。

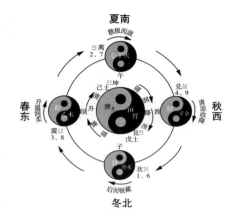

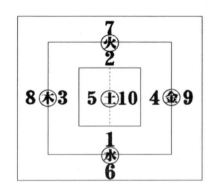

将"一气周流"用得最好的是出自《冯氏锦囊秘录》的"全真一气汤"，为明末清初医学大家冯兆张所创，由熟地黄、白术、人参、麦冬、五味子、附子、牛膝组成。冯氏称该方**"活人甚众，见功甚速，取用甚多，去病甚稳"**，对体质羸弱、久病重病引起脾肾阴阳俱虚、症候错杂者甚有奇效。冯氏云此方**"阴阳具备，燥润合宜，驱邪扶正，达络通经，药虽七味，五脏均滋，保护森严，外邪难入，功专不泛，补速易臻"**。方中白术、熟地黄一燥一润，分补脾肾，用麦冬和之，俾土生金，以滋脾肺；牛膝其性下行，五味子酸收温润，两者同用，更得纳气藏源，澄清降浊；附子温肾助阳，随引异功，可阴可阳，可散可补；人参大补气阴，驾驱药力。故"此方以使火降，水土健运如常，精气一复，百邪外御，俾火生土，土生金，一气化源，全此一点真阴真阳，镇纳丹田，以为保生之计"，故名全真一气汤。

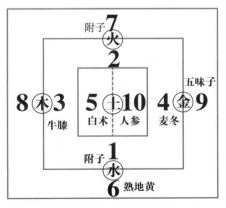

全真一气汤之河图

冯氏纵观治虚方剂，"水不足者有六味，火不足者有八味，气不足者有四君，血不足者有四物，心脾不足者有补中、归脾"，然"独脾肾不足，心肺之火宜抑，而肝肾之阳宜温，实无其药"。针对于此，冯氏创立该方。冯氏阐述该方时说："熟地、白术专补脾肾，乃先后之本首以重之，但一润一燥，何能逐队，水土忌克，难成一家，用炒麦冬和之，俾土生金，金生水，水生木，化源有自，既相克所以相成，复相生所以相继；再入牛膝、五味，则更得纳气藏源，澄清降浊。但诸药和缓，大功难建，虽调营卫，经络难通，更入乌附，既助药力复可行经，且使真阳交于下，真阴自布于上，既济之象一得燥润，偏枯之势自和；复入人参以驾驱药力，补助真元，火与元气势不两立，元气生而火自息矣"，此乃"水中补火之法，土内藏阳之义，为土金水一气化源之药也"。不言圆运动，圆运动已寄寓其中；不言一气周流，一气周流已通任督。临床医家用此方而克疑难杂症者，多不胜数，不胜枚举，活人甚众。如全真一气汤是章次公最看重、最常用的一张方子。近贤何廉臣指出，全真一气汤由别直参 6g，麦冬 15g，五味子 10g，大熟地黄15～30g，江西白术 6g，淡附片 3g，酒蒸怀牛膝 6g 组成。对湿热证"劫伤太甚，阴损及阳，而神沉不语者颇验"，"救阴最速"，等等。

冯氏认为"奈小病暴病，或在一经，大病久病，必兼五脏，既已互虚，若不合众脏所欲以调之，难免反增偏胜偏害之祸，况土金水一气化源，独不观古方中五脏兼调者乎"。脾肾俱虚，元阴元阳已损，先后天之根本不足，气血灌注生化之源衰微，必致脏腑互虚，远非一经一脏罹患，其治疗只宜燮理阴阳，补水济火，益阳配阴，调其脏腑之失和，既不可苦寒，又不能辛燥，既用滋补，但又不可骤偏。该方之功用特点，正如冯氏所云："阴阳俱备、燥润合宜，驱邪扶正，达经通络，药虽七味，五脏均滋，保护森严，外邪难入，功专不泛，补速易臻，滋阴而不滞，补脾而不燥，清肺而不寒，壮火而不热，火降而心宁，养荣而肝润。"可视其虚之偏盛随证加减，"燥涸则熟地倍之，肺热则麦冬多用，脾虚则白术重投，阳虚则附子多加，元气大虚则人参大进，气浮气散则牛膝、五味略多……倘假阳在上者去人参用之"。

黄元御认为："水、火、金、木，是名四象。四象即阴阳之升降，阴阳即中气之浮沉。分而言之，则曰四象；合而言之，不过阴阳。分而言之，则曰阴阳；合而言之，不过中气所变化耳。"土为四象之母，中气旋转变作四象，即一气之流行变作四象。四时之与四象，不只是"援物比类"之思想的具化，更是天人感应之下的天人相召，人感天而动的升降出入，因而四季的天道轮回也感应着人身阴阳升降之理。"四象轮旋，一年而周，阳升于岁半之前，阴降于岁半之后。阳之半升则为春，全升则为夏，阴之半降则为秋，全降则为冬"。此段引文即阐述了四时亦为中气流转，春升夏长，木火之气也，故春温而夏热；秋收冬藏，金水之气，故秋凉而冬寒。中气的枢轴作用实则为推动四季轮转之原动力，四季之寒热温凉暗合四象之性，故四季之中皆为中气。

黄元御在其论著《四圣心源》中之《太阴湿土论》亦云："……太阴主升，己土升，则癸水与乙木皆升，土之所以升者，脾阳之发生也。阳虚则土湿而不升，己土不升，则水木陷矣。火金在上，水木在下，火金降于戊土，水木升于己土，戊土不降则火金上逆，己土不升则水木下陷，其源总由于湿盛也。"其《中气论》亦云："脾为己土，以太阴而主升；胃为戊土，以阳明而主降。升降之权，则在阴阳之交，是谓中气。……脾升则肾肝亦升，故水木不郁；胃降则心肺亦降，故金火不滞。火降则水不下寒，水升则火不上热。平人下温而上清者，以中气之善运也。"黄元御不但阐述了人体圆运动的规律，而且还明确提出人体圆运动的方式以及圆运动的运行关键在于脾升胃降，中气运转。

《素问·太阴阳明论》中有"脾者土也，治中央，常以四时长四藏，各十八日寄治，不得独主于时也"之说，脾为中土之脏，治中央而养长四脏，对应于四时，亦为中气滋养四时，而十八日寄治为其主司之时，因而脾没有自己独立所主的季节。黄氏在《四圣心源·天人解》中言"土无专位，寄旺于四季之月，各十八日"，这种说法与《内经》所言一致，究其本质，其实是说脾不得独主于时，即不单独主一个季节。从"一气周流"的思想来分析，换言之则可说"脾主四时"。四象合而言之为土气，故四季合而言之，亦土气升降运动的变化形式。土为四季之母，土气的左升右降推动着四季轮回。因而四时之中皆为土气，只是每季司令之时表现出的寒热温凉之性符合四象之特性，故以四季冠四象。因而"脾不主时"说也可理解为"脾主四时"。

《华氏中藏经·论脾脏虚实寒热生死逆顺脉证之法第二十六》载："脾者，土也。土于四季，正王长夏。"即脾虽旺于四时，而以长夏为最旺。且脾气性湿，与自然界六月湿盛之性相合，故而六月为脾主司之时。"一气周流"的五行关系中，脾位水火之中央，受水火之气交蒸，故而湿为其性。因而脾司六月，一则因为土为四象之母位中央，故而土司之时亦为年之中时，即六月；一则是由于同气相求，土性湿，而六月为水火交蒸之时，湿气最盛，故合于土之特性，此即脾司六月也。

"脾不主时"理论在"一气周流"的过程中是一种动态的季节观，即中气的流行与四季的交替相辅相成。中气的升降运动正常，推动四季正常循环，四季的交替法时亦是中气流行正常的佐证。故而中气主四时，脾为人身之中气，脾亦主四脏、四象、四时。同时，"脾主长夏"在黄氏的学说中又称脾司六月，六月为夏季之一月，故脾主四时，当然亦主六月。六月为一年之中湿气最旺之时，合于土性，脾者土也，故脾司六月。从五行配五脏的需求出发将与土性相同的六月配于脾是很合理的，故"脾主五时"的第五时即六月之长夏也。

按照五运六气，厥阴风木—少阴君火—少阳相火—太阴湿土—阳明燥金—太阳寒水六气是一年大气循环往复的正常规律。根据五脏配五行的规律，则厥阴风木主于肝，少阴君火主于心，少阳相火主于心包，太阴湿土主于脾，阳明燥金主于肺，太阳寒水主于肾，从春夏之秋冬，以此相生。而彭子益《圆运动的古中医学》中云："人秉大气的木气而生肝脏与胆腑，造化的木气，乃太阳射到地面的热，由秋季将入冬季，再由冬季水中升出春季而成，人身的木气依然……秉大地的火气而生心脏与小肠腑，心与小肠主血，有宣通作用，……秉大地的金气而生肺脏与大肠腑，肺与大肠主皮毛，有收敛作用，……秉大地的水气而生肾脏与膀胱腑，肾与膀胱主骨，有封藏作用，……秉大地的土气而生脾脏与胃腑，有运化作用。……一年大气的圆运动，春木主生，夏火主长，秋金主收，冬水主藏，中土主化，生长收藏化，五行圆运动之成功也……。大气的五行，是融合的，分析不开的，人身亦然……中气如轴，四维如轮，轴运轮行，轮运轴灵，轴则旋转于内，轮则升降于外，此中医的生理也（主圆——明月注）。而中医的病理（主圆——明月注），只是轴不旋转，轮不升降而已。"但六淫外感、杂病的发病与演变、疫病等的发病规律单单用主圆是解释不清的，这时客圆的病因病机因素就开始发挥作用了。五运六气主圆部分实质上就是四时五行，也就是扁鹊学派的《扁鹊外经》和《扁鹊内经》的体系。而关于客圆的圆运动论述，清·吴达论述得比较详细。

吴达，字东旸，号澹园老人，清代江阴人，著有《医学求是》一书，这

本书是我学习中医由静到动的开悟之作。

　　吴氏认为"人身之阴阳，以太阴、阳明为主"，"人以中气为主，脾胃居中，水火金木赖以运行，脾升则化木火，胃降则化金水，乃四象之父母也"，"中气旺，则脾升而胃降，四象得以轮旋；中气败，则脾郁而胃逆，四象失其行矣"，"中气为升降之源，脾胃为升降之枢纽"，说明只有在脾胃升降运化正常时，其他四脏才能生克制化得其常度，人体才能维持动态平衡。《医学求是》中云："土位于中，而火上，水下，左木，右金。左主乎升，右主乎降。五行之升降，以气不以质也。而升降之权，又在中气，中气在脾之上，胃之下，左木，右金之际。水火之上下交际者，升则赖脾之左旋，降则赖胃之右转也。故中气旺，则脾升胃降，四象得以轮转。"《医碥》中更是明确指出："脾胃居中，为上下升降之枢纽。"因此，只有脾胃升降正常，人体之水谷才能正常运化，精微才能正常输布，气血生化有源，人体才能得到充足的营养，其他脏腑之升降才能得以正常运行。一旦脾胃升清降浊之功有碍，往往会影响全身多个脏腑气机的正常运行。李东垣在治疗脾胃病时就特别注重把握气机升降，强调升清降浊之治。清代医家曾评云："法考治脾胃莫详于东垣，求东垣脾胃之治法，莫精于升降。"可谓深悉其中要义。

　　心在五行属火，位居于上而属阳，内藏君火。肾在五行属水，位居于下而属阴，内有真水。从阴阳、水火的升降理论来说，位于下者，以上升为顺，位于上者，以下降为和。在正常的生理状态下，心中之阳下降至肾，能温养肾阳；肾中之阴上升至心，能滋养心阴。如此则心肾交通，水火既济，人身自安。《济生方》云："水谷升而沃心，火欲降而温肾，如是则坎离既济，阴阳协和，火不炎而神自清，水不渗而精自固。"另外，心肾水火升降相交还带动着心肾各自精神、气血之间的相互资助，相互制约，包含有心血肾精同源互化，心神肾精可相互为用，君火命火相得益彰等重要内容。心肾升降相交功能正常对整个机体的生命活动起着重要的作用。可以说，这是气机升降的主要内容。

　　吴达在《医学求是·燥湿清源论篇》中阐述了水木之升、金火之降必赖脾胃之旋转的"一气周流"的"圆运动"规律。其云："肾位于北而藏精，肝位于东而藏血，心位于南而藏神，肺位于西而藏气，所谓藏者，精血未尝泄露，神气不可散越也，肾水之气，温其肝木，木气上升而为魂，升于心火则为神，火得水中之气而不炎，然阴阳之理，降极必升，升极必降，火不上炎，则火中之水敛而下降，而西方之肺金行其收敛之政而成魄，由魄降肾则成精。"又云："然则水木之升，火金之降，必赖脾胃之旋转。盖土位于中，脾为阴土而主升，胃为阳土而主降，即中气之运行，实为四象之父母也。"由此可见，四脏的生理功能正常与否，实与脾胃升降息息相关。

如此，脾虚痰多，阳气衰弱，土湿则下流，肾中阳气亦抑郁而不升，肝木失脾土之转化，乏肾中之阳气温煦，木亦沉沦而不达，如此脾胃之阳困顿，水木之气皆郁于下，上焦清阳之气自何而生？此即为清阳下陷也。正如吴达所云："治此类证者，必以温燥脾土为急，脾土温燥而阳升，胃土清肃而阴降，中气运行，四行无不轮旋矣。"临症之时，若见中宫湿郁，肾水已寒，而见遗泄；肺胃不降，君相火炎，而见吐衄；若不理中气，以为遗精而补肾，或以为火旺而滋阴，则中焦愈郁而成败证矣，惟于升脾、降胃、达木、敛金、降火、温肾诸法，临症择善而从。这是吴达的基本藏象升降逻辑，与黄元御的"一气周流"有异曲同工之妙，也是本于五运六气的基本思维逻辑。而彭子益的"圆运动"说法与吴达的"脾升胃降"说比较，并没有什么新意，一是从四象论说，一是从中气论说，说的都是一个事。且彭子益的圆运动在对待五运六气的圆运动方面较吴达还有待于进一步提高。

吴达除在《医学求是》相关篇章或医案中多处论及五运六气外，还专列"运气应病说"篇，可见吴达"脾升胃降"的圆运动规律是基于运气学说主客圆运动之证。吴达从临床实践观察到："阴阳之胜复无常，人病之变现不一……遇阴阳偏胜之年，所见时一证，往往验之岁气有吻合者。"此外，吴达诊治时病、疫病时主张"当察岁气"，又不可机械于运气。他说："六十甲子，原不能一一符合，若不能应病之变，而拘于运气之说，以为宜寒宜热，固无是理。"并总结说："唯就余迩年所历时证之多者，验之运气，往往相合。特因病以测岁气，非执岁气以求病也。"如《医学求是·治伏暑赘言》记载了丁丑年由于运气因素导致秋病多湿证："若丙子秋，所见之证大都脉数、舌光、发热、少汗、干咳、喉痹、咽疼、口渴，一派秋燥……盖丙子岁，少阴君火司天，阳明燥金司地，夏秋多旱，人与天地同气，故所见燥证极多。"而"今岁丁丑，太阴湿土司天，太阳寒水司地，夏秋多雨，暑令不热，秋病湿证居多"。吴达从临床实际观察谈对运气学说的体会，可谓实事求是而能活用运气理论者。

《素问·五常政大论》强调："必先岁气，无伐天和。"吴达深谙此理，在提出"证之变化，随岁时而转旋"的圆运动基础上，主张"治法又当通变"，倡导治则治法、遣方用药应随运气变化。《医学求是·运气应病说》记载了辛巳、壬午年同为春温。吴达根据运气特点采用不同治法而皆能获效。究其原因分析到："辛巳立春即多温病，缘辛金阴金也，巳火阳火也，火必克金，加以厥阴少阳司天司地，甲、乙两木之火司气，春温乃木火内焚，首先犯肺，宜有是证。且庚辰岁冬无严寒，收藏失政，木失水涵，交春木气生发，则枯燥而自焚"，故"治法惟有凉营泄卫，断无浪投温燥，亦无逼以苦寒之理也"。而壬午春季温病却不多见，"缘壬为阳水，午为阴火，又值少阴阳明司天司地，阴莫盛于少阴，阳莫盛于阳明，阴阳并盛，而水火得以交济"。吴达认为该年即使见春温病"亦只须达表散寒，无汗者泄之，有汗者清之而已"。

《医学求是·外感寒温辨》说："至论疫证，乃岁气之偏。天之六气，客气也；地之六气，主气也；主客加临，自有太过不及之数，即有生克胜复之变。人感疫病不正之气，是以乡里传染焉。"吴达对疫病预测经验丰富，其对光绪十年（1884，甲申年）可能出现的疫病做出了准确预测。《医学求是·救弊琐言》记载："今岁少阳厥阴司天司地，木火司权，而木火不得发泄，应有温疫之症。"针对出现疫情的预测依据，进一步分析"其故因去冬绝少严寒，天地之气冬失其藏，失其收藏则春气匮乏，无以发泄，故自春至于初夏，天气寒冷而少温和，且一热必雨，雨后仍寒，寒则晴霁。东南风，春夏之正气也，急则必雨；西北风，春夏之贼风也，见则反晴。验天地之气，春行秋令，可以知人身有阴阳不和之病"。从此段疫病预测论述可以看出，吴达运用运气预测疫病不是简单的常数推算，而是考虑到运气生克及胜复郁发的因素，考虑到上一年失"藏"之气，所谓"冬不藏精，春必病温"，以及当年的司天司地运气，同时结合实际气候出现"春行秋令"的"非时之气"，真正能够做到"不以数推，以象之谓也"（《素问·五运行大论》）。吴达对疫病寒热之性的判断，从运气圆运动角度也有独到的体会，认为"然而凡病不过阴阳，故有温疫、寒疫之别。温疫每发于木火不得升泄之年，寒疫多盛于金水不得敛藏之岁也"。这一点结合刚柔失序、不迁不退的五运六气理论，从医算角度科学地解释疫疠之病的病因病机，实在是彭子益无法理解的圆运动规律，因为彭子益的圆运动只限于二十四节气的升降沉浮。

《医学求是·运气应病说》分别对"甲戌、乙亥之年，秋季伏暑盛行"的病因病机做了运气分析。吴达"因思甲戌乃寒水湿土司天司地，而甲木为少阳之火……是以人多伏暑也"。甲戌年"太阳寒水司天，太阴湿土司地，中见太宫土运，岁土太过，气化运行先天，太宫下加太阴，太过而加同天符，又土运临戌，是谓岁会"，虽然该年水寒土湿易见，但不可忽视甲为阳木主胆腑通少阳，相火被寒湿所郁，阳气不令，泽无阳焰，则火发待时，故易病伏暑。乙亥年乃"厥阴少阳司天司地，系木火发泄之年，乙为阴木，而能生火，且临亥水，水又生木……交秋又加少阳司地，木火更无所归，气泄而反衰矣"。加之"人当夏令，必内蕴暑湿，使火衰湿郁，火遂陷于湿中，是以亦多伏暑也"，足见吴达对运气理论之圆运动的理解精深，能结合实际气候特点分析致病因素，这一点是彭子益的圆运动无法企及的医算境界。

如吴氏认为血证的产生，"郁"是主要病机。而郁非独指肝郁，还包括脾郁、肺郁。肝郁、脾郁、肺郁三者中，脾郁既是肝郁之源，又可致湿邪传肺，痰升涎涌，造成肺郁。吴氏分析吐血一证说："若系劳倦伤中，或忧思郁结，脾阳受困，土郁则木郁。木以疏泄为性，愈郁而愈欲疏泄，则一旦怒发而上冲。况足厥阴肝以风主令，手厥阴心包又从令而化风，胆寄于肝，又化相火，风火相煽，扰于君火之位，二火炎升，络血起于胞中，沸腾而上溢矣"（《医学求是·血证求源论》）。吴氏还进一步分析说："盖血本循络而行，人不节劳则伤脾，脾阳不运，则湿痰蕴结，阻木火上行之路，木郁则怒发，冲击络血，不能循行，是以血见。而其木郁之原，皆由脾湿生痰……"（《医学求是·吐血证解》）。对于血证之中的咳血、衄血、便血、溺血等证，吴氏亦认为是由脾土湿郁，造成肝郁，再因肝郁化火，上刑于金，肺之络脉损伤则咳血、衄血；若肝火下灼大肠、膀胱，络脉损伤则便血、溺血。可见，吴达认为无论是肝郁还是肺郁，关键都在中气的脾郁，故曰"土郁则木郁"。吴氏特别强调，补虚当以补脾土为主。因脾土健旺，湿得运化，清气上升，血有所统，则血不离经。若脾土损伤，土湿木郁，血失所统而不循经，则血证产生。他说："脾气升举，胃气降行，中土既旺，四象得以轮旋，脉络宣通，而血有不循经乎"（《医学求是·血证求原论》）？而作为医者，只有充分领悟脾胃升降运化的机理，才能辨清血证的病理变化，"苟悟其理，则临证时自能辨其阴阳之偏胜、升降之失和、脏腑之燥湿，而施治法焉"。

《医学求是·吐血证解》记载沈幼田"己卯六月，忽患热病，而发为痧疹"。吴达分析："己卯乃燥金君火司天司地之年，夏令酷热异常，平时自恃体强，不慎冷饮则暑湿内蕴，不避风寒则感受外邪……是以郁于阳经而发痧疹也。"论其吐血原因，吴达则说："交春天行生发之气，木火冲击，络中离位之血，随痰出矣。"运气理论认为，己卯年"阳明燥金司天，少阴君火司地，中见少宫土运，岁土不及"，"阳专其令，炎暑盛行"，与吴达记载之"夏令酷热异常"相吻合，该年易"民病咳嗌塞，寒热发暴……岁半之前，天气阳明主之，燥淫所胜"，故易发痧疹和咯血症。《医学求是·血证求原论》分析出血性疾病时说："值风木司令之时，或逢君相之令，风扇其火，火不能藏，则血因而上溢""再有便血、溺血等证，亦由木郁而风泄，庚金之燥令不行，则风泄于大肠，壬水之气化不敛，则风泄于小便。"可以看出，吴达所说的血症由土郁而致木郁，在加上厥阴少阴司天，火助其势，血溢四行九窍。而其血症的圆运动既有藏象之圆运动，也有司天之圆运动，这就是圆运动的天人感应论。

《医学求是·运气应病说》记载了不同年份霍乱证候亦随运气变化相异的特点，病性的变化需要治则治法，用药也作相应调整。吴达追忆咸丰己未年（1859）霍乱症治疗情况，该年"湿土司天，寒水司地……故是年秋季霍乱盛行，悉见纯阴之证，概须用理中加附、桂之剂，所投辄效"。然而有不遵循运气特点用药者终致坏证。吴达记录"有误认为暑火，未投温燥者，一二日即成不救。饮西瓜浆者，随服随毙。此阴盛之年所患皆同"。而"后历年亦均有霍乱，则多寒热错杂，迥乎不同矣"。《医学求是·燥湿清源论》认为："《内经》冬伤于寒，春必病温；夏伤于暑，秋必痎疟。此两证之燥湿，最宜详辨，不可忽也。然遇子午、卯酉，少阴、阳明司天司地之年，秋季每多肺燥之证，即湿体亦有上燥之时。湿之重者，燥土利水而兼润肺；无湿者，即以润肺为先。此即秋燥之证也，润肺宜用轻清，药味又与治春温各异。"按照一气周流的原则，吴氏治疗血证，重在开郁达邪，而开郁的含义则较广泛。如淡渗脾湿、辛降胃浊、疏肝清风、逐瘀通络等法，均属开郁。郁得开解，则邪有出路而血证可愈。其药用牡丹皮、白芍培肝疏肝，逐瘀清火以开郁；茯苓、薏苡仁、滑石淡渗脾湿以开郁；半夏辛降胃浊以开郁；前胡开少阳之郁；黄芩清肺金之火郁，等等。临证依病情而选用，总以开郁达邪为原则。

吴达将藏象经络的小圆运动置于五运六气的天象循环、天道周易的大圆运动背景之下，使得圆运动规律具有了完整的天人感应，使藏象经络的圆运动成为有源之水，源流相生，源远流长，而没有仅仅局限于二十四节气的春夏秋冬之中，而是进一步量化，进入五运六气的大圆运动之中，主客相荡，生克乘侮、胜复郁发、刚柔相逮、迁正退位、南北政脉，使得五运六气的升降出入和又有了新的名称与概念——圆运动，而不是局限于彭子益的一隅之中。

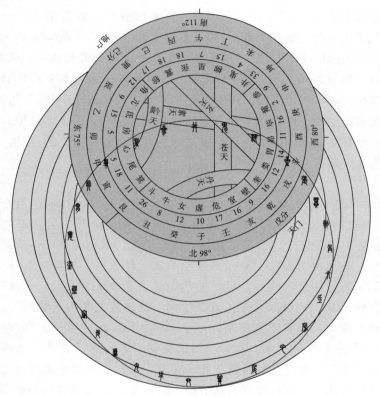

七曜九星二十八宿七衡六间青黄图

　　彭子益的《圆运动的古中医学》实则是论述五运六气的主运主气的主圆运行规律、体现古中医医算的基本规律的一本科普书籍。而完整的圆运动规律则包括主圆运动和客圆运动两部分，是源于黄帝学派五运六气与扁鹊学派五行圆运动的"升降出入和"，明于黄元御的"一气周流"，详于吴达的"脾升胃降"，以后天八卦历法为纲、以春夏秋冬二十四节气（主客六气）物候为框架的医算规律，只不过是详略参差不同而已。如果按照李可老先生说的"此书几乎超过所有中医书""第五经典"云云，未免贻笑大方。如果说彭子益是"中医复兴之父""继医圣张仲景之后的第二位医中圣人"，等等，就未免言过其实了。这其中，李可过度赞誉的因素不能忽视。现代中医创立新学说的心态是可以理解的，但不能违背医学史的基本发展规律。

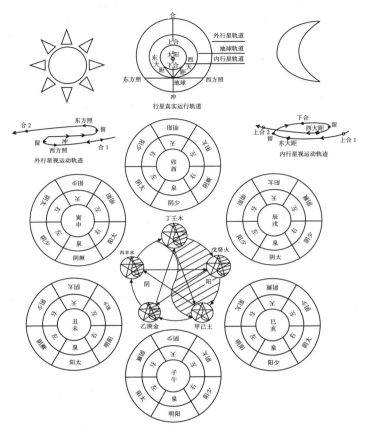

古中医年月日时之神机气立图

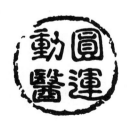

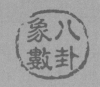

卯丁篇◎八卦象数

　　读过《古中医天文学·无极之镜》就会知道，八卦符号源于古盖天论的七衡六间图与分至启闭八分法，先天八卦卦位及卦数源于地球的公转，后天八卦卦位及卦数源于地球的自转，卦爻源于阴阳合历的月相变化，卦辞源于商周之交的年代史记，《易经》即是七曜九星的日月合璧、七曜齐元的阴阳历法。五行源于以地球为中心的五星顺逆停留远近运动。也即是说，阴阳八卦、五行生克是有其深刻的古代天体物理学基础的一系列力学效应。主要表现为声光电磁热等物理方式，如宫商角徵羽十二律吕的声波体系，六十四卦三百八十四爻的光电热体系，堪舆地理的电磁体系。每一种物理方式都有自己特征性的固有频率、振幅、波长、能级、粒子系统，这一切物理效应都是以正负两方面能量为基础的共振效应。万物皆振动，万物皆共振，不同能级、不同粒子的物质结构，通过振动就会发出不同的声光电磁热等物理方式。但是现代科学到目前为止，还没有认识到这种"以人为中心"的"天人感应"、"天人合一"式的三体思维逻辑模式。所以现代科学也就解释不清中医象数思维模式所认识到的各种人体现象和效应。

　　中国历史上对《周易》性质的认识，主要分为两类，一是以孔子为代表，他认为《周易》是讲德义之书，正如马王堆帛书《要》篇中说道："子曰：易，我复其祝人矣，我观其德义耳也"，"君子德行，焉求福？祭祀而寡也；仁义，焉求吉？故卜筮而希也。"故孔子将《周易》视为一部讲道义的书；二即为朱熹所指的"《易》本卜筮之书"。分析两者可知《周易》卜筮之用为历史的主流思想，但从孔子的观点可以间接反映出《周易》包含之广和内容之深厚，正如《四库全书总目提要》对其所描述的"无所不包"，"范围天地之化而不过，曲成万物而不遗"，提示《周易》囊括宇宙一切之理，**道法理术器**，不同层次不同应用，而卜筮只是其术层面的作用之一，故此后易学又沿着象数及义理进一步发展，在中国历史上发挥重要作用，对古代的哲学思想和科学技术有着深远的影响。天人感应，人为体，故老庄孔孟尽述天道无常、人心善恶；天为用，故子学数术算尽天地人鬼。《周易》在中国文化中的渗透力之强，被运用范围之广，堪称中国民族文化的源头活水，人类智慧的宝典，其在历史上被称为儒家"**群经之首**"，同时，《周易》也被现代人誉为一本必读之书。尤其现代科学对物质本源的由外而内、破天近人的格物之学，更是为古中国的天人之学提供了进一步透视宇宙、道法自然的一条路。另一条路就是由内而外、执掌乾坤的修炼。

20 世纪 90 年代，内蒙古赤峰市的李山玉医生根据八卦的先天数和后天位，创编了象数疗法，应用于临床，取得惊人疗效。从感冒发热到各种肿瘤，从内科到外科，从简单小病到疑难杂症，从待哺婴儿到耄耋老人，从东方人到西方人，从乡村到城市，从辛劳农民到知识分子，都被这 8 个数字所规范、所感应、所激荡。红肿热痛一四七，土木金病二五八，水火既济三六零，五行相生圆运动，八数源自天八卦，五脏生于地八卦，皆为盖天从古论，本是七曜九星一轮回。看过《古中医天文学·无极之镜》的读者，可能会在更深层次、更科学角度上去理解先后天八卦，不过是地球的自转与公转，外加七曜九星的场效应而已。万物皆振动，万物皆共振，佛家六字真言、道家六字真言以及各种符箓咒语，都是天人感应、天人共振的一种法门。象数疗法也是一种法门。本章节选自李山玉的《中国八卦象数疗法》，以证象数之算法不虚。

八卦象数，包括八卦的象和数，八卦，即乾☰、兑☱、离☲、震☳、巽☴、坎☵、艮☶、坤☷。象，即八卦之象，与八卦相对应的八种物象，分别是天、泽、火、雷、风、水、山、地。数，即先天八卦之序数：1、2、3、4、5、6、7、8。《易》曰"八卦成列，象在其中"，是说八卦分别代表着上述八类物象。古人说"自伏

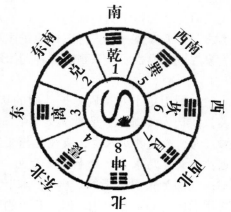

羲画八卦，由数起"，是说八卦是按上述的自然序数画出来的。因此八卦的象与数密不可分，实为一体，所谓"象以定数"，"数以征象"。易学认为，八卦乃天地结构的基本模式，八卦之象乃太阳系万事万物（包括人体脏腑）之征象；八卦之数乃太阳系万事万物之定数。象数是自然造化的结果，是以地球为中心的太阳系运化的根本。八卦象数是天道、物道和人道的全息缩影。

阴阳两仪八卦表

8	7	6	5	4	3	2	1
坤☷	艮☶	坎☵	巽☴	震☳	离☲	兑☱	乾☰
太阴		少阳		少阴		太阳	
阴				阳			

阴阳五行藏象表

五行	木		火		土		金		水	
阴阳	阳	阴	阳	阴	阳	阴	阳	阴	阳	阴
脏		肝		心		脾		肺		肾
腑	胆		小肠		胃		大肠		膀胱	
八卦	巽	震	离	离	艮	坤	乾	兑	坎	坎

先天数"1"：卦名为乾，卦面之象为☰，五行属性为金（阳金），自然之象为天，基本功能属性为健，与人体对应关系为首、胸部、大肠、右足等，通手阳明大肠经，通阳气汇聚之督脉，主头部、骨、大肠、脊椎及右腿的疾病等。

先天数"2"：卦名为兑，卦面之象为☱，五行之性属性为金（阴金），自然之象为泽，基本功能属性为悦，与人体对应关系为肺、口、右肩臂、肛门、右胁等，通手太阴肺经，主咳嗽、痰喘、外伤、气虚，头部伤，皮肤病、低血压及肺、口腔、尿道口、肛门所犯之疾病等。

先天数"3"：卦名为离，卦面之象为☲，五行属性为火，自然之象为火，基本功能属性为附，与人体对应关系为心、目、乳房、三焦、小肠、心包等，通手少阴心经、手太阳小肠经，主心、目所犯之疾及火伤、烫伤等。

先天数"4"：卦名为震，卦面之象为☳，五行属性为木（阴木），自然之象为雷，基本功能属性为动，与人体对应关系为肝、足、筋爪、左胁、左肩臂等，通手厥阴心包经及足厥阴肝经，主肝病、手足病、胁肋痛及突发病等。

先天数"5"：卦名为巽，卦面之象为☴，五行属性为木（阳木），自然之象为风，基本功能属性为入，与人体对应关系为胆、股、肱、胸部、左肩背等，通手足少阳胆经，主肝胆病、胸部病、左肩背病、股、肱等所犯之病以及伤风、感冒、受风等疾病。

先天数"6"：卦名为坎，卦面之象为☵，五行属性为水，自然之象为水，基本功能属性为陷，与人体对应关系为肾、膀胱、腰、骨、血、下窍等，通足少阴肾经及足太阳膀胱经，主肾、膀胱、尿道、腰背等所犯之疾病及血液病、出血症、水泄等疾病。

先天数"7"：卦名为艮，卦面之象为☶，五行属性为土（阳土），自然之象为山，基本功能属性为止，与人体对应关系为胃、手、男性生殖器、足背、左足及颧骨等，通足阳明胃经，主脾、胃、手、肩所犯之病及肿症、炎症、肿瘤等疾病。

先天数"8"：卦名为坤，卦面之象为☷，五行属性为土（阴土），自然之象为地，基本功能属性为顺，与人体对应关系为脾、腹部、肌肉、右肩等，通足太阴脾经，通阴经所汇聚之任脉，主腹部、消化类等疾病。

先天数"0"为元气之数，代表太极元气浑然之象。0有强化信息波能量的作用，可通达经气调整阴阳，并列的0个数为奇数，偏于温阳，并列0个数为偶数偏于滋阴，0在前者偏阴，在后者偏阳。

八卦象数与五行、人体部位、疾病对应表

卦名	乾	兑	离	震	巽	坎	艮	坤
卦画	☰	☱	☲	☳	☴	☵	☶	☷
卦序	1	2	3	4	5	6	7	8
天道	天	泽	火	雷	风	水	山	地
属性	健	悦	附	动	入	陷	止	顺
五行	金	金	火	木	木	水	土	土

续表

人体	头、胸部、骨骼、右足、大肠	口、肺、牙齿、口角、咽喉、气管、痰涎、右胁、右肩臂、肛门	眼、心脏、乳房、小肠、三焦、心包、红细胞	肝脏、足、筋、爪、左胁、臂、声带、毛发	胆、股、左耳、臂、气管、胸部	肾脏、膀胱、耳朵、腰脊、背脊、体液、肛门、下窍	鼻、背、肩、腰、指关节、骨骼、男性生殖器、足背、乳房、左足、颧骨、胃	腹部、脾胃、神阙、右肩
疾病	大肠、脊椎、右腿、头部、骨病	口腔内部、咳痰、喘、泌尿系、肛门、低血压、外伤、皮肤、呼吸系统病，头部外伤	眼疾、心脏疾病、火烫伤、血液病、乳房疾病	肝病、筋爪病、妇科病、足病、胁肋痛、外伤、声带、突发疾病	肝胆病、肢、股、左胫病、风感冒、咳痰、哮喘、血管病、胸部疾病	肾、膀胱、尿道、前列腺疾病、耳病、肾冷水泻、出血症、腰背疾病	脾胃病、鼻、手、腰、肩、脚背、关节病不畅，血液循环不畅，各种肿瘤占位炎症，结石	腹部疾病、皮肤病、乏力、免疫系统疾病、寒湿证

【心】离卦，象火，数3，属火。心位于胸腔内，与六腑中的小肠相表里。心主血脉，其华在面。常可配方为650，以补肾阳助心气（650虽为水生木，然肝肾同源，又5为阳木，故实为振奋肾阳）。因脏腑之气源于肾，故肾阳振奋，可助心气。如此配方，往往优于直接补益心脏之气。心藏神，心的功能正常，则神志清楚，精神正常，心的功能发生障碍，就会出现失眠、多梦、健忘等症状，甚或出现精神失常等。上述病症，在一般情况下以健脾安神为主，象数配方为30·80。方中3为离卦，主心；8为坤卦，主脾，又30·80分别为二元中。其补泻之效不著，可振奋所取象数本脏腑之气。故30·80可振心、脾之脏，健脾安神。心的疾病常反映在舌上。如心血不足，则舌质淡白；心火上炎或心阴虚时，则舌质红，甚则舌体糜烂等。如出现心血不足，而见舌质淡白，伴有心慌心悸等症，可取象数配方为430，以振奋肝脏补心血。方中4为震卦，主肝，肝主藏血，属木，3为离卦，主心，属火，故430为震木生离火，以补心血。心包同心，离卦，象火，数3，属火。三焦，离卦，象火，数3，属火。

【小肠】离卦，象火，数3，属火。小肠能分别清浊，所以小肠有病，除影响消化吸收功能外，还会出现小便的异常。如小肠热盛，小便短、赤、涩、痛等，象数配方一般可为：0002·03，方中2为兑卦，主肺，肺主肃降，通调水道，同时尿道口之疾为兑卦，三个0强化其效，位于2前，偏阴以防利水之过而伤阴。3为离卦，主心，心与小肠互为表里，03可泻心火，以清小肠之热。

【肺】兑卦，象泽，数2，属金。肺位于胸腔内，与六腑中的大肠相表里，主气，司呼吸。肺主气包括两个方面。肺主气的功能正常，则呼吸均匀和调。如若肺气不足，则出现呼吸无力，或少气不足以息，以及语声低微、身倦无力等气虚不足之症状。这种症状在象数疗法中，以补肺气为主，象数配方为820。方中8为坤卦，主脾，属土；2为兑卦，主肺，属金，故820为脾土生肺金，即母之气补子之虚。若肺气不得宣发而壅滞，则可见到胸满、鼻塞、咳喘等症状。在象数疗法中一般振奋本脏宣发之能，佐以健脾，可配方为2000·80。方中2为兑卦，主肺，属金，2后加三个0，可强化振奋本脏的功能；8为坤卦，主脾，属土，可振脾脏佐以肺气。皮肤之汗孔也有散气以调节呼吸的作用。肺气虚则皮肤腠理不固，易受风寒，感冒，易汗等，如临床常见的风疹，即皮肤腠理不固不能抵御风寒（热）之邪所致。此症象数疗法常可配方为2000，以振奋本脏之气。肺主皮毛，故取本脏之象数2，以宣散外邪，助其卫外功能。宣降正常，则肺气出入通畅，呼吸调匀。如果这种功能失去协调，就会发生咳嗽、喘息、胸闷胁胀等肺气不宣或肺失肃降的病症。其病症象数配方亦可同上述之2000·80。如若肺失肃降宣发而致小便不利、水肿等，象数疗法可用于振奋本脏之气，以利肃降，并佐以温通肾阳，以利水液代谢。可配方为2000·60。方中2为兑卦，主肺，属金，故2000可振奋本脏之气，以促肃降。6为坎卦，主肾，属水，60以鼓肾阳，以利水液代谢。又2与6为金生水之关系，两脏相合以促水液代谢。肺受外邪侵犯，肺气不宣，出现鼻塞、流涕、打喷嚏，嗅觉不灵等，如若风寒引起，一般可配象数70或07。7为艮卦，主胃，属阳土，又属阳明经，其经夹鼻上行，故为循经取数，温经散寒等。

【大肠】乾卦，象天，数1，属金。大肠虚不能吸收水分则有肠鸣、大便溏泄等症；大肠实热，热灼津亏而见大便秘结之症。在象数疗法中，如前者大便溏泄之症，以振肺气，温通肾阳为主，其象数配方一般为20·650；2为兑卦、属金主肺，主一身之气；又，肺与大肠相表里，故20以促大肠气化。650振肾阳，温大肠，使其功能正常。后者由大肠实热津亏而致大便秘结者，一般可配方为80·160·40。8为坤卦，为腹，取之以调腹部气机，160中，1为乾金，为大肠，6为坎水，为肾，160为金生水，泻其大肠热邪；4为震木肝，可通畅气机，故80·160·40泻其大肠实热，以畅气机而通便。

【脾】坤卦，象地，数8，属土。脾位于腹腔内，与六腑中的胃相表里，主运化。脾主运化的作用，包括运化水谷精微与运化水湿两个方面。若脾虚运化失职，水谷就不能很好地运化，则出现食欲不振、腹胀、腹泻、倦怠以及浮肿等症状。其象数配方一般为380。方中3为离卦，主心，属火；8

为坤卦，主脾，属土。此方为火生土，即以母之气补子之虚。脾为湿邪所困而出现的头重、体沉、腹胀满、腹泻、水肿等症状时，象数疗法中，在健脾利湿之时，常配用肺、肾二脏的象数，可配方为650·30·820。方中6为坎卦，主肾，属水；5为巽卦主胆，属阳木，又肝胆相表里，肝肾同源，故650善振肾阳，力驱阴邪。3为离卦，属火，有温煦之效，故可益脾阳；8为脾土，2为兑卦，肺金，820可泻脾湿，振脾阳，助肺气，利肃降；故650·30·820以温肾，振脾阳，运化水湿。若脾不统血而见便血、崩漏、紫癜等，应以健脾统血为主，其象数配方为380·20。方中380健脾益气；2为兑卦，为肺金，20可振肺气以佐脾气，故380·20健脾统血；亦可只取380等。如果脾失健运，清阳不布，营养缺乏，必致肌肉萎软，四肢倦怠无力等；对此种症状常用以缓补脾气的方法治疗。其象数配方为80·20·650等。方中80可振奋脾脏，20以鼓动肺气，650善振肾阳以佐助脾运。若脾失健运，脾气不足，则口唇萎黄，食欲改变或口味异常等。临床常以健脾运化为主，其象数配方一般可为820。方中8为坤土，为脾；2为兑金，主肺；故820虽为土生金，貌似泻脾，但肺主一身之气；故仍不失健脾运化。

【胃】艮卦，象山，数7，属阳土。胃喜润恶燥。胃病易产生胃火而伤津。伤津则口干、喜饮、舌苔黄厚等。象数疗法中，常可配方为007·04，以和胃疏肝生津。4为震木，主肝，7为艮土，主胃，4与7配用可疏肝和胃；又，0位于象数之前，偏阴，有滋阴之效；又，艮土7前有两个0，为偶数，为阴，故007·04不仅和胃疏肝，兼有偏阴之力。

【肝】震卦，象雷，数4，属阴木。肝位于腹腔内，与六腑中的胆相表里，主藏血。肝有贮藏血液和调节血量的功能。如肝血不足常可出现视物昏花，筋肉拘挛，屈伸不利，以及妇女月经量少，甚则闭经等。临床上常以补肝血为主，其象数配方可为640或40。方中640为肾水生肝木，又因肝肾同源，故可为肝肾同补，以滋阴补血为主。40振奋本脏之气，以助肝藏血功能。肝主疏泄功能，直接影响气机的调畅。如肝气不疏，可见郁郁不乐，沉闷欲哭，月经不调以及影响脾胃功能等。临床常以调畅肝气之法，象数配方可为430·20。方中4为肝木，3为离火，430可疏泄肝气以安神；2为兑卦，肺金。可主一身之气，故可佐以肝气的条达。肝血不足之症，其象数配方为640或40。如肝火上炎则眼红肿；肝血不足，则眼干涩，视力模糊或夜盲等。在象数疗法中，肝火上炎而致眼睛红肿者，一般可配方为003。其中3为离卦，主眼，属火。00为偶数，为阴；又，0位于象数前偏阴，故可起水克火之效。

如若肝血不足引起眼睛干涩等，在象数配方中，一可配方为 640 补肝血，二可取 650 补肝血。前者一般用于阴虚者，后者一般用于阴阳俱虚者。

【胆】巽卦，象风，数 5，属阳木。胆位于腹腔上部，附于肝，内藏精汁（胆汁）。胆病多见胆汁上逆的口苦、胁痛、口吐黄水以及胆液外溢的一身面目发黄等症。象数疗法中，多以利胆之法；其象数配方一般可为 50·820。其 50 可利本腑胆之气，820 可振脾阳，益肺气，可强化利胆之效。

【肾】坎卦，象水，数 6，属水。肾位于腹腔腰部，与六腑中的膀胱相表里，藏精，主发育与生殖。精是构成人体的基本物质，也是人体各种机能活动的物质基础。如见五心烦热，失眠多梦，潮热盗汗，头晕目眩，遗精等，则为阴虚阳亢之证；是肾阴虚少，不足以制阳之故，其象数配方一般可为 640。6 为坎水，为肾，4 为震木，为肝；又肝肾同源，故 640 滋阴潜阳。又如出现精神疲惫，腰膝冷痛，形寒肢冷、小便不利或小便频数，男子阳痿、女子宫冷不孕等，则属肾阳虚衰，温煦和生化功能不足所致，常以振奋肾阳为主，象数配方，一般可为 20·650。方中 6 为坎卦，主肾；5 为巽卦，属阳木，临床可见 650 善振肾阳，20 为兑金生肾水，助肾气。如小便短少，全身浮肿等；在象数疗法中，常以补益肾阳，健脾化湿为主，其象数配方一般可为 650·3820 等。方中 650 其意同前，3820 为火生土，土生金；其火生土可振脾，土生金，可助一身之气，3820 可健脾益气，又机体的水液代谢虽责于肺脾肾，但与其他之脏也有密切关系，故 650·3820 中五脏象数俱全，但以肺、脾、肾为主。如果肾虚根本不固，吸入之气不能归纳于肾，就会出现呼多吸少，吸气困难的喘息病症。临床常治以补肾纳气，其象数配方一般为 260·50。260 为兑金生肾水，加 50 以佐肾气。肾精亏少所致之病症，象数配方多以 20·650·30·80 为常用。其 6 为坎水，为肾，5 为巽木，善佐阳气，又助肝阴（胆与肝相表里）。3 为离火，主心，心主血脉。8 为坤土，气血生化之源。2 为兑金，以鼓肺气，司一身之气，以利脾肾气化。故虽以补肾精为主，但需其他脏器的辅佐才能利于滋补肾精，因五脏之间是生中有克，克中有生的。同时亦可适当配用有关的药物。如果肾精不足，则出现耳鸣、听力减退等症；其象数配方亦可取 20·650·30·80。肾阳不足可引起阴虚火旺而大便秘结，又可因脾肾阳虚而大便溏泄等。凡由肾阳虚所致之二便不畅、阳痿等症。象数配方多以 650·30·820 为主，以补肾阳，益脾气。此方中 30 单独为一个元，以缓其助脾阳之急所设。

【膀胱】坎卦，象水，数6，属水。若膀胱气化不利，就会出现尿闭、尿潴留等小便不利之症。此症象数疗法多以振奋肾阳，促膀胱气化，象数配方一般可为2000·650。2为肺金，以司全身气机，650温通肾阳以利膀胱气化。若膀胱失其约束，则可出现尿多、小便不禁等，象数配方一般可为60，以振肾气，利膀胱气化之效。

在八卦象数疗法的临床实践中，用"比类取象"的方法，即根据藏象蕴含的生理、病理之象以及它们的相互关系来取数配方，绝不是只根据各脏腑对应的象数来机械套用或简单对号，而是遵循"**阴阳八卦为体，五行为用，比类取象，辨证施治，平衡阴阳**"的原则。

按八卦之象取数配方：如足之疾，一般可取象数4。在其前或后加0，或前后均加0。因震卦对应足，卦数为4。前或后加0以通经气。如李某，一次足踝关节扭伤，局部红肿疼痛，不能行走，经诊视后，取数配方为0004000，令其默念。默念过程中自述受伤部位忽凉，忽热，渐觉舒适。约二十分钟后令其试走，基本正常。至第四日肿消而愈。在4前后各加三个0，可强化利水消肿、散瘀活血之效。

按藏象理论取数配方：如皮肤病，一般可取象数2，再加0。因2是兑卦主肺，按藏象理论肺主皮毛，象数2可治皮肤之疾。如达某突患荨麻疹，刺痒难忍，心烦失眠，服药不效而来诊。取数配方为0002，令其默念，只几分钟，即感浑身轻松舒适，十几分钟后刺痒顿消。方中2以解其表邪，加三个0以强化疏风利湿。0位于象数前稍偏阴，故以防疏风解表之力强而伤阴之弊。

按君臣佐使取数配方：临床实践表明，象数配方若遵循中药"**君臣佐使**"的组方法度，其效更佳。如肝阳偏亢引起的头晕头痛，心烦少眠，可取数配方为640·30·80。方中6为君，为坎卦，滋肾阴；4为臣，为震卦，以补肝阴，640滋阴潜阳。8为君，为坤卦，80以健脾，可升清降浊。3为佐，为离卦，主心，30除烦安神。

按经络循行取数配方：如鼻之疾可取数配方为07。7为艮卦，主胃，属阳明胃经，足阳明胃经夹鼻上行，故可循经取数，配方为07。患者凌某，因鼻炎引起前额痛，令其默念07，当日即效。

按五行生克圆运动取数配方：象数配方，是一元结构或多元结构，多数情况下各象数之间应保持相生关系（顺其后天八卦的五行相生序）。如650·30·820，此方具有温通肾阳，健脾益气之效。其中 6 为坎卦，属水，5 为巽卦，属木，即水生木；3 为离卦属火，木生火；8 为坤卦属土，火生土；2 为兑卦属金，土生金；2 与 6 又是金生水。有时多元结构的配方中，相邻两元之间也可以出现相克关系，如治疗胃实邪的象数配方，一般可为40·70。方中 4 为震卦属木，7 为艮卦属土，则木克土。但是在配方的同元内，各象数之间不能有相克关系。在象数配方中，要重视 0 的作用，根据 0 的奇偶个数的不同功效及位于象数前后的不同之性，在象数配方中要灵活配用。如急性结膜炎，其象数配方为003。3 为离卦，属火，主目，其急性结膜炎象火，00 为偶，偏凉，故 003 正合水克火之意，以达泻火之效。

　　上述几种取数配方的方法，临床可根据病情酌情选用。在按八卦之象取数配方的时候，切不可对八卦之象作机械理解，对"比类取象"应灵活掌握。在配方过程中要区分对象，因个体素质的不同差异，即使同是表证、虚证或寒证，其配方密码亦不尽相同。一般情况下，多数患者在默念象数配方过程中，可出现清头明目、神清气爽、凉、热或气行等不同的舒适感。这些感应一般在默念过程的几分钟至十几分钟即可出现，可为显型。而极个别患者，默念半个小时以上甚至更长时间才出现感应，此为隐型。显型者，一般疗效较速；隐型者，相对较慢，但依然产生疗效，且稳定。在默念象数起效过程中，患者会出现各种排病反应，如自觉冷热、出汗、出血、腹泻、咳痰、疼痛加重，等等，但出现排病反应一段时间后，疗效即显，默念结束时，患者往往神清气爽。

　　【病例 1】相某，女，40 岁，木家营小学教师。十余年来先后患有宫颈糜烂，附件炎、胃炎、鼻炎、低血压、贫血、痔疮、心烦、失眠、厌食、两目干涩及飞蚊症等多种疾病；长年与病相搏，以药为伍。身高 1.56 米，体重仅有 76 斤，瘦若皮包骨。尽管四方求医，然每况愈下，终日酸楚倦怠，苦不堪言。其神疲脉弱，舌淡苔燥，语声低缓，身体羸弱；乃系慢性消耗，脏腑虚损，阴阳俱虚；治以扶正祛邪，逐一调治。象数配方以 640·380 和 260·4380 为基础方，再据病情加减或前后调理为用，每次择其一组默念。开始默念，当日即有舒适感，信心倍增。随着每日坚持默念，身体渐趋好转。约坚持默念半年之时，先天得补，后天生化有源，脏腑阴阳渐趋平衡，与初已判若两人。现默念配方已有两年余，诸症悉退，不药而愈。不仅无恙，且精气十足，身轻如燕，还可以习练之术为人疗疾。

【方义】640·380：配方中 6 为坎卦，主肾，属水；4 为震卦，主肝，属阴木，故 640 可滋补肝肾。3 为离卦，属火，8 为坤卦，主脾，属土，故 380 为火生土，有温补脾阳之力。260·4380 配方中 2 为兑卦，主肺，属金，按藏象理论肺主气，6 为坎卦，主肾，属水，故 260 可偏补肾气。4 为震卦，主肝，属阴木；3 为离卦主心、目、属火；8 为坤卦，主脾，属土，故 4380 可温补脾阳，濡养眼目，滋阴除烦。

【病例2】张某，62 岁，本学院家属。从 1982 年开始患有肝炎。遂之体质渐衰，虽经治疗，不见转机，反诸症蜂起，相继患有高血压、动脉硬化、心脏病、头痛耳鸣、胃炎、关节炎等多种顽疾，日处病魔肆虐中，骨瘦如柴。此系久病年老，先天亏耗，后天失养，清阳不升，浊气不降，阴虚阳亢、经脉失养。治以滋水涵木，补肝益肾，健脾和胃，逐一调合。象数配方为 650·30·820，以此为基础方。在调治过程中，随病情多次加减或前后调理为用：其默念象数配方当日即效；随着默念，身体日渐转佳。当坚持默念，近一年之时，不仅顽疾渐消，机体发生明显变化，其体重增加 20 多斤，手足均有潮汗，一除十余年来无汗之象，脚汗甚臭，随其排邪。原干瘪之乳房渐见丰满，如同壮年，原七至八日大便一次，亦复正常。原皮肤干燥，足跟干裂，现皮肤柔嫩有泽。默念象数疗疾，已成她的常用之技。迄今默念象数已二年，已扫昔日病态，复如常人。

【方义】650·30·820：配方中，6 为坎卦，主肾，属水；5 为巽卦，主胆，属阳木，巽卦又为风，为进退，具疏通脉络利排汗之功，故 650 补肝肾，振奋气机；3 为离卦主心、目，可益心养目；8 为坤卦，主脾，属土；2 为兑卦，主肺，属金，又肺主气，故 820 可健脾益气。650·30·820 可谓调和五脏之气，升降出入渐趋平衡而获效。

【病例3】张某，女，29 岁，针织厂工人。双膝关节痛三年余，多方求治效微。双膝如似灌铅，沉痛不适，每逢阴雨天或劳累之时，酸痛尤甚，夏不能着单，还带护膝。畏寒喜暖，痛处不移，体瘦，舌淡红，手足欠温。脉沉。脉证合参，乃寒邪乘其膝部，阻滞经络，气血不畅，筋脉失养，症系寒痹。治以温通督脉，局部通络。象数配方为 00100·00700，约默念四分钟左右，其觉双膝冒冷气，即用手捂，用腿交替盖压，无济于事，寒气排出有增无减。如此排泄寒气约一周，膝部转温告愈。再遇阴雨天气及劳累，亦无不适之感。追访一年，疗效巩固。

【方义】00100·00700：配方中1为乾卦，乾卦为阳之本，督脉总督一身之阳，为此乾1主督脉；1之前后各加两个0，为偶数，偏阴，取意为缓其1温阳之峻。7为艮卦，艮卦为覆碗之象，膝部应艮象，取7温通局部络脉；艮又主胃，属阳土，稍偏温，其前后各加两个0，为偶数，其意同00100。加之患者体瘦，瘦人易多火，为此偶数0防其温燥之火上炎。另于象数前后均加0，往往通络较速，但应病愈即止，一般不宜常念。

【病例4】时某，女，50岁，二十年前即患有布氏杆菌病，全身酸痛不适，渐之患有低血压、低体温、胆囊炎、肩周炎等。承受多病之苦，身体羸弱不堪。1993年4月份，左侧鼻孔旁，近四白穴部位鼓一小凸起，鼻孔干燥，其痛渐剧，颌下淋巴结肿痛，全身胀麻，左腿酸痛胀麻行走困难，眼周青紫，上唇紫青麻木不灵。心中烦躁纳废，二便不通，自感全身如同木板僵硬，深感患了疑难之疾。又唯恐乘车振动，不去医院而来诊。进来自诉患一火疖；疼痛不止。李山玉便顺势看了一眼，提笔写了象数720·4000，嘱其默念，仍去诊治远路患者。当其默念之时即觉鼻孔有热气排出，肩背等部有气排出。回去以后继续持念，从耳中发出有节奏的"叭、叭"声，不念则停。再诊时，经细查，心中一惊，断曰："你这不是火疖，是疔毒！毒气太大了。"改方为820·160·430，以清热拔毒。当即默念，即刻从口中开始有节奏地喷吐白沫近一个小时。渐停，心中轻松许多。回家以后几天内，只要持念象数配方，即喷白沫又腹泻，渐之即使不念，亦出现周期性的喷白沫与腹泻；同时全身各处总有邪气向外排射之状，上焦尤甚。继之周身布满大小不等、红白相间的丘疹，时有奇痒，此起彼伏。竟有一日，从鼻尖部位如似拔出一个萝卜状物，顿感周身轻松，只是身倦欠温。经查，毒气基本排出。于是改方为650·30·820。持念少时即刻感到全身温热。遂之渐有食欲，精神转佳，逐恙悉退而愈。上述诸多宿疾亦随之而愈。

【方义】

（1）820·160·430：8为坤土，为腹；2为兑金，主肺，主气，均可调畅腹部气机；又土生金，可泄腹之郁滞，通利大便，排出毒邪。1为大肠，首，属金；6为坎，属水，故160为金生水，可清泻大肠，排"首"之毒邪；又，6为肾，主水，清热。4为震卦，主肝，肝藏血，主疏泄，驱毒；430为肝木生离火，清泻血郁之热，且补益心气，以疏导血脉，利排毒。

（2）650·30·820：650益肾助阳；30通心气，益心阳；8为坤土，为腹；2为兑金，主肺，肺主肃降，通调水道，于是820通调二便。故650·30·820调和脏腑，祛余邪，以利善后。上述喷沫、腹泻、丘疹、排气等状，均为排毒之象。关于720·4000是误诊为火疖而设，弃之未用。

【病例5】相某，男，35岁，赤峰针织厂职工。右侧腰部作痛年余，渐趋加重，时有阵发性加剧，连及少腹，伴有恶心，小便时有不畅、频急等。拟诊为右肾结石。治以扶正祛邪，调畅气机，碎石利水。初念070，默念几日疼痛减缓。第二次改方为40·70，持念此数当日即排粉末状碎石，第二天又排粉状碎石。两次足有一止痛片大小（0.5）克。其痛大减。后又改为40·720，经念后其痛基本消失。加之出差，停止治疗。一年后追访，疗效巩固。

【方义】40·70：7为艮卦，为山、石；4为震卦，属木。40·70为木克土，利碎石。又，7为阳土，振后天之气，扶正祛邪，4主肝，条达气机，利排石。2主肺，主肃降，通调水道。故40·720，在碎石排石扶正之余，利气机，通调水道，又腰脊应艮象，故070可调畅腰部气机减缓疼痛，于7的前后加0，可不燥不腻、条达气机而减其疼痛，取之"急则治其标"之意。

【病例6】相某，女，41岁，松山区木家营小学教师。有一星期日下午，用大镰刀刮树皮，不慎猛砍于膝盖前下，疼痛不休。第二日即来诊治，查其伤口半寸有余，微红渗湿，只经简单消毒处理，便令其默念70，当念之四五遍，伤口之处即有热乎乎、麻酥酥之感，似乎在愈合，渐感舒适。三日之后，毫无不适而停念。然不足一日，伤口流水，并有阵阵刺痛，渐之行路困难，这才意识伤势非浅，定是伤及于骨。为此继念70，其痛又缓。隔日再诊时，又改方为7000，其效更佳，念之有一热乎乎的气流绕于伤口，实感舒适，持念二日即停。可停念不足半日，伤口又有不适，有碍下肢曲伸，于是又念几日而愈。

【方义】70：7为艮卦，为凸，为关节，膝盖应艮象，可通局部之络，活血行气，促其愈合。7000其力胜于70。由此例亦可窥其一斑：人身为八卦之体，五行为用，诸身之疾皆应八卦。施以象数疗法，蕴寓阴阳五行生克制化，合于天人相应观。

【病例7】王某，女，70岁，木家营镇鸭子河村村民。患有鼻炎三十余年，每遇劳累伤风感冒之时，不敢触摸局部，伴有头晕头痛；尤其近几年被经济所困，不得治疗，其症尤甚。一日邻居老人陪其来诊，经查后，先后配以象数为 70·720·60。经默念均有效，尤其 60 效果更佳。刚来诊时不敢触摸局部，待念三十分钟左右，其痛顿失；后又常以持念，不仅疗效已固，且体质增强，与病几近无缘。更令其莫解的是，原来的老花眼，亦竟不药而获显效。

【方义】720：7通阳明经，此经夹鼻上行，旁行入目内眦与膀胱经相交会。取7为循经取穴；2主肺，鼻为肺之窍，故取2，以宣通肺气。故 70·720 均有效。6为坎卦，主肾，故而 60 可温通肾阳。肾为腰府，督脉循于后脊，故肾阳温振督脉，直至病区，为此 60 效著。又，60 有补肾明目之效。

【病例8】张某，女，53岁，市气象局职工。于1992年秋季以来，双膝关节时有作痛，虽经治疗，且渐趋加重，时时困扰。无奈只好克服路遥之苦，来此求诊。为其用象数密码配以耳压断续治疗三个多月，病情遂之转佳，尤其满头白发束束变黑，皮肤细嫩，指甲柔韧，精力渐增。现已基本治愈，仍处于巩固疗效与健身调治中。其常用的基础象数为 720·650·380。

【方义】720·650·380：7为艮卦，为山，为关节，取7为以象取之，直达局部。2疏解局部。720位于前，以侧重双膝关节。650振肾阳，温通诸经。380温脾燥湿。故温补脾肾之阳，而寒湿自除。凡是合理的象数配方，不论其为几元配方，均可运化五行之躯，使之阴阳平秘。

【病例9】王某，男，53岁，打粮沟三道井村农民。由于左腿胀痛不适，行路困难，去某医院检查为脉管炎。其深知有截肢之险，又尚无理想疗法，正处一筹莫展、走投无路之时，经人介绍来此试治。查其左足背动脉几近隐伏，微弱之极，患肢尤其畏寒。治以温经散寒、疏通脉络之法。开始单一针挑治疗两周，不显其效。继之改用象数疗法为主，配以针刺。象数配方为 650·380，约念十分钟。患肢即感轻松。第二次改方为 650·070。持念当时，即感患肢似有血液流动，足踇趾冒凉气，自感舒适。然有一次来诊且诉："象数越念，其痛越甚。"询问其所念象数，方知将 650·070 误念为 6500·070。改为 650·070 后当即缓解。如此加减治疗二十余次，即达临床治愈。近两年的时间里，轻度犯过两次，均经四五次调治而愈。后因参加农田劳动一年，终又复发。配方为 530·720、530·380 等方加减调治，大为缓解。只余大、小腿后侧各有一处肿胀不适，然虽经多次调方默念、挑治等均不见效，甚感棘手。经余沉思多日，终改方为 500000·370·20，经念一周，大腿后侧得以疏解；又改为 0007000·2650，持念一周，小腿后侧亦疏解，达临床治愈。后经多次追访未见异常。

【方义】

（1）650·380：6 为坎卦，主肾，5 为阳木。故 650 益肝肾，振肾阳。3 属火，8 主脾。380 温通脾阳。650·380 可谓温补温通先后天。

（2）650·070：7 为艮卦，为阳明胃，有偏温之性，又为左足。故 650·070 振奋肾阳，温通患肢之力。寒得温则散，故默念当时即感患肢似有血液流动，足蹬趾冒凉气之象。又，误念 6500·070 引起胀痛之因为 65 后有两个 0，其性偏凉，阴邪加阴，合而为害，故痛甚。

（3）530·720、530·380：5 为巽卦，为股，可调局部；3 为离卦，主心，心主血脉，可促血行于脉道。又，5 为阳木，3 属火，故 530，其性偏温，力驱阴邪，疏解局部。7 为阳明胃，为左足、左腿。2 主气，720 可温通局部，又可疏泄局部。530·380 均有温热之力，为力驱阴邪而设。

（4）500000·370·20：5 后加五个 0，温通之力更宏，加之 370 亦为温通；2 主气机，前后三元合力而奏佳效。终驱大腿后侧寒凝之邪。又，5 为股，可通局部。

（5）0007000·2650：7 之前后各加三个 0，可强通局部，又不失温热。2650 为补肾温阳。前后二元相合终祛小腿后侧阴邪。上述诸方，其温热之力渐次增强，足见其阴寒之邪深伏凝阻，非一般之力所能驱。然不论何方，经调后需念之舒适，方可施用，否则有违阴阳动态平衡。

子学象数系统中，不但有卦数，还有九宫数、河图数，等等，《黄帝内经》中关于九宫数、河图数的应用在"藏气法时论篇""五脏生成篇""九宫八风""岁露论""至真要大论篇"等中都有论述。河图洛书是"图书"的起源，河图源于十月太阳历法，是日地关系在年月日时时间结构上的物候效应体现；洛书源于月行九道，是月地关系在年月日时时间结构上的物候效应体现。同时，河图洛书也是以地球为原点的七曜九星大坐标系下的十进制日月运行规律，与二进制的八卦系统为同一参照系的不同表达符号。所以河图洛书也是日月五星的力学效应共振系统，只要进入这个逻辑系统，按照逻辑数字即可激活逻辑效应。中医的子午流注、灵龟八法、飞腾八法、九宫诊法、九宫针法等都是运用河图洛书，五运六气的灾几宫也是九宫数的太过不及，等等。

如王一丁传承的河图洛书保健按摩推拿技术，之所以能在众多门派中独树一帜，就在于它从理论到手法自成体系。由于它采取的是河图洛书的整体辨气施治，常常是以简驭繁，干净利索，不需要死记很多医学知识，比如头部按摩，虽然从理论上讲是按河洛九宫、五行生克原理进行的，但术者不必管它，而只要掌握头部 6 个穴位，如同拨电话号码一样，依序按揉，即可施治，一般人学习十几分钟就可以学会操作。虽然河洛象数理论深刻，但手法简易，具有显著的疗效，其保健医疗效果相当不错。例如，一名有 40 余年严重神经性头痛病史的患者，久治不愈，经王一丁用河洛法按摩推拿几次，每次不过十几分钟，即症状消失。1997 年 5 月，王一丁又曾用此河洛象数按摩技术将一名脑干出血的濒危病人救活，创造了医疗史上的奇迹。该技术对于日常保健和一般常见病，诸如高血压、脑血栓、脑出血、动脉硬化、颈椎病、关节炎、腰背部疾病、腿痛腿麻、心脏病、惊吓、尿频、阳痿早泄、妇科等诸多疾病的防治都有很好效果。

宇宙是一大天，人头是一小天，大小天相应，天有九星，头有九穴（风府、左风池、右风池、左承灵、右承灵、百会、左头维、右头维、神庭），其中风府穴属水，左承灵穴属木，神庭穴属火，百会穴属土，右承灵属金，合于五行，概称河图五大穴位。按摩手法，旋转的方向与圈数是有规律的，即凡奇数都是顺

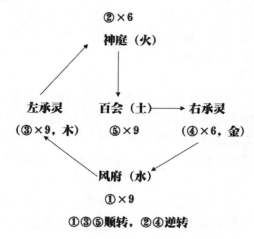

②×6
神庭（火）

左承灵　　　百会（土）——→右承灵
（③×9，木）　⑤×9　　（④×6，金）

风府（水）
①×9

①③⑤顺转，②④逆转

时针旋转，旋转的圈数是9的倍数。风府穴为1，就顺时针旋转9圈，承灵穴为3，就顺时针旋转27圈；凡偶数都逆时针旋转，旋转的圈数是6的倍数。神庭穴为2，所以逆时针转12圈。

　　洛书描述的天上九星座与人头部的九个穴位，即风府、右头维、左承灵、左头维、百会、右风池、右承灵、左风池、神庭对应。其中风府穴在北方，属水，属肾；右头维穴，在西南方，属火，属心；左承灵穴，在东方，属木，属肝；左头维穴，在东南方，为金，属肺；百会穴，在中央，属土，属脾。这五个穴位合五行，概称洛书五大穴位；洛书在头部的两种按摩推拿方法即是由取洛书的这五个穴位与全部九大穴位而定。其按摩顺序数字表示为1（风府穴）−3（左承灵穴）−2（右头维穴）−5（百会穴）−4（左头维穴）−1（风府穴）。

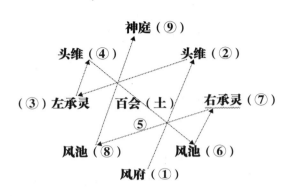

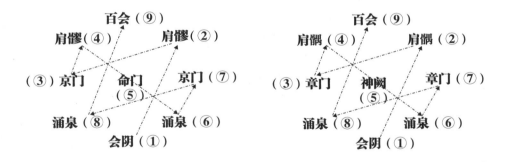

　　九宫飞星是月行九道在地平坐标系上的投影。考诸《内经》，曾多次提到"月人感应"的理论，如：《灵枢·岁露论》"人与天地相参也，与日月相应也，故月满则海水西盛，人血气积……至其月廓空，则海水东盛，人气血虚，其卫气去，形独居"；《素问·八正神明论》"月始生，则血气始精，卫气始行；月廓满，则血气实，肌肉坚；月廓空，则肌肉减，经络虚，卫气去"，反映出人体气血之盛衰、肌肉之坚削、腠理之开合、经络之虚实等，均与月相的盈亏节律有着密切关系。《素问·八正神明论》又云"因天之序，盛虚之时，以日之寒温，月之虚盛，四时气之浮沉，参伍相合"，说明了人体的机能与日、月、四时的变化有着密切的联系。在中国古代的子学体系中，除了天人感应之外，还有一种天地感应，叫分野，即地表的天体对应区理论。同样，在天人感应之间也有这种天体对应区的空间分配。

根据"月人感应"理论，《内经》提出依据"月之虚盛，以候气之浮沉"的诊断原则，并且得出"月生无泻，月满无补，月廓空无治"的治疗原则，强调要"因天时而调血气"，"故月生而泻，是谓脏虚；月满而补，血气扬溢，络有留血，命曰重实；月廓空而治，是谓乱经"。并举例说明了按月相节律进行施治的方法，如《素问·缪刺论》就是严格遵循"以月死生为数，月生一日一痏，二日二痏，渐多之，十五日十五痏，十六日十四痏，渐少之"，以此原则确定灸刺壮数来治疗行痹证。《灵枢·岁露论》谓"乘年之衰，逢月之空，失时之和，因为贼风所伤，是谓三虚……逢年之盛，遇月之满，得时三和，虽有贼风邪气，不能危之也，命曰三实"，提出了时间因素与疾病关系的"三虚"和"三实"理论，而"得三虚者，其死暴疾也；得三实者，邪不能伤人也"。可见，"逢月之空""遇月之满"与疾病发生之间存在着截然不同的两种疾病转归，从而体现了《内经》中"月人感应"的理论思想，这也是九宫八风、人体洛书的天体原理所在。

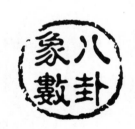

辰戌篇 ◎ 五运六气遗珠

　　常数与变数是运气学说的两个重要特点。除了在横向上有五运与六气、客与主的常数与变数关系，而且在纵向上也有五运六气的六十干支甲子周期，有大司天周期、有四时更迭、节气周期等常数与变数的变化。如节气节律历来受到医家重视，中医界有"节气病"一说，其中又以冬至、春分、夏至、秋分，二至二分较重要。所有这些数术都是指运气学说、汤液经法、伤寒例、六经欲解时、伤寒钤法、九宫八风、子午流注、灵龟八法、藏气法时、六节藏象、生死预测等这一切古中医医算体系，而仲景的《伤寒杂病论》体系不但包括了这些数术概念与逻辑，而且还是关于天干地支医算最早的中医方术之一。

　　其变何来？三候为气，六气为时，四时为年，分段有恒气、盈缩之别。按古代计时历法，以八刻二十八分为一时，积六分而昼夜，五日为候，三候为气，六气为时，四时为年而天地备矣。唐·孔颖达等《春秋正义》卷26注"六气至之"云："六气并行无时止息，但气有温暑凉寒，分为四时，春夏秋冬也，序此四时以为五行之节，计一年有三百六十五日序之为五行，每行得七十二日有余，土无定方，分主四季，故每季之末有十八日为土正主日也。"此即以四正（二分二至）分为二十四气而析为六段（六气），其理想计算与精确实测之时存在一定误差。

　　清·钱大昕《潜研堂文集》卷14载："古以恒气分段，故即取节气名之。郭以定气分段，故易以一二三四五六之名。其积差之数，愚尝取杨忠辅统天术较之，与此不甚相远。"为尽可能使理想计算与实测相符合，古人还制定"盈缩增损"的修订方法："夫四分岁周之一为九十一日三十一刻有奇，以实测知其不齐，于是有盈缩之限。此四限之中各有六气以平行计之。在盈限则每气十四日八十二刻，在缩限则每气十五日六十二刻。又以实测知其不齐，于是有增减损益之。率此即张子信、刘焯辈所积候而得者，步算之根生于测候之大端有二，一曰星度，一曰晷景。"可知，历法计时的"六气"存在恒气（理想计算）及盈缩增损（实测修订）的至少 3 种不同数值，这也与中医五运六气虚位、实位以及格局推导、实际观测等取舍难题纠缠在一起。四时之六气的阴阳、温凉，则需置于天地冲和之气的交通过程中阐发。再加上五星五行的大周期与年月日时的干支公约，变数丛生。

刘元宾（1022—1086），字子仪，自号通真子。北宋庐陵安福（今江西安福县）人。《中医大辞典》称其"业儒，连魁乡举"。初任邵州邵阳县主簿，熙宁中（1068—1077），任谭州司理。元宾通阴阳、医药、数术。尝著《补注王叔和脉读》五卷，书成于元祐五年（1090），今存。又有《神巧万全方》《脉诀机要》《脉要新括》（又称《脉要秘括》）《洞天针灸经》《通真子伤寒诀》《脉诊须知》《伤寒括要》《通真子续注脉赋》等书，均佚。宋·王珪（1019—1085）《泰定养生主论》记载了以刘元宾为原型的因果故事。《钱仲阳传》中记载钱乙曾经"学六元五运，夜宿东平王冢巅，观气象，至逾月不寐"。宋三山名医仁斋杨士瀛《新刊仁斋伤寒类书活人总括》七卷，《提要》称《活人证治赋》后，有司天司地图，五运六气图，脉法指掌图，目录中注一附字，今按是本均无之，盖为新安后学明朱崇正附遗，明嘉靖朱民重刻本。

明·杜思敬（1235—1309）著《伤寒保命集》，皇甫中著《伤寒指掌》，李浩（元世祖侍医，传窦太师之铜人针法）著《伤寒诊法》《伤寒钤法》等，张兼善著《伤寒石髓》，黄仲理著《伤寒类证便览》，王日休著《伤寒补疑》，吴茭山著《伤寒诸证辨疑》，盛启东(1374-1441)著《伤寒六经辨症》，对仲景方术皆有发挥之处，可供参考。

明成祖朱棣（1360—1424）撰，刊于 1406 年的《普济方》，该书不仅是方书，而且在中医基础理论方面也有建树，其中在运气学说方面，承续了宋朝《圣济总录》的传统，全面总结规划了六十年运气变化图。对于六十年每年的运气变化，首之以圆图，继之以文解，图文并茂，体现了"气候、天时、物候、病候"和"司天、司地、左右四间气六节中见五运"的系统格局。《象吉通书》："五运有旋转之机，六气有迟早之变。"在论述六十年运气常规变化之后，还着重解释了胜复郁发等运气异常变化的原因，并认为运气变化有常有变，须不拘常数。

明·虞抟（1438—1517）著《医学正传》，在运气学说方面，古中医史的现代学者们认为他反对以运气推算病证决定治法，实则是片面之词。虞抟在《医学正传》中对运气的有关内容进行了讨论，如对六淫之邪的解释，运用运气学说结合《左传》中关于阴阳风雨晦明的内容，进行了对比研究。虞抟在《医学正传》中还说："染如疫疠者，十死八九，宜推运气治之。"其对运气学说中以十天干配五运、十二地支配六气、胜复加临之法并不排斥。如文云："窃谓上古圣人仰观天文，俯察地理，以十干配而为五运，以十二支合为六气，天以六方寓之，岁以六气纪之，以天之六气加临于岁之六节，五行胜复盈亏之理，无有不验。传曰：天之高也，星辰之远也，苟求其故，千岁之日至，可坐而致也。"万密斋（1499—1582）也在其《万氏家抄济世良方》中说："痘疹疫疠之毒，因岁运灾眚之变也。"可见，这些医家对五运六气的年月之法并无微词。

但虞抟也说："今草莽野人，而以人之年命合病日为运气钤法，取仲景之方以治之，是盖士师移情而就法也，杀人多矣。知理君子，幸勿蹈其覆辙云。"可见，虞抟反对的不是五运六气年法，而是反对五运六气的日法。《（新刊）医学集成》由明代医家傅滋所编撰。傅滋（1450—? ），拜虞抟为师学习岐黄之术，其学术推崇朱丹溪，属丹溪学派之一员。其论述疟疾发病时认为，处暑后、冬至前，温疟发病规律，子午卯酉日为少阴阳明疟、寅申巳亥日厥阴少阳疟、辰戌丑未为太阴太阳疟。这明显是五运六气日法。这也不能责备虞抟这一些明清医家们，毕竟学识有限，又大环境使然。承认其法，不承认其术，这种逻辑实在说不通。比虞氏稍晚一些的医家如万全（密斋）、何塘、何梦瑶等所批判的运气，也都是指马、程运气日干支而言。而且现代中医们也有许多人自诩大师，也不承认日干支的数法。但子午流注、灵龟八法、飞腾八法等日干支的临证却没有人反对，至于六壬、四柱、择日、人神禁忌等数术，就更不是这些人能懂的了。所以那种认为《伤寒钤法》不仅悖逆《内经》之旨、更乱仲景辨证论治之法、损害了运气的声誉的说法，只能说是鸱噪之谈、蜉蝣之音。玩不了游戏不能指责游戏有问题，只能说这些人的理解力有限。

方广，字约之，号古庵，明代嘉靖年间（1522—1566）休宁人。精医学，私淑朱丹溪，对《丹溪心法》推崇备至，潜心研究，历时5年，于1536年著成《丹溪心法附余》，书中阐发丹溪理论亦颇多发明，尤在温病方面独有创见。他重视运气变化和人体正气对温疫的影响，认识到运气条件变化与温疫发生的相关性，并在重视运气变化对温疫影响的同时亦不忽视人体正气的决定性作用。他在临证中观察到温疫流行也有不病者，凡易受疫邪侵犯者多为虚者感邪。其强调人体正气不足是温疫发生的内在基础，运气变化是温疫发生的外在条件。对于一人受病，阖家被传染者，他指出病气从口入，疫病毒气太甚，超出人体正气防御能力而使人受病染之。这与《素问遗篇·刺法论》强调"不相染者，正气存内，邪不可干，避其毒气"的疫病理论可谓一脉相承。

　　生活于明嘉靖（1522—1567）万历（1563—1620）年间的李梴著《医学入门》，其在"运气总论"中，也具体论述了运气学说，突出运气学说的重要性，并强调灵活应用。其认为学医入门须学运气，并反复强调曰："经曰：必先岁气，勿伐天和。又曰：不知年之所加，气之盛衰，不可以为工。学者合而观之，更精于脉症，乃自得之。噫！儒之道，博约而已矣；医之道，运气而已矣。学者可不由此入门而求其蕴奥耶！"在应用运气时，须知"病如不是当年气，看与何年运气同，只向某年求活法，方知都在至真中"，并提出"有在天之运气，有在人之运气。天时胜，则舍人之病而从天之时；人病胜，则舍天之时而从人之病"的理论。"假令甲子年，甲为土运，统主一年；子为君火，专司一岁。一期三百六十五日零二十五刻，正合乎周天三百六十五度四分度之一也……"其重视运气升降理论，提出"升降出入，生气之常也"；对"亢害承制"提出"亢者，过极而不退也，当退不退，始则灾害及物，终则灾害及己"，认为"亢害承制"多由于本气的偏亢，这与楼英多责之于本气不及所致的兼化不同；对五运太过不及的病候与治则也作了一定论述。其还论述了运气历与太阳历相应，反映了运气历的天文学背景。

　　与王肯堂（1552—1638）同时代的聂尚恒，字惟贞，号久吾，江西樟树人，明万历十年（1582年）乡试中举，任宁化县令，但以医名传世。著有《奇效医述》《医学源流》《活幼心法》《痘科慈航》和十三卷大部头的《医学汇函》，其中《医学汇函·运气》全书共一卷，主要对运气学说的重要原文和原理进行了注解阐发，强调运气虚实与正对化的关系，认为正化为岁之实，对化为岁之虚，"客气之升降也，有正化焉，有对化焉，正化之岁谓午未寅酉辰亥之年也，对化之岁谓子丑申卯戌巳之年也，正化者令之实，从本，其数生；对化者令之虚，从标，其数成"。其认为天气对人的影响是客观存在的，如曰："由此观之，经络脏腑脉病药治，无非运气之所为也"；并强调要灵活掌握运气规律不能拘泥，还指出把握运气的尺度，"要之，有在天之运气，有在人之运气，天时胜则舍人之病而从天之时，人胜病则舍天之时而从人之病"；还强调，医之道，运气而已矣。其还讨论了支德符和干德符，认为"运与四孟月相同曰支德符"，即寅属木、春、孟月也，壬寅年木运临之；巳属火、夏、孟月也，癸巳年火运临之；申属金、秋、孟月也，庚申年金运临之；亥属水、冬、孟月也，辛亥年水运临之，六十年有此四德，支德符也。"运与交司日相合曰干德符"，即甲与己合，乙与庚合，丙与辛合，丁与壬合，戊与癸合，一年遇此二干，天地德合，亦为平气之岁也。

明·张三锡所著《医学六要·运气略》（1585）以言简意博及"搜集素难名家要言"为特点。《素问·至真要大论》说："时有常位而气无必也"。明·马莳基于前人研究基础上在《黄帝内经素问注证发微》（1586）中进一步深入疏注有关运气学说的内容，马莳言："有定纪之年辰，与无定纪之胜复，相错常变，今独求年辰之常，不求胜复之变，岂得运气之真哉。"五运六气有常有变，有至而未至，有太过、不及，有胜复之异，有升降失常、刚柔失守之变，运气学说难在其"变"。基于运气理论指导下的临床实践，不可机械推算，应综合气候、物候等多运气因子，动态分析，做到"法于阴阳，和于数术"，即法于象，和于数。偏执于象或偏执于数，都是不完整的片面之术，而民国以后的传统中医与中华人民共和国成立后的现代中医正是偏执于象，偏执于四诊合参，而基本上忽略了中医数术的理论指导与预测作用。好在近年以来，包括子午流注、灵龟八法、飞腾八法、五运六气等开始逐渐被中医界认识到其理论指导与理论预测的科学性。偏执于数，就会成为机械的迷信之术，也是古中医医算学面临的客观问题。只有法于阴阳之象，和于数术之算，象数合参、天地人互证，望闻问切算五术合参，才是古中医医算学的科学逻辑。

明末医家殷仲春（1596年前后）编撰的《医藏书目》，是现存最早的医书书录，目录学价值极高。殷仲春，浙江秀水（今浙江嘉兴人），生卒年不详。殷仲春是一位精通医学、儒学、佛学的隐士。《医藏书目》中记录有玄通函，运气，6部。

喻嘉言（1585—1664）在《尚论后篇》的"论《内经》四时主病"中论述了五运六气之主运主气为病规律，"论春秋冬各主一气，夏月兼主三气之理，原为天时自然之运。……各主日期，土分主四时"。他在"答杭州程云来伤寒十六问"的第三问中说："阳病从寅而解于戌，阴病从亥而解于寅，是阳得阳解，阴得阴解。而有曰，阳病解于夜半，阴病解于日中，何也？答：是阳得阳解，阴得阴解者，此从经气之王也。如少阳王于寅卯辰。"据《十竹斋刊袖珍本医书》记载，《五运六气详解》（1632）为明·董玹（字桔斋）著，胡正言（1580—1671）校。该书论述"气化、气候、病候、治疗"规律，对不同年份司天、司地，不同时段的天时、气候、民病、治疗原则进行归纳，认为"语云治证不知五运六气，如涉海问津渺乎道矣"。周杨俊在《温热暑疫全书·夏热集补证并方》（1679）中说："交夏至后，炎暑司令，相火用事，人有发热身痛，不恶寒，但大热而大渴者，为热病。仲景以白虎汤为主治。"周杨俊的弟子叶天士、薛雪等进一步发挥周杨俊的运气医学思想。

董说（1620—1686），字雨若，号西庵，又号鹈鸪生，湖州（今浙江吴兴）人。明末清初文学家、僧人，兼通医学，学《易经》于黄道周（1585—1646）。明亡后改姓林，名蹇，字远游，号南村。后从灵岩大师出家，更名南潜。爱好文学，擅书法，兼通医学及运气学说，著《运气定论》一卷，凡四论八图，以六气为经，五运为纬，阐述气之运动，上下周流，循环无端，甚为明析，治病时多参以天时气候，颇有特点。其曰："辨《素问》所论运气当在六元正纪大论，原文久佚。故晋皇甫谧作《甲乙经》，隋全元起注《素问》，皆云亡失。唐王冰始私采《阴阳大论》七篇补之，诡云秘藏书本。刘守真、杨子建递变其说，亦皆乖谬，因著此书以辟之。定以六气为经，五运为纬，气静运动，上下周流，天始于甲，地始于子，数穷六十，循环无端，其说甚辨。然运气之主病，犹之分野之占天，以为不验，亦有时而中；以为必验，又有时不然。天道远，人事迩，治病者求之望、闻、问、切，参以天时、地气，亦足得其概矣，正不必辨无证、无形之事也。"又著《易发》《易运》《周易十八爻未济通论表》《周易三十爻参天两地表》《出震三易合表》《洪范变》《周礼纬》《运气定论》《律吕发》《天象编年》《岁差考》等。

清·李用粹在《证治汇补·咽喉章》（1687）中说："有司天运气过亢，其年乡村染患相似者，此时气乘虚蕴蓄上焦，发作寒热，变为喉痛，俗名虾蟆瘟，又名鸬鹚瘟。"清代著名温病学家薛雪（1661—1750）也说："凡大疫

724

之年，多有难识之症，医者一绝无把握，方药杂投，夭枉不少，要得其总诀，当就三年中司天司地，推气候之相乘者在何处，再合本年之司天司地求之，以此用药，虽不中，不远矣"。可惜现在能明了其义，而应用于临床的医家太少。何梦瑶（1692—1764）提出"五脏配五行八卦说"，认为心肺位居膈上，心属离火，肺属乾金、兑金；脾脏居中属土，为上下升降之枢纽，于卦为坤、为艮；肝肾位下，肾属坎水，肝象为木，于卦为震、巽。此说法与在其之前的冯兆张《冯氏锦囊秘录·痘疹全集》中的"面部八卦吉凶法"有相似之处，但冯氏重点在于通过面目八卦属性来判断痘疹之吉凶，而何梦瑶则有所发展，而且其认为肺金、肝木、脾土皆配两卦，肾水、心火各主一卦，意在突出五行中水、火的重要性。

景日昣（1661—1733），字冬旸（一作东阳），号嵩崖（一作嵩厓），河南登封人，少时曾因母病而习医行医。康熙三十年（1691）中进士后，先任广东高要县知县，至康熙四十二年（1703）升任监察御史，后又不断升任，官至礼部尚书，而且曾做过乾隆皇帝的老师，三次主持科举考试，名重一时，被尊为中岳嵩山一代名儒。著有《说嵩》《嵩厓尊生书》《嵩台学制》《嵩台随笔》《嵩岳庙史》《嵩厓易义》《会善寺志》《龙潭寺志》等书。景日昣精通易理，强调医易同源，《嵩厓尊生》全书十五卷，卷一气机部，论五运六气；卷二诊视部，论诊法；卷三药性部，简介 200 余味药物性能；卷四论治部，论述用药服药法；卷五病机部，以歌赋形式论述 92 种病证病机，并附《素问》病机十九条；卷六至卷十三按身体部位和生理归属分为上、中、周身和下身部，分述各类病证治法方药；卷十四妇人部论治妇科病证；卷十五幼部论治儿科病证。全书内容深入浅出，既有深奥难懂的运气理论，也有简洁明了的方药论述，一经刊刻就广为流传，多次重刊。《中国中医古籍总目》记载其版本达 27 种之多。

景氏自幼习儒，对《周易》造诣颇深，著有《嵩厓易义》。后因母病习医，精研《内经》《难经》诸书，常以易释医，认为医易同源，阴阳之消长变化，在天地与人无二致。是书弁言（序）云："夫《易》以道阴阳，伏羲八卦分两仪之体象，文王八卦明五行之精微，对待流行，交感错综。凡天地间之有形有气、有体有质，其变化不测尽之矣。"其认为阴阳之理源自于伏羲八卦，五行之理蕴藏于文王八卦，天地间之形、气、质之变化皆源自于阴阳五行之变化。景氏重视阴阳升降，"人身之配天地不过此一阴一阳之道，而医理之赞化育不过此为升为降之理。微阳宜养而亢龙有悔，微阴宜惜而坚冰可畏……宜降不宜升者，防剥之再进；宜升不宜降者，培复之始生。畏剥所从衰，须从观始；求复之渐进，宜向临行。盖不易以立其体，而后变易以致其用。不通变不足以知常，不守常亦不足以达变"。其以卦象之"剥""复""观""临"之间的关系阐释人身阴阳升降之理，提出"微阳宜养""微阴宜惜"，业医者须知常以达变。

景氏对运气极为重视，是书开篇卷一气机部即阐述五运六气，作者序曰："《内经》言五运六气而民病因之。"吴联序亦云："此五运六气、天时民病中有阴阳变化之道，一综核之于脉理药性、审症立方，节节考证，卷卷精详。"是书对五运六气之阐述如吴联序所云，可称极精到详明，对《素问》运气七篇大论作了详细归纳整理，从五运、六气、主气、客气、左右间气，到南北政、五郁之发、六气淫盛、三年化疫，从病机到病症、治法，均一一详述。

清·孔毓礼于1751年著《痢疾论》，其中主要运用运气七篇论湿。如"少阳司天，泄注赤白，少阳司地，火淫所胜，民病泄泻赤白，少阳之胜，下沃赤白。岁火太过，血溢血泄注下等"。举例如："乾隆辛酉、癸亥之年，疫痢流行，客问：今岁痢疾何以若是之多？谓：天气使然。问：何以一方独盛？谓：地气使然。问：何以不病春冬，而独病于夏秋？谓：人事使然。经曰：必先岁气，无伐天和。"

清·朱青恬著《医理元枢·运气要略》（1753），主要内容为五运六气歌诀并图，五运三纪，用药玄机，府藏玄机等，论述了运气之变、亢害承制、五运三纪等，并进行了注释，其中以对五运三纪的注释较为精当，其文曰："木曰敷和（长养而条达），火曰升明（升阳而光明），土曰备化（资生万物），金曰审平（轻重、离合、攸直、揉度、权衡各得），水曰静顺（安洪而顺达）。其不及也，木曰委和（生长而不条达），火曰伏明（幽暗而不光昌），土曰卑监（卑则薄弱受水之害，监则蔬耗遣木之克），金曰从革（合而又离，其器不整），水曰涸流（本源已少散漫际）。其太过也，水曰发生（发泄过甚），火曰赫曦（赫奕而燔灼），土曰敦阜（敦大而高阜），金曰坚成（坚成而不焉），水曰流衍（横流而不顺，凡五脏六腑之病，其象类此者为本，兼及者为标，当为之调其太过、益其不及，使必归于首段之情形，乃为得之）。"

清·翁藻（1688—1748），雍正三年（1725）中进士，乾隆元年（1736）任上海道台。编《运气要诀》，见《医钞类编》（1830），本书以歌诀及解析的文体对运气理论以及其与疾病的关系作了论述。如运气歌诀有客气司天司地歌、运气分主节令歌、五运齐化兼化六气正化对化歌、六十年运气上下相临歌、起主客定位指掌歌、天符太乙天符岁会同天符同岁会歌、执法行令贵人歌、五运平气太过不及歌、运气亢害承制歌、六气胜复歌、五运郁极乃发歌等。其阐发运气理论，例如，认为胜复的机制为"六气有胜则必有复，阴阳循环之道也，胜病将除复病即，萌邪正进退之机也"，强调胜气多发生在上半年，复气多发生在下半年，主胜客则逆，客胜主则从。又如，"五郁之发"的规律是："五郁之发，各有其时，火郁待三气火时而发，土郁待四气土时而发，金郁待五气金时而发，此各待旺时而发也。水郁不待终气水时，而每发于二气、三气二火时者，以水阴性险，见阳初退即进乘之，故不待水旺而发也。木郁之发无一定之时者，以木生风，善行数变，其气无常，故木发无恒时也。"并且论述了"五郁之治"，如对于"木郁"的治疗，"木达谓木郁达之，达者，条达舒畅之义。凡木郁之病，风为清敛也，宜以辛散之疏之，以甘调之缓之，以苦涌之平之，但使木气条达舒畅，皆治木郁之法也"。总之，本书运气歌诀有独特价值，对运气原理特别是胜复郁发的阐述很有见地，很有参考价值。

清·李识候著《暑症发原》（1782 年著，1924 年刊）。本书为暑症全书，全书在治例和论夏初阴雨湿温以后，列乎六经证治，包括治中矧、中雾、伏暑、暑热、疟、痢等，手足六经证治、古法治两感等。本书以手足六经统摄暑症，按标本、虚实、寒热立方设药，每一经先述其经脉循行，次论本病、标病，终为治则和主方、主药及本经报使药。评少阴心经第六条曰："心营暑热，谵妄，舌不能言，即为入脏，或卒心痛，烦闷善呕，壬癸甚，丙丁大汗，气逆则壬癸死。刺手少阴太阳穴，余经生克，皆可类推。"裘庆元称本书为"暑症之科律"。自明张凤逵《伤暑全书》1623 年刊出以来，周杨俊《温热暑疫全书》（1679）、李识候《暑症发原》（1782）、徐鹤《伤暑论》（1906）、张畹香《张氏温暑医旨》（1909）、曹炳章《暑病证治要略》（1948）等，皆是专论暑症上乘之作，皆不离五运六气之源。

乾隆时的吴中名医缪遵义（1710—1794），与叶天士、薛雪并列号称为吴中三家。其于 1786 年集撰的《温热朗照》一书，集中了喻嘉言、张璐、周杨俊、吴又可等十余家温病学家著作之精华，同时又提出了自己独到的见解，他认为，"疫疠之发，每每盛于春夏者，以真热、暑、湿三气交蒸故也。盖春主厥阴风木，秋主阳明燥金，冬主太阳寒水，各行其政。惟春分以后秋分以前，少阳相火、少阴君火、太阴湿土三气各行其争，……三气交动，时分时合……故病之繁而苛者，莫如夏月为最。"这是缪遵义基于五运六气之主气主运而说，还没有考虑到客运客气的致病因素。但其后所引用的运气五瘟丹，以及随年之虚实而变化君臣佐使的运气法，与五运六气实属一气了。清幼科医生陈复正（1736—1795）于《幼幼集成》中曰："盖天地阴阳之理数，可限而不可限，如五运六气为一定不易之规，而有应至不至，不应至而至，往来胜复，主客加临，有应不应之殊，天地尚且如此，而况婴儿之生。"

　　清·随霖于 1795 年著《温证羊毛论》，其于"伏邪穷源论"中说："万物之初，运至气至，并岁干气化，而太过不及，所有偏胜之灾。"于"辨惑论"中曰："卯酉之岁，阳明司天……羊毛之症，自然岁运气化。"其认为伏气温病是羊毛温证的主要病因，一定要从六气辨羊毛之病，且有"不知年之所加，气之转运，病之虚实，治之补泻，不可以为医"。

　　清·郑永瀚，乃喉科经典《重楼玉钥》著者郑梅涧之子，于 1797 年著《喉白阐微》。其序曰："推其致病之由，总不外于六淫之气，而六气之中，惟燥之为病，其治之也难。"在"杂说篇"中，其曰："春温、夏热、秋燥、冬寒，四时皆患白烂（白喉），然值火令司天，燥金司地，火且燥矣……是岁气热化而患此症者，较之平时为更多耳。""是症或曰，土凝霜卤是也，考《素问》运气七篇五郁之发病论曰，金郁之发……火郁之发……惟白腐一症，属少阴君火，乃内因果证，不涉表邪。"

　　清·江宁周杓元于 1799 年著的《温证指归》在"治温病当明气运方隅高下，人质强弱论篇"中也提到："不知天地之大运，偏阴偏阳，数十年必一更转，……或逢大运君火，则河间之凉膈、通圣是其时；运转寒水，则《医贯》全书，《冯氏锦囊秘录》之辛热温补中其病；或湿土之运，吴氏之达原饮、三消饮；相火之运，栗山之升降、双解，皆在所必须；至于风木燥金，可以类推矣。""惟是推之以运，证之以病，验之以药，则知气运有偏性，而用药亦必有经权。苟执前人印定之书，心胸为其所滞而不通变，则与痴人说梦有何异焉？""大运六十一更乃定数，小运二十一转为变数。""明乎此，非书之偏也，乃运之更也。大运如此，更有小运流转，客气加临，非神而明之，岂能洞悉，业医者更当心领神会。"周杓元遵杨璿之书，认为吴又可创达原饮是因岁土太阴之政，邪发膜原，故立辛温苦寒之法，此湿土之正治也。认为用运气治病，如"视垣一方人"般直接透解，不用运气治病，如观海之叹般无序，故曰："必先岁气，毋伐天和，推其运气，正其病名，施其治疗，无不获效。""苟明气运更迁之理，而为治病之大纲，其于伤寒温热，判若黑白，了无余蕴矣。"

清·陈耕道于1801年著《疫痧草》，乃第一部全面阐述烂喉痧之专著。其序曰："余惟辰戌之岁，初之气，民历温病；卯酉之岁，二之气，疹大至，民善暴死，终之气，其疹温；寅申之岁，初之气，温疫乃起；丑未之岁，二之气，温疫大行；子午之岁，五之气，其病温；巳亥之岁，终之气，其疫温疹。又冬伤于寒，春必病温，温之为病，实矣。""且少阴主君火，少阳主相火，两火相燃，故喉痧至溃烂，是书谓正阴虚而疫毒盛，诚为危疾有以也。"

《卫生要诀》（1802）为清代医家范在文（1771—1848）编著。是书列举的病案中，有7则涉及五运六气学说，范氏运用五运六气的特点，用书中的话就是"加以本年气运，合以现在节令"，充分体现了其根据运气的基本规律，灵活加以变通使用的特点。

清·陆儋辰（1777—1842）著《运气辨》，本书主要论述河图洛书与运气数的关系。认为"河图洛书，言数之祖也，河图以左行相生，五生统五成，洛书则以对待相生，生成与图同数，不与图同位。而四正四隅，五行各对待一周，更显与运气分配之化数相合。亥左三天生也，子右七天成也，丑中五天生也，寅从天成之君火，子亦七也。卯戴九天成也，辰履一，天生也。位居四正，三与七，九与一，数各十，得中五各十五也，五行之数皆阳为南为上，故亥子六气为南政，化数用奇。巳左足八成也，午右肩二，地生也，未中五，地成也，申从地生之君火，午，亦地，酉左肩四，地生也，戌右足六，地成也。位居四隅，八与二，四与六，数各十，得中五各十五也，五行之数皆阴为北为下，故巳午六气为北政，化数用偶，以天干丁加左三，壬加左足八排去，太少亦一辙也。"

《运气辨》以河图释干支合化。其文曰："五运化出五天，经文所有，至六气之合化，经未另解，后贤亦未详析。试均以河图释之。按河图五行对待，即后天之卦象，干支亦以五行对待者，甲乙寅卯为木，丙丁巳午属火，戊己辰戌丑未属土，庚辛申酉属金，壬癸亥子属水，此本行也。朱子谓质具于地，生之序曰水火木金土，气行于天，生之序曰木火土金水，惟质与之交错，五行之生化出矣。经曰制则生化，外列盛衰，可推演其义焉。木为五运之初，壬为阳干之不及，物极谓之变，其气动而生木。由是壬加于木，各干循木之递生而行，壬属木生火，癸循之而垂火位，火生土，甲循之入中宫，土生金，乙循之而当金位，金生水而循之，而当水位，此即以制而生也，为壬统五运一周，水再生木，丁合于壬，木再生火，戊合于癸，火再生土，己合于甲，土再生金，庚合于乙，金再生水，辛合于丙，此即以生而化也。为丁统五运一周，两周而天干偏，木配震巽，火配离，土配艮、坤，金配兑、乾，水配坎，非后天卦象与若六气之应五行，则火土相错，而生化犹是也。"

《运气辨》论述了"土"本源于《易经》大衍之数。"《易·系辞》曰：天一至地十，天地之数五十有五，河图之数也。大衍之数五十，朱子谓出于河图。……按《易传》曰：一阴一阳之谓道，参天量地而倚数，正五十五数与五十数之所从出也。何言之，太极动而生阳，故天数始于一阳，一生水，静而生阴，地数也始于一阴，得天之一为二，生火，一动一静，互为其根……数起一而极于十，一至五，五行本数也，六越五而仍为一……刚柔相配，为一六妙合也。"

《运气辨》也是一部把易理引进运气学说的专著，论述精湛，文图并茂，其特色在于把易理太极八卦河图洛书等与运气相结合，所绘制的"河图配后天八卦干支合化五行流行生成图""洛书配干支合化五行对待生成图""六气纳先天卦象太极图""六气应否泰二卦消长太极图"等，对研究易理与运气学说的关系有参考价值。

清·薛承基（字公望，号性天）著《伤寒经证附余》（1802），专论温病。薛公望，清乾嘉时吴医，薛雪（1661—1750）族孙，薛景福之子，与薛己（1487—1559）同族，精于伤寒岐黄，医名远扬。书中列冬温、温疟、风温、温毒、湿温、寒疫、坏病等，论述诸病的症状、脉象、病因、病理，并据《伤寒论》《金匮要略》中相关内容加以注解。又取《千金要方》《外台秘要》《和剂局方》《南阳活人书》《伤寒直格》《本草纲目》等书的治则治法方药，对应上述病症，以为治疗各种温病的有效方剂。于寒疫篇，薛公望引用《伤寒例》斗历，而彰论寒疫发源。书末附《甲子会纪》一篇，论述五运六气、司天司地的规律，重点强调了五运六气的重要性。阮元（1764—1849）在序中云："五运六气，自黄帝甲子以来，历谱值司天司地之异，谓之波公

（苏东坡）值湿土寒水，故用圣散子而效；刘河间值燥火，故用寒凉而效；李东垣值寒湿，故补益脾阳；朱丹溪值燥火，故滋养阴血；张景岳值寒湿，故偏于温补；吴又可值燥火，故《温疫论》专用攻下。"

　　论圣散子之效与非效，如："以三百六十年为一大运，六十年为一大气，五运六气之迭乘，满三千六百年为一大周天焉。天之大运，加临于地者，变化难测。地之六气感受于人者，切近易明。""波公，六十三甲子，湿土寒水也，晚年，六十四甲子，相火用事，不效。河间著《素问病机》序云，大定丙午，值六十五甲子，燥火用事，张易水与河间同时，东垣为易水高弟，六十六甲子，寒湿用事。丹溪元末人，六十八甲子，火燥用事。景岳乃明万历时人，专事温补，七十二甲子，寒湿用事。吴又可论瘟疫，传及周禹载论温热暑疫，均七十三甲子，风火用事。故其书至七十四甲子火燥时，遵之多效。而今值七十五甲子，为寒湿用事之时，气已转移，而医循故辙，开手便错。无惑乎病之轻重，而重者毙矣。更以痘论，明末专尚保元，有'痧要清凉痘要温'之说，市医嘈嘈，奉为要诀，见《赤水玄珠》医案中。而崇祯甲戌（1634），费建中（1590–1677）《救偏琐言》出（刊于1659年），专主寒凉下夺。第八卷中纪一昔附治验，为万历庚戌（1610）年事，而即继之曰：甲子（明嘉靖四十三年，1564）以来，是症不概见矣。万历庚申（1620）即七十二甲子，景岳著书时，又四年为天启甲子（1624），此六十年中又可与建中、禹载次第著书时，以下又值火燥，故《救偏琐言》盛行于康熙甲子（1684）之后。而不谓主乾隆甲子，竟沿成习套，草菅人命也。""五运六气，总以上应五星为主，其占察星象之道，读气交变大论及启玄子注自知。""凡岐伯所云，时至有盛衰，凌犯有逆顺，留守有多少，宿属有胜负。形见有喜有怒、有忧有丧、有泽有燥，微应有吉有凶。西儒利玛窦序中言及医者，不知察日月五星躔次，与病体、揆度乘和逆顺，而妄施药石针砭，非徒无益，抑有大害。故时见小恙微疴，药之不效，少壮多夭折，盖不明天时故耳。"

　　清·张泰撰《类伤寒集补》（1811），其中"风温略"篇说："至于立春以后，司令已交风木，或值君相二火，客气加临，天气骤然，疾风暴作，人感之而即病者，近世亦曰风温。"清·茅钟盈（1743—1820，号雨人，字配京）著《感症集腋》（1815）引孙一奎、喻嘉言论燥之五运六气言论千余字，引丹溪论火之五运六气论、病机十九条千余字，此处不再赘述。

　　清·邵步青是薛雪（1661—1750，号槐云道人，磨剑道人）的弟子，于

1815年著《温毒病论》，认为"疫症当兼运气，施治如李东垣制普济消毒饮以疗大头瘟是矣"。其在"疫重解毒"篇中说："乾隆乙亥冬，吴中大荒，途多饿殍，尸气绵亘，至丙子君相司令之际，遂起大疫，沿门阖境，死者以累万计。""丙子年之疫……予细推之，是年之疫，乃毒气深重之大致，不可常法拘也。"清嘉庆年间名医王九峰弟子蒋宝素（1795—1873）于1840年刊行《医略十三篇》，其中大量引用"运气九篇"和刘完素《素问玄机原病式》的内容来解读《王九峰医案》和其父《椿田医话》，认为五运六气是常数，而五行六淫是变数。在"真中风篇"提出是由三虚导致真中风，"逢年之虚，逢月之空，失时之和，因贼风所伤，是谓三虚，三虚相抟，暴病猝死"。王孟英（1808—1868）在其《温热经纬》中也大量引用《素问·刺热篇》关于日天干的汗瘥棺墓法。

道光年间（1821—1850）名医石寿堂在其《温病合编》中全文引用了吴鞠通在《温病条辨》中所列的"六元正纪大论"全篇，及温病瘟疫的运气起源理论。《广温热论》是戴天章所著，虽然其中并无运气之论，但因为是由陆九芝（1811—1886）重订的，而陆九芝的《内经运气病解》《内经运气表》等书在医算和临症上却是很有影响的。清·王丙（1733—1803，仆庄，陆懋修之外曾祖父）撰、陆懋修（字九芝，1811—1886）校注的《读伤寒论心法》见于《世补斋医书》1卷。该书首列王丙医论，后附陆氏按语，详论五运六气气化学说，阐述六经病的发生、发展、转归及治疗等，对后学多有启发。清·王丙撰、陆懋修校注《伤寒例新注》见于《世补斋医书》1卷。

清·王士雄（1808—1868）著《随息居重订霍乱论》（1862），称："丑未太阴湿土所至，岁土不及，运气致病。"且五运六气胜气复气皆可致病。清·田宗汉精于霍乱治法，精通天星、堪舆、兵家等子学方术，于1888年著《医寄伏阴论》中曰："岁火不及，水气病之，春当温不温，夏当热不热，天之寒气下降，地之湿气上升，人感其气，肺脾肾之经变邪，伏阴也。""死候，三虚者，其死暴疾也，得三实者，邪不伤人也。乘年之虚，邪甚也，失时之和，亦邪甚也，与月之空，亦邪甚也。"巴蜀名医郑钦安先后著成《医理真传》（1869）和《医法圆通》（1874），书中援易入医，以乾坤坎离大旨立论，以真阳为人身立命之本，探求阴阳盈缩、生化至理、虚实病情、用法用方之妙义。

清·高学山（1790—1851）撰著《伤寒尚论辨似》一书，书成后未付梓，清同治十一年（1872）由陈锡朋校补，1956 年由上海卫生出版社据王邈达藏本出版。卷首载张沄卿（同治工部左侍郎）、陈锡朋序，列有主气客气图、五运客主图及凡例。正文依喻昌（1585—1664）《尚论篇》编次，六经篇前均有总说，以运气学说论本经之内容。清·沈灵犀撰《伤寒分类集成》见于《泉唐沈氏医书九种》3 卷，成书于光绪元年（1875）。内容载述《黄帝内经》伤寒六经形证，及《伤寒论》六经脉证，其立论多宗运气学说。沈灵犀在其刊于 1875 年的《温病方书》中也曾论到："天以五运六气生化万物，不能无过不及之差，于是有六淫之邪，人感之即有六淫之病，夫六气之中，风湿燥火其性无不兼湿，惟寒水与温相反，然而伤于寒后，病必发热也。由是观之，天下之病，孰有多与温病哉。"弟子盈百的柳宝诒（1842—1901）在《温热逢源》中也引用《素问·刺热篇》中关于天干的汗瘥棺墓法经文，并且用《素问·六元正纪大论》的经文来解释伏气温病的基本原理和发病机制。

清代名医宋兆淇刊于光绪四年 1878 年的《南病别鉴》中记录了其外公薛公望所著的《伤寒古风》（又称《伤寒直解辨证歌》，依于清张令韶 1712 年所著《伤寒论直解》而成，张令韶师于张志聪），其后附"司天在泉歌"一篇，但并未做过多解释。清·李承纶撰《伤寒摘要敲爻歌》1 卷，成书于光绪十四年（1888）。该书以七言歌诀概括六经病证之运气病因病机、证治、方药及预后。清·沈明宗撰《伤寒六经辨证治法》承前人错简之说，对《伤寒论》原文重新编次，随文注释，在学术上则推崇五运六气学说，等等。叶霖在刊于 1897 年的《伏气解》中，也引用了《素问·刺热篇》中关于天干的汗瘥棺墓法经文，并且用运气九篇的经文解释伏气的机制原理，同时还用了邵雍的皇极经世的历数来说明伏气的卦象原理。《羊毛瘟疫新论》中说："夫天地之病，万物之源也，伏邪之气，疾病之源也。"这也从中医基础理论角度说明了伏气与五运六气的关系。曾给孙中山治病的当时的神州医学会会长余伯陶在其《疫症集说》中也提到"运气九篇"中的五运六气是"疫疠万病之源"。

清代章楠著《灵素节注类编》里专门有《运气提纲》一章，在短短的一篇文章里，先介绍五运、六气的具体内容如"五运者，金木水火土也"；次介绍五运、六气与时间的联系如"甲己合为土运"；再介绍五运、六气的详细知识如"五运有太过，有不及，有平运，有大运，有主运，有客运"，"六气有司天，有司地，有正化，有对化，有主气，有客气"；接着介绍五运、六气异常所导致的疾病如"寒甚而阳焰，为火郁，热甚而凄清，为金郁，抑而不足也。水郁而发，则为冰雹；土郁而发，则为飘骤，郁而怒起也"。继续介绍五运、六气异常导致疾病的治疗方法如"木位之主，其泻以酸，其补以辛；厥阴之客，以辛补之，以酸泻之，以甘缓之"。最后介绍应用五运六气的注意事项如"善言运气者，随机观变，方得古人未发之旨，幸毋胶执"。

清·陈在山著《运气举要》（1882），本书三册八卷，附图表三十六幅，文图并茂，对五运六气作了系统全面的论述。在理论阐述方面，在"六气六变胜复考"中，提出胜复之气的产生，是由于失于制约的原因，所谓"有相胜制而治之不全也"，并强调指出"五运六气有德化政令之和祥，必有淫胜郁复之变易"；阐述运气的盛衰注重用"气数"阐释；此外，"五运之政令有常变论""五运主岁有太过不及论"等篇，也较有特色，本书引用张隐庵论述较多，有较高参考价值。

清·蒋希曾于1890年著《岭南三急症医方辩论》，其曰："戊子岁，少阴君火司天，阳中伏阴，六月前霍乱变，六月后火疔盛行，七月中伏暑变，方：羌活、香薷、厚朴、薄荷、牛蒡、藿香、白蔻仁、青蒿、连翘、双花、赤茯苓、碧玉散、解芦藜、荷叶等。"

《医学薪传》（1892）是清代名医凌奂所著的医学专科目录。凌奂（1822—1893），清代名医，原名维正，字晓五，晚号折肱老人，归安（今浙江吴兴）人，医术高超，治病多奇效，人称"凌仙人"。"时术"类曰："天时人事，迭为盛衰，消长虚盈，即微见著。道咸以来，大江南北，民病虚劳，温热十居七八，良由气运日薄，禀质脆弱。事变既亟，生计维艰，水土精英，发泄太过，金来克木，剥削多方，萌蘖受戕，根柢将仆。人身一小天地，息息相关，司天运气，推测虽详，犹未能见其大也。如上各书，皆因时立法，明体达用，诚足斡旋造化，补救元运。"

《内外验方秘传》作者赵濂，字竹泉，京口（今江苏镇江）人，约生于清嘉庆二十一年至道光元年（1816—1821）之间，卒于光绪二十三年（1897）八月之后，以医闻名于时，著有《伤科大成》（1891），《内外验方秘传》（1895），《医门补要》（1897），《青囊立效方》等书，影响至今。《内外验方秘传》是其方药方面的代表著作，马培之曾为之作序。赵濂重视运气，因病立方。溯源《灵》《素》，问道长沙，遵古人"因乎气运适逢其会，因地制宜，因病立方"之立方原则，依据运气、季节、个体等不同情况，判断疾病，因病立方。其"霍乱论"中开篇即言："《素问》以当年运气适足太阴湿土所临，多病霍乱吐下。"据《素问》运气流转之理论，析当年乙未（1895）"多病霍乱吐下"之原因，分别设立疗"脉微细欲绝者"之"吐泻交作霍乱神方"，"治霍乱气闭血涩"之"通关散"，"治霍乱吐泻，吹通关散后服"的"保和丸"，治疗"迥异于直中三阴伤寒"病的"冷痧方"，以及"早年贫人乏食中虚，一触暑气，头疼、干呕、烦热，互相传染"的"补遗疫痧方"。又如"大便闭门"，专对老人立"润肠粥"一方，治老人大肠虚燥便结；"内伤杂症门"专立"老人用药法"，并加注提示"年老气血已虚，凡有外感，不可辛烈过散"，同时于方中，又强调季节不同而用药亦殊，"夏宜薄荷、豆豉，冬宜苏叶、桂枝"，等等。真正做到了"因乎气运适逢其会，因地制宜，因病立方"。

《中西医粹》（1893），作者罗定昌，字茂亭，清末秀才，生卒年不详，成都华邑（今成都双流县华阳镇）人，是中西汇通派早期代表人物。罗氏早年习儒业，精于医学和周易，曾与好友卓垣焯等人共同编纂了《全蜀节孝录》。罗氏医学思想，尊崇张仲景、喻嘉言等人。时人称赞罗氏用药多奇中，章次公列举四川医生善用附子时，曾提到罗定昌运用承气汤加附子的经验。《中西医粹》共四卷，分别是《脏腑图说》《脏腑各图》《症治要言》《医案类录》。《脏腑图说》以藏象学说配合周易象数之理阐论脏腑的形象部位和功能，以脏腑配合八卦、干支、太极图及五运六气等立论。《脏腑各图》是罗定昌选录王清任《医林改错》的"改正脏腑图"及英国传教士合信氏《全体新论》中的"西医解剖图"而成。《症治要言》分论十二经脉的主病症治，仿《伤寒论》体例，各经症治先论脉络，次论病情，后论方药，辨明寒热虚实，再列古今治验、方药及其加减。所列方剂皆注明出处，但大多录自《伤寒论》，便于溯源，既切于临床实用而广为流传，又具有较大的文献参考价值。《医案类录》为作者的若干医案与医论。

该书从太极阴阳五行八卦干支运气等角度，以易理认识、解释人体脏腑生理病理，共有"八卦脏腑相通说"等二十五论，用象数理论解释藏象学说与伤寒理论的观点。书中"易象脏腑病机指掌图"皆罗定昌本人的创新和发挥，并认为"人身一小天地也，易象阴阳，九宫八卦，天干地支，时节气运，无一不蕴于胸腹之中。以脉络为贯串，以气血为流通，顺行者生，逆滞者病，败绝者死"，并"取《灵枢》《素问》与羲文易象互相揣摩。十余年来，恍然有悟……因绘图立说，并分出十层看法"，绘出"太极一元图"等十幅图以彰显其理。这十层图分别题为"第一层太极一元图说""第二层戊已两仪图说""第三层五行五脏图说"……"第十层十二经脉病机图说"。

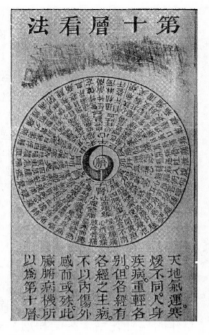

罗氏认为，"人未赋气，乃为无极，人甫赋气，即为太极"，因此，人体还有一个如易之太极的中枢"天地未分之前是为太极，阴阳既判而后，即成两仪"。这个中枢，罗氏认为应于人身之脾胃，并指出，人身太极有三，鼻与肾为先天无形之太极，脾胃为后天有形之太极，丹田为后天无形之太极。在此认识基础上，罗氏绘有太极一元图、戊已两仪图、五行五脏图、男女肾脏丹字图。其戊已两仪图，以脐为中轴，以脾胃为阴阳两仪，五行五脏图以脐及脾胃为中枢，也反映了罗氏重视脾胃的理论认识。罗氏还认为，八卦与五脏相合的关系是：离应心，兑应肺，艮应脾，震应肝，坎应肾。又以八卦与方位结合，将五脏六腑均与八卦相配。此外，在八卦脏腑相配的基础上，罗氏还结合《易传》对《素问·阴阳应象大论》之"天气通于肺，地气通于嗌，风气通于肝，雷气通于心，谷气通于脾，雨气通于肾"论，从易象的角度作出了解释，体现了其深厚的易学与医学造诣。在此基础上，罗氏绘制了八卦干支分配脏腑图，以彰显其论。罗氏对干支与脏腑相应关系的认识，不仅是着眼于干支本身，更是结合干支与方位、八卦及五运六气的理论，对其配属相应关系进行综合分析，并由此关系出发，阐释其意义，绘制了八卦干支分配脏腑图。同时，罗氏还以地支时辰与脏腑气血运行相合，绘制出脉息流行部位丈尺图，从干支与人体脏腑相应的角度，丰富了其天人相应的学术思想的内涵。

罗氏认为，"天地有五运六气，人身亦有五运六气"，并指出，天枢穴"左临甲乙，上承戊胃，右临庚辛，下接己脾"，依此阐释《黄帝内经》中关于"天枢之上，天气主之，天枢之下，地气主之"的原理。并根据五运六气理论，对《黄帝内经》所载"显明之右，君火之位也，君火之右，退行一步，相火治之，复行一步，土气治之"的疑难问题作出了阐释，指出五行之气相生相治、相克相承是脏腑功能正常的重要保证。因而，罗氏提出，"人身之气血，实与天地之气运相经纬"，"天地旋转之机，阴阳变化之妙，具于人身，隐于卦象，配于干支，合于脏腑"，人体脏腑生理功能及病理变化均与天地之五运六气相关，依此认识，绘制二十四气流行图、四时运气主客图，使"千古疑城，至此而破"。人禀天地之气而生，人身即一小宇宙，故罗氏认为"易象阴阳，九宫八卦，天干地支，时节气运，无一不蕴于胸腹之中"，"人身之气应日，人身之血应月"，并以气血运行与日月运行相配，绘制出星宿运行宫度图。

可见，罗定昌在认识医学问题时，重视将人体置于天地宇宙的大背景下讨论其生理病理，并对诸多具体医学理论问题，从易象阴阳的角度做出了独特阐释，其"天人合一，医易合一"思想贯穿于《脏腑图说》全书之中。作者对中西医学做了对比分析，并指出"天下之医，当以《内经》为准则，西医论形不论理，终逊中国一筹"。并以此为据，罗氏在临证中亦有卓著实效，如恩承在其序中言罗氏"用药多奇中"，其临证所得，另见于罗氏《症治要言》书中"依经立论，按病选方……阐发几无遗蕴"。

河北医家邵同珍，认为"医之理即《易》之理，《易》之用，即医之用，贯通比附，不爽纤毫"，将人之全体配合八卦，绘图贴说，于70余岁著成《医易一理》（1897）。书中许多论述均吸取了西医的知识，其目的是借用西医知识来印证和发挥中医理论。中西汇通的代表人物唐容川（1846—1897），也是一位不折不扣的医易大家，他的医易思想不仅反映在《医易通说》（1901）中，亦体现在其他著作中，如《中西汇通医精经义》（1892）中就有用河洛阐明经义、用卦象解释藏象的论述。唐容川主张"以西证中""西为中用"，在阐发医易相通的观点时常常参合西说加以发明。

清·韩善徵于1897年著《疟疾论》，引喻嘉言曰："一日轻一日重者，因时日干支之衰王，与人身相关，故甲丙戊庚壬为阳，乙丁己辛癸为阴，疟久食减，胃中之正已虚，而邪去未尽，是以值阳日助正，邪不胜正则轻，值阴日助邪，正不胜邪，则重也。"以理中汤助胃家即可。

清·陈葆善（1860—1910），精于喉科，著有《白喉条辨》（1897）《本草时义》《燥气总论》（1900成书，1925年刊出）三书传世，与郑梅涧《重楼玉钥》、耐修子《白喉治法》并传不朽。其于《白喉条辨》"辨病原"中曰："阳明燥金司天之年，或秋冬之交，天久不雨，燥气盛行，邪客于肺，伏而化火，至初春雨水骤至，春寒外加，少阳相火，不能遂其条达之机，遂挟少阴君火循经络而上，与所伏之燥火，互相冲激，卒乘咽喉清窍而出，或发白块，或白点，名曰白喉。互相传染，大人易治，小儿难治。"于"辨经络"篇中曰："一阴少阴君火，一阳少阳相火。"吴鞠通则曰"燥火为病，轻则为燥，重则为寒，化气为湿，复气为火"，此症之发，必于燥气盛行之年。

《燥气总论》则以运气七篇论燥，认为五运六气与伤寒六气实为一体，五运六气之法，皆《伤寒》《金匮》所悉备也。如"燥化于天，热反胜之，治以辛寒，佐以苦甘，麻杏石甘汤也。燥淫所胜，治以苦温，佐以酸辛，大小青龙汤也"。论燥疫，并出方治之，麻杏石甘汤、大青龙汤加减，宣肺化痰类。其认为，《五常政大论》曰"太阴湿土司地，燥毒不生"，若阳明燥金司地，则其能生燥毒也可知矣，余毒亦然。

明·张鹤腾（1558—1635，字凤逵，明万历进士，官至户部陕西司郎中）著《伤暑全书》（1623）。叶霖于1898年重刊《增订伤暑全书》，说该书"由春夏秋冬温暑寒凉，以至天时地气，明病因……由脉理而及于五运六气审诊断，由主方而及备用方，以设治法。全书不仅明确了伤寒与温病的鉴别，而且区分了温病与伤暑不同"，对后世影响甚大。如《温热暑疫全书》中有关暑病内容，大多系周杨俊采辑自该书。民国六年（1917）裘庆元序曰："叶氏原序有曰，医家以《素问》有风寒暑湿燥火之病，合于天之六气，其变化者不可测然，《素问》六气之理，惟张长沙能造其微。""以《伤寒论》为六气病之纲要，《温热论》为推方《伤寒论》六气中一气之书，今是书亦可谓为推广《伤寒论》六气中一气之书，张氏其亦为《伤寒论》之功臣乎。"《伤暑全书·日象次第说》中曰："病生有原，治法顺其原，故辨冬春秋寒温暑凉症，冠其首焉。气之运有迟速，有顺逆，有次舍，故次天时，天运于上，地载于下，故地气以人。……天时有定期，地气有方隅，求其婉转变易，与脉相符者，惟运气为最微焉。天之五运有旋转之机，六气有迟速之妙，天以示始终之因于地，地以示始终之因于物，然五脏六腑与五运之王落，感应以此而已。斡旋而调适之，权在乎药饵，若列馔然。"在"天时篇"中曰："既有形名，难逃度数，迥一岁者，四时八节，二十四气，七十二候，三百六十日，四千三百二十辰。"同时还论述了主运主气、七曜九星、四时升降、十二辟卦等内容。在"地气篇"中曰："地气不同，治法也异。……

气局之识围之耳，安可一概施药哉？"叶霖认为，"寒疫多病于金水不敛之年，人气应之"。在"五运六气""十二支年分运气""增订客气客运治法"等篇章中主要体现了运气的常法与变法，如"运气证治者，所以参天地阴阳之理，明五行衰王之机，考气候之寒温，察民病之吉凶，推加临补泻之法，施寒热温凉之剂。治时病，不知运气，如涉海问津，诚哉言也！"

清·周岩（1832—1905），字伯度，著《六气感症要义》（1898），以六气为纲述外感，论风篇，如"桂枝汤、加味羌活汤、参苏饮，以上立方，皆《内经》所谓风司于地，清反胜之，治以酸温，佐以苦甘，以辛平之"者，皆为运气之法。论暑，"六气，春主厥阴风木，秋主阳明燥金，冬主太阳寒水，各行其政，惟春分后秋分前，少阴君火、太阴湿土、少阳相火三气合行其事"。论湿，"至真要大论，太阴司地之病，亦与之同。盖湿气淫胜，则克太阳，故阴受湿气，从足上行至头，历太阳经即伤太阳之气，亦太阳病也"。论燥之主气客气、胜复之后，又说："沈目南、吴鞠通但知燥为次寒，不知燥亦有热，知燥有胜气复气，而不知燥有邪气反胜之病。"论火，分为君相之火、岁火等等运气之火。

清代名医马文植（1820—1903），字培之，晚号退叟。江苏孟河人，马培之祖上自明代马院判起，即世代业医。其祖父马省三为清代嘉庆、道光年间孟河名医，曾有《论症十六则》收载于马培之《医略存真》中。马培之自幼随其治医，达16年之久，尽得其学，后又旁收名医王九峰、费伯雄之学术经验，融会贯通，终于成为马家造诣最深，操技最精，影响最大的一代名医。马氏对中医各科都有高深的造诣和卓越的成就，尤以外科见长，生平著作甚多，对外科影响较大的有《医略存真》《外科传薪集》《外科集腋》和《马评外科证治全生集》等，其门人丁甘仁、邓星伯、贺季衡、巢渭芳等皆名贯全国。马氏对运气学说的研究有很高造诣，在治疗包括外科在内的疾病中，强调整体观念，重视运气学说，崇尚《内经》"必先岁气，毋伐天和"之旨，尝云："病无常病，药无常方，当观岁运主气、客气之变迁，临证时细心体察。"由于马氏精研博学，致使许多疑难病证，在他手中迎刃而解，理法方药丝丝入扣。

清·刘恒瑞（吉人、丙生），于1898年著《六淫直径》一书，活人无数。其书完全按照五运六气理论来论述六淫之病。本书首载述值年六气表、五运图说、逐年平气太过不及等运气理论，认为"五运六气，皆能为疫"。

内伤于七情，外感必本于六淫。所谓六淫，即值年之司天司地、主运节令、主客六气有所偏胜，故以六淫分判门类。其序云："医道之五气六淫，犹圣人之五德五常，缺一不可也。未有伦常有亏而可以希圣者，未有六淫不能遍识而可以为医者。……近十年前，又得西医新论，互相考证，旁及格致化学，暨逐年考验天时病症，五测各国报章疫症起止方向、轻重死生关系，知欧美各国亦不能逃出《内经》气运之外者。"其书共有太极五行八卦易经所主十二经络阴阳、六气图、值年六气表、逐年司天司地左右间气、五运图说、五运五气交道图、干支运气加临为天符岁会太乙天符论、逐年平气太过不及气运、五运六气盛衰胜复来去迟早始末为病论、五行五运德化政令运变之应、五运六气之病脉、霍乱疫病病因病症各解、中燥为疫脉诊法、中燥为疫病症、燥气汤液丸散治法、原风论、八风图说、伤风诊治法、暑邪本气辩论等。

他认为："今之医者，仅知值年六气呆例，便自诩为名家，而不知五运之盛衰变化，六气主客之生克，徒叹运气之不灵，甚或斥运气为古人欺人之语，以为可废者，其药有二焉。盖彼于六气之理尚未了然，非将燥气混入于寒，即将燥气混入于火，以故斥运气之不应者多矣。呜呼！彼尚未知五行，又焉知六气与五运哉？以此治疫病之症，无怪动手便错，误人多矣。天有六气，地有五行，不能为彼庸者少一气缺一行也，而燥金为病之岁，枉死者不可胜计矣。""盖内伤由于七情，外感必本于六淫。六淫者，即值年司天在泉，主运节令主客气之气有所偏胜者也，故总而言之，命曰六淫。气之稍胜者，发为霍乱，气之极盛者，发为疫病。当察其霍乱疫疠之因，属于何气为病，而后以何气为病治法治之，庶不致张冠李戴，动手误人，治之不错，而后可以问心无愧矣。"

刘恒瑞在1911年出版的《伏邪新书》中认为，六气六淫皆可伏邪，即为伏风、伏寒、伏暑、伏湿、伏燥、伏火。他在书序中说："其实内有伏邪为病者十居六七，其自生之病不兼内伏六淫者十仅三四。""伏邪与本脏病皆所混杂不分。""六气皆有内伏为病者。"刘恒瑞不但将伏邪之气放到五运六气的大框架下解释，而且在日干支的时间层面上也有所悟。如"伏风传入阳明……内传少阴、厥阴，心与胞络，胃阴欲脱之候，危在旦夕，甲日甚，戊日险，每见于辰巳二时，肺脉弱，气逆，多绝于寅卯二时，辰戌丑未四时，土王克水，肾阴败绝者，多绝于四时之内。"又说："阳明、少阴伏热，戊癸合化为火，发为瘅疟（子母疟），每日辰巳时大热，午后方退，日晡时复大热，天明方退，青蒿二甲煎合增液承气汤主之。"这全是《素问·藏气法时论》与《伤寒钤法》、六经欲解时的逻辑。

陈虬（1851—1904），原名国珍，字庆宋，号子珊，又字葆善，号蛰庐，著有《蛰庐诊录》《瘟疫霍乱答问》等。光绪二十八年壬寅（1902）夏季霍乱盛行，陈虬以白头翁汤加减治疗霍乱，疗效甚好。鉴于当时霍乱盛行，医生多寒热莫辨，贻误病情，陈虬于当年著《瘟疫霍乱答问》一书。本书以问答形式对霍乱的病因、治法、预防等方面进行了全面的论述，并于书后附方十八首用以治疗霍乱。壬寅，少阳司天，厥阴在泉，风火相煽，中运木运太过，木运乘土，爆发土木痢，正是白头翁汤证，故一剂知，二剂已。陈虬强调所用药物以按节气收采者为佳，如益母草以端午午时采者尤佳，东引桃根清明采者尤佳，马齿苋六月六日采者尤良，柏叶元旦社中南向者尤佳，他认为如果仓卒间没有准备按节气收采的药物，可以用近期采摘的，但"**不若如法修合者，力量较大而灵异耳**"。陈虬这种用药观念来自于《内经》的司岁备物，与五运六气密切相关。

清·张节，字心在，号梦畹，贡生，著《张氏医参七种》，有《医学一得》《持脉大法》《本草分经》《瘟疫论》《痘疹论》《伤燥论》（1909）、《附经》等。《伤燥论》之"原病篇"中以运气七篇解"燥"，在"病症篇"中分为五运自病、六气自病、岁金太过、岁木不及、司天病、司天三之气、司地病、司地终之气、金郁之发等章节。在"病论篇"中以运气七篇为治则成方。在"杂论篇"用五运六气皆是杂病症状及论治，认为司天司地、主客之气皆有燥金，平则为利，亢则为害，与风寒暑湿燥火无殊。金元时期，刘完素以运气分类病机，补充了"**诸涩枯涸，干劲皴揭，皆属于燥**"一条，对后世影响较大。清初喻嘉言倡秋燥致病，在《医门法律》中撰"秋燥论"一节，创制清燥救肺汤，是对"伤燥说"的继承和发展。时至清末，张节撰《伤燥论》、陈葆善《燥气总论》、李涵奎《秋燥论》、陆九芝《六经燥证》等书，从理法方药各方面皆使"伤燥说"的运气理论日趋完善。

朱雨琴于1912年抄《五运六气真诀》，清末民初本。本书为手抄孤本，原著不详，本书对运气应病及治方治药作了具体论述，理论论述精要，且注释的批语也很有参考价值。本书的重要价值在于对运气方药及治则作了具体论述，虽然有拘泥，但其对时病的防治有借鉴意义。本书理论论述十分精要。如对"**五运六气**"提出的要旨为："**夫五运者，金木水火土也，六气**

者，风火暑湿燥寒也。天干取运，地支取气，天干有十，配合则为五运，地支十二对冲则为六气。天气始于甲，地气始于子，故甲子者，干支之首也。天气终于癸，地气终于亥，故癸亥者，干支之末也。阴阳相隔，刚柔相须，是以甲子之后，乙丑续之，壬戌之后，癸亥续之，三十年为一纪，六十年为一周，太过不及，斯见知矣。太过之年，大寒前十三日交，名曰先天，不及之岁，大寒后十三日交，名曰后天，平气之年，正大寒日交，名曰齐天。一岁之内，主定夺于六位。客气循行于四时……客运加于主运之上，主气临于客气之下，天时所以不齐，民病所由生也。"批语理论结合实践，精练简明，多有启发。如"某年见某气，胜复之理，补泻可知，应证之不可泥古"；"某年是某运，医者应知，而不能被补泻温凉四法约束"；"十二支分应某年六之气发见民病，尚不能作标准，而临床上亦可为之参考，不负前人之苦心"；"五运六气总论是天时合民病，简而明之，言学者在迩，务求之远"。

　　清代外科学家高思敬，字憩云，澄江（今江苏江阴）人。少时从师于表伯赵云泉，学内科。后从疡医高手李遇良学，专攻外科。从医四十余年，所治外科有十余万之多。生平著述甚丰，撰有《外科医镜》十二卷，重视辨证，博采中医之法；《逆症汇录》，记录二十四例死亡病例；《外科问答》比较中西医短长；《五藏六腑图说》绘录中西医脏象。另有《运气指掌》（1916）、《外科三字经》（1906）、《六气感证》等，被收入《高憩云外科全书十种》。其中《运气指掌》明确了"要明五运六气，须知五行生克，干支化气，正化对化，并主客气运"。本书高度强调五运六气的重要性，认为研究五运六气须知五行生克、干支化气、对化正化和主客气运，并制表多幅以阐述客气、主气与客运、主运的生克关系，如客运行法图、客气主气与客运主运五行生克示意表等，论述简练，有较高参考价值。

　　民国陈光淞在其1916年出版的《温热论笺正》一书的序中也谈到"五运六气，万变无穷，生民之疾，宁有尽时"。曹序中也说"不忍生民罹于五行六沴之患气，而为之术以救其死而遂其生者也。"这些年干支与日干支应用的心得之谈对于现代中医来说，具有很重要的现实意义和实证价值，但在继承的过程中却都被当作"垃圾"扬弃掉了，实在是学术智慧的缺乏所致。

　　张山雷（1872—1934）著《运气略》一卷，特点是"搜采素难名家要言"，论述较精辟，其在运气的常变胜虚方面的论述很值得借鉴。其高度强调客气为患与发病的关系，认为在四时六气之中，以五气最为紧要，因为四时气是固定的主气，而五气是变化莫测的客气，从而提出"万变莫测者，五气也"，"五气调，病安生焉"；还高度强调六淫与疾病的关系。此外，张氏还提出对五运六气必须灵活应用，不可拘泥；突出六淫中火热在发病学中的重要性，高度推崇刘完素的火热论。其认为"天地之数五，而火热居三，可见天地中热多于寒，火倍于水，而人之病化又可推也"，"河间所注病机，其形容病化之情状，推究火热之众多，真有发前人未发之妙"。其强调详审运气常、变、胜、虚的重要性，并认为刘完素只重运气之胜，不重视运气之虚对气化、病候的影响，是不全面的。张氏指出："淫胜、相胜，其变之盛者，则五运之太过、六气之淫胜也，其变之虚者，则五运之不及、六气之反胜、相胜也，此五运六气变化盛虚之大旨也"，"五运之平气之常化为常，其化生为常之常，变病为常之变。五运之太过不及与六气之淫胜、反胜、相胜、为变，其化生为变之常，变病为变之变，太过、淫胜为变之胜，不及、反胜、相胜为变之虚，察其常变以定生死，详其虚实以断补泻"。其对刘完素的学术并非全盘接受，认为"奈何又以运气之所属皆为胜，而不察其所属各有胜虚"，"河间释运气之所属，皆为胜所兼非位之化，皆为似，则人不识虚而施治，法不对病症"，"独求寒热之所属，不求寒热之胜虚，岂得寒热之情哉。"即指出只重运气之胜，忽视运气之虚对气化、病候的影响是不全面的。

恽铁樵（1878—1935）著《群经见智录》，其将《内经》和《易经》结合。其认为如欲明白《内经》，则必须搞清《易经》，两者之间具有密不可分的关系，其言："《内经》常言'少壮老病已，生长化收藏'，此十字即《易》之精义"，"揆度奇恒，道在于一，神转不回，回则不转，乃失其机。转为恒，回为奇，故奇恒回转可为《内经》之总纲，奇恒之道在于一，则一又为总纲之总纲，不明白此一字，千言万语均无当也。故明白此一字，非求之《易经》不可。"其以四时为基础说明五运六气，他认为："《内经》认定人类生老病死皆四时寒暑之支配，故以四时为全书之骨干。四时有风寒暑湿之变化，则立六气说以属之于天，四时有生长化收藏之变化，是予五支之说以属之于地。五行六气皆所以说明四时也。"但是恽氏在其著作中，重点论述的是四时五行主运主气，而非五运六气之客运客气。

冉雪峰（1877—1963），四川奉节县人。早年习儒，后弃而攻医，悬壶于世，知名于时，早在 20 世纪 30 年代，医坛已有"南冉北张"（张指张锡纯）之誉。《冉注伤寒论》中，冉雪峰参考古今著作有百部之多，其引用最多的医家论述为柯韵伯、吴谦、成无己三家，其次依次为程郊倩、喻嘉言、尤在泾、方中行、钱天来、陈修园、唐容川、恽铁樵、张隐庵，以及日人丹波元简、山田正珍等，可谓集百家之大成。但冉氏虽引百家之言，"却不在旧式漩涡中盘旋"。他说："本编与其他集注、集义、汇纂、合纂不同，彼系聊为征引，此为总求归结。"所称"总求归结"，即是在引文之后，以较大之篇幅加以"冉雪峰曰"，予以评按阐发。

冉雪峰非常重视六气加临标本中气理论。六气加临标本中气理论首见于《内经》，清·张隐庵、张令韶、陈修园、黄元御等将此理论多作为解释《伤寒论》的理论根据。对此，近代医家毁誉参半。而冉氏是站在维护这一理论的一方，并作了进一步的发挥。他强调说："《内经》最繁难的，是六气加临标本，最幽渺的、亦是六气加临标本，伤寒六经，就是实在的六气，伤寒六经部位，就是实在的六气部位。曰伤寒、曰中风、曰温病、曰中湿、曰中暍，各种不同性质的均属太阳。这就是实在的六气加临……。《内经》的加临标本，是气化空虚的。伤寒的加临标本，是脉证事实的。于此可看出两个道理：即气化原理可以运用脉证，脉证经验又可证实气化；科学深即近哲学，哲学实即归科学"。由上可以看出冉氏的观点是：《内经》气化理论是纯理论的，若与《伤寒论》理论相结合，就变成现实的，因《内经》的这一理论，在《伤寒论》中处处可找到其例证；气化理论属哲学的，但哲学可以指导医学，医学反过来又可以证实哲学。冉氏这一思路，贯串于《冉注伤寒论》中。六世医的冉雪峰（1879—1963）于1919年著《霍乱证与痧证鉴别及治疗法》一书，于上篇中两次引用"六元正纪大论""气交变大论"，论及"土郁之发""岁土不及"而导致霍乱吐泻的发生。

民国初年慈溪医学会会长张禾芬于1919年刊行的《感症辑要》一书，论述运气五疫之详，认为"火疫多发于夏令干旱，金疫多发于秋分前后，以燥邪为主。水疫之发，较土木疫为少为急，较金火二疫为多为缓"。时人记载其"医术纯熟，左右逢源，故全活无数"。吴瑞甫于《中西温热串解》（1920）中所说"伤寒一书，乃治六气之书"。蒋树杞于1920年著《伏瘟证治实验录》，书中序说慕西医者医，"问其运气之加临，水土之异宜，性情之偏畸，则茫然矫舌，救人者转以杀人"。论病原篇："伏瘟病原推本于时令说，己未冬月病原推本于运气说，丑未之岁，太阴司天，太阳司地……。"庚申春月病原推本于运气说，"寅申之岁，少阳司天，厥阴司地"。断病则按运气病机十九条，治则则按《至真要大论》之性味治则。

丁甘仁（1865—1926）于 1920 年著《喉痧证治概要》一书，书中曰："录《烂喉丹痧经验阐解》……迩年天道南行，冬不藏阳，每多温暖，及至春令，反有暴寒折伏。皆为非时不正之庚气，感触者蕴酿成病，所以其症发必一方，长幼男女相似，互为传染，与疫疠同。"丁甘仁曰："爰是潜心医学，研究岁运司天，数年以来，稍悟一斑。凡有亲友患此证者，商治于余，皆以表散开达为主，直待痧回肿退，鼻有清涕，遍身作癗脱皮，方进凉血清解之味，靡不应手速效。"又评论曰："此论透达，佚其姓字，诚高尚士也。所论丹痧发表清解之法，头头是道，于此症经验宏富，已见一斑。沪上有某医，以喉科著名，通喉症，无论喉痧、白喉，盖以银翘、金锁匙、持金灯等品混施治之，更加石斛沙参，吾不知其依据何法，若见此论，问心能无愧乎？"丁甘仁于《论症续要》中曰："凡喉症由来已久，《纲目》云：天行喉痧，一乡相似，属运气邪火，或寒药下之，酸药点之，郁其邪于内，不得出也。"丁派又称孟河医派，师从精于喉科的马培之，内外科也精通，丁派弟子门人有秦伯未、程门雪、黄文东等均为名医。

王邈达（1878—1968），名孝检，号若园、盎叟、覆船山农，嵊县普义乡白泥墩人（今甘霖镇白泥墩村）人，行医沪、杭，极负盛名。时杭州巨商沈佐舟病危，群医毕汇，但不见疗效，王邈达主张用"承气法"救治，但遭到多数医师反对，最后沈佐舟说："与其坐以待毙，不如含药而亡！"王邈达当即开了一方药剂让沈佐舟服用。患者服了一帖即泻，泻后欲饮粥汤，经服药调理数日后，渐趋康复，家人喜出望外，遂称王邈达为"王一帖"。为感谢王邈达救命之恩，沈佐舟特地在杭各大报纸显著版面登报鸣谢一个月。1948 年春，王邈达七十大寿，蒋介石派专人送去亲笔题写的匾额。上书："邈达先生七旬大寿志喜，耆德遐龄。蒋中正敬赠。"

王邈达学识渊博，医术精湛，在学术上力主医《易》相通观点，运用《易》解释阴阳之道和生理、病理、方剂诸方面。毕生致力于《伤寒论》研究，辨伪存真，补阙考订，有不少独特见解，曾发现了陕西白云阁秘本（桂林古本），内有通行本所遗佚的三方：地黄半夏牡砺枣仁汤、竹叶石膏黄芩泽泻半夏汤、人参地黄龙骨牡蛎黄芩汤。前二方治阳旦病，后方为太阳中风误被火劫发汗以后，血气流溢而变证蜂起的救逆方。使历来研究《伤寒论》争议较多的阳旦汤证，得到合理的解释。后方则补充了自成无己以下诸家版本对该条文的简脱。救亡补阙，功不可没。王邈达不仅依据古本所载以补《伤寒杂病论》文献之阙佚，并且实践古方于临床，从临床上验证了古本仲景佚方（《桂本伤寒杂病论》）的实用性和可靠性。

王邈达曾重价购得高学山《伤寒尚论辨似》与《高注金匮要略》二书藏稿，并经详校补订后而出版。王邈达著作颇丰，所著《汉方简义》，自序云："汉方者，汉医圣张仲景先师所订之方也。方以汉称，所以别中外、分时代也；简义者，以简单之辞，简要之旨，释明医圣立方之精意。"王邈达八旬后，曾参考桂林古本《伤寒杂病论》编撰《伤寒论讲义》，历时数年完成，这是系统研究和运用五运六气古本伤寒的成果，惜在即将出版而遭散失，仅片段刊载于《浙江中医杂志》。王邈达对易学有较深研究，所著堪舆精华本《地理辩证揭隐》与《仰观府察》名噪一时。

严苍山（1898—1968）著《疫痉家庭自疗集》（1923），秦伯未、蒋文芳、许半龙、杨宗凯、叶韵风等皆亲自作序。疫痉为脑膜炎、脊髓炎等病，"痉病之稽古"引"至真要大论，曰诸痉项强，皆属于湿；诸暴强直，皆属于风"，"赫曦之纪，上羽……其病痉"，"厥阴司地，客胜则大关不利，内为痉强拘急"。三阴三阳皆可发痉病，为六气皆可发痉病，又引仲景《阴阳大论》之斗历来论述痉病之发。引庞安时《伤寒总病论》"疫气之发，大则流行天下，次则一方，次则一乡，次则偏于一家，悉由气运郁发，有胜有伏，迁正退位之所致也。视斯疾者，其可不推运气而治之乎？"王肯堂《六科证治准绳》曰："时气者，乃天疫暴戾之气流行，凡四时之令不正，乃有此气。"吴又可《温疫论》曰："疫者，感天地之戾气，在气运有多寡，在方隅有盛衰。此气之来，无论老少强弱，触之者即病。"秦皇士《伤寒大白》曰："《伤寒论》惟注瘟疫、寒疫，不知六气之不正者，皆能发疫，故各随时气之不正者主治，则得之矣。"巢元方曰："一岁之内，节气不和，寒暑乖候，或有暴风疾雨，雾露不散，则民多疫疾，病无长少，率皆相似，如有急疾，故曰疫疠病也。"虽引古贤，可惜却一知半解，只知外暖、煤毒、人气，不知运气之二火为疫，己巳、庚午二年，风火相煽，二火相值之年。六世行医的刘裁吾（1884—1936）著《痉病与脑膜炎全书》，以运气七篇解释痉症与脑膜炎的关系，及与节气之关系。刘裁吾治疗痉病有 30 年经验，认为治痉不过"一曰宜发太阳，一曰开泄厥阴"二法，曾欲著《中国六气病学》，可惜未竟而去。

韦格六（1879—1954，贯一山人，清拔贡生，留学早稻田大学）编《内经气化篇》，1927 年安庆同德医院铅印本。本书认为"气化之原理"是五运六气的总纲，并强调易学是气化的渊源。其文曰："气化之原理，由于天有一阴一阳，地有一阴一阳，而天地之气相交于空中者，又合化为一阴一阳，故有三阴三阳也。复由此三阴三阳之当王者，各司其时令而成风热湿火燥寒之六气矣。人受天地之中以生，得天地阴阳化气之正，物得天地阴阳化气之偏，故其性则千差万别，于人只以三阴三阳统之，便可通天地神明之德，于物必须论四阴四阳，始可以尽万化之变，而八卦成列吉凶生矣……然气化有常，有变，有胜，有复，有太过，有不及，《易》谓：变动不居，周流六虚者也。"其还阐发了"气化"病机，如曰："初之气，风在上、火在下，木在中，司令天气由寒而化风，地气由湿而化火，中气由水而生。木化有太过不及，至有迟速，天胜则地复，余气同法。然气之变化，有因于天时者，有因于地势者，有因于人事者，万有不齐，未可执死法以衡活气，宜细心会通之，方能确得病因，应乎奏效。二之气，热在上，燥在下，君火在中，司令天气，由风而化热，地气由火而化燥，中气由木而生火。但气化由寒而转热，虽有火而温和，故谓之君火，为人身生命之元，与四之气相火其性虽同，其为病之轻重多少迥异，古人于少阴少阳，虽云同一治法，然其中甚有分别，学者宜细审之。"

清·杨淯（1851—1933）著《医学贯通》（1931），四川罗邑人。杨淯谓医道一贯之传，则惟阴阳。盖阴阳者，天地之枢机，五行之终始，六经之纲领，六气之变迁。即万病之源，万法之宗旨也。其书选《内经》《寓意草》《温病条辨》中关于五运六气、六经传变、议病式等内容，分条辑录而成。为喻嘉言议病式、阴阳五行、五运六气、伤寒六经、值年用药、营卫气血、手六经温病论大纲等。如喻嘉言定议病式"某年某月某地某人，年纪若干？"杨注曰："某年者，年上干支，治病先明运气；某月者，治病必本四时也；某地也，辨高卑燥湿，五方异宜也。"其引吴鞠通"阴阳运行生成论"以辨七曜九星四时五行二十四气，引六气标本中气图说，以解运气七篇标本中气，曰之医之第一法窍。并手足十二经络脏腑应天之本标中气图示，及从化论。其以运气七篇解仲景伤寒六气六淫之病，曰："五运六气合行而终一岁论"，并引吴鞠通之气运原温病之始论、五运所化、六气分司、司天司地诀、司天司地歌、运气指掌图、值年用药、五行本体受病传变病、主气客气论、胜气复气正化对化论，等等。

杨淯认为，后世医者，无不谓《内经》无方，观此六气病，当以所胜之味为治法论，及五脏病治法论。可见，古圣处方用法，无法不备，即无方不备。奈何人不悟此间法窍，所以自叔和以下，数千余年，率皆以伤寒法为温病方，以致寒温混淆，误人不少。幸吴鞠通先生悟透此间法窍，备立三焦温病方，无一不本此法，无一不为善方。学者由此参悟，可知诊病主方，当先谈此法窍矣。观仲景著伤寒专主足经立论，而不杂以手经，此间便有窍焉。盖以伤寒从足经始，自下而上，即地气主内也，温病从手经始，自上而下，即天气主外也，亦即手经之窍也。此其窍，仲景未明言，后世终不悟也。故千古大家，墨守六经，不明六气，观其著书立说，终不能无隔碍处。总缘不知六气为病耳，夫六气遇君相两火加临之年，即是瘟疫痘疹之来路，起初最忌药用辛温，此窍惟吴公鞠通知之最确，言之最详。至于阴阳五行，六气六经，皆各法窍，知其法窍，则不为无稽方术所眩惑，不知其法窍，虽读万卷书，自命不凡，高其身价，声名赫赫，终属门外汉耳。

翟冷仙（1900—1990），江苏东台市人，为学验俱丰之名老中医。于仲景之学造诣极深，临床治疗善用经方，"虽耄耋高龄，未尝释卷，继续总结数十年临床经验。尤其孜孜不倦，致力校正《伤寒杂病论》，就古本原文，以正通行本乖舛，再以十二稿原文以正古本（湘本）疑滞。并附疏释、验案，逾十万言，名曰《碧荫书屋主人翟冷仙珍藏伤寒杂病论集》（即桂林古本）。书中采集历代前贤及其历年实践经方验案九百余例于方下，足以启迪后学，弥补前人之未逮。正如翁曰：虽未能尽窥全豹，庶乎长沙之室，得由户升堂云尔"。

1981 年辛酉年秋，翟氏用"大青龙汤加附子治愈流行性乙型脑炎"突破"暑温"常规治则，开拓了运用经方治疗急症的思路。冷仙先生云："持流行性乙型脑炎属祖国医学'暑温'范畴者恒多，然亦有属'太阳与少阴俱病'者。盖头痛项强，壮热无汗，烦躁抽搐，乃寒邪伤及太阳之表，郁热不得宣泄之证；口渴肢冷寒伤少阴之象。故以大青龙汤加附子，一以解表清里，一以温少阴之寒，药后汗出漐漐，热退神清，诸症自除。余救治 30 余例本病患者，无一失败。总结用方经验，应掌握的主证为：壮热无汗，舌润苔白，脉浮或细弱，肢冷。若见壮热汗多，烦渴引饮，苔干黄糙，舌绛，脉洪大者，则非本方所宜，当用白虎之属。"辛酉年客气四之气为太阳寒水之气，客运三之运为少火，中运为水，燥金司天，君火司地。"灾一宫，清化九，寒化一，热化七，正化度也。其化上苦小温，中苦和，下咸寒""岁宜以咸以苦以辛，汗之、清之、散之，安其运气，无使受邪，折其郁气，资其化源"，正是大青龙加附子汤之治。除"乙脑"外，其于"流脑"的辨治也往往从太少合病立论，同样予以大青龙汤加附子治疗获效，此属异病同治者也。如治一8岁幼女，西医诊断为流行性脑脊髓膜炎，其家属要求服中药治疗。其过程为"发热恶寒，无汗头痛，项强甚剧，心烦，口渴欲饮，饮则呕吐宿食痰涎，咽喉红痛，周身遍布紫色瘀斑，四肢逆冷。舌质红，苔薄白，脉浮缓。翟氏认为'太阳少阴两感于寒'之温病。治以解表清里温经为主，予大青龙汤加附子。前后共服五剂，诸症消失，神情活泼"。

临床上两感证是外感热病中的最为严重之证，阳经与阴经同时受邪，表证与里证并见，邪气充盛，正气不支。《内经》云"其两感于寒而病者，必不免于死"，足见病情危重，预后不良。古本伤寒谓此为"传经变病"，于六经两感证，俱列有治方，若能及时恰当地治疗，则不一定都是死候。如"大青龙加附子汤方"即出自古本《伤寒杂病论·伤寒例》"若两感于寒者，一日太阳受之，即与少阴俱病，则头痛口干，烦满而渴。脉时浮时沉，时数时细，大青龙汤加附子主之"（桂本、湘本同，《伤寒论》缺脉象及治方）。翟氏深领旨意，故对"太阳少阴两感于寒之温病"，用大青龙汤解表清里以散太阳之热实，加附子温经以固少阴之阳虚。俾汗出、热退、寒祛而病除。

冷仙先生在运用经方治疗外感热病方面，不独善用大青龙汤加附子治疗"乙脑""流脑"，还长于以白虎汤加味治疗急性黄疸型肝炎，即根据桂林古本《伤寒杂病论·伤燥脉证篇》"燥病，色黄，腹中痛不可按，大便难，脉数而滑，此燥邪乘脾也，白虎汤主之"的理论，用于临床，奏效甚捷。翟氏所见燥邪伤于肝脾二经发为黄疸者，不同于湿热证治。因燥邪伤阴，气血两燔，故用白虎汤加味双清气血以存津液，取清热润燥以退黄，治其源而诸症自解。

桂林古本《伤寒杂病论》以五运六气为理论框架立论，整本书圆融无碍。方药暗合汤液之法，论理明合运气之道；错简断章、舛文乖字，一概修正；寒温燥湿、水气血风，一气流通；发仲景以来所有后学未发之论，论仲景以来所有后学未尽之理，金元八大家、局方300年，丹溪南传一脉，考明清寒温医书百余种，近半明言运气之法，其余则拾运气之趣者多半，皆无出运气其右，实属真经。序自称仲景一十三稿，有人疑之真伪。试问何人何德何能可作此"伪书"？必仲景降临指归。三阴三阳，上则符天机，下则合病机，岐黄以来，鬼儒以降，卢扁以后，惟此一人矣。此时，一切文字意淫与小学之流皆是贻笑大方之浮云，运气之道，临床实证最真切，凡此种种，皆无孤例。

　　所谓修正，实乃仲景一十二稿没有经过中间低手胡编乱造、混乱篡改，于道家内部一直秘传。如汉唐之间的"运气九篇"秘传了800余年，王冰全文抛出，医家反倒不识货，又过了200余年，方于大宋时期回过神来，遂一发不可收拾。仲景古本亦是如此，难道我们还要等到200年以后，再回来膜拜吗？

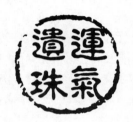

巳己篇◎导引吐纳

　　《内经》曰："法于阴阳，和于数术。"广义者，"数术，'术'指方术，'数'指气数。即以种种方术，观察自然界可注意的现象，来推测人和国家的气数和命运"（《辞海》1979年版）。"古代关于天文、历法、占卜的学问"，"用阴阳五行生克制化的数理，来推断人事的吉凶，如占候、卜筮、星命等"（《辞源》1979年版）。刘完素《素问玄机原病式》云："可以筹算者，天地之数也，若得天地之数，则大道在其中矣。"所谓"数"就是"气数"，天数或自然界的规律及必然呈现的状态。故广义之数术，究天人之际，探索宇宙和人生之变化。精于"数术"者，能"上知天文，下知地理，中知人事"，"不为良相，便为良医"，前已述之。数术者，从何而来，生活实践中？抑或生产劳动中？非也。内证以修，内视以行，内丹以成，内慧以通，内心以悟。张介宾释曰"修身养性之法"，即"导引、按跷、吐纳等调摄精神，锻炼身体的一些方法"。张志聪则说："数术者，调养精气神之法也"。可见，气功养生之术也属于"数术"之范畴。

　　《素问·生气通天论》云："阴平阳秘，精神乃治。"抱朴子曰："以药物养生，以数术延命。"这里所言"数术"即为"法术"和"方术"，它是古代子学的代名词。《灵剑子·导引势》云："开舒筋骨，调理血脉，引气臻圆，使气存之。"《南华真经注疏》云："导气令和，导体令柔。"这两段文字提出了导引锻炼的两个方面，即外在的"体"和内在的"气"，也就是"外练筋骨皮，内练精气神"。内外兼炼，而以内为重。《抱朴子内篇·微旨》曰："知屈伸之法者，则曰导引，可以难老矣，明吐纳之道者，谓之行气，足以延寿矣。"《抱朴子·别旨》曰："夫导引疗未患之疾，通不和之气。"《玄鉴导引法》云："导引秘经，千有余条，或以逆却未生之众病，或以攻治已结之笃疾，行之有效，非空言也。"可见古人对导引和呼吸吐纳的重视。《诸病源候论》所载导引法的锻炼大多不离"气"，如"散气""行气""布气"等。导引法的存想、入静、行气、自我祝由、存想等内炼，重点在于调气、炼气、行气；而其肢体锻炼也不仅仅是锻炼筋骨皮，更重要的，是调理内在的精气神、经络。大部分导引法都来自道家著作如《真诰》《太清导引养生经》等。丹法在导引中也占有一席之地。后世医家在著述中多提及以入静为特征的丹法，如杨继洲在《针灸大成》一书中详尽介绍了内丹修炼过程。

导引

在《中国中医古籍总目》中收载 1911 年以前养生类中医古籍总共 364 种，其中养生通论 204 种，导引、气功 83 种，炼丹 77 种。1911 年到 1949 年著作 187 种，其中养生通论 105 种，导引、气功 74 种，炼丹 8 种。共计收录 551 种养生古籍。其中书名带有导引图像的古籍有：《四气摄生图》《心圣图说要言》《三教圣人修身图诀》《（增补）理气图说》《纪慎斋易学求雨图说》《黄庭内景五脏六腑补泻图并序》《二十四气坐功导引治病图》《五禽戏图》《坐功图说》《服气祛病图说二卷》《调神圭臬图说》《易筋经图说》《导引图》《八段锦坐立功法图诀》《内功图说》《服气图说》《易筋经义服气图说》《易筋经外经图说》《八段锦图说》《诸仙导引图说》《欣赏修真（又名希夷坐功图）》《五禽戏图说》《调气炼外丹图经》《易筋经十二式图说》《易筋经二十四式图说》《内外功图说辑要》《先天罗汉拳十八手图势》《增演易筋洗髓内功图说》《导引坐功图》《陈氏太极拳图说》《元人导引治病图》《炼丹图》《延年益寿外丹图》等 32 种。

《黄帝内经》对古老导引按跷方法记载："中央者，其地平以湿，天地所以生万物也众。其民食杂而不劳，故其病多痿厥寒热，其治宜导引按跷，故导引按跷者，亦从中央出也。"现存最早有练功图像的应当是西汉长沙马王堆汉墓出土的《导引图》，帛画上绘 44 个男女分 4 行排列练功的各种姿势和动作。功法形式上分 4 种，一种属徒手运动，为大多数，二是借助于盘、棍、球、袋等器械的操练，三是行气吐纳，四是表现为凝神入静的意念活动。从术式的功能看分两种，一种模仿螳螂、熊经、鹞背等动物动作，是以养生保健为主要目的的养生功，另一种主要是以治病为目的或作为治病的辅助方法，大多标"引"治某种疾病的术式。这为后世功法之势提供了源头，而后世大部分导引练功之势几源于此。如《诸病源候论》为隋·太医博士巢元方（550—630）所著，书中论述 1739 种证候，涉及内、外、妇、儿各科，同时辑录养生方导引法 287 条，可以说是在传统导引法发展史上起到承上启下重要作用的一部中医典籍。承上，是指它集隋以前导引法之大成，并最终奠定了导引法在传统医学中的重要地位；启下，是指它丰富而翔实的导引法内容，为后世医家在导引法的创新及应用方面提供了大量的有益启示。该典籍的问世，是导引法成熟的标志。这些养生导引法包括肢体动作，呼吸吐纳和存神观想。

东汉时期名医华佗编创的五禽戏是我国较早的成体系养生导引术。华佗在《庄子》的"熊经、鸟伸"二禽和《淮南子·精神训》的"熊经、鸟伸、凫浴、猨躩、鸱视、虎顾"六式的基础上，立足古代"天人合一""阴阳五行"等哲学思想，通过对自然界动物的观察，结合自身医学实践的经验，编创出一套养生导引术——五禽戏："吾有一术，名五禽之戏：一曰虎，二曰鹿，三曰熊，四曰猿，五曰鸟，亦以除疾，并利蹄足，以当导引……"五禽戏图散见于《万寿仙书（四卷）》《仙传四十九方》《赤凤髓（三卷）》《万寿丹书》4 本古籍。此外，另有清代寿幅校录的《五禽戏图说》，为五禽戏的单本。五禽戏通过模仿虎、鹿、熊、猿、鸟五种动物的动作和神态，外部肢体动作配合呼吸，以期达到阴平阳秘、形与神俱的养生效果，具有很好的祛病延寿、健身养生作用，并因此而影响深远、名扬千里。后世基于此导引术创立了多种版本的五禽戏，并发展出不同派别的五禽戏功法。

易筋经图：相传为南北朝达摩和尚创。记载"易筋经图"的有 7 种古籍：《二十四气坐功导引治病图》《易筋经（二卷）》《卫生要术》《易筋经图说》《内功图说》《中外卫生要旨（四卷）》（达摩禅师著，共计 22 幅）。《卫生要术》12 幅名称：韦陀献杵第一势、韦陀献杵第二势、韦陀献杵第三势、摘星换斗势、倒拽九牛尾势、出爪亮翅势、九鬼拔马刀势、三盘落地势、青龙探爪势、卧虎扑食势、打躬势、掉尾势。

四时坐功却病图：在明代高濂《遵生八笺·四时调摄笺》中称"陈希夷二十四气导引坐功图势"，《三才图会》中作"二十四气修真图"，《保生心鉴》中作"二十四气导引图像"，又称"太清二十四水火聚散图"，《万寿仙书》作"四时坐功却病图诀"，清代郑观应编撰的《中外卫生要旨》中称

"陈希夷二十四节气坐功图"，《内外功图说辑要》中称"陈希夷先生二十四气坐功导引治病图"。这套导引法的特点是根据一年不同的二十四个节气，编订不同的修炼法，在本节气的十五天内行之，有治疗某些病症之效果，每节包括坐功与治病两个内容。

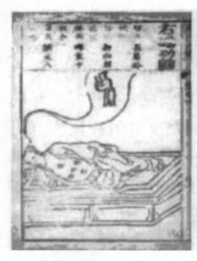
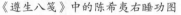
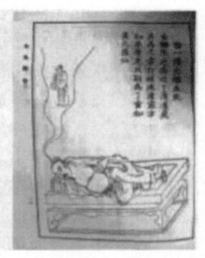

《遵生八笺》中的陈希夷右睡功图　　　　《赤凤髓》中的喻一阳出离生死图

陈抟睡功图：一般为两幅，分别是陈希夷左睡功图、陈希夷右睡功图。见于《二十四气坐功导引治病图》《坐功图说》《万寿仙书（四卷）》《遵生八笺（十九卷）》《中外卫生要旨（四卷）》《默悟寻源解论参同契养病法（四卷）》等6本古籍。《修真秘要》载4幅陈抟睡功图，"陈希夷右睡功图"在《赤凤髓（三卷）》叫作"喻一阳出离生死"。

八段锦坐功图：八段锦见于11种古籍：《二十四气坐功导引治病图》《坐功图说》《万寿仙书（四卷）》《赤凤髓（三卷）》《遵生八笺（十九卷）》《保生心鉴（附活人心法）》《尊生要旨》《养生导引法》《八段锦坐立功法图诀》《中外卫生要旨（四卷）》《欣赏修真》。包括八个姿势图：叩齿集神图法、摇天柱图法、舌搅漱咽图法、摩肾堂图法、单关辘轳图法、双关辘轳图法、托天按顶图法、钩攀图法。《默悟寻源解论参同契养病法（四卷）》有八段锦坐功12图。闭目冥心图第一，叩齿集神图第二，抱昆仑鸣天鼓图第三，撼摇天柱图第四，舌搅漱津图第五，手摩肾堂图第六，单关辘轳图第七，双关辘轳图第八，两手托天图第九，两手相叉图第十，两手攀足图第十一，第十二图为藏精聚神自然周天道功三圈气合一图。在此基础上尚有十二段锦练功图共 12 幅，分为 12 式，见于如下 5 种古籍：《洗心篇（又名洗心辑要）》《寿世传真（八卷）》《卫生要术》《易筋经图说》《内功图说》。

　　《保生心鉴》成书于明正德元年（1506）。作者铁峰居士，原名铁南峰，生平不详，南沙人，今浙江省常熟县人。《保生心鉴》内容包括《修真要诀》《五运六气》《脏腑配经络图》《经络配四时图》《太上养生要诀》《太清二十四气水火聚散图序》《活人心序》《活人心法》。五运六气的七幅图来自宋·刘温舒的《运气论奥》；脏腑配经络图、经络配四时图来自滑寿的《十四经发挥》；《活人心序》和《活人

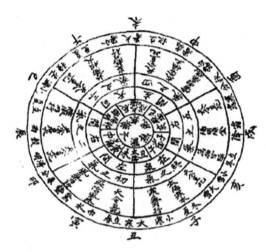

《保生心鉴》中五运六气枢要图

心法》来自朱权的《活人心书》；《修真要诀》为道家养生修炼的普遍口诀，《修真要诀》中的内容来自《胎息秘要歌诀》《四季养生歌》和《祛病止寿六字诀》《救命索》《乐道山居录》。铁峰居士誊抄了陈抟所创二十四气导引图，并根据所学，应用五运六气、脏腑经络、月令等相关理论，把陈抟的二十四气导引图扩展了，所以在《遵生八笺》等其他文献中记载的二十四气坐功图与《保生心鉴》版本一致。

　　诸仙导引图：成书于 1565 年的《万寿仙书》诸仙导引图，载图 49 幅：李老君抚琴图、太清祖师尊真形、徐神翁存气开闭法、铁拐仙指路诀、何仙姑久久登天势、白玉蟾虎扑食形、丘长春搅辘轳法、马丹阳周天火候诀、张紫阳捣碓势、黄花姑王祥卧水形、钟汉离鸣天鼓法、赵上灶搬运息精法、虚静天师睡功、李栖蟾散精法、张真奴神注图、魏伯阳破风法、薛道光摩踵形、葛仙翁开胸诀、王玉阳散痛法、麻姑磨疾诀、张果老抽添火候图、陈自得大睡功、石杏林暖丹田法、韩湘子活人心形、昭灵女行病诀、吕纯阳任脉诀、陈希夷降牛望月形、孚佑帝君拔剑势、徐神祖摇天柱形、陈泥丸拿风窝法、曹国舅脱靴势、曹仙姑观太极图、尹清和睡法、孙玄虚鸟龙探爪形、高

象先凤张势、傅元虚抱顶形、李弘济拜月势、铁拐仙靠拐势、玉真山人和肾腔法、李野朴童子拜形、蓝采和鸟龙摆角势、张无梦金鸟独立形、夏云峰鸟龙横地势、郝太古托天形、刘希古猛虎施威形、孙不二姑摇旗形、常天阳童子拜观音势、东方朔捉拇法、彭祖名目法。这是有记载比较全的诸仙导引图古籍，每一姿势托名成道之人，而且也是流传比较广泛的版本。同时成书于1565年的《仙传四十九方》诸仙导引图有47幅，比《万寿仙书》少载2幅，高象先凤张势和刘希古猛虎施威形。1578年见《夷门广牍》的《赤凤髓》一书有赤凤髓46势：功法计46节，以静动结合进行修炼。"**赤凤髓四十六势**"所言道教仙人46人，与诸仙导引图所用仙人名目不一致，但从图像对比来看，有一半姿势近乎相同。成书于1624年的《万寿丹书》诸仙导引图存46幅，比《万寿仙书》少载3幅，马丹阳周天火候诀、赵上灶搬运息精法、张无梦金鸟独立形。

《服气祛病图说（二卷）》载"服气祛病图"64幅，每一式配合呼吸吞气，结末之图总结"**以上六十四式共吞气八十七口**"，其中可以看出，虽然是外炼形体，实则辅以呼吸之法，进行"**内功**"修炼。却病延年法是一套按摩腹部的保健功，共有9图，又称延年九转法，对于消化系统有很好的保健作用。记载"**却病延年法**"图的古籍有3种：《卫生要术》《易筋经图说》《内功图说》。

吐纳

《庄子·大宗师》中对真人呼吸做了记载，曰"**古之真人，其息深深，真人之息以踵，众人之息以喉**"。《庄子·刻意》言："**吹呴呼吸，吐故纳新，熊经鸟伸，为寿而已矣。**"

陶弘景（456—536）在《养性延命录·服气疗病篇》中首次明确有关六字诀的记载为："**凡病之来，不离五脏，事须识根，不识者无为之而。心脏病者，体有冷热，吹呼二气出之；肺脏病者，胸膈痞满，嘘气出之；脾脏病者，体上游风习习，身痒痛闷，唏气出之；肝脏病者，眼疼愁忧不乐，呵气出之。**"另有记述："**以上十二种调气法，依常以鼻引气，口中吐气，当令气声逐字，吹、呼、嘘、呵、嘻、呬（hi），吐之。**"巢元方《诸病源候论》、孙思邈所著《备急千金要方》与其中的顺序是一样的，起于心，依五脏五行相克顺序排列，《阴符经》对五行有"**逆行造化，颠倒五行**"，"**如金本克木，**

木反而因之成器"，"土本克水，水反因聚而不泛"，"逆而行之，克中却有生机"。此种顺序以"疗病"为目的。它们对应的发音顺序为：吹、呼、嘘、呵、嘻、呬。依据这六音对应的五脏和五行的关系，可以看出陶氏和孙氏六字诀的练习顺序是按照相克的顺序练习的。

《诸病源候论·肝病候》曰："肝脏病者，愁忧不乐，悲思嗔怒，头眩眼痛，呵气出而愈。"《诸病源候论·心病候》曰："心脏病者，体有冷热，若冷，呼气出，若热，吹气出。"《诸病源候论·脾病候》曰："脾脏病者，体面上游风习习，痛，身体痒，烦闷疼痛，用嘻气出。"《诸病源候论·肺病候》曰："肺脏病者，体、胸、背痛满，四肢烦闷，用嘘气出。"《诸病源候论·肾病候》曰："肾脏病者，咽喉窒塞，腹满耳聋，用呬气出。"

从六字诀的流传看，在《养性延命录》《道藏玉轴经》《黄庭遁甲缘身经》《太上养生胎息气诀》《太清导引养生经》《童蒙止观》等书中都没有对动作的记载，只是以呼吸为主，在《千金要方》《太上老君养生诀》中指出应配合"左右导引"，在《遵生八笺》中则要求坐式导引，对具体的动作没有描述《诸病源候论》中除肝病候以外都详细记载了应该配合的运动，将动作和呼吸相配合是对六字诀发展的重要贡献。

六字诀与五脏相应，五脏分属五行，六字的发音部位与五行相应，是五种类型发音的代表，分别调理相应脏腑。《河洛精蕴》曰："人之言出于喉，掉于舌，触击于牙、齿、唇，以应五行：喉音为土，舌音为火，牙音为木，齿音为金，唇音为水。"六字诀中的呼气根据唇、齿、舌、喉、牙的不同状态而分为六种不同的方式，通过这些不同的方式可以压缩口呼的气流，使其细长，同时造成不同的内气下沉与布散方式与路径，开通经脉，调理脏腑。《诸病源候论》按照"实则泻其子"原则记载的肝、心、脾、肺、肾病候分别对应呵、吹（呼）、嘻、嘘、呬。六字诀在《养性延命录》中已有记载，《诸病源候论》的贡献主要在对配合字诀的运动详细描述，将动作和呼吸相配合，详述六字诀对应的脏腑功能，主要治疗的症状与证候，阐发了六字诀这一呼吸吐纳方法的临床应用。

正如稍晚于仲景（150—219）的葛洪（284—364）在《抱朴子》中所言："明吐纳之道者，则为行气，足以延寿矣！"在实际应用中，将存想和呼吸、肢体动作结合起来是最为重要的，这也是实践调神、调息、调身三调合一的关键。在《诸病源候论》中，这种方法的应用非常广泛。根据不同的证候，通过存想辅助行气、散气，将呼吸吐纳与肢体动作、存想结合起来，实践三调合一，身心共养，对维护健康具有积极作用。

晚唐道嫛女学者胡愔在《黄庭内景五脏六腑补泻图》一书中阐述脏腑补泻法时，也以六字诀气功为主体。她在实践观察基础上，依据自然之理，改变了《养性延命录》和《备急千金要方》的六字诀与五脏的配合方式，改肺嘘、心呼、肝呵、脾唏、肾呬，分别为肺呬、心呵、肝嘘、脾呼、肾吹。而且还增加了胆嘻，谓"治胆用嘻，嘻为补，吸为泻"，"以鼻渐长引气，以口嘻之，去胆家病，并除阴脏一切冷，阴汗，盗汗，面无颜色，小肠胀满，口下冷痛，口干舌涩，数嘻之，疾乃愈"。此外，她还改革陶、孙氏的逐字发声吐气法，强调"以鼻微长引气"，以口发声，"勿令耳闻"，吐字发声之前，"皆先调气令和"。上述诸家，六字诀多是用以治病，且偏于泻法，在补虚方面的应用较少。

直到两宋时期，曾慥（1081—1155）在其所撰《道枢·众妙篇》中才详细地论述了六字诀气功在养生健身方面的锻炼方法，强调六字诀锻炼时的子午卯酉四个时辰及不同方位，并把六字诀与导引动作直接结合起来，如："子时趺坐，定息，鼻引腹满，呵三，呼十二，咽津三。卯时东向，呼十二，呬七，嘻十二。午时南向，呬七，吹五，嘻十二，咽三。酉时西向，嘘九，吹五，嘻十二，咽三。""嘘：二手握固，张目上视，而后嘘。呬：二手抱膝，仰面，而后呬。呵：交手抱脑后，仰面，而后呵。吹：仰卧握固，而后吹。呼：垂左右手，安前抱膝，而后呼。嘻：仰而平坐，而后嘻。"接着，李奉时除提出了不同于前人的配合六字诀操作的导引方法外，他还以嘻配三焦，而含胆，曰"唏（嘻）主三焦不和，胆多惊"，与胡愔单纯以嘻配胆略有不同，他主张按大月、小月编订六字诀气功锻炼的顺序，即大月顺行，按嘘、呵、呼、呬、吹、唏的五行相生顺序进行，小月逆行，按唏、吹、呬、呼、呵、嘘的五行相克顺序进行。这种结合五行学说来运用六字诀，给了后世很大的启发。比如金元时期的刘完素，在《素问玄机原病式》一书中，说"故《仙经》以息为六字之气，应于三阴三阳、脏腑之气，实则行其本化之字泻之，衰则行其胜己之字泻之，是为杀其鬼贼也"。即按五行生克之理，在治疗上运用六字诀气功。据此，则肝之实证可以嘘字泻之，也可"实则泻其子"，以呵字泻其子脏（心）之气；肝之虚证，则以胜己之呬字泻其金脏（肺）之气，以衰克木之势。余脏依此类推。

宋代邹朴庵（1205年中进士）的《太上玉轴六字诀》中，不仅脏腑归属发生变化，其练习的顺序也相应变化，呈现由相克向相生变化的趋势。只有呬与嘘之间还是相克，而且仍起于五行之心火，取先泄心之火毒的意思。在养生方面，他基本上继承了《黄庭内景五脏六腑补泻图》里所述的要点，同时他还强调练习前要进行定神、叩齿、漱津、存想等预备功，如："凡天地之气，自子至巳，为六阳时，自午至亥，为六阴时。则面对东方，勿尽闭窗户，然忌风入。解带正坐。叩齿三十六以定神。先搅口中浊津，漱炼二三百下，候口中成清水，即低头向左而咽之，以心送下，候汩汩至腹中，即低头开口，先念呵字，以吐心中毒气……"这里的坐式行功就把六字诀气功引向静功的发展方向。它们的发音顺序为：呵—呼—呬—嘘—嘻—吹。依据五脏和五行的关系，它们的顺序呈现相克向相生转变的趋势。这说明到了宋代，人们的养生意识逐渐增强，练习六字诀不仅是为了治疗疾病，还为了养生延命。按照五行学说，到了明清时期，六字诀的发音与脏腑的对应关系又有了新发展，此时期的练习顺序是相生的。呵为舌音正对应于心—火，呼为喉音正对应于脾—土，吹为唇音正对应于肾—水，嘘（嘻）为牙音正对应于肝（胆）—木，呬为齿音正对应于肺—金，嘻通少阳经脉，既可疏通胆经，又可疏通三焦经脉。中医认为"少阳为枢"，通少阳即可调理全身气机，三焦的作用正是通行全身诸气。因此，明清时期的六字诀与脏腑养生的对应关系上，呵—心，呬—肺，嘘—肝，呼—脾，吹—肾，嘻—三焦。

明清时期，六字诀气功的动功、静功两种途径都有了进一步的发展。动功方向，最具代表性的是胡文焕《类修要诀》中记录的以歌诀形式出现的《去病延年六字法》。如其中的《延年六字总诀》，曰："肝若嘘时目睁睛，肺和呬气手双擎，心呵顶上连叉手，肾吹抱取膝头平；脾病呼时须撮口。三焦客热卧嘻宁。"另外，他还把六字诀的锻炼和季节结合起来，编成《四季却病歌》，曰："春嘘明目木扶肝，夏至呵心火自闲，秋呬定收金肺润，肾吹唯要坎中安，三焦嘻却除烦热，四季长呼脾化餐，切忌出声闻口耳，其功尤胜保神丹。"《遵生八笺校注·延年去病笺》的《四季却病歌》中也记载："春嘘明目木扶肝，夏至呵心火自闲，秋呬定收金肺润，肾吹惟要坎中安，三焦嘻却除烦热，四季常呼脾化餐，切忌出声闻口耳，其功尤胜保神丹。"这是按照四季循环，五行相生顺序来排列的。此歌诀流传甚广，对后世有很大影响。至于六字诀气功向静功方向的发展，诸书皆有记载，大体上都与《太上玉轴六字气诀》一脉相承。

古籍所载脏腑所用六字诀异同

著作	肝	心	脾	肺	肾	六腑
《养性延命录》《千金方》	呵	吹、呼	嘻	嘘	呬	
《诸病源候论》	呵	吹、呼	嘻	嘘	呬	
《童蒙止观》《遵生八笺》	嘘	呵	呼	呬	吹	嘻（三焦）
《道藏玉轴经》	嘘	呵	呼	呬	吹	嘻（胆）
健身气功《六字诀》	嘘	呵	呼	呬	吹	嘻（三焦）

在习练六字诀中，若以治疗为主要目的，应以五行相克的顺序习练：呵—呬—嘘—呼—吹—嘻。若以养生为主要目的长期习练，则应按五行相生的顺序：嘘—呵—呼—呬—吹—嘻。在六字诀练习时，要根据中医五行生克之理论按次序练习。肝属木，木旺于春，四季以春为首，所以先练嘘字功，是因应天时，收效较快。木能生火，心属火，练呵字可以补心气。再练呼字补脾，脾属土，为火所生。呼字练完，可以练呬字功，呬能补肺气。肺属金，为脾土所生。练完呬字功，再练吹字，吹能补肾气，肾属水，为肺金所生。吹字练完，五脏之气都得到补养。三焦主气，再加嘻字功，导引行气则全身之气血通调后而疾病不生。

唐·幻真先生服内元气诀："布气诀。丹欲布气与人疗病，先须依前人五藏所患之处，取方面之气，布入前人身中，令病者面其方，息心静虑，此与气。布气讫，便令咽气，鬼贼自逃，邪气永绝。六气诀。六气者，嘘、呵、呬、吹、呼、嘻是也。五气各属一藏，余一气属三焦。呬属肺，肺主鼻，有寒热不和及劳极，依呬吐纳，兼理皮肤疮疥，有此疾则依状理之，立愈也。呵属心，心主舌，口干舌涩，气不通及语邪气，呵以去之，大热大开口、小热小开口呵，若须作意，是宜理之。呼属脾，脾主中宫，如微热不和，腹胃胀满，气闷不泄，以呼字气理之。吹属肾，肾主耳，腰肚冷，阳道衰，以吹字气理之。嘻属三焦，三焦不和，嘻以治之。气虽各有所治，但五藏三焦、冷热劳极、风邪不调，都属于心，心主呵，呵所治诸疾皆愈，不必六气也。嘘属肝，肝主目，赤肿昏眩等，皆以嘘治之。"

陶弘景《养性延命录》中"气声逐字"是出声的，孙思邈也基本沿用其法，而唐代胡愔以后的大多数文献改为呼吸皆应令"耳不得闻其声"。论述最详者为宋代邹朴庵《寿亲养老新书》中的"太上玉轴六字气诀"。临床实践中发声与不发声各有千秋；都有与宫、商、角、徵、羽共振，都能感应五脏。

不同部位、脏腑的发音能量与频率变化规律

部位	脏腑	发音	能量集中区（Hz）	第一共振峰（Hz）	第二共振峰（Hz）	第三共振峰（Hz）	第四共振峰（Hz）
上焦	心、肺	呵、呬	1000 ~ 4000	1130	2100	3335	4170
中焦	脾、肝	呼、嘘	2000 ~ 5000	930	2400	3345	4219
下焦	肾、三焦	吹、嘻	3000 ~ 7000	1030	2670	3645	4425

存思

《素问·刺法论》认为"人神失守"是发病病机，是全神养真之要。"人神"是道家生命内证概念，概而言之，即认为天地之间、人体内外存在着各种各样的形态发生场（神灵），尤其是人体脏腑、五官、脉络和官窍之中有形形色色的神灵镇守，所谓"泥丸百节皆有神""凡人身中亦有三官六府，一百二十关节，三万六千神"，这些在道书中被称之为"身神"，它具有司掌所镇守的脏腑关窍生理功能的职能。《素问·刺法论》认为"神失守位"是发病的重要原因。黄帝问曰："人虚即神游失守位，使鬼邪外干，以致夭亡，何以全真？"岐伯答道："谓神游失守，虽在其体，然不致死，或有邪干，故令夭寿"；"十二藏之相使，神失位，使神彩之不圆，恐邪干犯，治之可刺"。《太平经》："夫人神乃生内，返游于外，游不以时，还为身害。即能追之以还，自治不败也。"

因为人神总外游而不守身，则需思之使其还。存思法内容广泛，或存思人形或思五脏之气出或思日月光彩等。人神是保持健康的根本，人神镇守体内，则人体各个部分生理机能正常，若"神失守位"，则神的保护能力就有缺陷，很容易招致外邪的侵犯，影响各部位生理功能，使人得病。《素问·刺法论》中给出了许多守神的方法，如存思法、服用金丹法、刺法，目的都为了全神养真，"是故刺法有全神养真之旨，亦法有修真之道"。存思是全神的重要方法，在道家内证修炼中被广泛应用。

成书于汉代的《阴符经》说"天机在目"，明确地传达了古代养生家对内证内视的重视。经络存想就是把神思转向体内，巡视经络循行的路线，寻找体内的经气淤阻和经气虚弱之处，以意导气调之。一旦精通了此道，即可诊断自身健康状况，一旦发觉了问题，便可用内功、中草药、推拿等治疗手法及时对症治疗。

存思在《诸病源候论》中常称为"存""思""度"等，指的是通过默想、存念某些特定场景或颜色消除杂念、防治疾病的方法。存想法是《诸病源候论》导引法中具有特色的方法，全书中专门论述存想的条文有 10 余条，主要存想的内容有"五脏色""四海神""大雷电""天地""青龙""白虎""日月星辰"等，针对的病候有"胁痛""鬼邪候""温病""心腹痛"。如对于"胁痛候"，其方法为："卒左胁痛，念肝为青龙，左目中魂神，将五营兵千乘万骑、从甲寅直符吏，入右胁下取病去"。治疗和预防温病，《诸病源候论》引《养生方》曰："常以鸡鸣时，存心念四海神名三遍……东海神名阿明、南海神名祝融、西海神名巨乘、北海神名禺强……存念心气赤，肝气青，肺气白，脾气黄，肾气黑，出周其身……常存心为炎火如斗，煌煌光明，则百邪不敢干之，可以入温疫之中。"存想与导引法相结合是《诸病源候论》的特色。存想、肢体动作和行气相结合，如"风偏枯候"应"以背正倚壁，展两足及趾，瞑心，从头上引气，想以达足之十趾及足掌心，可三七引，候掌心似受气止。盖谓上引泥丸，下达涌泉是也"。"风冷候"应"安徐看气向下，知有去处"。"风身体手足不随候"应"调和气息，莫思余事，专意念气。徐徐漱醴泉，漱醴泉者，以舌邸略唇口牙齿，然后咽唾"。

存思术是道家流传下来的一种内证修炼方法。"存想五气护身"防疫法首见于《素问·刺法论》"气出于脑，即不邪干"，"正气存内，邪不可干"，"欲将入于疫室，先想青气自肝而出，左行于东，化作林木；次想白气自肺而出，右行于西，化作戈甲；次想赤气自心而出，南行于上，化焰明；次想黑气自肾而出，北行而下，化作水；次想黄气自脾而出，存于中央，化作土。五气护身之毕，以想头上如北斗之煌煌，然后可入于疫室"。类似文献在晋代葛洪（284—362）的《抱朴子·杂应》篇也记载："仙人入瘟疫秘禁法，思其身为五玉……又思冠金巾，思心如炎火，大如斗，则无所畏也……又思五脏之气，从两目出，周身如云雾，肝青气，肺白气，脾黄气，肾黑气，心赤气，五色纷错，则可与疫病者同床也。"其后，东晋道家上清派首部经典《大洞真经》（约成书于 365 年）卷一之"诵经玉诀"存思五方之气又云："真思兆身坐五色云中，云气覆盖头上，想定……口引东方青阳之精，青气，因息九思，咽气九过，使布满肝脏之中，结作九神，青衣冠，状如木星，下布肝内。"《内经》中有很多类似记载，如《素问·上古天真论》"精神内守，病安从来"，"上古有真人者……独立守神，肌肉若一，故能寿敝天地"，《灵枢·天年》"失神者死，得神者昌"，都在说明"神"为本，而"守神"为重。

道家《中黄真经》"五脏真气章"记载了存思五脏五色之气的医病方法；《太上老君大存思图注诀》"行道时存云气兵马"章有存思五脏中出五色气法；《登真隐诀》中也有多种存思心中有日的修炼法，等等。陶弘景《养性延命录》引《仙经秘要》云："常存念心中，有气大如鸡子，内赤外黄，辟众邪延年也。欲却众邪百鬼，常存念为炎火如斗，煌煌光明，则百邪不敢干人，可入瘟疫之中。"唐代道士司马承祯《天隐子》解释"存想"说："存，谓存我之神；想，谓想我之身。"此是道家内证修炼的一种特殊方法。道家古老的丹经，如《黄庭内外景经》等，便是以"存想""存神"的方法为中心。其他医家如南朝的陶弘景，唐代的孙思邈等均有相似的论述。这些方法，与气功内证中的"意念"、佛家的"观想"、瑜伽的"冥想"，以及西方的暗示疗法、催眠术等，有异曲同工之处，看似语涉玄虚、荒诞不经，但其中实含有宝贵的理论和科学道理，完全符合现代心理神经内分泌免疫学的科学内涵。

如唐·孙思邈在《千金要方》中介绍的禅观法，源于南北朝时流行的道家服日气、服日月光芒之类的功法。据《上清握中诀》载，练服日气法时，要存想日中五色流霞皆来接身，上至头顶，下至两足，还令光霞中有紫气，如目童，累数十重，与五色俱来，入口吞之。《真诰》收录的服日月光芒法，则要求吞下日光月芒，咽入口中，存想肠胃间一片光明透亮，等等。宋《云笈七笺》转载《摄养枕中方》之服紫霄法，其中引"空中大量的紫色云气，自上而下，穿屋贯进头顶，直达腹中，并分散至全身"，明显来自禅观法。《修真十书·杂著捷径》（宋·张伯端撰）载存想咽气法，其活动方式也受到禅观法的影响，如谓引气"直上脑泥丸宫，熏蒸诸宫森然，遍入毛发、面部、鬓、臂（臂）、手指一吐而下，入胸中至中丹田，想气灌溉五脏，仍历下丹田，达涌泉穴"。明《正统道藏·洞神部》所载《太上老君养生诀》，除结合进行吐纳外，其存想部分几乎与禅观法相同。如谓"意想太和元气，下入毛际，流于五脏四肢，皆受其润，如山之纳云，如地之受泽"。这些都明显来自禅观存思法。

存思术中，"五气朝元"是"气出于脑"的真实路径。清代内丹家柳华阴（亦说柳华阳）的修道炼功笔记《大成捷要·五气朝元天机》中记载："一心主静，万缘俱息，……世有可乐之事则心不动摇，而心经真气自然吐露，化为红色云霞朝于昆仑……一肝经真气吐露，化为青色云霞朝于昆仑之左；……名曰五气。所谓朝元者，不须用法，依时其气静极自然上朝，将见青气出自东方，笙簧嘹亮，旌节车马左右前后不知多少，须臾南方赤气出，西方白气出，北方黑气出，中央黄气出，五气朝于元，氤氲盘旋。"心肝脾肺肾五气朝元，路径讲得明白，即是道家认为的黄道。道家认为，人身真气运行的经脉主要有三条，一称赤道，即任脉；一称黑道，即督脉；一称黄道，即中脉。赤黑二道丹家称为人道，兼容先后天精气运行。黄道只容先天真精、元炁通过，称仙道，自虚危穴（一名阴跷）透入，过中黄直达顶骨（天灵盖、囟门）。《泄天机》载闵小艮（1758—1836）曰："黄乃黄中，道介赤黑中缝，位在脊前身后，而德统二气，为阖辟中主，境则极虚而寂，故所经驻，只容先天。"这说明道家认为人体内部除了有运行先后天混合之气的路径外，还有一条常人难以觉察的真气运行路径。

人体在心理应激反应中，中枢神经系统会释放各种因子，如促肾上腺皮质激素释放激素（CRH），从而引发垂体促肾上腺皮质激素（ACTH）的释放。ACTH再作用于肾上腺，引发糖皮质激素的合成与释放。它可以改变代谢平衡和免疫功能，同时可通过负反馈抑制CRH和ACTH的合成和释放。在免疫系统中存在20多种神经内分泌肽类和它们的mRNA，而免疫细胞上有绝大部分神经内分泌肽类的受体。因此，通过心理和行为干预可以提高免疫力，已经被现代医学研究所证实。《水知道答案》这本书也显示正能量的心念与负能量的心念所引起的物质变化是完全不一样的结果。治病的根本是调节人体的身体和心理性情，方法虽有药物、针灸、祝由以及各种民间疗法等，但大体可分为"治形"和"治神"。"神治"与"形治"相辅相成，互为补充。大医知道这个道理而无偏废。所以上古有巫医，中世有道医禁咒。

内证

除存思守神之法外，服食、行气、导引之术也受到道家道医的重视，而且亦大多围绕五脏炼养这一核心原则。三国方士灵宝派祖师葛玄（164—244）之侄孙、东晋著名道医葛洪（284—364）《抱朴子》云："是故古之初为道者，莫不兼修医术，以救近祸焉。"上清派道士陶弘景（456—536）所整理辑录的《养性延命录》采辑了不少魏晋时期的道术。在服食养生上便较早地提出了以五脏为核心的服食法，认为药物饮食调和则五脏滋养，可养生延命。《养性延命录·教诫篇》引用已佚道书《雒书·宝予命》曰："古人治病之方，和以醴泉，润以元气，药不辛不苦，甘甜多味，常能服之，津流五脏，系在心肺，终身无患。"陶弘景在敦煌卷子《辅行诀脏腑用药法要》的开篇中还说："隐居曰：**凡学道辈，欲求永年，先须祛疾。**或有凤病，或患时恙，一依五脏补泻法例，服药数剂，必使藏气平和，**乃可进修内视之道。不尔，五精不续，真一难守，不入真景也。**服药祛疾，虽系微事，亦初学之要领也。"《黄庭经》中谈到的"内视""内视肠胃，得见五脏""自见五脏肠胃"等，皆是以此作为丹道家藏象经络学及脉学建立的基础，即丹道家根据"内视"的方法，从活人体上向内求得及建立其理论体系。古人所说的"借医弘道""援医入道"等主张，均是这一法术的体现。

道家以内境、内景、内象为同义，主要指人体脏腑，有时及于筋骨、血、肉经络等内部组织结构。梁丘子《黄庭内景经》注释说"景者象也"，"内象谕即血肉、筋骨、脏腑之象也，心居身内，存观一体之象，故曰内景也"。道家炼功强调内视、内观、内照、反观、反照，都是要求反观脏腑。可见道家内景与内境是同一概念。医家一般均用"内景"。赵献可《医贯》说"脏腑内景，各有区别"，《医学入门》有《内景全图》，《循经考穴编》有《脏腑内景之图》，《类经图翼》有《内景图》，文字有《内景赋》，都明确指的是人体内脏，所绘之图均是一张用侧人图显示的内脏图。

《千金要方》卷二十七全部讲养性之法，其中有《道林养性》一章云："常当习黄帝内视法，存想思念，令见五藏如悬磬，五色了了分明勿辍也。"《圣济总录》其中195～197卷属符箓治病，198～200卷属神仙的服饵门，本书属道家内容者就占了六卷之多。《普济方》其中269～271三卷全为符箓治病。李时珍在《奇经八脉考》中解释奇经八脉的机理时，是运用道家的内丹学说。《景岳全书》《类经图翼》中就载有治病的咒语。明·杨继洲所著的《针灸大成》卷九《针邪秘要》一章中便载有太乙灵符，书符时念小天罡咒，取穴时也念咒语，入针时又念咒语，附有孙真人十三鬼穴歌云："百邪颠狂为所病，针有十三穴须认，凡针之体先鬼宫，次针鬼信无不应，……"整段《针邪秘要》，仿佛是巫师的治病方法。在历史上各个时代的名医，其中有些人同时也是当代有名的道士，例如葛洪、陶弘景、孙思邈、王冰、马志、陈复正等。这是由于传统中医源于上古道醫，所以在《内经图》《修真图》《炼功碑》中都可以看到内丹术与中医的内在联系。

上至岐黄、鬼臾、俞跗，中至华佗、皇甫谧、葛洪、陶弘景、孙思邈、金元八大家及其一众后学都是道毉衣钵，近代名医潘箬泉、恽铁樵、章次公、秦伯未、施今墨等人，也都曾向陈撄宁等丹道大师学习内丹术。《道藏》收录的医家经典覆盖了古中医药学的各个方面，占《道藏》文献的 70% 以上，而且其中不乏孤本、秘本、善本，俨然一套医籍汇编。"运气九篇"、古本《伤寒杂病论》等都是在道家内部单传、秘传。

内丹要籍《太乙金华宗旨》在西方心理学界影响非常大，著名心理学家荣格用集体无意识理论来理解《太乙金华宗旨》，认为"**内丹的修行就是从有意识的状态返回到心灵深处的无意识状态**"。李约瑟《中国科学技术史》从科技角度对外丹烧炼的科学价值、历史流变与化学原理作了探讨，他认为中国的长生术不像其他宗教那样只是追求灵魂不朽，而是极力寻求肉体的不朽和长生不老，具有一定的实验科学性。如乾坤一气丹、金龟下海丹、混元丹、毒龙丹等"**玄门四大丹**"经当代医家张觉人临床应用验证，适应范围广、疗效显著。所以，古代中医学术实际是以内丹术和外丹术为主要内容的养生丹术之渊薮，原始外丹术（金丹和草木丹）逐渐发展成为以《汤液经法》为核心的十二神方体系，演变为仲景《伤寒杂病论》之经方，最后泛滥为刻舟求剑式的时方时代。而内丹术却反而渐行渐远，逐渐湮没在历史的尘烟之中。

朝鲜《东医宝鉴》的编撰者是许浚（1546—1615），《东医宝鉴》开篇就以道家《黄庭经》为指导来阐述其医学思想，首先记载了关于人体"内景"与"外形"的大致内容，然后在"杂病篇"中说明了关于天地五运六气、风寒暑湿燥火等自然环境对人身"内伤外感诸病"的影响。许浚说："臣谨按：人身内有五脏六腑，外有筋骨肌肉血脉皮肤，以成其形，而精气神，又为脏腑百体之主，故道家之三要，释氏之四大，皆谓此也。《黄庭经》有内景之文，医书亦有内外境象之图，道家以清静修养为本，医门以药饵针灸为治，是道得其精，医得其粗也。今此书先以内景、精气神、脏腑为内篇，次取外境、头面、手足、筋脉、骨肉为外篇，又采五运六气、四象三法、内伤外感诸病之证，列为杂篇，末著汤液、针灸，以尽其变。"

《东医宝鉴》所辑录的中朝历代医书中有三分之二、约 80 种来自中国，其中包括一些道家经典，如《参同契》《肘后方》《抱朴子》《黄庭经》《千金方》《真诰》《养性延命录》《养性论》《胎息经》《活人书》《清静经》《悟真篇》《翠虚篇》《还丹论》《白玉蟾语录》《橐籥歌》《洞神真经》《金丹问答》《易真论》《仙经》等。这些道家经典以通过修炼人体内的精气神而促进身心健康乃至于长生成仙为特色，《东医宝鉴》将它们作为医学书收入，并以四气调神、以道疗病、虚心合道等为标题来加以介绍，由此可见在古中医体系中，道与医之间有着内在的关系。

《内经图》充分体现道家在修炼过程中注重天人合一的内证观点，道家主张内证羽化，力图实现长生不老得道成仙，其主旨与古中医学内证长生实为一脉。《内经图》是以任督一脉为中心围成的"内证左侧图"，寓含着内容极其丰富的道暨内丹养生秘旨。其思想渊源可上溯至战国时代的行气导引之术，其图式渊源至迟可追溯至晚唐胡愔大中二年戊辰岁（848）绘制的六脏存思图，其理论体系由钟离权（168—256）、崔希范、吕洞宾（796—？）、谭峭（860—976）、陈朴等内炼养生家共同完成。主要标志在于形成了一整套技术程序，主要包括炼精化气、炼气化神、炼神还虚等关键步骤，对内景的气机运动路径、重要关窍等均有规范内证定式。

《内经图》主要包括形山图式与图注要诀两个方面。其中，形山图以脑脊为主体，包括内炼过程中"精、气、神"运动的意象，其升降出入或流转的部位包括任督二脉及其所围绕的形体躯干，后者包括心、肾、肝、脾、脑室、舌、咽、喉管等脏器，以及上丹田、中丹田、下丹田、尾闾、夹脊、玉枕等关窍。表达内炼概念与过程的各种意象有自然界的日月星辰、崇山峻岭、郁郁林木、河流山川，神话世界中的升仙台、牛郎织女、紫虚仙炁，日常生活中的带斗笠农

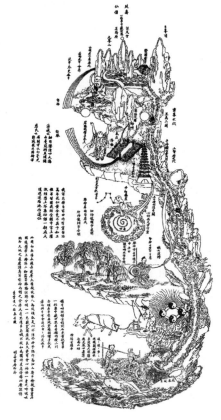

丹家《内经图》
把人体看作一架卷扬机，它会自动运转

民鞭赶耕牛犁地、童男童女踏水车，道门中的太极图、丹鼎炉火、须发皓白的道人，佛门中的西域僧人、粟米宝珠、玲珑宝塔，以及崇山中的关隘、桥梁及火球等。这些自然和人文现象的组合，象征了生命运动的自然节律，蕴含着内炼精气神的关键要诀。图注要诀的内容，主要有《黄庭内景经》的六脏诗、《吕祖全书》二首律诗、佛密心法等。如"铁牛耕地种金钱，刻石儿童把贯穿。一粒粟中藏世界，半升铛内煮山川。白头老子眉垂地，碧眼胡僧手托天，若向玄中玄会得，此玄玄外更无玄"，"我家自种自家田，内有灵苗活万年。花似黄金色不异，籽如玉粒果皆圆。栽培全赖中宫土，灌溉须凭上谷泉。功课一朝成大道，逍遥陆地水蓬仙。"此诗即为唐代吕洞宾所作。

《内经图》将道家内丹修炼的秘要表现于山川、人物、楼台及几段诗文中。山川、人物、楼台又整合成一人形，形象如一个在母体腹中的胚胎。从《内经图》中的文字与图像综合来分析，其所描述的内丹修炼内容吸取了各内丹修炼派的精华部分。《内经图》的布局犹如一自然村落，据有关文献介绍，浙江的历史文化保护区郭洞村就是按《内经图》设计布局的，而《内经图》是在参考中国四大气功经典之一的《黄庭内景经》的基础上参以创作者自己对内丹修炼的理解绘制而成。《黄庭内景经》是1700多年前问世的道学名著，被视为"学仙之玉律、修道之金科"。

《内经图》是对道家内丹修炼的图示，而道家修炼内丹又以打通任督二脉为基础，通任督二脉又称为小周天功。道家认为任督二脉的贯通关键在于打通人体背部的三关（三关从下至上依次为尾闾关、夹脊关、玉枕关）也称河车三关。内丹修炼过程中当内气在督、任脉路线上运行时，经过这三处时，气不易通过，故称之为关。《寥阳殿问道篇》说："人的尾闾，在尻背上第三节，其下称元关，其前叫气海，为阴阳变化之乡，任督交会之处，丹书称为尾闾关，人的背脊二十四节，有关在二十四节头尾之中，一名双关，直通顶门，即为夹脊关。人的后脑骨，一名风池，其窍最小而难开，此关玉枕，又叫铁壁。"此三关一般称后三关，通三关的顺序是从下而上，称之为"逆闯三关"，内丹家认为顺则生人，逆为丹。《玉谿子丹经指要》卷上："顺指人伦之大端，分精气以成人，精气为物，游魂为变，有身则有患，烦恼从此起。逆指颠倒五行，和合四象，采混元未判之气，夺龙虎始媾之精，入于黄房，产成至宝，可谓无质生质，身外有身，功满德就而证上仙。"

《内经图》的最下部绘有层层波浪，在水波之上有一男一女两个孩童站在水车之上车水，在两孩童的旁边书有"阴阳玄踏车"几个字，图中稍上的位置有一关口即尾闾关，在关口旁边有一块写有"坎水逆流"字样的大石头，小周天修炼是用后天八卦图式。《金丹大成集》："水火之际曰尾闾关。"道家认为此穴"系人生死岸头"也就是在内丹修炼的过程中需要打通的第一关。第一关由尾闾关至夹脊，细步慎行，比为羊驾车之轻柔，谓之羊车；在尾闾关稍上的部位有一燃着熊熊烈火的火炉，此处相当于下丹田的位置，小周天功中以下丹田为炉，中丹田为鼎。在炉火之上有一由四个太极图组成的连环，此为任督二脉，阴阳二气相交时成丹之象。也可以理解为道家常说的四神，《道枢》中有这样的诗句可以为证："天之道，定人身，不离铅汞与锡银，兑马冲回山顶雨，坤牛耕起海宫春，君臣殿内调三气，文武炉中养四神。"

在由四个太极图组成的连环之前是一个赶着耕牛的农人即"牛郎"，正对应图中诗句"铁牛耕地种金钱"。"铁牛"指肾液，《道枢》卷五《百问篇》："纯阳子曰：乾之牛何也？正阳子曰：肾之气，北方壬癸水也，所谓铁牛也。"在"牛郎"与耕牛的上方是长满垂柳的平台，其间有一女子坐在纺车前织布，此女子即"织女"，对应图中的文字"织女运转"。"织女"所纺之纱来自图中的"十二层楼"，而"十二层楼"在相当于人体气管的位置，这里包含了在内丹修炼过程中服气的思想。"织女"左侧的文字为"脾

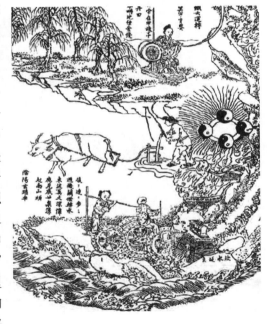

神常在自（字）魂亭（停）"。"织女"右侧的文字为"肾神玄冥自（字）育婴"，此两句出自《太上黄庭内景经玉经·心神章第八》，这里用织女代表阴，牛郎代表阳，在道家将内丹修炼过程中的神气相交喻作"牛女相逢"，《性命圭旨全书》："这个不神之神，与那个真息之息，他两个方才是真夫妻、真阴阳、真龙虎、真性命，纽结做一团，混合为一处，打中成一片，锻炼在一炉，或名之曰牛女相逢。又曰牝牡相从，又曰乌兔同穴，又曰日月同宫，

又曰魂魄相投，又曰金火混融，究而言之，不过凝神合气之法耳。"

在织女的上方是一个从十二层楼当中流出的水波构成的水圈，水圈之上站着一个正在串铜钱的童子，水圈之中标有"艮土"的字样，这部分图所对应图中的文字"刻石儿童把贯穿"。图的左侧从内向外分别写有"胆神龙耀自（字）威明""肺神华皓自（字）虚成""肝神龙耀（烟）自（字）含明"，图右侧的文字为"心神丹元自（字）守灵"，以上有关道家脏腑之神的论述均出自《太上黄庭内景经玉经·心神章第八》。在水圈的稍下方书有"中丹田"三个字，此图相当于人体中丹田的位置。

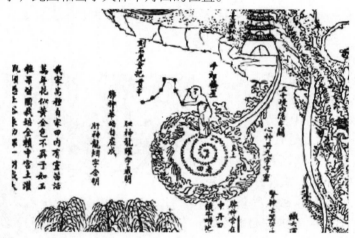

在十二层楼左侧偏上的位置有一水池，池中之水来源于髓道。水池中流出一股水流欲与督脉相接，在流出的水流之旁标有"任脉"的字样。这里相当于人体口腔的位置，道家在修炼内丹的过程中十分重视唾液的作用。在水池的左侧站着一位双手上举，仰面望天的僧人，对应的文字为"碧眼胡僧手托天"，这里相当于人体舌的位置，暗示在修炼内丹的过程中要舌抵上腭，使产生的津液自然下流，以濡润五脏及肢体百节。道家将舌比作鹊桥，故舌抵上腭也称作搭鹊桥，《医方集解·勿药元诠》："撞过玉枕，将目往前一忍，直转昆仑，倒下鹊桥，分津送下重楼。"混然子《崔公入药镜注解》："人身夹脊比之银河，银河相隔而有灵鹊作桥，故有鹊桥之说。"僧人之上是一平台，平台之上端坐着一位盘腿打坐眉发均白的老人，这里相当于人的脑部，对应图中的诗句为"白头老子眉垂地"。这里的白头老子即是长寿的象征，同时也暗喻了在内丹修炼最后达到炼神还虚的阶段，也就是道家所谓的返璞归真。

在白发老人的身后是层层叠叠的山峦，山峦上从左到右分别书有"九峰山（吕洞宾府邸）""升阳府""泥丸宫""巨峰山"等文字。泥丸宫指脑，一般认为即上丹田。所以称泥丸者，《道枢·颐生篇》说："夫能脑中圆虚以灌真，万穴直立，千孔生烟，德备天地，混同大方，故曰泥丸。泥丸者形之上神也。"《大洞经》中称上丹田有九宫，泥丸在眉间却入三寸处，该处又称泥丸宫。由于较深入，实已在脑

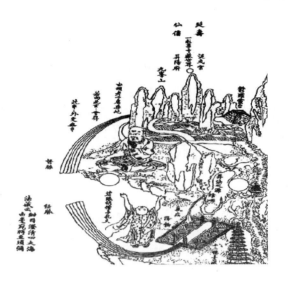

部，故《黄庭内景经·至道篇》说："脑精神根字泥丸"。泥丸成为脑神的别名。道家都认为泥丸乃"神真"所在，为修炼之最关键部位。在"升阳府"与"泥丸宫"之间的山峰之上有一圆圈，其对应的文字为"一粒粟中藏世界"，这一圆圈代表了内丹修炼达到其最高境界"无极"时的一种状态。其图自下而上，"以明逆则成丹之法"，先为"炼精化气"，继以"炼气化神"，最终"炼神还虚，复归无极"，达到"脱胎成仙"的最高内证境界。

《修真图》又称为"丹成九转图"，现存有五个版本，它们分别为：北京白云观的《修真图》、武当山藏版《修真全图》、1980年在广州越秀山南麓发掘出土的《炼功碑》、古籍《内外功图说》中红豆山房藏版《丹成九转图》、成都的《修真全图》。现流传最为广泛的当属北京白云观的《修真图》。修真图中有关五脏及胆的论述与明代高濂所撰的养生专著《遵生八笺》中的论述基本一

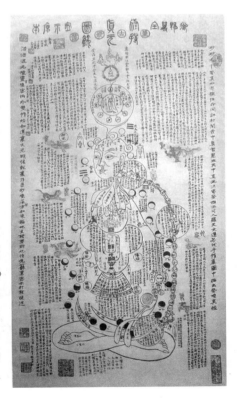

致。《遵生八笺》全书共二十卷，分为《清修妙论笺》《四时调摄笺》《却病延年笺》《起居安乐笺》《饮馔服食笺》《灵秘丹药笺》《燕闲清赏笺》《尘外遐举笺》等八笺。而道家内丹术兴起于唐代，宋元时期达到了它的最高峰，到明清时期内丹术理论得到进一步完善。修真图所描绘的是一个完整的内丹修炼过程，推论修真图的创作时间是在《遵生八笺》成书之后，《遵生八笺》约成书于明万历十九年（1591），清朝建于 1644 年，《修真图》可能在 1591 年至 1644 年间成图，也就是说白云观版的《修真图》最早创作年代是明末清初。

《炼功碑》是《修真图》的另一版本，《炼功碑》是行舟道人邱凤山于公元 1812 年雕刻的，在碑上有这样的说明，"**嘉庆壬申年（1812）石碑存晋洋城粤秀山三元宫，行舟邱凤山造叩**"。两图在文字和图象上基本一致，碑额精雕细镂二十个两寸方的篆书和"行舟道人""邱凤山造叩印"两方印章。《炼功碑》图像主体是一个半侧面人双腿盘坐像，除头面与双足写实外，整个躯干部分则直接绘示内景脏腑及脊柱。人像周围环绕月相、卦象、六神等图形。两旁凿有青龙、朱雀、龟蛇、白虎、玄鹿、凤六神之象，及六脏配六神密密麻麻半方寸方楷，约二千九百余字，四周圈着花纹。但《炼功碑》当中论及阴阳的部分与《修真图》当中的怡好相反。其原因在于《炼功碑》原存于三元宫，而三元宫是为女道家鲍姑所修建的，所以《炼功碑》极有可能是为女教徒讲授内丹功法的专门教具。

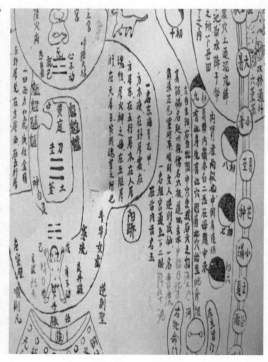

二十四节气是我国历法的重要组成部分，道家气功一向重视根据节气练功。如流传的《陈希夷二十四气导引坐功图势》，便是每一个节气有一种修习功法。而《太初元气接要保生之论》也提出根据不同节气练功。二十四节气是随北斗斗纲所指而来，有深刻的天人相应原理在内。修真图中以二十四节气配二十四脊椎，有很深的寓意。从节气的演变说明阴阳互相消长，其过程由下而上；阴阳二气的消长，均是由下而起。这个本图配合得非常吻合。以 C 代表颈椎，即 Cl 大雪、C2 小雪、C3 立冬、C4 霜降、C5 寒露、C6 秋分、C7 白露；以 T 代表胸椎，即 T1 处暑、T2 立秋、T3 大暑、T4 小暑、T5 夏至、T6 芒种、T7 小满、T8 立夏、T9 谷雨、T10 清明、T11 春分、T12 惊蛰；以 L 代表腰椎，即 L1 雨水、L2 立春、L3 大寒、L4 小寒、L5 冬至。冬至处在第五腰椎，位居最下层，属至阴之地，同时也是一阳始生之时。阳气由下向上，渐往上升，到达第一胸椎为夏至，是阳气最盛之时。图中位置正好是乾卦纯阳之地。小暑、大暑，虽已一阴生于下，但时方酷热，对应图中是离卦之位。离卦阳中有阴，正当心脏位置。如此配合阴阳升降之理，可谓天衣无缝。夏至由阳极转而一阴始生，至小寒、大寒，阴气已达到极盛之时矣。图中三关最上的一个圆圈名阴宫，又曰用阴气，皆有至理存在，小雪、大雪为阴气极盛之时，故名阴宫。

　　《修真图》天人八卦：乾卦在头顶，巽卦在右肩，艮卦在左肩，震卦在左胁象肝，兑卦在右胁象肺，离卦在人体中丹田小人之下象心，坤卦在中、下丹田之间象脾土，坎卦在下丹田处象肾。在《道枢·百问篇》中也出现了有关人体与八卦的论述："肝震也，心离也，肺兑也，肾坎也，大腹乾也，胆巽也，小腹坤也，膀胱艮也，此内者也。目离也，舌震也，口兑也，耳坎也，颈乾也，趾坤也，腹巽也，手艮也，此外者也。"从《修真图》图像的八卦来看是采取先天方位，即阴阳两两相对。八卦的这种配属，主要是从五行五脏相配而言，突出了医易之道。实际内证修炼应用较多的为"十二消息卦"，此处未涉及。"十二消息卦"是以复、临、泰、大壮、夬、乾、姤、遁、否、观、剥、坤这十二个代表

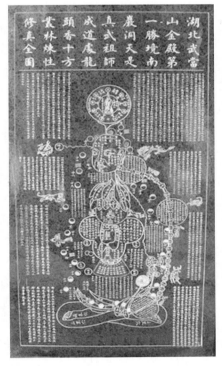

阴阳消长的卦象来配属十二月或十二时辰，不同时候配合卦象的阴阳消长来修炼。

《修真图》像周身平均分布三十个小圆，为月相图。初一、初二及三十的月亮处于人像的最下之处，相当于前后阴及会阴三个部位。初三月芽刚刚出现，古人名为"胎"。在图中画出一线弯月，月相也由上弦逐步过渡至巅顶，至头顶部"望"，正是十五，月亮正圆。然后以下弦形象依次从身前下降回至会阴，以示阴阳消长之意。月亮圆缺对人体会产生一定的影响，这已为古今学者所证实，《素问·八正神明论》中就论及了人体与月相的关系，"月始生，则血气始精，卫气始行。月廓满，则血气实，肌肉坚。月廓空则肌肉减，经络虚，卫气去，形独居，是以因天时而调血气也"。古代练功家讲究天人相应，善于利用这种影响。月相变化周而复始，正好用天地周天运动来运行人体周天气流循环，此即为天人感应、天人合一。同时满月正应巅顶处上丹田，也是内证佳时。

《修真图》人像两侧各有三个动物图形，此为六神，均是人体脏腑的象征。左上朱雀，为心。右上青龙，为肝神。左中白虎，为肺神。右中龟蛇，为胆神。左下凤凰，为脾神。右下玄鹿，为肾神。五脏之所以加上胆腑，因《黄庭经》云"胆部之宫六腑精"，胆为六腑之精，可代表六腑。但各脏腑之神一般只有四象，为心神朱雀，肝神青龙，肺神白虎，肾神玄武（龟蛇）。现在这六神配属六脏（腑），其图形是从《黄庭遁甲缘身经》而来的。把龟蛇归于胆，是认为"胆亦受水气，与坎同道"。在《上清黄庭五脏六腑真人玉轴经》当中还对每一脏提出了具体练功法，主要是用"六字诀"，"治肺当用呬，呬为泻，吸为补"，"治心当用呵，呵为泻，吸为补"，"治肝当用嘘，嘘为泻，吸为补"，"治脾当用呼，呼为泻，吸为补"，"治肾当用吹，吹为泻，吸为补"，"治胆当用嘻，嘻为泻，吸为补"以及具体的补泻方法等。

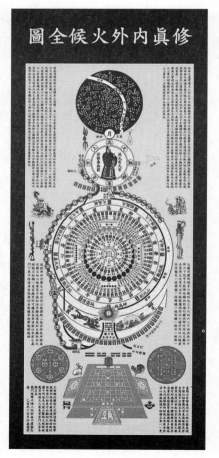

《修真图》中绘有任脉、督脉。任脉只是在下丹田小人下有一段示意，上接小人，下接一倒扇形，扇形内为铜柱地狱、火车地狱等九大地狱，任脉旁文字左为"顺则凡"，右为"逆则圣"。意为若能修真成仙，则可超凡入圣，不入地狱。图像中腰部两侧有"阳腧""阴腧""阳跷""阴跷"四圆圈。腧者，输也，即经气可由此输彼。阳腧是阳经经气转输的重要地方。阴腧是阴经经气转输的重要地方。阳跷、阴跷是奇经八脉中之二脉。奇经八脉对修炼内丹者至为重要。李时珍在《奇经八脉考》云："医不知此，罔探病机；仙不知此，难安炉鼎。""故医而知乎八脉，则十二经、十五络之大旨得矣；仙而知乎八脉，则龙虎升降、玄牝幽微之窍妙得矣。"而八脉之中，尤以阴跷脉特别重要。李时珍引用张紫阳《八脉经》云："八脉者，冲脉在风府穴下，督脉在脐后，任脉在脐前，带脉在腰，阴跷脉在尾闾前，阴囊下，阳跷脉在尾闾后二节，阴维脉在顶前一寸三分，阳维脉在顶后一寸三分。凡人有此八脉，俱属阴神，闭而不开；惟神仙以阳气冲开，故能得道。八脉者先天大道之根，一气之祖，采之惟在阴跷为先，此脉才动，诸脉皆通；次督、任、冲三脉，总为经脉造化之源，而阴跷一脉，散在丹经，其名颇多：曰天根，曰死户，曰复命关，曰醴都鬼户，曰死生根，有神主之，名曰桃康。上通泥丸，下透涌泉。倘能知此，使真气聚散，皆从此关窍，则天门常开，地户永闭。尻脉周流于一身，贯通上下，和气自然上朝。阳长阴消，水中火发，雪里花开。所谓'天根月窟闲来往，三十六宫都是春。'得之者，身体轻健，容衰返壮，昏昏默默，如醉如痴，此其验也。要知西南之乡乃坤地，尾闾之前，膀胱之后，小肠之下，灵龟之上，此乃天地逐日所生气根，产铅之地也，医家不知有此。"

李时珍在此段特加按语云："丹书论及阳精、河车，皆往往以任、冲、督脉、命门、三焦为说，未有专指阴跷者。而紫阳《八脉经》所载经脉，稍与医家之说不同，然内景隧道，惟返观者能照察之，其言必不谬也。"李时珍之治学态度素以严谨见称，对于各种学术见解，从不轻易加以肯定或否定，必反复验证，才下结论。李氏对于某些丹鼎家之言在《本草纲目》中曾多次斥为虚妄，惟对奇经八脉曾反复称为"仙而知乎八脉，则龙虎升降、玄牝幽微之窍妙得矣"，并说"其言必不谬"。可知李氏对此（反观内景）必有亲身体验的经验，否则他决不会下此肯定的结论。修真图特别列出阴跷、阳跷，其对炼功家的重要性可知矣。

藏象经络

何谓正气？《素问·生气通天论》："余闻上古有真人者，提挈天地，把握阴阳……中古有至人者……其次有圣人者……其次有贤人者……亦可使益寿而有极时。"真人、至人、圣人、贤人反映的就是正气等级、正气能级，它代表人体不同正气程度的不同生命形式状态。这种正气生命状态可以通过各种手段加以改变提高，这在《内经》中也早有明示，"存思守神""气出于脑"就是其中的代表。

何谓邪气？《素问·本病论》提出了"三虚"说："人气不足，天气如虚，人神失守，神光不聚，邪鬼干人，致有天亡……一藏不足，又会天虚，感邪之至也。""天虚而人虚也，神游失守其位，即有五尸鬼干人，令人暴亡也。"所谓"邪鬼""五尸鬼"，在《黄帝内经》中又称为"虚邪贼风"，相当于现代医学的致病微生物，而致病微生物侵犯人体，中医学认为需要具备另外两个条件："天虚"和"人虚"。天虚——五运六气的失常，如胜气、复气、伏气（郁发之气）、三年化疫之气；人虚——五脏六腑、藏象经络的不足；邪虚——因五运六气力化不同而导致的病原微生物的盛衰。

《素问·本病论篇第七十三》曰："人之五藏，一藏不足，又会天虚，感邪之至也。人忧愁思虑即伤心，**又或遇少阴司天，天数不及，太阴作接间至，即谓天虚也**，此即人气天气同虚也。又遇惊而夺精，汗出于心，因而三虚，神明失守。心为君主之官，神明出焉，神失守位，即神游上丹田，在帝太一帝君泥丸宫下。神既失守，神光不聚，却遇火不及之岁，有黑尸鬼见之，令人暴亡。""人忧愁思虑即伤心"，"又遇惊而夺精，汗出于心，因而三虚，神明失守"，指出神失守位对发病的重要影响。"三虚"致疫说，较为完整地指出了产生疫病的三大因素。因"三虚"遂至"神失守位"可以"令人暴亡"。人平日积损的"人气虚"，五运六气失常的"天气虚"，又遇各种内外因使脏气更虚，此为三虚，因三虚使人神失守，再感外邪，则人有寿夭之分。

存思是为了内证、内视，内视藏象经络，内证气血升降出入。"肘传千年丹篆术，口诵《黄庭》两卷经。鹤观古坛槐影里，悄无人迹户常扃"，唐代道家吕洞宾在《题宿州天庆观》中的四句诗，缩影了《黄庭经》被世人持以修炼养生的生动景象。《黄庭经》乃上清派第一代太师、民间著名的西晋道暨魏华存（251—334）所著。魏华存为晋代女道士，从 24 岁至 66 岁一直在河南沁阳的阳洛山隐居，专注于古中医学、养生学研究，潜心于个人养生、修炼，并悬壶济世，布道度人，撰写了道暨第一书《黄庭经》。以《黄庭经内景经》和《黄庭经外景经》为核心，环辅以《太上黄庭中景经》《黄庭遁甲缘身经》《太清镜黄庭经》《黄庭养神经》《上清黄庭五脏六腑真人玉轴经》《黄庭内景五脏六腑补泻图》《太上立晨郁仪结璘日月图》《上清丹景道精隐地八术经》《元精经》《五辰行事识》《上洞大洞九宫朝修秘诀上道》《推诵黄庭内景经》等经籍。《黄庭内景经》和《黄庭外景经》阐述基本思想，其他诸经则是对基本思想的演绎、解析和程式图谱化。《黄庭经》中最主要的内证之道，是存神修炼之道、宝精吞液之道、行气食气之道，守一辟谷之道、持符诵经之道、隐影藏形之道、高奔日月之道、抱雌守雄之道等。

道家在宏观大宇宙内证了一个神族谱系，《黄庭经》也在人体之中内证了一个神族谱系。两个神族互相对应。宇宙中有什么神，人体中就有什么神。东王公、西王母、伏羲、女娲、玉清神母、太极帝妃、黄老君等诸神，不但是外部宇宙的神，在外部宇宙中存在，也是人体内部的神，在人体内部存在，这也体现了道家神系的分身系统无处不在，其大无外，其小无内，天人感应，天人合一。人体内的神谓身神（人体形态发生场）。如《黄庭经》对面部七神的命名是："发神苍华字太元，脑神精根字泥丸，眼神明上字英玄，鼻神玉垄字灵坚，耳神空闲字幽田，舌神通命字正伦，齿神鳄峰字罗千，一面之神宗泥丸。"内脏六神的命名是："心神丹元字守灵，脑神皓华字虚成，肝神龙烟字含明，肾神玄冥字育婴，脾神常在字魂停，胆神龙耀字威明。"《黄庭经》认为，人体"泥丸百节皆有神"，任何一个部位都有其守护神。人体诸身神共有一万八千位，形成一庞大神族谱系。《内景经》里列出的身神包括黄庭神、中池神、五脏神、面神、泥丸九真神、二十四真神和百节众神等。经文中比较详尽地描绘了身神所居住的宫殿、服饰的颜色和质地、旗幡、动作、名号以及各自在人体中的职能。构成一副众神在身体空间里各归其位、各司其职的有序动态景观。其中描述得最详细的是黄庭神、中池神和五脏神。

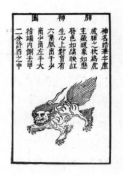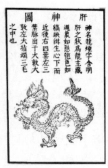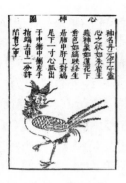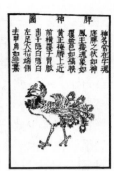

《黄庭内景经》分为三十六章，其中便有《心神章》《肺部章》《心部章》《肝部章》《肾部章》《脾部章》《胆部章》《脾长章》《心典章》《肝气章》《肺之章》等关于五脏六腑的篇章。经文中描述了五脏神各自所住的宫殿名称，肺神住的是华盖"华盖"，原指古代帝王的车盖，《素问·病能论》云："肺为脏之盖也。"《灵枢·九针论》云："五脏之应天者肺，肺者五脏六腑之盖也。"肺位于胸腔，覆盖五脏六腑之上，位置最高"居高布叶"，因而有"华盖"之称。心神住的是莲含华，比喻心脏的外形像含苞欲放的莲花。肝神住的是翠重，就是说肝神的宫殿是苍翠的，在五色五脏对应关系里，肝木对应的是青翠之色，翠重指的是木色苍翠，枝叶扶苏。肾神住的是玄阙圆，玄阙圆指的是黑色圆形宫阙，玄色为肾水之色，两肾夹脊，犹如圆形的宫殿。脾神住的是戊己土宫。戊己土是天干配属五脏之法，东方甲乙木，应于肝，南方丙丁火，应于心，西方庚辛金，应于肺，北方壬癸水，应于肾，中央戊己土，应于脾。

在《内景经·心神章八》里写道："心神丹元字守灵，肺神皓华字虚成，肝神龙烟字含明，翳郁导烟主浊清，肾神玄冥字育婴，脾神常在字魂停，胆神龙耀字威明。"这些名字高度概括出人神所代表的脏腑各自最为重要的生理功能。例如：心乃君主之官，主血脉，主神明，所以叫丹元，字守灵。肺神其名皓华，字虚成，别号叫七元之子。皓是白之极的意思，代表着白色，于五行属金，在脏配属肺，肺神的别号叫七元之子，是因为在《洛书》中，七乃西方金数。肺在五行中属金，故与七对应。肺主调一身之气，其体清虚，邪气在其中就会导致气机壅塞，所以肺神字虚成。肝神叫龙烟，是因为青龙为东方之神兽，肝对应东方，东方为日出之所，所以字含明，象征了初升的太阳。脾神其名"常在"，因为"在"字下部为土，于五方居中，古有所谓"土旺四季，罗络始终"之说，既然能够"始终"，也就是"常"等。

另有《黄庭中景经》，也是一部导引、内证专著，主要论述脑与五脏之生理功能，认为脑乃一身之主，是精神意识思维活动之枢纽；神乃身体之质，又为身体之用。从而建立了以脑神为中心的神之体系，这和现代西医之脑与神经体液学说大有相通和相同之处。没有内证、内视，这一切藏象经络之象数是无法一一道来的。从某种意义上，说古中医是神传的，也未尝不可。

何谓黄庭？ 陈撄宁（1880—1969）著《黄庭经讲义》曰："黄乃土色，土位中央，'庭'乃阶前空地，名为'黄庭'，即表中空之义。吾人一生，自脐以上，为上半段，如植物之干，生机向上。自脐以下，为下半段，如植物之根，生机向下。其生理之总机关，具足上下之原动力者，植物则在根干分界处，人身则在脐。婴儿处始，鼻无呼吸，以脐带代行呼吸之功用，其出胎后，脐之功用立止，而鼻窍开矣。修持口诀重在胎息。胎息者何？息息归根之谓。根者何？脐内空处也。脐内空处，即'黄庭'也。"实际上，黄庭即是丹田，这是内证内视、河车运转、大小周天、玄关设位等一切藏象经络气血运行的枢机和动力之源。《黄庭经》三关三田之说，延至今日都影响很大。其云："人有三丹田，上丹田，脑也，亦名泥丸；中丹田，心也，亦名绛宫；下丹田，脐下三寸，气海（关元）也，亦名精门。三田之中，各有司主之神。至于黄庭三宫，上黄庭宫脑中，中黄庭宫心中，下黄庭宫脾中。黄庭与丹田，上部同为脑，中部同为心，下部同为脾，一为气海（关元）或精门。"

周楣声（1918—2007）在《黄庭经医疏》自序中说："道者道也，理也，医者理也，亦道也。以医之道而通道之道，则道理愈明，以道之理而明医之理，则医理更彻。始于一理，散为万物，放之则弥六合，卷之则退藏于密，乃天下之大本与达道也。不明道则不足以言医，既知医则更宜通道。世事虽有万殊，而义理自无二致。"《黄庭经》对身神功能的叙述，和中医理论完全符合。如心神"调血理命身不枯，外应口舌吐玉华"。心神主调理血脉，护身滋颜，激发活力，灵便口舌。脾神"主调百谷五味香，辟却虚羸无病伤，外应尺宅气色芳""通利六腑调五行，金木水火土为王"。脾神助消化，散发秽气。脾健与否表现在体表，脾健则面存光泽，身壮体芳；否则身枯脸皱。《黄庭经》十分重视脾的生理功能，因此先后用三章内容来详细叙述脾的生理表征与医学基础，相互补充，意在完善。在《上清黄庭内景经·脾长章第十五》中说："脾（脾脏和胰腺）长一尺掩太仓（胃），中部老君治明堂，厥字灵元名混康，治人百病消谷粮。"说明了胰腺的形状为长形，且长度约一尺（约现在六七寸），横掩于太仓（胃）之上，上应于明堂，混元受纳食物，然后脾磨食消，人趋安康，故《黄庭经》总结说，脾消谷粮，能治人百病。胆神"外应眼瞳鼻柱间，脑发相扶亦俱鲜"。胆神若能行使职能，则能使主消化的脏器协调，眼瞳鼻柱有神采，脑力健壮，头发鲜活。

万神一宗，最后都是为了内证成丹。从成书于东汉以前的中医祖典《黄帝内经》和《神农本草经》来看，中医方术实际是养生丹术理论的实践经验总结。如《神农本草经》上品药物几乎完全是道家炼丹服后以求健康长寿甚至成仙的理论实践。三品药物中具有诸如轻身、不饥、不老、延年的养生药物高达 211 种，占 58%。《黄帝内经》中也有大量的内丹养生理论和方法，如《素问·本病论》："神失守位，即神游上丹田，在帝太一帝君（即脑神）泥丸宫下"。东汉边韶《老子铭》中记载了"存想丹田"。边韶撰写的《老子铭》碑，刻立在梁郡蒙县。据《涡阳县志》："天静宫始建于东汉延熹八年（165），初称老子庙。建庙期间，桓帝曾两次派遣中常侍左悺、管霸来此监修，并命陈相边韶作老子铭碑。"仲景在"湿家，其人但头汗出，背强，欲得被覆向火……以丹田有热，胸上有寒，渴欲得饮而不能饮，则口燥烦也"中，虽然用"丹田"代下焦，但说明丹田与中医的密切关系。

《甲乙经》《千金方》《外台秘要》《诸病源候论》《杂病源流犀烛》《濒湖脉学》《疡医大全》《医学纲目》《景岳全书》等多种医学典籍中都有大量关于"丹田"的记载。李时珍于《奇经八脉考》中认为奇经八脉"以备学仙医者筌蹄之用"，认为"医不知此，罔操病机？仙不知此，难安炉鼎！"他对奇经八脉的论述，是古中医内丹医学经络学说的最好概括和总结。当代丹道学术大师胡孚琛指出，《黄帝内经》是丹家宝典，"是指导内丹修炼的著作"，"《黄帝内经》首卷《上古天真论》《四气调神大论》《生气通天论》《金匮真言论》及《阴阳应象大论》等，诚为修道炼丹之通理"。内丹理论体系与命门理论体系都是中医人体结构中的核心概念，奇经八脉是框架，二十四条经络系统是纲目，藏象脏腑系统是气血，共同构成了中医人体形态发生场的基本结构，而骨筋肉脉海腠理玄府等皆是这一形态发生场的效应器。

内丹内证术作为中国传统养生术的一个重要流派，其积极意义不仅仅在于具体养生技术层面，更重要在于它在中医基础理论方面的创新思想。《华佗玄门脉诀内照图》吸收了内丹内证术关于藏象思想等方面的积极成果，形成了其"玄门中医"特色，实际上也就是古中医的内证理论特色。原题汉华佗撰《华佗玄门脉诀内照图》，考其"玄门"内证思想，主要有如下几

个方面:

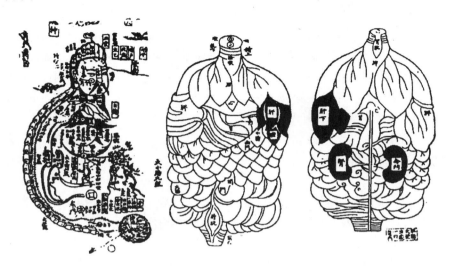

其一,直接引述内丹著述原文,阐发《内经》关于任督二脉作为人身阴阳之海的思想,及其在养生中之具体运用。卷上"阴海阳海二图(坎卦外昏内明,离卦外明内昏)"引述《内丹要诀》云:"任督二脉为一身阴阳之海。五气真元,此为机会,而龈交二穴在唇内齿上缝,为任督二脉之会,一身之要。世人罕知之,至人漱炼,惟服此药。《仙经》云:一物含五彩,永作世人禄,言其背五行英华,总二脉之交会。自古真人,秘此一穴,诀在于口,不传文字。《仙经》曰:若人恒腹空,平心闭目,握固、澄神、啄齿,漱炼口中玉液,满口咽之,令人耳聪目明。"文中提及的龈交穴对内丹养生具有重要意义,丹家认为它是内丹内证过程中沟通任督二脉的重要关窍。由于任督二脉气机交会,此时口腔中会产生出极其宝贵的津液(又称玉液),通过漱炼、吞咽此津液即能获得极好的养生效果。咽液的关键就在于把握任督二脉交会的时机,才能有炼津化精的效果。明末清初医家傅青主进一步认为内丹炼养术中吞咽唾液的行为其实也是正常人体炼津化精的过程,云:"唇齿之间原有不断之泉,下贯于任脉以化精,使任脉无热气之扰,则口中之津液津化为精,以入于肾。"

其二,首次引入天一生水的思想,为肾藏真一之气作范本。天一生水是传统哲学概念,战国时期就已经出现了,最初被用于阐释天地宇宙间的生化现象。如"大一生水"篇云:"大(太)一生水,水反辅大一,是以成天。天反辅大一,是以成地……天地者,大一之所生也。是故大一藏于水,行于时。周而又始，以己为万物母；一缺一盈，以己为万物经。"但中医学著述直接引述这一观点以阐述生命生化现象则比较滞后。随着唐末五代内丹先天思想的确立，内丹家开始直接使用天一生水观点来阐明人体内先天真气的发生及其部位。如五代陈朴《内丹诀》"一转歌"云："天一生气，名曰中黄，其气藏于胆，以为性命之根元。"这种观点也反映在《内照图》中，在"肾虚论兼补法"中云："夫肾藏天一，以悭为事，心意内治，则精全而啬出；思想外淫，房事太甚，则固者摇矣。"本句提出"肾藏天一"的观点，意在论析肾以啬精为要，以及肾精不固的主要病因。与陈朴观点不同的是，此处明确以肾为天一（即先天真气）所藏之所。

其三，引述了丹经关于天人相应的思想，认为人体心肾相交与天地气机升降出入是相一致的。卷上"人藏正面背面二图"注云"天地相去八万四，心去肾八寸四分，出于《灵宝秘法》。唐末钟离权著《秘传正阳真人灵宝毕法》"匹配阴阳第一"云："天地之间，通计八万四千里到天，八万四千里到地。"又"心肾相去八寸四分，其天地覆载之间比也，气比阳而液比阴……积气生液，积液升气，匹配气液相生之法也。"上文疑出于此，用以说明图示之心肾气液升降相交关系，《灵宝秘法》亦即《灵宝毕法》。敦煌遗书P. 3810《呼吸静功妙诀》（唐末著述）亦云："以心为根，以肾为蒂，天地相去八万四千里，心肾相去八寸四分。"

其四，首次提出了命门属火的观点，对《难经》以两肾属水的观点作出了突破性发展。卷上"命门"云："藏各有一，肾独有二。左者为肾，属水；右者为命门，属火。亦尤北方之虫，则有龟有蛇。龟，阴物也；蛇，微阳也。所谓阳生于子，火实藏之。"龟为玄龟肾水，蛇为腾蛇龙雷之火，以龟蛇比喻肾中之水火，这种比喻早在唐代丹经著述即已常见，如题为唐·张果述的《太上九要心印妙经》"真一秘要"云："夫真一者，纯而无杂，谓之真……真乃人之神，一者人之气。长以神抱于气，气抱于神，神气相抱，固于气海，造化神龟，乃人之命也。神乃人之性也，性者南方赤蛇，命乃北方黑龟，其龟蛇相缠，二

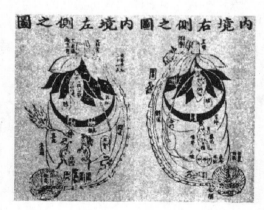

气相吞，贯通一气，流行上下，无所不通，真抱元守一之道也。"又"橐龠秘要"云："心者，神之宅；肾者，气之府。"同书"九还一气总要"云："其气在坎离夬中，圆如杵臼，又象伏龟，故曰神龟。龟合黑水，水中有气名曰神气，又曰碧眼胡僧，号曰真人。人之根蒂，俱在此焉。"其以龟蛇分别代称人体心肾所存之神与气，不同的是用以比喻心肾之水火升降出入。至五代宋初，内丹玄窍说的兴起，将心的部分功能下移至肾，形成了两肾一水一火及肾间"玄化"（即指命门）的观点。五代烟罗子左侧图与右侧图中，可见到两肾（左肾，右命门，中间谓有赤蛇）就是这一观点的图象表现。唐代《太上九要心印妙经》中的"赤蛇"所指乃是心之"神"，而五代宋人则把"赤蛇"下移至两肾之间。这表明此时心火的部分功能经内丹炼养家的发展已经下移至肾间，目的在于与其创的玄化（玄窍）说相匹配，成为后世命门水火说的理论依据。张伯端的《悟真篇》亦明确地以龟蛇转喻肾中之水火，云峰散人永嘉夏宗禹著《紫阳真人悟真篇讲义》（卷之七）注"牛女情缘道本，龟蛇类享天然"句云："龟蛇者，水火之象也……水龟、火蛇坎离交媾，类禀天然。"《内照图》左肾属水右命门属火的说法就是内丹学上述观点的直接体现。

其五，引入丹经关于"呼吸"与脏腑元气运行相应的观点。如卷二有"呼为阳而应天（呼出心与肺），吸为阴而应地（吸入肾与肝）"。内丹炼养术一直以来就把呼吸与人体内五脏气机运行联系在一起，所谓呼吸其实同时还指人体内元气的运行。如原题仙人张果述《太上九要心印妙经》"九还一气总要"云："神室内守，自有神龟呼吸，有名无形，有动无名，非有所用升降，自然藉外气则升，随气升而腹自鼓，外气升而内气降，内气降而腹自纳，鼓纳之机，天地之橐龠也。"即以所谓"神龟呼吸"指代体内元气的升降运动。唐代以来，丹家对五脏气机运行做出了非常形象与深入的描述，《真龙虎九仙经》云："'火中有木神，水内有金气，水火五脏交，来往不离土。'罗公曰：真龙虎者，眼为五轮王，火有五轮王，水水难得，先闪水下，含养于口中。从闪火下入肝，肝为木，木色青，故为青龙也；水入肺，肺为金，金色白，故为白虎也。龙火从左下入肝，穿右出，却来入左；虎水从右下入肺，穿肺左出，却入右者，五脏气交也。"所谓"青龙""白虎"有其特定的象征意义，即青龙乃是龙火（心之气液）运行入于肝而得名，白虎是虎水（肾之气液）入于肺而得名。内丹家明确指出了通过肝肺的左右螺旋式圆运动交缠运转，心肾气液得以升降媾和并交会于脾中黄庭丹田，共同完成五脏之气的和合。《修真十书·金丹大成集》（卷之十）紫虚了真子萧廷芝元瑞述则直接指明了五藏气机运行与吐纳的配合，"大道歌"云："元气自在，内藏呼吸。"又"金丹问答"云："问曰：呼吸何如？答曰：呼出心与肺，吸入肾与肝。呼则接天根，吸则接地根。呼则龙吟云起，吸则虎啸风生。呼吸风云，凝成金液。"可见《内照图》所引述的亦同样来自玄门的相关论述。

　　道家内证图《烟萝图》，作者烟萝子，五代时人，又名燕真人，不见详细传略。《王屋山志》载："烟真人，号烟萝子，王屋里人，晋天福间，得烟霞养道之诀，宅边井里得灵异人参，举家食之，遂获上升。"顺治《怀庆府志》卷八载："烟萝子，姓燕，失其名，王屋人。晋天福间，耕于阳台宫之侧，得异参，食之，遂拔宅上升。今有洗参井，仙猫洞，皆其遗迹也。"后晋天福间（938—946）仅 8 年，后梁灭唐建国至天福八年亦不过 34 年，可知烟萝子必生活于晚唐至五代。烟萝子著述甚多，《通志略》载有《烟萝图》《服内元气诀》《内真通明歌》《立内真通元诀》《烟萝子养神关鐍（锁）秘诀图》《烟萝子内通真元歌》。烟萝子至宋代影响仍广，苏轼《二三人游张山人园》诗中有"壁间一轴烟萝子，盆中千枝锦被堆"之句。

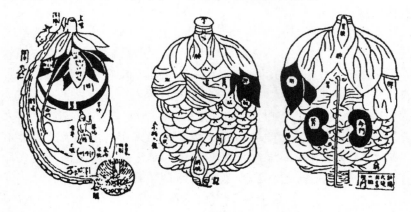

　　烟萝图收载于正统《道藏·修真十书·杂著捷径》中，《修真十书》为南宋石泰（得之）撰，收烟萝子《体壳歌》等多篇著作，并附图六幅，依次为烟萝子首部图、烟萝子朝真图、内境左侧之图、内境右侧之图、内境正面之图、内境背面之图。前两图为道家修炼之图，并无解剖意义；左侧与右侧面图，除道家修炼所标牛车、鹿车、坎龟、婴儿等拟象之物及穴位外，膈上绘有气管、肺、心及肝胆，膈下只绘左肾右命门，脊椎二十四节及髓道（椎管）直通金关（精道）；正背面二图，除肝脾左右易位之外，其余脏腑关系均如人体。

历数道家内经图、修真图、火候图、黄庭经、玄门内照图、烟萝图，等等，由 PET 到核磁，再到 CT、X 光，最后到 B 超。由天地之神到人神，由藏气经络到脏器筋骨皮肉，构成了一个完整的古中医的藏象经络的体系。这一体系是在空间肉体基础上真实再现中医人体时间结构的内证体系。

祝由符咒

中国自古以来就有巫医不分、医道同源的传统。上古时代，巫既主司祈祷、祭祀、占卜、降神等，又凭借其医药知识给人治病。在漫长的时间内，巫医并没有完全分离，只是在不断的失传。譬如说借符咒禁禳来治疗疾病的祝由之术在古中医学中长期存在，一直到清代才从官方医院中强制取消。《外台秘要》《圣济总录》《时病论》等医籍中都载有符咒、禳解等富有方术色彩的医疗方法，在少数民族的医疗活动中，"神药两解"更是其有效的重要治病方法。

祝由、存思的目的都是守神，使已散之神得以复全，还有另一个过程就是"移神变气""移气变气""移精变气""移情变气"法，最经典的说法是移精变气。《素问·移精变气论》："古之治病，惟其移精变气，可祝由而已……往古人……内无眷慕之累，外无伸宦之行，此恬澹之世，邪不能深入也。"经络针灸中的"子午流注开穴法""灵龟八法""飞腾八法"等，都具有道家方士的功夫。甚至仲景也有"烧裈散"治疗阴阳复的方术之法，血余炭治尸厥正式记载在《金匮要略·杂疗方第二十三》，其云："尸厥，……又方，别其左角发方寸烧末酒和，灌令入喉，立起"。而《内经》中左角发散治疗尸厥在临床上的奇异疗效，也是让现代中医界大呼神奇而不解。例如湖州道士莫月鼎，有疾患求治者，"或以蟹中黄篆符与之，或摘草木叶嘘气授之，无不立愈者"。祝由书禁，一直到清代仍是官方普遍认可的一种医疗手段。

祝由被列入医科，文献资料显示，最晚始于唐朝。宋朝时黄河掘出了一方石碑，上面刻有符篆，少有人认识，有一道人，说这是黄帝轩辕碑记医学祝由十三科。其法仅用咒语和符字，治病时，向轩辕老祖祝祷，说明病由，医者对症施咒，画秘字符章一道，患者将之烧化，配合医者所开的药方一齐服用。其符多由"尚""食"两字再搭配另一文字构成，即"尚"字为将，"食"字为兵，各字为先锋。祝由其实是一种古老的医术，由于多用巫咒，故又称为巫医。从医字的写法"毉"来看，依稀可以看出"医源于巫"的影子。祝由科认为，疾病是鬼邪（形态发生场）外干，使人得病，故用符咒祛邪外出。后世医家也认为祝由通于神，如高士宗认为，"祝由者，祝其病所由来，以告于神也"。张志聪也说："言通祝于神明，病从而可愈已。"祝由术针对的对象不是患者本身，而是致病的"魑魅魍魉"，而且其目的也不是影响患者的精神活动，并且适用范围涵盖了许许多多疾病，并非只有精神疾病，所以祝由术不含任何现代医学所言"心理治疗"成分。

西周时设立专职祝官，分大祝、小祝、丧祝、甸祝、诅祝、女祝六类。他们各有所司，或掌禳灾除疾之事，或主祈福弥弭兵之祀。如大祝"掌六祝之辞，以示鬼神，祈福祥，求永贞"。小祝"掌小祭祀，将事候、禳、祷、祠之祝号，以祈福祥，顺丰年，递时雨，宁风旱，弭灾兵，远罪疾"。诅祝"掌盟、诅、类、造、攻、绘、崇之视号"。《论语·述而》中也记载说孔子患病，弟子子路为其祈祷神祇，令孔子延寿。从马王堆医书的情况来看，西汉巫祝治疗的疾病以外伤、痛毒与精神性疾病为主。隋代太医署设有"祝禁科"；唐代太医署医分四科，其中就有"咒禁科"；宋代设"金簇兼书禁科"；元朝设为"祝由书禁科"；直至明代，太医院仍设有"祝由科"，所以中医有祝由十三科的说法。直至清初，顺治间将医学分科分为大方脉科、妇人科、疮疡科、针灸科、眼科、口齿科、咽喉科、小方脉科、痘疹科、伤寒科、正骨科等11科，才将祝由科去掉，但在民间祝由咒禁却依然盛行。

道家在吸收古代巫祝之术的基础上，建立起了自己的祝咒体系。《太平经》卷五十《神祝文诀》云："天上有常神圣要语，时下授人以言，用使神吏应气而往来也。人民得之，谓为神祝也，（祝也）祝百中百，祝十中十。祝是天上神本文传经辞也。其祝有可使神玄为除疾，皆聚十十中者，用之所向，无不愈者也。但以言愈病，此天上神谶书也。"也就是说，各种咒语乃是上天神灵的秘密辞令，其中包含着巨大的神力，道人得知之，传以相语，故能以治病、禳灾致福、保命长生。道家的咒术不仅限于治病除疾，实际上，道家凡作一切科仪、摄养修持、通神达灵，皆要使用咒语。咒语是请神降真、精诚布道的心声。如祈祷祭祀之时，咒语为赞颂神灵及祈告如愿之词；呼风祈雨之际，咒语为请神遣将、召雷运化之文；驱邪治病时，咒语为太上显灵、病邪俱消等语；内修外炼，则咒语为安神定气、合丹飞升之诀。

东汉以后，一套完整的咒语主要由示威语、惩戒语和催促语三方面内容所构成。其中最能反映咒语格式化的是加在咒语末尾的催促语"急急如律令",东汉以后绝大多数咒语后面都缀有这句话,是要求鬼魅邪祟赶紧按神灵和巫师的法令办理。"如律令"一语多见于汉代诏书和檄文中,此类咒被道家所吸收,在此基础上嵌入神名,便成为咒语中的催促语。最常见的有"太上老君急急如律令""急急如太上老君律令";有的还在其后加"摄""敕""疾"等字,以表示急急按咒执行不得有误。

六朝隋唐的咒禁术就是祝由术。咒禁术在六朝隋唐医疗活动中的一个引人注目的现象是"咒禁博士"官职的设立。《大唐六典》卷十四"太医署令"条:"咒禁博士一人,从九品下。隋太医有咒禁博士一人,皇朝因之,又置咒禁师、咒禁工以佐之,教咒禁生也。咒禁博士掌教咒禁生以咒禁被除邪魅之为厉者。有道禁,出于山居方术之士;有禁咒,出于释氏。以五法神之:一曰存思,二曰禹步。三曰营目,四曰掌诀,五曰手印;皆先禁食荤血,斋戒于坛场以受焉。"这是在北朝基础上建立的,巫师已被纳入政府行政体系当中。《宋书》卷六十二《羊欣传》:"素好黄老,常手自书章,有病不服药,饮符水而已。兼善医术,撰药方十卷。"东晋羊欣(370—442)自身有病完全依靠符水,其所著医书今已不可见,可以想见其中药方多是符水咒语之属。

"中医病理学"巨著《诸病源候论》为例,其书集中古医学理论之大成,字里行间时常出现涉于鬼神法术者,例如卷三十九《数失子候》:"妇人数失子者,或由乖阴阳之理,或由触犯禁忌。既产之后,而数失儿,乃非脏腑生病,故可以方术防断之也。"这大概是由于某种先天遗传性疾病导致婴儿不断死亡,而当时医术无法解决,《源候论》鼓励求诸方术。再例如卷四十《与鬼交通候》《梦与鬼交通候》更将精神疾病及性梦差不多都归为鬼神作祟。卷四十三《产防运法》给产妇介绍法术防运。卷五十《疣目候》:"人有附皮肉生,与肉色无异,如麦豆大,谓之疣子,即疣目也。……故亦有药治之瘭者,亦有法术治之瘭者。"此则将汤药与法术并列。此类例子甚多,恕不赘举。

一些医人本身就是学贯医术、方术,例如北魏太宗时期太医令周澹"为人多方术,尤善医药",名医徐謇也曾经为皇帝寻找合炼延年金丹,"乃入居嵩高,采营其物",而且其人"常有药饵及吞服道符",行为迹近道士。徐謇所属之东海徐氏家族,乃当时中国医界之名门,足以代表当时医人的普遍状况。由此看来，将宋以前的中国医人阶层称为"道医"是很有道理的。

　　唐代的情况大体与之类似。孙思邈云："故有汤药焉，有针灸焉，有禁咒焉，有符印焉，有导引焉。斯之五法，皆救急之术也。"汤药、针灸、导引皆属于医疗范畴，而禁咒、符印则属于巫觋法术，孙思邈告诉我们，这五种治疗手段就是当时医疗的主要组成部分。这就表明当时的医家思想中，法术仍然占有一席之地。孙思邈曾经明确提出医人必须精通卜筮之术，《备急千金要方》卷一《序例》："凡欲为大医，必须谙《素问》《甲乙黄帝针经》《明堂流注》《十二经脉》、三部九候、五藏六腑、表里孔穴、《本草》《药对》、张仲景、王叔和、阮河南、范东阳、张苗、靳邵等诸部经方，又须妙解阴阳禄命、诸家相法及灼龟五兆、周易六壬，并须精熟，如此乃得为大医。若不尔者，如无目夜游，动致颠殒。"《千金翼方》中，咒禁疗法大大增加，这些咒禁术主要集中在卷二十九、三十《禁经》当中。唐代医学巨著《外台秘要》，该书作者王焘是官员，出于对医学的爱好而搜集各种医书，分门别类汇纂而成，其中咒禁、符印疗法有二十五项，《外台秘要》所收录的咒禁疗法中以六朝的居多数，涉及传染病、妇女生产、毒虫侵害等。《医心方》是日本著名医学家丹波康赖于 984 年根据中国医学经典汇编而成，该书45 项咒禁符印疗法中，出自先唐的有 32 项，占总数七成之多。

　　陆修静（406—477）、杜光庭（850—933）的《太上洞玄灵宝素灵真符》中的各种治病符中，理瘟疫符 88 道、伤寒符 8 道、寒热符 32 道、头痛符 13 道、腹痛符 12 道、心腹烦懑符 18 道、治卒中符 81 道、腹胀符 12 道、心腹痛符 48 道、腰痛符 12 道、背痛符 7 道、胸痛符 15 道、下痢符 45 道、阴热及烦热符 28 道、解迷惑符 7 道、解悲思符 14 道、开心强记符 28 道、安魂魄符 7 道、治疟符 55 道。可以看出来符咒主要应用于瘟疫、卒中（多数情况下指的是心脑血管疾病）、痢疾、疟疾等方面。将《备急千金要方》《千金翼方·禁经》《外台秘要》《医心方》中咒禁、符印疗法加以统

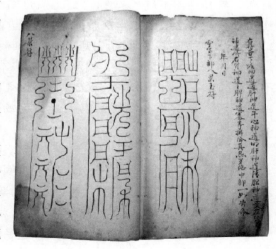

计分析就会发现，《备急千金要方》11项咒禁疗法中，用于妇女难产和小儿疾病的有3项，眼、口疾病3项，疔肿2项，瘟疫1项，外伤1项，噩梦1项。《千金翼方·禁经》的106项咒禁符印疗法中，用于防治毒虫、猛兽、蛊毒、仇人、老鼠侵害的有36项，疟疾、瘟疫30项，痈肿、肿、疮13项，外伤、漆毒12项，哽塞、目痛、喉痹、牙痛7项，妇女难产4项，精神病3项。《外台秘要》的25项咒禁符印疗法中，用于难产、小儿疾病的有9项，毒虫猛兽9项，疟疾、肺结核4项，疣目3项。《医心方》的45项咒禁符印疗法中，用于妇女难产、乳痈和小儿疾病的有21项，保持家庭和睦、获取财物5项，瘟疫、疟疾4项，疣目、鼻4项，保证药力3项，保障针灸效力2项，猝死、假死2项，精神病1项，外伤的1项。

综合以上，可以将咒禁疗法主要涵盖的疾病及其他适用种类排列如下：疟疾及其他瘟疫、妇女生产及妇科、小儿疾病、毒虫猛兽侵害、耳鼻喉口疾病、痈肿、疔疮、外伤、精神疾病、遏制仇人侵害、保持家庭和睦、获取财物，等等。可见，咒禁和符印疗法的"适用疾病"要么是死亡率高，要么是难以治愈，要么是其病因被认为是"超自然力"导致，在碰到这类疾病的时候，古人就会求助于"超自然力"的咒禁、符印疗法立即取得好的疗效。如唐著名文人杜牧之弟杜觊为镇海军幕府吏，患眼疾（白内障），先后延请名眼医石公集及周师达，屡经治疗不能奏效，杜牧兄弟深感痛苦，后来听说九疑山有隐士暮母宏"能愈异疾"，忠州酆都县仙都观道士龚法义能以法术治病，于是延请二人一治而愈病。《太平广记》卷三零八《李回》："唐故相李回，少时常久疾，兄辂召巫觋，于庭中设酒食，以乐神"，等等。

宋代医书中道家符箓法术也是广泛使用，就医书内容来看，符咒在产科中的使用最为多见。《太平惠民和剂局方》中有"产图"，绘制了大量的道家符咒，附于卷九"治妇人诸疾"之后。《圣济总录》中有"丹砂涂"治逆产，"以丹书书儿左足心'千'字，书右足心'里'字'"。《博济方》中有产前服用的"滑胎散"，"用腊月兔头脑髓一个，摊于纸上均，剪作符子，于上面书'生'字一个，觉阵频动时于母钗子股上夹定，灯焰上烧灰，盖子盛了，煎丁香酒调下"。《千金宝要》中有咒术"雀目术"，可使眼睛明亮，"令雀目人至黄昏时看雀宿处，打令惊起，雀飞乃咒曰：紫公紫公，我还汝盲，汝还我明。如此日日螟三过，作之眼即明，曾试有验"。宋代著名伤寒大家庞安时的《伤寒总病论》记载："以鸡鸣时，存心念四海神名三七遍，辟百邪恶鬼，令人不病温。东海神阿明、南海神祝融、西海神巨乘、北海神禺强。每入病人室，存心念三遍，口勿诵。"利用念咒对疾病进行治疗的记载，在宋代的文人笔记中并不鲜见。医书中还有对食物施咒术，使之成为治疗疾病的药物的记载。"仁宗在东宫时，尝患疟腮。命道士赞能治疗，取赤小豆四十九粒咒之，杂他药为末傅之而愈。中贵任承亮在傍知状，后承亮自患恶疮濒死，尚书郎傅求授以药，立愈。问其方，赤小豆也，承亮始悟道士之技所谓诵咒，乃神其术尔。"

有专立章节论述"符咒祝由禁法"的医书，《五十二病方》《素问》《黄帝内经太素》《诸病源候论》《医心方》《圣济总录》《古今医统大全》《类经》《医灯续焰》《寿世青编》《神灸经纶》《千金翼方》《备急千金要方》《素问六气玄珠密语》《素问要旨论》《脉诀》《鲁府禁方》《类经图翼》《寓意草》《松峰说疫》《验方新编》《厘正按摩要术》《运气证治歌诀》《伤寒钤法》《喉科金钥全书》《普济方》《本草纲目》《外台秘要》《证治准绳》《儒门事亲》《医说》《续医说》《证类本草》《续名医类案》《幼科证治准绳》《古今医鉴》《本草品汇精要》《疡医大全》《医碥》《幼幼新书》《急救广生集》《养生导引秘籍》《喉科金钥全书》《祝由十三科》《孙文垣医案》，等等。

在早期的佛家经典中，如《四分律》卷二十七、《十诵律》卷四十六等，也提到咒语能治腹内虫病、治宿食不消、治毒、治齿。以后，出现了不少专门以治病为主要内容的陀罗尼经，这些经典中不仅列出了所治病患的名称，还记录了具体咒语的内容和持诵的方法。如《佛说咒时气病经》《佛说咒目经》《佛说咒齿经》《佛说咒小儿经》《佛说疗痔病经》《除一切疾病陀罗尼经》《能净一切眼疾陀罗尼经》《佛说护诸童子陀罗尼咒经》等，这些经书里所记载的都是用咒法治疗时气、眼病、齿病、小儿病、痔病等。在其他经典中，也常记录一些专用于治病的咒语。《法苑珠林》卷第六十杂咒部第七汇集的咒语，可治疗妇产科病、热病、头痛、耳聋、牙痛、腹痛、宿食不消、中毒、癫病、疮病、腋臭、疟病、业报病，等等。

佛家的咒禁治病的具体方法非常丰富，根据不同的经典、时代和传承，会有很大的差异。有自己持咒护身调治疾病的，有咒师持咒为他人治病的。咒语可以直接作用于身体，也可以通过被咒语加持过的物品而发生作用。如经过加持的丝线类，或挂在脖颈上或系于腰间，或缠于手臂。再如经过加持的护身符。这些内容，早已成为一方习俗，而被视为平常之事。按佛家典籍中的记述，咒语对各种鬼神病的治疗最为有效。智者大师说，鬼神所作病须用神咒助治，才能根治。具有这种功效的咒语，在佛经中比比皆是。此外，咒水治病，一直广为流传。《佛说神水咒疗一切病经》中称，对水井、池塘、江河、泉眼，持诵佛说的神水咒三遍，饮者百病皆除。据《北史》载，沙门惠怜者，自云咒水饮人，能瘥诸病。病人就之者，日有千数。而各高僧传所载咒水治病者，不胜枚举。

祝由包括符箓、神志、情志等不同层次的治疗方法。如吴昆曰："移异精神，变化藏气，如悲胜怒，恐胜喜，怒胜思，喜胜悲，思胜恐，导引营卫，皆其事也。"他的解释实际可用"以情胜情"来替换，通过变化情志，而使偏失的脏腑之气随之平调，也可称之为"移情变气"法。这一点同"移神变气""移气变气""移精变气"没有什么不同，只是不同层面上的道醫法术。包括道家六字诀、佛家各种佛号咒语、甚至近代的八卦象数默念法，等等，实际上都是符咒的一种。关于符箓同文字都是符号的一种，上古时期仓颉造字时也是惊天地泣鬼神，不同的文字符号可以传达不同能量、不同信息，这一点也是事实，所以从本质上讲没有什么区别，只是由不同的人、不同时间、不同地点写出来应用一下，起到了不同的作用。本质上都是一样的。

我国历代医家凡造诣较高者，无不遵"法于阴阳，和于数术"之旨，注重养生，精通内证之道，如华佗、葛洪、陶弘景、孙思邈、李时珍以及金元四大家，等等，都为后世医家"和于数术"帅旗挥戈。明清时代"和于数术"，吐纳、引导、静坐养生更普遍为医家所重视，所以医家高龄者也多。《中国医学人名志》有这样的统计，历史上高龄医者149人，其中80岁以上者107人，而明代即占86人。如医王扁鹊103岁，医圣仲景60岁，杏林翁董奉100岁，山中宰相陶弘景82岁，抱朴子仙翁葛洪80岁，大医精诚孙思邈103岁，《内经》注释者王冰94岁，幼科冠绝钱乙82岁，寒凉派刘完素90岁，等等。

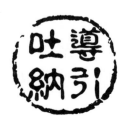

午庚篇◎古中医医算学派

　　"**数**"与中国古代天学、子学、经学皆有着密切的关系，几乎每一重要的古籍著作中都记载了有关数的运用与推演的内容。而且是源于上古天象历法的"**敬授人时**"，被古圣厘为盖天论、浑天论和宣夜论以论之，被古圣分为内算、外算和缀术以类之，被古圣定义成阴阳五行、五运六气、七曜九星、卦爻历法等以衍之，被古圣秘为释、儒、道以修之，在历代的古中国科学和古中医学理论体系中，都起着关键性作用。汉唐以前，子学数术体系的内算部分只是在庙堂民间以私学绝学形式秘传，鲜有公开授学，但缀术、外算却是官学所为，王冰补入的"**运气七篇**"并没有引起医家的重视，虽然这一阶段又出现了《玄珠密语》《天元玉册》《元和纪用经》《素问·遗篇》等，如《褚氏遗书》中就道出了医家对五运六气的迷惑。理学兴起之后，五六之术才开始出现在各家各派的观点中，但其大都认为天道天象的变化周期和人的生理规律存在着一个定数。"**五**""**六**"并举的运气学说正是在这一思想背景下开始盛行起来的。

　　两宋时期，随着对《河图》《洛书》研究的展开，宋儒对"六"与"五"两数倍加重视。象数派代表人之一的邵雍（1011—1077）说："原《河图》合二十有五之天数为五十，著数也。合三十之地数为六十，卦数也。在五位相得而各有合，则五六为天地之中合。"又说："而天地五六，中合之数见矣。由是而衍之无穷，皆以是也。"其认为"五""六"为中合之数，以之可推演至"无穷"。赵从古于1045年著《六甲天元气运钤》。精通象数之学的大科学家沈括（1031—1095），则直接倡导运气学说。他说："医家有五运六气之术，大则候天地之变，寒暑风雨，水旱螟蝗，率皆有法；小则人之众疾，亦随气运盛衰。"由于沈括在政界和学界都有相当大的影响，此说遂骤然兴起。到了宋仁宗嘉祐（1056—1063）之后，名医郝允、庞安常、杨之建等人提到此说。元符二年（1099）刘舒温著《素问论奥》，专门论述五运六气，并绘图说明，上之朝廷，此说备受重视。精通《素问》《灵枢》与《本草》的王安石，变法任相后即以运气学说作为太医局考试医生的重要科目。宋徽宗赵佶则在亲自主持编纂的《圣济总录》与《圣济经》中专门加入运气学说，使之成为"钦定教材"，中医界更有"不读五运六气，遍检方书何济"的至诚之言，自此五运六气医算理论几乎重建了整个中医学术体系，几乎可以说，一部中医学术史就是一部中医五运六气史，可见医算的影响范围之深远。

　　古中医医算学派大致可分为河图洛书学派、五运六气学派、医易学派和狭义道毉派（修炼、法术、六壬金口诀、符咒，等等）。河图洛书学派和五运六气学派历史悠久，汉唐以前就已经有了成熟的医学著作，如《太始天元玉册》《黄帝外经》《黄帝内经》《扁鹊外经》《扁鹊内经》《神农本草经》《汤液经法》《九宫八风篇》《岁露篇》等彪炳千古的中医典籍著作。后世，尤其金元八大家及明清伤寒温病瘟疫学家进一步临床实证的发挥，更是将这一医算学派从理论到实证，知无不言，言无不尽，尽无不证。唐宋明清医家除了上述河洛派与运气派以外，还进一步发挥了古中医与《易经》的深层次内在联系，即医易学派。道毉派在古中医历史上一直就存在，而且古中医即是发源于道毉派。这四个医算学流派并不是彼此独立不涉，而是互相之间彼此交织成一个圆融整体，从逻辑上、医学史上都是一气呵成、一曲成调。从不同数术角度看古中医，就形成了不同的古中医医算学派，但实质上，只是古中医表现出不同的学术面，继而成为不同的学术流派而已。本节重点介绍一下医易学派，河洛与运气学派，前文便是。至于道医派的法术、数术，在民间用得很多，此处不再重点介绍了。

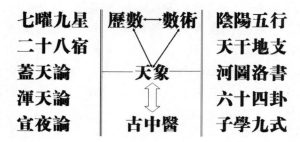

在中医史上，关于五运六气与仲景《伤寒杂病论》之间必然联系的线索一直就没有断绝。金元时期刘完素和张子和始对六经与六气的关系进行论述，但是仍没有明确地将五运六气理论运用到伤寒学的研究中。而明代的张景岳对此领域则颇有建树，提出"六气皆有太过不及"，对前人的认识进行了补充，也奠定了清代气化学派形成的基础。清代张志聪在其所著《伤寒论宗印》与《伤寒论集解》中始系统地运用六气标本中气理论来阐述伤寒六经，分析其病机、症候与遣方用药，伤寒气化学派至此得以确立。而后，张令韶、陈修园、黄元御、陆九芝、唐宗海、冉雪峰、恽铁樵、周学海、高学山、郑寿全、曹颖甫等诸氏承其余绪，各有阐发。至当代，刘渡舟教授充分认识到此学说的重要性，曾指出："气化学说有机地与六经辨证论治相结合，反映六气阴阳的幽微玄妙变化难极。使人读之如饮甘露陈酿，沁人心脾，拍案叫绝。"

实际上，《伤寒论》气化学说主要源自于《素问·天元纪大论》六气配属规律、《素问·六微旨大论》标本中气分配规律及《素问·至真要大论》标本中气从化规律。然而气化学说不能代表《内经》的五运六气理论的全部内容，它乃是经过一些伤寒学家的选择和发挥而形成的。五运六气体系中不仅包括了标本中气理论，还有客主加临、生克乘侮、亢害承制、刚柔失序、三年化疫、太过不及、九宫八风等具体的数术体系。这些理论是一个圆融的整体、自洽、自组织的体系，每一部分之间都是紧密相关的互为因果关系，所以举一发而动全身。那么，标本中气理论也是具有数术背景的体系，但这一点在明清医家用气化理论注解《伤寒论》时，并没有完整地体现出来数术体系，这一点是气化论伤寒学派的致命硬伤和逻辑缺陷。

因为在桂本《伤寒杂病论》出世之前，传世的仲景书并没有对五运六气与藏象六经的概念和本质进行明确阐述，这就造成了后世争论数千年而仍无定论的局面。虽然赵开美本《伤寒论》中并没有明确讲到气化理论，但是在宋刻本的《伤寒论》和元刻本的《注解伤寒论》中都有五运六气的图表钤法等。而且《伤寒例》《杂病例》的理论逻辑也都是关于天文历法和四时五行的内容，这些内容的关键点是二十四节气，而二十四节气又是五运六气的基本内容。后世出世的桂林古本《伤寒杂病论》更是将五运六气这一基本中医逻辑显现得一览无余。

《素问·阴阳应象大论》说"法于阴阳，和于数术"，"法于阴阳"即是法于天地四时五行大象、七曜九星之象，然后是藏象、脉象、病象、望闻问切之象。"和于数术"是按照数术的定量逻辑去准确精确地给象以定位定性定量，这才是真正的古中医的象数之法。而汉唐以降的中医只剩下藏象、病象、四诊之象的法，却疏于五运六气、干支河洛的数术。医算著作一直在道家内部单传，秘传，所以后人认识仲景《伤寒杂病论》，囿于病象之中、略于数术之外也就是情理之中的事情了。直到宋元八大家的出现，五运六气体系才开始第二春，泽被后世千余年，可以毫不夸张地说，五运六气医算理论构建了几乎所有中医基础理论与临床实证体系。随着西学东渐，现代科学在中医科学化过程中反倒喧宾夺主，本末倒置，缘木求鱼，出现了一系列低级的错误，刻舟求剑、买椟还珠式的学术笑话一再上演。以前以为"刻舟求剑"和"买椟还珠"只存在寓言中，没想到现实中真的大有人在。刘渡舟曾说："气化学说"现今逐渐凋谢，已濒于失传，它是从中医的理论特点而产生，是天人相应的整体观、六气人体的辩证法，不应目之为"形而上学"而对它加以批判。"只要中医藏象理论不变，六经气化学说即不可能因个人好恶而被抹杀"。此言中肯。

虽然伤寒方术、中医医算的线索不断显现，但近代乃至现代，终究还是落到繁华落尽、少人问津的境遇。在百余种民国医学期刊中，刊载医易、医算相关文献的期刊有《医界春秋》《杏林医学月报》《绍兴医药学报》《中医杂志》等，数量较少，约占整体的10%。从文献数量来看，仅数十篇，不及总数的1%。恽铁樵在《中医杂志》的《演说词：对于内经的感想》中明确提出："干支甲子为天气之统计表，是古人用来推测因日月运行所生变化的工具，若能精通司天司地之理（干支推测），知某年某气独盛，某病独多，则治疗病患，其应若响。"陈惠言的《言古必有验于今说》以己亥之年为例，逐一解释了初之气至四之气的运气及民病，以印证《内经》运气之学，并提出天时之潦旱不常，人体之强弱有异，故运用运气之学不可胶柱鼓瑟，当如《易经》所言"神而明之，变而通之，存乎其人"。陈应期在《医药宜参天时说》中亦强调天地气运对人体的影响，"天之六气，弥纶于宇宙之间，其消长盈虚每与人相感召。气和则为生为养，气偏则为灾为害"。陈应期在《杏林医学月报》的《阴阳五行配合脏腑之古说》文中阐述了河图五行之数与脏腑相配的理论。以东方木为例，在天干配甲乙，在河图数三、八，在人体应肝胆。腑为阳，脏为阴，奇数为阳，偶数为阴，故天三生甲木胆、地八乙木肝成之，八之数，先有五土在中，有土乃能生物。一脏一腑相表里，互为络属。余脏腑仿此。吴玉纯在《中医杂志》的《治病以六经为主不明六经气化之理不足以治病六经有本有标有中气太阳少阴或从本化或从标化少阳太阴则从本化阳明厥阴不从标本从中气化试以仲师伤寒论之论病用药证明其理》一文中，认为《内经》与《易经》相表里，三阴三阳即乾坤之六子，为天地自然气化，而标本中气之说为治病之玄机，内经之精蕴。文章逐一解释六经标本中气的缘故，并按各经气化之理分析其代表方之本义，论及厥阴病时，吴玉纯提出厥阴主风，于卦为震，其发育之机全赖一阳初动于下，为中见之生气也，故若阳动于上则吐蛔，阴消于下则下利，故乌梅丸主之，等等。

运用《周易》历法的基本原理来指导医学研究，在中国古代已有漫长的历史，秦汉时期逐渐形成了一门在易学发展史上颇具特色的分支学科即医易学。从魏晋、隋唐到两宋，虽然易学研究（特别是两宋）取得了重要的成就，涌现了一大批著名的易学家。药王孙思邈就说："凡欲为大医，必须谙《素问》《甲乙》《黄帝针经》、明堂流注、十二经脉、三部九候、五脏六腑、表里孔穴、本草药对，张仲景、王叔和、阮河南、范东阳、张苗、靳邵等诸部经方，又须妙解阴阳禄命，诸家相法，及灼龟五兆、《周易》六壬，并须精熟，如此乃得为大医。若不尔者，如无目夜游，动致颠殒。次须熟读此方，寻思妙理，留意钻研，始可与言于医道者矣。又须涉猎群书，何者？若不读五经，不知有仁义之道。不读三史，不知有古今之事。不读诸子，睹事则不能默而识之。不读《内经》，则不知有慈悲喜舍之德。不读《庄》《老》，不能任真体运，则吉凶拘忌，触涂而生。至于五行休王，七曜天文，并须探赜。若能具而学之，则于医道无所滞碍，尽善尽美矣。"至金元时期，一些著名医家开始重视易学与医学的关系，如刘完素以易理阐发"火热论"，李东垣以易理来论说药性，朱丹溪以易理来讨论"君火相火"论，不但从五运六气角度说明了发病的病因病机，而且还从易学角度使病因病机进一步深入，使医易学的研究成果从深度与广度上都超过了前代，为医易学在明代达到极盛做了一定的准备与铺垫。

金元医家多以《周易》之卦象比喻人体生理、病理以及药理。如刘完素首创"火热论"，即出之易理之"乾阳离火"之说。而张从正则以《易》之卦象比喻人之器官，认为："《观》卦者，视之理也。视者目之用也。目之上纲则眨，下纲则不眨，故《观》卦上巽而下坤。《颐》卦者，养之理也。养者口之用也，口之下颔则嚼，上颔则不嚼，故《颐》卦上艮而下震。"以《观》卦为视之理，以《颐》卦为养之理，明显带有取象比类的特点。李东垣则以易象喻药理："荷叶之物中央空，象《震》卦之体。震者，动也，人感之生。"其为言说荷叶性动，易发散的性质，特援《震》卦之象以作例证。

宋明理学的易学观念对于明代医易学思想的深化与发展具有极为深远的影响。从宋明理学初创开始，易学研究就不断地掀起一个又一个热潮。据《宋史·艺文志》载，仅北宋解易的著作就有六十余家。其中著名的有：欧阳修、李觏、胡瑗、周敦颐、邵雍、张载、王安石、司马光、程颢、程颐、苏轼等。这一时期易学研究的基本特征是，深入发掘《易经》中所蕴含的微言大义，从总体上把握《周易》的精神实质，并将《周易》的原理高度哲理化。宋易大致上可以划分为象数派与义理派两大类型。象数派的代表人物为周敦颐和邵雍。

周敦颐的易学著作为《太极图说》与《易通》。周氏接受释道之学，将道士陈抟的《无极图》改变为论证世界本体及其形成发展的《太极图》，他说："无极而太极。太极动而生阳，动极而静，静而生阴。静极复动。一动一静，互为其根。分阴分阳，两仪立焉。阳变阴合而生水火木金土，五气顺布，四时行焉。五行一阴阳也，阴阳一太极也，太极本无极也。""五行阴阳，阴阳太极。四时运行，万物终始。混兮辟兮，其无穷兮。"其将"太极"作为混沌未分之元气，经过动静阖辟而分出阴阳二气，阴阳互动又生出五行，五行之气按顺序流布，方有春夏秋冬的交递。周敦颐的易学思想为象数学体系的建立奠定了基础。邵雍的易学颇为后世学者所重视。邵氏易学将《易传》关于八卦形成的解释与道教的宇宙生成说相糅合，构造出一个完整的宇宙生成图式和学说体系，以推衍解说自然和人事变化，形成其象数学的特色。

义理派的代表人物是张载与程颐。张载善于以阴阳二气解易，于《易传》中特重《系辞》，其易学思想体系的建立主要是通过阐释《系辞》来完成的。张载所谓"太极"又与"太虚"范畴一样，二者都是将"气"的有无、虚实、动静等性质与状态统一起来。张载将《周易》的"太极"与《内经》的"太虚"相联系的说法，被明代张景岳所吸取与发挥。程颐解《易》不讲太极，而以"理"为最高范畴。他在释恒卦《象》文"观其所以恒而天地万物之情可见矣"时说："此极言常理。日月阴阳盈缩故能久照而不已。得天，顺天理也。四时，阴阳之气耳，往来变化，生成万物，亦以得天故长久不已。圣人以常久之道，行之有常，而天下化之以成美俗也。观其所恒，谓观日月之久照，四时之久成，圣人之道所以能常久之理，非知道者，孰能识之？"就是说日月能久照，四时能生成万物是因顺天之理（或道）。阴阳二气以阴阳之理为存在根据，有形之气只能顺其无形之理才能永恒存在，也即所谓"有理则有气"。程颐这种以理为本的观点多被朱熹所继承。

南宋朱熹为宋易的发展开辟了新局面。他主要继承发展程颐及张载的易学思想，以讲义理为主，同时又兼收邵雍的象数之学。朱熹以太极为其易学及整个哲学的核心范畴，其释"易有太极"时说："易者，阴阳之变。太极者，其理也。"又说："阴阳只是阴阳，道是太极，程子说所以一阴一阳者，道也。"太极就是理，就是所以一阴一阳的道。朱熹又提出"人人有一太极，物物有一太极"之说。朱熹易学对后世影响深远，此后讲论易理者，多兼及象数。

邵雍所代表的象数派在宋金元明医易学的发展中起到的促进作用是应该肯定的。邵雍在古中医的医算领域中产生了相当大的影响，不少医家都十分崇拜他。明代正德嘉靖间名医汪机在阐发运气学说的内容和哲理时直接援引了邵雍关于元会运世的理论框架。邵雍这种对于宇宙时间的逻辑推演方法，是以 12 与 30 相乘作为基本模式的。一元是具体世界所能存在的时间单位。一元等于 12 会，一会等于 30 运，一运等于 12 世，一世等于 30 年。所以一元之数为 12×30×12×30=129600 年。129600 年之后，这一世界归于消灭，而另一世界重新开始。世界就是如此循环，时间则是无限的。这种元、会、运、世之间的比例，正是年、月、日、时的比例的放大，所以其子邵伯温在《性理大全》卷八中解释说："一元在大化之中犹一年也。"一元有始有终，犹如一年有始有终。

汪机在阐发运气学说时，认为不应只限于一年一时，而应考虑百千年间五运六气的作用和规律。他在《运气易览·论五天五运之气》中说："一说自开辟来，五运禀承，元会运世，自有气数，天地万物所不能逃，近世当是土运，是以人无疾而亦瘘，此与胜国时多热不同（自注：胜国时火运），如俗称杨梅疮，自南行北，人物雷同，土湿生徽（梅），当曰徽疮。读医书五运六气、南北二政，岂独止于一年一时而反忘世运会元之统耶？"意思是运气之理，不仅在一年一时中起作用，在元会运世即在万、千、百年之间也有此规律存在。所以开国之初为火运，其时人多热病，而当作者之世，已是土运，故生梅疮之病。这一元会运世的宇宙时间观念开启了汪机的思路，使之能够在广阔的天道天象背景中来考察运气学说，尽管其中的具体结论至今未获证明，但是其蕴涵的整体观念和普遍联系的认识则是值得予以肯定的。从某种意义上说，这是邵雍象数学对医易学发展所做的贡献。

理学家中元代吴澄就是一位运气学说的积极倡导者。他十分崇拜邵雍，十九岁时就勉力为邵雍《皇极经世》书作续篇，称《皇极经世续书》。其以运气学说与邵雍的先天后天学相发明。他说："世之言运气者，率以每岁大寒节为今年六之气所终，来年一之气所始。其终始之交隔越一气，不相接续。余尝疑于是，后见杨子建（失考）通神论，乃知其论已先于余，余请以先天后天卦以明之。"于是其以风木配艮震，君火配震巽，相火配离，湿土配坤兑，燥金配兑乾，寒水配坎，即主气之定布者。吴澄又接着进一步对运气与季节、方位之关系作了说明；风木为冬春之交，方位北东；君火为春夏之交，方位东南；相火为正夏之时，方位正南；湿土为夏秋之交，方位东西南北四维；燥金为秋冬之交，方位西北；寒水为正东之时，方位正北。

如果按邵雍的后天八卦顺序是"起震终艮一节，明文王八卦也"，而他的先天八卦顺序则为"自震至乾为顺，自巽至坤为逆"。吴澄考察了这两种顺序后说："世以岁气起大寒者，似协后天终艮始艮之义。然而非也。子建以岁气起冬至者冥契先天始震终坤之义。"他认为先天卦序始震终坤为一岁主气所行之序，因为这样"六气相生循环不穷"，不至于"间断于传承之际"。这正是按照邵雍"震始交阴而阳生，巽始消阳而阴生"的阴阳消长理论而做出的结论。由此看来，运气学说与先天后天学是很容易融会贯通的，尽管邵雍《皇极经世书》没有一处提及运气，但两者在本质上有不少一致之处，最主要的是都需要用内算的数字系统进行推演。无怪乎著名医史学家范行准先生将运气归属于"'式占'范畴内的一种有关医学上的预测的病因学"。

明代医易学的基本特点就是在阐发医学观点的时候，既以宋易的义理派思想为蓝本，又发挥宋易的象数学思想，没有任何门户之见，以张景岳、孙一奎、赵献可为代表的明代医易学之所以被称为极盛时期，这是相比较于其他朝代而论的，金元以前医易学尚未有显著成就，主要还是以五运六气为基本医学逻辑，而清代以降医易学渐趋式微。

张景岳在讨论运气学说中更以邵雍之说为本。其云："邵子曰：天地之本起于中。夫数之中者，五与六也。五居一三七九之中，故曰五居天中，为生数之主；六居二四八十之中，故曰六居地中，为成数之主。天元纪大论曰：天以六为节，地以五为制。是以万候之数，总不离五与六也。而五六之用，其变见于昭著者，尤有显证。……惟是数之为学，圆通万变，大则弥纶宇宙，小则纤悉秋毫。"这里的"五"与"六"两个数已经不仅仅是一种疾病的气象预测学，而且宇宙间万事万物、千变万化都可以用之来加以推算，这是因为"以五而言，则天有五星，地有五岳，人有五常，以至五色、五味、五谷、五畜之类，无非五也"。"以六而言，则天有六合，岁有六气，卦有六爻，以至六律、六吕、六甲、六艺之类，无非六也"。所以上至苍天，下至黄泉，大如元气，小如毫末，都不能逃出数之外。如果以数来观天地，天地也不过数中之一物。仅观张氏此论，俨然是一位象数派的易学家，将医算之数的地位与作用推向极致。由此也可以看出，邵雍在医易学领域中的影响确实非同一般，这是因为象数学容易与古中医学中固有的医算学知识相发明，明代医家多因此而崇拜他，如张景岳说："数之为学，岂易言哉！苟能通之，则幽显高下，无不会通，而天地之大，象数之多，可因一而推矣。明乎此者，自列圣而下，惟康节先生一人哉。"

张景岳进一步将医易同源说发挥到极致。他说："《易》之为书，一言一字，皆藏医学之指南；一象一爻，咸寓尊生之心。"又说："天之变化，观《易》可见。人之情况，于象可验。病之阴阳，有法可按。"即认为易学乃是医学的指南，天地万物的法则和人类的生理法则以及治疗疾病的法则，都无非是阴阳变易之理，而此基本法则都存在《周易》一书当中。因此他又说："天人一理者，一此阴阳也；医易同源者，同此变化也。岂非医易相通，理无二致？可以医不知《易》乎？"从而得出了"医易相通""医易同源"的结论。毫无疑问，上述孙一奎、张景岳的医易同源观念，是对千百年以来的医易关系问题做了高度的总结，也使医易学这一易学的重要分支学科得以正式形成。

张景岳医易学著作甚多，计有《医易义》《大宝论》《真阴论》《太极图论》以及《阴阳体象》等，在前人研究的基础上，对医易学做了系统的论述，从而成为"医易学说"的真正确立者。张景岳认为："人身小天地，真无一毫之相间矣。今夫天地之理具乎《易》，而身心之理独不具乎《易》乎？矧天地之《易》，外易也；身心之《易》，内易也。内外孰亲？天人孰近？故必求诸己而后可以求诸人，先乎内而后可以及乎外；是物理之《易》犹可缓，而身心之《易》不容忽，其何以行之哉？"此乃将易理作为深入探讨身心活动规律的理论指南。其成就之卓著，影响之深远，可谓超迈前人。

明代不少著名医家不再停留于泛泛地讨论医易关系，而能从理论上深刻地揭示医易同源的观点。孙一奎说："《易》理明，则可以范围天地，曲成民物，通知乎昼夜。《灵》《素》《难经》明，则可以范围天地，曲成民物，通知乎昼夜。《灵》《素》《难经》明，则可以节宣化机，拯理民物，调燮札瘥疵疠而登太和。故深于《易》者，必善于医；精于医者，必由通于《易》。术业有专攻，而理无二致也。斯理也，难言也。非独秉之智不能悟，亦非独秉之智不能言也。……故曰：不知《易》者，不足以言太医。惟会理之精，故立论之确，即通之万世而无弊也。"其认为只有将医易互参，明了太极之玄理，方能够随证用药应手而瘥。

孙一奎著有《赤水玄珠》《医旨绪余》以及《孙氏医案》等著作，无不贯通医易学的精神实质。史孟麟《赤水玄珠序》说："孙君过余而论《易》，为究乾坤之元，探有无之极，若悬河泻水而莫可底止，盖从事于圣人之道者，将不得谓之通一乎。道亦惟其所适。孙君之于医，亦可谓一以贯之矣。将不得谓之医之圣者乎！"其认为孙氏不仅能穷究易理，而且能使之融于医理，因此誉之为"医之圣者"。孙一奎之于易学有着独特的造诣，也因之有家学渊源，"《易》之神，得孙子之先君子传也。……道遘异教家，秘之以岐黄术始察之消息升沉，寒暑虚实，而《易》之神，而神之胸臆间多矣"。而在《医旨绪余》一书中，孙一奎立有《太极图抄引》《太极图》《太极图说》《不知易者不足以言太医论》《问三才所同者于人身何以见之》《命门图说》等多篇医易学专论。孙一奎强调《周易》太极理论在医学研究中的重要性，他说："医之为教，正示人节宣天地之气而使之无过不及。攻是业者，不能寻绎太极之妙，岂知本之学哉？"正是运用《周易》太极理论，赵献可、张景岳、张一奎等人在古代医学理论研究方面做出了突出的贡献，提出了太极命门说。而赵献可对这一理论的形成最具建树。

据《鄞县志》载，赵献可其人"尤善于《易》，而精于医"，著述颇丰，有《医贯》《邯郸遗稿》《内经钞》《素问注》《经络考正》《脉论》《二朱一例》等。其中《医贯》一书是其医易学的代表作，该书不仅将《易》理贯通于医理，而且能将《易》融汇于释家、道家等学说中。赵献可自己说："余所重先天之火者，非第火也，人之所以立命也。仙炼之为丹，释传之为灯，儒明之为德，皆是物，一以贯之也，故命其书曰《医贯》。"《医贯》中尤以《论命门》《阴阳论》《相火龙雷论》三篇最具代表性，集中阐发了命门之"火"的作用，所谓"所重之先天之火"，因"火"象征了《易》之生生不息。另外，明代医家中还有不少人运用易学原理阐发医学的一些基本理论，其中包括五运六气、天人合一、阴阳五行、脏腑经络等内容。

值得一提的是明代一些著名哲学家如王廷相、何瑭、方以智等人，既精通医道，又对易学有着深湛的研究。还有如张志聪等人以易学太极理论解释人体胚胎发育，也从另一侧面显示了明代易学与医学的高度结合。明代诸医家的努力最终使医易学形成了成熟的具有一定思想体系的易学分支学科，集中了宋代易学两派提出的重要学术命题和思想观念，为古中医医算学更添光彩。

明清医家对于运气、易医不但进行理论继承与研究，还积极临床实证。如吕夔的《运气发挥》、清代缪问（1737—1803）注姜健所传《三因司天方》、王旭高（1798—1862）著《运气证治歌诀》、吴达《医学求是》有"运气应病说"专论、薛福辰（1832—1889）著《素问运气图说》、高思敬（1850—1925）在《高憩云外科全书十种》中著有《运气指掌》一书，等等。有些医家虽无运气专著，但在其他论著中也常可看到运气思想的身影：如名医柳宝诒（1842—1901）、给慈禧治病的薛福辰等据运气原理对伏邪理论的阐发；曹颖甫（1868—1937）在晚年所作《经方实验录》序言中专门讲述了他十六岁时亲见名医赵云泉用运气理论治愈其父严重腹泻几死的经历，其注释《伤寒论》时专取精于运气学说的名家张志聪和黄元御之说；承淡安（1899—1957）写了《子午流注针法》，又让其女承为奋翻译了日本医家冈本为竹用日语所作的《运气论奥谚解》；章巨膺（1899—1972）曾发表《宋以来医学流派和五运六气之关系》一文，用五运六气观点解释了各家学说的产生；南京肾病名医邹云翔（1897—1988）强调"不讲五运六气学说，就是不了解祖国医学"；国医大师夏桂成（1931—　）注重五运六气理论在妇科临床的运用，等等。中医的中流砥柱们，无不在五运六气的学术洪流中沟通天人，厘正邪，清身侧。

古中医本为象数之法，无奈传统中医轻数重象，藏象、脉象、病象（证候）、法象、圆运动象、全息象、唯象，等等，把象的演绎发挥到滥。对于数，除了五运六气、子午流注之外，一概不懂；即使是对五运六气、子午流注，也只是在术的层面上用用，不知其具有的理论发生学意义，更不知医道、天道。现代中医穷尽一切智商去研究中医证候规范化、中药规范化，妄想用尽西医的"数"去囊括中医的"象"，结果破绽百出、洋相尽显，全然不知中医的"数"为何物，心里没"数"，还谈什么传承、研究中医？所以必然《中医难》《中医乱》。那些以为能治好病就是中医唯一标准的人，知其一不知其二，知其然不知其所以然，这就是中医不能与西医平起平坐的根本原因所在。

从来没有人敢说仲景《伤寒杂病论》比《黄帝内经》更基础、更高明。医匠与大师的差距就在那里，鸿沟无法跨越。

现代中医界，关于五运六气的认识已经逐渐趋于冷静和客观，取得一定共识，并且也开展了大量的文献研究与基础研究，有一些成果也应用到临床，取得了一些实效。但是有两个致命缺陷亟待关注：一是现代中医学术界仍然将五运六气看作是一个术，即断病治病的一种方法，而不是从天道、医道的高度上去看待五运六气。这样一来，对五运六气的重视和研究问题的角度就缺少了必要的上帝视角。二是面对同一个自然界，同一个天道，却有两种截然不同的解读和认知方式，即现代科学与中国古代科学，这本身就是一个问题。从客观角度来说，这两者之间必然有一个通约逻辑关系，作为两大科学体系的核心逻辑，这个关系是什么？找到这个逻辑关系的通约方式就是我的发心，我之所以写《古中医书》十二卷的初衷也正是在于此。

现代科学之所以盛行，是因为这套体系不但有关于现象的客观认知，而且这种客观认知的自信正是来自于其现象背后的基于天体、粒子的物质运动数理逻辑，这就是现代科学体系的定量逻辑，这种数理定量逻辑具有可重复性、可操作性和可实践性。中国古代科学系统与现代科学系统之间必然具有相同的认知逻辑，因为二者共处同一个客观世界，这个可以通约的逻辑就是定性系统和定量系统。关于现代科学的定性与定量系统，我们已经快把它膜拜成宗教了——科学教。而中国古代科学体系也必然具有同样的定性与定量系统，中国古代科学的定性逻辑系统就是中国传统文化的各种形式与标签，中医就是作为这种文化层面上的一个代表。文化的生命力必然来自于文明内核，中医乃至中国传统文化的文明内核是什么？草根树皮三指禅、之乎者也、玄之又玄肯定不是文明内核，那只是表象，所以屠呦呦的青蒿素虽然获得了诺贝尔奖，但那不是中医药的诺贝尔奖。同现代科学作为科学体系一样，中国传统文化的文明内核必然是中国传统科学的定量系统，中国传统科学的定量系统是什么？子学。弄清楚子学定量系统的数理逻辑，那就是开创了一门地球上的新科学逻辑系统，能与现代科学体系并驾齐驱、平起平坐的更能体现天人合一的科学体系。这意味着什么？这就是中华传统文明复兴、中国梦的重要部分，中国传统文化与中国传统文明。中国靠什么崛起？国防、经济、文化、科技等都是方式与保障，而内心文明认同的逻辑体系的先进性才是最重要的崛起保证。

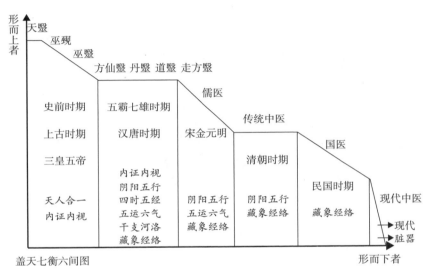

古中医（甲子中医）学术之退化史

《古中医天文学·无极之镜》出版后，有许多中医人说，这部著作是一个思想震撼，是一种智慧开悟。但是还有很多中医人不明白这本书在中医学术史上的里程碑式意义。我出版了《中医难·现代中医一百年学术史之现状调查》，以给那些在现代中医圈子里浸淫得已经不知道现代中医堕落到什么危险境地的中医人以警醒，还是那些中医人说，你说的都是我知道但说不出来的情况，没想到会这么严重。接着我又写了《古中医学术史·天瑬之门》和《古中医医算学·伤寒方术》《伤寒方术·前传·古中医医算史》，让现代中医界知道什么才是真正的中医学术史。

一切象数的源头、原动力都是天象，这就是我常说的《古中医天文学·无极之镜》是《黄帝内经》的根，是中医的 DNA 的原因所在。吾辈参阅先人金匮无数，孜孜不倦，进与天谋，退与心谋，闲与医谋，历数十年以著《古中医书》十二卷，力求彰显古中医学定性与定量逻辑系统的科学本质，曰之不曰，重拾岐黄、鬼臾、卢扁、仲景之度人金针。各美其美，美美与共。

书读至此，还分什么河洛派、运气派、医易派、道医派，万法归宗，术术归一。中医的"达摩院"在哪里？中医的"西湖大学"在哪里？万事俱备，只欠东风。阳货常比于仲尼，不自量力，但求无愧子学前贤、方术先辈，足矣。

我是先秦方仙派中医，先秦天䶂派。

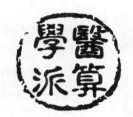

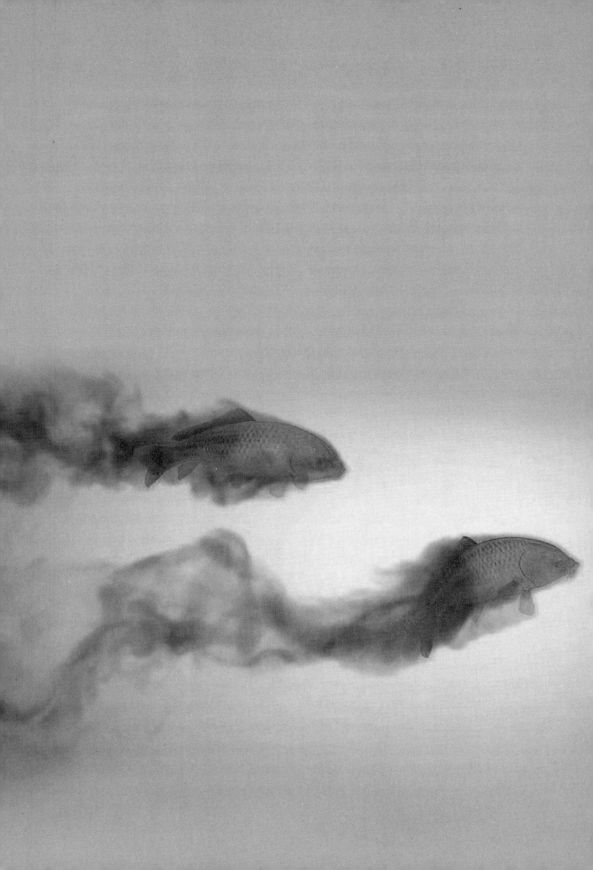

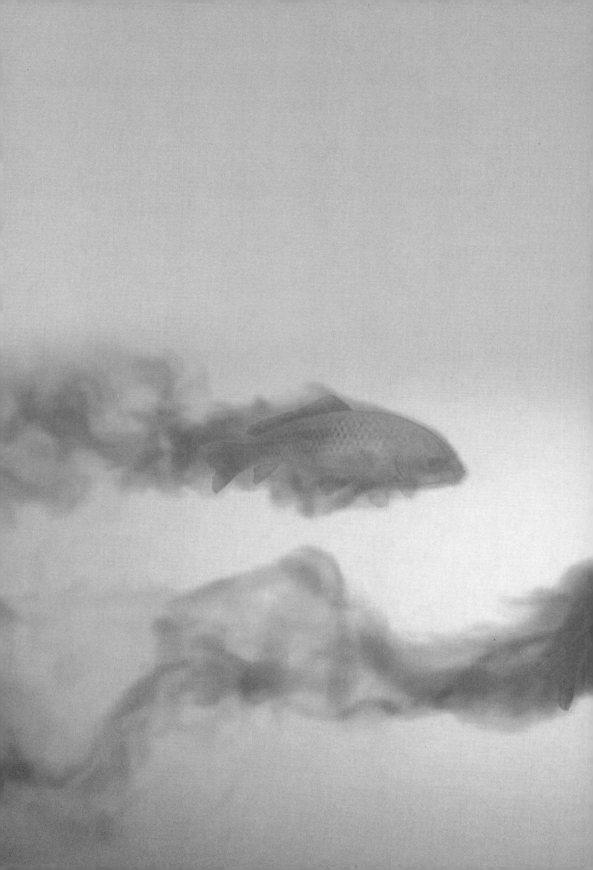

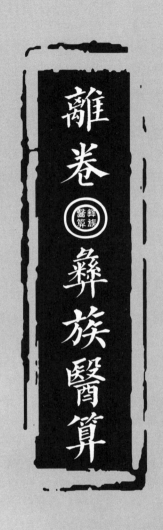

離卷 彝族醫算

彝族醫算

离卷◎彝族医算

　　医算学即医学与天文历算的合称，是我国彝、藏、纳西、水、傣族等少数民族中医学的特征性理论体系，是民族医学与天文历算学的总称。这些民族医算学实际上是中医医算体系的一个分支，如中医的阴阳五行、五运六气、汤液经法、子午流注、飞腾八法、灵龟八法、伤寒钤法、六经欲解时，等等，自上古至明清，历代都有学术传承，将中医医算以原汁原味的古朴形式保存下来，如同文物一样不走样，避免了中医后人的改编。少数民族医算学实在是古中医的非物质文化遗产，不过现代中医因为不懂中医的象数之法，只看到中医的象法，而忽视了数法，故导致了中医的继承缺失了一条腿，继而导致现代中医的乱象蜂起，也给别有用心的人落下口实。这实在是中医人自己的不争气，与中医本身无关。

　　据考古学家认定，我国甲骨文最迟产生于殷商时期（公元前17世纪—前11世纪），现存最古的甲骨文约为公元前1400年的东西，干支至少距今3400年就存在了。战国·吕不韦《吕氏春秋通诠·审分览·勿躬》、隋·萧吉《五行大义》等均有黄帝之臣"**大桡作甲子**"的记载，然而据现有史料很难考证，但殷墟出土的甲骨文中频繁出现干支的证据确凿，而且有了完整的六十甲子序列表。天干地支产生确切年代暂未有定论，远可推及"**六七千年以前的炎黄时代**"，最近亦不晚于公元前11世纪。目前发现商代甲骨文的地点主要有安阳小屯和济南大辛庄商代遗址。济南大辛庄甲骨文出土在商代晚期地层中，安阳小屯出土的甲骨文一般认为是盘庚迁殷至纣王270多年的时间内。甲骨文如始自盘庚时期，距今约3300年左右，大约产生于骨刻文的中晚期。

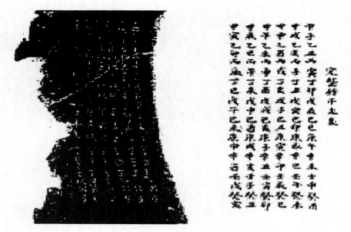

殷墟出土的甲骨文《完整的干支表》

骨刻文是山东大学美术考古研究所的刘凤君于 2005 年 3 月发现并命名的，是中国上古时期的一种古老文字，是中国史前早期图腾时代的图画象形文字，也是对"书画同源"理论的文物证实。骨刻文与史前陶器符号有着密切的传承关系，特别是与距今 7000—4500 年的双墩文化、小河沿文化、仰韶文化和大汶口文化陶符关系更密切，而甲骨文最早距今约 3400 年左右。可见甲骨文做为文字，已经是一种成熟的文字符号体系了。

《说文解字叙》云："黄帝之史仓颉，见鸟兽蹄迒之迹，知分理之可相别异也，初造书契。"鸟兽踩地，掌指形成的痕迹，很接近这类骨刻文。骨刻文发展到晚期，许多字开始慢慢地向简易文字符号演变。商代甲骨文中的"龙"字很多，但由于甲骨文已演变为成熟文字，多渐趋符号化，龙也多演变成仅剩概括的头、粗壮的身子和细长的尾巴，但仍能看出是在骨刻文"龙"的形象基础上简化而成。骨刻文中"凤"和"鸟"字很多，骨刻文中的"凤"样字，多是高冠殊荣、圆目修颈、华丽长尾，形态富贵华美。商代甲骨文中的"凤"字，虽已概括成仅有高冠和蓬展的羽毛，但明显可以看出它是在骨刻文基础上演变为简易的文字符号。龙凤极有可能是真实动物的摹写，不可随意否定上古史前时期有龙形象和凤形象动物存在的可能性。这一点，从骨刻文的"鹿"字上也可以得到印证，鹿昂首徐行作侧视状，鹿角雄壮华丽，躯干健美修长，动态和谐自然。后边的尾巴高高翘起，与昂起的头、尖长的角十分对应。商代甲骨文中的"鹿"字多呈正视静态状，突出的角仍保留得较完美，多数躯体已变成一条短粗的弧线，下部不再是四肢运动，而仅剩两条直立的腿。其虽没有骨刻文那样写实，但骨刻文的"鹿"字是甲骨文"鹿"字的祖型，其演变过程很清楚。

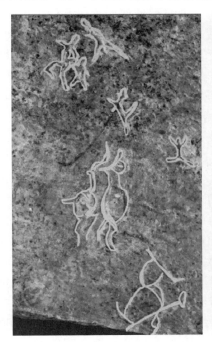 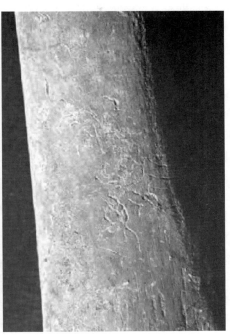

骨刻文"鹿"字

骨刻文广泛分布在今天的山东、江苏、河北、河南、陕西、甘肃和内蒙古等省、区，产生和使用的时间距今 4600—2500 年。目前已发现近 2 万块骨刻文，有 3000 ～ 4000 个字符，有的一块骨头上刻 100 多个字，主要是象形字和指事字。其布局主要是比较自由的组合布局，字体造型较有规律，也出现了成行布局，并发现一部分凿灼占卜刻字的骨刻文。**骨刻文是甲骨文的源头**。所以，中国文字自骨刻文以后，经甲骨文、金文、小篆、隶书……至今天的楷书，传承有序，一脉相承，是研究人类思想文化发展的唯一的一份历史时间最长、发展序列最完善的文字。骨刻文的发现，改写了文字史，证明中华文明 5000 年不容质疑。

骨刻文流行的龙山文化时期，海岱地区进入到文明社会，出现早期国家。山东地区史前称海岱地区，在新石器时代，居住在该地区的东夷族群创造了灿烂的史前文明，形成了独具特色、前后相承的考古学文化，依次为后李文化、北辛文化、大汶口文化、龙山文化和岳石文化。大汶口文化期间，海岱地区已经处在文明社会的门槛上，其因 1959 年首次发现于山东泰安大汶口遗址而得名，距今 6100—4600 年，分布范围覆盖海岱地区全境。大汶口文化时期，在阶级关系上贫富分化进一步加剧，阶级对立已到处可见；在生产方面，用于交换的商品生产业已出现；同时创造出刻于大口尊上的陶文（大口尊是一种礼器，主要见于大、中型墓葬之中）。基于上述变化，可以推断在大汶口文化晚期阶段，海岱地区已陆续进入文明社会的发轫期。到了龙山文化时期（龙山文化因最初发现于章丘市龙山镇城子崖遗址而得名。距今 4600—4000 年，分布范围与大汶口文化相似，现已发现遗址近 1500 处，经发掘的有 60 余处），从城子崖、两城镇、邹平丁公等遗址可以看出在当时海岱地区已经进入文明时代。

骨刻文和良渚文化文字都是中国早期文字，南北互证，相益增辉，共同将中国文字史提前了 1300 多年。今天的黄河流域和淮河流域也正是傅斯年先生在 1935 年提出的东夷和西夏两大文化集团的活动区域，《史记》等文献记载的黄帝、炎帝、蚩尤和他们的继承人尧、舜、禹等，都主要活动在这一时期的这些地区。良渚文化是当时长江下游地区相对于东夷和华夏两大文化集团较独立的另一文化集团，应是 20 世纪 40 年代徐旭生先生提出的华夏、东夷和苗蛮三大集团中的南蛮文化集团。目前所见早期文字，骨刻文使用的范围广及淮河、黄河和辽河流域，这些流域可分为三个早期文明发展区，即东夷、华夏和东北辽河文明区。广大的南方地区，除良渚文化文字外，因为彝文和骨刻文关系很密切，西南苗彝地区是上古时期中原地带的遗民，也是一个比较重要的早期文明区。根据早期文字产生和发展的实际情况，把中国早期文化发展较快的地区分为东夷、华夏、南方良渚文化（南蛮）、西南苗彝和东北辽河五个早期文明发展区。这五个早期文明发展区文字的发现与研究，把长期以来关于中国高度发展文明的研究和争论引向了深入，也把长期以来关于中国文明起源和产生问题的争论，从文明起源的时间和地点及产生文明的主要内容作了实实在在的诠释，把这段传说历史实证为有文字记载的历史。

距今 5000—4000 年间，世界其他地区先后出现了古埃及文明、苏美尔文明、古印度文明，这三个文明地区都产生了文字。古埃及的象形文字向俗体文的演变和苏美尔文字的象形文字向楔形字的演变，似乎也经历了类似的造型转换。这种变化可视为人类早期文字创造和发展演变的一种规律。古埃及的图画象形文字产生得较早，距今 5000 多年，但他们的文字和苏美尔文字以及古印度图章文字都早在公元三四世纪以前就逐渐消失了。我们传统认为中国文字始于距今约 3300 年的甲骨文，所以，国内外学术界有人怀疑中国是否真正有 5000 年文明发展史，认为出土甲骨文的"小屯殷墟文化，便是中国文明的诞生"。夏鼐曾很风趣地回答过这一问题："小屯殷墟文化是一个高度发达的文明，如果这是中国文明的诞生，这未免有点像传说中的老子，生下来便有了白胡子。"甲骨文是成熟的文字，中国文字在甲骨文之前肯定有一个漫长的产生和发展阶段。唐兰先生早就指出："远在夏以前，至少在四五千年前，我们的文字已经很发展。"中国早期文字骨刻文和良渚文化文字的发现，使前代学者们的夙愿变成了现实，充分证明中国是世界上最早的文明古国之一，中华文明 5000 年确实不容质疑。

如上所述，如果甲骨文是骨刻文的成熟文字标志，那么殷墟出土的距今 3400 年左右的六十甲子表的前身是距今大约 5000 年以前的骨刻文的六十干支表，再结合彝、水、纳西等少数民族的上古图腾文字，古中医医算史可以上推至 5000 年以前，从考古角度来说，这才是真正的具有悠久历史了。而且天干地支的象形是来源于二十八宿天象，这一切都说明了医算的天象本质与上古历法的史前特征。

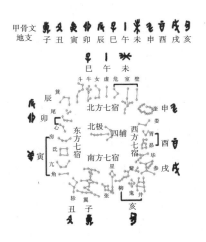

十二地支来源于天象二十八宿（对应图）

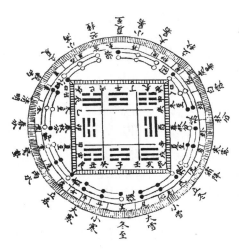

天干地支与八卦、节气对应图

天干地支与数字对应表

自然数 （第九十五片）	1	2	3	4	5	6	7	8	9	10	11	12
	一	二	三	三	又	八	十	入	弓	〡		
十　干	甲	乙	丙	丁	戊	己	庚	辛	壬	癸		
十二支	子	丑	寅	卯	辰	巳	午	未	申	酉	戌	亥

十二时辰与星宿、地理对应表

十二 星次	寿星	大火	析木	星纪	玄枵	娵訾	降娄	大梁	实沈	鹑首	鹑火	鹑尾
二 十 八 宿	角、 亢、 氐	房、 心	尾、 箕	斗、 牛、 女	虚危	室、 壁	奎、 娄、 胃	昴、 毕	觜、 参	井、 鬼	柳、 星、 张	翼、 轸
地 之 分 野	郑 兖州	宋 豫州	燕 幽州	吴越 扬州	齐 青州	卫 并州	鲁 徐州	赵 冀州	晋魏 益州	秦 雍州	周 三河	楚 荆州
十二辰	辰	卯	寅	丑	子	亥	戌	酉	申	未	午	巳

　　20 世纪 70 年代，中国相继出土了大批古代书籍，其中包括古代子学著述、历史著作、星占历算、医算之书以及大批古代医籍，这些历算、医算、占算等逻辑体系都是数千年来积累下来的天人之算，至先秦之时已经基本形成成熟的学术体系，这就是古中国科学的核心所在。所以春秋战国时代似乎是全球轴心时代的杰出代表，实际上却是历史演变的规律使然。这些帛书竹木简的出土，可以说填补了以往史学研究的空白，让我们得以构想出秦汉时期医学发展的天人感应、天人合一理论，以及建立在阴阳五行、干支河洛基础上的医算体系。现代科学是西医的内核，阴阳五行、干支河洛之医算是古中医的内核，在"天子失官，学在四夷"（《左传·昭公十七年》）的历史变迁之下，也是民族医学保存下来的宝贵医学财富。

西南少数民族地区，基本上都是华夏炎黄氏族的上古遗民，由于历史变迁和战乱迁徙等，逐渐往西南迁徙，同时也带着上古中华文明的遗迹。先秦道家是炎黄氏族的信仰，而西北部则大多数是共工、颛顼氏族的上古遗民，萨满教则是共工、颛顼氏族的信仰。而且炎黄、颛顼、共工氏族还有部分不远万里，越过白令海峡（10000年前第四纪冰河时期白令海峡还是一片陆桥，后来由于海浸慢慢出现白令海峡），进入美洲大陆，甚至非洲、大洋洲、欧洲等地也都有上古华夏民族的足迹与文明影响力。

彝文典籍卷帙浩繁、内容丰富，其文字产生年代可追溯到甲骨文产生时期。曾有一个云南彝族世袭谱牒，到2009年，共有216代，如果按每代平均25年计算，有5400年。可见，仅从一个家族的谱牒来看，有文字记载的彝族历史，已经有5000多年了。虽然许多流传下来的彝文医药典籍以明清时期历经辗转、反复抄写的手抄本居多，但根据彝文典籍中的"父子连名制"和彝族谱牒进行逆向追溯，公元前45—前39世纪的乾阳上元天纪年时，彝族氏族已形成，在象形文字基础上创造了表意文字，发明了八卦数理；在公元前39—前33世纪的乾阳中元地纪年时，君王制度完备，形成彝族太阳周天日历等天文历法。彝族在认识自然、探索宇宙、发明创造的历史长河中，形成了宇宙空间化生一切事物的认识，获得了具有上古民族特色的思想观念和价值取向。五生十成、十生五成、宇宙八卦、天地五行等彝民族认识人与自然及人体生命活动规律的认识论和方法论在乾阳运年时期已经形成，这些理论在彝文典籍《乾阳运年纪》《乾父坤母》《突鲁历咪》等均有记载。

如罗氏侗族家谱，罗氏始祖为郐公，系出黄帝。豫章始祖怀汉公官拜相国大农令，后避诸吕之乱隐西山洪崖，是为该族一世祖，称豫章公，故江西为该族的发源地。陈氏侗族族谱，始祖轩辕，陈氏先祖肇自黄帝，生于姬水，故以姬为姓，以轩辕为名；为中央黄精之君以享后土之祀，故曰黄帝。传八世生舜，随后先始皇帝号谅公，迁居南昌府石桥庄；后先祖再玉公复迁南昌府宁州丰城县檀里杏仁乡；最后祖先俊刚承徙楚水。苗族宗谱，湾水吴氏，吴姓的远古初祖居住在姬水流域，故以姬为姓，出轩辕。王氏苗族宗谱，始祖周灵王太子晋，字子乔，人称太原王，是皇室正宗后裔。韦氏苗族家谱，始祖韦孟，具体不详。传说在原始社会末期，有一氏族被封于豕韦之地（今河南滑县），又叫韦城，受封之人以国为姓，遂为韦姓。韦孟的五世孙韦贤，汉宣帝时任宰相，其子玄成在汉元帝时亦任宰相之职。蒙氏布依族家谱，本族的得姓始祖根据《姓纂》记载有二：一是夏朝时期帝颛顼高阳氏的后代；二是周朝时主管东蒙山的祭祖官，因其族人定居东蒙山，便以山名为姓。蒙氏望出安定，本支名人有蒙骜，蒙骜之子蒙武，蒙武之子蒙恬、蒙毅等。

无论是查阅彝、汉史志文献，或者是考查碑文墓志，字里行间诸如"*忘形宇宙之中，寄傲羲皇之上*"的彝人情结，不时提醒着我们，深感上古华夏贤圣渊源之久长，内涵之博大。云南医药最早的记载，还反映在公元前 11 世纪起西周时代史实的《逸周书》，其中已经有云南濮人向周王朝进献丹的记载，且所献物必是"*因其地势所有献之，必易得而不贵*"，意思是说百濮所献的叫作"*丹*"的药物是百濮人居住地域所产之物，而非其他地方得来的药物。丹，是提炼过的药物，是药物剂型——丸、散、膏、丹、汤之一。以上史实说明了两个问题：一是百濮人会提炼丹，二是丹的用材产自本地。又如湘西凤凰县著名苗医欧志安很早就提出，《神农本草经》365 味药当中，竟然有 100 余味药与苗药同名同义。但这种"*学在四夷*"的学术现象至今仍没有引起中医界的重视。医算、古阴阳五行、古干支河洛等数术情况皆如此。

从各民族医药在病因认识、诊疗方法、方药应用上可以看到相互影响和渗透的痕迹。在民族医药的发展过程中，对中医药理论体系也可寻见这种影响的脉络。如长沙马王堆出土的《五十二病方》中，就有称作"*答*"的药物，汉语无法理解，而苗语却很了然，现苗语仍称"*豆*"为"*答*"，可见"*答*"是一种豆类药物。又如《五十二病方》中把寒热为主的病症称为"*瘕*"，与苗族的"*茄*"同音同义。黔东北苗医将药物分为酸、辛、苦、涩、甘五味，黔东南部分苗医按药物功效将之分为清、消、汗、吐、下、补六大类等。侗族和布依族、水族有亲缘关系，侗族古医学的起源可见于汉文记载的古歌《玛麻妹与贯贡》中，受汉文化影响较深，侗族医药受中医药影响也较多，从其脉诊的分类和手法与中医相似可以证明这一点。彝族医药与中医药有较深渊源，如彝医"*清浊二气*"与中医阴阳理论相通，彝医五体（即肾属金、筋属木、血属水、肉属土、心属火）与中医五行（肺属金、肝属木、肾属水、脾属土、心属火）有相近或相同的说法，有学者说中华文明起源于西南少数民族，这是他们历史知识不全面导致的误解，这正是"*天子失官，学在四夷*"的有力注解。布依族医药受苗族医药、中医药学影响较多。水族有一种古老文字称"*水书*"，现存约 200 余字，记载干支、五行、星相、方位、吉凶等，形式类似"*河图*""*洛书*"，从中可窥见水族文化与华夏文化的渊源，等等。

彝族是我国西南地区历史最长、人口最多、分布最广的一个民族。从百濮到爨夷，再到彝族，历经哀牢、南诏、大理、后大理等政权，虽国号更迭，但文化依旧，留下了诸多文化瑰宝，历经兵燹，损失严重，但现今能见到的典籍足以说明古代彝人文化之昌盛。彝语属汉藏语系藏缅语族彝语支，有6种方言，即北部方言、东部方言、东南部方言、南部方言、西部方言、中部方言等，各方言内又含多种次方言及土语，导致彝族文字在该民族内部总是难以统一，妨碍其广泛通行。彝族早期就有本民族文字，史称"爨文"，又称"韪文""题文""夷文""毕摩文"等，是一种超方言的音缀文字，曾流行于川、滇、黔、桂的彝族地区，现通称"老彝文"。该文字属于彝族自创文字，其独特字多，合体字少，具有象形、会意、指事、假借等构字方式，而现行彝文为新彝文，分为象形、会意两类；在文字结构方面也分上下、上中下、左右、左中右、全包围等数种；彝族医药古籍在书写形式上多为五言一句，无标点，后来书写者将日、月、花、鸟、草、木及动物头像等符号，作为段落、篇章完结的标志。老彝文创制历史久远，与骨刻文、甲骨文、金文、苏美尔楔形文字等有较深渊源。彝族先民用老彝文撰写了卷帙浩繁的文献典籍和大量的金石铭刻，内容涉及历史、文学、宗教、医学、天文历算、医算、伦理礼俗、谱牒等方面，老彝文多为毕摩和精英阶层掌握。

中国现存最古文献为西周时所撰，西周人所讲的语言便是我们所谓的"汉语"，而周人本身以氏羌为主，既承袭了殷商文化，也产生了《周易》文化。现代学者普遍认同，古氏羌一支从原来活动的黄河上游等地向西南地区，即当代的西南彝区迁徙。由此可见，汉、彝族先民的一支至少在周朝时期曾属于同一个族群——古氏羌（或称羌戎），在同一片劳动区域内从事实践活动，拥有共同的医学文化实践基础。彝族先民的一支具有充分的客观历史条件对殷、商、周文化（特别是《周易》文化）进行传承。随着彝族学者刘尧汉、卢央等《文明中国的彝族十月太阳历》《中国文明源头新探——道家与彝族虎宇宙观》等"彝族文化研究丛书"的系列著作相继问世，揭示了彝族文化对中国文明发展的贡献。彝医传承人王正坤将分散于《西南彝志》《宇宙人文论》中关于医药知识的内容进行全面系统的研究，其著作《彝医揽要》将彝族医药理论分为天学层面、文化层面和医学层面三个层面，并证实彝、白族古代医药理论和南诏大理国等医药学是同祖同源、一脉相承的理论，指出彝医药是研究人体与宇宙关系的理论。《彝医揽要》中还叙述了彝族八卦等内容与《周易》等文化的同构性，正是最有力的证据。二者文化起源是近似相同的，它们拥有一个共同的夏、商、周（包括氏羌）文化等的先秦文化大背景。这些先秦文化，既可被认为是汉族文化前身的重要组成部分，也可被认为是彝族文化的重要组成部分，它是中、彝医共同拥有的古文化背景。这正是《中国彝族通史》中记载的先秦和两汉时期彝、汉族文化交流把阴阳五行思想也传入彝区的重要原因。

彝族宇宙八卦万物类象表

卦名		哎－乾	哺－坤	且－坎	舍－离	鲁－震	朵－巽	哈－艮	哼－兑
卦序		父	母	中男	中女	长男	长女	少男	少女
卦位		南	北	东	西	东北	西南	西北	东南
人体	哎哺	哎－阳	哺－阴	哎－阳	哺－阴	哎－阳	哺－阴	哎－阳	哺－阴
	器官	大肠	小肠	肾	心	肝	胆	胃	肺
	孔窍			耳	口	目	舌		眼
	架构		血	精	骨		肉		皮
植物药材	色泽	红	黑	黑	白	青绿	黄、花	青绿	黄、花
	五味	苦	咸	苦	辛麻	酸	甘淡	酸	甘淡
	部位	茎	花		叶		全株		
	果实	核	壳		皮		房		
动物药		心	肾、血	肾精	骨	角、皮	肉	胆、茸毛	鞭
矿物药					金属矿		陶土		石矿
物象		金	土	水	火	山、木	木	禾、风木	石、土

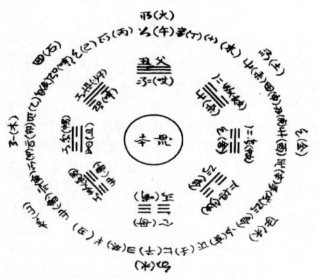

彝族《八卦》方位图（据《宇宙人文论》）

彝族医药是秉承中华上古医药学理论，结合彝族文化、信仰、习俗以及其居住地的地形地貌、天候气候等民族元素，经过一代又一代的实践，不断积累而产生的一门上古医药学的遗存，目前存世的各种彝汉文典籍都直接或间接地证明了这一点（以下在说彝族文明时，皆是代表上古中华文明的遗存，不再补充说明）。

随着古代族群的迁徙和分化，各族群分支的生活区域、实践活动、认识活动、文化也逐渐区分开来，于是便出现了从夏、商、周之后到近代几千年的汉区和彝区各自主流医学文化的继续传承。尤其汉代以降，道家学术思想在云南的发展和影响进入鼎盛时期。道家文化不但包含先秦道家、阴阳家的哲学思想，还具有宗教色彩，有利于巩固彝族毕摩的统治地位，因而很容易被彝族统治者接受并传播。在道家文化既不影响彝族社会政治结构，也没有动摇毕摩文化主流地位的前提下，道家文化被毕摩文化所吸收并成为毕摩文化的重要组成之一，为彝医的发展提供了良好的子学文化基础。

彝族古代科学技术，特别是代表人类文明史标志的古天文历法是彝族医药理论形成的主要来源。天文历法、气象地理是彝族最古老而又长青的传统文化，彝医药源于彝族古代天文历法等古代科学技术。彝族先民在天讲日月的运行，在地讲日月运行万物所产生的化生过程，在人讲气浊的运动变化，从而形成天人感应、天人合一的医药理论和医疗实践。彝族以日月运行之理为纲纪，揭示万物在宇宙间消长进退和对立统一规律。彝族先民运用"遮辞（天干）""尼能（地支）"标度日月星辰的运行，以此把握太阳对人体及万物的影响。气的变化千差万别，数不胜数，需要建立标准给予说明，万物的生化规律可以在这些标准中推考。日月星有象可识，故用天度以纪事，用天干、地支等符号以数推衍，在此基础上，所形成的规律和原理可用气浊、哎哺、天地五行、宇宙八卦、五生十成、十生五成、青线赤线和八方位年等表达，这些天人规律和感应原理成为彝族认识生命和疾病的方式方法，体现了彝族传统医药理论的子学医算内涵。

对中国哲学、科技具有深远影响的阴阳家、道家，二者同源出彝族远古羌戎虎伏羲氏族部落时代的上古中原原始道家。刘尧汉、陈久金、卢央等学者以史料文献、出土文物和田野调查等方式获取证据，证明彝族是远古氏羌族遗裔，而夏宗室也出自古西羌族，共同的族源关系使二者具有共同的文化起源。所以时至今日，在彝族和彝语支民族中间得以保留他们原有的古老文化，阴阳五行理论就是起源于对寒暑变化的观察，与十月太阳历有密切的关系。彝族文献中都把伏羲作为彝族的始祖，彝族古代科学技术可以上推到伏羲时代。

彝族十月太阳历的产生时期可以追溯到伏羲时代。伏羲出自西羌（或称羌戎），《礼讳・稽命征》中有"夏建寅，宗伏羲"的记载，**实际上倒不是彝族是上古时代文明的源头，而是彝族是上古时代文明的遗留罢了，真正的文明还在中原核心文明区。**刘尧汉将彝族十月太阳历与夏朝历法《夏小正》比较，认为《夏小正》就是十月太阳历，并不是十二月阴阳历。彝文古籍《宇宙人文论》中记载的《八卦》（彝名"亥启"），与汉文古籍《易经》中记载的伏羲《八卦》的卦序、方位、原理完全相同。十月太阳历对天文的观测方法与中国上古盖天派"昼参日影，夜考极星"是一致的。而盖天之说，汉晋以来已经沦亡，只能从古人的断简残篇寻见一点儿蛛丝马迹，《黄帝内经》《易经》等夏商周人著作，就是属于盖天派观点。

从彝文典籍记载来看，彝医药的核心理论气浊、哎哺、天地五行、八方位年、天干地支、青线赤线、宇宙八卦、五生十成、十生五成等产生于公元前 45 至前 39 世纪的乾阳上元天纪年。彝族先贤用"观乎天文，以察体泰；观乎人文，以察身安"的思维方式，演绎出了彝医理论，较完整地建立了彝医理论体系，是彝族赖以生存的基础。彝文典籍《哎哺啥呃》中说："云星日月生，人类图影萌。"彝族先贤通过立杆测影所产生的形影长短变化反映季节变化，由符号图影记录进而归纳推衍出计数的方式，彝文典籍中记载的"五生十成"和"十生五成"所表达的形和数可以证明这一点。彝族天文知识相当普遍，几乎在各个村寨都有熟知天文者，真有点所谓"三代（夏、商、周）以上，人人皆知天文"的局面。

今存有彝族医药古籍文献 214 种，如《元阳彝医书》《献药经》《干洛彝医书》《双柏彝医书》《哎哺啥呃》《看人辰书》《二十八穴针灸》《医算书》《俄勒特依》《明代彝医书》《启谷暑》《医书》《生育历算书》《寻药》《药的产生》《药的配制》《查诗拉书》《尼苏夺节》《裴妥梅妮——苏嫫（祖神源流）》《老五斗李文政医药书》《底巴都龙者医药书》《洼垤李荣春医药书》《洼垤李四甲医药书》《双柏彝族医药》《罗婺彝族医药》《武定彝族医药》《彝族创世志》《宇宙人文论》《土鲁窦吉》《物始纪略》《劝善经》《鲁资楠道》《设祖灵献牲篇》《祭祀经・找药》《丧葬祭辞・灵药》《丧葬祭辞・治病》《丧葬祭辞·寻医问药》《尼苏史诗·寻药治病》《镇病魔经》《祛除狐臭经》《占病书》《驱天上星神书：送星神书》《测病书》《看日出相病书》《历算书》《占亡日吉凶书》《看病书》《鸡卦卜病情》《招魂经》《驱洁邪耐邪经》《作祭献药供牲经》《择日看病书》《驱瘟疫经》《诺札尼黑然额》《诺呢期代苏》《驱死邪经》《病理占卜书》《查病神方位书》《测眼病》《十二地支测病因》《初几日测病》《月份测病》《年龄测病》《测饮药吉日》《五行测寿》《病况预测书》《遣送村寨瘟疫神经》《诺柞数（麻乖）》《诺柞数（文道荣）》《悉赛陡》《诺谷数（付文明）》《彝族毕摩百解经》等。《中国少数民族古籍总目提要·贵州彝族卷·毕节地区》（贵州民族出版社，2010年）收录了多种"测病经""献药经""禳解疾病经""算病书"和"占病书"。

如《哎哺啥呃》说："日之一周转，月也一运归，二十四节间，一月一节移，一道一径路……，一年十二月，此太阳之者，经过道七条，要的就是呢，一虎九狗月，日出于乙，而入于庚，月出于申，而入于辛，二与八月呢，月出于卯，而入于酉，月出于卯，而入于酉，日月相随，日月同轨，日月运行，二月天气更，八月内上满，三月七月呢，日出于甲，而入于辛，月出于乙，而入于庚，四月六月呢，日出于庚，而入于戌，月出于辰，而出于申，马一月里呢，日出于震，而入于乾，月出于艮，而入于坤，鼠这月里呢，日出于艮，而入于坤，月出于震，而入于乾，十月与十二，此两月间呢，日出于辰，而入于申，月出于寅，而入于戌。"彝族在先天八卦的基础上，将四正四隅八方加入十二属相（即配合十二地支）扩展为十二方位，并在此基础上，将十天干中的甲乙丙丁庚辛壬癸（戊己不用）加入，再加入四隅方位的巽、坤、乾、艮四卦，构成了二十四方位。这段文字内容与《周髀算经》中日月出入图如出一辙，与魏伯阳的《周易参同契》的纳甲术也基本一致，而且这里的方位图是堪舆中的二十四山向图，这完全是中原上古文明的逻辑。从这段文字中我们可以知道太阳的运行规律：以冬至为始点，太阳出辰入申；以春秋分为始点，太阳出卯入酉；以夏至为始点，太阳出寅入戌。

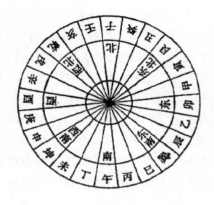

二十四方位图

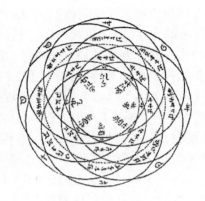

月行九道清浊二气运行图

彝族不仅掌握了太阳运行的黄道轨迹和月亮运行的白道轨迹，而且有丰富的恒星知识，运用北斗斗柄的指向以星座（主要为二十八宿）判断季节，确定方位。彝族根据北斗星斗柄指向定季节，北斗星的斗柄正上指为大暑，斗柄正下指为大寒。夏至和冬至时，彝族会举行一年中最盛大的两个星回节，其时间"以六月二十四日为年，十二月二十四日为岁首"，一个为大暑时候过火把节，一个为大寒时候过星回节。两个新年所处季节一寒一暑，分别代表一年中最热和最冷的时候。冬至夏至，寒暑交替，千古不变，就在于太阳在南北回归线之间的无限循环。这体现出彝族对一年之中的寒暑（阴阳）转换的认识。

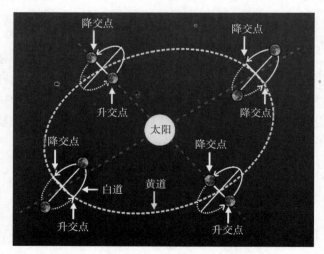

上述文字不仅说明了太阳的运行规律，还明确表达了月亮的运行规律，并以二黑道、二红道、二青道、二白道共八道的运行表示盖天论之七衡六

间图的八节特征。与《汉书·天文志》中所记载的"立春、春分，月东从青道，立秋、秋分，西从白道，立冬、冬至，北从黑道，立夏、夏至，南从红道"有异曲同工之妙。《中国古代天文学词典》中"月有九行"条目下说："古人设想月亮有九个轨道，建立了'九道术'来推算月亮在天空中的运动情况，由于史籍中对月有九行的叙述并不详尽，九道术也已失传，后人很难了解它是否能相对圆满地解释月亮的运行规律。"但在《哎哺啥呃》的上述文字中却很详细地描述了月行九道的运行规律，而这个"月行九道"正是九宫飞星的天文机制。黄赤交角是 23° 26′，黄白交角为 5° 9′。因为黄道和白道的交点变化很快，大约 19 年就可以变化一周。如果黄白升交点和春分点（黄赤升交点）重合，此时白赤交角就是两者的叠加；黄白升交点和秋分点（黄赤降交点）重合，此时白赤交角就是两者相互抵消。所以黄白交角就在 18° 17′ 到 28° 35′ 之间呈周期性变化。因为黄道和赤道交角是 23.5°，加上黄白交角的 5°，所以月亮高度角的理论最大值和最小值应该是天赤道最高点 +28.5° 和 −28.5°，即足足可以相差 57°。如果在北纬40° 的地方，那么天赤道最高点的高度角就是 50°，月亮的理论最大高度就是 50+28.5=78.5°，理论最小高度是 50−28.5=21.5°，相差是很大的，这也是月行九道的原因所在（详见《古中医天文学·无极之镜》）。

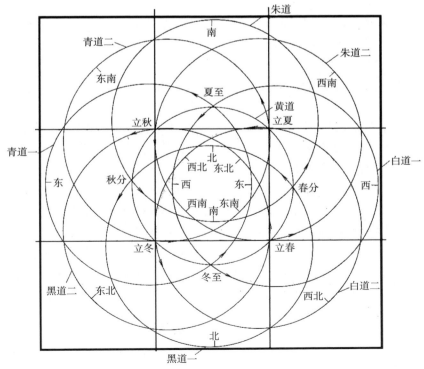

盖天论中所绘月行九道图

彝族先民对"陀尼九星"的观察也能证明十月太阳历产生的年代在中华上古时期。彝族先民认为每天有一颗星轮值，其顺序为育斯纪、橙省纪、何底纪、啥谷纪、往省纪、布慕纪、距慕纪、弘周纪、吕楼纪，这九星称之为"陀尼九星"。这里的"九星"与九宫飞星的关系十分密切。而《素问》引《太始天元册文》亦云"九星悬朗，七曜周旋"，说明太古之时北斗有九星，但后来我们所见到的只有七星。对此，王冰注文曰："九星则天蓬、天芮、天冲、天辅、天禽、天心、天柱、天任、天英。中古道德稍衰，标星藏曜，故星之见者七焉。太古之时斗之九星皆见，圣人始著之典册。"这说明太古之时对九星的观测已经记录在案，而斗九星时代大约是中原腹地 1 万年前的天象，那时斗纲的末尾还有玄戈、招摇两颗星，随着极移周期和岁差的运动，玄戈、招摇两颗星已经没于地平恒显圈之外了。

彝族先民以"天罡"（即北斗星的斗柄）纪日，十二地支旋转三周的时间正好是陀尼九星轮值四次的时间，为一罡（36 天），两罡合为一煞（72天），而彝族十月太阳历中是通过观测北斗星（即陀尼九星）的斗柄指向将一年分为十个月，一月 36 天，两月为一季，一季 72 天，故木火土金水五季各主 72 天。一季一行，每季统领 72 天，称之为"一行一根本"，类似于《管子·五行》篇所记载的产生于黄帝时代的"五行河图历"。可见，太古时期关于斗九星的观察和记录在彝民族文化中尚有留存，十月太阳历就是中华上古文化中"五行河图历"在彝族中的延续。

在彝族承传下来的十月太阳历中，每月 36 天，以十二属相纪日，分别为虎日、兔日、龙日、蛇日、马日、羊日、猴日、鸡日、狗日、猪日、鼠日、牛日，每月轮回三次，即 36 天。彝医将"十二兽纪日"用于临床治疗，形成具有特色的"医算"诊疗技法。如云南省红河哈尼族彝族自治州高甸村毕摩认为根据十二属相取日熬药和服用，能增强药物的治疗效果。彝医结合十二属相纪日、患者属相以及方位推测患者患病的方位，从而针对性用药，使患者阴阳之气平衡，清浊上下之气顺通。此外，彝医的"十二兽法推算"（称十二属相周推算法或十月太阳历推算法）根据太阳历中的季节和属相日来推算疾病，根据季节与属相日的生克乘侮，推算针刺的禁忌部位，是十月太阳历中的"十二兽纪日法"在彝医临床的具体使用。由此可推，彝族传统医算理论产生可能早于《黄帝内经》的成书年代，而且彝族文化里保留了中华上古文化，秉承了中华上古医药理论。

天文历法是一个严密的数理体系，在这个数理体系指导下，彝族运用五生十成、十生五成、青线赤线、气浊、哎哺、宇宙八卦、天地五行、天干地支、六色、八方位年等属于彝族古代子学范畴的理论，将生命与疾病放入太阳系的时间与空间中探究，认识人体生命活动规律及人与自然社会的关系，并发展出用于预防治疗疾病和保健的各种医疗实践、知识经验和技能，形成上古岐黄和彝族特有的学术内涵。彝族先贤认为五行与六气的发生有关且各有不同的化生。天五行是"天南、天北、天东、天西和空云星日月"，运化出来的是"风、寒、暑、湿、燥、火"六气；地五行"金、木、水、火、土"，运化出来的是"首、萌、长、遍、退、藏"六气；而人体五行是"心、肝、脾、肺、肾和骨、筋、血、心（脉）、肉"，运化出来的是"精、气、津、液、血、脉"六气。天五行、地五行是指天地间之气生化而言，人体五行是指人体内之气生化而言。如果将天五行运化所产生的六气称为天候，而将地五行运化产生的六气称为物候，人体就是处在天候与物候的支配与制约之中，也就是说人体必然受到天五行、地五行的控制。

彝族承袭中原先祖的盖天论模型，通过辨星纪、正日影、定节气的方法，以图影、符号表示天象。在贵州威宁、楚雄武定等地发现的向天坟应该是彝族复制中原先祖观察天象的天文台。向天坟所在的山因均取向南北或北南的

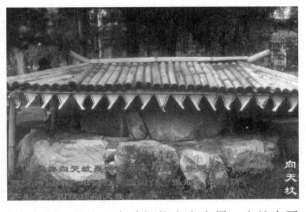

向天坟

方向，便于南向观察太阳运动定冬夏，北向观察斗柄指向定寒暑，它综合了彝族十月太阳历的两种观测方法。彝族先民复制的这种观测方法与中国上古盖天派"面南而命其位以昼参日影，面北而命其位以夜考极星"的观测方法是一致的。白天面南而立，以日出日入定东西方向，晚上以星宿测昏中旦。如美姑县的阿克甲兹，在他家的西山墙旁立了一根竿子，太阳下山时看竿影投在墙上的方位，并作记号，就知道到了什么节令，该干什么农事了，由于他勤于观察，指导别人适时播种，往往取得丰收。《哎哺啥呃》中说："天东天南间，地一块不满；天西天北间，天一盖不合。"其在论风时也说："春令天东在，东风行来呢，夏令天南在，南风行来呢，秋令天西在，西风行来呢，冬令天北在，北风行来呢。"从此论述可看出彝族先民正是以中原上古

盖天论的方法观测天文，与《列子·汤问篇》"共工氏与颛顼争为帝，怒而触不周山，折天柱，绝地维，故天倾西北，日月星辰就焉，地不满东南，故百川水潦归焉"之说如出一辙。

日月的运行变化产生了二十四节气的变化。在彝族地区广泛流传着各种关于节气的顺口溜，诸如"小寒大寒寒得透，来年春天天暖和；小暑怕东风，大暑怕红霞"等民间谚语，从中可窥出彝族对节令的重视程度。《哎哺啥呃》中说："一月三雪白，禾种它见好，似的论的是，雪白人叫好，雪白禾生源。"但是如果"六月中正当，霜赤降之者，什么是的因，师与臣向问（岐黄之问），此之者没有，一会有了呢，德布雨测观，讲他说出道，我观不幸有"。从中可以看出，彝族先民已经认识到夏行冬令或是冬行夏令，都属于气候的异常变化，会带来灾祸，甚至导致疫病的爆发。

据彝文典籍记载，在上古乾阳运年时代（公元前45—前27世纪）已经形成了彝族太阳周天日历，荀阿娄、阿娄朴时代已开始描绘"天星云图"，有了天文知识；三世朴朴苏能时代，就开始绘制地图，有了地理格局；四世苏能拉戛时代，已开始日月历度推算。《哎哺啥呃》第三卷中"哎哺九十根源"讲述了人类产生之后彝族最古老的部落"哎哺"经历了90代的发展过程，通过"心想而口述，眼观而手书"，彝族先民积累了丰富的知识，其中大部分是关于宇宙的知识。如《哎哺啥呃》："十二层天下（日月水金地火木土天海及远近两个小行星带），充满清浊气，产生万物，又不断变化。"据《彝族源流》中记载，在哎哺部落里，有天文知识丰富的娄师颖，有使用文字并写下了无数经典的举哲奢等人。此外，哎哺部落的每个氏族里都有一些"心里想知识，口里讲知识，手里写知识"的人，他们写下了"成千的天文，上万的地理"知识。先民认为大地可以分为九块，"大地有九方，九方为九宫"，反映了彝族先民（上古伏羲时代的中原先人）古老的九州地理观。

彝医认为人的出生时间不同，受天体运转、天文点的影响各有不同，人体内五行元素的多少也就不同，彝医把人作为"天人相应"的"人"进行观察。《宇宙人文论》记载"气三条路""浊三条路"，《哎哺啥呃》中的"一人一宇宙""一姓一宇宙"等，都是关于天人感应的古中医论述。在强调"天人相应"这一整体观念的前提下，又根据个人的五行元素多少，产生疾病的各种因素，进行有针对性的治疗；在这一思想指导下，彝医治病用八卦分析疾病的外因，即时间、季节、气候、外部环境、八方位年；用五行分析疾病的内因，即根据病人的属相、年龄、发病时间、致病因素，分析人体五行的盛衰。在"将生命与疾病放入时间、空间探究"这一学术内涵指导下，彝族对人体生理、病理、疾病、药物的认识已经具备完善的理法方药体系，表现出鲜明的地域特色和民族特色。

成书于清康熙三年（1664）至雍正七年（1729）的彝文典籍《哎哺啥呃》（哎哺即乾坤，啥呃即五行），是经过长期积累形成的，其中包涵着彝族先贤和彝族民众的心血，更是中华上古夏商周文明在"四夷"的原始保留，这一点从其理论的同源性、同质性、同构性上就可以判断出来。在彝文典籍中，河图用彝语"付拖"称谓，洛书用彝语"鲁素"称谓，由天数和地数组成，一三五七九为天数，二四六八十为地数，均可对应空间的东西南北中5个方位，在时间上对应春夏秋冬。《哎哺啥呃》中说："天一而地二，天三而地四，天五而地六，天七而地八，天九而地十，此生根之者。"这说明天数和地数形成的哎哺是万物的根本。又说："天地根本中，五生十成行，十生五成有。"意即天数和地数组成天地万物的根本有两种基本形式，即五生十成和十生五成。作为志书体例，《哎哺啥呃》中没有"河图"和"洛书"的图，只有河图和洛书之数。彝族文化里的河图，外方内圆，一三七九（白圈）为一方，其数二十；二四六八（黑点）为一方，其数亦二十，中十五，共五十五数。洛书外圆内方，圆圈共四十数，圆布其外，一三七九（白圈）为一方，二四六八（黑点）为一方，说明河图藏有洛书之体，但圆中藏方，说明洛书亦包有河图之象。但在贵州毕节发掘的彝文典籍《土鲁窦吉》中有河图之图和洛书之图，两图都用彝文作了标注，结合《哎哺啥呃》的文和数的论述，明显看出：哎哺（清浊、阴阳、表里等）、宇宙八卦、天地五行、天干地支、八方位年这些彝族医学理论脱胎于河图洛书，黑点、白圈，正是阴阳的源头。

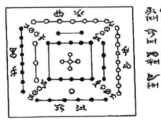

河图五生十成图

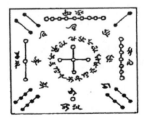

洛书十生五成图

在彝文典籍里五行与哎哺（阴阳）搭配，称为公木、母木，公火、母火，公土、母土，公金、母金，公水、母水，这就是十月太阳历之根。

少数民族地区的天文历法基本上都是上古或中古时代中原地区的历法遗存，如傣族的重要天文历法文献有《苏定》《苏里亚》《历法星卜要略》；彝族有《十月兽历》《定经纬》《遁月时干支》；藏族有《康熙御制汉历大全藏文译本》《汉历发智自在土篇》；蒙古族有《天文学》《天文原理》；壮族有《农事季节歌》《水旱歌》等。

在彝族的天文理论中，青线、赤线是讲哎哺在宇宙间的运行轨迹及运行过程对气候、物候和人体所产生的正负能量。《哎哺啥呃》中说："气腾腾，浊沉沉一对，它俩又相配，青气赤气交，这样了后呢，宇宙四方产，冬春四季生，宇宙八角产，年月八节生，这样了后呢，春生与夏长，秋去而冬分，气转浊而生，一年十二月，八节作的管，春立及春分，夏立与夏至，秋立及秋分，冬立及冬至，天气地气交，天线与地线，中是气浊道，青转赤之路，赤转青之交，日月云星生，产生青赤同，它是这样的。"青线、赤线即古盖天论的七衡六间图的平面投影，也是包括与太阳相关的赤道南北平行着的南回归线、赤道和北回归线之间的七衡六间图。根据十月太阳历，太阳在南北回归线之间往返一次，当太阳交于北回归线时，为阳旦，为夏至；当太阳交于南回归线时，为阴旦，为冬至；南来相交于赤道，为春分；当北往相交于赤道时，为秋分。彝族认为"日月运行、一寒一暑"的天体运动及其产生的气候变化规律对人与万物产生极大影响，它们之间存在着共通的规律。

彝族先民用四条青线、四条赤线和一条虚线（为青红二线交轨之处）共九条线描绘出日月运行的轨道，根据日月在二十四方位运行出入的规律可将一年十二月分为四时八节（即四分四立：立春、春分、立夏、夏至、立秋、秋分、立冬、冬分），并以这九线八点准确地定出二十四节气。《哎哺啥呃》说："青线赤线交，青线是四条，赤线是四条，中是气浊道，九线并行的，东西两天间，日之一周转，月也一运归，二十四节间，一月一节移，一道一径路。"又说："一年十二月，分为八节，春立而春分，夏立而夏分，秋立而秋分，冬立到冬至，此八节相随，天气与地气，交往着在的。"众所周知，万物的生长壮老已、生长化收藏都必须遵循二十四节气，也就是说万物的生存离不开日月地球所形成的时间、空间之中。从晷影及二十四节气的时间点上，可以看出，彝族这套盖天论体系观测的经纬度实际上是在中原腹地，在云贵之夷是不可能有这样数据的。

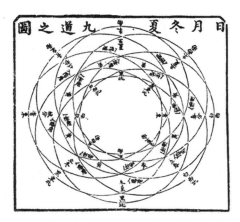 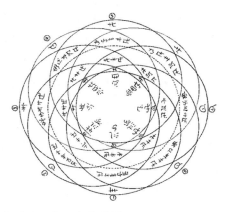

月行九道（晚清重刻版）与清浊二气运行轨道图

注：左图表示月球轨道的长轴逐渐向前移动，在 8 ～ 9 年之间（实际为 3232.575 日），先后通过远地点的 8 个位置（图上最外侧的突出部分）。"九道"当然是由一条线旋绕而成，而不是分开的 9 条线，但此图是按汉代传下来的古法画出的。

右图表示阴阳二气的升降引起地上的寒暖变化。在一气中，气的运动有 8 条轨道，由此产生地上气候的八节变化。

夏至和冬至时，彝族会举行一年中最盛大的两个星回节，其时间"以六月二十四日为年，十二月二十四日为岁首"。两个新年所处季节一寒一暑，分别代表一年中最热和最冷的时候。冬至夏至，寒暑交替，千古不变，在于太阳在南北回归线之间的无限循环。这体现出彝族将一年之中寒暑（阴阳）的转换，概括为"首、萌、长、遍、退、藏"。冬至阳生，冬月生天气一，腊月生天气二，意味着阳气起头故称为"首"，以此类推直至"藏"。从彝文记载的"'气浊'运行图"中可以看出气浊的界限、天地的界限、八个天（气）候和十六个地（物）候的界限，对人类的生长发育、生老病死有着最直接的干扰，且是疾病群发的主因，气主宰一切，生命源于此，万物枯荣源于此，冬至主生，夏至主死。彝医理论认为每一卦（或者每一卦位）各代表太阳在不同时期的运动活动状态，此过程可以用卦代表（具体参见《古中医天文学·无极之镜》）。这就是青线、赤线对生命的意义。这两种线也是古盖天论中产生太极图的七衡六间图中最重要的两种线。

纵观彝族先贤对历法的研究，在其历史上曾经使用过五种历法，分别为人体历法、十八月历、十月兽历、十月太阳历和十二月历，但最为成熟和系统的是十月太阳历和十二月历。彝族十月太阳历产生历史可追溯至乾阳运年时代并使用于夏朝，后来由于通用阴阳合历历法（即十二月历）后，十月历才逐渐被人们遗忘，但至今在彝区老人间仍然广为流传。十月太阳历的观察与月亮无关，是通过观察太阳运行而来，因此被称之为十月太阳历。上古神话《山海经》中《大荒四经》中的每向七山，共二十八山，实为上古时期先民古盖天论观日测影的大地标杆。而"夸父追日"也不是真的追赶太阳，实为追赶日影罢了。扶桑十日、后羿射日等等与太阳有关的神话，实际上都是十天干的历法演义。

20世纪80年代，刘尧汉、陈久金、卢央等结合文献记载和田野调查对彝族十月太阳历做过详细研究。彝族十月太阳历将一年分为10个月，共分为五季，分别以木金（铜）水木火命名，一季有两个月，以公母区分：一月叫土公月，二月叫土母月，三月叫铜公月，四月叫铜母月，五月叫水公月，六月叫水母月，七月叫木公月，八月叫木母月，九月叫火公月，十月叫火母月。每个月36天，每季72天，每年共360天，另有5至6天为过年日，不计在一年之中。如果加上过年日则每年共365～366天，若遇到闰年则为366天。

彝族以日月运行之理为纲纪，揭示万物在宇宙间消长进退和对立统一规律。彝族先民运用"遮辞""尼能"标度日月星辰的运行，以此把握天体对人体及万物的影响。正是掌握了寒暑、昼夜、荣枯、生死的变化规律，彝医提出了"人辰""轮必孜""血峰"等概念，在治疗疾病时须注意人体在不同时间的气血盛衰变化。彝医在治病时通过"盛衰"推算以便有针对性地采取有效的调整和预防措施，如彝医将盛衰年分为衰年（月、日）和盛年（月、日）两种。衰年（月、日）推算即预测人体功能处于虚弱、低下的状态时间为何年何月何日；人体的盛年（月、日）推算即预测人体功能处于旺盛、有余的状态时间为何年何月何日。

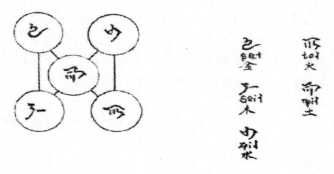

彝族天地五行

彝文典籍运用一二三四五六七八九十这十个数字，以奇数代表天数，偶数代表地数，描述天地万物的生成关系，不是天生地成，就是地生天成。其中，尤其强调生数五的重要性，凡是成数都必须在生数的基础上加上五，体现了土生万物的作用。《哎哺啥呃》中说："上古气与浊善聚，天地形海溢，如时的之中，天白地黑间，倾斜的在着，天地头尾转，日月云星从，人类未产生，又是一番变，天地权掌同，此从远之后，天一头为立，天二尾为立，天三左为立，天四右为立，天五足为立，天六手为立，天一而地二，天三而地四，天五而地六，天七而地八，天九而地十，此从远之后，天生二十五，地兴乃三十，冬春秋夏易，四季为之立，天东天西间，四万八千度。"从上述文字可知，一三五七九为天数，二四六八十为地数，天数之和二十五，地数之和三十。

彝族先民运用天数地数与方位相结合，以"五生十成"和"十生五成"表达和反映天体运行及其气象变化的规律。"五生十成"和"十生五成"两个图，以白圈代表天数一三五七九，以黑点代表地数二四六八十，与历法有密切的关系，它的十个数就是我国彝夏十月太阳历的十个月。"五生十成"演化了十天干的运行及其与阴阳五行相结合的化生规律，代表十月太阳历；"十生五成"演化了十二地支的运行及其与阴阳五行相结合的化生规律，代表十二月历，一年十二月，分为八节，春立而春分，夏立而夏分（至），秋立而秋分，冬立到冬分（至），确定出二十四节气。在五生十成和十生五成中，数五居中，五行属土，凡生数必加五方能为成数。五生十成，其天数二十五，五其五；地数三十，六其五。五居一三七九之中间，六居二四八十之中间，故五为生数之主，六为成数之主，故而万候之数离不开五和六。从"十生五成"可推导出四条青线、四条赤线和一条虚线组成的气浊运行图，在此图中，中为气浊道，其也寓五之数。实际上"五生十成"和"十生五成"这两个图，就分别是河图、洛书。

"十生五成"用天数地数议论气候发生之次序，以"阳老阴老分，阳少阴少辨"，以及四正之阳统四隅之阴，反映物候的荣枯变化和人体的盛衰变化，就与气浊有关联。人居天地之中，无不受到五运六气的影响。通过气浊才能维持人体生命，"五生十成"和"十生五成"中证实，哎哺依赖气浊的升降运行，主导气候、物候和人体生命节律，没有气浊升降，就没有春温、夏热、秋凉、冬寒，何来人体的首、萌、长、遍、退、藏。从"五生十成"之数来看，以天数一三五七九顺时针旋转，地数二四六八十逆时针旋转，列出次第。《哎哺啥呃》中说："这五生十成，体为天白取，属相左转转，体为地黑取，属相右行行。"其又说："天一头为立，天二尾为立……天生二十五，地数为三十，冬春夏秋易，四季为之立，天东天西间，四万八千度，天地头尾转。""左转转""右行行""天地头尾转"表示左旋则木火左升，右转则金水右降，旋者由下而上，转者由上而下。

　　彝族先贤对天文历法的理解，也继承了《素问》中五脏各主72天之说，"戌方管十八天，在酉亥之间；丑方管十八天，在子和寅之间；辰方管十八天，在卯和巳之间；未方管十八天，在午和申之间；每个月分两个节气，一个节气十八天"。此天文历法基础与《素问·太阴阳明论》"脾者，土也，治中央，常以四时长四藏，各十八日寄治，不得独主于时也"的理论来源完全相同。在彝文典籍《突鲁历咪》中，将360°圆周分为四个象限，每个象限90°，每个象限再划分为两个45°，代表每个节气主15天，三个节气共45天，以之而定四时八节时度。如此精确的历法和金木水火土、肺肝心脾肾、眼耳口鼻舌有机地联系于宇宙八方之中，把宇宙、天地、日月、人体联系在一起掌握其运行规律，这不就可以掌控和调节人体的医算体系吗？

　　《哎哺啥呃》在论气浊六条路时肯定了"人体的气，七门之上生，肠大肠胃间，挤底之上生"。从"五生十成"气浊运行的原理来看，春夏之物候表现为"首、萌、长"，即"木火左升"的过程，指上一年入藏地下的阳热之气开始释放的过程。对于人体，同样也表现为阳气释放的过程。秋冬的物候表现为"遍、退、藏"即"金水右降"的过程，《哎哺啥呃》说的是"收气是的呦，万类昏沉沉，气退土洞藏"，即地面上的阳热之气潜藏于地下。这一升一降，升主春夏之发生；降主秋冬之收敛。如果这个过程的任何一个环节发生异常，即应当"气腾腾"向上升时却表现为下降，应当"浊沉沉"下降时却表现为上升，就违背了气浊原有的运动规律，这对于人体是极为不利的。

　　"十生五成"中白圈、黑点的排列，意为"阳运阴中，阴包阳外"，天数地数平均搭配，以示阴阳之互依互存，永远守恒。众所周知，"十生五成"表示的是四季的变化规律，结合气浊运行图来看，"两线相并行，青转赤相聚，青转赤相交"，说的是四条青线、四条赤线围绕中间的气浊道从左至右运行产生四时八节的规律。一般来说，青线、赤线处于吻合状态时，人的身体相对和合安稳，青线、赤线处于相互交叉状态时，人的身体会处于相搏状态，此时的人体极不稳定，很容易患病。《哎哺啥呃》中"肾水直上冒，头火下而降，水之火不过，金与木不合"，说的就是人体生理过程违背了气升浊降的规律。正常状态下，肾水上行，心火下降，则水在火上，水才能气化，违背这个规律则水火不交，金木不和，则会产生病理改变。《哎哺啥呃》写出了这些病理改变可以通过面部看出，即"有无循环，历来看面部"。

<h3 style="text-align:center">清浊二气理论总结表</h3>

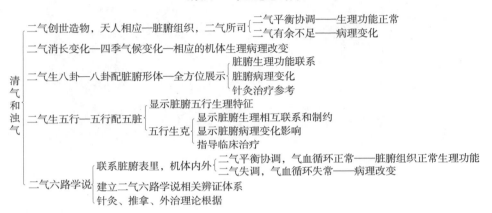

彝族先贤用清浊二气代表阴阳二气，可以形成四季变化，可以形成八卦变化，可以形成五行变化，可以形成三阴三阳六气变化，一一与人体感应。宇宙八卦即哎、哺、且、舍、鲁、朵、哈、亨，代表火、水、木、金、山、土、石、禾八类物象，并可分为四组：哎哺、且舍、鲁朵、哈亨，说明每对事物之间存在阴阳对待关系，其实表达的是哎哺关系的拓展演化。故彝医认为哎哺是父母，且（中男）舍（中女）、鲁（长男）、朵（长女）、哈（少男）、亨（少女）是哎哺所生之子女，这从另一个层面说明世间万事万物均是由哎（天）哺（地）产生和演化，不是天生地成，就是地生天成。

<h3 style="text-align:center">《周易》《宇宙人文论》《西南彝志》的八卦对照表</h3>

《周易》	卦画	☰	☷	☳	☴	☵	☲	☶	☱
	卦名	乾	坤	震	巽	坎	离	艮	兑
	卦象	天	地	雷	风	水	火	山	泽
《宇宙人文论》	彝文								
	卦名	哎	哺	且	舍	鲁	朵	哈	亨
	卦象	火	水	木	金	山	地	金	木
《西南彝志》	卦象	火	水	木	金	山	土	禾	石

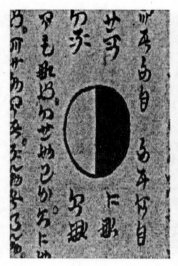

哎哺图

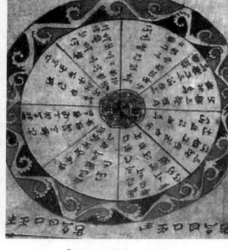

彝族"八卦"方位图

　　中华传统文明中的十天干，是甲、乙、丙、丁、戊、己、庚、辛、壬、癸，由于它与自然界中的日地黄道相关，与十月太阳历相关，所以称为天干。《哎哺啥呃》的原文汉读音是"遮、辞、逼、审、克、启、吕、惠、逗、夺"。翻译过来就是"甲与乙，丙与丁，戊与己，庚与辛，壬与癸，成了五行，产生天干"。从以上文字可以看出，在五行与天干的关系中，木主甲乙，管东方；火主丙丁，管南方；土主戊己，管中央；金主庚辛，管西方；水主壬癸，管北方。彝族地支十二属相，是子、丑、寅、卯、辰、巳、午、未、申、酉、戌、亥，代表 12 种动物。彝文典籍里把十二地支称作"十二尼能"，其排列顺序是虎、兔、龙、蛇、马、羊、猴、鸡、狗、猪、鼠、牛。"尼"指家养动物，"能"指野生动物。在彝族文化里的含义不仅仅局限于人的属相，而是把十二尼能与宇宙八卦配合，与天地五行配合，与哎哺配合，可以推导出若干生命理论。五行与地支结合，或者把五行分公母，再与地支结合可以推算疾病盛衰态势和预后。

　　天干地支用来表示年、月、日、时顺序，六十年为一甲子年（即一轮）。《哎哺啥呃》说："甲乙春令司，春是风来主，丙丁夏令司，夏是暑来主，庚辛秋令司，秋是雾来主，壬癸冬令司，冬是雪与霜来主，雪霜冬界定，天时地刻，无错的作立。"又说："天干分六轮，管宇宙四方，宇宙的东方，六甲六乙管，宇宙的西方，六庚六辛管，宇宙的北方，六壬六癸管，宇宙的南方，六丙六丁管，宇宙的中央，六戊六己管。"又说："一月三十夜，六元为用管。"万物的生成不是天生地成就是地生天成，五居天数之中，为生数之主；六居地数之中，为成数之主。天地各配上哎哺，则以十天干和十二地支表达个体的年、月、日、时属相，通称"八字"。故彝医在临床治疗中常结合患者的盛衰年、盛衰月、盛衰日、盛衰时来选方择药。

另一种组合方式是按生成数形式进行组合：甲、乙、丙、丁、戊为生数，己、庚、辛、壬、癸为成数。这是从所主关系讲，五生十成中的一与六，二与七，三与八，四与九，五与十表达了生与成的关系。从"天一地六水，地二天七火，天三地八木，地四天九金，天五地十土"的排列次序看，五位相得各有所合，甲与己相合，乙与庚相合，丙与辛相合，丁与壬相合，戊与癸相合。《素问·天元纪大论》也说："甲己之岁，土运统之；乙庚之岁，金运统之；丙辛之岁，水运统之；丁壬之岁，木运统之；戊癸之岁，火运统之。"天干与五运的关系是结合日月列宿表达五行之气化而运行于天的规律，反映了天体运行对万物的影响。可见，彝族医药继承了《运气九篇》在万物生成方面的理论体系。

在《哎哺啥呃》中说："人未产生时，人影先之产，人生肾先产，肾与脾一对，壬与癸来抚（壬癸养肾脏），戊与己来掌（戊己养脾脏），后产心之灵，丙与丁来抚，后产肝与肺，甲与乙来抚，庚与辛来掌，人影产样了，人是个人，人一半不足，动会饭不吃，命有水不喝。"由此可以看出：胚胎产生之初最先产生肾，且肾与脾具有先后天关系；肾由"壬与癸来抚"，脾由"戊与己来掌"，心由"丙与丁来抚"，肝由"甲与乙来抚"，肺由"庚与辛来掌"，说明肾脾心肝肺各有所主且各分阴阳，阴生五脏，阳生六腑。人秉大气的水气而生肾和膀胱，秉大气的土气而生脾和胃，秉大气的火气而生心和小肠，秉大气的木气而生肝和胆，秉大气的金气而生肺和大肠。人秉五行之气生，故疾病的产生与五行之气相关。

《哎哺啥呃》说："十二层天下，充满着清浊气，又不断变化。子丑寅卯，辰巳午未，申酉戌亥，成十二属相，在天地十二方，主管天地事，产生了生物……"彝族先民运用十二地支将地域划分为十二个标准位置，称为"十二层天下"，以便于在不同地域能准确观察日月，并以尼多（老阳）、尼少（少阳）、能多（老阴）、能少（少阴）表达日体离地面的远近，从而推算每年六气的变化规律。彝医认为人体如同自然环境一样，以阴阳气数的多少作为调节功能，从而与自然环境动静涨落保持一致。因此，彝族十分重视节气的变化，以天气和地气的多少表达阴阳气数的多少，以"首、萌、长、遍、退、藏"六气予以概括。冬月和腊月归为"首"，正月和二月归为"萌"，三月和四月归为"长"，五月和六月归为"遍"，七月和八月归为"退"，九月和十月归为"藏"。《素问·天元纪大论》其实也说了同样的道理："寒暑燥湿风火，天之阴阳也，三阴三阳上奉之；水火土金水，地之阴阳也，生长化收藏下应也。"人体六气的阴阳气数多少变化规律具体表现在脉象和血峰、人辰上。《二十八穴针灸》中说："初一血峰在拇指中，初二血峰在肩背后，初三血峰在头内……"血峰在何处，在施用针灸治疗时就应该避开血峰所在的部位。《热审查》就是根据星宿将人体穴位分为 28 个部位，用十二地支进行推算后用于指导针刺和用药。

关于五行的配属，《天文志》说："哎哺根本定，清浊气变化，五行才产生，金木水火土，遍及地面上，一行居一地，各有其根本，五行中的木，主管天北方，五行中的土，主管宇宙中央。"《西南彝志》谓"天的五行是金木水火土，人的五行是心、肝、脾、肺、肾"，认为肺属金，肝属木，肾属水，心属火，脾属土。五行学说与人体脏腑组织配属的临床意义表现于两方面。其一，阐明五脏的生理功能，认为在生理上，肺肝心脾肾五脏分别具有"肃杀、生发、炎热、厚重长养、寒凉"而与五行相应的生理特征。其二，由脏腑间的生克关系推测病情的传变和发展变化，如脾病极而传肾，出现土克水脾肾同病的症状，临床可见食少乏力、泄泻、腰痛、少尿、水肿等症。其他如《宇宙人文论》说："若是肾水往上泛滥，与心火不相容，就形成头痛发热"，属水克火的病变。在治疗上，《启谷暑》认为"心火足，则胃得其养"，乃火生土的治疗观点。五行生克理论，对脏腑的病理变化及指导临床治疗具有重要意义。《宇宙人文论》的二气六路学说类似中医的经络理论，认为"人体的气，连通七窍，和胃肠间，直达脐底……不断循环着，肾水上升，头火下降。……六路清浊气，心肝脾肺肾，都在人体中"。可见，彝医的阴阳五行、藏象经络学说与中医实属同源。直至解放后的 60 年代中期，楚雄州禄丰、楚雄、双柏一带的彝族群众在婚丧嫁娶和节日活动中仍流传着"东方甲乙木，南方丙丁火，西方庚辛金，北方壬癸水，中央戊己土"的唱段，男女老少皆能背诵，可见其影响之深远。

《哎哺啥呃》说："哎宇宙之者，肠大其之生，肠大十二掐；哺宇宙之者，肠白其上生，二十四节如，二十四弯是；且宇宙之者，人心共来生；舍宇宙之者，人肾其来生；鲁宇宙之者，人胃其来生；朵宇宙之者，人肺其来生；哼宇宙之者，人胆其来生；哈宇宙之者，人肝其来生。人类产的得，智者是与观。脑髓要之呀，肾水气藏脾，七门与相生，肠白肠黑间。人个气者呢，七门之上生，肠大肠胃间，脐底之上生。气之路三条，先之路一条，心白之中经，次之路一条，体之喉上经，七门之上生；后之一条路，肺上之经，肾水中之生。浊之路三条，末之路一条，根尾侧上经，头顶上之越，鼻底下之生。次之路一条，胛节顺之经，脑髓中之生，首之路一条，肾水中之漫，肾腹上之经，头顶上之生，源源循环呢，肾水直上冒，头火下而降，水之火不过，金与木不合，五之相合者，脐底往之上，动动而弹弹，无循无经根，古今其面看，看来的是了。其根我来写，其命我来说，人类身体中，气血经路是，气浊路六条，肺肝心喉肾，其不知的怕，论的抄之放，此凡读人呢，请的学着吧。"

气三条通路对比表

气三条通路	《宇宙人文论》	《西南彝志》	《人文志》	《土鲁窦吉》
气第一条通路	脐底→心脏	心脏	心脏	心脏
气第二条通路	脐底→胃→整个消化道	经咽喉→七窍	肝→肺	肝肺
气第三条通路	脐底→肺→肾	肝→肺→肾	中焦	中焦

浊三条通路对比表

浊三条通路	《宇宙人文论》	《西南彝志》	《人文志》	《土鲁窦吉》
浊第一条通路	脐底→肾→腹→头顶	尾根→头顶→越过头顶→鼻下	中焦→血海→头顶	中焦→头顶
浊第二条通路	脐底→肩胛骨→脑髓	肩胛→脑髓	脑髓→臂膀	臂膀→脑髓
浊第三条通路	脐底→尾门→尾根→头顶	肾→腹腔→头顶	尾根→头顶→耳底→脐底	尾根→头顶→鼻下

通过比较可以看出，气三条路讲述的均是"脐底"与五脏的关系，浊三条路讲述的均是"脐底"与脑、骨髓、肩胛、头的关系；表达的是升降过程。从"五生十成"中所说的五藏气化功能"心位于上，肾位于下，肝位于左，肺位于右，脾居中位"来看，气三条路强调的是脾为气运行的关键所在，而肝之左旋则能助推脾之运化功能，肝升脾运则气路无病。正如《素问·经脉别论》中所说："饮入于胃，游溢精气，上输于脾。脾气散精，上

归于肺，通调水道，下输膀胱。"两种医学有不谋而合之意，正是彝医源于古中医的证据。

从时间看，时分五行，日分五行，月分五行，年分五行。从空间看，天有五行，地有五行，人有五行，物有五行。人体的血气盛衰，人体内哎哺（阴阳）是否守恒，首先要看啥呃（五行）的运化输布状态。与其说五行对应五脏，不如说五行对应的是人体在特定环境下全身气血的运动变化状态。人体同于天体，与万物的生长状态节律一致。彝医遵循以五行论治，以五行论药，就是彝医药的特色所在。《彝族星占学》上说："彝族关于人体疾病的星占术……，此种思想却保留在彝族医药中，而且逐渐更加精微了。将人体节律与季节联系起来不再是迷信，而是一种科学的探讨了。"

彝医理论认为每一卦（或者每一卦位）各代表太阳在不同天体位置的运动状态，其过程可以用卦代表。《哎哺啥呃》中讲，夏天之令主南，其火热之气经由秋天之沉降，"气退土洞藏"，热气藏于地下，称之为"藏气"。经过冬天的潜藏到春天时升浮于地上，出于东方，称之为"生气"，因此是为"春令天东在，万类青油油"。如果阳气运动变化的过程出现异常，特别是夏天的"漫气"在冬天没有得到收藏，如果冬季没有霜雪和严寒，阳气浮越于外，人体亦会受到影响，春季则好发"风邪染疾"等系列病症，包括风邪染疾全身无力、风邪染疾不省人事、风邪染疾起挖疼瘙痒、小儿风邪染疾和水逼伤寒，等等。《哀牢山彝族医药》就较为详细地记载了此类病症。在《素问·四气调神大论》中强调四时阴阳是"万物之根本"，从之则治，逆之则乱。经文提出春应养生气，夏应养长气，秋应养收气，冬应养藏气。从而进一步提出了"春夏养阳，秋冬养阴"这一顺应四时养生的重要原则。我们可以看出，彝医的"生气""藏气"理论完全继承了上古中医经典《黄帝内经》的衣钵。

彝族的医算内容主要根据太阳历和阴阳历，来推算病人年龄、禁日、衰年；它的内容在彝族历算书《库什特衣》中有记录，而较有代表性的则是云南双柏《看人辰书》和四川凉山的《医算书》两部彝文文献。彝族《医算书》采用古彝文记述了彝族先民的医算知识，是典型的彝族毕摩（巫醫）文献。彝文文献源自于彝族毕摩（早期为部落首领，后期为专职念经大师）传统文化，大多数文献掌握在彝族毕摩的手中，彝族毕摩被认为是彝族的知识分子，彝族社会不论行身立事、生产生活都离不开毕摩，"生离不开毕摩，死也离不开毕摩","兹来毕不起，毕起兹不吉"（土司来毕摩不起身，毕摩起身就伤土司），彝族毕摩典籍是彝族文献最为重要的组成部分，在彝族的文化传播中也最具有权威性。彝文文献"抄本"多由毕摩世代传抄流传，装帧形制多为一侧加木棍而成卷轴装册，绝大部分"抄本"无撰抄的署名、年代，一旦旧书破损后即重新抄录，旧书则送往崖洞任其腐烂。因旧书被不断替换废弃，原书的成书年代难以考证。

"医算类"彝族医药古籍大约有六种，但在前人整理研究中大多将此类书籍归为占卜类彝文古籍，未列入医药古籍之列。事实上，"医算"的概念在彝文医药古籍中是被认可的，彝语称之为"拃数"，意为"推算"或"预测"，是彝族古代医药理论中重要的部分，也是彝医的特色。云南省红河州在调查彝文古籍时就发现了大量占卜类书籍，达 300 余部，将这些古籍划分为星相占、命占、病占、吉凶占、亡魂占等类别，对疾病进行占卜的古籍是其重要部分。《医算书》提到组方用药要注重卦象、卦位、五行与人体脏腑对应的关系。《医算书》《戈泽特依》与《看人辰书》等彝族医药古籍列出每天的禁刺部位和时辰。

"医算"是彝族先民将天文历法知识运用于推演生命节律和防病治病等周期性的一种方法，它将生命运动与天体运动相结合，反映了彝族先民对"哎哺""五行""八方"等医学相关理论的认知和说理，体现了彝族先民朴素的"天人感应"医学思想。《医算书》中记载"根据年岁推测疾病及其预后情况""根据十二属相推测疾病及其预后情况""根据月相盈亏推测疾病及其预后情况""根据星宿的天文历算"等，与《彝族毕摩百解经》相应部分的内容有近似的描述。

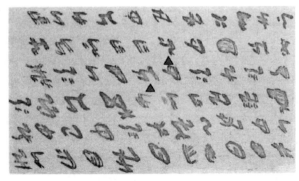

《医算书》局部（第 33 页，第 54 节）

清代的彝文

《医算书》做为彝族毕摩的典籍，内容涉及面极其广泛，如年岁测病、命宫测病、十二属相日病历法测病、年份得病测算、月份得病测算、十二属相吉凶测算、生死日测算、朔望月得病测算、十二属相得病生死测病、命运运气测病、女人魂魄测算、男人魂魄测算、调和经、兴家人丁测算、女人命运测算、搬家择日测算、雷击吉凶测算、死后变术测算、命运性格测算、二十八宿星测算、朔望月吉凶测算、祭送凶险测算等内容，主要包括彝族毕摩对生命、疾病、生死与属相、年龄、月相等周期之间关系的测算。彝族古医认为人的本命、年岁、岁位按照八个方位进行周而复始的运转，《医算书》较为详细地描述了从出生一岁到七十岁的生命周期内罹患疾病的可能性。

医算是彝医预测疾病和生命周期律的一种主要方法。彝族医算，是古代彝医将天文历法和知识运用于推算人的生老病死的一种方法。他主要解决寿命的测量，疾病的预测，以及生命周期性节律的计算。医算主要依据太阳历和阴阳历来推算患者的年龄、禁日、衰年。例如年龄的推算，彝族太阳历是完全用"十二兽"来表达的。这十二兽为虎、兔、龙、蛇、马、羊、猴、鸡、狗、猪、鼠、牛。凉山腹地居住的一些彝族老人，几乎不知道现行的公历和汉族惯用的农历，同时也很难回答出他是出生于何年何月何日这个问题，但是，他们却能准确地说出自己的岁数。秘密就在于他们所使用的是十二兽纪年的太阳历。用这种方法，只须牢牢记住一个字就行了。这个字便是自己出生之年的属相。因此，十二兽法推算年龄的意义，就在于解决了彝族医算书中有关生命长度的度量这个首要问题。老彝医张之道就深谙此道。

《医算书》提到组方用药要注重卦象、卦位、五行与人体脏腑对应的关系。彝族医生将寸关尺三部脉的沉浮情况与三焦五脏六腑病证相互对应起来，判断患者疾病情况。将寸、关、尺脉用"沉浮""阴阳"配以八卦卦爻画阴阳，就出现乾、坤、坎、离、兑、艮、震、巽等八势脉，其中乾坤两脉为绝症死亡之脉，其余六势脉依五脏六腑分别进行对号排列，就能找到病症所在。如寸、关、尺脉出现浮、浮、浮的，俗称三强脉，预示多为不治之症，如癌症、肝硬化晚期等。寸、关、尺脉出现沉、沉、沉时，为阳虚水肿，说明病人已病入膏肓。如切得寸、关、尺脉为沉、浮、浮，为兑卦，得病理应为上焦虚寒，受风邪，中焦、下焦阳火躁动，阴阳不调，经络不畅，为头痛风寒食积之症。

如四川凉山发掘的《医算书》，以医算的方法认识疾病发展规律，是彝族医药的重要内容，根据彝族十月太阳历推算人的年龄、禁日和衰年，同时书中记载了丰富的医药知识和系统的针刺时日与禁忌思想；该书还涉及 12 种药物，其中动物药 9 种（其中胆类 7 种），植物药 1 种，矿物药 2 种；主要阐述针刺与放血疗法，记载治法 8 种，如内服、外擦、滴液、熏蒸等；此外还记载了许多治疗疾病的方法，如内服麂胆、猴胆、熊胆或大蛇胆治尾椎骨痛，饮金（或银）烧红后淬过的水或吃麂胆、獐（或牛）胆治咽喉病、腰部伤痛，吃青蛙治疗乳痛、乳头病痛，外擦骡子药（骡宝）治太阳穴痛，内服杉木鱼（羌活鱼）胆治疗胃脘痛，用熊胆点眼治疗眼睛伤痛等方法。云南双柏发现的《看人辰书》也有专篇论述禁刺的时辰和部位等内容，明确指出："在所禁忌日子针刺时，要注意碰着人辰而发生意外。"这实际上就是古中医的人神禁忌理论。

通过将八卦、八方位、十二尼能、五行和六色结合起来，推算和预测人体的生命节律是彝族医算的主要特点，主要包括盛衰年、盛衰月、盛衰日、盛衰时辰等。每个人的盛衰年、盛衰月、盛衰日、盛衰时辰通常是用五行来推算的。年、月、日、时与五行的关系，古时候是用一整张被称为"春牛图"的"历书"来表达的，彝族人家一年一张，规规矩矩地贴在正房中堂右侧的板壁上，识字的人只要抬头一看，上述涉及的内容就可以一目了然，当年雨水多寡，年成丰歉，疾疫平安都可预先得知。彝医在治病时通过"盛衰"推算以便有针对性地采取有效的调整和预防措施。如彝医将盛衰年分为衰年（月、日）和盛年（月、日）两种。衰年（月、日）推算即预测人体功能处于虚弱、低下的状态为何年何月何日；人体的盛年（月、日）推算即预测人体功能处于旺盛、有余的状态为何年何月何日。

"十生五成（洛书）"以分布在四正的天数和四隅的地数表达了八方、八节的观念。八方配上八节则可知某时令所旺的时间和空间情况，而人体同样受到时令的影响，特定时令在人体特定部位的气血较其他部位更加旺盛。此时，气血旺盛的这些部位是不能针刺的，否则人体气血受到折损，后果不堪设想，彝族传统医药将这些部位确定为禁刺部位。在许多关于针刺内容的彝文典籍中，都强调针刺时要结合八节推算人体气血旺盛所在部位，这些部位称之为"哎哺合体""血峰""人辰"。有个彝语"轮必孜"的物质存在于人体，彝医解释是"哎哺合体"。这个"轮必孜"没有固定的形态，不停在人体里转动，据说一天在一个部位，当天是碰不得的，否则就会发病，对这一点需要进一步研究，才有可能揭示其本质。

诸如人在一年中立夏后，一月中朔月后，一日中的午后，精神就差。而一年中的立冬后，一月中的望月后，一日中的子时后，精神就振作。这一萎一振，对彝医理论而言，其实就是哎哺论的内容，也是破解人体消长进退规律的依据。彝医认为并非所有部位在任何时候都能针刺，并将某些特定的日子定为"禁日"，根据"十二兽历－阴阳五行－八方位"之间的对应关系，推算人体在每月的三十天之间的不同变化，以便掌握人体的禁刺部位。针刺的"禁日"被彝医称为"戳戈忌"，意为在禁日就不能碰着"人辰"，否则人体可能发生危险。《看人辰书》《戈泽特依》《医算书》《二十八穴针灸》《库霍》等彝族医药古籍均记载了针刺的禁刺部位。《二十八穴针灸》强调人体不同部位的"血峰"随着时间的改变而不同，如果针刺的部位是"血峰"所在的位置，则会发生致命的危险，因此要用"历算"进行推算以避开这些特殊的部位。《千金药方·针刺宜忌》中也指出："人神所在，并不可针灸及损伤，慎之。"若将《医算书》同《千金药方·针刺宜忌》比较，可发现彝汉禁日日序完全相同，禁刺部位有不少相同或类似。可见，彝族针刺禁日同中医学的"人神日""天忌日"就是一回事。

发掘于云南楚雄的《看人辰书》系统记载了针刺禁日的内容。《看人辰书》明确指出："在这些日子针刺时，要注意碰着人辰而发生意外。"彝医常用阴阳历推算禁日，按每轮三十日计算，从初一到三十每一天都有禁刺的部位，例如足踇趾在初一为禁针刺部位，脚底板在初二为禁针刺部位，脊部在初三为禁针刺部位。《看人辰书》禁日推算的方法有两种。一种是按照十二兽法，即太阳历中的春季禁猪鼠，夏季禁虎兔，秋季禁蛇马，冬季禁猴鸡，即"扎针日，正月、二月、三月，人辰日属猪日，属鼠日。四月、五月、六月，人辰日属虎日，属兔日。七月、八月、九月，人辰日属蛇日，属马日。十月、冬月、腊月，人辰日属猴日，属鸡日"。另一种是按照每月三十日的阴阳历，从初一到三十日来制定的。根据十二兽法以春夏秋冬四季和阴阳历每月三十日，推算人体气血旺盛的部位，提出针刺的禁日和禁刺部位。

发掘于四川凉山的彝族医药古籍《医算书》中记载的禁刺部位遍及脚掌心、手掌心、心口、头盖骨以及胸、腹、腰、背、腿、臂等全身主要部位。《看穴位书》在"针刺禁日"方面主要表现在两方面。一是"每月初一至三十日内针刺要注意的穴位"，如初一在脚指、初六在手背、二十二日在手掌心、三十日在脚板心等，不能在该穴位针灸；二是"禁止针灸的日子"，书中认为这一天人的穴道经脉密集，容易出错，如春三月的猪日和鼠日，夏三月的虎日和兔日，秋三月的蛇日和马日，冬三月的猴日和鸡日等。据彝文医药古籍《库霍》记载："初一在足跗趾，初二在脚掌，初三在臂部，初四在腰部，初五在大腿部，初六在手背部，初七在腹部，初八在肺部，初九在膝关节，初十在肩部，十一日在腹部，十二日在颈部，十三日在舌，十四日在胸廓，十五日在全身，十六日在胸部，十七日在大腿，十八日在腹部，十九日在下肢，二十日在脚掌心，二十一日在手拇指，二十二日在手心内，二十三日在头顶，二十四日在手背，二十五日在脚背，二十六日在心窝部，二十七日在腹肌，二十八日在腹腔，二十九日在脚、腰部，三十日在脚掌。"

彝医古籍所载针刺禁日、禁时与禁刺部位表

禁日	禁刺部位					禁时	禁刺部位
	《医算书》	《看人辰书》	《二十八穴针灸》	《库霍》	《千金要方》		《戈泽特依》
初一	脚心、脚背	足跗趾	拇指	足跗趾	足大趾	全天	右膝关节
初二	心口、内外踝	脚底	肩背	脚掌	外踝	全天	左腿上
初三	手掌心腿肚子	臀部	头内	臀部	股内	早晨	左手肱骨
初四	腋窝、膝关节	腰部		腰部	腰部	早晨下午	胸部、右腿
初五	臂膀、大腿	大腿部	口腔内	大腿部	口舌咽、悬雍垂部	全天	左肩
初六	眼睛、腰部	手背	拇指内	手背部	足小趾	早晨下午	小手指、大拇指
初七	瞳仁、肩胛	腹部	肚子内	腹部	内踝	早晨下午晚上	头左侧、腋下、肘部

续表

禁日	禁刺部位					禁时	禁刺部位
	《医算书》	《看人辰书》	《二十八穴针灸》	《库霍》	《千金要方》		《戈泽特依》
初八	腹股沟、肩项	肺部	小手指内	肺部	足腕部	早晨、下午	左手、右手
初九	头盖骨、肘关节	膝关节	坐骨板上	膝关节	臀部	早晨、下午	右耳、左肘
初十	胸廓、手掌心	肩部	腰椎、脊内	肩部	腰背	早晨、下午、晚上	左腋窝、右肘、小腹
十一	嘴、喉结	腹部	脚板内	腹部	鼻柱	早晨、中午、下午	左腋窝、左胲骨、左肘
十二	大腿内侧，后颈椎	颈部	耳内	颈部	发际	早晨、下午	手、肘
十三	头顶、眼珠	舌	牙内	舌	牙齿	早晨、下午	心窝、右腿
十四	咽喉、耳朵	胸廓	肋骨内	胸廓	胃	全天	胸部
十五	颌骨、上颊、头部	全身	头项门、百会穴内	全身	遍身	全天	右脚颈
十六	乳房、乳头、头部	胸胁	脚踇趾边	胸部	乳房	全天	胸部
十七	小腿肚、耳朵	大腿	腋窝下	大腿	气冲	全天	腹部
十八	膝盖、眼珠	腹部	骨内	腹部	腹内	全天	胸部
十九	腕、肘、肩、桡骨、颈椎	下肢	脖子内	下肢	足	全天	大腿
二十	头顶、喉结	脚掌心	肚子内	脚掌心	膝下	全天	大腿、左胁
二十一	腰、手掌心	手拇指	小手指内	手拇指	手小指	早晨、下午、晚上	右脚、小腹
二十二	会阴部、肘关节	手心内	肩背后	手心内	扶兔	全天	胸部
二十三	太阳穴、肩项	头顶上	颈椎骨内	头顶	肝俞	全天	右大腿
二十四	小腿骨内、肩胛	手背	左手掌心内	手背	手阳明、两胁	全天	右脚
二十五	尾椎骨、腰部	脚背	左脑、耳后根边	脚背	足阳明	早晨、中午	右肩、右脚

禁日	禁刺部位					禁时	禁刺部位
	《医算书》	《看人辰书》	《二十八穴针灸》	《库霍》	《千金要方》		《戈泽特依》
二十六	眼睛、大腿	心窝部	心门边	心窝部	手足	早晨、晚上	右肘、小腹
二十七	腹股沟、膝关节	腹部表面		腹肌	膝	全天	小腹
二十八	眉棱骨、小腿肚	腹内	眼内	腹腔	阴	早上、下午	右肘、小腹
二十九	腋窝、内外踝	腰脚	手指内	脚、腰部	膝、胫、颞	早上、下午	肚子左右侧
三十	舌头、脚背	脚掌	脖子边	脚掌	关节下至足心	早晨、中午	头上、肋腔右侧

彝族古代天文典籍《土鲁窦吉（宇宙生化）》记载："这月亮之女，属于天地间，会动的根源，有明有暗时，贤人观察后，述它有根源。"彝族先民首先注意对月亮圆缺的观测，并运用月亮圆缺的节律（属于太阴历范畴）来诊治疾病，认为人体气血的盛衰与月亮的圆缺变化有关，人体生理病理活动节律也与月亮的圆缺变化相应，《医算书》也记述了这种节律性的变化，这些都是关于日干支得病的测算。

关于禁日的推算：禁日，彝族称为"戳戈忌"，意为人体可能发生危险的日子。这里所指的"禁日"是专指医算方面。彝族先民的针刺是一种针刺与放血相结合的疗法。彝医发现人体不同部位对针刺的反应因日子不同而变化，有时甚至可发生致命的危险，因此要用历算来掌握和避开这些日子。所以，禁日就是禁止针刺人体或人体某些部位的日子。

八方位年：是指东（布多）、东南（鲁呼底）、南（依姆）、西南（约色古）、西（布切）、西北（启呼底）、北（依巫）、东北（启色古）八个方位的记年。彝族习惯将周围分为八个方向，即东方、东南方、南方、西南方、西方、西北方、北方、东北方，根据日出入的方位和河流的流向，又称之为日出方、日入方、水头、水尾、狗方、牛方、羊方、龙方。八是彝族年龄基本数据的最大阶段，过彝族十月太阳年时，需要推算忌日，以便安排过年日。这个忌日的排列是以八年为一个阶段。彝族认为，不管男女，生命过程均以八年为一个阶段，为一龄。《哎哺啥呃》上说："一人一宇宙。"凉山地区彝族先贤留下的书中记载：人体生命过程受到一个严谨的生命历系统的制约，这个系统的内容像一个圆形的盘，这个盘就是人体与宇宙相互对话的"钟"，人们可以用它做人体质量、人体对风邪毒的亲和力、排斥力以及人体对环境敏感度的测算。不同体质的人对相同风邪毒的易感性不同，对同一疾病的易患水平不同，就源于所处的生命阶段不同，这就是通常说的"各人的命不同"，也就是"一人一宇宙"的含义。

在实际应用中，"八方位年"用于十月太阳历纪年。对于人体来说，过八年，为一龄，过八龄（64 岁）为一世。前四龄是人类的体能逐渐上升期，后四龄是人类的体能逐渐下降期。八龄也就是人生的八个阶段，男女都一样。文中所说的"钟"，就是八方位年，女性从北方逆时针转动，男性从南方顺时针转动，数到三十岁后第一次与衰年位置相遇，就是人一生中的第一个病危年。宇宙、天地的运动是无端无极的，人类的生命是有端有极的，八方位转一圈，一次生命年也就快到终点了。

关于衰年的推算：十二兽纪年法在彝族医算中最有意义的运用，便是推算生命中的周期性衰弱时间，从而使人的生命过程呈现一种以八年为周期的节律性变化。衰年，就是在"十二兽年－阴阳五行－八位年"这个系统中，所推算出来的生命节律中人体表现衰弱的年份。在这种年份中，机体抗病力下降，容易患病和受伤，且伤后不易恢复。故衰年又叫危险年。只要衰年一过，人体机能便又能恢复。这就是彝族医算书中衰年的概念。衰年的推算方法是，按照年岁推算法，男性起始年岁均按照生年属相顺序以顺时针依次类推，女性则以逆时针顺序依次类推。按照生命历的推算，一个人当他出生后，便按以十二兽顺序排列的"年"增长看岁数。当他 30 岁之后，生命周期开始出现较明显的节律性变化。这种变化的发生随着个人属相在生命历上的位置不同而有早有迟。但第一个衰年的出现总在 31 ~ 38 岁之间。此后，每隔八年，这种周期性衰年便会重现一次，而且越来越明显。彝医《医算》中的生命周期节律，以八年为一个周期，与中医《黄帝内经》的记载相通。《黄帝内经》中的"五八、六八、七八、八八"描述男性生命过程的变化，与彝医《医算》八年周期律的变化是一致的。在成年人，生命过程大约每隔 8 年，便有一个全身机能处于低潮的衰年。这个衰弱之年，是生命危险年。其时的抗病力降低，病后恢复较困难和缓慢，精神较为紧张，容易发生各种意外的事故和疾病，甚至治疗也显得困难，表现在对针刺、药物以及其他疗法均易发生变态和危险反应。

在推算年方位时，男性1岁（虚岁）从南方位顺时针转位，每移一个方位便为1年，人则为1岁，旋绕1周，便为9岁（8+1）；旋绕2周为17岁（8×2+1）；旋绕3周为25岁（8×3+1），以此类推。如：1岁（南方）-2岁（西南方）-3岁（西方）-4岁（西北方）-5岁（北方）-6岁（东北方）-7岁（东方）-8岁（东南方）-9岁（南方）。女性转动方位与男性相反。女性1岁从北方开始，逆时针方向转位。出生方位：在推算出生方位时，从女性（母亲）年方位1岁从北方开始，向逆时针方向转位，每年转一个方位，母亲的年方位就是当年生下儿女的出生方位。如：母亲25岁时生下儿女出生方位是北方，26岁时生下儿女出生方位是西北方，以此类推。在《彝族医药》中记载：无论男女，在61岁时是最容易受伤及发生疾病，且容易出现生命危险及死亡，是固定的危险年，而且认为61岁时比其他任何岁数都危险。如1971年10月出生的男性，其生年属相是猪，第一个衰年出现在36岁（2007年），下一个衰年就是2015年，等等。

十二属相与第一次衰年出现的对应关系表

十二属相	虎	兔	龙	蛇	马	羊	猴	鸡	狗	猪	鼠	牛
第一次衰年方位	西南	东	西	东北	北	东北	西南	东北	东南	西北	西南	北

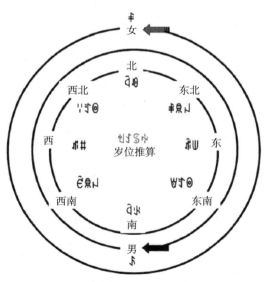

男：从南方开始，顺时针方向推算；女：从北方开始，逆时针方向推算

年岁与方位推算示意图

四川凉山发掘的彝族医药手稿中有一张彝族"生命历"系统示意图，说明了人体与出生年月（属相）、所处环境（包括方位、日光、植物、矿物等）的关系，通过八卦、五行、八方位、六色、十二尼能、天干地支以推测患病的病因、病机，从而区分疾病的种类、来源和性质。推算宇宙（外因）与人体（内因），形体与脏腑、脏与腑、脏与脏、腑与腑、形体与官窍、病根（因）与病路（机）、气血运行、脉络循行、药材属性、组方下药等情况，从而辨析病路和确立治法。其推算疾病的方法和步骤：女性以北方为起点，逆时针旋转进行推算；男性以南方为起点，顺时针旋转进行推算，以推算年龄、本命所在的方位，预测疾病产生的原因。图中相对的两个方位表示易受另一方邪气的侵袭，以圆圈中心的九宫格四条线表示。卢央也谈到："至于人的生命，人的五脏六腑还是由八方八卦（彝族八卦）形成的……，因此，彝族人体宇宙观里有三个最重要的因素：清浊二气、五行和八卦。"

　　彝族医在"医算""六气辨病"和"五行辨病"理论指导下组成该病人服用的药方，并不是固定的"百人一方，千人一剂"。彝医运用天干地支纪日月星辰，论五运六气的运动变化，天体运行及其产生的气象变化不同，一年的四时八节温、热、凉、寒不同，一月中的首尾、朔、望不同，一日又有十二时辰的区别，通过"眼观五色，耳听五声，鼻息五气，手摸五膝"，察气之多少，辨形之盛衰，因而需要做到"方随症变"，根据生命体的内外环境择药配方。在各种关于临床各科的彝文医药典籍中，在某一病症群下通常会罗列一些对相关病症都能兼顾治疗的药物而组成"大方"，临床上彝医会根据患者的实际情况，通过辨析气浊路，根据阴阳五行、干支河洛、五运六气治疗原则和组方原理，对这些药物进行选择和配伍而组成"小方"。

　　彝医药以日月运行之数理为纲纪，揭示万物在宇宙间消长进退和对立统一规律，这种"以太阳论万物，以天文论人文""以天体论人体，以五行论五脏"的思维方式是彝族医药继承古中医医算体系的核心思想，是彝族传统医算医学理论的重要来源和子学基础，使得对医学观察的感性认识得以概括、抽象，形成把握事物本质和规律的概念、判断和推理，对气浊、哎哺、天地五行、宇宙八卦、青线赤线、五生十成、十生五成等概念的深入分析，是解读彝族对健康和疾病的认知方式的重要途径和切入点；与疾病相关的占卜和历算的彝文古籍，书名多以"测病"进行命名，疾病占卜和丧葬这两类彝文古籍运用彝族十月太阳历、八方位年对疾病进行占卜病因，并为亡灵作祭献药。通过分析和阐释彝医对疾病和药物的认识等内容，可以彰显其医算优势和特色。

彝族传统医药知识体系包括核心理论、中心学说、应用技术、轴心药物、明传医训等内容。核心理论包括生命、脏腑、气血、气浊路、精神意念、疾病与病症、病因病机、诊病断病、治则治法、养命养性、五运六气等内容；中心学说包括气浊学说、血气学说、人天学说和意念学说等四个学说；诊疗技术涉及七门六路、四腑四胜、七孔二窍、四肢百骸和肌肤毛发等方面；将内科疾病的发展规律概括为三病、八位、二症、七十二候等。三病分别为疾病、食伤、痈疡疮毒三类，且按照八卦卦位"哎哺且舍鲁朵哼哈"可以具体定位为大肠、小肠、心、肾、胃、肺、胆、肝；定位后要详分病在血还是在气，以别血气二症，治疗方案要确定是先治气还是先治血。彝医的医技医术包括"五技""十术"和"十二法"。"五技"包括骨伤医治、敷贴疗法、针刺放血、挑疹、刮疹、放血疹和鼻内给药；"十术"为吹喷术、拔吸术、气浴术、水浴术、发汗术、熏洗术、拍打术、按压术、结扎术和埋药术；"十二法"包括年月历算法、生辰历算法、孕产历算法、耳背测病法、疾病部位推算法和疾病预后推算法等医算体系。

在早期彝文医药典籍中，从事彝族医药活动的主要有三类人：一类是彝族的祖先，通过类似神农尝百草的方式积累了大量药物知识，如彝族祖先英臣什诺；一类是代代传承医术的世家，如古代略氏家，略比尔玉媜既能打卦占卜又能医治疾病；一类是在不断劳动实践中积累医药经验的劳动人民，此类在彝文古籍中最为多见，记载较多的为牧人，其中以女性居多。如古代彝族炼丹术创始人徐玉波及其女儿徐玉阿梅（详见《挖药炼丹》）。毕摩在进行作祭时，必有一场"献药"的祭仪。据统计三分之一的毕摩是草医，且存在另外两种情况：一种是祖上为毕摩，后来绝传了，但毕摩神一直供奉着，后嗣当了医生，彝民认为有毕摩神保护的医生能治好病；另一种是毕摩家族中，有的做毕摩，有的当医生。并且可以证实的是，彝族的毕摩神谱中有一位药王神，各地毕摩都奉药王神，说明在彝族毕摩中是比较重视医药的，医术是其掌握的重要技能之一。彝族医典《寻药找药经》中也有天君（指首领）、天臣（指头目）、天师（指祭师、毕摩）的记录，有关毕摩的称呼就有鬼主、耆老、奚婆、腊摩等多种，毕摩和毕摩神的角色实际上就是古中医的天毉概念（具体见《古中医学术史·天毉之门》）。

如毕摩"瓦期"是凉山彝族地区常用的一种古老的诊断方法，即用鸡作为疾病的诊断和治疗媒介，毕摩通过一定的"念颂咒语"形式使被诊察者的病变部位及疾病外观在鸡的相应部位或脏器上显示出来的一种诊断方法，犹如现代医学中影像学 B 超、X 线检查定位，同时也是一种治疗疾病的方法。毕摩认为经过一次或几次的"瓦期"仪式，可以把病人体内的病变驱除到鸡体上，从而起到治疗疾病的作用，病人就会痊愈。现代医学日新月异，但大多数彝族仍通过"瓦期"来完成对疾病的诊断和治疗，特别是边远地区，毕摩"瓦期"较为常见，甚至在乡卫生院内也常见毕摩的"瓦期"。他们有时对医院诊断的结果产生质疑时，就用"瓦期"来证实自己的疾病，结果毕摩通过"瓦期"诊断的病变器官及病变部位与现代医学影像学诊断大多相同，这使当地医生们大感不解，深感不可思议。医生们戏称这种方法为"彝族 X 光检查"。虽然毕摩的"瓦期"不能用科学完全解释其合理性，至少毕摩懂得解剖和诊断，与现代医学的解剖学和诊断学有交叉点，认为鸡的解剖结构与人体大致相同，在长期的医疗实践和经验中，使人们看到许多由彝族毕摩"瓦期"诊断和治愈的患者。

毕摩对精神病、癫痫病、难产病人采用挂铁链（沈火丁）方法，先将铁链置入火中烧红，毕摩念"防烫经"，双手拿起铁链挂于病人脖子上，病人不会烫伤，且能治愈病人。毕摩经过长期的锻炼，具有"特殊功能"，能念"防烫经"，病人不会烫伤。这是现代科学无法解释的人体现象。自 1899 年至 20 世纪初，在河南安阳小屯村的殷墟中，发现了 16 万片甲骨，其中已知的含有卜病内容的为 323 片，415 辞。从甲骨文中的卜辞来看，殷商时期人们就认为疾病是天神所降或祖先作祟，或是由于蛊毒为害。

相比于中国医学，其实其他民族也都经历过类似的思想演进，都经历过所谓的"魔术医学"阶段。如古埃及医学，同样认为治病需要依靠祈祷或请一些僧侣医生，古埃及的最著名的医生是医神伊姆荷泰（Imhotep），传说可以包治百病，还能够守护死去的灵魂。亦同古代中国一样，一些切实的经验性医学知识积累也同样隐藏在迷信的外衣下。再如巴比伦和亚述，他们是在公元前 3000 年末到公元前 2000 年初进入奴隶制社会的，他们的一个显著特点亦是带有迷信色彩的，就是重视"占星术"，认为人体的构造符合天体的运行，人体是小宇宙，自然是大宇宙，天体自然的运行对于人的疾病、祸福都会产生影响，这同中国古代的五运六气天人观是很相似的。古印度吠陀民族认为疾病起于恶精，而治疗是善精的力量，当时一般僧侣多兼医生，直到婆罗门时代，医学才逐渐离开巫僧独立。同时代的古希腊，在荷马叙述特洛伊战争的史诗《奥德赛》（odyssey）中，也曾出现医疗巫术、念咒驱邪的治疗方法。鉴于上述彝族毕摩的诊断和治病方式，现代医学认为的"迷信"和"唯心"却是值得深入思考和明辨。

《查诗拉书》是一本流传在哀牢山区彝族村寨中较为完善的殡葬祭词，包括释梦篇等 15 篇，各篇为毕摩颂词，系统地介绍哀牢山地区彝族丧葬习俗。书中论述不少彝族医药知识，对儿童生理、一般疾病与药物治疗、尸体防腐处理等内容进行论述。《尼苏夺节》意为彝族创世史诗，全诗由 10 个神话故事组成，包括开天辟地、战胜洪水猛兽、栽种五谷、发展生产、婚姻恋爱、音乐舞蹈、金属采炼、彝族风情、伦理道德和创造文字等，描写了上古彝族人民的历史发展过程，本书虽然是史诗，但也记载了对疾病治疗的知识。在我国古代巫与医二者为一体，即一身兼二职。《论语》中说："南人有言曰：'人而无恒，不可以作巫医'。善夫！"《史记·日者列传》引当时博士贾谊所言："吾闻古之圣人，不居朝廷，必在卜医之列"。从孔子说的"巫医"与贾谊提的"卜医"可以看出古人是将巫术与医术都视为治病手段的，彝族继承了上古中国的医算传统，也是如此。最早的目录学书籍《七略》在"方剂略"下将医书分为四类，即医经、经方、房中、神仙 4 类，可见早期的中医也是将巫术视为诊疗手段之一。巫医结合是医学发展过程中的必然阶段，而且现代中医所理解的"巫觋"与迷信、唯心根本就不是一回事，那完全是天人合一框架下的天人之学。巫觋在上古是属于社会精英、科学家、酋长、认识天地自然规律的"得道者"，医算是其中的理论核心部分。

彝文经卷《作祭经》中的《献药经》，是有关人的生老病死的一个部分。它从死者的父母结合、胎儿发育、幼儿成人，一直叙述到年老病故。书中穿插着许多医学思想，疾病的名称，药物的采集、炮制、煎煮、配合以及大量动物药和一些植物药的疗效功用等珍贵材料。《作祭经》中的《指路经》则由追忆亡人、送魂、招魂、指路几个部分构成。经书虽然是描写一个人的生平活动，但从医药学的角度看，它还提供了彝族医学中接生与保健、人体发育、对疾病社会原因的认识、求药及医算的治疗观以及药草的采集等极有价值的记录，对研究古代彝族医药知识和医学理论有十分珍贵的价值。

彝文医药典籍《启谷暑》，该医书共分五门，三十八类，二百六十三个方剂。其中内科门有传染病类和呼吸、消化、循环、泌尿、生殖、精神等七类七十六方；妇科门有调经、带下、妊娠、产后、乳症、杂病等六类四十方；儿科门有传染病、胃肠炎、疮积、杂病等四类十九方；外科门有痈疽、结核、疔疮、梅毒、疥癣、黄水疮、跌打损伤、虫兽伤、破伤风、烫火烧伤、头面疮、肾囊、疝气、杂症等共十二类七十七方；五官门有割疮、眼病、口齿、咽喉、鼻病等五类五方，全书学科体系成熟、完整，标志着彝族医药学已经发展到一个较高的水平。

爨蛮时期名医辈出，有史可查的有孟节、杨广和、杜清源、杨法律、杨正保等。公元 225 年（蜀汉建兴三年），诸葛亮率军平定云南，因瘴疫所侵，战斗力大大降低。孟节使用韭叶芸香草施治获全愈，在《滇南本草》中有"昔武侯入滇，得此草以治烟瘴"的记载。杜清源为医学世家，"杜清源祖父杜朝选，世居点苍山花甸哨。祖辈以牧猎为生，兼通岐黄。至其父杜允忠，允忠常觅药十叶榆，与段府名医杨广和善交，常为广和寻找诸药而懂药千余种，并通药性"。此外，还有段府名医杨广和、南诏医官杨法律和杨正保的事迹和病案在《大理古佚书钞》上也有记载。

公元 749 年和 754 年，唐王朝分别命何履光、鲜于仲通率大军，"征天下兵十余万"，抵达南诏，均全军覆没，仲通仅以身免。李密阵亡，被俘的士兵，全落籍南诏，其中有不少人原是工匠，习医者自不在少数，成为南诏医药发展的主要力量。宋元时期，上自国主及贵族，下至普通百姓，常常通过官方及各种民间渠道来学习中原的文化，大理国主派遣使臣高泰运到宋朝廷求书，"求经籍得六十九家，药书六十二部"。这些书籍对于彝医后来的医药发展特别是医药理论的完善起到了重要的作用。中医医算自是其中一项主要内容。

明、清时期，朝廷对云南的统治更是苛刻，为了灭绝云南少数民族文化，采取了很多残酷手段，"傅、蓝、沐三将军临之以武，胥元之遗黎而荡涤之，不以为光复旧物，而认为手破天荒，在官之典籍，在野之简编，全付之一炬"，迫使少数民族文化消失，医药也几乎濒临灭绝。明朝军队攻下云南后，大量移民到云南，在云南腹地实行大规模的移民屯田，先后迁来云南的汉族人口总数远远超过当时云南境内人口最多的少数民族；大大压缩甚或限制了云南土生土长的属于先秦古中医的同一医药理论体系的彝族医、白族医、纳西族医。为了区别于金元四大家流派之后的"儒醫"，他们将世代秉承的本民族文化，以家传、口授或师承为主，将先秦古中医在百濮之地流传下来的医药精华精心保存下来。庆幸的是，明末清初精通历算、医算、哲学及医术的知识分子根据记忆断断续续抄录的一些文献，如记载彝医药知识的《哎哺啥呃》《宇宙人文论》《双柏彝医书》《医算书》《启谷暑》等一批彝族医药典籍，在彝族轴心地区的新平、元江和贵州仁怀、大方等地发掘出来。

彝族准塔娃于清雍正年间被召进京城为皇家医病，去世后被云南楚雄彝族人、汉族人尊为女神，建庙供奉。清朝雍正六年创制拨云眼药锭和拨云复光散的通海人沈育柏，清朝同治四年创制黑药、紫薇膏的江川人侯万春、格勒婆，清朝光绪二十一年创制万应丹（无敌丹）的江川人王万禄，清朝光绪三十四年把开设在玉溪的"成春堂"迁到昆明，出售玉溪地产药材的峨山人彭寂宽等，无一不是先秦古中医的遗留——彝医的代表人物。

1914 年曲焕章按照其师父袁恩龄、姚洪钧传授的处方结合滇南彝族医生的配方研制出百宝丹，于 1916 年呈送云南省政府警察厅卫生所检验合格，允许公开销售。1923 年曲氏获赠云南督军唐继尧书写"药冠南滇"的匾额。1926 年，云南地方政权将其定为滇药，当年在东陆大学医学院附属医院成立滇医部，教授滇医滇药，委任曲焕章为滇医部主任。江川人侯万春、王万禄后人也不断完善"云南黑药"的配方，长期经营滇药，如万应丹、紫薇膏等。从此，滇医滇药在全国享有盛誉，驰名中外。中华人民共和国成立后的 1956 年，国家批准建厂生产的云南白药，前身就是曲焕章按照彝医配方创制的百宝丹。

《黄氏圈论》是一本由云南军区预备役师医院院长、彝族医生黄传贵传承并整理成文的民间哲学和医学著作，据传源出于唐末五代时期的福建邵武黄氏家族，以后辗转流传至江西、云南等地，历经 1100 年后，今传至云南昭通市巧家县大药山石包上黄家，由黄氏传人黄传贵凭记忆背诵下来，记述成稿，经过整理而后完成的。黄传贵说，幼时他父亲教给他的时候，点一炷香，让他背，背不出来就打，直到背诵如流为止。他说，那些年做道场，念三天三夜的经，都是背出来的。1988 年 3 月，《黄氏圈论》的医学部分"黄家医圈概论（提纲）"曾由中国人民解放军总后卫生部组织专家论证会论证通过，并以"黄家医圈"公诸于世。

《黄氏圈论》关于以"中生万物"为核心，以"圈、网、族、形、数、向、力、时"为内容的"天地八字"，从哲学的角度阐明宇宙间万事万物和存、相称、离杀、转归的过程，不仅反映了事物的客观存在和内部联系，而且揭示了古典的、灵变的时空观。其"图环命理图"与周易、河图洛书相通，是中国古代数术理论的一种。《黄氏圈论》关于以"万物有命"为核心，以"物、神、性、气、血、道、光、温"为内容的"生命八字"，从生理角度探索人体生命科学的内涵，与中医的经络、脏腑、阴阳、气血、寒热有一定的相似之处。但从整体而言，是阐明天、地、人及其相互关系的有别于传统中医学理论的另一种认知和另一种表述，是传统医学中具有原创性的另一个学术体系。中医界专家们认为，《黄氏圈论》具有一定的哲学价值和医学价值。纵观《黄氏圈论》非儒、非道、非释的理论思辨，而又不乏儒、道、释的学术侧影，这正是《黄氏圈论》具有原创性和独立性的重要方面。同时，方文才、黄传贵等认为彝医和汉医是同源的，具有密切关系，如果将两者的历史医学资料加以对比，可以探索到中医学和彝族医学的渊源，实际上这就是医算的一种体系，只不过黄传贵没有将其完全公开而已。

纳西族、白族、彝族、藏族、水族、拉祜族、苦聪族、普米族、土家族等这些民族的医药都是古中医文明医算体系的遗留，"天子失官，学在四夷"，皆可归纳为"羌藏彝土家医药文化圈"。阴阳五行、干支河洛是"羌藏彝土家医药文化圈"共同的理论核心，阐释不清阴阳五行的理论来源和学术内涵，就无法理解上古先人如何将天文学知识应用于医药体系的构建，就无法说明这些民族医药乃至古中医的科学性和先进性。各民族有共同的渊源，通过彝文、藏文、水族、纳西古籍与汉文史籍的研究，说明四夷之民族与中原文明核心区自古就是文明一体，同源异流，也进一步证明费孝通先生"中华民族多元一体"的格局理论。

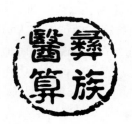

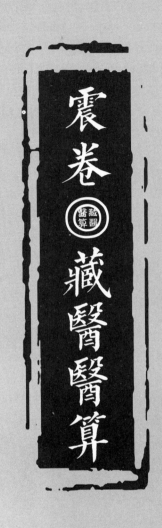

震卷 藏醫醫算

震卷◎藏医医算

　　藏历的正式使用，是在公元1027年（北宋天圣五年）开始的，并流行至今。本来，公元前1世纪藏族便有了自己的历算法，那就是以月亮的圆、缺、朔、望来计算月份的苯教历法，那时的新年初一，相当于现在的藏历十一月一日。西藏的天文历算是以古老的物候历为基础，以从印度传入的《时轮历》为主。还有一本古老的历算书叫作《纺织老人月算》，详尽地总结了当时藏族人民丰富的生产经验和天文历算知识。后来，文成公主进藏，带来了许多经书典籍，其中天文历算的书籍对原始藏历的完善和发展，起了重要的作用。这时，新年日期的确定，已从月亮的亮度进步到以星辰为主要依据，即以鬼星的亮度、位置为标准。但是，新年还是现在藏历的

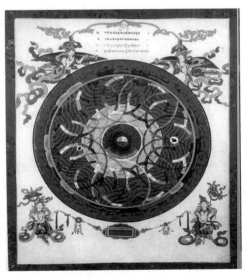

藏历图

十一月一日，并吸收了从汉地传入的《时宪历》的部分内容而形成了自成体系、独具特色的历法，并逐渐完善成为今天的藏历。

藏历采用时轮制的纪年法，把天体分为十二宫，即白羊、双鱼、金牛、摩羯、双子、狮子、巨蟹、宝瓶、人马、室女、天蝎、天秤，用十二属相配五行纪年，以十二年为一小循环，六十年为一大循环，称为一"绕炯"（即一时轮）。第一"绕炯"是从公元1027年丁卯年（丁属火，卯为兔，藏历又称火兔年）开始的，这与汉地农历的纪年法相似，属相也一致。一时轮相当于一甲子六十年。藏历不仅预报下一年度是否风调雨顺，是否有旱灾、雪灾或地震，而且连某日有雨，每一天的吉凶都一一标明，同汉地的黄历宜忌吉凶相似。那曲藏医院预报1986年间藏北的三次地震，大体时间和方位都很准确，主要是根据天象历法预报的。

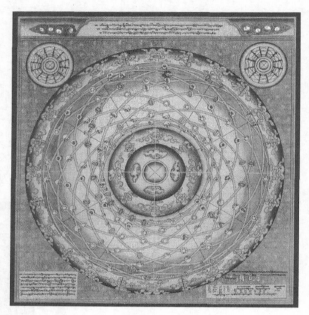

藏历时轮纪年图

公元6世纪，从汉地传入藏区医学和天文历算。7世纪，文成公主入藏，带来了"四百零四种病方，五种诊断法，六种医疗器械"，以及4种医学论著，如《门介钦莫》（即《医学大全》）等。在公元7世纪宇妥·宁玛云丹贡布编写了藏医经典名著《四部医典》《历算山尘论》等诸多著作和天文历算著作，在藏医经典著作《四部医典》中，记载有四季脉象与五行生克的关系，认为"有算必有医""医算不分家"，医学与天文历算学是有因果关系的。在其丰富的内容中，许多地方贯穿有天文历算的原理，培养了无数藏医后续传承人才，同时藏医九圣和历算七圣也分别在藏医和历算方面颇有建树。公元8世纪，金城公主入藏时又带去了许多医药人员和医学论著，并把其中一些著作译成了藏文，如《索玛拉扎》（即《月王药珍》）等。在公元11世纪初，内外结合的时轮法（《时轮经》分内、外、密三部，而外时轮主要讲述宇宙的结构、行星运转、星座的位置、五行生克等天文学内容，内时轮主要讲述人体的构造、脉络、气息的运行等医学内容，秘时轮又称别时轮，主要讲述通过内外结合而达到修佛、成佛的密宗仪轨。尤其是内时轮讲人体的生理形成、胚胎发育、病理病因、诊断治疗以及人体内脉息运行的规律。可以说，时轮金刚密法正是将较为先进的天文历法和医学知识相结合，才在藏传佛教中拥有了至高无上的地位，这种分类法也是《黄帝内经》《黄帝外经》的分类法）在青藏高原广为传播，使藏医和历算的关系更为密切。随着藏医和历算的进一步深入研究，藏医形成了强苏二派，历算也分为粗普两派，就不同学派学者的身份而言，多数是佛学家，有的既是藏医学家，又是历算学家。约在 1696 年左右，由著名藏医星算学家第司·桑吉嘉措创建了药王山琉璃光奇妙利众寺，该寺僧徒同样也是主修藏医、天文历算两大课程。第司·桑吉嘉措编著了《蓝琉璃》《秘诀补遗》《历算论白琉璃》《历算答疑》等经典著作，对后世产生了很大的影响力。

གནམ་འཇི་ མིང་	རྒྱུ་ སྐར།	གཟའ་ མིང་།	མཚོན་ པ་བརྡ།	སྐར་ཚོའི་དབྱིབས།
ནག་པ།	角宿	ཉི།	བཅུ་དྲུག་སྐན་མ། ཁྱི་ལྕེ་ཤོ་ག	
ས་རི།	亢宿	ནམ་མཁོ།	རྫུ་ཀི་སྣ་མ། རྫུང་དཀར་ཟླུམ་ག་ཀི་ཏི།	
ལག།	氐宿	ནམ་མཁོ།	མི་ནག། རྫུ་སྐན་མ། དགའ་བོ་རྒྱ་ནག་ས།	
སྨ་ཆོ་མམ།	房宿	ལྷག་པོ།	ཨམྲ་ཏ་དུ། ཨམ་ཙ་སྲོ་བ།	
སྣོན།	心宿	ཉི།	ཉེ།	
སྣུབས།	尾宿	མིག་མར།	སྐྲུ་མ། ཐུ་སོག་མ། དག་ག	
ཆུ་སྟོད།	箕宿	ཟླ།	ཐླ་ག པི་ཏི། སྐར་བདུན།	
ཆུ་སྨད།	斗宿	ལྷག་པ།	ཕུར་བུ་འཛིན། ཏི། རྫུ་ཚོག་སྣ་མ་སྲོག	
གྲོ་འཛིན།	牛宿	ས་ཆེན།	ཐླ་ནག་ག འརྫོག་དྲུག་ཉི། ཚོ་མ།	

གནམ་འཇི་ མིང་	རྒྱུ་ སྐར།	གཟའ་ མིང་།	མཚོན་ པ་བརྡ།	སྐར་ཚོའི་དབྱིབས།
བྱི་བཞིན།	女宿	ཉི་གཅིག་ཨུ།	ཐླ་ཤོ། ཉི་མ་ནུ་མམ། ཤོ།	
མོན་གྲེ།	虚宿	ཉིག་སྟོད།	ནམ་མཁའ་འི་ཐིག ཕོག་སྣ་ག དུ་ནོ་ཉི།	
མོན་གྲུ།	危宿	ཉིག་སྨད།	ནམ་མཁའི་ནོ་ག ཆ་ཤུལ་ཉི་ཕོག	
ཁྲམས་སྟོད།	室宿	བྱ་སྨན།	ར་ཡི་ཤིག་ག གནམ་ལོ།	
ཁྲམས་སྨད།	壁宿	ཕག།	ཡུག་ཕོ་ག སྟེ་ཏི། ཡུག་འཆི་ཉི།	
ནམ་གྲུ།	奎宿	ཤི་རི།	བཅུ་བའི་ཁྱུ་མ། ར་ཙ་ཉི། ཁྱད་པར་རྐང་སྟི།	
ཐ་སྐར།	娄宿	དབྱི་ག་ཙི།	གཡ་གར་འ་ཐུ་ས། ཆ་ལ་ག་ཉི།	
ཐ་ཉི།	胃宿	ཐ་ཉི།	ཀ་གཞེར་རྫེ་མ། ཐི་ལི་ཉི།	

སྐར་མའི་ མིང་།	རྒྱ་ མིང་།	གཟའ་ མིང་།	གཟུགས།	འབྲི་ལུགས།	སྐར་ཚོགས་ཀྱི་དཔེ་རིས།
སྐྱ་ཉ་ཏིག	昴宿	ཏ་རུག	ག་ག་ཀ། སང་ཕོ་ཕྱག། མ་ཏུ་ཏ།	∴
སྨྲ་ཤ།	毕宿	ཏ་ཤ།	ཏ་མ་ཏི། ཉ་རུ་ཤ་མ། ཕྱལ་ཉ་བྱུ་ཏི་པ་ཏ་ཕོ།	
ཤ་ཏི།	觜宿	ཤྱལ་ཏི།	མ་མི་མཐུ། རི་ཏ་ གནས་མ། ཟླ་ཕྱེ།	
ན་ལག	参宿	ནང་ལ།	ཏུ་ག་མི། ཏུ་ག་མི། ཕྱ་རྒྱ་ཟངས། ཏ་ལག་ཏ་ཕོ།	
ཕབ་ཟིན།	井宿	རྒྱ་ལ་རུག	ཕྱུ་མཐི་གཞན་མ། ཟླ་ཕྱེལ།	
རྒྱལ།	鬼宿	རྒྱ་ལ་ཤྲུག	ག་མ་ཕྱ་རྒྱ་ཟངས། ཕྱུ་རུ་ཟླ། ཕྱུ་ལ་པ། རྨ་ཟླ་ཟླ།	
སྐག	柳宿	ཀ།	ག་ཏི་ཤ་རྒན་ཟླ་ཟླ།	
སྲིབ།	星宿	ཏུ་ཆེ་ཟླ།	ཟ་མི་མ་ཕྱུ་མ། ཉ་རྒྱ་ཏ་ལག་ལགས།	
བ།	张宿	ཏུ་རྒྱུ།	ལ་ཟོ་པ་ཟླ་མ།	
ཏ་བྷུ།	翼宿	ཕྱུ།	ཕྱུ་ཟླ། ཉ་ཟླ་མ་ཕྱུ་ཏི། ཟླ།	
མེ་བཞིན།	轸宿	རྒྱ་མི།	རིག་ཕྱེན་འབྲི་ཟླ།	

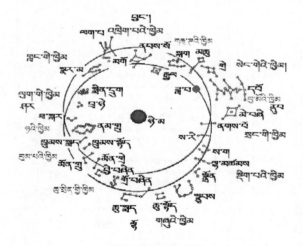

藏医经典古籍节选

1959 年民主改革后，药王山医学利众院与 13 世达赖喇嘛 1916 年亲自下令建立的门孜康合并（现属西藏自治区医院的前身）。由藏医历算大师、13 世达赖喇嘛之御医，著名教育学家钦绕若布出任院长。学院的重要任务是培养和指导医算人员为群众防病治病，遂成为当时培养藏医、天文历算学人才的重要基地。钦绕若布院长所编著的众多藏医历算经典，均由藏医学和天文历算学两部分内容组成，其中著名的《医书汇编》和 7 部《医算书》，迄今作为西藏藏医学院和其他藏医学校教材，沿用至今。

藏族先民很早以前就把藏族文化结构归纳为大小五明的"十明学"，大五明包括工艺学、声律学（语言学）、医药学、心理学（逻辑学）和佛学；小五明包括修辞学、辞藻学、韵律学、戏剧学和天文学。从总体而言，大小五明是属于相互联系、相互依存、相互制约的同一文化。尤为突出的是藏医学与天文历算的关系属"百川异源而皆归于海"之道的"胞系"文化。在天文历算之源本《时轮续部》中，记载有医学等方面的诸多内容。在研究和应用藏族医学时，其科研人员必须具备以天文星算为主的其他门类的文化知识。

在藏医经典《四部医典》后续部第一章诊脉部分中记载："四季脉与五行的推算，时间与五行和脉象结合推算，从五行相生相克的关系算起，春、夏、秋、冬四季分五个时际。春季是一、二、三月；骑士、翼宿、参宿当值，春季三月是植物发芽的时期，也是百灵鸟等鸣叫的时节，七十二天属木，主肝脉，其脉象犹如百灵鸟的鸣叫声，细而紧；其余十八天属土，主脾脉……"对整年季节的变化，五行的相生相克等诸多方面牵扯到天文历算之原理五行学说的部分内容，与中医医算理论完全相同。

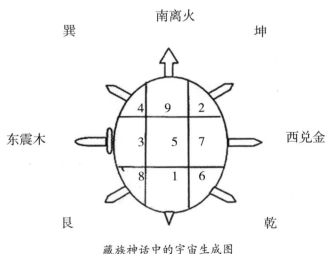

藏族神话中的宇宙生成图

藏医认为三因学说、五元学说及寒热学说组成了藏医药学的核心理论基础。三因即"龙""赤巴""培根"（精气神），五元即"土""水""火""风""空"（五行）。三因是支配人体的七大物质即饮食精微、血、肉、骨、骨髓、精、脂肪的基础，而世间万物皆由五元组成。寒热学说相当于中医的阴阳学说。在生理解剖方面，它认为人的胚胎发育须经历鱼期、龟期和猪期三个时期，这样清楚表现人体胚胎发育过程的理论比西方医学相关研究整整提前了 600 多年。

有关藏文对汉文五行占术语的翻译比较表

八卦 spar-kha-brkyad		五行 khams-lnga		九宫 sme-ba-dgu		十二支（生肖）		十二建除 bdag-sogs-sgyes-smis		十天干	
汉	藏	汉	藏	汉	藏	汉	藏	汉	藏	汉	藏
乾天	khen-gnam	金	lcags	一白	gcig-dkar	子鼠	byi-ba	建	dbang-byed	甲	阳木
坤地	khon-sa	木	shing	二黑	gnyis-nag	丑牛	glang	除	scl-byed	乙	阴木
兑金	dwa-lcags	水	chu	三碧	gsum-mthing	寅虎	stag	满	vgeng-byed	丙	阳火
坎水	khen-chu	火	me	四绿	bzhi-ijang	卯兔	yos	平	snyom-byed	丁	阴火
离火	li-me	土	sa	五黄	lnga-ser	辰龙	vbrug	定	gnas-byed	戊	阳土
艮山	gen-ri			六白	drug-dkar	巳蛇	sbrul	执	srung-byed	己	阴土
震木	zen-shing			七赤	bdun-dmar	午马	rta	破	bshigs-byed	庚	阳金
巽风	zon-rlung			八白	brgyad-dkar	未羊	lug	危	rdzogs-byed	辛	阴金
				九紫	Dgu-dmar	申猴	sprcl	成	sgrub-byed	壬	阳水
						酉鸡	Bya	收	Sdud-byed	癸	阴水
						戌狗	khyi	开	vbyed-byed		
						亥猪	phag	闭	dgag-byed		

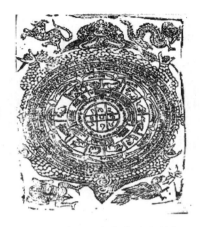

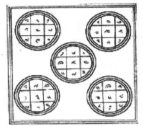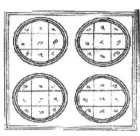

西藏民间占卜盘（木刻）　　　　　　　《白琉璃》中的"飞九宫"变化图

藏医和历算的理论体系，都离不开中医的阴阳五行、九宫八卦学说，五行学说是藏医历算理论的基础，是藏医和历算的基本理论。西藏天文历算学大体上有两种体系，一是五行占算体系，二是时轮历算体系，这两种体系是以两种不同的五行理论为基础的体系。五行占算是以五行即金、木、水、火、土五大元素及阴阳五行、九宫八卦为基本逻辑体系，而时轮历算则是以五大即土、水、火、风、空五大元素为基本的行星历法体系，或者确切地说更多地是以土、水、火、风四大元素为基本天文历法元素的体系。世间万事万物的生化驻灭都离不开这几大元素的作用，这种理论是五行占算和时轮历算体系中最基础、最根本、最普遍的理论，在藏医学体系中，这两种五行理论是并存的，但从整体而言，以土、水、火、风、空五大元素为基础的时轮五大或五行理论自始至终贯穿了藏医的生理学、病理学、诊断学、治疗学和药剂学等整个学科领域，而以金、木、水、火、土为内容的阴阳五行理论，无论在藏医的病理学、诊断学，还是从药物学角度来讲，分析研究和施药的理论基础就是时轮五行历法理论体系。

耳苏藏族信仰苯教，"沙巴"是耳苏人的祭师，必须阅历丰富并掌握苯教（黑教）教派技艺。在民间社会日常的宗教生活中，他们的角色相当于纳西族的"东巴"、摩梭人的"达巴"、彝族的"毕摩"，主持祭祀仪轨。耳苏"沙巴"世代相传，耳苏藏族称沙巴文为"扎拉玛"。"沙巴文"的内容涉及历史、宗教、天象、历法、医药、医算、语言等领域，为民族历史、语言、宗教、古文字起源的研究提供了重要参考资料，是研究耳苏藏族社会的重要文化遗产。目前，除古文字学界而外，很少有人知道耳苏沙巴文的存在。耳苏沙巴文主要流传于四川省凉山彝族自治州甘洛县、木里县以及雅安市的石棉县。沙巴经书基本有两类："米朵曼"（耳苏语），用图画绘制，汉意为巫图，俗称图经。沙巴所用经书主要部分是图经，如开路图经、火葬经、医药经、占卜图、驱鬼经等，图经是耳苏人最原始的记事方式，沙巴通过图经向徒弟讲授沙巴信仰及记事方法；"搓夸拉摩"（耳苏语），用象形文字写成，汉意为沙巴文，是以竹笔或毛笔写在纸上，有红、黄、蓝、白、黑、绿诸色，它的颜色也具有文字符号的含义。

目前藏于耳苏藏族民间的沙巴文本有 4 种形式，第一种是比扑克牌大的纸张，每一张上画有不同的符号，用来算命或占卜。第二种耳苏象形文字文本，其开本与东巴文献一样大小，纸质也类似"东巴纸"。与东巴文一样，图画上涂上了色彩。第三种是传统的藏文，其开本和纸质与东巴文献文本相似。第四种文字类型属于音节文字，但笔画没有彝、汉文复杂，有点像梵文，有专家认为是古藏文。后两种或属后期传入。木里藏区使用沙巴文的现象比较普遍，耳苏沙巴文较之纳西东巴文更具图画性，其形态更古老，通过它也许能够揭示另一个人类文字产生与发展之谜。

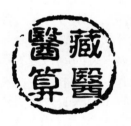

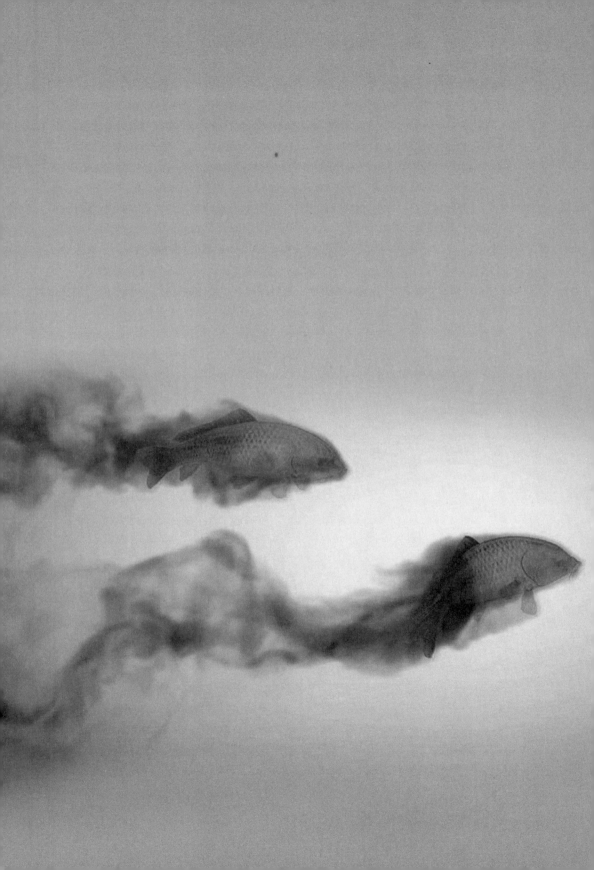

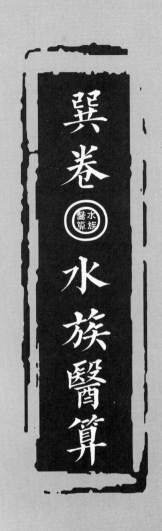

巽卷 水族醫算

水族醫算

巽卷◎水族医算

水族自称"濉"，在中国历史上也曾被统称为"百越""僚""苗""蛮"等，清代中叶改称为"水家苗""水家"，1956年确定族称为"水族"。水族发祥于中原濉水流域及"豕韦"之地，处在夏商周文化圈中。殷商亡国之后，水家先民举族南迁和越人的一支组合成为骆越的一支，在百越之地近千年的生息，留下了百越文化的特征。清咸丰十年（1860）晚清西南大儒莫友芝最早在《邵亭诗钞·红崖古刻歌》中就提出"水书来自夏商周三代"，"初本皆从竹简过录"，"核其篆前最简文"。秦代发兵岭南，水家先民又大规模地溯流迁到龙江、都柳江上游一带生息。秦始皇统一六国，百越地区被纳入统一的秦汉帝国，作为帝国的一部分，其医药的经验很自然被纳入中医药系统之中，从水族《水书》与汉族《易经》的某些承传性和相似性，透射出水族文化与华夏文化的渊源，可以看出水族医药朴素的病因理论与中医药学的同源性与同构性。

水族历法以月相变化的周期定月份，一年分十二个月，以小季种植的月份为岁首（阴历九月），以大季收割的月份为年终（阴历八月），这与秦历以阴历十月为岁首相同，而秦历正是古六历之一的颛顼历。水族历法过年是在阴历九月，各地水族同胞不在同一天过年，而是逢亥日分批过年，这在五十六个民族中是绝无仅有的。水族过年叫过端，端即颛顼历、秦历的正月，为了避讳始皇帝嬴政而改为端月，过端即过正月、过年的意思。水族的服饰多用自己纺织的土布兰靛染成青色制衣，并有一种奇特的印染工艺豆浆染，这也是秦朝所尚的"黑色"，实为蓝黑色。蓝靛自古以来不仅是一种染料，而且是一味良药。早在秦汉时期编著的《神农本草经》记载，蓝靛"味寒，主解诸毒，杀虫歧……久服头不白，轻身"。《本草纲目》"蓝凡五种……，辛苦、寒、无毒"，"止血、杀虫、治噎隔"。水族人民至今还喜欢穿靛染的服饰，因为在上山劳动时手脚被划破、刀割破，穿此颜色的衣服不容易感染化脓，而且可防治身上皮肤疹痒，所以水族称常穿靛染的服饰有"衣疗"的作用，完全继承了秦军的传统。水族在后来发展的过程中，又有不少来自江南、江西的成员融入，形成了水族的共同体。这是水族发展的源起脉络和自称"潍""人潍"数千年不变的历史原因。

至今水族居住的干栏建筑是古代越人"巢居"发展的遗存。在浙江余姚河姆渡吴兴县钱山漾等古越人分布的地区，考古发现公元前5000—3300年的新石器时代遗址就有干栏式建筑遗迹，水族保存和发展了干栏文化成就。水书中记载着水族几千年的文明与智慧。2004年，贵州省荔波县档案局馆长姚炳烈在请教了不同寨子的多位水书先生后，成功破译了河南偃师二里头遗址夏朝陶器碎片上的24个神秘符号，其中有18个与水书完全相同，为水族迁徙历程和水族文字起源的考证和解开困扰我国考古界40多年的关于河南二里头遗址——"夏都"这一千古之谜提供了重要佐

甲骨文、篆字和水族古文字比较表

楷书	甲骨文	篆字	水族古文字
日			
月			
人			
木			
兽			
上			
下			
春			
马			
鸟			
虎			

证。考古专家们"细考其（指水族古文字）字形，竟有与武丁时期之甲骨文极为近似者"，遂认为水族古文字"制造之时代极为古远"，至少与"古代殷人甲骨文之间，当有若干姻缘关系，亦可断言也"。水族古文字"源于《周易》之结绳记事，宋代已基本定形，清代是它发展的鼎盛时期"，等等。

将汉字的甲骨文、篆字和"泐潍"中的水族古文字进行比较，从比较表

可以看出，水族文字与甲骨文同属原始的字型，多以描画事物形状以代其字，往往看见字形就可知道其意义。按照字的"六书"说，以上甲骨文及水族古文字均是象形字，从形状上看都极为古老，极可能是"结绳"文字的新胎及发展。在蒋南华教授和贵州省水学研究会蒙育民副会长的《水族源流考》中，他们通过对水族历史典籍、民俗风情，以及对水族水书、水历等方面进行分析研究和考证，追溯水族的族源认为"**水族是六千年前就生活在荆楚江淮地区的一个勤劳、坚毅、果敢、勇为的古老民族。它的祖先就是颛顼和帝喾高辛时期主管天文历法和水文地理的共工**"。这一分析论断，综合了水族的历史、民俗、水书、水历等方面的证据，将此前的历史学家、民族学家和人类学家对水族源流的论断向前推进了一段。再一次证明了"**天子失官，学在四夷**"的真实性。其实何止上古古文字在四夷，上古的古中医原型也在四夷，甚至是美洲、大洋洲、欧洲、非洲等《山海经》所述的大荒之中。

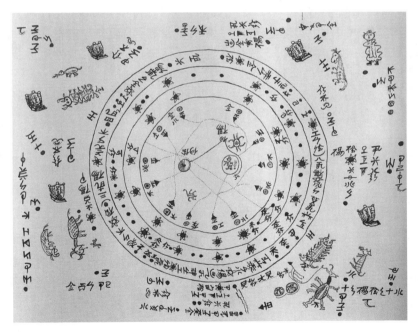

水族流传下来的古盖天图

水族目前约有40万人，90%以上聚居在贵州省境内，主要分布在贵州省三都水族自治县，一部分分布在广西壮族自治区西部。水族有自己的语言，属汉藏语系、壮侗语族、侗水语支，同时也是贵州少数几个有文字的民族。水书是一种类似甲骨文和金文的古老文字符号，水族古文字属上古中原象形文字，是除了东巴文之外又一存活的象形文字。水族古文字从字体结构大致分为三种：第一种类似古体汉字，其中有的是仿汉字倒写或反写；第二种是按物体形象描绘的象形字；第三种是借水语的象形字而表达汉音的形声字；共有近2000个字，以"水书"的方式流传于今。水书记载了水族古代人文、地理、宗教、民族、伦理、哲学、美学、法学等文化信息。

水书是水族古老宗教文化典籍，是水族先民在占卜过程中形成的经典著作，同时也是古人类周易数术文化的唯一遗存。它不仅收录了水族古老的语言文字资料，而且还存录了珍贵的天象、气象、历法、医算及水族人民生产、生活资料以及原始宗教资料。主要文献有《正七卷》《壬辰卷》《春寅卷》《婚嫁卷》《营造卷》《起造卷》《分割卷》《丧葬卷》《祭祖卷》《时辰卷》《星宿卷》《贪巨卷》(贪狼巨门)《巫术卷》《金用卷》《九星八卦卷》《盈亏卷》《九宫飞星卷》《五宫飞星卷》《麒麟正七卷》《正五卷》《九神煞》《日历卷》《甲乙卷》《丙戌卷》《秘籍卷》《渤潍金堂卷》《渤潍寿寅卷》《渤金·纪日卷》《金银》《九星诵读》《庚甲》《挡》《大旺》《万事指明》《通书八贪》《题解书旨》《子午卯酉年探》等，以及《太平卷》中的《子卷》《丑卷》《寅卷》，等等。目前健在的水书先生共有200多位，而深知水书的只有20多位，且大多到了耄耋之年，他们是目前解读水书的唯一群体。

如对一本"祈福祭祀类"中"丧事杀牛用书"的手抄本是这样记录的：

丧事杀牛用书

le¹he⁴hek⁷zm¹la¹u⁴ha³seŋ¹

1933年潘德齐撰，杀牛祭祖，做功德用书；此书共58页，以旺、墓、生年、三合年推日，傩冲年、六十花甲日套七元律，干支年推定吉、凶、日、时方，逢吉日、时、方杀牛则吉，遇凶杀牛则会给家室带来诸方面的灾难。

汉义	水音	汉中古音	汉上古音	汉义	水音	汉中古音	汉上古音
甲	la⁵p?	kʌp	kɐʌp	丑	su¹	thieu	thiɐu
乙	ʔjat⁵	iĕt	iĕt	寅	ji²/jin¹	jiĕn	ʔiem
丙	pjeŋ⁵	pjĕŋ	pjaŋ	卯	ma u²	mɐu	mɐɐu
丁	tjeŋ⁵	tieŋ	tieŋ	辰	san²	ʐiĕn	ʐiən
戊	mu³	mɐu	mɐɐo	巳	ci¹	zia	zia
己	li¹	kio	kla	午	ɳo²	ŋu	ŋa
庚	geŋ¹	kĕŋ	keaŋ	未	mi¹	miwai	miɐi
辛	cin¹	siĕn	sien	申	san¹	ɕiĕn	ɕien
壬	ɳum¹	ɳziĕm	ɳiam	酉	ju¹	jiɐu	ʔiau
癸	kui¹	kiwi	kiwei	戌	hat²	siuet	siwet
子	ci¹	tsio	tsia	亥	ɐ:i¹	ɣoi	ɣe

方位:	东	东南	西	西北	南	西南	北	东北
八卦:	震	巽	兑	乾	离	坤	坎	艮
地支:	卯	辰巳	酉	戌亥	午	未申	子	丑寅
读音:	tsan⁵ hun⁵		toi²		ten²	li²	fan¹	ɕha:ɳ ɡaɳ⁵

水族关于天干地支、八卦的发音与汉中古音相似

据初步考证，水书源于《洛书》，根据《易》卦、星象、五行之理，以五行生克融合于干支，进而推演吉凶，预测祸福，解决疑难。唐代以后，《水书》又受到了五行术、星象占卜、奇门遁甲、道家的诸多影响，成为一种独特的珍贵文化遗产。在水书字形结构方面，有仿甲骨文字、象形字、会意字、假借字等四种。仿甲骨文的主要是与天干地支相类似，但有的也和汉字相似或形如汉字的倒写或反写。象形字占的比重大，其造字一般抓住事物的典型特征，然后用简单的构图来表示。会意字是用两个以上符号或定型字连在一起组成一个新的字。

水书分类，按性质可分为吉凶两类：吉祥类的水书，水语称"泐瓜"，"泐"是水语"书"的意思，"瓜"是水语白色的意思。"泐瓜"意为白色干净无忌戒的书，它有代旺、旭高、鸿笨、龙定、龙派、金堂、木堂、四雄、大罢等四十多个条目；凶祸类的水书，水语称"渝凶"，意为凶祸灾害的书，包括梭项、夕耿、龙犬、大败、鸿火、不倒、花消、宁有、八平、十平、牛哇、堂华、都居、野辣等 168 个条目。这些条目名称，都是水语音译。在吉

凶两类水书中，又分为普通用书（白书）和秘密用书（黑书）两种。普通水书，用于占卜吉凶祸福，如出行、丧葬、婚娶、动土等，当事者事前均请鬼师卜问，然后按水书所示以决定行止。这类占卜活动，一般鬼师均可掌握，藏有此类抄本者亦多。据解放前岑家梧先生调查，已达 560 余种，其中用于丧葬者尤多。按水家习俗，人死后，举凡入殓、出殡、女葬，均需山鬼师根据水书择定时日方向。若无适当日期，往往厝棺家中，达数年之久。

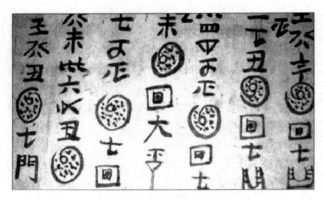

水书节选

至于黑书，因相传初时不用笔写，只用竹片焚火，取所余灰烬刻划，故称为黑书。其作用在于放鬼、收鬼、拒鬼，即系巫术用书。相传过去，外人只要一走进水族村寨，都要遵纪守法，担心做了坏事会被水书先生"放鬼"附身。水书先生只要知道某人的生辰八字，或取得其一根毛发，或取得其身上的一片衣物等物品就可实施"放鬼"。当某人被"放鬼"附身，他就必须去求另一水书先生将鬼解除，称为"退鬼"，而且所请的水书先生法术必须高于"放鬼"的水书先生，这样鬼才能被退回给"放鬼"的水书先生，而放鬼的水书先生就会因为所放之鬼加害于己而亡。如果被放鬼者所请的水书先生法术低于放鬼之水书先生，那么被放鬼者就无法"退鬼"，就会被所放之鬼加害而亡。

千百年来，水族人就是按照水书中有关农事、营建、出行、婚丧等规矩条文生活着的。现存的水书多为普通用的白书。秘密使用的黑书用语隐晦、深奥难懂，多已失传。水书按形式划分，有朗读本、阅览本、遁掌本、时象本、方位本、星宿本等。朗读本，是学习水书的基本读本，为民歌体，用词严谨，比喻夸张，易于诵读。阅览本，是对阅读本之注释，主要用来编修水书历法，是水书的主体部分。遁掌本，意为掐指遁掌宫的书，专门讲授计算星宿十二宫的方法，也用于编历书，预报气象等。时象本是记载地支方位逐年逐月的吉凶兆象。星宿本是记载二十八宿在一定年月日时内的吉凶兆象。水书的用途主要是占卜和祭祀，它类似于汉族的《易经》。实际上，水书就是水族的百科全书，是水族文化的浓缩，也是中原上古社会的原生态易学遗存。这些古文字在今天的水族社会中，仍然具有神圣而崇高的地位，目前民间还在使用。

水族医学最大特点是"巫医结合，神药两解"。水族医生在采药治病方面带有不少神秘色彩。水医用其遁掌测吉来预测病人来的时辰是凶是吉？如果病人来时是吉时，马上上山采药；采药时根不断，则认为病人与医家配合默契，对治疗病人有利。有些治疗的方法同样带有巫医结合的特点。比如化水疗法：清晨周围人家未起床时，到附近水井、池塘或河中取生水一碗（有的则不论时间，为普通生水），医者与患者面对面，口中念念有词，手则根据不同病情画符，然后用此水喷向患处。本法常用来治疗鱼刺卡喉、跌打损伤以及止血止痛等。

"殷商尚鬼"，其文化为一种巫觋的文化，极端相信占卜，故巫术盛行。今日水家之所以鬼名繁多，所以尊崇巫师，所以有为咒术所用之"反书"，皆可为殷代文化遗留之铁证。"水书为一种巫术用，时代极为古远"。从"泐滩"文字记载的内容上看，多有巫师鬼名，天干、地支、五行生克、八卦六爻、二十八宿等字，水族先民按蛋卜或巫卜言告何鬼，再照水书规定进行择吉避凶，去鬼免灾，年初招财，保佑幸福等活动。即使"泐滩"不是殷商文化的直接遗证，亦可以说是受殷商文化的影响而产生的。在水族民间流传着不少有关"泐滩"的传说。一说，约为商周之世，有一水族先祖公六夺，久居在"燕子洞口，蝙蝠洞穴"，于是受仙境幻迹的启示，同时向仙人学习创造了"泐滩"。又据民间传说，水书原来种类很多，普及甚广，因为天皇怕水族有了文化而兴旺发达起来，便使计焚烧，后来只余下公六夺砚石压住的断简残篇，又恐天皇知道，复将其水书反写、倒写且施行秘密记号，乃得以流传至今。公六夺学水书和传水书与仓颉造汉字的传说相类似。仓颉是为黄帝整理巫术的史官。那么，公六夺整理水书也是很古远的，至少也是在殷商时期。

在黔南的荔波县佳荣镇拉易月亮山山麓的水族村寨里，有一位在 2009

年 5 月获得国家认定的国家级非物质文化遗产"水书习俗"传承人，名叫潘老平的水书先生，他就掌握着一种能够平衡当地水族村寨人口男女性别比例的方法，这种方法是一种极富神秘色彩的法术——"变化"。如果哪家的妇女从未生过男孩，且连续生了三个女娃，这家人家的妇女在再次怀孕时，在初始怀孕的一至二个月内，就要请水书先生为其举行"变化"的祭祀活动，以期生一个男孩承继香火。

潘老平说，举行"变化"法术活动，需要在特殊的日子才能进行。日子的选择要根据二十八宿的吉星选定，确定好时间后，主人家要准备祭祀用的祭品：一只七八斤重的小花猪。这只小花猪，要么是花蹄子，要么是花身上。也就是说，如果不是身上花，也要蹄子花。花两只、三只蹄子也可以，花四只蹄子更好，但都是要雄性花猪，要犴猪。其次要买红纸来剪成小人，扎兰花。还要准备刀头肉（猪肉）、一斤白酒、一把香、一对烛、烧的纸钱不限。除此之外，还要让舅家准备一公一母的一对花鸡、三挂粽粑（每挂粽粑配一个鸡蛋）、酒、熟饭带来。举行祭祀仪式的时候，要把祭品放置在主人家堂屋中间的供桌上，燃香点烛，酒杯里斟满好酒，于是，水书先生开始作法请神、念咒。整个祭祀活动庄严肃穆，信众虔诚万分。

从人类学的角度来看，荔波水族的胎儿性别平衡术，其"变化"祭祀活动看起来似乎带有不可思议的神秘色彩，但从人类的经验知识看，这种数术的产生并非空穴来风，而是他们生存经验智慧的结果，在荔波、从江、榕江等水族居住地区，水族民众对此深信不疑，已经成为一种传承千年的习俗，水族的"变化"数术作为一种活态文化传承至今，其存在的合理性也是值得我们认真面对和进行深入科学研究的。

如水族人民家中有老人要添寿，须找到水书先生来进行添粮补寿的水书档案实践活动，水书先生要根据添粮补寿的人的生辰八字和水书档案来择定日子，且须具体到哪一年、哪一月、哪一天、哪个时辰；确定日子后，要置办添粮补寿活动的供品，一般高寿的供品需要两根白竹、红纸、糯米饭、两只鸡，一公一母、刀头肉、六个碗、六双筷、六个酒杯以及香烛和纸钱；准备好供品后选好供品摆放的方位，把供品按照相应的要求摆放好，就开始念口诀，在念咒辞的过程中要到添粮补寿的对象屋中念，念完后回到供桌旁边，之后把准备好的竹子捆在家里，整个过程就结束了。

　　水族有"端午节百草皆药"的说法，上市的中草药有200余种，常见的中草药有玉竹、川牛膝、徐长卿、鸭儿芹、桔梗、灵芝、细辛、锦鸡儿、追风伞、夜寒苏、仙鹤草、花脸荞、地苦胆、山酢酱草、草乌、傍雪开、天门冬、麦冬、车前草、添姑草、百合、白折耳根（鱼腥草）、茜草、积雪草、石菖蒲、万年青、半夏、刺五加、海金沙、蜘蛛香、石斛、风轮草、萱草、远志、槲蕨、青藤香、田基黄、狭叶十大功劳、铁线蕨、虎耳草、泡参、白及、仙茅、商陆、南布正、青药、夏枯草、钩藤、紫背天葵、仙桃草、紫茉莉、四块瓦等。此外，还有一些十分珍稀的天麻、八角莲、七叶一枝花、杜仲、康香等。而在中药典籍中，有许多中草药是要求在端午日采集的，这一点已被证明是有科学依据的。

　　其实何止水族，其他东西南北的所谓"少数民族"在上古时期都是中原中华文明的见证者与继承者，只不过现在是以"非物质文化文物"的方式"出土"，做为文明载体，再现了上古时期中华文明的原始形态而已。

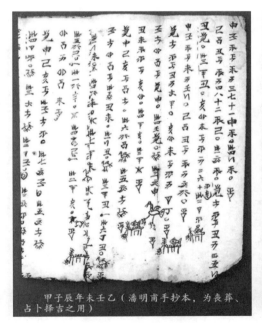

甲子辰年未壬乙（潘明甫手抄本，为丧葬、占卜择吉之用）

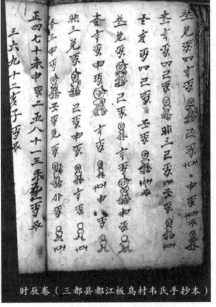

时辰卷（三都县都江板鸟村韦氏手抄本）

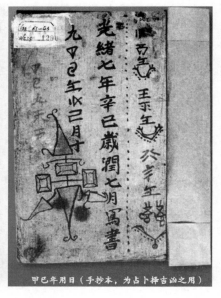

甲巳年用日（手抄本，为占卜择吉凶之用）　　　　甲巳年用日（手抄本，为占卜择吉凶之用）

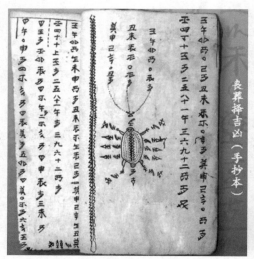

丧葬择吉凶（手抄本）

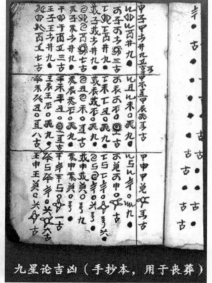

九星论吉凶（手抄本，用于丧葬）

经调查发现，目前水族民间尚健在的年龄在 70 岁以上的知名老水族医生有的在医疗活动中还带有不同程度的宗教色彩。并且，一般都体现在先把病治好以后再付报酬，来求医的大多都是亲朋近邻或经其他人介绍而来，不存在欺骗行为，没有经济的约束，也可以不付现金，根据各人家庭情况，只要把病治好以后，病人自行拿一只大公鸡、几斤米酒、几升米和用红纸封不等数额的现金来酬谢，医患关系融洽。

水族医生在诊病方法上，除了采用望、闻、问、触并以问诊为主的方法外，常用的还有目诊、耳诊、舌诊、掌诊、足诊、甲诊、腹诊、药物诊等，总结出了风、锁、痘等病症名称。在治疗方法上，除了采用水乡丰富的动植物药内服、外敷、外擦、药浴、药挂、药佩、药熨、药灸、药垫等之外，还常用放血、拔罐、针挑、瓦刺、夹捏、竹烫、捶击、推拿、按摩、针灸、磁灸、骨灸、火灸、艾灸、阴阳火攻、熏洗、割治、植物刺和指刮、骨弓刮、碗刮、青蒜刮、秆草刮等方法治疗疾病。治疗的病种有内科、外科、妇产科、儿科、皮肤科等。对于毒蛇伤害、跌打刀伤、风湿瘫痪及避孕绝育的治疗，也有许多特效良方。

水医用药形式多种多样，如煎剂、内服膏剂、散剂、药汁丸剂、酒剂、鲜药捣汁内服、鲜药含服、搽剂、外敷剂、滴耳（眼）剂、烟熏剂、熏洗剂、沐浴剂、食疗剂、佩挂剂等应用形式。水族医药还常以动物之间相克来指导用药。如猫捉老鼠，就用猫骨配合其他药物来治疗老鼠疮（即淋巴结核），狗怕老虎，就用虎骨配其他药来治疗狂犬病；蜈蚣怕公鸡，就以公鸡的唾液来治疗蜈蚣咬伤；等等。就这样，水族医药为其民族的繁衍昌盛做出了巨大的贡献。

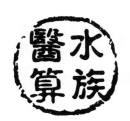

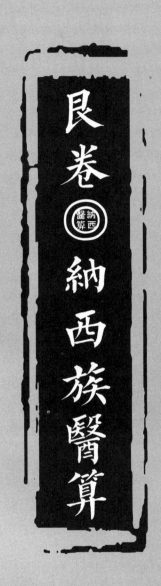

艮卷 納西族醫算

艮卷◎纳西族医算

　　东巴（原意为智者）古籍是纳西族原始宗教祭司即东巴使用的宗教典籍，有近1000种古籍，它们分别应用于东巴教各种仪式。东巴教是自发地产生于纳西族先民原始社会阶段，并流传至今的原始宗教，而纳西族又是上古三皇五帝时期由于中原战乱而逐渐迁徙至此的上古中原民族。根据东巴教仪式类别，东巴古籍可相应分作：祈福类、禳灾类、丧葬类、占卜类、其他（相关杂书）。记写古籍的东巴文为图画象形文字，字型结构比甲骨文原始，有2000多个字符，其源甚古，从文字发展形态看是处于早期的古文字，类似于骨刻文、楔形文字和古印度的图章文字。纳西族的东巴字是目前世界上少数存活的图画象形文字之一。甲骨文是上古比较成熟的象形文字，其原始文字与苏美尔的楔形文字以及我国境内发现的更为古老的骨刻文相似，而这些原始上古文字与东巴文也有相似性。

　　《日书》是古代一种以时、日推断吉凶祸福并用以趋吉避害的占验书，掌握此术的人称为"日者"。目前出土秦简中涉及《日书》的主要有《睡虎地秦简·〈日书〉甲种》《睡虎地秦简·〈日书〉乙种》《天水放马滩秦简·〈日书〉甲种》《天水放马滩秦简·〈日书〉乙种》《岳麓秦简·质日》《周家台秦简·日书》等。1975年首次发现的睡虎地秦简《日书·诘咎》保留了名目繁富的驱鬼术材料，是学术界研究先秦民风、民俗的珍贵材料。而秦以降，西北古羌人的一支南迁至今川、滇、藏等较为闭塞的西南地区并融合当地的土著居民而形成了纳西族并以东巴教为其宗教信仰。纳西族东巴文作为极少数活着的象形文字更是学术界关注的焦点和研究的重要对象。以东巴文为载体的东巴经书中也包含着步骤详细、内容丰富的原始驱鬼术材料。睡虎地秦简《日书·诘咎》篇和纳西族东巴教的驱鬼仪式中的驱鬼术不仅都有名目繁复的鬼，而且还涉及了形形色色的驱鬼灵物。专家考证证实，两者虽相隔2000多年，但是二者具有共同的文化渊源。

　　东巴古籍用纳西族东巴自制土纸做成，纸质坚韧厚重，以墨和竹笔书写，线装。这些古籍是东巴世代相传下来的，唯有东巴能释读。该文献在研究宗教起源、文字起源以及其他原始文化方面有特殊的学术价值。

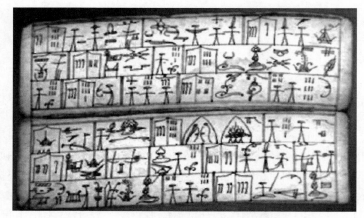

《占卜·用敏威九宫占婚》第四、五页

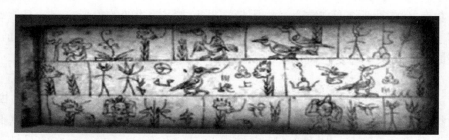

《迎请什罗·杀三百六十个鬼卒·杀固松玛》第一页

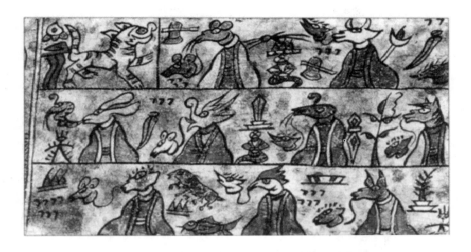

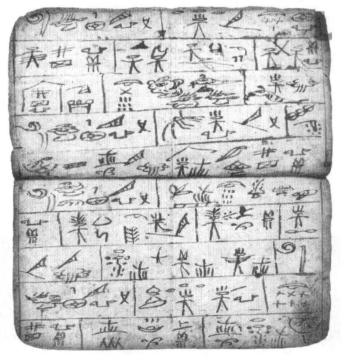

《占卜·以异常现象占卜之书》第六页、第七页

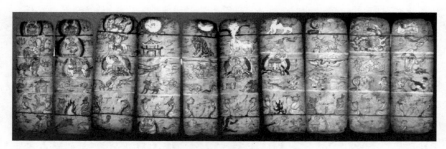

彩色"佐拉"卦图

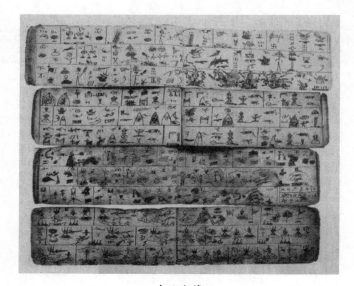

东巴古籍

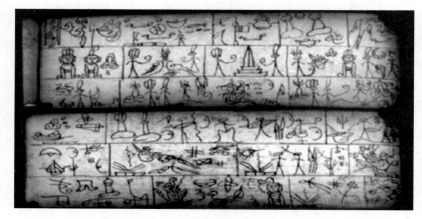

《除秽仪式·斯巴金补的故事》第一、三页

纳西族涉及"神药两解"的东巴经较多,有《点龙王药经》《神将药品经》《布扎》(祭中风瘫痪鬼经)《几扎普米》(驱瘟疫鬼经)《送毒鬼经》,等等。纳西族还有专门的东巴文医药典籍,如东巴文的《称恩说律》《崇仁潘迪找药》《玉龙本草》。部分东巴经记载了纳西族先民在医药实践过程中创造形成的医学知识,如《病因卜》,以占病的形式记载纳西族防病治病方面的药物知识和防病治病方法,《创世记》《崇仁潘迪找药》则记录了纳西族先民传统的药物治病知识以及用针灸和按摩治病的方法。

对于疾病的诊治,东巴师首先是占卜、打卦,据卦的显示不同而确定治疗方式。纳东巴文化中的"精微五行"说,是东巴用以认识疾病、治疗疾病的基础理论之一。五行是指木(东)、铁(西)、水(南)、火(北)、土(中)。人的躯体为水、毛发为木、骨为铁、气为火、肌肉为土。精指人类,微指聚合。人的生存是五样物质"精微(聚合)"而成,人的死亡是五行相克(碰撞)、崩裂的结果,五行偏斜会发生疾病。现在名声大噪的纳西族古乐中的洞经音乐《八卦》中就有浓厚的道家音乐色彩,乐队曾多次出国演出。

东巴经《病因卜》是东巴规纳为图表的形式来解释病因或对疾病进行占卜(即诊断)的方法,是纳西族特有的占卜方法。其病因解释的思想认识,不是根据人的生理、病理或起病诱因等自然原因来推论,而是基于万物有灵、灵魂不死的原始的祖先崇拜观念,来推论来自何方位的某种鬼神,在什么属日、什么属相的人身上作祟,而使人生病。《病因卜》的内容:一月三十周天占病法,即以一月的日序排列,然后再排出某一日生病是属于某种鬼神作祟,再根据性别,预测吉凶并规定出祛除病因的祭祀方位和方法;十二生肖占病法,则按十二生肖记日(与汉族十二生肖排列一样),然后排出病因和某种鬼神作祟及祛除方位和方法,再根据患者性别属相规定吉凶。《病因卜》以八方方位占病。如《病因卜》说:"属牛的人,青蛙八卦图方位轮转到羊位(丑牛未羊相冲),(西南方)那一年生病……要去驱送肯古鬼(据说是倒霉鬼),要用猪去放替生,……要去将鬼的门关起来。"

《巴格图》是以青蛙形象头朝下构画而成,上面布有十二生肖、空间八方方位与空间方位相对立的五行等内容。占病时根据病人的生辰属相、流年在巴格图中所占的位置与五行的关系,用九宫配五行以及五行相生相克的原理来占人。《巴格图》八方占病法比较复杂,里面包含着相当复杂的有关天文历算方面的内容，以及某人某年在《巴格图》中可占位置和五行的关系等，是一个值得研究的课题。其基本出发点与汉族的干支五行医算是一致的，也可以看出其与汉文化的同源性与同构性。

如在"以纪年的五行等推算孩子的凶吉"一文中说："出生纪年遇水命的，当巴格上的运数转到年运属火的年份时，不吉、凶，因水胜火，若病，则要祭毒鬼、仄鬼，下半身病了的话，要祭楚鬼，病就可治愈。"东巴经书中还有"以儿女生辰、母亲怀孕岁数占吉凶"、以日子占吉凶以及日月蚀占吉凶等占卜书，主要内容是根据东巴文化中占卜的特有形式——巴格图（即青蛙八卦图），巴格图由古盖天论的七衡六间图衍化而来，配上五行八方和天干地支等元素，与古彝族的八卦图十分相像，用来推算事物在时间、空间所发生变化的结果。利用巴格图可以推算出疾病和灾难是由什么秽鬼引起或出于什么原因，还是由人类的心身特征及变化导致。《病因卜》的经书就是按这种模式建立的。因此有关东巴医学医算的内容，有相当的部分散在东巴经书占卜类中。

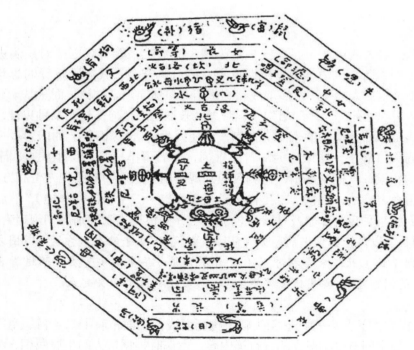

纳西族巴格图（八卦图）

　　纳西族原有四种文字，即东巴文、哥巴文、阮可文和玛萨文。其中东巴文和哥巴文在保存民族历史文化方面起到不可取代的作用。东巴文意为"木石上的痕迹"，是古老的象形表意文字，这种文字产生的年代具体无考证。它是采用图画的方法逐步形成的一种文字，约有1300多个字形，是世界上唯一保存完整的活着的象形文字，与甲骨文的前身骨刻文、苏美尔楔形文字有同源性。

　　纳西东巴经书的种类很多，从内容和实际用途划分：祭祀经书——是东巴经书中的大类，是东巴在举行各种祭祀仪式时形成和使用的经卷，如祭风经、祭天经、祭祖经、祭神经；丧葬经书（或叫超度经书）——这是纳西东巴为死者举办丧事、进行超度时所使用的一种经书，丧葬经书的使用，按死者身份、地位的不同而各有差异，主要有开丧经（开路）、什罗超度经（限于东巴死后用之）等；禳解经书——用于纳西族常举行的宗教仪式，可抵御和禳解妨碍人畜生存和发展，影响农作物和其他植物正常生命的病害和灾难，如除秽经、抵天灾经、退口舌是非经、祭瘟神经等；占卜经书——约有四五十种，主要有巴格卜课（用于推算阴阳五行、四方四隅、八卦、干支等）、算六十甲子书、看佐拉卜书、占灸胛卜书、占贝卜书、占人卜书等几种类型；天文类经书——在天文历法方面，东巴经中有关于二十八宿和占星术的记载，东巴用它纪日，预报月亮的方位，月亮（沿自己的轨道）从某个星座开始，绕行一周所需的时间被称为恒星月，东巴在推算时，逢单月减去一天，恒星月为27.5日，纳西古代出现过"二十八宿历"或"月亮历"是可以肯定的；舞蹈、画册及音乐类经书——东巴教的舞蹈是一种传统古典宗教舞蹈，在《舞蹈教程》《舞谱的来历》等经书中，用图、文兼有的东巴文记下了纳西古乐舞蹈的类别及跳法。

　　在《白蝙蝠取经记》经书中叙述了纳西族对人类自然灾害及疾病最原始最神圣的认识。白蝙蝠精灵历尽艰险，在盘孜萨美女神处，取到了经书。经书降落人间后，则出现了青蛙八卦图和精微五行，以及十二个月的日历，六十纪年一周期循环等。指导东巴医学的理论工具，就是"东色"学说（即相当于中医学的阴阳学说），"精微五行"说（即木、水、铁、火、土五行），"金蛙八卦"（它是以青蛙形体为基本构架构画而成的原始九宫八卦）。关于"东色"，如《冲包记》经书中记述："天与地中间住着东与色，东是人之父，色是人之母，是他俩使孩子诞生，使谷物生长成熟。""东"和"色"分别类似中医学的"父为阳""母属阴"和"阳"与"阴"概念。"精微五行"观念的起源，与先秦早期纳西族自然崇拜和原始战事以及原始的公母观念有关，木、水、铁、火、土是自然界对人有用的几种客观自然物质材料，是纳西族古代子学认识的重要部分，成为东巴经师们的主要思想基础和框架。

　　"精微五行"的来源：纳西族先民们是借助金黄神蛙说与汉族古史记载龙马、神龟或天赐禹的《洪范》五行相似，只是表达方式不同而已。精微五行是从青蛙死而尸解化生万物中反映出来。其反映内容：一是金蛙临死时连叫了五声，就产生了木、火、土、铁、水五行；二是金黄大蛙死后，尸体的各部位的化生，其骨、血、肉、毛、膀胱分别化生为精微五行中的铁、火、土、木、水。"青蛙八卦"与汉族、彝族的八卦都不尽相同。纳西族"青蛙八卦"是在纳西族先民借助原始动物崇拜基础上，转而把从自然界所获得的各种认识概括、抽象、统一于青蛙躯体上，从而创造了原始的青蛙八卦图，体现了纳西族古代

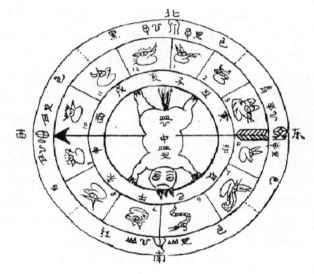

青蛙八卦图

传统文化的不少内容，是纳西族古代文化与哲学认识的综合图。东巴经师们几乎都掌握了青蛙八卦及其占卜原理知识，用作占卜之用。不过东巴经师们不称"青蛙八卦"，而是称"巴格"或"巴格贺空"。"巴"，纳西语本意是"青蛙"；"格"，本意为"鹰"，借以作卜课之"课"或占卦的"卦"解释。两字合读，按纳西语意译，可译为"青蛙卦课法""青蛙卦""青蛙占卜图"等。"巴格贺空"则可译为"蛙课八门"或"八方蛙课"等。在东巴经《白蝙蝠取经记》《碧庖卦松》等书中，对其摆置方式、所含意义做了表述。

　　精微五行变化，出现了八个方位的"巴格"，即"蛙皮"变出了"东方的（甲乙）木巴格"，蛙气变出了"南方（丙丁）火巴格"，蛙骨变出了"西方（庚辛）铁巴格"，蛙胆变出了"北方（壬癸）水巴格"，蛙肉变出了"中

央（戊己）土巴格"。至于巴格图有天巴格与地巴格之分。巴格是东巴们用蛙体图以排定五行和空间方位，以及天干地支的占卜方法，其图称为"金蛙八卦图"。它以精微五行为基础，把时间和空间配合起来，以解释人们的日常生活中的许多事物。"金蛙八卦"是纳西族特有的占卜图。东巴经《病因卜》中详细记载了《巴格图》八方位占病方法。图上布有十二兽即十二属相，空间八方和与空间方位相对应的五行等内容。《巴格图》八方方位占病，主要是依据人的生辰属相，流年以及八方方位来占卜，用九宫配五行及五行相生相克的基本原理，来规定和预测人的行为和吉凶。

南

风－龙	火－蛇－马	土－羊
木－虎－兔		金－猴－鸡
山－牛	水－猪－鼠	天－狗

北

青蛙八卦图所含精微五行，涉及青蛙躯体（类似于中原的神龟）与空间的方位布局：蛙头位于南方，蛙尾在北方，蛙腹右侧在东方，蛙腹左侧在西方，蛙腹居于中央；另一青蛙八卦构图是青蛙八卦图正中蛙之肚腹，腹中横穿一枝箭，箭镞向左，箭杆向右，蛙头向下，蛙嘴里有物吐出，蛙尾向上且有物泄出。精微五行配属空间五方、分属五色的特点：东方—箭杆—木—青；西方—箭镞—铁—白；南方—蛙嘴—火—红；北方—蛙尾—尿水（水）—黑；中央—蛙腹—土—黄。青蛙八卦图、精微五行、公母配属十二兽的时序结构在有关东巴经书中记载为：将五行分公母，再配属天干，即得出十天干。再以十天干配属十二兽得出了以虎为首的十二兽配公母的六十序数的时序结构和以鼠为首的十二兽配公母的时序结构。这两种不同的时序结构，是由于人们对自然认识的不同所致。以虎为首的时序结构表面上是与纳西族先民的图腾崇拜有关，即崇虎，但实质上还是寅为人气（地平坐标系的五虎遁）的根本原因，只是在历史的流传过程中，逐渐失去了干支的本来原始意义，表现为以虎为记时之首，并以青蛙八卦图象征形式流传下来。至于以鼠为首的纪时结构（黄道坐标系的五鼠遁），则是接受了汉族文化，子为天气之始，使其构成了一个相当于汉族六十甲子纪年的时序结构系统。

关于精微五行分公母配天干、方位、十二兽的内容：公木属甲、母木属乙，公火属丙，母火属丁，公土属戊，母土属己，公铁属庚，母铁属辛，公水属壬，母水属癸；十二兽与方位：东方属虎、兔，南方配蛇、马，西方配猴、鸡，北方配猪、鼠，东北方配牛，东南方配龙，西北方属狗，西南方属羊，构成了纳西族的"青蛙八卦图"。与汉族的八卦源于"太极"之说不同，"青蛙八卦"之起源类似于背负洛书的神龟，提示可能比唐宋以后的八卦更为原始。

精微五行配九宫八卦、方位、十二生肖等表

九宫	五行		八卦	九方		人属卦序		十二生肖		
一	铁	su 属	坎	北	火古洛	长女	命登	子	Fu 富	鼠
二	水	dzi 几	坤	西南	余子登	母	阿母	丑	γ ω 嗯	牛
三	木	sər 森	震	东	尼牟突	少男	若纪	寅	La 拉	虎
四	土	tʂ 知	巽	东南	鲁子登	中男	若滤	卯	T'o-le 托列	兔
五	火	mi 米		中				辰	Lv 鲁	龙
五	土	tʂ 知		中				巳	ʂω 日	蛇
六	铁	ʂu 属	乾	西北	肯子登	父	厄史	午	ʂua 软	马
七	火	mi 米	兑	西	尼牟古	少女	命纪	未	Y 余	羊
八	木	sər 森	艮	东北	嗯子登	中女	命滤	申	əy 阿余	猴
九	水	dzi 几	离	南	依赤蒙	长男	若登	酉	æ 埃	鸡
								戌	K'ω 肯	狗
								亥	Bu 补	猪

为什么纳西族会用青蛙去代替中原的神龟，以起源世界呢？

汉画像石中有关蟾蜍的题材非常多，蟾蜍常处月宫，时而伴在西王母身边，形态不一，或口含仙草，或匍匐桂下，或捣药，或捧药；嫦娥奔月画像中，月宫常有巨蟾蹲伏。这些月中及王母身边的蟾蜍，渲染着一种浓重的仙家仙药色彩，隐喻了蟾蜍与月宫、嫦娥之间的某种特殊关系。古代蟾蜍与蛙时常混称，蟾蜍与蛙的共同特点是大腹多产，其大腹似孕妇，每产则上万颗卵，在极重种族繁衍的人们心目中，它们就成了女性生殖崇拜的象征。考古发现了大量蛙形（或蟾蜍形）的陶纹、蛙鼓、雕塑等，证实了远古时期的蛙及蟾蜍崇拜。青海乐都柳湾出土的马家窑文化彩陶壶，壶身表面堆塑有裸体女像，背面绘有较为写实的蛙纹。女像突出乳房、女阴等部位，下肢两侧各绘有蛙肢纹。蛙纹、突出乳房、女阴的女像及陶壶本身的大腹形象，显示出人、蛙共有的大腹怀孕意象，凸显了蛙与女性生殖崇拜的密切关系。

内蒙古林西县出土兴隆洼文化"蟾蜍石雕像"，同时还出土石雕女神像。新石器时代出现大量的彩陶蛙纹，蛙纹的形态呈现出由具象蛙形向抽象蛙纹及变体蛙人纹的过渡。大量的蛙纹、蛙鼓等反映了古代的蛙图腾及蛙崇拜。古人以蛙为图腾物，认为蛙与其族群有亲密的血缘关系。一些南方少数民族地区，即蛙鼓发现较多的地区，多以蛙为图腾，如壮族、黎族、土族、纳西族、彝族等。黎族妇女有以蛙纹文身及作服饰的习俗。少数民族的神话中有蛙创世、人蛙互变等各种传说，不乏生殖与创世的题材。广西宁明花山岩画绘有大型群体舞，画中众人曲肢弓身，两手上举，形似蹲蛙，可能是一种蛙图腾的祭祀形式，也可能是古人祭祀高禖（管理婚姻和生育之神，又称句芒，上巳节祭祀，上巳节又是求偶节、求育节，是全民求子的宗教节日，商周时大约在每年三月上旬的第一个巳日，魏晋后定为每年的三月初三）时表现交合的一种舞蹈。

蛙图腾与生殖崇拜的密切联系还体现在女娲崇拜。河南周口西华县聂堆乡有女娲城，城中女娲庙有"女娲送子"塑像。当地居民每年腊月至正月到女娲城赶庙会，庙会期间跳一种特殊的蛙舞。祭女娲时跳青蛙舞，应是女娲为蛙图腾的孑遗，而蛙舞所表现的意象也是祈求多子多孙。我国西北及中原的一些地区如陕西、山西、甘肃、河南等流行蛙耳枕、布青蛙、蛙剪纸等，反映了古老的蛙图腾在民间的遗存。女娲以蛙为图腾的文化意蕴是生殖崇拜。女娲是人类的女性始祖，史传女娲补天造人，制定婚姻制度，制笙簧以达男女之情，为原始的高禖之神。而蛙的大腹表现了女性怀娠状态，蛙的多产迎合了人们对繁衍多产的祈愿，故女娲以蛙为图腾，体现了人们对女性生殖的崇拜心理，也体现了母系氏族社会中女性在生殖及人类繁衍中的重要作用。

古人认为蟾蜍是月亮的化身，正像三足乌是太阳的化身一样。《淮南子·精神训》有："日中有踆乌，而月中有蟾蜍。"古人认为蟾蜍为月之精，《春秋演孔图》曰："蟾蜍，月精也。"蟾蜍为什么是月精呢？因为月球的环形山在地球上看去，暗影犹如蟾蜍一般，就像太阳黑子犹如三足乌一样。古人将月盈月亏称作"死霸""生霸"（"霸"通"魄"，魄即月之阴影），月亮的周期性变化对人体会产生影响。人的血气随着月亮的周期性变化而变化。《素问·八正神明论》曰："月始生，则血气始精，卫气始行；月郭满，则血气实，肌肉坚；月郭空，则肌肉减，经络虚，卫气去，形独居。"女子月信更明显呈现周期性的变化，故月亮是女性的象征。《山海经》中生了十二个月亮的月母常羲，变身为舜时的占月之官，同时又变身为舜之妃，最后变成了后羿之妻嫦娥，偷吃了灵药而奔月，所谓奔月实有回归之意。

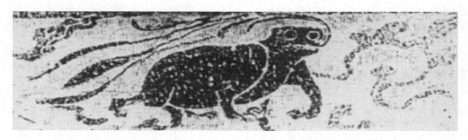

蟾蜍与仙药（河南南阳麒麟岗汉画像石）

《董术战争》经书中也记述了五行作变化，出现了五股白云和白风，白云和白风作变化，出现了白、绿、黑、黄、红 5 种蛋。白蛋起变化出现了盘神和山川、日月、动植物，出现了成千上万个盘古神的好儿女，建立了村寨，即人类脱胎于蛋卵。纳西族先民对人类的起源可归纳为：人类本源于气，即天地之气，衍生于水，最后脱胎于蛋卵。纳西族民间医生认为人体脏腑的属性与精微五行有密切关系：气与皮属木，血属火，胆属水，骨属铁，肉属土。对于疾病的诊治方法，《病因卜》中记载了东巴经师治病，是以精微五行青蛙八卦进行占卜并加以推理。根据人的生辰属相、流年以及八方方位，来确定各种属相的人，在某一方位中所可能患的病症、吉凶、祸福和禁忌等，并指出祛除疾病和灾难的方法和方位。

东巴经《创世纪》说"利恩五兄弟和吉命六姐妹相互配偶"，这是不是五运六气的一种神话表现方式，都是值得进一步考证的。因为在东巴经《碧疱卦松》中就有以神话方式描述五行起源学说的例子：天儿和地女得了头痛脑热的病，请求东巴祭司和桑尼巫师用六畜作牺牲祭祀神，不见好转。于是派遣白蝙蝠到十八层天向女神盘珠沙美取卜课经书。途中，经书被风吹落海中，为潜伏在海里的黄金大蛙吞食。白蝙蝠无奈，又请求射蛙的三兄弟射蛙。当箭射中黄金大蛙的时候，黄金大蛙发出"斯、鲁、吉、米、知"五个声音。它是纳西族语，译成汉语便是木、石（铁）、水、火、土。找到蛙后，只见那支箭横穿蛙身，箭尾朝东、箭镞朝西、蛙屁股朝北、蛙嘴朝南、蛙肚皮在中央。白蝙蝠找回五行方位，扶正了天儿地女的五行方位，他们头痛脑热的症状就消失了。纳西族的"精微五行"指木（东）、铁（西）、水（南）、火（北）、土（中）。人躯体的血为水，木为毛发，铁为骨，火为气，土为肌肉。精指人类，微指聚合。人的生存是五样"精微"聚合而衍生。人的死是五行相克引起的结果。如，铁（金）克木，木克土……相克就是五样碰撞。五样物质碰撞的结果，五行偏斜为病，五行崩裂发生死亡。东巴祭司治病，根据病人的生辰、属相、得病时间，从占卜经里查出该病人的五行发生怎样的偏斜，然后根据经书里指出的方法举行祭祀或者施药。东巴祭司往往既是神职人员又是民间医生。至今纳西族妇女的羊皮服饰就有五行定位的含意，五行方正无病无灾。

前面提到的五门"巴格"中记载了"气或皮与木巴格有关，血与火巴格有关，骨与铁巴格有关，胆与水巴格有关，肉与中央的土巴格有关"。这种医算认识还表现在纳西族的丧葬古俗中，如人死后的第一天和第二天晚饭后，在举行"跳仁忍"的活动中，以对歌的形式来问答死者出生时的属相和干支。死者的母亲何年在八卦图的何方出生死者。死者的八卦在何方，五行在哪行，什么干支去世。东巴为丧家做祭祀的用具中，也有一根象征五行的尾部系着红黄蓝白黑五色绸条的箭，叫素里斯。这种五行、八卦与人生死的复杂关系，反映了古纳西族医算已经深入到纳西族生活的方方面面。

2009年发现的纳西族久嘎吉大东巴亲笔抄写的一册厚厚的东巴文典籍《聚血》，该册经书含有四个内容，分别为"算卡查星""聚血""天狗降临""看饶星"。其中用东巴文载录了体内的血液生于不同月份的不同日子，且每月不同日、每天不同时间段，血液会集中于身体内不同位置的情况，是一份难得的有关"子午流注"之"血头（营血）"的东巴文文献，而中医"子午流注"一般都是关于气血之"气头（卫气）"的运行时间规律。据持有人和贵全东巴介绍，《聚血》这份文献在他曾祖父的年代主要运用于替家畜查看并确定施行简单外科手术的时间。对家畜的外科手术诸如阉牛、阉猪、阉鸡或对牲口进行拔牙，由于施行手术时会出血，为避免大量出血，不危及牲畜或家禽的性命，人们就请和贵全的曾祖父久嘎吉东巴来选

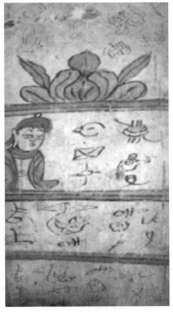

文献封面

择施行手术的合理日期。久嘎吉择日的原则是根据需动手术部位，参照天象历算，尽量回避该部位血液集中的日期。这个方法十分有效，后来被传给了和贵全的父亲，现又传到了和贵全手上。纳西族关于"聚血"的概念，在彝族医典中则称为"血峰"，也就是中医的"血头"概念。但我们中医界现在只讲营血的日时周期，对于其年月周期则几乎不讲了。

中医"血头行走穴道歌"出自明代僧人异远真人所著《跌损妙方》。该书成书于公元 1523 年，是现存最早的伤科少林派著作。书中记载了全身 57 个穴道，根据穴道不同收载方药 102 首，以经络穴位为诊疗依据，偏重手法，推崇循穴治伤，对伤科少林学派的形成和发展产生了极为深刻的影响。"血头行走穴道歌"即其循穴治伤代表，该歌诀共 98 字，阐述了一天中十二个时辰内"血头"行走于十二个腧穴的理论。内容如下："周身之血有一头，日夜行走不停留；遇时遇穴若伤损，一七不治命要休。子时走往心窝穴，丑时须向泉井求；井口是寅山根卯，辰到天心巳凤头；午时却与中原会，左右蟾宫分在未；凤尾属申屈井酉，丹肾俱为戌时位；六宫直等亥时来，不教乱缚斯为贵。"歌诀中的"心窝""泉井""井口""山根""天心""凤头""中原""蟾宫""凤尾""屈井""丹肾"和"六宫"十二个名词指十二个穴位。它们分别对应的是鸠尾、膻中、水沟、印堂、额前正中发迹处、风府、命门、肾俞、长强、曲骨、关元、神阙这十二个部位。不难看出，这些腧穴（或部位），除了蟾宫所指的肾俞外都分布在任督二脉上。

关于"任督流注"最早由陈述堂先生在其著作《子午流注说奥》中明确提出。清代李昌仁在其著作《玄妙镜》中讲到："子时起火分，逆上昆仑，三十六爻分四牒路径；午时降阴分，顺时同行，二十四爻分，四牒归根。卯酉不算分，润于周天……"陈述堂从该书中悟出气血循行于任督二脉之升降循环规律，遂创此说。与"血头行走穴道歌"不同的是，他将子定于会阴，丑定于腰俞，寅定于命门，卯定于筋缩，辰定于身柱，巳定于风府，午定于百会，未定于水沟，申定于天突，酉定于膻中，戌定于中脘，亥定位于关元。任督循环在道家称为"小周天"，十二正经之流注称"大周天"。李时珍在《奇经八脉考》中也述及："任、督二脉，人身之子、午也。乃丹家阳火阴符升降之道，坎水离火交媾之乡。"实际上，任督流注就是循行于前后正中线与十二正经流注并行的另一部分气血流注，与十二正经流注并不是完全割裂的。"血头行走穴道歌"就是在《内经》营卫气血循环理论的基础上结合十二经脉与任督二脉的流注而发展产生的。

这首载于《跌损妙方》的"血头行走穴道歌"是以经络腧穴、气血流注为基础，同时结合少林练功、治伤长期积累的经验而创立的伤科点穴治疗理论，被称为"伤科子午流注"，对伤科临床具有一定的指导价值。伤科点穴疗法就是根据血头行走穴道的时辰、穴道来实施的。正如《武术汇宗·跌打治法》所言："如遇点穴之打击，则需点活后，服药始有效，不然，不易治，即治活亦带疾。"由于年代久远，且涉及伤科和针灸学等多学科知识内容，长期以来都被人忽视。但这个血头流注与纳西族的血头流注还是有区别的，与针灸的人神禁忌有一定关系。

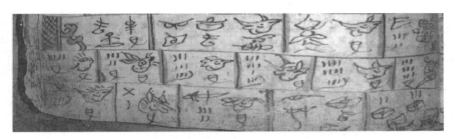

《聚血》第 1 页

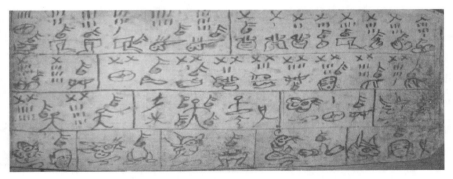

《聚血》第 2 页

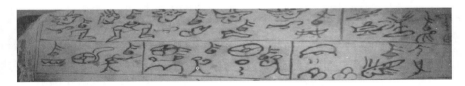

《聚血》第 3 页

纳西族朴素的生血观念与中医"子午流注"及"人神禁忌"密切相关。纳西族实行的是一年十二个月的历法，《聚血》认为，体内的血液在每个月都有固定的"生血"日子，见下表。《黄帝虾蟆经》中也有与此相同的"**每月不同日支，禁忌刺之出血**"的记载。《黄帝虾蟆经》提出的忌血之日，为"**正月丑日，二月未日，三月寅日，四月申日，五月卯日，六月酉日，七月辰日，八月戌日，九月巳日，十月亥日，十一月午日，十二月子日。**"《黄帝明堂灸经》与此一致，《普济方》则以正月丑始，十二月子终，按十二支顺序推移。除以上十二个忌血日外，《黄帝虾蟆经》还提出："**凡月六日、十八日、廿四日、廿九日，右此四日不治民病，不可灸刺出血忌**""**凡五月辛巳日，不可针灸刺服药，出血忌致死**"。这些都是《聚血》中没有的内容。

纳西族月份（阴历）与其生血日对应表

月份	正月	二月	三月	四月	五月	六月	七月	八月	九月	十月	十一月	十二月
生血日	牛日	羊日	虎日	猴日	兔日	鸡日	龙日	狗日	蛇日	猪日	马日	鼠日

同时，《聚血》所载内容反映了血液按日、时循环聚集性流动，不同日、时集中在不同的部位，循环聚集的周期是相对固定的。《聚血》详细记载了血液在每月三十天（每天又属不同的属相）、不同的十二个属相日血所聚集的部位不同，每天的不同时间段也会聚集在不同的部位。在这份文献中，一日被分为六个时间段，分别为吃早饭时、太阳当头时、太阳偏西时、日出时、日落时以及深夜，说明血液的聚集有自身的循环周期。具体而言，以三十天为一个人的循环周期，十二天（属相日）为一个中等的循环周期，六个时段为小的循环周期。

身体不同部位及其聚血的对应日、时辰

部位	阴历日	属相日	时辰	部位	阴历日	属相日	时辰	部位	阴历日	属相日	时辰
左足底	初一/初四			肝	12日			嘴	29日		
左后跟	初二			右下臂	16日			全身上下	30日		
右后跟	初三			左肘窝	17日			头顶		虎日	
左膝盖	初五			右肘窝	18日			肚子		龙日/猴日	
右膝盖	初六			眼	19日/24日	鼠日/猪日		手肘		蛇日	
髌骨	初七			小腿	20日			脸			
阴茎	初八/初九		半夜	右足底	21日			手指		鸡日	
心	初十/12日/22日			牙	23日		太阳当头	角		兔日	
肺	11日			头	25日		·	左大腿		羊日	
胆	13日			脖	26日		早饭时	左手			日出
右小腿肚	14日			腰	27日			右手			日落
左下臂	15日			整只手臂	28日			脚背		狗日	

续表

部位	阴历日	属相日	时辰	部位	阴历日	属相日	时辰	部位	阴历日	属相日	时辰
耳		牛日/马日		舌头			太阳西下				

通过上表，我们看到"心"这个部位在大周期中有三个聚血日，"眼"这个部位在大、中周期中有四个聚血日（不排除有叠日的可能），左足底在大循环周期中有两天会被血聚集，耳和肚子分别在中循环中有两个聚血日。此外，牙、舌头、脖、阴茎、左手、右手这六个部位还会在每天的不同时段被血所聚集。其中除了牙和阴茎两个部位在大循环周期中也有血聚集外，其余四个部位仅为小循环时聚集之处。还发现除了以上部位外，其余部位的聚血日均为一天。这种聚血日的细致分布，说明纳西族大东巴不仅观察到了血液流动的普遍性，还观察到了某些特殊的情形。这种子午流注不同于中医的子午流注，值得进一步研究。

针灸时间禁忌是根据人体气血运行规律，提出在某个时间不宜针灸某些部位，以免损伤人体气血的学说，包括人神禁忌（含九宫、十干、十二支、十二部、逐日、逐时等人神）、尻神禁忌、太乙禁忌、十二建禁忌等。针灸时间禁忌最早源于《黄帝内经》，《灵枢·阴阳系日月篇》指出："正月二月三月，人气在左，无刺左足之阳；四月五月六月，人气在右，无刺右足之阳；七月八月九月，人气在右，无刺右足之阴；十月十一月十二月，人气在左，无刺左足之阴。"在汉代，还有时间禁忌专著《黄帝虾蟆经》，及至唐、宋、明、清代，有不少于16种医籍广为记载。如九宫尻神禁忌歌，《针灸大成》中《九宫尻神禁忌歌》说："坤踝震腨指牙上，巽属头分乳口中，面背目干手膊兑，项腰艮膝肋离从，坎肘脚肚轮流数，惟有肩尻在中宫。此神农所制。"其法一岁起坤，二岁起震，逐年顺飞九宫，周而复始，行年到处，所主伤体，切忌针灸；若误犯之，轻发痈疽，重则丧命。从这段文字可知，九宫尻神禁忌是神农创制的，主要是说随着年岁的推移，按照九宫八卦的顺序对应人体不同的部位，周而复始，行年到的时候，所对应的部位则禁针灸，并告诫人们，误

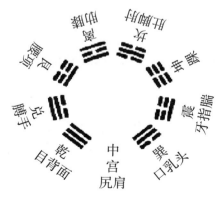

九宫尻神禁忌图

犯的严重性。《青囊全集秘旨》也记载："尾神图论（行年至此不犯则吉）尾神图，一岁起坤，二岁到震，十岁至中宫，数顺情几十几岁，到处不犯则吉，行刀针灸均不可犯部位。圣人所起，合看逐日人神血忌，查阅天干部，合之吉则吉。尾神所载有根由；坤内外踝圣人游。震宫牙端分明记；巽位还居乳口头。中宫肩骨连尾骨；面目还从乾上留。手肘兑宫难砭灸；艮宫腰项体也须。离宫膝胁针刀免；坎肘还连肚足求。"但从清代以后至今，论及针灸时间禁忌者较少。

关于年月日人神所在及禁忌，现存医籍中以《备急千金要方》《千金翼方》《外台秘要》《医心方》等记载较为全面，而其后的《铜人腧穴针灸图经》《针灸资生经》《针灸大成》等著作均从之。敦煌遗书五代前的《新集备急灸经》中关于人神禁忌与其他针灸古籍有所不同，如十二部年神所在，从"年三至年八十七"条，《新集备急灸经》"人神在颈"，其他诸本作"在头"；"年十二至年九十六"条，《新集备急灸经》"人神在胸在股"，其他诸本只作"在股"。每月逐日人神所在，第二十六日，《新集备急灸经》"在肩及手"，甲卷作"在肩"，其他诸本或"在胸"，或"在手足"，而《聚血》"在脖"，与《新集备急灸经》接近；十二支日人神所在，亥日，《新集备急灸经》"在项臂"，其他诸本有作"在项"，有作"在臂颈"，有作"在头"，而《聚血》"在眼"，与诸本接近；十干日人神所在，《新集备急灸经》将每相临两日合并，人神所在均同，其余诸本则每日人神所在均不同，《千金方》另有与《新集备急灸经》两日合并相似的记载，然除甲乙日和壬癸日人神所在相同之外，其余皆不同；十二祇人神所在，闭日《新集备急灸经》"在腹"，其余均"在目"，而《聚血》没有这方面内容。

人神禁忌禁的是伤害气血的平衡，如四季人神禁忌，春左胁，秋右胁，夏在脐，冬在腰，春天应肝，左肝右肺，故春天不能针刺左胁，同理秋不能针刺右胁，夏天属脾胃在中，冬应肾，位于腰，封藏之本，冬不能刺之。《黄帝虾蟆经》以图文并茂的形式，详述一月之中伴随月亮盈虚变化的灸刺禁忌及触忌所生疾，体现了中医学天人相应思想。《太平御览·天部四·月》卷四曰："黄帝医经有虾蟆图，言月生始二日，虾蟆始生，人亦不可针灸其处。"《黄帝虾蟆经》首载"虾兔图"，次载"随月生毁日月虹避灸法"，书中反映了针灸与时间医学的关系。《素问·八正神明论》论述了针灸补泻与月之节律的关系，曰："月生无泻，月满无补，月郭空无治，是谓得时而调之。因天之序，盛虚之时，移光定位。故曰月生而泻，是谓脏虚；月满而补，血气扬溢，络有留血，命曰重实；月郭空而治，是谓乱经。阴阳相错，真邪不别，沉以留止，外虚内乱，淫邪乃起。"《素问》的针灸补泻之法，体现了月之节律与针灸治疗的关系，与《黄帝虾蟆经》针灸随月生毁避忌的理论相应。从具体内容来看，该书继承了《范汪方》中用虾蟆与兔的变化来描述月相的方式，以区别每日的不同。仔细比较两书中逐日的月相描述内容，可知虾蟆与兔的月相变化存在二、三、八、十、十一、十五、十六至三十日等不同之处，仅有 9 个日期的月相相同。《黄帝虾蟆经》与《范汪方》中三十日月相变化的纵向对比来看，《黄帝虾蟆经》比早期的《范汪方》更具有规律性。

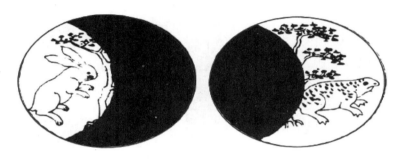

月亮盈缺蟾蜍与兔或生或省变化图

《黄帝虾蟆经》："月生一日，虾蟆生头喙，人气在足小阴，至足心，不可灸伤之，使人阴气不长，血气竭尽泄利，女子绝产生门塞，同神。月生二日，虾蟆生左肩……月毁二十九日，兔省左股，人气在鼠仆环阴气街，皆不可灸判伤之……月毁三十日，兔省右股，身形都尽，人气阴阳气促，关元至阴孔，皆不可灸判伤之，使人阴阳绝生暴疝，阴委不起，精自出，溺有余沥，颓气上下冲心肠，五脏百病，多有暴死，不可阴阳，禁大，不同神，彼在两足。一云人气在踝上。"这是根据月亮的盈缺和虾蟆生毁的部位来确定禁忌。月生一日，虾蟆生头喙，此时人气血生发在足小阴，至足心，不可灸这一部位，如果灸了就会破坏气血的生发、生长，使人阴气不长，血气竭尽泄利，女子绝产生门塞。同理，月毁三十日，兔省右股，身形都尽，即随着月亮的亏损，到月末的三十日，兔的右股都不见了，此时人体身形都已到竭尽，人气阴阳气促，关元至阴孔（阴孔指前阴）这一部位是人体正常气血消平的中心，不能灸，如果灸了就破坏了人体正常的消平，使人阴阳绝生暴疝，阴痿不起，精自出，溺有余沥等。

《黄帝虾蟆经》认为人的年岁不同，神气所在也各异，因而根据年神又分9组叙述了从一到一百零八岁年神所在的禁忌部位，从其内容和违禁后果看，与武威汉医简的年忌内容非常相似。此书将神所驻扎的部位分为9部，分别为"神宫部、大敦部、巨部、颈部、下承部、天部、阙庭部、（股）胫部、地部"。九部根据神气所在，分别相应人体九穴，即中极、天突、肩髃、廉泉、承浆、神庭、伏兔、足三里、太冲。随着年岁的增长，一岁时神气在神宫部，忌中极；二岁时神气在大敦部，忌天突；九岁时神气在地部，忌太冲；十岁神气复在神宫部。九部周而复始，岁岁不同，"*神所在，不可灸刺，当其年神伤之，致死也*"。文中分9组描述年神所在部位，即以9岁为一个大周期，与武威汉医简相同，但9岁以后的划分不同，以9岁为周期进行循环，即10～18岁内容与1～9岁依次相同，直至108岁。9年循环周期的运用，在中国早期的数术中不少见，武威汉医简虽然也应用了9年周期，但并没有形成循环的数术规则，《黄帝虾蟆经》中新的9年循环周期规则可能另有来源。

逐年神舍九部表

神宫部 中极	大敦部 天突	巨部 肩髃	颈部 廉泉	下承部 承浆	天部 神庭	阙庭部 伏兔	胫部 足三里	地部 太冲
1	2	3	4	5	6	7	8	9
10	11	12	13	14	15	16	17	18
19	20	21	22	23	24	25	26	27
28	29	30	31	32	33	34	35	36
37	38	39	40	41	42	43	44	45
46	47	48	49	50	51	52	53	54
55	56	57	58	59	60	61	62	63
64	65	66	67	68	69	70	71	72
73	74	75	76	77	78	79	80	81
82	83	84	85	86	87	88	89	90

"逐年神舍九部"在以后又得到不断发展，《黄帝明堂灸经》将此九部归纳为脐、心、肘、咽、口、头、脊、膝、足，从一至九十岁依次循环。并在此基础上，又发展成为"十二部年人神不宜灸"，十二部分别为心、喉、头、眉、背、腰、腹、项、足、膝、阴、股，唐代《千金翼方》和明代《普济方》都将此一并收集。

《黄帝虾蟆经》之后，针灸选择术在内容和形式上还有一定程度的繁复变化。以三十日忌为例，现存的《千金方》仅有文字内容，而且更为简略，具体形式为"一日足大指，二日外踝"，这也与《聚血》的日支生血时间相似。因此《黄帝虾蟆经》在整个针灸选择术历史中都是一个重要的转折点。而《黄帝明堂灸经》也提出每月三十天的灸刺禁忌部位，"一日在大趾，二日在外踝，三日在股内，四日在腰间，五日在口舌……二十五日足阳明，二十六日在胸，二十七日在膝，二十八日在阴，二十九日膝胫，三十日在足跌"。《针灸大成》逐日人神歌："初一十一廿一起，足拇鼻柱手小指；初二十二廿二，外踝发际外踝位；初三十三廿三，股内牙齿足及肝；初四十四廿四又，腰间胃脘阳明手；初五十五廿五并，口内遍身足阳明；初六十六廿六同，手掌胸前又在胸；初七十七廿七，内踝气冲及在膝；初八十八廿八辰，腕内股内又在阴；初九十九二十九，在尻在足膝胫后；初十二三十日，腰背内踝足蹠觅。"《千金方》日辰忌："一日足大趾，二日外踝，三日股内，四日腰，五日口舌咽悬雍，六日足小趾（《外台》云：手小指），七日内踝，八日足腕，九日尻，十日背腰，十一日鼻柱（《千金翼》云：及眉），十二日发际，十三日牙齿，十四日胃脘，十五日遍身，十六日胸乳，十七日气冲（《千金翼》云：及胁），十八日腹内，十九日足跌，二十日膝下，二十一日手小指，二十二日伏兔，二十三日肝俞，二十四日手阳明两胁，二十五日足阳明，二十六日手足，二十七日膝，二十八日阴，二十九日膝胫颠颢，三十日关元下至足心（《外台》云：足跌上）。"如此等等，皆是少数民族医算针刺放血禁忌的重要参考资料。

古籍所载十二地支分日针灸禁忌部位表

十二支	禁忌部位	出处	十二支	禁忌部位	出处
子日	目	《千金要方》等	丑日	耳	《千金要方》等
	目或肩口	《普济方》等		耳及腰	《普济方》等
寅日	胸	《针灸大全》等	卯日	齿	《针灸大全》等
	口	《千金要方》		鼻	《千金要方》
	胸或面口	《千金翼方》等		鼻或脾	《千金翼方》等
	胸面	《外台秘要》		脾	《外台秘要》
	胸或口	《普济方》		鼻及脾	《重楼玉钥》
辰日	腰	《千金要方》等	巳日	手	《千金要方》等
	腰、膝	《疡医大全》		头口	《外台秘要》
				手或头口	《类经图翼》等
午日	心	《千金要方》等	未日	足	《千金要方》等
	心腹	《千金翼方》等		两足心	《外台秘要》等
				头、手	《医学入门》等

续表

十二支	禁忌部位	出处	十二支	禁忌部位	出处
申日	头	《千金要方》等	酉日	膝	《千金要方》等
	肩额	《外台秘要》		背	《千金翼方》
	头并肩腰	《重楼玉钥》		胫	《外台秘要》
				头或肩腰	《类经图翼》
戌日	阴	《针灸大全》等	亥日	胫	《针经指南》等
	项	《千金要方》		颈	《针灸大成》
	咽喉	《外台秘要》		顶	《千金要方》
	头面	《医学入门》等		项	《千金翼方》
				臂颈	《外台秘要》
				背颈	《普济方》
				头项	《医学入门》
				头并臂胫膝	《重楼玉钥》

备注：以上内容出处为《针经指南》《针灸大成》《千金要方》《千金翼方》《普济方》《医学入门》《针灸聚英》《重楼玉钥》《类经图翼》《疡医大全》。

纳西族医生诊断疾病也吸取了中医学望、闻、问、切四诊方法及藏医看小便断病的技能。如望诊：拔出病人的一根头发，观其发根，发根带有乳白色物，表明是气血充足之象；眼球巩膜发黄是胆病，发红是有火，有白点是体虚；鼻尖呈灰色是肾病，鼻腔内出白疹子属肺热；耳轮灰黑是肾病，整个耳轮呈灰黑、枯而无光泽者属重病；唇淡黄或白是体虚或有内疝；久病老人，口唇发白，眼眶深陷，属不治之症；舌苔黄厚、干燥有裂，是内体实火严重；指甲色淡是血虚，甲壳凸凹不平有白点、裂纹、节状是气虚。问诊也常配合运用于诊病，腹胀是气肿，足浮肿是水肿；鼻涕清稀多是伤风，鼻涕色白为风寒内闭；咳嗽痰多，黄脓或带血是肺病。闻诊：久病老人卧床不起，语声、咳声、痰声、喘声与往日不同，传声不远，如伴有其他病情变化，多被认为是病情严重。

纳西族民间医生也使用切脉诊病，将人体分为上、中、下三段，头至颈为上段，肩至脐为中段，脐至足为下段。医生切寸口脉，寸脉反映上段的病变，关部脉反映中段的病变，尺脉则反映脐至足下段的病变。这就是《内经》中关于脉诊"上竟上，下竟下"的基本原则。看小便诊病是吸取藏医诊病之长，用麻杆搅拌小便，视其沉淀物、小便色泽、泡沫形状等变化来作出对病症的诊断。如尿呈黄色是体内有热，色白是膀胱病，色绿是风湿病，其诊病方法是几种方法结合使用。

纳西族医用九宫法看小便：取患者第一次尿中段的一大半碗，用麻杆一根，长约三尺。用麻杆在尿中划一九宫格，然后搅拌，视其沉淀物、颜色、泡沫形状等。尿中沉淀物为粉红色是感冒病。再搅拌后，尿呈灰色且有浊状物，是原有病情加重。尿为清水状，泡沫浮起，是患者喝过洗澡水，如蛇和乌鸦洗过澡的山里塘水，症状为失眠、腹胀、眼皮浮肿。尿为黄色是体内有热，尿为白色是膀胱病，尿为绿色是风湿病。再用麻杆点沾碎片，如果有三节沾在麻杆顶是蛊症。妇人小便经麻杆搅拌泡沫浮起且立即破裂，是怀孕二月。

纳西族先民对病因的认识，除了表现出"鬼神致病"和"报应致病"的思想外，在长期的生产生活中，也有一些客观的认识。如《巴格图》中有鼠、蛇、鸡和猪的日子里，人生病是由于"争吵""饭和水作怪""惊吓"而引起的。再如东巴经《普迟五路》中明确表明是由于受到"惊吓"而发烧生病。这种情志可以致病的认识与中医理论认为情志失调引起发病的内伤致病因素是一致的。而东巴经《拉仲盘沙劳务》中描述了生活富裕的长寿者"被肥肉堵住了心窍"而生病致死的故事，则表现了对饮食与疾病关系的认识。

纳西族人和旭祖父是民间医生，他根据家传经验，精心配制了著名的"虎潜丸"。他的后代和潮，调整祖上"虎潜丸"配方，将药味增至34种，疗效更为显著。民国时期已远销西藏、北京及印度、日本、南洋诸国。和氏的后代赴京求学，携带"虎潜丸"，由北京同仁堂代销，销售所得足够学费和伙食费等项开支，解放后由丽江制药厂生产。"虎潜丸"配方中既有传统中药材，又有当地草药，可说是纳西族医生用药成功的范例。

纳西语属于汉藏语系藏缅语族彝语支。目前民族史学界将《后汉书·西羌传》中所记秦献公时河湟羌人迫于秦之压力"将其种人附落而南"这一史实作为解释藏彝走廊（"藏彝走廊"是费孝通先生提出的一个历史－民族区域概念，主要指今川、滇西部及西藏东部山南北走向的山系、河流所构成的高山峡谷区域，该区域因有怒江、澜沧江、金沙江、雅砻江、大渡河、岷江六条大江自北向南流过，形成若干天然河谷通道，自古以来为众多民族或族群迁徙流动的场所，是我国一条重要的民族走廊）地区藏缅语人群起源的一个重要证据。"古羌人对形成'华夏'民族有过重大贡献，古羌、亳皆与炎黄有共同的文化渊源，而留存于纳西族东巴教及东巴文化的不少古文化特征，亦可追溯到古羌文化和炎黄文化"（和志武等主编：《中国各民族原始宗教资料集成·纳西族卷、羌族卷、独龙族卷、傈僳族卷、怒族卷》，中国社会科学出版社出版）。而秦人的祖先乃颛顼之后，属于黄帝一脉，与纳西族也有着共同的文化渊源，而且秦人祖先和纳西族人的祖先活动地域也有交叉之处，故在民风、民俗等方面也应有着很多继承和发展的关系。"纳西族传说汉、藏、纳西三族的祖先为三兄弟，即因其族属渊源有关，且在社会历史发展过程，友好往还，相互影响，亦有迁徙融合，故传说如此也"（方国瑜编撰，和志武参订：《纳西象形文字谱》，云南人民出版社出版）。公元前221年，秦始皇统一中国后，为纳西族先民居住区域与中原内地紧密联系创造了条件。秦始皇为经营这一地区，采取了两项措施：一是从四川宜宾修"五尺道"到滇东北，直到今曲靖一带，二是在四川纳西族先民居住地区实行郡县统治。

藏彝走廊经过民族识别的十多个民族，大多有自己的原始文明信仰，经历不同历史时期的自然灾害、民族迁徙融合、文明斗争等，仍然能够有数量众多的古籍文本流传，显示出其强大的生命力。其山大沟深、天然隔离的居住环境有利于原始文化的保存，同时各民族民间文明传承者（如白龙江流域藏族莱坞、羌族释比、彝族毕摩、耳苏藏族沙巴、纳西族东巴）功不可没。原始文明信仰教义及经文内容并非迷信糟粕，而是特定历史条件下天人感应、天人合一的原始史记，对于以阴阳五行、干支河洛为基本框架的原始医算体系来说，尤其如此。

纳西族是古代羌族的分支，和现今羌族共同起源于黄帝时期的古代汉族先民，同出于中国西北黄河源头甘肃青海地区，纳西族属华夏西部迁徙民族。根据纳西神路线图和华夏西部出土历史文物等多方面资料表明，汉源古书《山海经》和纳西族的《纳西东巴经》较为类似，图象文字内容很多相合，可能是同时期的文化。汉族有传统宗教"道家—巫术"，纳西有"东巴—祭祀"，可能是同属一脉而后分化，两者都有请神灵驱除病魔邪气，超度人生，用巫术求天地神灵，提倡虔诚的心灵求得医治疾病，诸如此类的内容。考古学者不难察觉，南迁于长江上游金沙江、怒江、澜沧江三江并流区域的纳西先民，特别是祭司，把夏商周中华传统道家神系文化纳为己用，并一直带到遥远的中国西南滇、川、藏三角区，把它们流传发展至今，成为自己特有的民族文化。

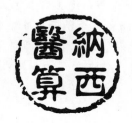

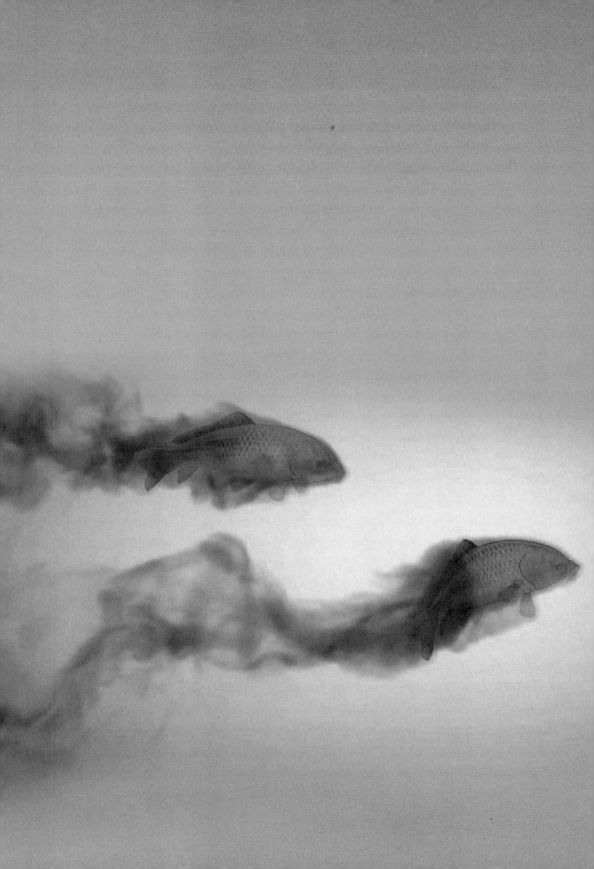

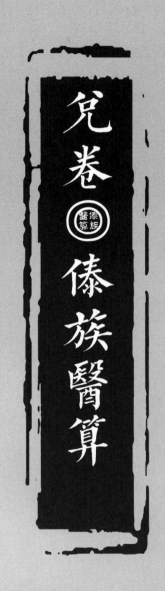

兑卷 傣族醫算

兑卷◎傣族医算

傣文医药古籍是由天师巫觋传下来的。天师巫觋对傣医的影响是深刻的。直至今天，傣医在行医时仍然留存着巫觋信仰的习俗。比如，在行医看病时，会先由巫师卜卦医算，会巫者也可自行为病者卜卦，之后再按照医算结果辨证用药。另外，又有一种通过咒语附加草药治病的方法，俗称"口功"。傣族认为无口功者不成医，凡医生都有自己秘传的口功，药物之所以有特效便是仰仗口功之力量，且口功还能单独起效。巫觋天师的影响完全是建立在傣民族承传上古中原的文明基础之上，根植于民众之中，很多已经成为民风民俗保留下来，而且重要的是有显著疗效。例如傣医口功，有学者曾亲眼见到老傣医多次单用口功止血、止痛、消疮立验，这些数术（卜卦医算）法术（口功）是不可以轻易否定的。就如同李山玉"象数疗法"的功效一样，只用数术即可治病。由于相信万物有灵，在西双版纳，傣医采药时要带上一对蜡条、两朵鲜花、两节棉线向所要采撷的药物祈祷，并附加"一定能治好病"的意念，以使植物有药性，等等。这同藏医给藏药连续七天七夜诵经符咒加持的做法是一样的。结合《水知道答案》的试验结果，大家就会知道，这种专业的加持方法有没有效果了。

傣医构建和发展的哲学和宗教背景融合了佛道两家的逻辑体系，既有非常浓郁和极富特色的佛家韵味，又有道家的道法体系。传入傣族地区的佛教支派是小乘佛教南宗，又被称为南传上座部，其在与傣族当地的原始信仰融合后，带有鲜明的傣族特色，故被称为傣传佛教。傣传佛教结合古印度巴利文产生了傣文。傣传佛教坚持了佛教的世界观和基本教义，认为世间有情

（生物）都由地、水、火、风（四大）和色、受、想、行、识（五蕴，类似于中医的五神藏）因缘聚合而成，缘散则灭，而世间一切痛苦的根源来自欲望。傣传佛教等级和晋升制度严格，在号称八万四千部的佛经中，医学与天文学位又居于首位，是最高深的学问，只有升任佛爷以后才能钻研。古印度的《时轮经》实源于汉地古盖天论，阴阳五行、七曜九星是汉地古盖天论的基本内容，出于《时轮经》的内算体系与古汉地的内算体系同源异流。地水火风四大是古印度和云贵结合当地四时季节的天象物候而产生的，所以四大与五行在七曜九星的坐标系之下有着共同的天象源头。如傣医诊断书《刚比迪萨和菊哈》（看舌诊断书）中记载"吹菊哈（看舌尖），知疾病在心肺……短甘宁（看舌中部），可知脾胃病"，就与中医舌诊内容十分相近。

傣族在历史上产生过为数众多的傣文医药典籍。其中，最早记载傣族传统医药知识的是佛经，如傣文《苏定》（傣族的天文历法）、《苏里亚》（傣族的天文历法）、《历法星卜要略》《沙满达嘎拉扎达》（数理诊断医术、医算）、《维苏提麻嘎》（清净道论）、《解达帕捌答》（心脏解剖）、《玛弩萨罗》（地球与人类）、《巴腊麻他坦》（傣文辞海）、《罗格雅坦》（本生经，艺术、文学）、《阿皮踏麻基干比》（三藏经、论藏）、《桑松细典》（医学总论）、《档哈雅勐泐》（勐泐宫廷医书）、《蛾西达敢双》（医学教材）、《罗嘎嘿妮聋》（世间杂病论）、《干比摩录帕雅》（傣医诊断术）、《阿皮踏麻基干比》（《医药经典》）、《嘎牙桑哈雅》（《人体解说》）、《桑打依玛拉》《牙维腊底》《档哈雅聋》（医药典）、《档哈雅囡》（经验方）、《解达帕捌答》（心脏解剖）、《刚比迪萨和菊哈》（看舌诊断书）等。

著名的傣族贝叶经，如医药经典《旦兰约雅当当》、医经《腕纳巴维特》、医理《该牙桑嘎雅》。目前各地收藏的傣文医书有《嘎牙桑哈雅》《塔都嘎他》《帷苏提麻嘎》《巴腊麻他坦》《罗格牙坦》《坦乃罗》《好雅松雅》《尼阿松》和《档哈雅》等数百册，还有众多的傣文医典在文革焚毁、流失，遭到了严重的损失。傣医学的四塔学说是指导临床实践之纲纪。四塔实际上就是四大、四行，水火土风。傣医认为："没有土万物难生，没有水万物可以枯死，没有火万物无法成熟，没有风万物不能生长。"四塔一方的盛与衰都会引起四塔失衡而发生疾病。傣医把这种现象称之为"四塔连心"。傣医用这种四塔制化理论诊察疾病，并依此进行有的放矢的预防和治疗。傣医治疗疾病特别重视时间，甚至认为是疾病"可愈"或"不可愈"的关键，这提示傣医治疗学中实际上已蕴含古中医医算的时间治疗学思想，如其择时而治，择时用药，根据用药时间之早、中、晚和夜间等加减配伍，等等。

傣医"四塔"又名"塔都档细"。"土"在傣语称"塔拎"，"水"在傣语称"塔喃"，"火"在傣语称"塔菲"，"风"在傣语称"塔拢"。土为人的机体，如世间大地，能载万物。《帏苏提麻嘎》云："那内自身的，属于自己中生而属于自己的，坚的、固体的、所持的，有住立作用的故名为'巴他维'（土）。"似水的，所执持的，以黏结性和流动状态，湿之为性而到达全身各处的名为"啊波（水）"。"似火的，有遍熟性或暖热特相的，以它而熟，而热的……以它而燃及以它而使之食的，名为'塔菲'（火）"。"有支持性或动性的，似风的，吹动的，名为'拢'（风）"。傣医以土为物性，代表机体五脏六腑及组织器官，水代表机体内的物质储藏，火代表热量，风代表机体的机能活动。人类和其他一切生物的繁殖、生长、发育都必须在风的资助、火气的温煦、水血的滋润、土气的运载下，才能正常运行，人体的五脏六腑、组织器官、精神意识方可生长延续。四塔在正常时候是"依照俱生，相互依止，互不离缘的"。机体的四塔只有处于平衡协调，人才能保持健康，四塔偏盛偏衰则疾病发生，四塔崩溃则生命活动停止。《帏苏提麻嘎》云："四大合和，人畜健壮。"一旦这种共栖平衡失调，则产生各种疾病。《巴腊麻他坦》云："四大失调，百病缠身，百节疼痛，坐卧不宁。"

傣医称"五蕴"为"夯塔档哈"，认为人类由五种实体集合而成。其"五塔"定义与佛教大同小异。但佛教传入傣族地区后，被傣医药吸收借鉴其积极的、实体的成分，结合人体生物组织结构和精神意识，将五蕴分为"心蕴""形体蕴""受蕴""知觉蕴""组织蕴"。据傣医文献《三界五蕴四元素》所述，由于男性和女性的交配，促成了五蕴形成的物质元素。"喃鞍宰""喃鞍英"（精子、卵子）一旦结合形成胚胎，五蕴便随着相继产生。傣医认为，"心"是一切精神活动的主体，具有主宰、统领、支配派生其他四蕴的作用，有知晓一切事物的生理功能，通过心蕴的特殊功能，可使"眼识""耳识"等五识成为统一的有机体，所以是"夯塔档哈"中最重要的一个"夯塔"。"形体蕴"在傣语称"鲁巴夯塔"，是正常人完整的各种组织器官所构成的机体外表和脏腑所影映出现的生命现象，包括"眼、耳、鼻、舌、身、男根、女根"等28种形体的形状和生理功能。"受觉蕴"在傣语称"皇湾哈"，是精神、情志、思维对外界事物的反应。傣医认为如果精神、思维活动长期受到强烈持久的刺激，会导致疾病的发生。"组织蕴"在傣语称"混夯"，包括了全身组织的各部分，由32种器官、脏腑和其他物质结构所组成，系统地阐述了机体内五脏六腑各种组织结构、物质成分和生理功能，是人类一切精神现象和物质现象生起、聚合、发动、组合而成的复合物。

傣医"四塔五蕴"学说与小乘"四大""五蕴"，其理论、属性一脉相承，如出一辙，与《内经》"形脏四，神藏五"也有相似之处。五行与四塔均是划分人体属性和探求生命运动规律的方法论，且四塔和五行中火、土、水、风（木）的名称或内涵是相同的，都是对具体事物特性抽象化后得出的理性慨念，具有唯物的、辩证的观点，而且中、傣医都根据火、土、水、风的特性，将人体组织成分及功能活动分别做了相应配属和划分。而且二者都是源于天象，虽然在具体类比方面有区别，但基本天人逻辑是相同的。

傣医"三盘"类似于中医的"三焦"概念，傣语称"辩格桑焕"，即诊断疾病时把人体划分为"上、中、下"三部分。心、肺、头颅、上肢为"上盘"；肝、胆、脾、胃、胰腺为"中盘"；肾、膀胱、大小肠、子宫、下肢为"下盘"。就其"三盘"之意义而言，是傣医对人体部位的划分，辨别病变部位之所在，是"水、火、风"之通道，是疾病转变之途径，亦是解释人体生理现象和病理变化之根据。根据傣族居住地域的生态环境所具有的气温高、雨量足、湿度大的特殊地理气候特点，把1年分成了3个季节（腊鲁档三），每季4个月。傣历1～4月（相当于公历11月至次年2月，类推）为冷季（腊鲁脑），5～8月为热季（腊鲁黄），9～12月为雨季（腊鲁芬）。总结出在每季和两季交季期间均有不同疾病发生，治疗时用药也要有偏重。如冷、热季交季期腹泻、痢疾发病率高，用药要偏苦、涩；冷、雨季交季期感冒咳嗽病多，用药要偏辛、辣；又如热季多用苦味药，雨季多用涩味药，冷季多用辣味药，等等。

辨别发病时间，是傣医确定临床选药用方的重要依据。这可能与不同的发病时间，机体的气血、胆汁盛衰，病邪的寒凉温热，四塔的过盛、不足等因素有密切关系。一个月中的逐月论治，傣医治疗妊娠病的用药相当精细，尤其强调按照妊娠1～10个月中不同的患病月份选药组方施治，这在傣医不同医书中都有所体现。在给药时间上，傣医尤其重视1个月中在月初、十五、十六、三十几个时段给药，这在许多疾病治疗中都特别给予了提示。一天中的逐时论治，天之中的择时（早、中午、晚、夜间）而治，基础方相同，药引子不同。药饮子是傣医方剂中的重要组成部分，能引导药物到达病变部位，提高治疗的针对性。傣医认识到某些疾病即使是同一疾病在一天之中的不同时间发病，病机都不同，因而治疗用方也有所变化。

季节不同用药也不同，如热季多用苦味药物，以清热、解毒、凉血等，用雅烘（苦味药）组方。雨季多用涩味药物，以收敛、除湿等，用雅撇（辣味药）组方。冷季多用辣味药物，以散寒、温中、止痛，等等，用雅发（涩味药）组方。傣医治疗一种疾病在不同季节中发病，临床表现相同或不同时，常常都是以一方为基础方，加入不同药饮子或加强治疗效果，或改变基础方的治疗方向，使之能治疗同一疾病的不同症候群。三季患同病，表现相同，药饮子各异。如治"拢沙力坝"热风病，基础方为雅叫宋三：取嘿麻怀（苦瓜藤），文尚海（竹叶兰），比火哇（山大黄），娜罕（羊耳菊），共捣细粉备用。1、2、3、4月份（冷季）患病者，取芽依秀母（香附子），煎汤送服本品。5、6、7、8月份（热季）患病者，取哈满囡（小拔毒散），煎汤送服本品。9、10、11、12月份（雨季）患病者，取嘿麻怀（苦瓜藤）或根，煎汤送服本品。对于不同疾病，傣医药文献中多有明确的治疗疗程要求，疗程从数天、一月至数月不等。

傣医对某些疾病的治疗时间不同于常规治疗时间，有其特殊要求。如治疗"拢旧"痛有定处发为"拢塔鲁新"，取帕还郎（自制粗布）、朋涌（乱发）、蒿怀（水牛角）、北海杆罕（鸡窝内的蛋壳）。烧焦捣细，另取反帕嘎（苦菜籽）舂细共加入前药，喃皇旧（旱莲汁），再取贺芽赶庄（七叶一枝花）磨于前药汁，取汁夜间施搽可治之。治疗误食禁忌者，取哟巴闷（苦冬瓜嫩尖）舂细后分2包，1包以酸为引，1包以甜为引；1包白天施搽，1包夜里施搽。治疗咳嗽，取南反（麂子皮）10 g，楠椤嘎（千张纸树皮）15 g。煎汤，加匹囡（胡椒）1 g，辛蒋（小姜）5 g为引，饭前内服。肺炎咳喘痰鸣，取法西里布（公的菩提树寄生）、法娜（艾纳香寄生）、法麻尚（五桠果寄生）、法勒崩（对叶榕寄生）、法管底（蔓荆树寄生）正午时分共混合磨服。治疗肠道寄生虫病，一般为晨间空腹给药内服。如取哈宋拜（蛇藤根），哈扎满（使君子根），哈宾蒿（白花臭牡丹根），哈呢（音译），比比亮（红花丹），更埋哈（音译），哈麻汉（巴豆根）。加3份水煎汤取1份，晨间空腹内服。治疗"板该"肝脾肿大：取拜达母（猪肝）、拨母（猪肺）烤熟，搽上央些（金刚纂浆）于晨间空腹内服。壮阳：将刚鸣叫的雄鸡杀死，取睾丸于白酒中浸泡2小时，焙干至黄，每晚临睡前2小时用白酒送服。连服15天。

傣医在采收药物方面，对时间的要求非常严格，认为不同时间采收的药材药力大不一样，其要求的精确时间已细到每周某日的某个时段。傣医对不同疾病的服药时间、剂量大小也有不同的要求。傣医从年、月、日的不同时段，对采挖药材、诊疗用药、养生保健，都讲究根据时序的变化而有不同要求，值得深入研究。

傣医采药时间与药力关系（渣告晚毕扎傲雅）

	清晨	上午	中午	下午
晚尖（周1）	药力在根	药力在茎	药力在叶	药力在皮
晚干（周2）	药力在叶	药力在皮	药力在根	药力在茎
晚补（周3）	药力在茎	药力在根	药力在皮	药力在心
晚帕（周4）	药力在心	药力在叶	药力在根	药力在总根
晚舒（周5）	药力在叶	药力在根	药力在皮	药力在茎
晚骚（周6）	药力在根	药力在茎	药力在皮	药力在叶
晚的（周日）	药力在茎	药力在叶	药力在根	药力在皮

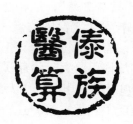

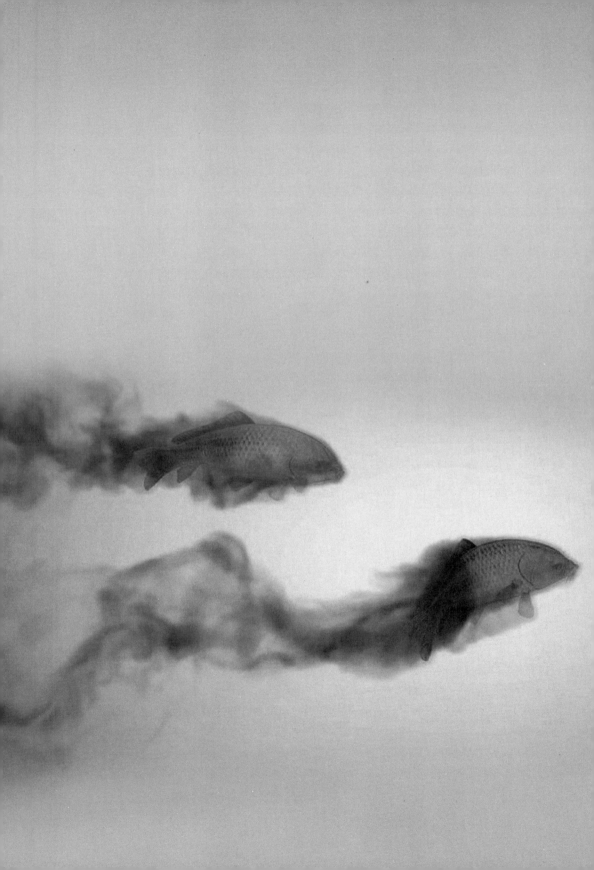

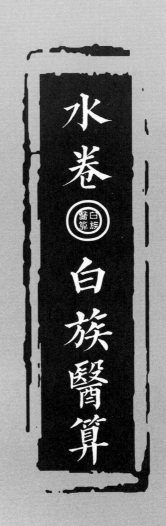

水卷 白族醫算

水卷◎白族医算

　　自汉代起，白族就把中医学、印度佛教医学、波斯医学和藏医学的许多内容融汇到本民族的医药之中，并形成了带有本民族风格的医学体系。由于历史原因，白族没有自己的文字，因此在自己文化的发展过程中，白族医药吸取了大量汉文化和汉文字，并接受了佛、道、儒等文化的影响。因此，在大多数的白族医药临床经验总结和理论方面的文字记载中，我们常常可以看到佛学、道学和儒学书籍的痕迹，而道毉与医算是密不可分的。《南诏野史》载："宋徽宗崇宁二年，使高泰运奉表入宋，求经籍六十九家，药书六十二部。"这证明大理国时期已有大批内地医药书籍传入大理。元、明、清时期，内地医学进一步传入大理地区。如明代出现了一批医术精湛的名医：樊深，上关人，长于治伤寒；陈洞天，精于丹术、医算，尤精治眼疾；等等。清代，大理地区医药事业较之以往更为发展，医术有了提高。《新纂云南通志》、民国《大理县志稿》所载著名医家较多，如李允开，精岐黄术，人称之为"滇南医术"；周鸿雪，太和人，人称之为"回生佛"。

　　民国大理名医余道善（1874—1944），字达川、号性初，少长开始学习研究性命数理，并与当时大理名人李玉振、刘和亭、王文轩等一起精研佛学，讲经说法，与四川道士赵合成研究道教，自称三阳道人，与亲家大理名医杨瑞卿探讨岐黄，为日后奠定了良好传统文化基础及深厚的中医学基础。其曾著《医学通灵》一部，全书共分为4卷，首卷摘录中西汇通切要处，指点人身中脏腑、经脉、六气、阴阳大略；二卷剖明伤寒六经及杂病脉证治法，三卷分别十二经诸病及其脉症治法，四卷详二十八脉法及药性。

在白族民间，巫医结合，神药两解是云南少数民族地区广为流传的古法，余道善受此影响，其著作《余氏单验方》中记载了很多巫医方法，如有画符、念咒等："去眼中翳法，凡人眼中生翳用纸画一人面，翳在眼中何处，画在何处，将人面铺于水上，用香画此符，口中念二十八宿，画一笔念一星，二十八笔画完，二十八宿念完，即向有翳处以香火烙通即愈，画念共三次。"在其著作《仲景大全书》（成书于1929年）中，余道善就自称是"仲景先师临坛所降补"，"孙思邈真人降序"。《仲景大全书》成书于民国己巳（1929）年，余道善约同仁执笔共耗时18年，记载了民国及以前仲景之学在滇南多民族地区临床的应用、理论的总结、古籍的传承。于《卒病论》卷，余氏称"仲景先师奉瑶池金母旨命，将此卒病篇阐出以昭垂万世。合之伤寒论、金匮玉函要略足称仲景大全之书"。

光绪三十年（1904），经林绍年（林则徐之子）推荐，由云南南宁（今云南省曲靖市）陈雍主持，创建云南第一所官办医学堂，并结合本地特殊社会环境自编专用中医系统教材《医学正旨择要》招生学习，为云南造就了大批的中医人才，如缪嘉熙、林厚圃、朱璋、谢浩知、郭继高等人。云南医学堂教材《医学正旨择要》成书于清朝光绪三十二年（1906），由南宁名医陈雍（字子贞）编定。任何一个时期的医学著作问世，都会带有那个时代的特点。医学堂教材《医学正旨择要》正体现了清末云南中医教育的这些特点。教材包含了中药、方剂、针灸、五运六气、内、外、妇、儿等教学内容，分科细致，丝丝环扣。

《医学正旨择要》全书共计约一百二十万字，整个教材课程体系分为两个部分：第一部分为中医基础理论课程，分别是本草卷、方剂卷、脏腑卷、经络卷、诊法卷（论望诊、闻诊、问诊、脉诊）、运气卷等七卷。基础理论的各篇章中，运气卷篇幅居多，且各篇章都有五运六气等医算体系的联系。第二部分为中医临床课程。

卷一《本草卷》按着药材不同自然属性分部，分为草部三百一十味、谷部十七味、菜部十七味、果部二十二味、木部四十四味、虫部十味、鳞部六味、介部三味、兽部六味、人部二味、土部三味、金石部二十六味，一共四百六十七味药。每味药均按别名、性味、有毒与无毒、主治三方面详细记载，约计四万字。

卷二《方剂卷》总共收录了二百三十九条方，其中分为经方篇一百零七条，时方篇一百三十二条，约计2.5万字。经方篇（收录医圣张仲景《伤寒杂病论》方剂）包括组成、用法两方面。时方篇（历代医家代表方剂）则是由主治、组成、用法三块内容组成。

卷三《脏腑卷》以脏腑总论、肝脏篇、心脏篇、脾脏篇、肺脏篇、肾脏篇、三焦包络命门篇，分门别类介绍，约计四万字。详细罗列了张仲景、孙思邈、华佗、刘完素、李杲等二十位医家对于五脏相应六腑之间生理体征、病理表现、联系及用药的论述。陈氏在本卷中有云"人禀健顺五常之德……水之神曰智，火之神曰礼，木之神曰仁，金之神曰义，土之神曰信"。"五常"原为儒家倡导人伦关系的五种原则仁、义、礼、智、信，通俗来讲即每个生活在社会中的人理应具备和遵循的道德规范。举人出身，后行医济世，并深受儒家思想影响的陈氏在医学堂教材中将人体五脏关系形象地以"五常"来表述，加深了习医者的记忆，使阴阳五行等玄奥抽象的中医理论便于理解。此外，陈氏重视脏与腑的整体观念。他并没有像现代教材那样单列脏、腑、形体官窍、经络等内容，而是在以五行五脏为中心的整体观念下，以"论五脏六腑寒热虚实生死顺逆之法"为纲来阐述人体生理、病理及其治疗方法。

卷四《经络卷》分为十二经脉循行及病候、督任穴位、十二经脉绝、经络相关理论、奇经八脉、经脉与穴位等几个部分。择录了《灵枢·经脉篇》以及朱肱、李杲、朱震亨、楼英等八位医家对于经络循行走向及临床应用相结合的观点，约计1.8万字。以《灵枢·经脉篇》为主，以及后世医家对十二经脉、奇经八脉的定位、循行走向和子午流注、临床病理表现结合论述。

卷五《诊法卷》共择录了《黄帝内经》《难经》等医著及华佗、孙思邈、李杲、王肯堂、张介宾等对望诊、闻诊、问诊的论述及临床应用的实际经验。重复引用二次以上的医家有十位，约计4万字。阐明了"天地一人也，人身一天地也"，以五脏为中心的整体观念。不仅在"望诊"篇中大多择录按照五行生克，以五脏对应五色或身体部位的条文，如"青色属木，主风，主寒，主痛，乃足厥阴肝经之色也……赤色属火，主热，乃手少阴心经之色……""肝热病者左颊先赤，心热病者额先赤，脾热病者鼻先赤，肺热病者右颊先赤，肾热病者颐先赤"。同样在"闻诊"篇亦择录了多位医家以五脏对应五声的条文，如"闻其五音以知其病。以五脏有五声，以合于五音，谓肝呼应角，心笑应徵，脾歌应宫，肺哭应商，肾呻应羽是也"，引用了王叔和《脉诀》中的"五脏之色""察色观病生死候歌""五脏察色歌""产难生死歌""小儿外证十五候歌"等。其次，本卷还提到五色的变化可望而知之，五声的强弱可闻而识之，四肢百骸的形状可问而别之，十二经络之会及二十四脉气可切而察之。

卷六《诊法卷》脉诊独列一卷，一共择录华佗、朱肱、储泳、崔紫虚、滑寿等十五位医家临床应用脉论，约计 3.8 万字。以寸口脉为主，兼论人迎、气口、太溪脉、冲阳脉等，参照时令、气候、情志、天地五行、五运六气等全面介绍了脉诊。

卷七《运气卷》约计 3.2 万字，择录了陈无择、张从正、刘完素、李杲、朱震亨等十位医家对运气学说如六十年运气病方、五运太过不及、六气有余不足等的阐述。对"论运气"篇的条文摘录是从宋·陈无择《三因极一病证方论》至明·李梴《医学入门》等十位医家的论述，这段时间也正是五运六气理论发展应用最为鼎盛的时期。本章节中并没有摘录阐述五运六气详细计算方法及概念等基本理论，而是直接摘录了更适合临床运用的条文，比如陈无择的三因司天方，如《六十年运气病方》中"六甲年敦阜之纪，岁土太过，雨湿流行。肾水受邪，民病腹痛，清厥，意不乐，肌肉痿，足痿，脚下痛，中满食减，四肢不举。宜附子山茱萸汤。"针对五运六气艰涩难懂的推算演绎，陈氏择录了明·汪机《运气易览》诸多歌诀如"六气为病歌""五脏所入之味歌"等，认为自然界中包括人都是由物质构成，体现了自然科学里唯物主义的特点。"五六虽合，各有条理，百千虽变，自由形声。""莫不有理之可探，有理之可察。勿惑于其所似也，而务求真实也夫。"陈雍认为此乃"关斯世之盛衰，系民庶之生死"，是中医学的重要核心内容，故单列为一卷供医学生学习。其他，云南当地白族中医界，如姚时安的《医易汇参》、奚毓松《五脏受病舌苔歌》、李本修《瘟疫集要》、钱懋领《瘟疫集要》《脉诀指南》、曹鸿举《瘟疫条辨》、方有山《瘟疫书》、尹丕《大小金针八法》，等等，都记载了五运六气的医学资料。

卷八、卷九均为《形体官窍卷》，其中"眼病"篇中认为眼为五脏六腑之精华，在论眼与五脏六腑之间的关系时以"五轮八廓"学说定位眼及眼周组织。病因病机则摘录明·倪维德《原机启微》分为十八类：淫热反克之病、风热不制之病、七情五贼劳逸饥饱之病、血为邪胜、凝而不行之病、气为怒伤，散而不聚之病、血气不分、混而遂结之病、热积必溃之病、阳衰不能抗阴之病、阴弱不能配阳之病、心火乘金水衰反制之病、内急外弛之病、奇经客邪之病、为物所伤之病、伤寒愈后之病、强阳搏实阴之病、亡血过多之病、斑疹余毒之病、深疳为害之病。内容颇为全面、切合临床实际。在治疗原则上，书中特别提倡目病不宜用凉药，因"目得血而能视……饮食化生，滋荣各脏腑上荣于目。苦寒伤胃，四物泥膈，中气受亏，饮食少而运化迟"，导致气血化生少，目失所养。

白族医算虽然资料不全，但陈雍的《医学正旨择要》基本上总结了白族医学的精华，与中医学的关系密不可分。

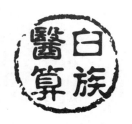

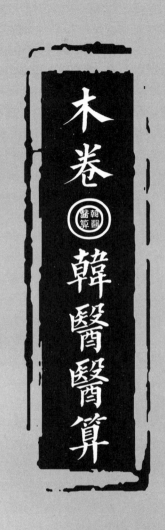

木卷 韓醫醫算

木卷◎韩医医算

朝鲜朝医的社会地位尊贵，在高丽时期（918—1392）置十学法（礼、乐、兵、律、字、医、卜、风水、阴阳、吏学等），医学在典药寺（太医监），如元末河间名医李敏道（1323—1395）因避兵乱旅居高丽，传播岐黄医算之术，被推为典医正，以医算、医卜见称。庾顺道以儒者兼通医理及阴阳术进者也，曾以充书状官，学医卜书于京师也。顺道曰："医方、五行、卜书及捻金册，易换赍来。"

高丽王朝中期，《道藏》已在朝鲜社会流布。高丽仁宗朝文士林椿撰《逸斋记》，说李仲若自幼即读《道藏》。《道藏》的流布，大约是新罗末期的留唐学人带入的。据《海东传道录》记载，钟离权向留唐的崔承佑、金可纪、僧慈惠传授道法，所授经书有《青华秘文》《灵宝毕法》《人头五岳诀》《金诰》《内观玉文宝篆》《天遁炼魔法》《参同契》《黄庭经》《龙虎经》《清净心印经》，说明这些道经当时已传入朝鲜。朝鲜王朝太宗十七年（1417），得明成祖赠送《为善阴骘》六百部，如《玉皇宝训》《注生延嗣妙应真经》《敬信录》《感应篇图说》《三圣训经》《过化存神》《功过格纂要》，就是当时刊行的主要善书。其中《三圣训经》是崇拜关圣帝君、文昌帝君、孚佑帝君的道经，《过化存神》是有关关圣帝君的《觉世真经》《救劫文》《灵验记》的合编本。壬辰之乱（1592—1597）时，援朝明军将关圣帝君信仰传入朝鲜，朝鲜都城汉阳东大门、南大门外修建关庙，尊关圣帝君为城镇守护神，而商人则敬为财神，关圣帝君信仰颇为盛行。

据《实录》史料可知，在李朝初期，京城中的巫女负责祈雨祭祀，并主管王室祈福等特殊的祭祀活动。在民间，巫女主要从事疾病治疗、祭奠亡灵、驱邪避害以及预测未来等活动。《实录》显示，巫觋在李朝初期隶属活人院，主要负责病人的调护以及传染病的救疗。每年年末，朝廷对巫觋救治病人的数量进行考察，救活十人者即可给予奖励。世宗十一年（1429），热病爆发之时，礼曹令巫觋分别掌管周围民户，并与医生共同考察、救疗。

《朝鲜王朝实录》中记载显示，在李朝太祖元年（1392）八月新制定的"**入官补吏法**"中，将医科与文荫、文科、吏科、译科、阴阳科、武科统称为七科（《太祖实录》卷一，元年八月辛亥条）。太宗六年（1406）增置至儒、武、吏、译、阴阳风水、医、字、律、算、乐十学（《太宗实录》卷十一，六年十一月辛未条）。可见，在当时的朝鲜，阴阳五行、堪舆风水、医算等形式都是存在的。

世宗十二年（1430），对诸学取才进行了详细的规定，其中参加医学取才者需要学习的书目包括：《直指脉》《纂图脉》《直指方》《和剂方》《伤寒类书》《和剂指南》《医方集成》《御药院方》《济生方》《济生拔萃方》《双钟处士活人书》《衍义本草》《乡药集成方》《针灸经》《补注铜人经》《难经》《素问括》《圣济总录》《张子和方》《危氏得效方》《窦氏全婴》《妇人大全》《瑞竹堂方》《百一选方》《千金翼方》《温氏隐居助道方服药须知》《牛马医方》。从上可知，除《乡药集成方》外，均为中国医书，说明世宗时期中国医书在医学教育中所占分量极重，而且《衍义本草》《针灸经》《补注铜人经》《难经》《素问括》《圣济总录》《张子和方》《温氏隐居助道方服药须知》《牛马医方》等中医典籍中都有阴阳五行、五运六气、子午流注等基础理论部分，折射出当时中国医学五运六气、藏象经络基础理论及治疗方法在朝鲜占据着主导地位。

《医方类聚》是朝鲜王朝（1392—1910）之文官、医官继承中医典籍及高丽王朝的医学典籍和医学实践而编撰成的一部大型综合性医书，原书收方5万余首，篇幅多达950余万字，与《乡药集成方》《东医宝鉴》一同被称为最能代表朝鲜医书成就的著作。《医方类聚》由金礼蒙（1406—1469）始编撰于朝鲜世宗二十五年（1443），于世宗二十七年（1445）完成，历时三年。根据原书中的引书内容所概括，编撰《医方类聚》所用的文献来源为153部中国和朝鲜高丽朝医书，其中152部来自中国，只有《御医撮要》为朝鲜医书。其中包括《黄帝内经素问》《灵枢》《运气》《遗篇》《明堂灸经》《针经》《难经》《伤寒论》《伤寒论注解》《伤寒医鉴》《五脏论》《金匮方》《王叔和脉诀》《四时纂要》《铜人经》《修真秘诀》《三因司天方》《断病提纲》《修月鲁般经》《素问玄机原病式》《儒门事亲》《伤寒指掌图》《子午流注针经指南》《玉龙歌》《圣济总录》《伤寒运气必用全书》《运化玄枢》（明太祖朱元璋第十七子、宁献王朱权编辑的一部五行运气类书籍《劝善书》《金丹大成》《神隐》等关于医算之书。

如《医方类聚》引用《注解伤寒论》6次，分别在卷之二十七·伤寒门一、卷之二十八·伤寒门二、卷之四十二·伤寒门十六、卷之四十三·伤寒门十七、卷之四十四·伤寒门十八和卷之四十五·伤寒门十九收录《注解伤寒论》24篇，分别为图解运气图说、释运气加临民病吉凶图、汗瘥棺墓图等《注解伤寒论》的全部内容。

朝鲜初刊行的《针灸择日编集》（1447）是集大成针灸择日理论的专书，显示了朝鲜医学关注针灸吉凶时期的问题。《针灸择日编集》为朝鲜世宗（1397—1450）至成宗（1457—1494）时代医家全循义（世宗二十五年，即1443年以医官身份参与编撰《医方类聚》，著《山家要录》《食疗纂要》）、金义孙经多年临证经验并结合当时传入朝鲜的多部中国针灸医著编撰而成。金礼蒙为《针灸择日编集》写到："医之道有二焉，曰药饵也，针灸也。疗病简易之法，莫妙于针灸。要在精于心，应于手耳。苟能审荣卫辨筋骸，明孔六之部，定尺寸之分，则虽沉病疴疾，何忧弗瘳。古人云，知药而不知针，知针而不知灸，不足为上医也。信乎针灸之为重也。"这足以体现当时针灸学的重要地位，显现出该书的重要性。

《针灸择日编集》是以《太平圣惠方》《针灸广爱书括》《针经指南》《千金方》《明堂灸经》《补注铜人经》《新刊铜人针灸经》《资生经》《素问》《灵枢》医著等为参考依据，同时参考了当时朝鲜时期由朝鲜医家编撰而成的医学书籍，尤其是针灸学专著，以腧穴定位、效用、所治何疾为主要线索，同时配以具体病症、针刺方法，是一部涉及日干支、针刺、病证、方解于一体的针灸学专著。清光绪十六年（1890）南汇县知县福建上杭罗嘉杰和刻了《针灸择日编集》。

韩国的运气学说起源于《黄帝内经》的运气七篇。运气学说在韩国的高丽时代从中国（宋代）传到韩国，到了朝鲜时代（中国明代）较盛行，最早记录于《医方类聚》，后显于《东医宝鉴》。《东医宝鉴》引用陈无择《三因极一病证方论》记载了天地运气，六十岁运气主客与民病发生的关系及其处方。《东医宝鉴》在朝鲜成书时，光海君（1575—1641）把刘纯（1340—1412，字宗厚）与东垣、丹溪并重，其有如此评说："东垣为北医，丹溪为南医，刘宗厚为（陕）西医，许浚则朝鲜之医，亦可谓之东医。"刘纯之医学思想与成就，莫士安《玉机微义》序即有很好之评说："宗厚之学，本之濂洛先儒，旁究岐黄、卢扁之术。故其发于议论者，始于推运气之原，以参五行相生相克之妙，要之于性命之禀赋，贯之于物理之变通，而会之于人事动静不测之微，驰骋经史，引譬明验，诚非庸常之流所可及也。"可见，朝鲜医对运气之学是非常认同和膜拜的。

1610 年，许浚（1539—1613）历时 15 年完成《东医宝鉴》。全书引用书籍文献 206 种，其中辑录中国文献 200 种，占全书的 96.99%；引用朝鲜文献 6 种，占全书的 1.83%，另有少量属于许浚自己撰写的内容。《天元玉册》《素问》《灵枢》《难经》《伤寒杂病论》《金匮要略方论》《周易注》《周易乾凿度》《周易参同契》《五行相类》《仙经》《淮南子》《脉经》《伤寒论·伤寒例》《黄庭经》《葛仙翁清净经》《抱朴子》《真诰》《太极真人九转还丹经要诀》《天隐子养生书》《玄珠密语》《素问入式运气论奥》《素问遗篇》《圣济总录》《医学启源》《珍珠囊》《洁古家珍》《脏腑标本寒热虚实用药式》《三因极一病证方论》《云笈七笺》《皇极经世》《金丹大成集》《翠虚篇》《海琼集》《周易参同契解》《悟真篇》《紫阳真人悟真直指三乘秘要》《悟真篇注释》《王元参赞延寿书》《金丹正理大全玄学正宗》《胎息经注》《横渠易说》《素问气宜保命集》《素问玄机原病式》《儒门事亲》《伤寒活人指掌图》《金丹大要》《金丹正理大全》，等等。

《东医宝鉴》分为内景篇、外形篇、杂病篇、汤液篇、针灸篇等五个篇幅。由 11 卷组成的杂病篇记录了有关疾病的内容。一卷中涉及的天地运气、审病、辨证、诊脉、用药、吐、汗、下是疾病诊断与治疗的大原则。二卷与三卷涉及从外部侵入的邪气，即风、寒、暑、湿、燥、火。许浚在"集例"中说明采用这种编制体例的理由："臣谨按：人身内有五脏六腑，外有筋骨肌肉血脉皮肤，以成其形，而精气神，又为脏腑百体之主，故道家之三要，释氏之四大，皆谓此也。《黄庭经》有内景之文，医书亦有内外境象之图，道家以清静修养为本，医门以药饵针灸为治，是道得其精，医得其粗也。今此书先以内景、精气神、脏腑为内篇，次取外境、头面、手足、筋脉、骨肉为外篇，又采五运六气、四象三法、内伤外寒诸病之证，列为杂篇，末著汤液、针灸，以尽其变。"

《内经》思想、金元思想、儒释道思想等皆包含于《东医宝鉴》的思想之中，其中道家思想的影响最为突出。许浚用道家哲理解释医学的本意，并在疾病的治疗方面依据于《内经》思想。《东医宝鉴》几乎全书内容都是引文，唯独"集例"是许浚本人表述自己观点的篇章。《东医宝鉴·集例》云："道家以清静修养为本，医门以药饵针灸为治，是道得其精，医得其粗也。"许浚认为道家的修养法是治病的根本，这样的"道本医末"思想表达了他对道家思想的重视，实际上说的就是如陶弘景所云一样的古中医史上的道醫史实。此外，许浚还在集例的开篇部分提到了《黄庭经》的书名，表明是以《黄庭经》的"内景、外景"构成《东医宝鉴》的"内景篇、外形篇"的体系。《黄庭经》是道家五大经典之一，是与道家上清派、茅山宗、全真道有关的专著，

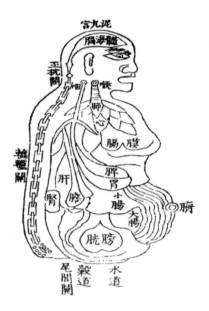

身形藏府圖

论述道家的修炼与内证思想，采用中医学的藏象学说来完善自身的内证体系。因此，许浚参考《黄庭经》，是基于道家思想来开展医论的。

《东医宝鉴》开篇就以道家《黄庭经》为指导展开其医学思想，首先记载了关于人体"内景"与"外形"的大致内容，其中的《身形脏腑图》还使用了尾闾关、夹脊关和玉枕关等道家内丹术语来标注身体中的穴位，展示五脏六腑的位置以及道家内证运气经过的大小卯酉周天循环路线，可见它对身体的看法基本上来自道家内证论。这为朝鲜丹学派欠缺的精气神理论方面的根据，提供了弥补和发扬。

从《东医宝鉴·内景篇》中记载的"还丹""胎息""炼虚合道"等道家内证术，可见道家内丹思想的影响。《东医宝鉴》之前的朝鲜医籍《医方类

聚》也很注重道家内证思想，在《东医宝鉴·身形门》中所引用的道家书籍
与《医方类聚·养生门》的引用书多有重叠。然而《医方类聚·养生门》所
记载的"外丹术"并不见于《东医宝鉴》，此点是受前述的郑礦、郑碏等内
丹思想家影响。如郑礦《龙虎秘诀》序曰："故人未知下手之方，不知修丹
放吾气息之中，而外求于金石，欲得长生反至夭折，哀哉！"可见其排斥外
丹术，反而强调以气息为主的内丹修养论。《东医宝鉴》所记载的内丹修养
法，仅限于后天修养法而不涉及先天内证理论，因为《东医宝鉴》不是内丹
专著，其目的在于道翳的预防疾病和养生。

　　《东医宝鉴》充分发挥了道家和道翳的基本内证观点：以精气神为基础，
支持治未病的观点，注重养生，以达到延年益寿的目的。《东医宝鉴》收录
了大量道家养生理论及实践方法，其内容包含按照以四时、四方、五行、周
易等的后天八卦的人身修养法；叩齿、漱咽、金液还丹等的导引法。《东医
宝鉴》的每个门几乎都记载了导引法，举例六字气诀、五脏的修养法和导引
法、回津法、面按摩法、眼病调养法、耳修养法、腰导引法，等等多种，皆
是许浚为了防治疾病将医学治疗法与道家的修养法相结合的典例。

　　《东医宝鉴》很重视针灸择日法，"择针灸吉日法""太乙徙立于中宫朝
八风占吉凶""身形应九野""太乙游八节日数""立春节""春分节""立夏
节""夏至节""立秋节""秋分节""立冬节""冬至节""九宫民神图""九
宫尻神禁忌出入门""逐日人神所在""每月诸神直日避讳旁通图""针灸吉
日""针灸忌日"等详细记载相关理论，在针灸篇中占的比重相当大。针灸
忌日中瘟瘪日是《东医宝鉴》的特色，在《针灸择日编集》与《针灸大成》
中都没有瘟瘪日的记载。从朝鲜王室记录《承政院日记》里可以看出针灸治
疗时使用针灸择日法的医案。《东医宝鉴·针灸篇》中还收录了经络腧穴、
子午流注等各种针灸基础理论。

　　《医学疑问》（1617）为朝鲜医官崔顺利与明太医院御医傅懋光（1573—
1644）问答的记录（37条），其中关于五运六气的问题有2条。蔡得沂
（1605—1646）为仁祖时期（1623—1649）的医官，字咏而，号云潭，又号
鹤汀，原籍京畿道仁川（今仁川市）。蔡氏是朝鲜王朝中期的学者、医家，
在天文、地理、医学、卜筮、音律、兵法方面造诣颇深，尤精于易学。仁
祖十四年（1636）蔡氏33岁时，一日观测天象，预见"丙子胡乱"的发生，
故决意隐居于华山仙游洞，远离纷争，直至终老，但他的想法未能实现。朝

鲜败于皇太极之后，仁祖召蔡氏赴沈阳，随侍保护昭显世子及凤林大君，但蔡氏以病推辞，故被发配三年。三年期满后，仁祖仍劝其北上沈阳，最终蔡氏不得不从，在上路之时作歌一首，名为"凤山曲"，颇为动人。

《针灸经验方》成书于 1644 年，是由时任宣祖及光海君两代君王时期的朝鲜王朝著名太医许任所著。《针灸经验方》成书正值朝鲜初期，随着当时大量中国针灸书籍如《明堂灸经》《针经》《针灸经》《铜人经》《资生经》《子午流注》《针经指南》《玉龙歌》《十四经发挥》等流入朝鲜，针灸发展进入到一个全面鼎盛时期。世宗后期，朝廷真正分化出了针灸医、瘰疬医、治肿医，且开始正式招收针灸专门生，针灸经验方就是在这样的背景下，由时太医许任，在借鉴《神应经》《东医宝鉴·针灸篇》《铜人经》《黄帝针灸甲乙经》《针灸资生经》《针灸聚英》《医学入门》《针灸大成》《子午流注》等相关著作的前提下，结合个人的临床经验心得，阐述其基本观点，在病因病机、治法治则、针刺补泻法等方面进行介绍而成书。

舍岩针法始于朝鲜中期，由舍岩道人所创，因此命名为舍岩针法。舍岩道人，其原姓黄，名廷学，壬辰倭乱（1592）时领僧兵抗倭有功，原为道僧四溟堂（1544—1610）松云大师之首弟子，以善针术，颇得其妙，其针法之特征，来自于《内经》《难经》阴阳五行生克理论。舍岩道人于 1644 年后著有《舍岩针灸要诀》，该书以古汉语书写，以手抄本传承，流传至今。1956年此书由李泰浩刊于杏林书院，最初被记载于《经络学总论》，以后先后出版了有关舍岩针法的《青囊诀》《国文译注舍岩道人针灸要诀》《舍岩针灸正传》《大韩医学》《针灸篇》《舍岩阴阳五行针法秘诀》等。该针法是韩国传统特有针灸疗法之一，对韩国针灸影响较大，现代仍广泛用于临床和研究。

舍岩针法是其根据明代高武所著的《针灸聚英》以及张世贤的《校正图注化经》中对五行生克关系的讨论基础上，加入了个人的本经补泻和他经补泻观点而创立的阴阳五行针法，并将个人的经验编撰成书，著称《舍岩道人针灸要诀》而流传至今。该书开启了朝鲜时期针刺方法选取五输穴阴阳治的先河，该书沿用了中国晚唐、宋、元、明朝等历朝相关医学著作，尤其是针灸专著，其医家的思想和观点都融入其中，同时加以舍岩多年的从医经验，尤其是舍岩个人对五输穴生克制化以及补泻的理解，可以说是集五输穴五行生克理论与针刺补泻理论之大成，为后代医家尤其是个人针刺手法与针刺理论方面开启了新的篇章。直至当今的韩国韩医学，舍岩针法也有着举足轻重的地位。

《舍岩针法·天地运气》第三章中记载："天地五运之岁，太过不及之气，皆治补竭，阳太过，阴不及。六甲之年，敦阜之纪，岁土太过，雨湿流行，肾水受邪，人病腹痛，清厥，意不乐，肌肉痿，足痿，脚下痛，中满减食，四肢不举。经渠、复溜补，太白泻。此补母安身之气。六丙之年，流衍之纪，岁水太过，寒气流行，心火受邪，人病身热，心燥，厥阴上下中寒，谵妄，心痛，咳喘，自汗，夜极。阴谷、少海泻，大敦、少冲补。此洗官补母之气。六戊之年，赫曦之纪，岁火太过，火暑流行，肺金受邪，人病身热似焙，少气咳嗽，喘逆，血泄，身热，骨痛，为侵。少海、尺泽补，少府、鱼际泻。克官补母。六庚之年，坚成之纪，岁金太过，燥气流行，肝木受邪，人病胁痛，小腹痛，耳聋，目赤，痰火等症。解溪、阳溪补，至阴、窍阴泻。此君臣庆会之气。六壬之年，发生之纪，岁木太过，风气流行，脾土受邪，人病飧泄食减，体重烦冤，肠鸣，胁与腹痛等症。解溪、阳谷补，至阴、窍阴泻。此抑君安身之气。六乙之年，从革之纪，岁金不及，炎火盛行，人病肩背瞀重，鼽嚏，咳喘，血注等症。三里、曲池补，临泣、后溪泻。此补国荣家。六丁之年，委和之纪，岁木不及，燥乃成行，人病中清，眩晕，小腹痛，肠鸣，溏泄等症。二间、通谷补，商阳泻，此补官安民。六己之年，卑监之纪，岁土不及，风气流行，人病飧泄，霍乱，体重，腹痛，筋骨繇并等症。阳溪、解溪补，束骨、临泣泻。此抑官补身。六辛之年，涸流之纪，岁水不及，湿乃成行，人病肿满，人重，濡泄，足痿，清厥，脚下痛等症。经渠、复溜补，太白、太溪泻。六癸之年，伏明之纪，岁火不及，寒乃成行，人病胸腹胁膺肩臂胃心痛等症。大敦、少冲补，尺泽、复溜泻。此贤君遇臣之象。"

在《舍岩针法附录篇》中也同样记载了五运六气主病主症，还有日干支发病断病的记载："化气五行，干曰运，支曰气。运：甲己丑未土，乙庚卯酉金，戊癸子午寅申火，丁壬巳亥木，丙辛辰戌水。气：子午君火心疾，寅申相火热病，巳亥风木末疾，丑未湿土腹疾，卯酉燥金热疾，辰戌寒水寒疾。看日五行：运气同日天符，戊寅、丁亥、戊子、乙卯、丙辰、丁巳、丙戌、戊申得病危困。气生运日顺和，甲子、乙丑、甲申、辛卯、癸巳、甲午、壬辰、甲寅、辛酉、壬戌、癸亥。运临气日岁会，丁卯、丙子、甲辰、戊午得病执持。气克运日天刑、、戊辰、己巳、庚午、辛未、丁酉、庚子、戊戌。运克气日不和，癸酉、丙申、乙亥、丙午、癸卯、丙寅、乙巳、丁丑、丁未。符会合日太乙，戊午、乙酉、己丑、己未得病主死。运生气日小逆，庚辰、辛巳、壬午、癸未、己卯、壬申、壬寅、己酉、庚戌、辛亥、壬子、癸丑。"在《芝山医案》中也记载"运气者，异常难测之症也。如甲年遇之本年之症，则是也。不合则非运也，更诊随经例治。"其实这里还要考虑患者出生之年月日时的五运六气格局，再与发病之年月日时的五运六气格局相互作用，就会更加全面地掌握和精通运气之法了。

舍岩针法是阴阳五行针灸法，以阴阳为大纲，以五行相生、相克为理论基础，运用五输穴（井、荥、输、经、合）的五行（木、火、土、金、水）相生相克关系选穴进行本经补泻和他经补泻，丰富和发展了中医《内经》《难经》的针灸补泻原则。基础理论是《难经·六十九难》："虚者补其母，实者泻其子。"还有《扁鹊神应针灸玉龙经·时日配合穴法图》云："《经》云：医疗有方，针灸有法。"《针灸择日编集·金礼蒙序》云："《针经》云：得时针之，必除其病；失时刺之，难愈其病。"《扁鹊神应针灸玉龙经·注解标幽赋》云："《经》云：宁失其穴，勿失其经；宁失其时，勿失其气。"舍岩五行针法分为虚实补泻、寒热补泻法，治疗虚证称为正格，治疗实证称为胜格，治疗寒证

九宫图

四 东南巽 立夏 阴洛宫 忌左肩	九 南离 夏至 上天宫 忌头首	二 西南坤 立秋 玄委宫 忌右肩
三 东震 春分 仓门宫 忌左胁	五 中央 招摇宫 忌脏腑膈下	七 西兑 秋分 仓果宫 忌右胁
八 东北艮 立春 天留宫 忌左脚	一 北坎 冬至 叶蛰宫 忌腰尻	六 西北乾 立冬 新洛宫 忌右脚

称为热格，治疗热证称为寒格。十二经脉在肘与膝关节以下中各存在井、荥、输、经、合等5个特定穴位，取名五输穴。五输穴根据阳经（手阳明大肠经、足阳明胃经、手太阳小肠经、足太阳膀胱经、手少阳三焦经、足少阳胆经）与阴经（手太阴肺经、足太阴脾经、手少阴心经、足少阴肾经、手厥阴心包经、足厥阴肝经）具有五行配属，并将根据此为基底产生的现象，以五输穴的虚实分类进行治疗，这便是舍岩针法的基本原理。

虚证适用于"补其母""抑其官（'官'指的是'克我'的脏器）"的原则，以补母经的母穴与自经的母穴、泻贼经的贼穴与自经的贼穴为治疗方法。实证适用于"补其仇"与"泻其子"的原则，以补贼经的贼穴与自经的

贼穴、泻子经的子穴与自经的子穴作为治疗方法。并将因虚而补的治疗法称为正格，因实而泻的治疗法称为胜格。以肝虚证（木虚）为例，以"**虚则补其母**"的原则补其母经的母穴（即肾经的合水穴阴谷）、本经的母穴（即肝经合水穴的曲泉），又以"**虚则抑其官**"的原则泻克我经的克穴（即肺经的经金穴经渠）、本经的克穴（即肝经的经金穴中封）。以肝实证（木实）为例，以"**实者补其官**"的原则补克我经的克穴（即肺经的经金穴经渠）、本经的克穴（即肝经的经金穴中封），又以"**实则泻其子**"的原则泻子经的子穴（即心经的荥火穴少府）、本经的子穴（即肝经的荥火穴行间）。

舍岩针法虚实补泻取穴表

十二经	虚证、正格（补）补		泻		实证、胜格（泻）补		泻	
肺	太白	太渊	少府	鱼际	少府	鱼际	阴谷	尺泽
大肠	三里	曲池	阳谷	阳溪	阳谷	阳溪	足通谷	二间
胃	阳谷	解溪	足临泣	陷谷	足临泣	陷谷	商阳	厉兑
脾	少府	大都	大敦	隐白	大敦	隐白	经渠	商丘
心	大敦	少冲	阴谷	少海	阴谷	少海	太白	神门
小肠	足临泣	后溪	足通谷	前谷	足通谷	前谷	三里	小海
膀胱	商阳	至阴	三里	委中	三里	委中	足临泣	束骨
肾	经渠	复溜	太白	太溪	太白	太溪	大敦	涌泉
心包	大敦	中冲	阴谷	曲泽	阴谷	曲泽	太白	大陵
三焦	足临泣	中渚	足通谷	液门	足通谷	液门	三里	天井
胆	足通谷	侠溪	商阳	窍阴	商阳	窍阴	阳谷	阳辅
肝	阴谷	曲泉	经渠	中封	经渠	中封	少府	行间

舍岩针法不仅涉及有关虚实证的治疗方法，还涉及了寒热证的治疗法。对寒证用"补其热、泻其寒"，热证则用"补其寒、泻其热"为治疗方法，这也是舍岩针法在中医经络理论上的医算应用。在寒热辨证时，提出寒证宜"**发热则补其火**""**发热则泻其水**"，热证宜"**退热则泻其土**""**退热则补其水**"。至于寒热证取穴的原则，寒证当补自经火穴和他经火穴，泻自经水穴和他经水穴；热证当补自经及他经水穴，泻自经土穴和他经土穴。例如肺经寒证补自经荥火穴鱼际和他（火）经荥火穴少府，泻自经水穴尺泽和他（水）经水穴阴谷；肺经热证则泻自经土穴太渊和他经土穴太白，补肺经水穴尺泽和他（水）经的水穴阴谷。舍岩针法的一般取穴为补2个穴，泻2个穴，补泻手法以捻转补泻、九六补泻、迎随补泻为主。

舍岩针法寒热补泻取穴表

十二经	寒证、热格				热证、寒格			
	补		泻		补		泻	
肺	少府	鱼际	尺泽	阴谷	尺泽	阴谷	太白	太渊
大肠	阳谷	解溪	二间	足通谷	二间	足通谷	阳谷	解溪
胃	解溪	阳谷	内庭	足通谷	内庭	足通谷	三里	委中
脾	大敦	少府	阴陵泉	阴谷	阴陵泉	阴谷	太白	太溪
心	少府	然谷	少海	阴谷	少海	阴谷	少府	然谷
小肠	阳谷	昆仑	前谷	足通谷	前谷	足通谷	少海	三里
膀胱	阳谷	昆仑	足通谷	前谷	足通谷	前谷	三里	委中
肾	少府	然谷	阴谷	少海	阴谷	少海	太白	太溪
心包	少府	劳宫	曲泽	少海	曲泽	少海	太白	大陵
三焦	支沟	昆仑	液门	足通谷	液门	足通谷	支沟	昆仑
胆	阳辅	阳谷	侠溪	足通谷	侠溪	足通谷	委中	阳陵泉
肝	行间	少府	曲泉	阴谷	曲泉	阴谷	太冲	太白

　　这种舍岩针法是将中医的子午流注五输穴理论转化为韩国自己的医算针法，只是中医医算的初级阶段。因为只要涉及阴阳五行逻辑的医术，必然与天干地支发生内在的联系，舍岩针法只是没有进一步深入到精确的干支计算的层次罢了。

　　《舍岩针法》中还记载了孙思邈鬼门十三针的日干支针法，这是一份非常珍贵的日干支针灸资料。"邪穴十三，寅午戌，火局等，生顺类，先针间使。一鬼，宫，即人中。二鬼，信，手大指爪甲下。三鬼，垒，足大指甲下。四鬼，心，太渊穴。五鬼，路，申脉火针七锃。六鬼，枕，大椎上入发际一寸。七鬼，床，耳前数际。八鬼，市，承浆穴。九鬼，营，劳宫穴。十鬼，堂，上星穴火针七锃。十一鬼，藏，阴下缝，妇人代以阴陵泉。十二鬼，臣，曲池穴火针七锃。十三鬼，封，舌下缝代以廉泉。亥卯未，木局等，生逆数，先针间使。一鬼，封，舌下缝代以廉泉。二鬼，臣，曲池穴火针七锃。三鬼，藏，阴下缝，妇人代以阴陵泉。四鬼，堂，上星穴火针七锃。五鬼，营，劳宫穴。六鬼，市，承浆穴。七鬼，床，耳前数际。八鬼，枕，大椎上入发际一寸。九鬼，路，申脉火针七锃。十鬼，心，太渊穴。

十一鬼，垒，足大指甲下。十二鬼，信，手大指爪甲下。十三鬼，宫，人中。申子辰，水局等，生曲数，先针间使。一鬼，宫，人中。二鬼，封，舌下缝。三鬼，信，手大指爪甲下。四鬼，臣，曲池穴火针七锃。五鬼，垒，足大指甲下。六鬼，藏，阴下缝，妇人代以阴陵泉。七鬼，心，太渊穴。八鬼，堂，上星穴火针七锃。九鬼，路，申脉火针七锃。十鬼，营，劳宫穴。十一鬼，枕，大椎上入发际一寸。十二鬼，床，耳前数际。十三鬼，市，承浆穴。巳酉丑，金局等，生乱数，先针间使。一鬼，封，舌下缝。二鬼，宫，劳宫。三鬼，垒，足大指甲下。四鬼，信，手大指爪甲下。五鬼，路，申脉火针七锃。六鬼，心，太渊。七鬼，床，耳前数际。鬼，枕，大椎上入发际一寸。九鬼，市，承浆。十鬼，堂，上星穴火针七锃。十一鬼，宫，人中。十二鬼，藏，阴下缝，妇人代以阴陵泉。十三鬼，臣，曲池火针七锃。"按照孙思邈的"日干支鬼门十三针"针下去，确实会有一些不能解释清楚的事情发生。

景宗·英祖时（1721—1776，景宗4年，英祖52年）的尹草窗原以士人属儒医，著《草窗诀》为运气论学者，其理论渊源于《内经》，受到《素问入式运气论奥》和《三因极一病证方论》等医书的影响，承袭了中国的五运六气学说，但也有所创新，比如说重视发病时间的运气与民病发生的关系，特别是重视出生时间的运气，开创了韩国运气体质论之先河。儿科名医任瑞凤著《壬申疹疫方》等等，皆是五运六气之术。正祖时期（1776—1800），医学的发展主要来自君主对医学的理解与贡献，他不仅发起编撰《济众新编》一书，还提出了运气与疹疫的联系，曰："大抵疹疫之作，专由中运之客气，其所治疗之方不一，症情既殊，药路随异。从古医人之精通术业者，必以运气为先，疹疫未出之前，预作通行之方，以备后日之用者有之。疹疫已出之后，察其岁运，参以时候，拈出一方，轮示万民者有之。今年疹疫，亦一运气，中外之许多业医者，何独无此等之方、此等之人哉？"（《正祖大王实录》卷五十二，二十三年十二月甲午条）这为遏制当时泛滥的疫病开辟了预防与治疗的新途径，只是当时在京城中并没有懂运气的医生，原因可能是当时主张从运气角度来认识疫病的观点并非主流。

李济马在1837年（宪宗三年）3月19日生于朝鲜咸镜南道咸兴，字懋平、子明，号东武，籍贯全州，其父李攀五有四位夫人，李济马为第四任庆州金氏所生。李济马出生之际，因其祖父忠源公梦见龙马渡河，于是取名为济马，1900年（64岁）阴历9月21日辞世。四象医学是李济马在1894年编

著的《东医寿世保元》中主张的
体质医学，是汲取《黄帝内经》
中的四时五行理论，并以辨象施
治为主要内容的理论体系，这一
点与《扁鹊外经》有相似之处。
但韩国医学中的四象图则和传统
中医的四时五行观点不相同。四
象医学的脏腑阴阳四行属性是按
照《四象本草卷》的划分法：肺
旺春，脾旺夏，肝旺秋，肾旺冬；
春气生，夏气长，秋气收，冬气

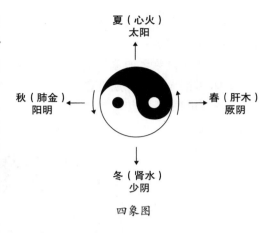

四象图

藏；肺象木，脾象火，肝象金，肾象水。脏腑的阴阳属性是肺脾为阳，肝肾
为阴，脾为阳中阳，而肺为阳中阴，肝为阴中阳，肾为阴中阴。在韩国四象
医学体系中，重点强调的是"心"这一概念。"五脏之心，中央之太极，五脏
之肺脾肝肾四维之四象"。但是李济马并没有按照传统中医那样的排列顺序，
而是把"心"作为一个凌驾于其他脏腑之上的概念，不能单纯地认为其类似
于传统中医对心"君主之官"的定位，"心"具有生四象的这一功能。这观点
的提出是深受儒家学说影响的。其将本来应位于中间的脾脏移位到心的位置，
代君行令。

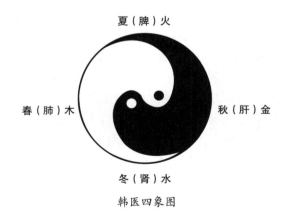

韩医四象图

　　韩医四象医学中重点强调了肺、脾、肝、肾四个脏以及胃脘（上焦）、
胃（中上焦）、小肠（中下焦）和大肠（下焦）四个腑，和传统的中医学一
样，他们所说的脏腑之间也存在着相互表里的关系，而且是按照上焦、中上

焦、中下焦、下焦的排列顺序依次论述的。其中将具有一定关系的脏腑器官称之为"党"。韩医四象医学对人体脏腑提出"**五脏之心，中央之太极，五脏之肺脾肝肾四维之四象**"的观点，用以解释人体脏腑所在部位及其生理功能。韩医学把人体脏腑所在部位划分为四焦，脏分为四脏，腑分为四腑，水谷之气分为四气（寒热温凉），营卫物分为四海（津膏油液），全身组织器官归类为四党。

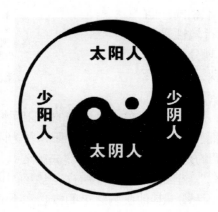

《东医寿世保元》分为性命论、四端论、扩充论、脏腑论、医源论、广济说、四象人辨证论等7个篇章，并且各篇都有记录四象医学的内容。在《性命论》中把天机分为地方、人伦、世会、天时，将人分为居处、党与、交遇、事务等四个方面进行说明。《四端论》对脏腑的配置差异进行了说明，并以肺、肝、脾、肾四脏的大小将人分为太阳、太阴、少阳、少阴四种人群，将肺大肝小者称为太阳人，肝大肺小者称为太阴人，脾大肾小者称为少阳人，肾大脾小者称为少阴人。在《扩充论》中将太阳、少阳人的哀怒性情和将太阴、少阴人的喜乐性情与符合天机的天时、世会、人伦、地方或耳、目、鼻、口进行配合，而且进一步与符合人事的交遇、事、居处、党与或脾、肺、肾、肝进行配合，论述随着四象人的哀怒与喜乐变化耳（听）、目（视）、鼻（嗅）、口（味）有所差异。在《脏腑论》中，论述肺-胃脘，脾-胃，肝-小肠，肾-大肠的所在部位和其脏器的生理功能。下表是《东医寿世保元·四象人辨证论》中出现的四象人特征。

《东医寿世保元》所载四象人特征表

	太阳人	太阴人	少阴人	少阳人
气像	脑顀之起势盛壮 腰位之立势孤弱	腰位之立势盛壮 脑顀之起势孤弱	膀胱之坐势盛壮 胸襟之包势孤弱	胸襟之包势盛壮 膀胱之坐势孤弱
		（少阴太阴人体形或略相仿佛，难辨疑似，而观其病证则必无不辨）		上盛下虚，胸实足轻，或有短小静雅
体形	（原不难辨，但人数稀罕，故最为难辨）	体形长大亦或有六尺矮短者	体形矮短而亦多有长大者	外形恰似少阴人者
容貌词气	果断	寄居有义而修整正大	体任自然而简易小巧	剽锐好勇
体形气像容貌词气归纳图				

在《医源论》中论述了自扁鹊起，张仲景、朱肱的《活人书》、李杲、王好古、朱震亨、危亦林、李梴、龚信到《东医宝鉴》的许浚，都在讨论这一系统。在《广济说》中列举了幼年、壮年、老年的性格差异和善人、恶人、山谷人、市井人、农夫、士人、狂童、淫女、愚夫、妒妇等的气质与生活态度。

具体的用药方面，则借鉴了张仲景的《伤寒论》。李济马在《医源论》云："余生于医药经验五六千载后，因前人之述偶得四象人脏腑性理，著得一书，名曰寿世保元。原书中张仲景所论太阳病、少阳病、阳明病、太阴病、少阴病、厥阴病，以病证名目而论之也。余所论太阳人、少阳人、太阴人、少阴人，以人物名目而论之也。两者不可混看，又不可厌烦，然后可以探其根株而采其枝叶也。"根据四象人的特点，韩医提出四象药：太阳人药、太阴人药、少阳人药、少阴人药。例如太阴人肺小肝大，素体肥胖，容易感受湿气，用药则多用止咳化痰，利尿消肿的药物。在具体的用药上则遵从"大者泻之，小者补之""同病异象异治""异病同象同治"的原则。

四象医学认为，阳人尤其是少阳人天禀多热体质，阴人尤其是少阴人天禀多寒体质，所以阳人易得热证，阴人易得寒证。《东医寿世保元》称："古医有言：头无冷病，腹无热痛，此言非也，何谓然邪？少阴人原来冷胜，则其头痛自非热痛而即冷痛也。"因为少阳人属多热体质，少阴人属多寒体质，所以即使阳人得寒证也应慎用或禁用人参、附子等热剂，阴人得热证则应慎用或禁用石膏、大黄、芒硝、柴胡等寒凉剂。再者，他们认为由于四象人脏局大小不同，所易患病证的病理病机也不同。太阳人"肺大肝小"，易患外感腰脊病和内触小肠病；内触小肠病包括噎膈、反胃。太阴人"肝大肺小"，易患胃脘受寒表寒病和肝受热里热病；胃脘受寒表寒病包括仲景桂枝汤证、寒厥证；肝受热里热病包括阳毒及瘟疫燥热证、食后痞满证及腿脚气无力证、泄泻、咳嗽、哮喘、胸腹痛、腹胀、浮肿、中风等。少阴人"肾大脾小"，易患肾受热表热病和胃受寒里寒病；肾受热表热病包括太阳伤风证、下焦血证、胸结核证、吐蛔证、胃家实证、大黄承气汤证、脾约证、亡阳证、当归四逆汤证；胃受寒里寒病包括痞证、阴毒、直中阴经、厥证、泄泻、瘟黄等。少阳人"脾大肾小"，易患脾受寒表寒病和胃受热里热病；脾受寒表寒病包括结胸证、亡阴证、发狂谵语证、大青龙汤证、小柴胡汤证；胃受热里热病包括阳厥、消渴、白虎汤证、桂枝各半汤证等。在四象人具体的治疗过程中，其根据"泻大补小"的原则来治疗。

辨象施治基本方剂表

太阴人	阴中之阴	肝实肺虚	太阴调胃汤
太阳人	阳中之阳	肝虚肺实	五加皮壮腰汤
少阴人	阴中之阳	肾实脾虚	补中益气汤
少阳人	阳中之阴	肾虚脾实	六味地黄丸

韩国四象医学的理论是《东医寿世保元》，其中略于五运、六气、天干、地支，而讲太极、阴阳、四象，全书提出的体质学说，有一定创新之处，但是这些都是源于中医医算体系的精髓。

李圭晙（1855—1923）是近代韩国医学与哲学史上的著名人物，号石谷。在韩国，最早对《素问》进行研究的人是李圭晙。《素问大要》是在光武10年（1906年）以木活字四卷二书出版。为了更易于了解中国医学理论，他将书前页的脏腑图、手足经络图、五运六气图等图解进行排列，使之一目了然，并附上黄帝素问立式、五行分类表、六经起止歌等。

在韩国近代，连续出版了《五运六气医学宝鉴》《五运六气韩医学宝鉴》及《东医运气宝鉴》3部运气学专著。这些著作虽然不同于《草窗诀》，但也重视出生时的运气，推动了韩国运气体质论的飞跃发展。

韩国的"运气体质论"又称为"运气医学",它包括后天体质论和先天体质论,以及民间的手指针运气体质论等。后天体质论,是根据患者出生时期的运气属性来判断体质的运气医学。该体质论以主运和主气的主时为基础,将1年划分为10个分段。主运为分别主持一年五季的木火土金水五运,是正常气候,每年固定不变。每运时间为73日5刻,五运合计365日25刻。主气主司一年四时二十四节气的风、热(暑)、湿、火、燥、寒六气。每个气各主60日又87.5刻(即包括四个节气),周遍一岁,年年如此。六气所立之一岁,从上年十二月大寒日起算,至本年十二月大寒日为止,其排列顺序为厥阴风木—少阴君火—少阳相火—太阴湿土—阳明燥金—太阳寒水。每个主运和主气的主司时间不同,由于每运的时间为73日5刻,每气的时间为60日又87.5刻,因此初之气分布在初运里,二之气分布在初运和二运,三之气分布在二运和三运,四之气分布在三运和四运,五之气分布在四运和五运,六之气分布在六运里。

韩国运气医学所主张的五运六气时间分布表

分段(公历)	运气
1月20(21)日～3月20(21)日	1运1气
3月20(21)日～4月2日	1运2气
4月2日～5月21(22)日	2运2气
5月21日～6月15(16)日	2运3气
6月15(16)日～7月23日	3运3气
7月23日～8月30(31)日	3运4气
8月30(31)日～9月23(24)日	4运4气
9月23(24)日～11月11(12)日	4运5气
11月11(12)日～11月22(23)日	5运5气
11月22(23)日～1月20(21)日	5运6气

后天体质论考虑主运和主气的交叉分布情况,将全年划分为10个分段。该体质论,先看患者的出生日在1年10个分段当中的配属,然后根据该段的运气属性,运用五行相生相克理论判断体质,而在五运六气的几个因素当中,本体质论看重客运和客气。如公历1968年7月5日出生的一位男子配属于戊申年10个分段当中的第5个分段,即属于三运三气,该段的客运为金,客气为相火。

在这里客运和客气的概念以及其推算方法与中医运气学说相同。客运是指一年五季中气候的异常变化。客运决定于岁运，即岁运的五行属性为客气的初运，然后根据五行相生次序推算。1968 年为戊申年，天干化五运，戊癸化火，戊为火运。因此戊申年的初运为火，三运为金。客气是指时令气候异常变化，年年不同。六步客气以厥阴（木）—少阴（君火）—太阴（土）—少阳（相火）—阳明（金）—太阳（水）的顺序而循环。客气的次序决定于司天之气。司天之气为六气当中的三之气，决定于当年的地支。1968 年戊申年的地支为申，地支化六气，寅申配属于少阳相火。因此，1968 年的司天之气（三之气）为相火，而按照六步客气的循环次序，1968 年的客气顺序为：君火—土—相火—金—水，7 月 5 日配属于三之气，即相火。因此该患者的体质为戊申年"金相火体质"。

如此，运有五个，气也有五个（相火属于火），五乘五，后天体质有 25 种基本类型，如木木、木火、木土体质等。并且，每年的十干和十二支不同，每年的运气都有十个分段，故共有 600 种体质类型。如同样的二运三气体质，按出生年再分为丁丑二运三气体质，癸未年二运三气体质等。丁丑年二运三气体质为火土体质，即"火克金，肺经受邪，阴虚火动，头痛，肢节痛"。癸未年二运三气体质为土土体质，即"脾胃经热，发生风动，消化不良，眩晕，眼赤，肾虚动风"。

先天体质论以入胎日（怀孕日）的客运和客气判断体质。其具体操作方法为先看出生日的地支（入胎日数＝怀孕日数）。从出生日起逆算地支相应的入胎日数，而算出入胎日。参照"一年十个分段"表，确定属于哪个分段，而判断该分段的客运和客气。

<h3 style="text-align:center">入胎日数表</h3>

子午日生	丑未日生	寅申日生	卯酉日生	辰戌日生	巳亥日生
276 日	266 日	256 日	246 日或 306 日	296 日	286 日

仍以 1968 年 7 月 5 日出生的患者为例，其出生日的日辰为丙子，天干为丙，地支为子。根据上面的图表，子午日生的入胎日数为 276 日，从 1968 年 7 月 5 日逆算 276 日，他的入胎日期为 1967 年 10 月 4 日。然后看入胎日期配属于 10 个分段中的哪一个分段。1967 年 10 月 4 日属于丁未年第 8 个分段，即四运五气。其客运为金，客气也是金。因此，他的运气体质为丁未年金金

体质。根据后天体质论和先天体质论，每一个人都有出生和入胎两个体质。如出生日是 1968 年 7 月 5 日，他的出生体质为金相火体质，其体质病理特点为"肺经火痰，肝经血分不足，精神眩晕，肢节痛，头痛"，其运气处方为"加味补阴煎"；他的入胎体质为金金体质，其体质的病理特点为"肝经受邪，阳虚证，咳嗽，呕吐，胸胁肢节痛"，其运气处方为"加味双和汤"。临床应如何选择出生和入胎两个体质，医家之间的看法有所差异。出生和入胎的选择，既可以根据当时的症情来决定，也可以互相加减开药。但出生体质比入胎体质还重要。又如《运气医学》说："本人不看先天体质，只看后天体质而辨证。其最大的原因是，本人运用脏腑辨证、八纲辨证等多种辨证方法。第二个原因是，其结果一样。第三个原因是，计算入胎日起较麻烦，而给病人不好的偏见。我觉得，为了推算入胎日翻看万岁历，让病人误解运气医学属于算命的范畴。"但也有相反的看法，如韩国民间大夫柳泰佑所说："出生当时气候因素所决定的运气体质重要，但更重要的是入胎时期的运气体质。"

指针运气体质论是在上述后天、先天体质论的基础上演变出来的。但不同的是，本运气体质论认为，后天体质的特点和病理现象反映在人体的左边，先天体质的特点和病理现象反映在右边；先天、后天体质论看重客运和客气，不考虑岁运的太过、不及，但本体质论还要考虑岁运的太过、不及。岁运的太过、不及代表客运的太过、不及，客运的虚实决定五脏的虚实，五脏的虚实决定六腑的虚实。再以 1968 年（戊申年）7 月 5 日出生的患者为例，7 月 5 日的客运是"金"，戊申年的"戊"为阳干（太过），因此该人的左边体质为"金"太过，即肺的生理功能相对旺盛。由于五脏和六腑之间有互相对立的关系，因此与肺对立的大肠功能相对虚弱；六腑之间有生克关系，所以小肠的功能相对旺盛（火克金）。而他的入胎日期为 1967 年（丁未年）10 月 4 日，10 月 4 日的客运也是"金"，丁未年"丁"为阴干（不及），所以该人的右边体质为"金"不及，即肺功能相对虚弱，与肺对立的大肠功能强盛。总之，两种体质在该患者的左右边同时存在，左边肺实小肠实；右边肺虚大肠实。

先天体质论和后天体质论的体质辨证方法完全相同，基本上以五行的相生相克关系来辨证。第一，运和气的配属具有五行相同属性，则其人具有该行的体质病理特征。如"水水体质"人，"因为水性冷，出现腹冷、里冷、湿痰流走、消化不良等症状"或"水克火，发生心病"。第二，运和气的配属具有五行相生关系，则其人具有所生一行的体质病理特征。如运火和气土，则具有土的性质；运土和气金，则具有金的性质。例如"火土体质"的人，"因为火生土，土变为燥土，病人多饮，伤害脾阳，导致脾阳虚证，甚至转变到肾阳虚"。第三，运和气的配属具有五行相克关系，则其人的体质病理特征因克制的方向不同而不同。若"气克运，其病理情况较严重；运克气，其病理关系相对轻。如水火体质，水克火，火气不足，出现小腹冷、手足冷、消化不良等阳气不足的现象"。

先天、后天体质论的运气处方基本上都由天干药和中元药组成。每个出生年，根据其干支不同，都有不同的天干药和中元药。天干药是在出生日的运和气相同时使用的代表处方，如一运一气、二运二气等；中元药是在出生日的运和气不同时运用的代表处方，如一运二气、二运三气等。但天干药和中元药只是基本处方而已，虽然多数的运气体质都运用天干药和中元药，但有一些运气体质运用与天干药、中元药不同的自己的运气处方。如乙亥年的天干药为六君子汤，中元药为加味仁阳汤，因此运和气相同的二运二气、四运四气、五运五气体质都用天干药"六君子汤"，但一运一气用"加味补肝汤"，三运三气用"加味真阴煎"；运和气不同的一运二气、二运三气、三运四气、四运五气都用中元药"加味仁阳汤"，但五运六气用"五味子汤"。如此每一个运气体质都有运气处方，因此医者辨别判断患者的体质以后可以直接运用由古人已记载的运气处方，或也可以进行一些加减。

显而易见，运用上述几种运气体质论判断、比较同一个人的体质，其结果是不同的，这说明韩医医算体系还存在进一步讨论的空间。对于发病日期和出生日期与疾病的关系课题，中国的医算家们也在不懈地研究着，但基本上都没有按照五运六气的基本逻辑来考虑。在中国的子学中有命宫与流年的分别，关于命宫、胎元、大运与流年的标识，干支、八卦等各有不同。但起码说明了一个基本问题，即发病日期与出生日期是会很大程度上影响一个人的基本健康状况的。同时还有一个基本因素，即地理状况，同样出生日期与发病日期的病人，但处于不同地理位置、不同海拔，其发病症状与治疗方法完全不同。天地人合一考虑问题，才是正道。所以有人反驳五运六气理论时就说，同一个时间出生的人治疗方法都是一样的，这是不可能的。这是没有全面认识五运六气理论的知识缺陷所致，也是陈无择《三因司天方》不能完全指导临床的原因所在。五运六气理论中中运、司天、司地、司人在人体上代表的时间与空间是不同的，地理九宫的飞星也不同，更不用说五行之间胜复郁发、亢害承制了。而这一点，在《天元玉册》中却论述得很详细。

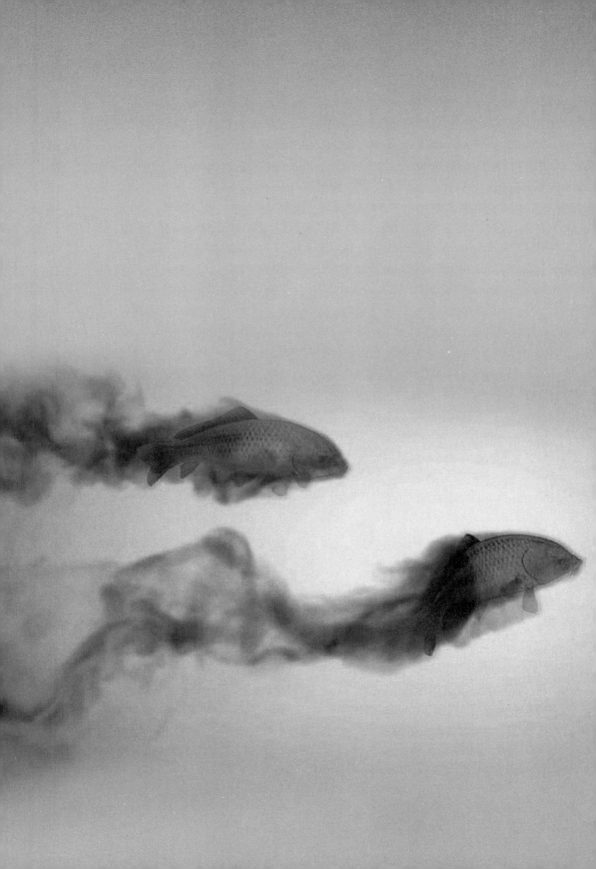

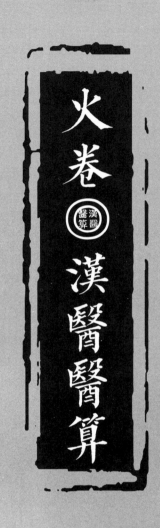

火卷 ◉ 漢醫醫算

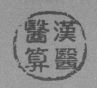

火卷◎汉医医算

公元 5 世纪初古朝鲜医方开始传入日本，而中国传统医学正式传入日本，则是始于公元 551 年，梁文帝赠日本天皇《针经》一套。公元 562 年，吴人知聪携带《明堂图》等医书及儒释书籍、佛像、乐器等，自高丽抵达日本。吴人知聪，是迄今为止有明确文字记载，最早携带中国医药文献赴日的中国医家。隋唐时期，中日文化交流趋于鼎盛，其中唐代高僧鉴真，在六次东渡波折后，终于在公元 753 年抵达日本鹿儿岛，大量引进中国佛教经典、雕刻、绘画、书法等文化艺术，并包括中医药知识。鉴真毫不保留地传授唐代文化精华，对中医药学在日本的传播，起到重要作用，甚至受到奈良当朝天皇的肯定，至今日本誉其为"药王""日本神农"，从此来自中国的中医药学成为日本的医学主流。据藤原佐世编纂的《日本国见在书目录》（895 年前后），此中医方家之部（医针·合药·仙方）记载了 166 部、1309 卷的医书，这说明遣唐使时代日本医林人士吸取中国医学的积极性和广泛性。

奈良延历十三年（794）迁都于平安京（现京都府），进入平安时代。延历十八年（799）在位于新都的大学寮，和气清麻吕的儿子和气广世讲授阴阳术（据阴阳五行说的方术）、《新修本草》和《太素》。《日本后纪》载："（和气广世）大学会诸儒讲论阴阳术新撰药经太素等。"和气广世的子孙作为宫廷医，在和气（半井）氏以后一千多年一直保持着最高的医学世家的地位。半井明亲（1487—1547）是古来同丹波氏族二分宫廷医地位的和气氏的后裔，他于永正年间（1504—1520）渡明，在熊宗立（1409—1482，擅长伤寒钤法）的门下钻研医术后，其间治愈明武帝的病，于是蒙武帝赏赐。

平安时代更出现多部日人编纂著作，如《医心方》(984)便是仿《外台秘要》体例，融合《诸病源候论》、佛道思想及百余种医书而成的巨著。现存的日本最古医书《医心方》，既是平安时代隋唐医学的集大成者，也是日本接受的中国医学之精华。本书为丹波康赖于永观二年(984)进献朝廷，是宫廷医学的秘典。丹波康赖是东汉灵帝(156—189)八世孙孝日王之后，是公元208年归化日本的阿智王（后繁衍出大藏氏、高桥氏、1131年后称原田家族等若干家族）的第八世孙，本姓刘，后成为针博士、医博士，被赐姓丹波宿祢。因其功劳，医家丹波氏作为宫廷御医，建立了此后九百年间日本医界的稳固地位。

古人求子，较为繁复，先是无子使有子，而后是腹中胎儿辨别男女，最后是女胎转男胎。只有完成这些步骤，求子才算完成。与此相对应，《医心方》妇产科部分有治无子法，知胎中男女法，变女为男法。无子嗣的原因，古代医家一般认为有三个方面：一是祖宗无德，自身无行；二是夫妻年命恐犯禁忌；三是精神不守，妻妾血寒。《医心方》卷二十四治无子法第一引《病源论》云："妇人无子，其事有三也。一者坟墓不嗣，二者夫妇年命相克，三者夫病妇疾，皆使无子。若是坟墓不嗣，年命相克，此二者，非药能益。若夫病妇疾，需将饵，故得有效也。"《外台秘要》也论曰："夫欲求子者，当先知夫妻本命、五行相生及与德合，并本命不在子休废死墓中生者，则求子必得。若其本命五行相克及与刑煞冲破，并在子休废死墓中生者，则求子了不可得。慎无措意，纵或得者，于后终亦累人。若其相生并遇福德者，仍需依法如方避诸禁忌，则所诞儿子尽善尽美难以具陈矣。"这里已涉及生年本命与流年、男女夫妻之间的命局正偏，等等。

按照医算思维，在带有"子"的日子里交合，如庚子、壬子、戊子等，有利于有子或一定能有子。比如《医心方》卷二十四引《葛氏方》治妇人不生子方："以戊子日令妇人敞胫卧上西北首，交接，五月、七月、庚子、壬子日尤佳。"又如同卷引《新录方》云："尝以戊子日日中时合阴阳，解发振，立得。"又引《枕中方》云："欲得生子，子日正午时，面向南卧，合阴阳，（即）有验。"

《医心方》卷二十四辨男女占孕法中有传送、功曹、游年、阴神、阳神等六壬金口诀和地理八宅的数术概念，这一点同孙思邈的大蹙要求正好吻合。如：其引《产经》云："以传送加夫本命，见妇游年上，得阳神为男，得阴神为女。"又云："常以传送加妇人本命，年在阳神下为男；年在阴神下为女。"《医心方》卷二十四知胎中男女占法引《产经》云："天罡天后加母年上，或酉临阳辰，或功曹临阳，或干有气，或时与日比，或阳神临日者，必为男；或功曹临阴辰，支有气，皆为女。"其引《产经》云："欲知男女算法，先下夫年，次下妇年，仍下胎月，正月胎下算十二月，并取二十月算合数。仍除天一，又除地二，又除人三，又除四时四，又除五行五，又除六律六，又除七星七，又除八风八，又除九章九，单即男，偶即女，万无参差。"《产经》又云："登明加四孟为男，神后加四仲为女。四孟，指的是四季的第一个月；四仲，指的是四季的第二个月。一是奇数，二是偶数。数奇为阳，为男；数偶为阴，为女。"

唐·孙思邈在《备急千金要方·论人医习业第一》中说："凡欲为大医，必须谙《黄帝内经·素问》《针灸甲乙经》《黄帝针经》……《周易》六壬，并须精熟，如此乃得为大医。"明·张景岳有言"宾尝闻之孙真人曰：不知易，不足以言太医"，并进一步将其解释为"易具医之理，医得易之用。学医不学易，必谓医学无难，如斯而已也"。而《医心方》所引《产经》即是唐以前的宝贵医学资料，其中六壬金口诀的医学逻辑展现无疑。金口诀将神分阴阳属性，分别是登明（亥）、河魁（戌）、从魁（酉）、传送（申）、小吉（未）、胜光（午）、太乙（巳）、天罡（辰）、太冲（卯）、功曹（寅）、大吉（丑）、神后（子），各司其事，各有所生。金口诀曰："以太阳躔度过宫而言，则登明为首逆布，逆布者谓之月将，其实即十二将神也。"天文学上，十二将神来源于太阳躔度过宫，是模拟太阳的运行规律而言的。又曰："子午为阴阳二至。卯酉为日月之门，寅申为道路之神，辰戌为牢狱之地，丑未为天厨之所，巳亥为庙堂之宫。"游年是指以生年的八卦属性与其周围八卦方位所得卦象来判断阳宅八方吉凶的理论，源于《礼记·经解》《易经》。

《医心方》卷二十二的妊娠脉图月禁法第一，引自《产经》云："一月足厥阴脉养……厥阴者是肝；二月足少阳脉养，内属于胆；三月手心主脉养，内属于心；四月手少阳脉养，内属于上焦；五月足太阴脉养，内属于脾；六月足阳明脉养，内属于胃；七月手太阴脉养，内属于肺；八月手阳明脉养，内属于大肠；九月足少阴脉养，内属于肾；十月足太阳脉养，内属于膀胱。"十月分经养胎之说，创自隋代名医巢元方。宋代《圣济经》也载有十月养胎始于厥阴肝木之说，其言曰："原四时之化始于木，十二经之养始于肝，滋肝之经，足厥阴之脉也。自厥阴次之至于太阳，自一月积之至于十月。"金代张子和曾感叹说:"支脉之分,自巢氏始;病源之失,亦自巢氏始。"巢元方曰:"妊娠一月,名曰始形……足厥阴养之……。妊娠二月,名曰始膏……足少阳养之……。妊娠三月,名始胎……故手心主养之……。妊娠四月,始受水精……故手少阳养之……。妊娠五月,始受火精……足太阴养之……。妊娠六月,始受金精……足阳明养之……。妊娠七月,始受木精……手太阴养之……。妊娠八月,始受土精……手阳明养之。妊娠九月,始受石精……足少阴养之……。妊娠十月,五脏俱备,纳天地气于丹田,故使关节人神咸备……"《病源论》所论只是单纯的十二经脉逐月养胎;《医心方》所引《产经》之论,是完整统一的十二经脉配五脏逐月养胎,即其是在《病源论》基础上的进一步医算发挥。

古中医的医算逻辑认为,产妇反支月忌法和产妇向地坐法,分别从时间和空间上规定了分娩的禁忌。《医心方》所引《产经》产妇反支,包括年立反支、年数反支、生年反支、日反支。产妇向地,主要依据"天气"运行状况和诸神所在位置来确定产妇的面向。如《产经》所谓:"正月天气南行,产妇面向于南……二月天气西行,产妇面向于西……三月天气北行,产妇面向于北……"又谓:"妇人产乳,先审视十二月神图,能顺天气,可向日虚月空。"《医心方》同卷的藏胞衣吉凶日法第十六,把藏胞衣的时日分为吉日和忌日。藏胞衣时一定要选择吉日,避开忌日,否则必有大凶。据《医心方》所引《产经》看来,藏胞衣的恶处有阴地处、当道处、火烧处、社祠处、垣墙处、坟井处、当门户处、水旁故池处、牛栏处等;藏胞衣的吉方有天德月道之地、天道人道之地,且吉方随月份而变化。

镰仓时代(1185—1333)的《万安方》全称《覆载万安方》,成书于嘉历二年(1327),是日本著名的大型医学全书,一直私藏秘授,300年后才流行于世。《万安方》记载的内容非常丰富,涉及内科、外科、妇科、产科、儿科、本草、针灸、丹石炼药法、五运六气(卷五十)、脏腑等,被誉为"另一部《医心方》",其作者是镰仓时代有名的僧医梶原性全(1265—1337)。全书共62卷,70余万字,按病分门,门下列证,据证出方。书中大量引用我国唐宋元时期的273种医籍文献,55种非医学典籍,3种和书,保留了珍贵的14世纪以前中国的医学成果。尤其在运气医算方面,全文引用了陈无择《三因司天方》的运气16首方剂,同时还引用《元和纪用经》《圣济总录》等相关的运气医算内容。关于《元和纪用经》《圣济总录》《三因司天方》,这里不再赘述,相关章节已有详细介绍。

在《万安方》一书中，梶原性全花费大量笔墨载录了针灸禁忌的问题，大量引用了唐·孙思邈成书于永徽3年（652）的《备急千金要方》，十分重视针灸的禁忌问题，其云："欲行针灸，先知行年宜忌，及人神所在，不与禁忌相应即可。"他认为行针施灸，首先要避开人神、时忌等问题，辑录了有关"推行年医法""推行年人神法""日辰忌""十干十二支人神忌日"等内容。在卷第五十八中的"针灸避忌太一日游"一节中，梶原性全写到："而日本从上古至今，未有识得此图忌者。愚三十余年耽玩于诸医书，故深有察此说。总世未辨知善说，为后昆未达者记，拙解而已。"梶原性全感叹到：日本自古都没有人认识、重视此图（指针灸避忌太一日游图），但他本人学医三十余年，深深体会到其中却有太一一日游这样的现象存在，所以将这些内容记载于书中，以供后人学习。可见有关人神、时神等问题在书中确有临床依据。

如避人神法历。"六十日甲子，号日神。甲子年生人，纳音金，姓也，自余仿之。一生不灸日，以纳音知之。五不生日之一也。五不生日者，乙丑、丁卯、己巳、癸未、庚戌、乙酉、戊申、庚寅、丙辰、戊午、丁亥、庚子是也。扁鹊遇此日不治病，凶也。又有旬忌日，与五不生日大同小异。又己巳、庚戌、丁亥、壬辰，不可针灸，服药，大凶也。壬辰纳音水，右足中指本节、手、腰。《蝦蟆经》云：服药吉日。《林历》云：忌服药、针灸。甲辰纳音火，踝上、颈、腰。《蝦蟆经》云：服药吉日。《林历》云：甲辰、壬辰忌服药、灸、针、合药，病死不痊。此是天地四时阴阳分离日也，讳避之。辛巳纳音金，右肘下三寸、肺、口、舌。三年死日，天医死日、巫医（列子师也）死日。五月辛巳日，不可针灸、服药，大凶也。治眼吉日之一。《百忌历》云：丁岁辛巳日，不可合服药，凶也。"《蝦蟆经》避十干法并避十二支法、三十日日神、四时人神所在、三年死日重禁（三年死日，此日灸刺，三年内死，甲寅、乙卯、丙寅、庚辰、辛巳），等等。自刑日者，如寅年生人，忌寅日；卯年生人，忌卯日。他准之生年支日也，岁日也，生年也。医家吉日出自《太清经》《药辨诀》《百忌历》《湛余经》等，甲子、庚午、甲戌、乙亥、丙子、丁丑、己卯、壬午、丙戌、戊子、甲午、己亥、辛丑、癸卯、乙巳、丙午、壬子、癸丑、丁巳、壬戌。引《铜人经》云："凡此九宫者，善候八正所在之处，所主左右上下，身体有疾病疮肿欲治，无以其所值之日灸刺之，是谓大忌日。"

《万安方》同样可以找到《千金翼方》中的灸法内容。如《万安方》卷第四十九："《千金翼》治齿痛方。上夜向北斗，手拓地，灸指头地，咒曰：蝎虫所作，端木水风，虫所作，灸便休，疼痛疼痛，北斗收。即瘥。""《千金翼》灸牙疼方。取桑东南别枝，长一尺余，大如匙柄，齐两头，口中拄著痛齿上，以三姓火灸之。咒曰：南方赤帝子，教我治虫齿。三姓灸桑条，条断蝎虫死。急急如律令。大效。"这些内容都是道毉法术中的医术，而在《万安方》中比比皆是。

　　最初将金元医学传入日本的是田代三喜（1465—1544），他积极传播金元思想尤其是李朱二人的学说。其弟子曲直濑道三（1507—1594）继承并弘扬之。1571年曲直濑道三的代表作《启迪集》问世，该书摘取《脾胃论》《丹溪心法》等64部著作精华，他以类证辨异为目标，结合经典与日本国情察证辨治，形成较为完整的理论体系，建立日本传统医学独立发展的基础。道三开办启迪院学校，集徒讲学培养出诸多名医，形成道三流派，一直到江户时代在日本占主导地位，是日本汉方医学的第一支学派，即所谓"后世派"，真正开创了日本医学的本土化阶段。

　　曲直濑道三的《针灸集要》是日本首部针灸专书，书中他引用《针灸资生经》曰"世所谓医者，则但知有药而已，针灸则未尝过而问焉，人或话之，则曰，是外科也，业贵精而不贵杂也，否则曰，富贵之家，未必肯针灸也"，慨叹当时针灸学的衰退。本书内容丰富，引用了《针灸节要》《针灸大全》《针灸聚英》《针灸资生经》《十四经发挥》《丹溪心法》《奇效良方》等文献。这些文献包罗了从前中国针灸学的成就。可见曲直濑道三对针灸学造诣也很深，尤其首次介绍了《素问》《灵枢》的针法和《金针赋》的复式补泻法，而这些针灸著作之中保存了大量针灸医算内容，这在日本是没有先例的。1604年《素问入式运气论奥》传入日本，1611年和刻，后期《圣济总录》《注解伤寒论》《素问玄机原病式》《薛氏医案》《景岳全书》等陆续传入并被和刻，为后世派提供了运气理论基础。

　　《伤寒杂病论》传入日本是由室町时代的坂净运（1492—1500）赴明朝习医归国时带回。尔后，关东地区的永田德本（1513—1630），力倡仲景之说，被日本后世誉为"古方派"的先驱者。《仲景全书》1652年传入，1659年和刻。其后后藤艮山（1659—1733）力主恢复汉唐古方，摒弃传统病因病机学说，提出"气滞"是所有导致疾病的原因，创立"一气留滞论"，并有相应方剂可供治病，从根本上摆脱了宋金元至明清的医家学说，同时否认出自《内经》的阴阳学说和藏象理论，可谓是古方派的真正创始人。香川修庵（1683—1755）首倡独尊《伤寒论》，使当时医风为之一变，古方派医学开始兴起。江户中期，出现一位颇有影响的医家—吉益东洞（1702—1773），堪称古方派的代表人物，他批评李朱学术为"思辨医学"，是"空谈虚论，徒害事实"，否定中药的四气五味与归经引经报使理论，并斥阴阳五行、五运六气是不可测度不能实见的空洞理论，力倡"实证亲试"，即使是《伤寒论》，在其著作《类聚方》仍专列有未试仲景方十首，不可轻信。

18 世纪中期，主张在临床诊疗和学术研究中，博采众家之长，不执一家之说的医家逐渐增多，后世尊称这些医家为折衷派。折衷派的先导者为望月三英（1696—1769）。折衷派的学术特点是，在临床诊疗中，不拘流派之见，注重从实际疗效出发遣方用药，只要临床有效就选用，而在学术研究中广泛涉猎中国历代古籍，不固执一家学说，并吸取一些由荷兰传入的西医观点。代表人物包含和田东郭（1744—1803）、山胁东门（1730—1796）、龟井南冥（1743—1814）等人，以及在明治前期主宰汉方界，被称为幕末明治的汉方巨头浅田宗伯（1815—1894）。除此之外尚有以华冈青洲（1760—1835）为代表医家，结合汉方医学的内科治疗与当时传入日本的荷兰外科手术技术，用汉方麻药麻沸散成功完成首例乳癌切除手术而闻名遐迩，试图融合汉方医学与西医的汉兰折衷派；以及受到中国清代考证学的影响，理论上完全尊古、重视古籍的考证，严谨进行文字训诂与版本校勘的研究，对于中医典籍的保存与传播有重要贡献的折衷考证派，代表人物有江户医学馆的多纪元坚（1795—1857）、目黑道琢（1739—1798）、森立之（1807—1885）、山田业广（1808—1881）等，都被并入折衷派体系之中。这个时期的日本文化，随着社会秩序的整齐，学术的进展呈现空前的生气活泼，医学犹如百花缭烂而盛开，是日本汉医发展史上的鼎盛时代。

日本的后世派与古方派，并不等同于中国的时方派和经方派。后世方派只是日本化的中医学派，虽然兼融了日本的民族文化跟地理特点，但在根本理论上重视传统中医学基础理论，宗法《内经》《伤寒杂病论》《神农本草经》等经典，遵从阴阳五行、脏腑经络、引经报使、五运六气等观念，如曲直濑道三在《启迪集》中所指示，"应不偏于一家之言，综合各家所长"。属于刘完素、张子和学派的"后世派"，根据《黄帝内经》《难经》，以阴阳五行学说、五运六气、脏腑经络等理论为旗帜，倾向于理论方面，著名的学者辈出。"后世派"的先驱是飡庭东庵（1615—1673）和林市之进。飡庭东庵跟曲直濑玄朔学医，林市之进跟曲直濑正纯学医，后来二者各自树立一派，他们都以刘完素、张子和医学为宗旨。飨庭东庵的门生中，有味冈三伯。味冈三伯的门生中，有浅井周伯、井原道阅、小川朔庵、冈本一抱（1654—1716），他们被称赞为"味冈之四杰"。冈本一抱有许多著作，如《运气论谚解》（1704）、《方意辩义》《医学切要指南》（1713）、《万病回春指南》（1688）、《局方发挥谚解》《医经溯洄集倭语钞》（1728）、《针灸阿是要穴》（1703）、《经穴密语集》《脏腑经络详解》（1690）、《十四经络发挥和解》（1693）、《针灸拔萃大成》（1698）、《和语本草纲目》（1699）、《医学三脏辩解》（1700）、《难经本义谚解》（1706）等。运气论派的一个分支是易医论派，代表人物有大坂的医生寺岛良安等，其代表作《和汉三才图会（わかんさんさいずえ）》是正德二年（1712）出版的日本百科全书，按字义来说，书名的意义就是"日本、中国的天地人三界的图册集"，动机则是被老师和气仲安"医者有必要拥有了解宇宙万物的智慧"的言论所影响。书中描述及图解了天部、天文、天象类、时候类、历占类、历择日神、工匠、钓鱼、植物、动物及星座，等等。著作的构思来自中国的《三才图会》。全书篇幅达到105卷81册之巨，在各项目里罗列中国与日本的考证，并添上图。本书由古汉语写成。

相反的，古方派尤其是吉益东洞一支的方证对应派，仅尊仲景，但斥《内经》理论为空谈，排拒伤寒、金匮以外的经典古籍，甚至也试图修正《伤寒论》中认为非仲景所作的部分。古方派并不是日本化的伤寒学派，而是仅抽出《伤寒论》中的方与证而曲解仲景的日本医学学派，近年来国内中医的方证相对派也继承了这一流派的局限性。如就其方证相对方面，我国医家受汤本求真《皇汉医学》影响较大的有陆渊雷、胡希恕、岳美中、冯世纶、黄煌等。后世派与古方派的差异在于理论体系的不同，而非不重视《伤寒》《金匮》，两者之间有着相当显著的差异，一从法，一从术。

陆渊雷以《皇汉医学》为基础编撰《伤寒论今释》《金匮要略今释》，提出"症候群"说；祝味菊、陈苏生合著《伤寒质难》，以五段论伤寒，以八纲论杂病；章次公说："日本在朝为丹波父子，在野为东洞师徒，中土柯、尤、徐三大师皆不及其渊博。"姜佐景针对桂枝汤证说："仲圣则统发热、有汗、恶风、头痛等等，合称曰证。"蒲辅周购《皇汉医学》不得，屡次诚恳借阅；岳美中曾专习《伤寒论今释》《金匮要略今释》；姜春华遍览伤寒注家，不得其要旨，后阅《伤寒论今释》，始"疑义冰释"；胡希恕以八纲释六经，轻言"方证是辨证的尖端"；刘绍武创"三部六病"论；等等。可知古方派尤其是《皇汉医学》对中华人民共和国成立前后中医界的影响很大，时至 2000 年，《中医基础理论》对"证"的定义，又汲取了古方派之论。

不只国内中医如此钟意方证相对，海外中医也是如此，包括港澳台欧美，在美国影响较大的倪海厦（1954—2012）也是主张方证相对，这些人实际上都是日本汉医古方派的续貂，典型的经验派。它们都以仲景方术为绳墨，而仲景方术正是源于《汤液经法》和"运气九篇"，这种舍本逐末、缘木求鱼的做法竟然还得到了一众追捧，历时数百年而不醒悟，实在可惜。有名的名不是明白的明，泥瓦匠、建筑工人可以盖起高楼大厦，但高楼大厦一定是在建筑设计人员完成顶层设计以后才能盖起来。富士康工人可以组装出世界上最贵的苹果 XSM，但一定是实验室研发人员通过各种理论脑力劳动设计出来后才能组装。都是富贵，但阡陌小富与小平老人家南巡一圈的大富实在是不可相提并论。古方派盲从们与古中医的差距就在这里，知其一不知其二，知其然不知其所以然。疗效固然重要，但内难理论更重要，而古方派盲从们却有过河拆桥、卸磨杀驴之嫌。从中医基础理论中产生的方证体系，二者本是浑然一体，古方派盲从们却非要一分为二，这也是现代中医或古方派始终不能与西医平起平坐的根本原因所在，因为现代中医和古方派的方证相对不是真正科学意义上的医学体系。

以日本国遣汉使、遣唐使及鉴真大师东渡为代表的中日交流史显示，中日之间的医学、文化交流源远流长，大量中国文化与医学文献传入日本，并对日本国医学、文化的发展产生了巨大而深远的影响。伴随中日医学与文化的密切交流，中医五运六气理论文献亦必然由国内传入日本，并对日本医学发展产生重要影响。

隋唐以后，中医学在日本蓬勃发展，两国医学家交流密切，大量中医学典籍被引进或传播至日本，既有中国珍本医籍版本在日本的传世保存，又有日本抄写或翻刻刊行版本的流传。国内著名医学著作《诸病源候论》《太平圣惠方》《和剂局方》《幼幼新书》《三因方》《伤寒总病论》等，不仅传至日本，而且成为日本编撰医书的重要参考，日本华裔丹波康赖（912—995，东汉灵帝之后入日本籍的阿智王之八世孙，医术精湛，被天皇赐姓丹波）的著作《医心方》偏重于唐以前的医学文献，而《顿医抄》《万安方》《福田方》等均偏重于宋元医学文献。同时，中国医学发展的新学说，在日本汉方医学发展中也多有影响和反映。如张仲景、刘完素、张元素、李杲、王好古、朱震亨、王履、刘纯、汪机、虞抟、熊宗立、龚庭贤等学说与著作，均先后传入日本，对其汉方医学的发展产生重要影响。

国内流传的中医五运六气文献，主要见于《内经》类编注释或运气七篇注释、五运六气阐发专著、重要医著的五运六气论述专篇等，代表性著作如汉·《伤寒杂病论》，唐·《重广补注黄帝内经素问》《天元玉册》《玄珠密语》《元和纪用经》，宋·《六甲天元气运钤》《素问入式运气论奥》《圣济总录》《注解伤寒论》《素问玄机原病式》《素问气宜保命集》《三因极一病证方论》，明·《伤寒运气全书》《素问运气图括定局立成》，等等。从丹波元胤《医籍考》分析，重要的五运六气文献均传入日本，并产生重要影响。五运六气理论的传播与推广，以宋徽宗主编的《圣济总录》为分水岭。之前虽有王冰的补经和注经，但到宋初（982—992）《太平圣惠方》中尚未载入运气用药之事。同时期日本华裔丹波康赖（912—995）所撰《医心方》（984）中，亦鲜有相关五运六气的记载，但有六壬金口诀、择日等医算记录。

江户时代（1603—1867）初期，中国医书的内容，特别是金元医学中的"阴阳五行""脏腑经络""五运六气"等学说，以及药物的"四气五味""升降浮沉""引经报使"等理论，对于绝大多数日本医家来说，还是十分费解的，故难以广泛传播。因此，曲直濑道三（1507—1594）等后世派医家，十分重视中医药学启蒙工作，他们在编撰医书时，注意用通俗的语言解释艰深的理论，使中国医学切合日本医学者的思路。曲直濑道三所著《启迪集》《切纸》《能毒》等医书都具有这一特点，用简单而通俗易懂的和文，在汉字旁边作了注解，对于古中医医算体系在日本的传播起到重要作用。

曲直濑道三 13 岁时就落发出家，成为相国寺的僧侣。相国寺是当时文化氛围极为浓厚、汉学水平极高的名刹。22 岁那年，曲直濑道三决定游学关东，他去了当时极负声望的足利学校，这是日本历史上第一所最正规的高等教育机构，俗称"坂东大学"。该校教学中教授儒学经典，尤其以周易研究闻名，历来被认为代表日本学界的最高水平。在足利学校的学习开阔了曲直濑道三的知识视野，尤其是儒学修养得到了极大的提高。此时的曲直濑道三已熟读儒学经典，以他的悟性与勤奋，完全有可能成为中世禅林中汉学造诣精深的名僧。但就是在足利学校，曲直濑道三遇到了一位改变了他生活轨迹的人，这个人就是日本一代名医田代三喜（1465—1537）。长享元年

（1487），年仅 23 岁的田代三喜入明学医，他在中国学医长达 10 年之久，尤其精通李东垣、朱丹溪医说，明应七年（1498）田代三喜返回日本，成为关东一代首屈一指的名医。曲直濑道三听田代三喜讲刘、张、李、朱医说，为其所阐阴阳五行、五运六气的医理医道所倾倒，遂拜田代三喜为师，随其把脉问诊、抄方施药达 10 年之久，终得汉方医术医理的真传。

随着宋元时期五运六气理论日盛，中国医学文献相关论述与记载日益增多，其影响波及日本、朝鲜、越南等周边国家（详见相关章节）。从丹波元胤《医籍考》专列运气一卷可略窥一斑。《（中国）医籍考》由日本江户时代的汉方医学家丹波元简（1755—1810）及其子元胤、元坚编纂而成，著录《内经》至清·道光年间的中国医书共 2880 余种，成为 20 世纪以前医家解题书目之冠，素有"收书完备、援引浩博、分类合理、考论功深"之称。该书卷八十专列运气医籍，居医经、本草、食治、藏象、诊法、明堂经脉、方论、史传、运气九大类别之一，说明五运六气理论在中国传日医学文献中的重要地位。在丹波元胤《医籍考》运气卷末即附有对五运六气之说的考按，对五运六气理论兴起于唐代王冰，兴盛于宋代杨子建、沈存中、刘温舒等情况，五运六气当察虚位、实位以遵养天和之道的医理认识，以及不泥于伤寒运气钤法、妄推某年月日时生病当用伤寒六经证候为治的批驳之论等（五运六气理论如果泥于机械定式、妄推年月日时，也是不值得推敲的），中日之间并无分歧，认识基本相同。

在《伤寒论》的"伤寒例"中，张仲景详细说明了"伤寒日期"的含义，清楚地指出，风寒邪气，中人肌表，病位深浅不同，人体体质不同，卫气有强弱之分，因此伤寒后，发病日期也不同。"伤寒干支日期病程病位说"，《黄帝内经》中已有之，但是历代医家大多重视六经学说，而对干支日期病程病位学说不太重视，但干支日期病程病位学说是古人判断伤寒日期、疾病浅深、病邪轻重的圭臬绳墨。正如森立之（1807—1885）所言："《伤寒论》或说日期，从来学者舍而不论，皆以为《素问》以来虽有日期之说，不过就六经而为之配当，临证之际，何拘泥于日期而为之胶柱邪？余谓不然。盖古者诊病之始，其邪之浅深、脉之虚实、证之寒热，并无由乎识别，故先立日期而定之。若无日期，则何以为之垠涯乎？然则日期是为规矩，有日期而后阴阳顺逆之诸证可以知，犹有规矩而后方圆长短之诸形可以得也。日期固为伤寒之绳墨，则医匠不得不据此以取则也。"

《医籍考》运气一卷，共录存、佚、未见等五运六气类专著 31 部，引原书序跋并附考证按语。所存王冰的《玄珠密语》、刘温舒的《素问论奥》、亡名氏的《运气图解》、熊宗立的《素问运气图括定局立成》、汪机的《运气易览》、楼英的《运气类注》、张三锡的《运气略》均为中医五运六气的重要文献，国内亦广为流传。所未见《太始天元册元诰》、刘完素的《内经运气要旨论》、吕复的《运气图说》、亡名氏的《运气精华》、王三杰的《运气指明》、亡名氏的《运气总论》、朱权的《运化玄枢》、吕夔（1502 进士）的《运气发挥》、邵弁的《运气占候补汇》、董说（1620—1686）的《运气定论》、石震的《运气化机》、钱宝的《运气说》、李中梓（1588—1655）的《运气考》，在中国流传亦不广。但丹波元胤所未见的启玄子（710—805）的《天元玉册》、刘完素（1110—1200）《内经运气要旨论》、赵从古（900—1064，宋太祖赵匡胤孙赵惟能长子）的《六甲天元气运钤》，近年已于国内发现并部分出版。注为"佚"者包括《太始天元册文》《昭明隐旨》、蓝阙名的《素问入式钤》、亡名氏的《五运六气玉锁子》、马昌运的《黄帝素问入试秘宝》、陈蓬的《天元秘演》、叶玠的《五运指掌赋图》、邓焱的《运气新书》、曹大本的《运气考定》，多据《艺文略》《宋志》等载而未传世者，国内亦不得见。

此外，除《医籍考》运气一卷之外，其他卷亦涉及重要的五运六气文献，医经类如张介宾《类经》、本草类如张志聪《本草崇原》、伤寒类如熊宗立《伤寒运气全书》《素问运气图括定局立成》、疫病类如刘奎《松峰说疫》、方论类如王氏《泰定养生主论》、教材类如清高宗御定《医宗金鉴》等，均对五运六气有重要论述并在日本流存，极具学术价值。日本还于 1536 年复刻了熊宗立《俗解八十一难经》7 卷，《伤寒运气全书》10 卷，等等。但由于文化差异，日本对中国医学文献的选取倾向，在很大程度上表现出对临床应用的热情。丹波元胤《（中国）医籍考》（1819）所载八十卷中，方论类共计五十六卷，医经类八卷，本草类六卷，诊法类四卷，明堂经脉两卷，藏象、食治、史传、运气各一卷，所载方书、医案、临床各科证治经验的文献数量远超其他。

日本学者不仅传播和评述中国传入的五运六气文献，而且结合已见编撰、刊刻五运六气著作，表明五运六气理论对日本医学的重要影响。日·松下见林所著《运气论奥疏钞》（1655）十册，以宋·刘温舒《素问入式运气论奥》（1099）为蓝本，参考张景岳（1563—1640）的论著，结合易理，广引诸家论说，对五运六气理论进行系统论述。该书强调运气气数的重要意义，认为气数是运气的至要，突出"气"在运气中的重要意义；强调气数在运气常变中的关系，如曰"运气有常有变，自其常而观之，则不离于气数"；认为气数是可以把握的，要掌握气数的规律，必须以"变"为主，"常以查变"；强调研究运气必先掌握阴阳变化，进而认为运气是以阴阳五行为核心的理论，运气必不可废；推崇刘温舒的《素问入式运气论奥》，认为"素问问气运"最为治病之要。

书中还用易数阐述运气，作者推崇《周易》，将易数引入运气，结合张景岳《类经图翼·气数统论》对运气气数作了精辟的阐发，并贯穿全书，如曰："愚谓运气二字互相为用，五行之气，化在天则为六，在地则为五，运行于一岁之中，故曰五运六气，六之阴数在天，五之阳数在地者，盖阴阳互根之义。……图翼一卷，气数统论，曰五六之变，见于照著""天数五，地数五，五位相得而各有合，天数二十有五，地数三十，天地之数五十有五，此所以成变化而行鬼神也。本义天数五者一三五七九，皆奇也，地数五者，二四六八十皆偶也""万物皆能逃其数哉？"

日本撰著的五运六气著作还有玄璞《运气抄》三卷，载有日本宽永十二年乙亥（1635）刻本；宗恂《运气一言集》四卷，载有日本承应三年甲午（1654）刻本；闲流子（元仲）注《运气论奥纂要全解》三卷、《运气纂要图说》三卷，附录一卷，载有日本贞享元年甲子（1684）刻本；《年中运气指南》日本正德五年乙未（1715）木村九兵卫刻本；日本宽政三年（1791）抄本《元和纪用经》；宝永时代（1704—1710）的冈本为竹（一抱子）的《运气论奥谚解》（1704）七卷，承淡安（1899—1957）写了《子午流注针法》（子午流注为五运六气应用于针灸日干支方面的一种理论），又让其女承为奋翻译了冈本为竹用日语所作的《运气论奥谚解》，可见国内医家对日本运气著作的重视。从以上日本的著作看，宋·刘温舒的《素问入式运气论奥》因通俗晓畅成为五运六气的入门著作而倍受日本人青睐，并撰写多种《素问入式运气论奥》注释本，与我国多本于《素问》运气七篇进行的注释、阐发有较大区别。

痘疹舌诊的著作种类较多，传承亦较为明确，是日本的池田家族（曾祖池田正直—祖父信之—父亲正明，叔父坊诊—瑞仙）从中国明代的医生戴曼公（1596—1672，名笠，1653年因反清复明无望东渡日本长崎避难，日本种痘之法传自戴曼公，墓葬日本黄檗山）那里学来，世代传承的一种应用于痘疹的唇舌诊法。以"池田"家为名流传的痘疹著作有 30 余种，如《池田先生唇舌图》《池田家痘疹秘传录》等。痘疹唇舌诊的理论为：人为一个小天地，口唇为一身之开合，是五运六气、音声、呼吸、饮食之通路，与五脏六腑相通。因此，感受痘毒时，通过诊察唇舌，便可以了解内犯邪气之吉凶。

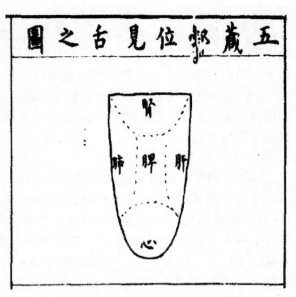

《秘传痘科唇舌前传》五脏舌图

岛浦和田一《杉山真传流》（1680）从金木水火土与丹田的关系出发，详细论述了针刺必要，提出了"守定一丹田"的观点："针刺必要，曰：金木中央并水火五般，守定一丹田。盖此五者，散则周身为气，聚则丹田为宝。今以之凝然端守于丹田而不妄盈缩，眼既不视，魂目归肝而不从眼漏；耳既不闻，精自归肾而不从耳漏；舌既无声，神自归心而不从口漏；鼻既不香，魂自归肺而不从鼻漏；四肢既不动，意自归脾而不从四肢孔窍漏。五者无漏，则精神魂魄意相与混融，化为一气而聚丹田，凝成至宝，解其凝，令遗其气左右之手指，此谓真传。以此如临深渊，如手握虎，无神营于众物，此工巧而以妄不可用故也。真佛眼不开不闭，自以所有，此为中央眼，属土，因其人气之虚实。虚者，天眼；实者，地素。其人气实者，好阳气，故欲地眼引太阳气丹田。素其人虚者，好阴气，故欲天眼引阳气入泥丸。又其不虚不实常休者，欲中央之佛眼，不欲天地眼而后闭口，以鼻为吸天地之气。今道丹田，合足指左右大指爪侧会合处立龟尾骨，令腰伸，勿令屈伸，屈膝坐，右左膝合处，以鼻柱头当之，缓头垂中央，聊勿解体下二窍，勿两便，置而后以针刺病人。此谓针刺必要之传。"《杉山真传流·撰针论》还引《灵枢·顺气一日分为四时》，介绍了五变五输刺："人有五脏有五变，五变有五输，故五五二十五输，以应五时……肝为牡脏，其色青，其时春，其音角，其味酸，其日甲乙；心为牡脏，其色赤，其时夏，其日丙丁，其音微，其味苦；脾为牡脏，其色黄，其时长夏，其日戊己，其音宫，其味甘；肺为牡脏，其色白，其音商，其时秋，其日庚辛，其味辛；肾为牡脏，其色黑，其音羽，其时冬，其日壬癸，其味咸。是为五变……脏主冬，冬刺井；色主春，春刺荥；时主夏，夏刺输；音主长夏，长夏刺经；味主秋，秋刺合。是谓五变，以主五输。"

岛浦和田一于《杉山真传流·中之卷》第四论述了十二经病井荥输经合补泻，并分别详细罗列出了十二条正经的井荥输经合补泻法："十二经病井荥输经合补泻：手太阴肺经，属辛金，起中府，终少商，多气少血，寅时注此。是动病邪在气，气为是而动：肺胀满，膨膨而喘咳，缺盆中痛，甚则交两手而瞀，是谓臂厥……补用卯时。随而济之，太渊，为经，土生金，为母。曰：虚则补其母。泻用寅时迎而夺之，尺泽，为合水，金生水。实则泻其子。上针法，井荥输经合补泻，皆本也。"长生庵了味《针法藏心卷》一书论述了井荥输经合补泻，分为井荥输经合一经之补泻和井荥输经合他经之补泻："井荥输经合一经之补泻。虽补非补，他经以一经之中当补其元伤。虽泻非泻，他经以一经之中宜泻其未末，谓是经之补泻也。井荥输经合他经之补泻。欲补，寻他经之母当补也；欲泻，寻他经之子宜泻之。心母肝子脾，肝母肾子心，脾母心子肺，肺母脾子肾，肾母肺子肝。井输之补泻。可补则补其井，所出之穴也，故宜其初本补也。可泻则泻其输，所注之穴也，故宜其盛标泻也，是当不抱子母之补泻，只补本泻标之理耳。"

岛浦和田一《杉山真传流》和山本玄通《针灸枢要》均阐释了子母补泻的内容，两书的记载完全一致，均来源于《类经》十九卷"经脉应天地呼吸分补泻"。如岛浦和田一《杉山真传流》表之卷第四载："子母补泻者，济母益其不足，夺子平其有余。如心病虚者，补其肝木；心病实者，泻其脾土。故曰：虚则补其母，实则泻其子。然本经亦有补泻，心虚者，取少海之水，所谓伐其胜也；心实者，取少府之火，所以泻其实也。"

《朝鲜笔谈》分为乾、坤2册，为宽延元年（1748）戊辰五月二十八日到六月十二日期间，东部医官河村春恒与朝鲜良医赵崇寿之间的问答。文中双方探讨了中风为病、五运六气，《素问》《灵枢》之成书、篇章，对王冰加入七篇的看法，以及三部脉、小儿之疾、热入血室、黄胖病等问题。《两东笔语》共3册6卷，每日笔谈为1卷，为戊辰（1748）六月，东都医官丹羽正伯（号良峰）与朝鲜良医赵崇寿（活庵）、医员松斋、制述官矩轩等人的笔谈。谈及程朱之学，活庵认为应该重视《素》《难》二经及运气说，各述习医所读书之差别。

《伤寒论水火交易国字辨》五卷，日本金古景山注解，国内著者不明，刊于日本弘化四年（1847）。此书将《伤寒论》与六十四卦配当，先以天地、乾坤定位，外卦贵、内卦贱；后将乾六爻、坤六爻配当，并列七十一方配当。如未济太阳之为病章、乾脉缓者名中风之章、坤脉阴阳俱紧者名曰伤寒之章。乾卦六爻：初爻桂枝汤、二爻桂枝加葛根汤、三爻桂枝加附子汤、四爻桂枝去芍药汤、五爻白虎加人参汤、六爻桂枝去桂加茯苓白术汤。坤卦六爻：初爻葛根汤、二爻葛根芩连汤、三爻麻黄汤、四爻大青龙汤、五爻小青龙汤、六爻桂枝加厚朴杏子汤。屯卦干姜附子汤、蒙卦新加汤、需卦桂枝甘草汤、讼卦茯苓桂枝甘草大枣汤、师卦厚朴生姜半夏人参汤、比卦麻黄杏仁甘草石膏汤、小畜卦芍药甘草附子汤、履卦茯苓四逆汤、泰卦调胃承气汤、否卦五苓散、同人卦茯苓甘草汤、大有卦五苓散、谦卦栀子豉汤、豫卦栀子厚朴汤、随卦栀子干姜汤、蛊卦真武汤、临卦小柴胡汤、观卦小建中汤、噬嗑卦大柴胡汤、贲卦桃核承气汤、剥卦救逆汤、复卦抵当汤、无妄卦抵当汤、大畜卦抵当丸、颐卦大陷胸汤、大过卦大陷胸汤、坎卦大陷胸汤、离卦柴胡桂枝干姜汤、咸卦半夏泻心汤、恒卦十枣汤、遁卦生姜泻心汤、大壮卦甘草泻心汤、晋卦旋覆代赭汤、明夷卦桂枝人参汤、家人卦瓜蒂散、睽卦白虎加人参汤、蹇卦黄连汤、解卦白虎汤、益卦大承气汤、夬卦阳明病脉浮而紧、姤卦茵陈蒿汤、萃卦大承气汤、升卦桂枝加芍药汤、困卦少阴病始得之、井卦附子汤、鼎卦吴茱萸汤、革卦桃花汤、震卦猪肤汤、艮卦甘草汤及桔梗汤、丰卦白通汤、渐卦苦酒汤、归妹卦半夏散、旅卦白通加猪胆汁汤、巽卦真武汤、兑卦通脉四逆汤、涣卦四逆散、节卦猪苓汤、中孚卦大承气汤、小过卦四逆汤、既济卦白虎汤及当归四逆汤、未济卦干姜黄芩黄连人参汤及白头翁汤，等等。先列原文，后以日文注解，用法书内详解。

丹波元坚（1795—1857），亦称多纪元坚，为江户后期汉方医学考证派代表人物之一。他一生主要致力于整理古医籍，考证医学文献，为中医古籍的传承和保护做出了重大贡献。《杂病广要》由日本丹波元坚所著，成书于日本安政三年（1856），因感于杂病之难治甚于伤寒，于是作者引用大量医籍编纂这部著作。元坚早年师从其父丹波元简，得父心传，医技精湛，后来接手医学馆的整理与校对工作，得益于医馆众多藏书及弟子门人，国家注重医学发展，都为《杂病广要》的成书提供了有利的条件。本书引用医籍广泛，在当时流传甚广。

其中记载了汉代的《中藏经》，晋代的《脉经》《脉诀》《针灸甲乙经》，齐代的《褚氏遗书》，隋代的《诸病源候论》，唐代的《千金月令》《黄帝内经太素注》《难经注》《素问次注》《元和纪用经》《五藏论》，宋代的《圣济总录》《本草衍义》《史载之方》《三因极一病证方论》《助道方服药须知》《针灸资生经》《崔氏脉诀》《伤寒纲目》《伤寒类证活人总括》，金代的《注解伤寒论》《黄帝素问宣明论方》《素问病机气宜保命集》《素问玄机原病式》《活法机要》《儒门事亲》，元代的《修月鲁般经后录》《覆载万安方》，明代的《乾坤生意》《苊斋医要》《苍生司命》《古今医统（大全）》《医圣阶梯》《徐氏针灸大全》《景岳全书》《伤寒蕴要全书》，清代的《嵩崖尊生全书》等与五运六气、子午流注等医算有关的医书。

《宋以前医籍考》是一部详细载录我国宋代之前医学书籍的著作，由日本医学博士冈西为人（1898—1973）撰成。1935 年，满洲医科大学成立东亚医学研究所，冈西为人任职专职研究员，并将"内经""运气"两部分内容集为一辑刊印发行。该书收录我国宋以前医学书籍 1634 种，附录 238 种，共计 1872 种。著录医籍书名下设出典，部分还附有考证、序跋、版本等项，同一类的书籍按时间顺序排列，引用资料丰富翔实。

针灸避忌年月日时等，是中国医家对针灸施治的禁忌时间以及与此相应的针灸部位的理论及经验总结。其学术理论渊源于《内经》，具体的避忌方法则主要形成并盛行于隋唐时期，至明代更加丰富完善，相关内容包括太乙忌、蝦蟆忌、人神忌、尻神忌、血忌、建除等。日本医家无疑继承了中国有关针灸避忌年月日时的相关学说，并在他们的针灸著作中或多或少地反映出来。在针灸避忌问题上，日本医家经常从《黄帝内经》《黄帝明堂经》《千金要方》《铜人腧穴针灸图经》《太平圣惠方》《针灸资生经》《针灸大全》等医籍及《礼记·月令》《事林广记》等著作中辑录相关的内容。如洛阳散人《针灸合类》论述了逐日人神所在、逐月血忌、逐月血支、四季人神所在、十二支人神所在、十二时人神所在、十二部人神、九宫尻神、九部人神、心忌傍通、长病日、天医取师疗病吉日、针灸服药吉日，等等。山本玄通《针灸枢要》卷之下记载了针灸避忌年月日时等，主要有针灸吉日、针灸忌日傍通、长病日、月内人神所在、针灸宜大忌日、应节忌五脏、四季人神禁忌、十干人神所在日、十二支人神所在、十二部人神、太乙所在天忌图、十二时人神在、九部傍通人神、胡侍郎奏过尻神指诀、周十二年人神、针灸择日尻神人神之说。中岛玄春《经络明弁》记载了因生年忌针灸月之事、因年忌针灸月日之事、瘟癀日忌针灸事、血忌日禁针灸事、逐日人神之口诀、十二时人神之诀、尻神歌诀等。

如师出一贯堂流后世派的矢数道明（1905—2002）治疗疾病，既成法于胸又灵活运用，不畏危重急症，并用古方派的学说及后世派所重视的传统中医理论。例如运用五行相克理论来说明木防己证。根据五行学说，当某一脏出现病变时，由于相克关系波及其他脏器，当心机能循环障碍发生时，由心脏代偿机能障碍首先波及肺部，出现呼吸困难，导致支气管炎、肺水肿；而这种肺的病变又会招致肝脏郁血和肿大；随后波及肠胃，形成饮食不振，股胀腹满；最后影响肾脏出现下肢浮肿，即火克金、金克木、木克土、土克水之脏器相互间的恶性循环是也。而木防己汤能够使肾脏的血液循环旺盛，并能利尿，把滞留于肾这个归着点的污物清扫干净，从而减轻心脏的负担。又一病案，有一病人呼吸困难，胸口憋闷，面色发紫，腹水、手背及双下肢浮肿，难以平卧，心下压痛，肝肿大，质硬，脉沉紧。判其水邪泛滥，用通阳利水法，与木防己汤加茯苓，十日后胸闷及呼吸困难消失，继服后尿量增多，浮肿与腹水消失，心下变软已能平卧。

做为古中医医算精髓的五运六气理论，成于先秦《太始天元玉册》《黄帝外经》《扁鹊外经》《运气九篇》，一直在道暨真人中秘传，就连孙思邈都无缘一窥，后因缘际会而彰显于唐代王冰，至宋代林亿等考其为古医经，王冰《重广补注黄帝内经素问》成为正经、正注，得到后世官学的推广与传播。宋代大科学家沈括肯定了五运六气的学术与应用价值，随着刘温舒《素问入式运气论奥》通俗流畅的解释和宋徽宗《圣济总录》的大力推行，古中医五运六气理论获得空前的学术普及，造就了金元八大家，开创了后世中医江湖的流派纷呈。无论是秦汉晋唐1000年，还是局方300年，还是丹溪200年，或是后世寒温燥湿800年，都无出运气主线一脉，只是或显或隐、或明或暗、或清或晦而已。神州如此，海外亦如此。

五运六气理论对日本医学产生过一定的影响，但中医五运六气理论的流传与影响在中日两国各有特点。中国崇经而日本尚方，中国为探讨阴阳五行之理而细究五运六气之源，日本为申明伤寒六经的用方之道而阐释运气论奥之义。日本对大量传入的各类中医医籍（包括五运六气文献），更着力于简捷实用的临证用方之法，通俗易明的方书类或入门类著作流传广、影响大。日本汉方医家推崇张仲景之术，宋元以后中国运用五运六气理论注解伤寒六经之法，道术相映成辉，理论与实践有机结合。因此，有关伤寒六经的五运六气解读和伤寒运气钤法的著作，如成无己《注解伤寒论》、熊宗立《伤寒运气全书》等在日本有一定影响。同时，以《素问入式运气论奥》为蓝本的五运六气入门类著作，既有中国传入者，也有日本编撰的，成为一部具有重要意义的提高临证治病里程碑式的中医运气书籍，也促进了《圣济总录》《三因司天方》在中华文明圈内的大流行，继"运气七篇"和王冰注释《黄帝内经》之后，直接开创中医后 1000 年的新时代。

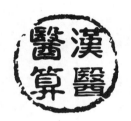

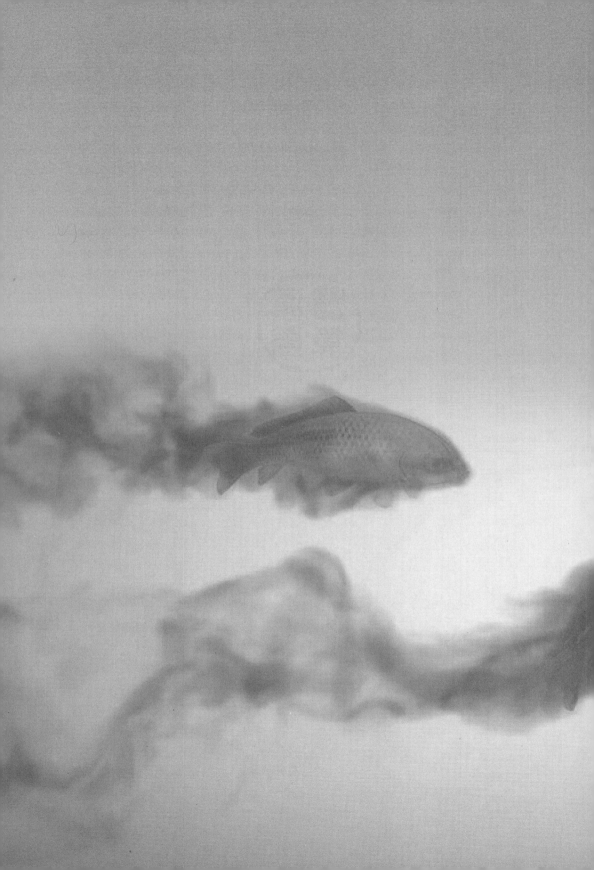

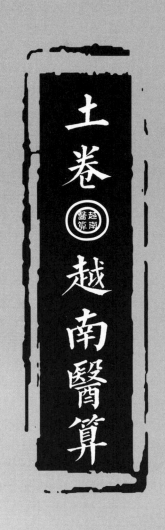

土卷

越南醫算

越南醫算

土卷 ◎ 越南医算

从公元前 179 年到公元 938 年这段时间，越南归中国历朝管辖。越南人民将伏羲氏、神农氏和黄帝奉为本国传统医药的祖先。清代，越南阮朝还将岐伯、仓公、皇甫谧、刘完素、李明之、俞附、扁鹊、张仲景、葛洪、孙思邈、张元素、朱彦修等中国医家供奉在先医庙中。据越南史书记载，有一位名叫崔伟的中国医生，于公元前 257 年在越南行医，并著有《公余集记》一书，流传于越南。另外，这段历史期间有很多的中国医生来越南行医，如与仲景、华佗同时代的董奉（187—226），林胜（479—501），陈修和等医者。越南还传抄费启泰《救偏琐言》10 卷（1659），越南传统医药是仅次于日本与朝鲜的第三大中国传统医药支流。其中以黎有卓参照内难本草著成的《医宗心领》最为著名。

越南黎有卓（1720—1791），号海上懒翁，为黎朝（1533—1788）吏部尚书黎某之第七子，黎有卓所生活的越南黎朝是中国清代乾隆年间。据《海上医宗心领》"懒翁心领自序"记载，黎有卓曾跟随隐士武先生习阴阳五行之术，数年后仗剑从戎。母亲病逝后，解甲归隐于香山。后来因身染重病数年不愈，求医于谒城山陈氏，期间自学清代医家冯兆张所著《锦囊秘录》，该书对其影响巨大，黎有卓尊称冯氏为先师。此后"凡医中阴阳易理之奥，皆能洞晓"，后与陈医沟通交流之间，亦有所得。其后再次从军，不久再次归隐香山，"矢志习医，遍搜百家，日夜苦攻"。曾上京求师，但未曾得遇名师，于是埋首经卷，日积月累，医术渐长，"诊治屡有全活，郡中以医名之"。

黎有卓的医术思想受到中医经典的巨大影响，于 1770 年著《海上医宗心领》，于 1885 年由武春掀、同仁寺清高僧合辑刻印，改名为《新隽海上医宗心领全帙》而传于世。他曾云："闭门攻书，求百家诸子，日夜研究，每得先哲格言，急则记之，反复辩论，寤寐沉思，凡理在言外神思间推而得之者，愈出愈巧。余学医奉先哲格言，合成一揆，目则观之，口则诵之，行则携之，坐则思之。"又云："乃奉内经为本，锦囊、景岳为提纲，先哲医书参合。或进取旨意，或辩解疑难，或绩编备用，或阅验心得。"可知，黎有卓博采众家，勤奋学习，刻苦精研，加以阐释，灵活运用，师古而不泥古，如摘选《黄帝内经》有关的阴阳五行、脏腑经络、病因病机、诊法治则、辨证论治、方剂配伍、五运六气、药性理论等理论基石；充分搜集及继承，如张仲景《伤寒杂病论》、李东垣《脾胃论》、李梴《医学入门》、龚廷贤《寿世保元》、冯兆张《冯氏锦囊秘录》及张景岳《景岳全书》等学术成就；在药剂学方面，大量记载了中国古代的药方，如六味丸、八味丸、归脾汤、人参败毒散、补中益气汤、四君子汤、二陈汤、大承气汤，等等，据初步统计他所收集古代验方可达三千多方。黎有卓对越南传统医学的发展有着不可磨灭的贡献，被越南人民尊崇为"越南医宗""越南圣医"。

《海上医宗心领》共 28 本，66 卷。第三卷《医家冠冕》，是总结及注解阴阳、五行、脏腑、经络、气血、诊断、脉学、病理及治法的中医理论基础。冠冕，即帽子；医家冠冕，即医家不可缺少的知识，那就是阴阳、五行、脏腑、经络、气血、诊断、脉学、病理及治法的中医理论基础。其中，他强调医家要着重阴阳五行，他认为"学易，然后可以言医"，"学者非学乎卦象，惟学乎阴阳变化之体，五行生克之用……至于疾病无非阴阳之盛衰，五行之胜复，医之为道，岂有外乎阴阳五行之理，而能救死回生"，"余特揭阴阳五行名目录之集头，次脏腑部位、经络、脉要与诸论治以为医学一门之首务"。

第九卷是《运气秘典》的五运六气专集，《运气秘典》继承了《素问》运气七篇大论，对于中医运气学说在越南的传承起到积极作用。其内容分为望气和五运六气两个大部分，论占云色、风向，对照时气疾病，论推演每年及每季运气的方法，根据时气变化来指导临床诊疗及用药，为越南医算后世主要参考运气理论的资料。可以说，它对中医运气学的医算体系在越南的传承做出了重要的贡献。黎有卓继承《黄帝内经》中的运气理论，对《运气秘典》进行图文互解、简明晓畅并从中多次引用原文阐明其思想，此书编撰特点为有图有论，图文互释互注，如主运图、主气图、六十甲子客运周年占图、六十甲子客气周年占图、六十甲子全图、正化对化之图等共有二十五幅图；并在此基础上或取用易懂的词语或加以自身对五运六气的认识，善于把五运六气应用于越南地区。书中内容主要是论述前人五运六气的观点和结合自身的体验，根据越南地区的地理、气候特点以及人体的运气特性来推演气候的变化规律，疾病在人体的发生、演变以及对疾病的预防措施。

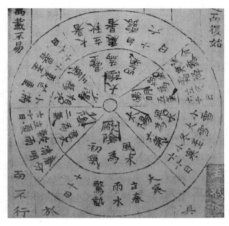

主气之图　　　　　　　　　　　　　客气之图

　　黎有卓在《运气秘典·小引》中提出"天以度数星象，阴阳升降而召之。人有骨节、经络、气血周流以应之，毫毛不错者。故天气南政，三阳司天则人两寸脉不应，三阴司地则人两尺脉不应。天气北政，三阴司天则人两尺脉不应，三阳司地则人两寸脉不应。由此观之，人之经络、脏腑，灾殃疾病，无非感天地不正之运气、不正之阴阳而时行疫疠，为群生之大厄也。盖运气之周流非一感所召于人身一时一刻之短，于万物一毫一忽之微，亦莫不存焉"，即指人与自然界之间的息息相通，自然界中的一切变化可影响人体并发生与之相应的生理、病理变化。由于认识到人体健康、疾病与自然界是一个不可分割的有机整体，又因为自身得病"余少遭病乱，隐迹江湖，后避居怀洲结香山，茅屋闭户攻书，将六七周星……所居晨夕岚烟染成多病"，让他更深深地体会到健康和疾病与地理环境是那么密切联系，"又得之张子和论曰：'不通五运六气，检遍方书何济'"，因此黎有卓"始搜拾百家诸子，跟岐黄之门，惟读运气一卷"，编撰成《运气秘典》医算一本。

黎有卓总结了运气医算的总断法，"凡每年占者，其一，立本年主运为一局，以知此年自某节，至某节，属某运；其二，立本年客运为一局，以知此年自某月，到某月，属某运。审此年或太过或不及（五阳年为太过，五阴年为不及）。又观五客运与五主运生克比和，以知顺、逆、微、和。客运生主运为顺，客克主为逆，主生客为和，主克客为微，主客相同为比和；其三，立本年主气为一局，以明此年自某节，至某节，为某气也；其四，立本年客气为一局，以知某支为司天，某支为司地，某支起初气至六气。又按本年某气之主（如子午年，君火主之，治宜咸寒之类）。又推此年六客气、六主气生克比和，以知相得、不相得；其五，又以运和气相加而断之，以知顺化、天刑、小逆、不和、天符、岁会、同天符、同岁会、太乙天符。"可见，气候的变化因素不是单一的，而是五运与六气两个大系统相互作用及其各系统内部的各种因素相互影响的结果，因此，不能单从六气方面或单从五运方面来分析气候变化。在分析了各年岁运、主运、客运、主气、客气、客主加临情况的基础上，要将五运与六气综合在一起分析，才能全面分析和预测各年中气候、病候变化的大致情况。

黎有卓在医算方面的成就，不只局限于五运六气的运气七篇中，还在干支的生克制化方面进一步做了深入研究。如他提出干支的吉凶关系有天德、年德、干德、支德、生气、三合、六合、病神、死气、三刑、六害、生克及衰旺。其中，天德、年德、干德、支德、生气、三合、六合是指有利的关系，具有促进资生，不遇凶祸、若逢凶也能化吉之义；而病神、死气、三刑、六害为不吉的关系，具有破坏阻碍、易发生凶灾之义，"天德，甲乙德在亥，丙丁德在寅，戊己德在巳，壬癸德在申，庚辛德在辰、戌、丑、未；年德，子亥德在寅卯，寅卯德在子亥，巳午德在申酉，申酉德在巳午，辰戌德在丑未，丑未德在辰戌；干德，甲己德在寅，乙庚德在申，丙辛德在巳，丁壬德在亥，戊癸德在辰。支德，子德在甲，丑德在巳，寅德在丙，卯德在癸，戌德在庚，亥德在巳；生气，甲乙在亥，丙丁在寅，庚辛在丑，戊己壬癸在申；三合，申子辰，寅午戌，巳酉丑，亥卯未；六合，子合丑，亥合寅，戌合卯，酉合辰，申和巳，午合未；病神，甲乙在午，丙丁在戌，庚辛在戌，壬癸在寅；死气，甲乙在未，丙丁在酉，庚辛在子，戊己壬癸在卯；三刑，寅刑巳，巳刑申，申刑寅，子刑卯，卯刑子，丑刑戌，戌刑未，辰、午、酉、亥自刑；六害，子害未，丑害午，寅害巳，亥害申，卯害辰，戌害酉；生克，金生水，水生木，木生火，火生土，土生金；金克木，木克土，土克水，水克火，火克金；衰旺，当权者旺，失权者衰。如春以木为当权者旺，水生木者衰，余以此类推"。黎有卓还引用了六十甲子纳音法，就是把六十甲子按金木水火土分为五种类型的属性，其相配规律为每一行有十二个干支组合，每两相连的干支组合为一相同五行，如甲子、乙丑、壬申、癸酉、庚辰、辛巳、甲午、乙未、壬寅、癸卯、庚戌、辛亥相配于金；丙寅、丁卯、甲戌、乙亥、戊子、己丑、丙申、丁酉、甲辰、乙巳、戊午、己未相配于火等。这些内容在四柱等子学的干支体系中大量论述，但黎有卓将其用于五运六气理论中，在医算方面还是鲜见的。

黎有卓说"医家之有内经，犹儒家之有五经，此皆圣贤至语。玄机奥理尽在其中，千古垂训，明如日月。凡学医之士宜先读内经，以为传心之首务"，故将《内经》反复深入地钻研，深得圣经之旨，心目大有开悟，"跟岐黄之门，惟读运气一卷……当究其源，乃取七篇、大统历、数诸书及甘氏占云、三才赋，每于运气歌诀者推衍再三。自此果然开晓，不啻如有路可行，有门可入，有堂可蹱也"（《运气秘典·小引》）。黎有卓许多运气观点皆从《内经》理论中吸收和启迪，甚至在《运气秘典》中引用不少《内经》的原文。

黎有卓在博采群书，吸取诸家之精华的基础上，非常重视实践，善于总结。他在《运气秘典·小引》所谓："乃不惜一切之功夫，遍虮运气等歌诀或案方书或存占验或增所见，分门设目立成诸图，以收滋蔓揭要，领使占者虽未善会五行亦可一见而贯，之书成颜之曰运气秘典。"此外，黎有卓还参考《大统历》以便推算运气交司时刻及"始搜拾百家诸子"有关论述运气理论的资料。他在《运气秘典·集例》谓"一主运、客运、主气、客气断法，会集诸家，分为四条目别，有支派，使占者井然。一总断目，集诸家占法，于四条，中有未尽处更会集一目，以备吉凶……一六十甲子全图，亦照诸家断法，分为六居，以备年月日时占断"，可见，黎有卓五运六气理论不仅以《内经》为本，而且还博采众家有关论述运气理论的文献，可以说黎有卓的医算著作《运气秘典》篇章已荟萃了各家之精华。

黎有卓还引用了甘氏占云、占风法（即望气法）。望气产生的最初原因是因为农业生产和观测天象"敬授人时"的需要，而对天象、天气和周围环境进行必要的观察和预测，以明确当地"真太阳时"的精确时刻，以测五运六气正确的交司时刻。以后随着认知能力的不断提高，有关天象、气象知识不断积累和丰富，人们发现了某些云、风的出现与下雨、暴风等自然界气象变化有着密切联系，从而由此也把人事的生理、病理变化和天象及自然界的变化联系起来。黎有卓提出本法以医学理论为根据，强调了它的科学性，从观察云色、风向而来推算气象的吉凶如何，"望气说，本据医学，以黄、素、玄、苍、丹之气临于何方，以定风、热、燥、湿、寒应之，唯恐教人甚略。阴阳之理以易释者，乃迭迁变易之义也，故曰不变不灵，如照法以为占断，诚死理矣。余用甘氏占云占风式，依浑天方位图，又以五行生克制化立为占法，以取吉凶"（《运气秘典·集例》）。可见，黎有卓为中国中医已经失传的望气法留下了古代观测天气变化的宝贵资料。

望气法是古代通过观察云色及风向的天象变化，来推测运气变化的依据，从此判断其对人体的生理疾病吉凶的一种"观物取象"思维方法。《运气秘典》中云："古者圣人仰观天运之五色，见黄、素、玄、苍、丹之气，经五方临于十干之位，乃立为五运。又察五气之色上经二十八宿，下应二十八方位，乃立为六气。故古人占天望气，凡有灾祥应在何方，则了然预知之矣。"黎有卓提出自然界的各种各样现象变化源自于天象之下的阴阳五行之气的运动。

《运气秘典》中云："大抵，天之有风云犹地之有山水也。山之气蒸出为云，水之气散化为风，云起则风应，山动则水旋。虽阴阳之体，造化之用，变化无穷，而其理则一也。故云者，乃阴阳升降之气，试观亢极之时，阴气上蒸，阳气下迫，执不两立，乃起为云为风，雨泄而后已，故雨后山泽之间云烟腾之而上，岂非群阴之发泄乎？风者，阴阳冲击之气，春末夏初，风火二气相搏，飘飘旋转而起，俗号里旋者也，如此岂非阴阳冲击呼吸之所致耶？"所以，古代圣人通过观察太阳系天象的有形之物风气、云气变化的外在表现，以推测无形之大气在天地之间环流运动，从此来预测自然气象变化对人体生命影响的吉凶如何，据此就谓"望气法"。

《运气秘典》中云："故凡占云者不可无风，占风者不可缺气。每占云气之时又审风应之方，或是天德、年德、支德、干德、生气等吉方；或是病神、死气、三刑、六害等凶方；及三合、六合，生克，衰旺、太岁、空亡等方，可以尽其吉凶之兆也。故知风云由于一气，占者决不可缺焉。大矣哉！阴阳之变，无形可见，圣人立干支之法以推之。造化之微，无迹可追，圣人取风云之变以审之。"

建立望气台，按《运气秘典》云："其法建一台于净处，高十二尺（按十二支），迴回阔二十四尺（按二十四气）。上设香台（按北时枢，背子向午），中央立风旗一座。春夏旗杆高十五尺（春夏风气同旋），秋旗杆高二十尺（秋气枯燥，风气高行），冬旗杆高十尺（冬气闭藏，伏于阴，风气低行）。旗杆之下设取向针以定方向。台面周围各设十二时牌以明分野。"首先，选清洁的地方以设置望气台，其台高度按十二地支而定约十二尺，等于4m左右；台口径宽度按二十四节气而定约二十四尺，等于8m左右。其次，上设香台，香台正面向南方即午方而背面向北方即子方，中央台还设一座风旗，风旗杆的长度按四时风气的差异而有别，如春气主风，风气旋行，故旗杆高度为十五尺，等于5m左右；秋气干燥，风气高行，故旗杆高度为十二尺，等于4m左右；冬气闭藏，伏于阴分，风气低行，故旗杆的高度是十尺，等于3.5m左右，旗杆之下设一个取向针以定方向。香台面上周围各设十二时牌，其以十二地支为名。

望气的时间以及方法，按《运气秘典》中云："凡占每年当于正月初一日寅时。占者斋戒沐浴，上台焚香，致敬而退，立于中央。遍观五方云气或见云在某方，或重在何方，头向某方，尾指某方（大而浓者为首，小而淡者为尾），如何气色，或微或甚。次又观风旗，所背则知风旋此方来，或是德、合、生、气之方，或是刑、害、冲、克之方，或太岁方，乃合于气现方，生、克、衰、旺何如，以审吉凶，或吉中藏凶，凶中藏吉，或吉者生合，而又吉凶者刑克，而又凶应在远近某时日。占审已毕，焚香再拜而退。"可见，望气应选的时间是每年农历正月、初一日的寅时。望气时，首先要观望云气的色如何、有何兼色、重在何方；其次，观测风旗吹的方向，反其就是风气来的方向，同时以干支的吉凶关系为依据来推测云气与风气所在的方向是吉方或是凶方，从此判断未来是否会发生灾害。

望气法的断法：首先，据云气色与其云方的五行生克关系，以审吉凶。《运气秘典》中云："其法云，凡占苍气为风，丹气为热，黄气为湿，黑气为寒，素气为燥。又云：其气之色兼见者，又当分其微、甚而推之，此皆其略也大要，占者先观云气，现于何方，何色以审生克（加黄色气现于子方，是气克方，则此方多疾疢）。"可见，从云色来定六气，如青色为风、赤色为热、黄色为湿、黑色为寒、白色为燥，再结合云出现的方向而审吉凶，例如黄色云见于子方，在五行属性中，黄色属土，子方为北方属水，云土克子水，即气克方，故此方多疾疢。

其次，据风气方与云气方的地支吉凶关系，以审制化。《运气秘典》中云："次又观此方是何吉凶，以为制化（如此方得生气，又乘旺、相、天德为凶中之吉，其灾必退。如此方有病神、死气为凶中逢凶，必灾疫尤甚）。此又看此时是何风角，以为解救（如此时见风从午方来是为风火，火生土气，午又冲于其方愈凶。如风从申方来是为金，风泄取云气而生子方，是申与子合，灾疫解）。"可见，若风气方与云气方是天德、年德、生气等有吉的关系则为凶中之吉，其害也必退；若是病神、死气、三刑等不吉的关系则凶中逢凶，必灾害尤甚。例如，黄色云在子方，云土克子水，此方多疾疫。若有风从午方来，火风生土云，又午为火在南，子为水在北，处于对立的位置，形成了子午对冲，故子方愈凶。但若有风从申方来，金申生子水，是申与子合，灾疫得解。

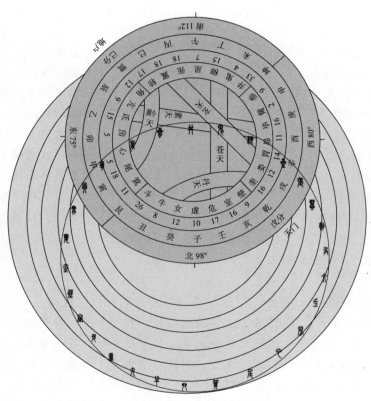

七曜九星二十八宿七衡六间青黄图

再次，又结合此年干与云气方的地支吉凶关系，来审制化的成败。《运气秘典》中云："又次观太岁与此气方，如何生克吉凶，以判成败。（如卯年占者，子水生卯木，则此方已有耗散之兆，虽卯木能克黄色土，卯与子有三刑，其凶无解，虽有来解之意，而无来救之实。如酉年占者是太岁泄云气，而生子方，此方之有灾救也。"可见，若此年干与云气方是吉的关系则有灾得救，反而其凶无救。接着以上的例子，若观测于卯年，子水生卯木，则子方已有耗散之兆，虽卯木能克黄土，但因卯刑子，故其凶无解。但若观测于酉年，酉金生子水，故子方有灾得救也。

最后，根据云气的色、方与此年某季节或某时间的五行生克关系，来推测何季节或何时灾害可发生得更严重。如《运气秘典》中云："次又观于远近、何方、何月、何日、何时（如黄色应于土方、土月、土日、土时，子方衰则子方受害；于水月、水日、水时，远则应在十二分野，近则应在千里之内，或应于日、于时。"此外，黎有卓还提出如何观测当日气候变化的方法。"又占日，终日风清，日朗，四际晴光，则皆为吉兆，不必追究。或天上暗有浅红浅黄，如微霞者，乃是祥云兆，则此年不但万物安宁而五谷亦丰登矣；如占日，终日阴云，冷风惨淡皆为凶兆。虽天德、月德及太岁、生合亦为无用。或阴云之色苍苍如杀气，则是疫疠灾伤之兆。"此方法又简便又实用，它是从日常生活观察而总结出来的，因此至今越南老百姓皆有习惯观察天象来判断当日天气晴雨如何。

黎有卓认为运气理论不应胶于定法，应当结合具体时间、区域的不同，及气候、疾病的具体情况，根据实际情况对五运六气做出客观推理，"然运气之理亦不可徒泥其法，内外相合而感发病也。虽当运太过亦出时气不足之症，虽当运不及亦出时气有余之症也，若泥其运气之法亦可以实为虚之症，以虚为实之症也，而攻伐不足，培补有余也。况且，天地有时不正之气，乃冬非时之温，夏有非时之寒，春有非时之燥，秋有非时之热，亦能发病也。又如春气西行，秋气东行，夏气北行，冬气南行。亦下之地，春气长存；亦高之地，冬气常在。西北天不足而多风，东南地不满而多湿。况且，百里之内，晴雨已异，亦千里之邦，寒暖必异，方土各有不同，所生之病，多随土著"。

同时，黎有卓也提出体质不同则感而发病，也有差异，"阳者耐秋冬之气，不耐春夏之气；阴者耐春夏之气，不耐秋冬之气。阳者喜阴暗、寒凉，不喜温热之气；阴者喜晴亮，不喜雨湿，所天气时变时常，夫感各有不同"。因此，在对运气学说的运用中，要注意因时因地因人制宜，灵活运用，随机达变，"务须随机达变，因时地人识宜，亦得古人之旨"。黎有卓这一观点突破了当时越南医家未考虑到"南北异辙，风土异宜"而生搬硬套，忽略了不同地域环境可以导致气候、体质及发病有显著差异，遂引起在运用五运六气理论上存在着错误的这一惯性思想束缚。可见，黎有卓研读中医五运六气而能贯通融会，已抓住了运气学理论以"三才"指导思想为精髓，能阐发越南历代医家未发之见解，也无疑启示了我们人与自然息息相关，人体受地理环境的直接或间接影响，可以表现出各种相应的生理、病理变化，因此，医者诊察疾病应"上知天文，下知地理，中知人事"。

《幼幼须知》分为木、火、土、金、水共五卷，对于儿科各种疾病论述较详。《梦中觉痘》分为甲、乙、丙、丁、戊、己、庚、辛、壬、癸共十卷，专论述痘疫病的诊治。《行简珍需》分为乾、坤、坎、离、震、巽、艮、兑共八卷，记载了二千二百一十个比较简便的验方，可治疗一百二十六种疾病，包括内科、外科、妇科、儿科、眼科、骨科及急诊科。《药品汇要》共二卷，论常用的一百五十味药材，按药物四气五味的属性，并归纳相同功能为一类，每类共有30味药，而分为木、火、土、金、水五类。《卫生要诀》共2卷，上卷论养生方法，如气功导引、锻炼体操法等，下卷论预防疫病的卫生法、解毒法及急救法等。

黎有卓比较重视后天脾胃的功能。若说命门是君主则脾胃即是宰相。脾胃在人体就像兵家饷道，一绝则万众离散，脾胃功能一失调则水谷无法被消化，气血精微物质无以生，五脏六腑无所养，则人无法生存。《黄帝内经》曰："脾胃为水谷之海，为后天化育之机，脾家病则十二经皆病。"又曰："五脏窠受于胃，曰卫气，曰营气，曰元气，曰宗气，皆胃气之别名也。"命门与后天脾胃有着极为重要而不可分开的关系，黎有卓云："脾胃能运化由水火二气之中，不单脾胃所能。艮土乃离火之所生，坤土乃坎水之所化，火盛则脾胃燥，水盛则脾胃湿，天运水火则物生也，不可偏盛，大旱物不生，大潦物亦不生，故照之以阳光，濡之以雨露，水火均平而物始生也。"通过这一段话可明了黎氏已领会先天命门与后天脾胃的关系，一点命门之火是鼓动整个人体小宇宙，其带领脾胃助其消化水谷以化生精微物质来营养全身五脏六腑经络筋骨，反过来脾胃所化生的精微又可补充先天正气，来维持稳住其命门之一点火。故贯穿黎有卓《海上医宗必领》的思想是通过调和先天水火、顾护后天脾胃而达到扶正祛邪的目的。

黎有卓在《海上医宗心领·内经要旨》中提出："四辰阴阳者万物之根本也。辰序运行阴阳变化，天地合气生育万物，万物之根必归于此。故阴阳四辰者万物之终始也，死生之本也。逆之则灾害，顺之则疾病不起。""人的生死、壮老或疾病皆由阴阳二气的变化。"在这一点上，越南医要比韩医和汉医对中医的理解更深入一些，越南医能抓住中医的精髓所在，而韩医只会大量抄录中医典籍，汉医只会方证相对，倾向于术的偏执，忽略于医道的深悟。

黎有卓血热毒盛气虚痘疹案："一案渔村人，女十三岁，己卯夏季患痘。初热，因外感重，头疼身疼，无汗，恶寒壮热，鼻塞声重，咳嗽烦渴，昏迷谵妄，大便燥结，小便赤黄……热已六日，其脉沉数，且痘脉自发热至起脓宜浮大，不宜沉细，此为血热毒盛之至，余以升麻葛根汤加解毒清血，如紫草、红花、牛蒡、川芎之类，以清托之，虽见热而不敢峻用寒凉，恐冰伏其毒……"己卯之年，土运不及，木气乘旺，风病乃行。又逢夏月，阳明燥金司天，客气为少阳相火，主气为少阴君火，黎有卓所云"二火交炽，臣位于君，疾疫病大至"，即指客主加临，相火君火之二火交炽，臣位于君则逆，气候异常，疫病流行。天人相应，病者外感风热时行侵犯而发，故头疼身疼，无汗，恶寒壮热，鼻塞声重，咳嗽烦渴，昏迷谵妄，大便燥结，小便赤黄。六日后，邪毒内传气营，且脾土不及，木乘克土，脾胃多病，易生内湿，故里火毒炽盛与内湿相搏则发痘疹。痘疹初期，由病人素体气虚，无力鼓舞毒邪外出，则脉沉数，疹发不出，所以黎有卓用升麻葛根汤加解毒清血，如紫草、红花、牛蒡、川芎之类，以清托毒邪；疹已发齐，黎有卓用黄连解毒汤加川芎、当归、连翘、桔梗、山楂、玄参、牡丹皮、红花、赤芍、糯米、黄芩、石膏、紫草、笋尖、穿山甲、大黄，以继清托毒邪。痘疹后期，就用保元汤，加鹿茸、糯米、角刺、人乳、肉桂，以补其气虚，鼓舞正气，驱逐毒邪，并又顾护血分，以药凉补之，以杜其抓破之患。

黎有卓消渴案："一案丙子冬时患伤寒新愈，于食黄牛炙肉数口，与糯米饭，至夜腹胀发热，服补中加消导药二剂，胀减而热愈甚，疑外感多，再加表药得微汗而热退。至次日当胸一片大约盈头，似块非块，似胀非胀，热如火烙，拒按，手不可近，烦渴更甚，如此一日夜。用消导，气亦不行；投清火，热亦不退，至今饮一溲二，前医以生脉代茶，六味补水，八味引火，大剂数投而热渴仍然毫无退减，精神日加昏倦，喘逆渐起，额汗渐脱……余见两尺有神，冲阳应手，四末温和……制调胃承气汤一剂，煎数沸灌之，少会腹鸣喘势渐止……"丙子之年，水运太过，寒气大行，寒病乃生。水运过亢，肾水反而侮脾土，脾胃受病。又逢冬月，客气为阳明燥金，主气为太阳寒水，黎有卓所云"金客加水主，金主收，燥令行，五行之余火内格"，即指这时期易发病候特点为因外清凉之气散布，体内余热隔拒，不能散发为病，且病人又得伤寒新愈，于食牛肉和糯米饭皆温热之品，更影响脾胃纳运功能，食积内停，中焦气机阻滞，气郁火发，郁火上炎，故病者胸中热如火烙，拒按，烦渴。天人相应，水运太过，在人体病变以肾水较盛，寒病乃生，肾阳虚衰，肾气不固，故病者饮一溲二。由此可见，病者患中焦郁火上炎，下焦肾阳虚寒不固之证。所以黎有卓先用调胃承气汤，以先治标，泻下中焦郁热；其次，用白术、藿香、炙甘草、人参等健脾补中药，以补土制水运太过；最后，用八味地黄丸去泽泻，减丹皮，加牛膝、五味子、菟丝子，以治其本，温补脾肾。

越南阮朝（1802—1945）时期的史学家、医学家邓春榜（1828—1910），字希龙，号善亭。曾著《史学备考》《居家劝戒则》《南方名物备考》等著作。但经作者考证发现，邓春榜在1879年，己卯年，相当于清光绪五年的时候，曾写了一部《医学源流增补全书》，首页有"行善第二甲进士邓榜先生私集"，左下角还有一行字，"门第一场洽拜授"，题目有"五藏六腑内外相应五行""辩阴阳病式""附伤寒症""纂述诸运年之气集""验论四时""九宫九通脉法""六脉候时""六脉应日时""子午流注""太素脉诀"以及辩中风寒暑湿燥火、内伤、血症、吐泄，等等。其中"纂述诸运年之气集""验论四时"与陈无择的《三因极一病证方论》中的"三因司天方"相同。"六脉应日时"中记载了"弦甲乙洪丙丁滑戊己浮庚辛，涩土日沉子亥缓寅卯伏巳午微酉申"等太素脉法的医算内容。

尤其"太素脉诀"中记载了通过六部主脉预测人事富贵吉凶的方法，如"凡人六脉之中尽属五行之内。预知富贵，先知部位为真。左心与小肠为子宫位，肝为己身胆为官禄，肾为寿元。右肺为父母，脾为妻财，命门为车马奴仆。欲测吉凶，专以表里为用。七表八里。活通流利真为富贵之人，急涩濡沉迟是为贫穷之辈。贵人交的贱脉不测灾来，贱人交的贵形必然喜至。肝乃己身之位，要见相生弦紧活长。胆为官禄之宫，最宜健旺弦长。心逢宏盛正为乡庙之才，肝遇弦长必主公卿之职。缓居六部心善而宽和，六部宽缓流利，主人宽和恭敬。紧遇三关性燥而多急爆。脾宫缓夫妻财旺相和缓。跳应指中，不招外不侵内，主招妻妾田业。弦紧而急或侵内，主妻财难守、妻妾难成"。又将男女六部寸关尺脉象的沉浮迟数滑濡弦长的主事与妻财、寿元、子孙、官运、福寿禄、兄弟、田宅、刑克、丧孝等与青龙、白虎、朱雀、玄武、勾陈、腾蛇等一一对应，以测病测人测吉凶。这是越南医算在继承中医医算体系中的一些历史痕迹，"太素脉法"这部分内容在中医的医算体系中也在密中流传，只是现代中医人不懂或不敢接受罢了（详情参见本书运气脉法部分）。

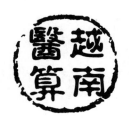

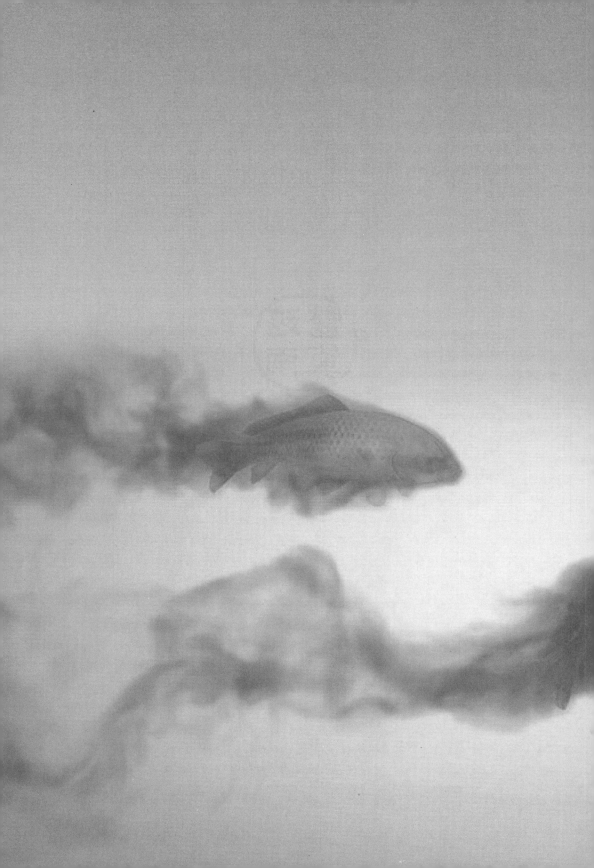

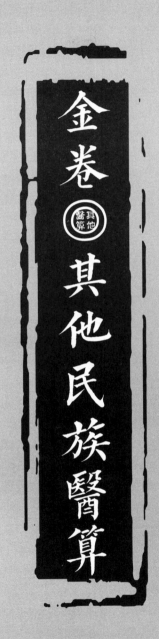

金卷 其他醫算

其他民族醫算

金卷◎其他民族医算

蒙医药发端于公元 7 世纪以前，以阴阳五元学说哲学思想为指导的整体观和对六基症的辨证施治是蒙医药的显著特点。蒙医学的理论基础是三根学说（类似于中医的精气神），该学说认为自然界是由"土、水、火、气、空"五大元素所构成的。作为大宇宙缩影的人体则以三根：即赫易（具有阴阳两重性，气，指生理功能）、希日（属阳、火之性，指体温、热能、精神活动，神）、巴达干（具有阴、寒、水、土之性，指营养物质、体液，精）所构成。三根之间具有阴阳依存和五行生克的关系。蒙医学还因袭中医学五行之说，取五行与五元相汇通的方式论述五脏六腑的功能。其五脏六腑与自然界五行、五色、五位、五季（包括四季之末 18 天）的比配与中医学是一致的。

侗医有望、划、号、触、问五诊，都以独特的诊法有别于中医。其中划诊号诊又别具一格。其诊法为九宫诊，术者在病者胸前划一"井"字，即九宫格，借以观察病人证候。划后均可显出"南蛇症""飞蛾症""蜘蛛症""老鼠症"等痕迹。其中"飞蛾症""蜘蛛症"之形状显九宫正中；"南蛇症"中的"南挂膀""南蛇抱柱"，均显示于九宫之外或显现病变所在之肢体上。同时，还要观毫毛、摸五指、望四弓、击腹部以求确诊。

苗医"把人体的疾病分为内科三十六症，外科七十二疾"。黔东的苗医将疾病分为冷病、热病，称两纲。冷经、热经、半边经、快经（包括哑经）、慢经称为五经。疾病有三十六大症、一百零八小症、七十二疾。基本上形成了苗医的两纲、五经、三十六症、七十二疾，纲、经、症、疾的理论模式

（同仲景《金匮要略·杂病例》中所论 108 病类似）。

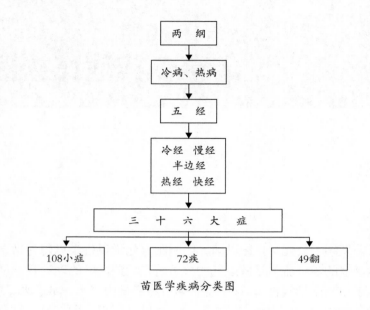

苗医学疾病分类图

羌族人以多神信仰和自然崇拜贯穿于其宗教思想和信仰行为中，并且凝结为释比（巫师）经典的重要内容世代传承。释比经典是羌人的道德准则和行为规范，数量众多，绝大部分存藏于羌族民间释比经师手中。目前学术界分类主要按释比所做法事的性质，将其唱经分为上坛经、中坛经和下坛经。其中上坛经主神事；中坛经主人事；下坛经主鬼事。而真正民间释比都习惯以部（段）来称呼相应的经典，如尔一部、把一部、德为一部等，或直呼羌戈大战、赤基格布、取火种等。已公布抢救和保护的释比经典 500 余部（民间有些释比出于种种考虑尚保留了一些经典而未透露），一部经典由数段组成，短的有几十字（音阶），如《家里镇灾符法》；而长的达到数万字（音阶），如《羌戈大战》。羌族释比经典按内容可分为 23 类，创世纪、敬神、祭祀还愿、战争、法具、解秽、驱邪治病保太平、驱害、哲学伦理、天文历算、医算、符咒、占卜、禁忌、法事咒语、丧葬、乡规民约、建筑、科技工艺、农牧、生态、婚俗、祝词、比萨（释比戏）。

维医学体系来自维吾尔族，其自古居于中国西域地区。公元 8 世纪，名医占巴西拉哈著《活体测量》《尸体图鉴》，其书并流传西藏。由于维吾尔族居处交通要道，丝绸之路为其带来各国各民族所积累的医疗经验，吸收了中医学、阿拉伯医学、波斯、古印度和藏医学，融为一体。维医学理论系统包涵四元素（土、水、火、风），四津（血津、痰津、胆津及黑胆津）及五行（金、木、火、水、土）的内容。维医学将对机体有重大影响的四大物质属性用于医学领域，把体液、内脏、器官、组织及其生理、病理现象，按照事物不同形状、特点、作用、性质分别归属于火、气、水、土，借以阐述人体生理、病理的复杂变化和人与外环境之间的相互作用，并作为防治疾病的指导思想。四大物质之间存在着生、克、半生、半克规律。其治疗方法，也是根据四大物质的生克乘侮关系而确立的，如壮水制火法等，希望通过调节水火之动态平衡来恢复健康，这与中医学的生克制化治则异曲同工。

由于篇幅所限，资料所限，还有许多少数民族的医学古籍没有搜集整理和挖掘，还有多少关于医算的内容，还有待进一步考证。但从整个广义中医医算学术史的发展角度来看，医算是其核心内容，医术与医方是其具体方术形式，这一点已经毋庸置疑。方向对了，目标还会远吗？

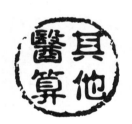

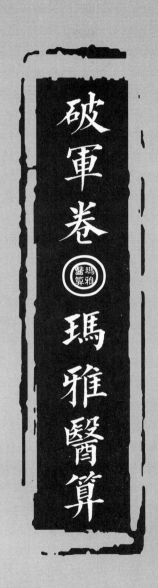

破軍卷 ⊙瑪雅醫算 瑪雅醫算

破军卷 ◎ 玛雅医算

　　美洲大陆到目前为止"**从未发现类人猿和直立人的遗迹**",而印第安人在肤色和体形上酷似蒙古人种,在特征上又具有不少奥依罗特人(即阿尔泰人)的特点,人类学家和考古学家认为美洲的印第安人是在 1.2 万～2 万年前(也有学者说在 4 万～5 万年前)从亚洲东北部通过"**陆桥**"(即原来连接白令海峡的狭窄陆地)在三个不同时期分批进入美洲的阿拉斯加,以后逐渐南徙,散居到整个美洲大陆。还有一小部分是从大西洋的亚特兰蒂斯大陆及其他小岛上漂移来的难民。

　　这就是所谓的美洲"**土著居民**",其中绝大多数为印第安人,分布于南北中美洲各国,产生了许多不同的民族和语言,在历史上曾建立过四个帝国,最重要的是中美洲的阿兹特克帝国和南美洲的印加帝国,发明过玛雅象形图画文字(与汉族甲骨文前身的骨刻文、彝族、水族、纳西族的上古文字很相似),对天文学的造诣也相当深,为世界提供了玉米、番薯、西红柿、烟草、可可等作物。印第安人经过两万多年的分化,产生了许多不同的民族,到 15 世纪末,整个美洲印第安人总数约 1400 万至 4000 万。集中居住在三大地区:一是墨西哥东南部和中美洲(危地马拉和洪都拉斯等地)的玛雅人;二是墨西哥高原的阿兹特克人、托尔特克人以及萨波台克人;三是南美安第斯山区(包括秘鲁、玻利维亚和厄瓜多尔)的印加人。

　　单就美洲印第安语的总数而言,有人说有 1700 种,也有人说只有 1000 种,还有人说有 3000 多种。关于墨西哥以北的印第安语(即一般所谓"北美印第安语"），1891 年 J.W.Powell 等人根据词汇上的相似性将其划分成 24 个语系，1929 年 Sapir 又认为可划出 6 个大的语系，Bloomfield 又估计其数目在 25 到 50 种之间。对南美印第安语，学者们的了解则更为有限：有人估计大约有 2000 种语言，也有人说仍在使用的不过 600 种；有人将其划成 70 多个语系，也有人说大约有 100 个左右的语系。现代史学家一致认为现代人至少在 10 万年前就出现在非洲大陆，而现在的非洲仅有 4 个语系。那么，在时间上晚得多才进入美洲大陆的印第安人为什么会有如此丰富的语言呢？通过广泛比较，Greenberg 和另一位美国语言学家 Merritt Ruhlen 博士得出一个结论：美洲印第安语中只存在 3 个语系：即爱斯基摩－阿留申语系（Eskimo-Aleut）、纳－德内语系（Na-Dene）和美洲印第安语系（Amerind），而这三个语系又分别对应着人类学家所认为的由亚洲向美洲的三次移民浪潮。

　　而普遍存在于第一次移民时期形成的美洲印第安诸语言中的同源成分绝不会是偶然的，也绝不会是"借用"的结果，它们必然同出一源。那么，原始美洲印第安语又来自何方呢？Ureenberg 和 Ruhlen 在考古学家那里找到了答案：大约在公元前 12000 年或者更早，最早一批亚洲移民通过"陆桥"进入美洲大陆。这批移民与欧亚混血人种有关。在 1492 年哥伦布到达美洲之前，他们就已经占据了美洲大部。原始美洲印第安语便是他们所带去的重要财富。现代不少语言学家也有同样的研究结论：美洲印第安语同欧亚超语系（Euroasiatic）的关系比与世界上其他任何语系的关系都要更近一些。第二次移民产生的纳－德内语系和欧亚语系与其他两种语系截然不同，所以不可能是从爱斯基摩－阿留申语系中分化出来的，只能是单独移民的结果。现代语言学家认为纳－德内语系可能是德内－高加索人移民美洲时带去的。而对于第三次移民的爱斯基摩－阿留申语系，语言学家和考古学家认为是最后一批亚洲移民的结果，时间在 4000～5000 年之前。Greenberg 等人认为爱斯基摩－阿留申语系诸语言同欧亚超语系的关系比纳－德内语系同欧亚超语系的关系要密切得多。

　　美国史坦福大学医学院、亚利桑那州立大学牙科研究所及爱莫利大学医学院的专家们分别从印第安人的遗传基因、牙齿、口线粒体的脱氧核糖核酸三个不相同的领域得出了同样的三个结论。虽然遗传基因并不决定一个人所使用的语言，但在移民过程中人们往往不得不同时带上自己的语言和遗传基因。

而且从外形上看，印第安人、玛雅人、印加人也与亚洲人种相似，黑头发、黄皮肤、黑瞳孔，等等，在关于人体的疾病观、世界观、经络观等各方面都极其相似。甚至玛雅人也有与中医经络系统相同的经络穴位概念，只是在数量上少一些。玛雅人也有针灸、拔罐、汤药、按摩和刺血疗法，如玛雅助产师蒜灸足小趾末节外侧来调整孕妇的胎位的做法，就是中医艾灸至阴穴以纠正胎位的翻版。玛雅医学还有中医全息的医学概念，将人体的腹部全息对应于大脑，下肢对应于足三里、上下巨虚，踝部的三阴交、昆仑、照海等对应于生殖系统，等等，这些概念在中医全息论中已经形成共识，并且在现代医学中也得到证明，还有其他的医学全息对应，与中医全息理论形成互补。

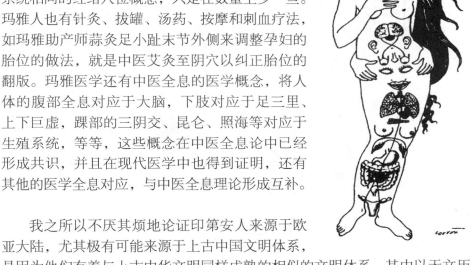

我之所以不厌其烦地论证印第安人来源于欧亚大陆，尤其极有可能来源于上古中国文明体系，是因为他们有着与上古中华文明同样成熟的相似的文明体系，其中以天文历法、人体医学、文字、修炼体系等为最明显。如玛雅人有与我们相似的太极图、中医理论、修炼体系、文字体系、历法起源。如玛雅人的"明暗两极图"与中国的太极图表达的意思都是以日地关系为主的周期运动；玛雅人的"日光地气图"表现的与中国的二十四节气图基本相同，都在强调阴阳的升降出入；玛雅人的"20日相齿轮对应图"与中医的五运六气图有逻辑上的相似性，都在强调两套时空系统的相互作用及其对天地人万物的基本作用；玛雅人的"中央宇宙树图"与中医五运六气中的司天、司地、中运思想以及气候、物候、证候思想都有逻辑上的相似性。而且在修炼的体系上也与道家修炼体系相似，如八个光系统实际上就是中医人体的奇经八脉系统与藏密三脉七轮概念，等等。

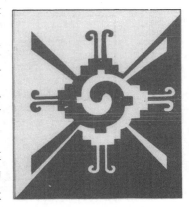

玛雅明暗两极图

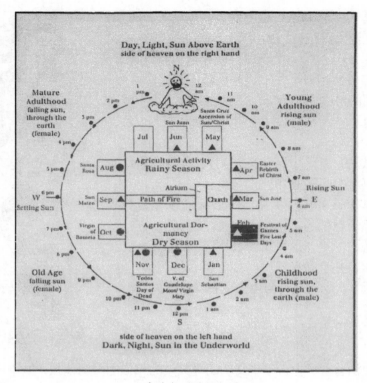

日光地气逆时针行图

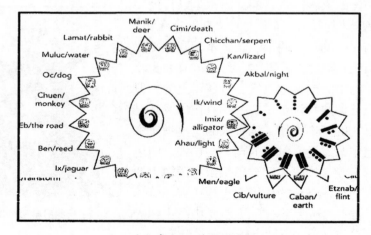

20个日象与13齿轮对应图

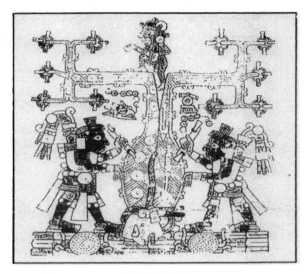

中央宇宙树图

　　太极图是美洲原住居民的一种文化传统。在中美洲科潘（Capan）斯干达·罗萨（Santa Rosa）附近废毁的城市纪念物上，雕刻有中国的太极图。其中两个双鱼是右旋顺时针，为后天太极图（1、3），另二图是左旋逆时针，为先天太极图。其中有二图是互抱太极图形（1、4），一图是过缠太极图（2）。这样的太极图形还见于美洲印第安人的耳饰、羽族、服饰、佩饰、建筑装饰、玛雅文字等图，证明有悠久的历史渊源。

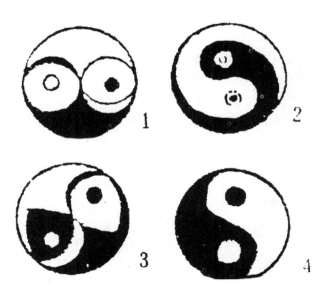

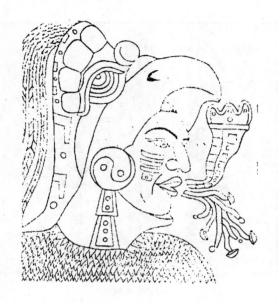

1993 年 1 月 11 ~ 16 日，墨西哥国立人类学暨历史大学贴出了一张墨西哥传统医学讲座的通知。这张通知以显赫的位置突出了太极图形，说明墨西哥传统医学——印第安人的医学也是以此太极图为标志，而墨西哥本地的传统医学界也不知道究竟从什么时候开始以太极图作为墨西哥传统医学标志，但只有太极图才可以从理论上说明墨西哥的传统医学，它的传统是阴阳辨证论治。

墨西哥传统医学标志的太极图分上下两部分，上部分为互抱太极图，下半部分为两个勾云涡旋单仪，即两仪的平面展开，这提示了它的渊源。太极圆图，中国已见于距今 5500—5000 年前的湖北屈家岭文化。而勾云涡旋单臂太极，则见于 6500—4000 年前中国的甘肃仰韶文化（马家窑文化）- 红山文化 - 小河沿文化系统。它肇始于轩辕黄帝族的"云篆"，是伏羲的后裔羲和常羲对宇宙万有的太极模式的概括。现今发现的红山文化的 13 个"勾云玉佩"，就是黄帝的"天鼋龟"与"云篆"的结合体。《史记·五帝本纪》记黄帝"以云纪官"，就是以这种"太极涡旋纹"为官员标志。在涿鹿轩辕城现场考古也发现了距今约 4000 年的云纹瓮棺，《道藏》称此纹为"太极印"。由此可知美洲的印第安太极阴阳传统医学，其渊源与《黄帝内经》一脉相通。

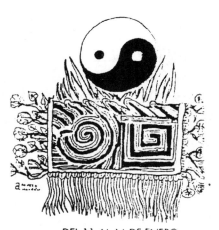

墨西哥传统医学讲座的通知单

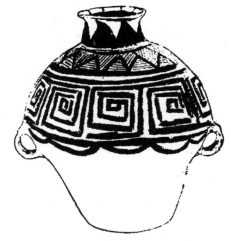

马家窑文化

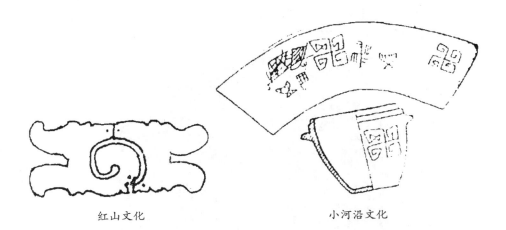

红山文化　　　　　　　　　　　　　　小河沿文化

　　美洲印第安人认为这个圆是代表宇宙，也代表人体。不论是在宇宙中，还是在人体内部，有两种相反相成的东西，叫"阴阳"，统一在一起，如果有一方失调或失控，比如阴盛阳衰，或阳盛阴衰，就出现"乱阳世界"，出现灾难和疾病。他们的史籍记载着这种"乱阳世界"的情形：第一个"乱阳世界"叫"上元甲子"，因为天火熊熊，人类遭受过毁灭性打击，是史前有陨石撞击地球时期，如亚特兰蒂斯大陆的毁灭；第二个"乱阳世界"，叫"中元甲子"，由于洪水滔天，人类遭受过毁灭性打击，即古代中国神话、少数民族神话、古代外国神话及《圣经·旧约》所描述的（诺亚方舟）世界性大洪水时期；第三个"乱阳世界"，叫"下元甲子"，人类争斗，水火相攻，人类又一次遭难，其中善良的人们乘坐芦苇舟（或天盘船），经过无数海岛，才来到这第四个世界——美洲。这个传说不但体现在太极图上，而且还留有"四个世界递迁图"，在美洲的那瓦霍人（Navaho）、荷比人（Hopi）中流传至今。直到1492年10月12日哥伦布等西班牙殖民者到来之前，美洲印第安人都在独立地开辟着自己的新世界，创造了一种天人合一的道气文化系统。

在墨西哥纳亚利特州（Nayarit）有一座叫作墨西卡尔提坦（Mexicaltitan）的八卦城。这座城四面环水，又称墨西哥的威尼斯。这是一个岛城，岛东西长400米，南北宽350米，周围1000米，地基高1米，以避海水淹没。房屋建筑布局完全按中国的九宫八卦。据载，阿兹特克人于1325年离开此岛向东发展，建墨西哥城。所以这座八卦城曾一度废毁。考古学家根据古城遗址将其复原后，墨西哥总统前来参观。凡是到过这里的人，无不惊讶，为什么这座城是这样古怪的布局？为什么偏偏在水中（在水中建城，是阿兹特克人的传统）？答案只能从中国古文明来寻找。

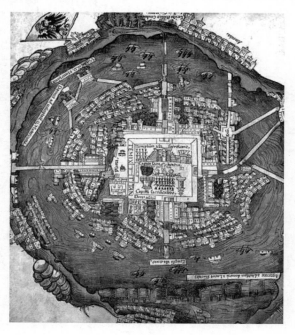

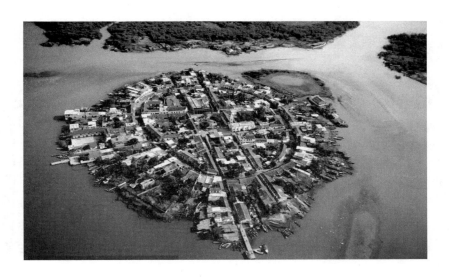

　　阿兹特克人 1325 年（元泰定二年）离开墨西卡尔提坦后，再建的特诺奇特兰城，也是一座水城。他们在一片沼泽地上，用笼筐装上泥，架成浮桥，在沼泽中建了一座八卦城，城中心是太阳神庙，四周依次是众神、贵族、平民区。托尔蒂克人的特奥梯华坎城，印加人的库斯科城，也都是这种格局。他们把中心的太阳金字塔灵台（天文台）建得最高，在这个最大金字塔灵台周围是较小的灵台群落，组成一个大广场，并环绕着主体灵台，形成一道回环的气道。

　　在我国上古时代，普遍存在一种八角星图案。就其分布范围来说，南自长江下游的良渚文化，西至鄂与川交界处的大溪文化；北达长城一带、内蒙古东部与辽西山地的小河沿文化；东起海岱、山东和江苏北部的大汶口文化，西至甘青黄土高原的马家窑文化，都已发掘到八角星纹图案。就其地域概念来说，大致包括了夏、商、周三代所控制的疆域，甚至还要更大一些。从延续时间来说，在距今 7000 ～ 4000 年。甚至这种八角星图案在夏以前的新石器时代就已经有考古证据证明它的存在了。分布地域这么广大，时间跨度这么悠久，涉及考古学文化的类型这么丰富，可以说八角星图案代表了史前时代普遍存在的共同文明、文化观念与心理沉淀。

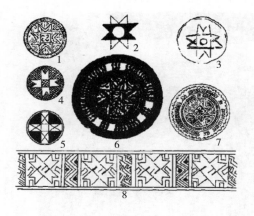

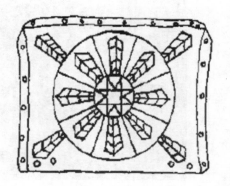

八角星纹图案

1、6、7.大溪文化　3.良渚文化　1、5.马家窑
文化　8.小河沿文化

新石器时代的玉版洛书

《庄子·大宗师》说："颛顼得之，以处玄宫。"此处的玄宫可称为八角星宫殿，虽然目前考古界还没有找到这种宫殿遗址，但《礼记·月令》（同见《吕氏春秋·四时纪》）记载的"明堂位"，却是按照八角星宫殿的布局来描写的。《月令》记载"孟春之月，……天子居青阳左个（角）"，注曰"东室北偏"，"仲春之月，……天子居青阳大庙（东宫正殿）"，"季春之月，……天子居青阳右个"，注曰"东堂南偏"。"孟夏之月……天子居明堂左个"，注曰"南堂东偏"；"仲夏之月……天子居明堂太庙"，"季夏之月……天子居明堂之右个"，注曰"南堂西偏"。"中央土……天子居大庙大室"，注曰"大庙大室，中央室也"。"孟秋之月……天子居总章左个"，注曰"西堂南偏"；"仲秋之月……天子居总章大庙"，"季秋之月……天子居总章右个"，注曰"西堂右室"。"孟冬之月……天子居玄堂左个"，注曰"北堂西偏"，"仲冬之月……天子居玄堂大庙"，"季冬之月……天子居玄堂右个"，注曰"北堂东偏"。古代天子以大庙大室为中心，一年五季分住东青阳宫、南明堂宫、西总章宫、北玄堂宫、中大庙大室。如果将这个宫殿画成平面图，这幅建筑图与考古中所见到的八角星图案完全吻合，也就是说，古代天子一年五季居住在盖天八卦宫中。

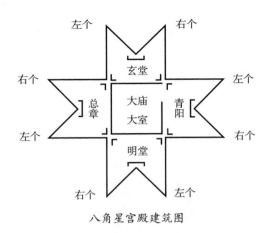

八角星宫殿建筑图

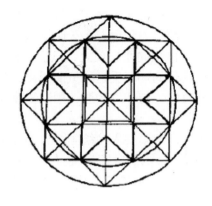

八角星图案复原图

我们按照《周髀》的方法，完全可以复原这个原始八卦图。首先，画圆，八等分圆周；在圆内画两个重叠的正方形，可得等分八角星；正方形每边各有两个交点，共八个交点；然后，各以对应的两个交点画连线，得四方四隅各两个直角三角形为一组的八角星图案；最后，连接八角顶点画圆，即得原始八卦宫复原图（即汤家岗式重圈纹内套八角星纹图案）。这种八角星图案的绘制方法，完全符合《周髀》所说的"环矩以为圆，合矩以为方"，"方数为典，以方出圆"的理论，忠实地再现了古盖天论"天圆地方"的理论。

而我国古代这种八卦九宫建筑就叫"明堂"。《礼记·明堂位》以明堂八卦九宫之位，明示周公（天子）与公、侯、伯、子、男、九夷、八蛮、六戎、五狄等诸侯尊卑；《礼记·月合》说明堂与太庙太寝为同制，朱熹注说"明堂"为井田九室，四方为青阳太庙（正东）、总章太庙（正西）、玄堂太庙（正北）、明堂太庙（正南），四隅旁室称为"个"。这样九宫之室随着一年中月合节气的变化，按天阳地阴之气的到达方位，开九宫中的一个"门"，天子就在每季18日居住在这个正位。例如春风解冻时"天子居青阳左个"（东北方），始雨水时"天子居青阳太庙"……所以，我国古代这种建筑是用以确定日月星辰行气到地球的四面八方，所体现的地气四时八节的天地一体历法建筑，天子所登的"明堂"九位，实际是古代的圣贤观测天象制时授历的宫位，宜于采气。保存到今天的我国汉中沔县中学建筑也是这种布局。

印第安人怎样在这种明堂八卦城采气呢？有四种方式：其一在明堂宫位上观测日月星辰，采天阳之气，行气到地位，制历授时；其二是举行新火节星回再生的血祭仪式，以血气供给天阳精气；其三是采取天气地气的精华，使居住的环境受这种气的恩泽，从而保证最佳生存状态；其四是采取大自然的真气，与体气沟通，用以驱除人身上的病气。

在印第安人的绘画图象手抄本上，有这样一幅图，图上的这位身材高大的男子，名"重"，他右手持的竿状物，是日圭表木，也就是《尧典》《礼记》所载羲和、重黎、大章氏、老童、卷章所持的"重""章"观天仪，记载太阳在一年中，从四面八方移动的规律，竿上的绳结，就是圭度。圭字中间"I"就是日表（后世叫日晷）。"三"，是表上的刻度，四阳四阴；由持者去记，这就是"卜"；圭与卜合起来就是"卦"，画中的重就是"画卦"的天文家。他的左手拿着一个圆盘，像个盾，这是天盘，两个大圆内涵五个独立的小圆，这是古盖天论七衡六间图的原始画法。衡间图画天阳的行气度位，"卦"画天阳到地上的方位，也就是在十月太阳历一年中的三十个节气的太阳出没点；所以叫"天圆地

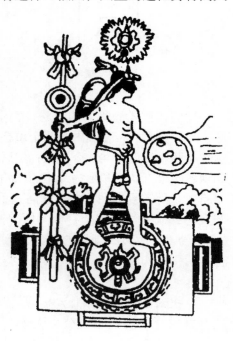

方"，并不是说地是四方形的。画上方人的头顶，有一个像蝴蝶一样的符号，包括圭表上的圆形图案，都是古盖天论中"七衡六间图"简化形式"三衡二间图"的一种画法，叫作"奥林"，它表示太阳在天空中的运行规律，也就是太阳在天赤道和黄道上的运行规律，它在天上一年走一周，形成三十个星宿点，这就是天阳刚气，形成四季变化。天阳之气怎样传到人间的呢？是由这位"通灵""通神"，引到地上。

"重"站在金字塔形的天文台上，他的脚下是一个地盘，也是一个七衡六间图的原始形式——三衡二间图的"奥林"，但地盘分成了18个方格，这是印第安人的18月太阳历的月份标记。玛雅人以一年为360日，每月20日，

一年 18 个月。在地盘四周有很多"脚印",表示地气按 18 个月循行。

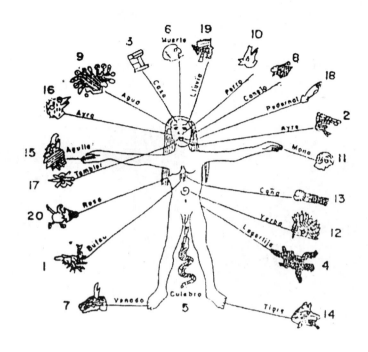

　　为什么是这种历法计日,因为十月太阳历是天干的起源,月行九道是九宫的起源,二者分别代表日月运行规律的历法。按照一星期七天(周日到周六的顺序是日曜日、月曜日、火曜日、水曜日、木曜日、金曜日、土曜日)的天文逻辑,结合地球的年月周期,出现每月 20 天 2 个天干周期,18 个月 2 个九宫数周期,合计 360 天,余下 5 天祭祀日。但后来发现这种河图洛书历法不能完全直观反映日月的阴阳合历和实际天象,只是一种物候历法,于是就转变为十月太阳历,结合月球朔望周期,最后定型为阴阳合历的十二月二十四节气历法。一个太阳回归年为 365 天,一年十二个朔望月周期为 354 天,四年加上一个闰月 30 天,合为 384 天,即 354 爻加上 30 爻暗合六十四卦的 384 爻。

　　阿兹特克太阳石是一块橄榄石正方形的浅浮雕,边长 3.77 米,厚 0.84 米,重 24.60 吨,雕凿部分呈圆形,高出石面 0.20 米,直径为 3.58 米。历石中央刻有吐舌的托纳蒂乌(tonutiuh)太阳神头像,以此作为天脐;椭圆眼,大鼻方口,蓄须垂发(断发)戴耳环,额头装饰着两条宽带,吐舌。头部上方"A"符号指向"13——芦苇"的方框，告诉人们石历建成于公元1479年。头部两侧为鹰爪形，两手攒心，以示受用人心。阿兹特克人认为，吐舌为吉祥之兆，以心血祭祀太阳神，太阳才会永不陨落，给人们带来无限幸福与希望。托纳蒂乌太阳周围的四个方框中有四个象形文字——四个祖先图腾神像，代表四个在"洪水时期"已经陨落的太阳，即风日、虎日、洪水日、水日，或风日、火日、水日、土日。四个陨落之日与还在昌盛运行的托纳蒂乌日，组成了太阳历的中心，而以托纳蒂乌日为"天脐"所在。

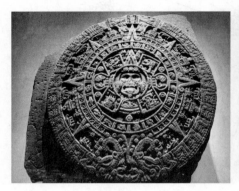

阿兹特克太阳石

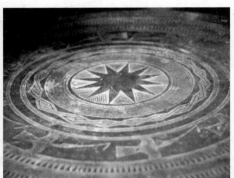

滇越铜鼓

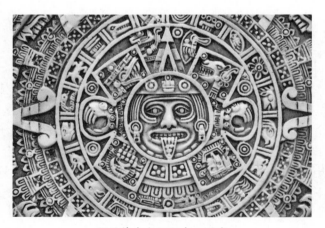

阿兹特克太阳石中心图案

太阳石上的阿兹特克历记录了太阳、月亮和金星的轨迹，包含了两部历法。第一部是太阳历，用于指导农耕。太阳历每年有 18 个月，每月 20 天，再加上年末休息的 5 天，正好是 365 天，其精确程度比伽利略历有过之而无不及。第二部神历则规定每年有 13 个月，每月 20 天，一年共有 260 天。两部历法合在一起计算，每 52 年重合一次。

用这种方式纪年，可以精确地推算到远古。太阳石还反映了阿兹特克人的哲学观和世界观。太阳石中间的人像是给生命以力量的太阳神，四周图案是 4 个关于太阳的传说。内环 20 个不同的图标代表了 20 天。外环的 "V" 字符号象征了带给大地能量的阳光，环绕巨石的两条巨蛇则象征了羽蛇神和火神。太阳石的整个艺术布局，源于我国公元前七八世纪的铜鼓艺术，与中国的滇越铜鼓的艺术处理相同。特别引人注意的是，古印第安和中国均以人体部位称太阳为 "天脐" "天心"，太阳石与中国铜鼓都有脐，并且都以 "A" 为太阳芒的表示。阿兹特克太阳历中代表年的 "A" 符号，呈锐角八个，这种形状的八芒太阳纹，不但在滇越铜鼓中极为普遍，而且见于 5000 年以前的山东大汶口文化，湖南大溪文化，辽宁的小河沿文化中，可见其渊源。

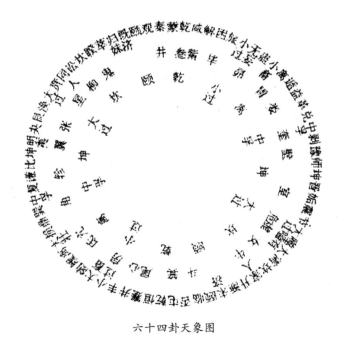

六十四卦天象图

十月太阳历的三十个节气变化，由于黄赤交角，传到地球上有时差，因而实际上地气发生比天气到位要迟。所以《尧典》上说尧舜让羲和观察日月五星的运行规律，制定历法，敬授民时。民时，就是农、牧、渔、航等人间的节令遵循的历法。违背了，人们就要打乱正常的社会秩序。印第安人的"重"，也就是中国史传颛顼命重司天属神的那个"重"，他的任务就是度天气，正地气。他的工作地点就是在八卦九宫明堂灵台的行气宫位上，即金字塔顶部。

　　1986年，刘尧汉在楚雄武定县调查时，发现了一部更为古老的大约有上万年历史的一种彝族传承的上古历法——上古十八月历法。上古十八月历法是把一年分为18个月，每个月20天，这样合计共360天，另加5天祭祀日，全年365天。上古十八月历法也是一种太阳历。这个上古十八月历法与美洲玛雅人创立的玛雅18月历法有着惊人的相似性。1991年3月，刘尧汉又从楚雄大姚县昙华山乡全面获知上古十八月历法的内容，原来上古十八月历法中的18个月各有专名，一个月中的20天也各有专名。在这之前，世界上只知道美洲墨西哥发现有玛雅人创立的18月历法，被认为是美洲古老文明的标志之一。玛雅18月历一年18个月及每月20天也各有专名，这些专名的具体名称与彝族传承的上古十八月历法虽不相同，但日期却是一样的，而且中美洲秘鲁文明古国印加帝国也分别有十八月历和十月历这两种上古历法。所以很可能是——玛雅文化、古印加帝国文明的开创者正是古中国的史前初民。这个十八月古历与十月太阳历之间有着深深的渊源。上古历史在这里又回到了《山海经》中大荒测日影的夸父逐日时代。

　　上古十月太阳历源于古盖天论的五衡四间图，把一年分为10个月，每个月固定为36天，这样，10个月合计共有360天，余下的5～6天为"过年日"，也称"过十月年"。"过年日"放在岁尾，"过年日"过完后新的一年就开始了。平年的"过年日"是5天，全年为365天。每隔3年"过年日"就

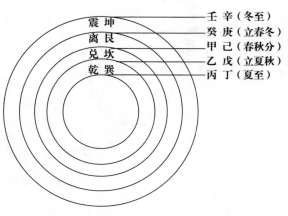

五衡四间图与十月太阳历、盖天黄道八卦、天干起源图

多加1天，这一天也就是闰日，这一年就是闰年，闰年为366天。这样一来，上古十月太阳历的一年的平均长度为365.25天，这与回归年（太阳年）的长度365.2422日非常相近。彝族人以朴素的形式将继承的上古十月太阳历以10种动物来表示月份：一月黑虎、二月水獭、三月鳄鱼、四月蟒蛇、五月穿山甲、六月麂子、七月岩羊、八月猿猴、九月黑豹和十月蜥蜴，所以十月历被彝族人称为"十兽历"。彝族的古天文学就是古六历之一的颛顼时代历法，还有水族、瑶族、侗族、白族、纳西族历法，等等。

上古十月太阳历把一年分为五个季节，每季两个月。五个季节分别用土、铜、水、木、火来表示，每季分雌雄。这样，一年的十个月分别称之为雄土、雌土、雄铜、雌铜、雄水、雌水、雄木、雌木、雄火、雌火。这种季节分法，正是古盖天论的分法，在《隋书》中的古盖天图就是按这种历法季节划分。雄土月定为岁首，在夏至以后；雌火月定为岁末，在夏至以前。彝族人继承的十月太阳历属相顺序是从虎开始：虎、兔、龙、蛇、马、羊、猴、鸡、犬、猪、鼠、牛，

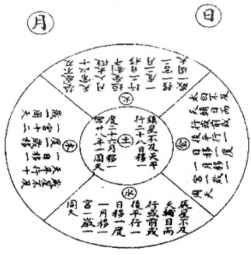

十月太阳历中五星历法图

这说明这个纪年正是从寅正开始，而寅正是夏朝的历法。这说明彝族人继承的上古十月太阳历至迟在夏朝以前就已经施行了。

一个属相周为12天，三个属相周为36天，为一个月。三十个属相周（360天）为一年。上古十月太阳历以观测太阳运动来确定冬夏，以北斗星的斗柄指向来确定寒暑。当太阳运动到最南端时为冬至，到最北端时为夏至。而冬季（农历十二月）傍晚观测北斗柄正下指时为大寒，夏季（农历六月）傍晚北斗柄正上指时为大暑。大暑附近几天为岁首，过大年，彝族俗称"火把节"，"火把节"的日期是在汉族农历六月二十四（或者农历六月二十五）。这就是彝族"火把节"的来历。大寒岁末过小年，即"十月年"，也叫"星回节"，约在大寒前后，相当于汉族农历冬月下旬至腊月中旬这二十五六天

之内，但有些地区以大寒为岁首，过大年。因为上古十月历是以地球绕太阳的运动为周期，故称"太阳历"。

印第安人把 1 ~ 13 的数字，分别与芦苇、房屋、兔和燧石四个象形文字相配，组成了 52 年的历法大周期。按照他们的说法，认为太阳每运行 52 年就要死一次，再生一次。怎样使它再生？只有用人的心脏和鲜血，才能使它重新获得运行的动力。于是印第安人选择最壮实的男子，扮成太阳神，在祭司主持下，在八卦九宫的金字塔灵台（天文台或观天台）上的太阳庙前，剖心血祭。《礼记·明堂位》说："有虞氏祭首，夏后氏祭心，殷祭肝，周祭肺。"《后汉书·巴郡南郡蛮》说巴族廪君死后"魂魄世为白虎，巴氏以虎饮人血，遂以人祠焉"，这说明"伐祭""心祭""血祭"，在中国是一种极古老的祭祀仪式。印第安人是否继承了这种血祭的习俗，很值得研究。日月五星各主一日，共七日，即现在的一个星期，这样一年 365 天就有 52 个星期。同理，日月五星各主一年，那么 52 年就是太阳系中一个大周期。这种全息思维逻辑在子学历法中是基本规律之一。

同样，印第安人也把太阳视为祖先和保护神，像人一样有生命，所以要"输血"，因为 52 年中他已耗干了精气血气，他死了，天黑了，所以要燃火把，一连五天，以血重新点燃太阳的生命之火，所以叫"新火节"，然后太阳才能再运转，因而又叫"星回节"。令人寻味的是，中国的云南苗族、彝族至今仍保持着这个"新火节"和"星回节"的习俗。彝族甚至也有 18 月太阳历，至今使用。

《管子》一书中有《幼官》和《幼官图》两篇。这两篇的题目，经学者考证，应作《玄宫》和《玄宫图》，现已成为定论。《管子》的三十时节是一种按 12 天为一节，把一年 360 天（不计闰）分为 30 节的节气安排。这两篇古文论述的就是河图十月太阳历法。

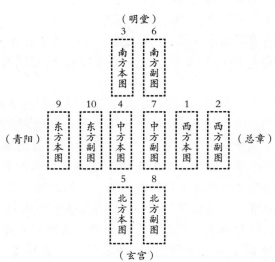

《周易·系辞传》："天一地二，天三地四，天五地六，天七地八，天九地十。"北宋易学大家陈抟在《河洛理数·大易数妙义》中解释说："凡一二三四五六七八九十之数，乃天地四时节气也。"陈抟论定《系辞传》、河图中的十个数即是十个节气，这是在现存古籍中的明确论述。上古十月太阳历以十天干纪年纪月，《尔雅·释天》记载岁阳、月阳与十干对应，就是古太阳历的遗存：

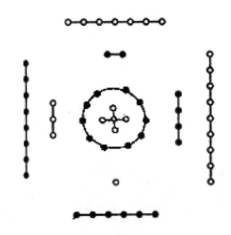

太岁在甲曰阏逢，在乙曰旃蒙，在丙曰柔兆，在丁曰强圉，在戊曰著雍，在己曰屠维，在庚曰上章，在辛曰重光，在壬曰玄黓，在癸曰昭阳。——岁阳。

月在甲曰毕，在乙曰橘，在丙曰修，在丁曰圉，在戊曰厉，在己曰则，在庚曰窒，在辛曰塞，在壬曰终，在癸曰极。——月阳。

上古十月太阳历把一年分成 10 个月，每月 36 天，一年分 5 季，每季两个月为 72 天，这就是我国古代 36、72 这两个神奇数字的由来。上古十月太阳历与中国古文化有着深刻的渊源。仅以数字而言，36 与 72，常见于经、史、子、集，是中国传统中常用的成数。例如，秦始皇分天下为"三十六郡"，兵法韬略有"三十六计"，等等。彝族在传承十月太阳历的过程中起到了非常重要的作用，这一点是必须承认的。

由于西班牙等欧美强盗对印第安人的大肆屠杀，对其文明文化形式的大肆毁灭性破坏，使得玛雅人的许多古籍不可逆性消失，许多文明痕迹无从循迹。但我们从目前能看到的文明遗迹还是可以一睹玛雅文明的成熟与伟大。如 1931 年在洪都拉斯古墓挖掘中，考古学家发现了一个有着石头雕

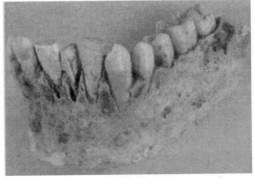

在洪都拉斯发现的公元前 500 年的颌骨种植体

刻人造牙的颅骨，这是真实的人造牙，用来修复下颌左侧切牙。他还发现在下颌切牙失牙牙槽窝内种植了3个类似牙齿形态的贝壳碎片。研究证明，这是公元前500年的人造牙，所做颌骨X线片示种植体周围有致密骨的形成，表明这些种植体是骨性修复。考古学家研究发现，玛雅人在人体镶嵌精致的石头或使用同种异体材料做种植牙，这是人类最早的种植牙发明与制作，而且，玛雅人还在牙齿上镶嵌各种钻石、宝石等用来装饰和信仰。

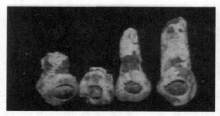

235 年墨西哥的死亡金字塔墓葬内
上镶嵌着黄铁矿和绿岩的牙齿

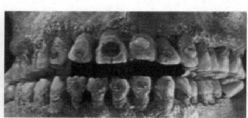

公元前 500 年美洲印第安人镶宝石的牙齿

注：图片来自墨西哥国家人类博物馆。

关于玛雅人，我们最熟悉的就是关于 2012 年 12 月 21 日的"世界末日"的预言，但是玛雅人解释说这只是玛雅历法的一个周期的结束，并不是世界末日。先不提什么"世界末日"，我们来看看 2012 年都有什么特殊天象。

2012 年 5 月 21 日清晨，天宇上演一次"金环日食"罕见天象，一个黄中带红的"金钩"在东方天空渐渐升起。日食在月球运行至太阳与地球之间并在一条直线上时发生，这时对地球上的部分地区来说，月球位于太阳正前方，来自太阳的部分或全部光线被挡住，因此看起来好像是太阳的一部分或全部消失了。本次日环食的独特之处在于，在我国所有能见到环食的地方都是在黎明时刻，太阳带食而出，即日出时，太阳已缺了一个角。当日环食发生到高潮，即食甚阶段，太阳成了一个弯弯的"月牙状"。在黎明时分，一个黄中带红的"金钩"在东方天空中渐渐升起，这是难得的日地月三星一线的天象。这次环食带是从我国大陆东南部擦过。当天清晨，广西壮族自治区将最先看到环食，随后是广东、江西、福建、台湾北部以及浙江的最南端，之后环食带进入我国东海。

2012 年最罕见的另一天象"金星凌日"在 6 月 6 日精彩上演。凌日时间长达 6 小时，我国大部分地区处于最佳观测地区。金星轨道在地球轨道内侧，某些特殊时刻，地球、金星、太阳会在一条直线上，这时从地球上可以看到金星就像一个小黑点一样在太阳表面缓慢移动，天文学家称之为"金星凌日"。"金星凌日"持续时间通常是几个小时，本身不具有太高观赏性，不过是最为罕见的天象，它以两次为一组，两次之间间隔8年发生凌日，而每组之间的间隔却可长达100多年。本次"金星凌日"，我国是全世界范围内的最佳观测点之一，大部分地区都能观测到从"凌始"到"凌终"全过程。

2012年全年共有七场较大规模流星雨。5月5日天空上演的宝瓶座厄塔流星雨是由著名的哈雷彗星带来，一般发生在每年4月底、5月初，以流星速度快、尾迹长见称。但这次流星的"流量"最大时，每小时的流星数理论值可达60至70之间，而从往年的情况看，该流星雨的最大"流量"通常只有50左右。2012年全年夜空中还上演象限仪座（武仙座右脚、牧夫座左手和天龙座之间）、天琴座、宝瓶座、英仙座、猎户座、狮子座和双子座七场较大流星雨，其中象限仪座流星雨和天琴座流星雨分别在1月和4月发生过，8月份英仙座流星雨，极大时每小时流星数量达到100颗左右，猎户座流星雨在10月18日~23日发生，狮子座流星雨在11月18日前后发生，双子座流星雨在年底上演，从12月7日持续到17日，12月14日凌晨，双子座流星群还出现了爆发。

2012年火星、土星、海王星、天王星和木星轮番上演"冲日"大戏。所谓行星冲日，是指该行星和太阳正好分处地球两侧，三者几乎成一条直线，此时该行星与地球距离最近，亮度也最高，是观测的最佳时机。2012年3月4日，在我国古时被称为"荧惑"的火星率先上演冲日天象。在火星冲日前后一个月间，太阳一落山，这颗红色星球就会与狮子座一同从东方地平线上升起，用小型天文望远镜甚至可观测到火星表面的颜色变化和两极的白色极冠。以美丽光环而著称的土星也在2012年4月16日冲日，当日土星的亮度达到最亮，此后的3个月时间里，都可在夜空中看到这颗行星，借助于口径在10厘米以上的小型天文望远镜甚至可看到其

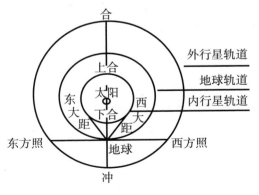

行星真实运行轨道

美丽的光环。海王星在 2012 年 6 月 29 日冲日，借助望远镜可以观测到这颗淡蓝色神秘星球的表面。2012 年 9 月 29 日天王星冲日，用肉眼即可见其"芳容"。2012 年最后上演冲日好戏的大行星是太阳系中最大的行星——木星，于 12 月 3 日冲日，通过肉眼便可在夜空清晰看到位于金牛座的木星。

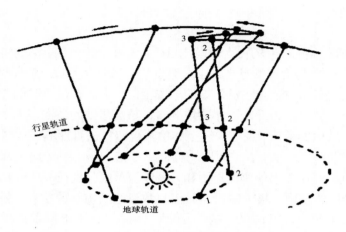

外行星视运动轨迹示意图

2012 年不仅天宇陆续上演天象好戏，这一年，还出现了公历和农历同是闰年和一年两头春的天文现象。像 2012 年这样罕见天象集中在一年的并不多见，日月九星在一年内先后成一条直线，这是几种罕见的不同天象的运动周期恰好在 2012 年重合所致，充分显示出了古代玛雅人高超精密复杂的天文历法运算能力。而且，远在美洲的印第安的玛雅人，在 1 万年前就计算出了相距半个地球距离的中国 1 万年以后的"日月合璧、五星连珠、七曜齐元"的罕见天象，这是一个什么概率？

"日月合璧、五星连珠、七曜齐元"的罕见天象在古中医历法中代表"历元"的天象格局，是中国古代历法周期的起点和终点。这正是后人所误解的玛雅历法所谓"世界末日"的不解之处。中国古历法中有一个最基本的天文数据，即历元。一部历法，需要规定一个起算时间，我国古代历算家把这个起点叫作"历元"或"上元"，并且把从历元到编历年所累积的时间叫作"上元积年"，例如古四分历的章蔀纪元、太极上元、太乙积年、《皇极经世书》的元会运世，等等。如西汉刘歆的《三统历》以 19 年为 1 章，81 章为 1 统，3 统为 1 元。经过 1 统即 1539 年，朔旦、冬至又在同一天的夜半，但未回复到甲子日。经 3 统即 4617 年才能回到原来的甲子日，这时年的干支仍不能复原。《三统历》又以 135 个朔望月（见月）为交食周期，称为"朔望之会"。1 统正好有 141 个朔望之会。所以交食也以 1 统为循环的大周期。这些都是以太初元年十一月甲子朔旦夜半为起点的。刘歆为了求得日月合璧、五星联珠、七曜齐元的条件，又设 5120 个元、23639040 年的大周期，这个大周期的起点称作"太极上元"，此时有置闰、交食、五星和干支的周期都会重新会合，太极上元到太初元年为 143127 年。在刘歆之后，随着交点月、近点月等周期的发现，历法家又把这些因素也加入到理想的上元中去。

日、月、五星各有各的运动周期，并且有各自理想的起点，例如，太阳运动的冬至点，月球运动的朔望、近地点、黄白交点，等等。从某一时刻测得的日、月、五星的位置离各自的起点都有一个差数。以各种周期和各相应的差数来推算上元积年，是一个整数论上的一次同余式问题。随着观测越来越精密，一次同余式的解也越来越困难，数学运算（外算）工作相当繁重，所得上元积年的数字也非常庞大。这些天文循环周期都是数字巨大的天文概念，与农业农时根本无关，完全是另外一回事，而这些数据周期与"观象授时""敬授人时"的关系却是十分密切，因为人类的历史不只是我们现在所理解的那么局限，还有史前的历史。由于根本就不懂历法缀术只是内算的手段，元代郭守敬在创制《授时历》中废除了上元积年，导致后来的历法家效仿，反而将历元的天文数据删除了，这才是历史的倒退呢！

中国古人制历，以气温寒极欲升的那一天作为一年的开始，这一天在天气为冬至，在地气为立春。天气寒至为天气一年开始，地气寒至为地气一年的开始，古人制历以天气为准。古人制定历法，历法开始的第一天，一定是子时的中点恰为冬至点的前一天，从这天开始的年就是第一年，用干支之首配对叫作甲子年；第一月叫作甲子月；第一日叫作甲子日；第一时叫作甲子时；以后所有的年、月、日、时皆从此以此递推，这是建正于子的干支计时，不同于建正于丑、寅的干支排序。那么这一天是哪一天呢？符合这个条件的年并不多，几万年才有一个。我们现在沿用的这一套干支万年历就是从那一年起开始累推下来的。推到了 2019 年，就只能是己亥年而不是其他的年。古人制定历法时并没有现代那样精妙的科学仪器，只凭一些古朴的装置就能准确确定干支第一天，是需要下多大的功夫，多缜密的计算，多一丝不苟的精神方能做到，其科学精神足以令现代人胆寒，而不是汗颜！

在中国的子学之式法中，太乙是以上古"日月合璧，五星连珠，七曜齐元"为计算起点，即甲子年甲子月甲子日甲子时夜半朔旦冬至点为历元，并以此来推以后的太乙积年，说白了就是为当时的日月五星天体推八字，再把星象和地上人事对应起来，内算出一些规定，如关、迫、掩、囚、三才数、阴阳数，等等，演出盘式以后，就看星象所代表的人事年份落宫好坏来推人间吉凶。

有人认为，即使按照太乙积年的起算时间算来，太阳系的宇宙天体世界到今年（2019年）也不过才10155936年，可是按照现代天文学观测表明，太阳系之太古原始宇宙至今已45亿年，而整个人类能理解的宇宙也有200亿年之久，似乎与太乙积年的时间差距太大。实际上，所谓的"太乙积年"不过是历法计算天体运行状态的一个天文概念，并不是说这就是宇宙起源的时间表了。因为我们知道，宇宙天体的运行是有周期的，而这个"太乙积年"只不过是一个调谐周期内的时间表而已，但是整个宇宙天体运行的过程却不是一个周期。正如同我们在论述地支三合的天文机制时所说到的"古四分历"周期一样，四年一个周期。日月五星地球月球都有自己的运行周期，我们不能说这些天体旋转完一个周期后就毁灭了，一个周期的完结不是宇宙末日，而是下一个周期的开始，这也是玛雅历法所谓"世界末日"的正解。按照玛雅人的历法，一个太阳纪就是1872000天，约合5125年，目前人类正处于的第五太阳纪，开始于公元前3113年8月11日，过了1872000天后，这个太阳纪的最后一天就是2012年12月21日，所谓的世界末日之说就是从这儿来的。这与刘歆为了求得"日月合璧、五星连珠、七曜齐元"的条件而设的5120个元、23639040年的大周期的起点称作"太极上元"也有调谐周期的共性。至于本太阳纪的最后一天是不是地球毁灭之日，已经不重要了。实际上这就是下一个新的太阳纪的开端，就像每年的元旦或者新世纪的第一天一样，2012年12月22日，完全可以被理解成一个宇宙天体辞旧迎新的时刻，太阳系新纪元开始的时刻。

在太乙古籍中有一个计算式法的概念，叫作截法，就是截取不同时间点来计算太乙之式，而实际上就是不同周期的相同天体状态而已。在现代中医学者考据《天元玉册》的过程中，就因为截法时间为"大唐麟德元年"，即公元664年的甲子年，就武断地认为《天元玉册》是唐以后的作品。其实"截法"一篇是作为《天元玉册》的再版序言或再版说明而由王冰写成，因为太乙积年的数字越大，计算起来就越麻烦，所以王冰就将这个太乙积年的数值截取到最小，仅是作了一个说明和替代而已，居然就变成否定《天元玉册》成书年代的"罪证"了。

太乙四计在年、月、日、时的时空层面上揭示了我们所要预测的每一个时间与空间点的天体运行状态，而这一天体运行时空态是从历法上元（简称历元）而来，就是我们反复提及的"日月合璧，五星连珠，七曜齐元"等，正如《三统历》中所说是"太极上元"之类的古天文术语。有了这个动态的时空坐标系，年、月、日、时的天体运行时空态就可以信手拈来了。当然，因为与人类生存状态有密切关系的时空就是年、月、日、时，所以年、月、日、时就变得很重要。其实还有更大的天文周期，例如元会运世、纪元、劫数，等等，但那些都是更大宇宙时空尺度中高层次生命体形式的事情，离人类的世界已经很遥远，所以就显得似乎"没有意义"了。由于地球的太阳回归年有一个 5.25 日的零数，这就导致日月阴阳合历不完全对称，这就是阳九百六的成因所在。又因为后天八卦是赤道八卦，本身就是生于历法，成于历法，所以太乙式通过入卦而入历法，就变得顺理成章了。

在世界历法史上，埃及人曾在公元前一世纪之前，使用过每年为三百六十五日整的太阳历。它设每年十二个月，每月三十日，余下五日放在岁末，称为"余岁日"，专作庆典之用。美洲的玛雅人在古代，也曾使用过一种特殊的太阳历，它设每年十八个大月，每月二十天，全年三百六十五天整，剩余五天称小月，作"无用日"。在我国，至少在夏代之前，曾经使用过十月太阳历，全年分十个月，每月三十六天，余下五日至六日作过年日。全年十个月分为五季，每季二个月七十二天，每个月三十六天。

我们只是从考古、语言、文明形式、历法、生命观等方面笼统地认识玛雅文明与古中国文明的同源性，由于历史的劫难，玛雅文明损失殆尽。但从其文明的发达与成熟程度，尤其天文历法的计算同古中国历法一样，不只是敬授农时，更是敬授人时的历算之法。我们也知道，如藏医历算、中医历算一样，历算与医算是密不可分的孪生兄弟，二者不只是因果关系，更是源流关系。所以玛雅文明的医算只是失传了，但不代表没有医算形式。从其现存的与中医类似的治病手段和过程，以及巫术、修炼方式等方面，也可窥其一斑。

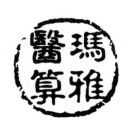

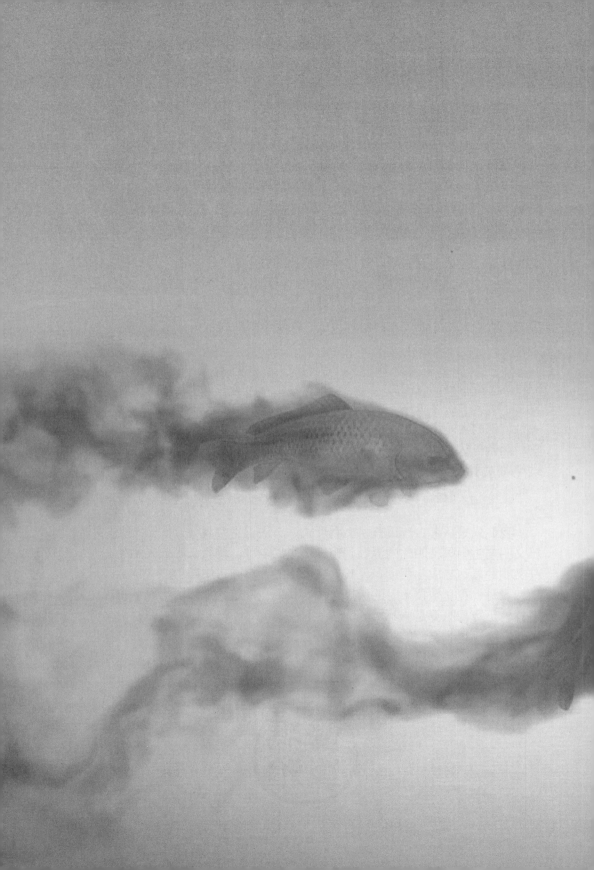

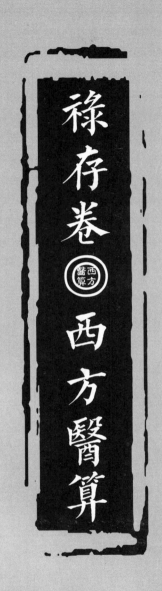

禄存卷　西方醫算

禄存卷◎西方医算

西方星占学发源于上古的东学西渐，是上古中华三皇五帝时代在全球大迁徙的过程中，古中国人在美洲、欧洲、大洋洲、非洲、中亚、西亚、两河流域留下的文明遗迹。他们进行大量的天文观察活动，记录行星和日月蚀的规律，积累了丰富的星宿学知识，在巴比伦遗址中出土了最原始的"三环星盘"就是证明。一直到希腊化时代，亚历山大城都是著名的星占学中心，这里有规模庞大的博物馆、图书馆以及天文观象台，吸引了像阿基米德、欧几里得和喜帕恰斯等众多的星宿学家在这里进行实验观察和数据记录。

中国自有文字记载，就有对天象的观测记录。《尚书·尧典卷一》："乃命羲和，钦若昊天，历象日月星辰，敬授人时。"古代先秦时期的夏、商、周、春秋、战国时期已达到了相当成熟的天文水平，并研制了最早的天文学测量仪——圭表、璇玑玉衡、浑仪、盖天仪、灵台（观星台、金字塔），等等，而中医的五运六气学说就是这些古代天文学成就应用于医学之中的典范。《尚书·尧典》："期三百有六旬有六日，以闰月定四时成岁。"《素问·六微旨大论》："所谓步者，六十度而有奇，故二十四步积盈百刻而成日也。"对于二十八宿的研究，在先秦春秋时已经形成了分野说，以二十八宿分九宫，以后天八卦方位与地之九州相配，以说明天象运化与九州气象物候的内在联系。商周之际，二十八宿已成体系。根据黄道十二宫的二十八宿、北斗七星、日月的运动规律，准确定位四季时间。如《鹖冠子·圜流》："斗柄东指，天下皆春；斗柄南指，天下皆夏；斗柄西指，天下皆秋；斗柄北指，天下皆冬。"《素问·五运行大论》："戊己分者，奎壁角轸，则天地之门户。"张景岳解释说："日之长也，时之暖也，万物之发生也，皆以奎壁始；日之短也，时之寒也，万物之收藏也，皆从角轸始，故曰：春分司启，秋分司闭，夫既司启闭，要非门户而何？然自奎壁而南，日就阳道，故曰天门；角轸而北，日就阴道，故曰地户。"

中国古代天文学说主要有盖天说、浑天说和宣夜说。如《素问·天元纪大论》曰："太虚寥廓，肇基化元，万物资始，五运终天，布气真灵，揔统坤元，九星悬朗，七曜周旋，曰阴曰阳，曰柔曰刚，幽显既位，寒暑弛张，生生化化，品物咸章。"《素问·五运行大论》云："天垂象，地成形，七曜纬虚，五行丽地。地者，所以载生成之形类也。虚者，所以列应天之精气也。形精之动，犹根本之与枝叶也，仰观其象，虽远可知也……"九星即北斗九星，在一万年前，北斗七星的尾部还有玄戈、招摇两星在衡显圈内，现在已经淡出衡显圈，只剩下北斗七星了。七曜即日月五星的顺逆停留迟速。而且中国古代已经掌握太阴历和太阳历的历法原理。《史记·月令》："中数曰岁，朔数曰年。中数者，谓十二月中气一周，总三百六十五日四分之一，谓之一岁。朔数者，谓十二月之朔一周，总三百五十四日，谓之年。"

春秋时《管子》《大戴礼·夏小正》等书籍已有节气记载，至汉代《淮南子·天文训》有了全部二十四节气的名称。《春秋传》"履端于始，谓节也"；《素问·六节藏象论》："五日谓之候，三候谓之气，六气谓之时，四时谓之岁。"中医的医算体系五运六气学说运用了四种坐标系观察天象，采用的是古今天文学常用的真地平坐标系、极星坐标系、赤道坐标系和黄道坐标系，其特点是采用干支五行来标度真地平参考系，并通过与真地平参考系的映射关系来确定其他两种参考系的标度。《素问·天元纪大论》曰"天有五行御五位，以生寒暑燥湿风"，指出以地平五方之位为参照，考察天上五方星辰的周年运动以及自然界气象物候等相应变化。地之五方静而守位，故谓之"五位"，天之金木水火土五星周转不息，故谓之"五行"。并由此而化生出五气（风火湿燥寒）、五方（东南西北中）、五季（春、夏、长夏、秋、冬）、五味（酸苦甘辛咸）、五脏（肝心脾肺肾）、五体（筋、脉、肉、皮、骨）及五志（怒喜思忧恐），构成了五行学说体系。进一步以十二地支配合五行来标度地平方位，将地平圈以地支次序分为十二个方位，通过干支与阴阳五行相配，来表达在天体相对运动中，天地空间特性的变化。

五运六气学说非常重视五大行星对地球气象物候及民病的影响。如《素问·气交变大论》曰："夫子之言岁候，其不及太过，而上应五星""岁木太过，风气流行，脾土受邪。民病飧泄食减，体重烦冤，肠鸣腹支满，上应岁星（木星）。甚则忽忽善怒，眩冒巅疾，化气不政，生气独治。云物飞动，草木不宁，甚至摇落，反胁痛而吐甚，冲阳绝者死不治，上应太白星（金星）""岁火太过……上应荧惑星（火星）…上应辰星（水星）"。《素问·六元正纪大论》曰"太阳司天之政……水土合德，上应辰星、镇星（土星）""少阴司天之政……金火同德，上应荧惑、太白"，明确指出气象、物候及民病的五运六气节律变化与五大行星的天象有必然的对应关系。还有对五大行星运行轨迹、大小、远近及亮度的描述，如"留"与"守"、"去"与"来"、"曲"与"环"、"离"与"附"、"大"与"小"、"近"与"远"及"芒"的大小。还指出五大行星离地球远与近是导致地球出现灾害变化的重要因素之一。五大行星的质量约为地球的400多倍，因此五大行星对地球和太阳必然具有明显的作用。许多研究均证实行星对地球的影响如九大行星地心会聚的力矩效应能改变地球冬夏公转速度和季节的长短，引起气候变冷，等等。

占星医学（astrological medicine）是西方占星学的一个分支，是西方医学历史上的一种重要流派，主要是根据天象来处理与人体机能运行状况有关的问题。史前时代，人类就会对疾病进行占卜，两河流域的人也认识到星象变化与某些疾病会发生联系，他们观察到日月周期、季节变化及星体运行影响人的生老病死等健康疾运，埃及人也已经完全将医学和星宿学结合起来。自希腊的爱奥尼亚时代开始，米利都学派、亚里士多德（公元前384—前322）学派及亚历山大（公元前357—前323）学派的哲学家们，对世界的本原和人的物质本化不断地进行探索，形成了世界大宇宙和人体小宇宙相对应的传统宇宙观，构成占星医学思想的哲学基础。到希腊化甚至罗马帝国时代，人们对健康的关注再次从天上回归到人体，希波克拉底（公元前460—前370）提出生命的变化取决于人体四种体液的平衡，与仲景（150—219）同时代的盖伦（129—199）在此基础上发展了体质性情说，认为每种体液对应一种个体性情，将医学与占星学从理论上关联起来，构成占星医学思想的体液论基础。

古代巴比伦社会认为身体部位、疾病与治疗都受黄道宫及太阳、月亮、行星运行的影响，古希腊人认为大宇宙天体的运行影响人体小宇宙的变化，埃及人完全将医学和占星预测结合起来，通过医学占星术来预测并治疗疾病。稍早于张仲景（150—219）、与张衡（78—139）同时代的托勒密（90—168）是西欧星占医学思想发展的集大成者，其《占星四书》在中世纪一直被占星医生们奉为圭臬，体现了托勒密对天人影响下的人体小宇宙的关注。托勒密将天体的性质与人体四种体液冷热干湿的性质变化联系起来，并据此分析天体运行对身体和灵魂健康所产生的影响。他认为行星散发的光线会影响人类身体和灵魂的发展变化，因此可以预测身体和灵魂的疾病。托勒密通过系统地分析黄道十二宫、行星和天体的理论体系，并将之运用到国家局势、个人疾运和精神运势的预测中，形成了一套完整的占星医学理论体系，对中世纪医学社会产生了深远影响。

在希腊罗马时代，对灵魂的关注以亚里士多德最为著名，亚里士多德认为灵魂是形式，肉体是质料，灵魂为肉体的动因，是一种客观实体，灵魂具有五种感觉。托勒密继承了亚里士多德的五种灵魂感觉属性，并将其赋予身体的血肉。遵照亚里士多德的五元素理论，托勒密认为人类灵魂是由空气、火和以太构成。思想部分由积极的元素或者以太构成，以太通过天体的循环运动影响尘世万物的变化。灵魂的张力首先体现在行星散发的以太对生命阶段的控制。在每一阶段，都有一个主要的行星即主星控制并影响着生命的发展。而七大行星对生命阶段的控制，正好吻合了人生性格和命运的特征。在星占学家看来，黄道十二宫与人体各部位存在对应关系，这是星占医学最基础的理论之一。医生可以根据"黄道带人体解剖图"，推算或预测病人的疾病，进而决定治疗时刻和方法。这与《素问·气交变大论》中认为日月五星远近顺逆迟速的行星运行方式对人体的密切影响如出一辙。

中世纪占星医学于 12 世纪在欧洲确立地位，医生学习占星知识都以托勒密理论为蓝本。中世纪的占星医学理论均未超越托勒密占星理论，如中世纪晚期英国占星学者威廉·利利所做的详细占星方法，便是在《占星四书》的基础上进行延伸拓展，并没有实际意义上的理论突破。《占星四书》经过阿拉伯人的翻译运动，被伊斯兰世界的学者们所吸收利用并加以传播，丰富了伊斯兰世界的医学理论及研究。接着，星占学理论被广泛传播到拉丁世界中，到 12 世纪正式确立其在欧洲的统治地位，成为中世纪西欧星占医学理论和实践的典范，最主要的表现便是托勒密的理论经典成为中世纪医学生必修的课程及医生必备的技能。而在实践中，14 世纪中叶黑死病的爆发，星占学被应用于医学的解释和治疗，声名更加显赫。15 世纪方言文学的兴起，使星占医学思想广泛普及，直到文艺复兴一直处于鼎盛时期。

托勒密《占星四书》的主要内容，第一书介绍理论构架，行星不仅具有宇宙四元素冷热干湿（寒热燥湿）的性质，且其相互运行的位置会对人体疾患、动植物、气候环境施加影响。这一部分同中医的阴阳五行、五运六气理论在逻辑上如出一辙。第二书是对国家世局和民族性格的星宿学解说，包括某个国家甚至某个城市整体而宏观的命运、信仰、战争及荣耀，等等。在古中国的子学体系中，预测国家大事的式学是太乙式法、奇门遁甲、孤虚式法、九宫分野等。第三书是对个人命运物质层面的预测，主要分析一个人出生前后的环境及性格特征，重点阐述如何运用占星学理论预测并治愈个人身体和灵魂疾患。子学中的四柱、六壬、五运六气、金口诀、择日等属于这个范畴。第四书是关于个体命运精神层面的预测，包括财富、地位、婚姻乃至死亡的征兆。这部分属于个人修炼、修行的范畴，如魏伯阳（100—170）的《周易参同契》等。这些都为托勒密（90—168）占星医学思想研究提供了重要资料。

《占星四书》的姊妹篇《至大论》（*Almagest*）是托勒密的另一部重要著作，它是希腊天文学的顶点，也是中世纪及文艺复兴之后欧洲近代天文学的基础，之后西方天文学著作，包括哥白尼（1473—1543）的《天体运行论》，无不以此为基础。全书13卷，描述了太阳、月亮、五大行星和恒星等天体的运动，讨论了岁差问题，并用数学方式描述各行星的运动状况。在序言中，托勒密认为天文学属于哲学理论的范畴，《至大论》用数理天文学的方法来进行精确的预测，而《占星四书》则是根据天体自身的性质及相位，来观察并判断星体对周围的环境产生怎样的影响，成书晚于《至大论》，是对天文学理论观察的一种实践延伸，托勒密认为二者都是进行预测最为有效的方法。《至大论》是托勒密最有影响的代表作之一，其中的一些思想观念在中世纪乃至文艺复兴时期都具有重要地位，其解释并预测天体结构和运动的模型有助于我们理解星占学预测中天体的性质和相互运动，为研究托勒密星占学理论提供参考。

《至大论》是其天文学经典大作，《实用天文表》和《行星假设论》为其补充，托勒密展示了如何使用天文观察来构建宇宙系统，《行星假设论》提供了托勒密天文学模型的解释，计算行星系统到地球的精确距离并描述天体的物理特征，他所建立的宇宙地心模型盛行于包括伊斯兰世界在内的整个中世纪，后世西方的星历表均以托勒密理论为依托进行推算。直到哥白尼（1473—1543）时代，第谷（1546—1601）、伽利略（1564—1642）、开普勒（1571—1630）和莱布尼茨（1597—1652）等人在早年都学习并参考了托勒密系统。在星占学领域，《占星四书》在中世纪极负盛名，《恒星之象》补充说明恒星对气象产生的影响。托勒密提出宇宙天体影响尘世万物，因而用星占学方法可以预测国家时运，个人的出生、成长、疾病与死亡等运势。

罗马星占学在奥古斯都·恺撒（公元前27—公元14年）时代大受欢迎。朱利安·凯撒在遇刺之后，彗星在天空中整整出现了7天，奥古斯都认为这是朱利安将要升入天堂成为神的一种迹象。包括托勒密所处时代的君王尼禄（54—68）和哈良德（117—138）也都是星占学的信奉者。托勒密认为，国家和民族时局的预测首先取决于黄道宫及行星与相应地区的交感，其母邦地区与太阳、月亮的交感更强烈。同时，在预测中也要考虑天体在既定时间内的重要意义，通过分析行星在特殊阶段的运行，可以解释事件发生的原因以及整个国家的个体和民族特征。这也正是古中国星地分野的天人合一思想。例如，对民族性格的划分，可以根据他们相对于黄道宫或者太阳的位置，从赤道到回归线再到极圈之间，随着纬度的变化和太阳热力的消减产生不同的属民性质。这种观点同古中国子学的九宫分野、天干地支分野、七曜九星分野思想异曲同工。

在天空中，行星处于不断的运行中，行星在黄道宫和天宫行星的位置变化，也会反射到地球上的生物上。例如，行星与黄道宫相互位置的变化，会影响到身体器官的病变。在白羊宫，土星控制胸部，木星管辖腹部，火星控制头部，等等，依次穿过七大行星；在金牛宫和双子宫，土星控制腹部；在巨蟹宫，土星控制男性生殖器。土星在水瓶宫和双鱼宫到达脚部，然后又回到头颈部，最终完成到胸部的循环圈。托勒密认为医生在处理病人及其疾病时，要考虑"天体的运行"。医生在观察天象以后，产生预测；有经验的医生，用这种方法通过对疾病的观察，得知哪些疾病是致命的，哪些是可治愈的。由此可见，星占学或天文学对天人关系的认识和知识理论能够引导医生更好地进行医学实践，保护健康并预防疾病。正是这些神学、哲学和星占学不断地探索人在大宇宙中的地位，丰富和谐宇宙的知识，为希腊化时代盛行的体液说与天体的对应奠定了理论基础。这些内容与方术正是古代西方的五运六气术式。

在具体预测中，依据星体和黄道宫的性质进行判断，如父亲的性情与太阳和土星有关，母亲与月亮和金星有关；行星和单双体黄道宫的关系决定兄弟姐妹的数量和顺序，行星相位决定兄弟姐妹的寿命和地位；出生孩子的性别根据发光体、天宫主星及与黄道宫的阴阳性来判断；发光体与上升点的距离，角宫中的吉凶性，发光体与非人形黄道宫之间的关系决定孩子是否为畸胎；而当发光体位于上升点、下降点或顶点，且凶星与之会合或成对分相，出生的孩子将无法存活；生命的长度受生命主即主导生命区星体的支配；对于生命阶段，月亮掌管婴儿时期，水星掌管童年，金星掌管青年时期，太阳掌管生命的中年期，火星掌管中老年跨越期，这一阶段生命进入悲困期，心力交瘁，与生命初期的感觉和观念一致，木星控制老年阶段，土星掌管生命的最后阶段；对于死亡的性质，若土星位于动物形状的黄道宫，会因受攻击而死亡；位于人形宫位的土星与位于相反一派宫位的太阳、月亮成四分或对分相，城主死于市民内讧或敌手的残害，或者死于自杀，同时，行星冷热干湿的性质也是造成死亡的原因，比如土星会由于过寒引起生命的终结。而对外部偶然性质的判断一样需要综合考虑行星和黄道宫在天宫的位置以及彼此的相互关系，等等。

西方通史性著作最经典的两本书是阿尔图罗·卡斯蒂廖尼的《医学史》三册和玛格纳的《医学史》，二者都将星占医学的研究放在人类医学史研究的长河中，从原始人由于各种限制将医学诉诸于自然现象，到中世纪的医生普遍根据星占学知识进行解释和实践，尤其对于放血疗法。恩特·卡尔格－德克尔的《医药文化史》提到星占学影响下的医学，分析了1348年瘟疫和1484年梅毒流行的星占学解释，认为行星会合造成了传染病流行，一个医生首先要是星占师，按照星体与人体的对应关系来解说疾病的性质和类型，进而给出治疗药物，并画出具体的放血人体图。凯特·凯利的《医学史话》分三册介绍了史前至科学革命时代医学的发展，其中包括了体液论的发展，古希腊罗马的医疗社会状况以及中世纪星占医学的发展。这些通论性著作对星占医学的地位给予肯定。霍洛克斯主编的《黑死病》，从各种原始资料和权威著作引用的原始资料中摘录了与黑死病的星占医学解释相关的内容；埃伯斯主编的《黑死病》，摘录了巴黎大学关于黑死病的星占医学解释与治疗方法，为研究星占医学的理论实践提供了客观资料。

托勒密认为行星具有与体液一样起凝聚作用的热、湿和起分离作用的冷、干四种性质，这种作用相当于中医的风、寒、暑、湿、燥、火六淫之气。太阳本性热且干，月亮离地球最近且散发湿气；土星冷而干，因其离太阳热力与地球散发的湿气最远；火星干燥，灼烧；木星、金星热而湿；水星性质变化不定，干燥是因其在纬度上从不偏离太阳，潮湿因其紧挨着月亮，离地球比较近。行星也具有阴阳、昼夜和吉凶相对的性质：行星呈阴性因其潮湿，呈阳性因其干燥，水星混合了两种性质；昼间行星表现为燥热和积极的能量，夜间行星则表现为潮湿和消极的能量；热而湿的行星为吉星，冷而干的为凶星。行星通过自身性质对宇宙事物施加影响，如月亮变化影响河流、潮汐及动植物生长。行星控制与自身性质相同的体液和身体器官：土星主右耳、脾脏、膀胱、痰液和骨头；木星主舌头、肺部、动脉和精液；火星主左耳、肾脏、血液和生殖器；太阳主视力、大脑、心脏、肌肉和右侧肢体；金星主嗅觉、肝脏和肉体；水星主语言和思想、舌头、胆汁和臀部；月亮主味觉、胃部、腹腔、子宫和左侧肢体。由此，不同性质的行星对人体健康产生或好或坏的作用力。

黄道宫的定义确立于公元前 475 年，严格意义上来讲，黄道圈是指黄道自身，太阳周年视运动的路径，而黄道带是指天空的波段，宽幅约 12°，黄道圈是中正线。黄道宫是为了表示太阳在黄道上的位置把黄道从春分点向东划分为 12 等分，每一等分 30° 为一宫，太阳在黄道上大致每月穿行经过一个宫。黄道十二宫依次为白羊宫、金牛宫、双子宫、巨蟹宫、狮子宫、处女宫、天秤宫、天蝎宫，射手宫、摩羯宫、水瓶宫和双鱼宫。每一黄道宫有自己的性情与特质，即冷热干湿性质与相对的阴阳性和昼夜性，其阴阳性随昼夜轮回而依次交替，据此将它们分为四个三宫组。

太阳在黄道带上的周年运动产生四季变化，因为黄道带被赤道和两条回归线所圈定，根据太阳在此运行的纬度位置，黄道十二宫又被分为春秋分黄道宫、冬夏至黄道宫、固定黄道宫及双体黄道宫，每个季节第一个月的黄道宫，如白羊宫、巨蟹宫、天秤宫、摩羯宫，被称为基本宫位，也称二分二至宫，春分点在白羊宫，夏至点在巨蟹宫，秋分点在天秤宫，冬至点在摩羯宫；每个季节中间月份的黄道宫，跟随二分二至点宫位，如金牛宫、狮子宫、天蝎宫、水瓶宫被称为固定星宫，因为当太阳处于这些宫位时，冷热干湿的性质被强化，天气不再变化不定；最后一个月份的黄道宫，如双子宫、处女宫、射手宫、双鱼宫被称为双体星宫，因为它们位于固定宫位与基本宫位之间，具有两个季节的性质，由此得名。

由此可见，西方古典医学的黑胆汁（精）、黄胆汁（津液）、血液（血）、黏稠液（气）等都是源于黄道十二宫的天象，这与中医风寒暑湿燥火六淫之气源于七曜九星二十八宿的道理是一样的。在《太始天元玉册》中也有二十八宿与黄道十二宫的对应关系论述。

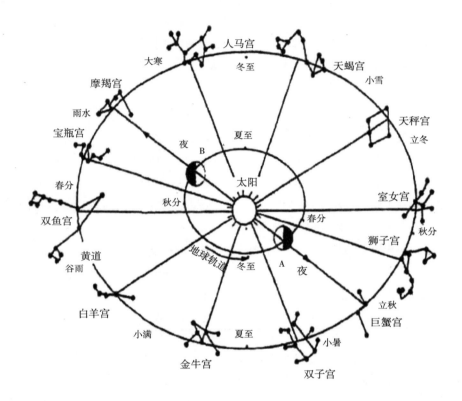

《天元玉册·卷八·次求占候土运法》曰："夫土运者，作五运之化源，故以为先。自太始开辟，首见黄气横于甲己，岁以为先。即太极始敢先有甲子者，甲己土运，名黔天之气。黄色经天而过，故曰黔天之气。其炁至也，经于角、心、尾、轸四宿。其心、尾二宿，即人马宫，寅位甲之分也。即角在寅，角轸二宿天称双女，二宫之间，即己之分也。己在地户，乃辰巳之间，即总甲己二运而言之。先推运数，以定时，以审候，其宫宿之分以占之。定其首尾灾凶、可验吉祥矣。所谓土运甲年，从甲分心、尾之间，黄炁侍之。如甲子年，躔在虚、危二宿，即宝瓶宫，此甲子首运首尾也。如己年土运，即候从己分起首，己亦在地户，黄炁躔于角轸二宿之间起首。如己亥年，终于室、壁二宿，即双鱼宫，室壁亥分也。皆自干至支，名曰首尾，于是诸甲年、诸己年，名曰年支同。自干寄子，干之分至于十二变。位分于十二位，宫各有分野，此同审而候之，皆同黄炁，经于布支，占各异子。即甲候从甲分，己候从己分。甲子终于宝瓶，甲戌终于白羊，甲申终于双鱼，甲午终于狮子，甲辰终于天秤，甲寅终于人马，即六甲，年首尾自甲分，经于六甲之分也。如己丑终于摩羯，己巳终于双鱼，己酉终于金牛，己亥终于巨蟹，己未终于双女（即室女座），己卯终于天秤，此六己年，首尾自己分，终于六支之分也。"其余还有"求占候火运法""求占候木运法""求占候水运法""求占候金运法"等，由此就会发现公元前2000年的二十八宿与黄道十二宫星座的对应关系。

二十八宿与星座对照表

东方苍龙		北方玄武		西方白虎		南方朱雀	
角$_{1-2}$	——室女	斗$_{1-6}$	——人马	奎$_{1-9}$	——仙女	井$_{1-8}$	——双子
亢$_{1-4}$	——室女	牛$_{1-6}$	——摩羯	奎$_{10-16}$	——双鱼	鬼$_{1-4}$	——巨蟹
氐$_{1-4}$	——天秤	女$_{1-4}$	——宝瓶	娄$_{1-3}$	——白羊	柳$_{1-8}$	——长蛇
房$_{1-4}$	——天蝎	虚$_{1-2}$	——宝瓶，小马	胃$_{1-3}$	——白羊	星$_{1-7}$	——长蛇
心$_{1-3}$	——天蝎	危$_{1-3}$	——宝瓶，飞马	昴$_{1-7}$	——金牛	张$_{1-6}$	——长蛇
尾$_{1-9}$	——天蝎	室$_{1-2}$	——飞马	毕$_{1-8}$	——金牛	翼$_{1-20}$	——巨爵
箕$_{1-4}$	——人马	壁$_{1-2}$	——飞马，仙女	觜$_{1-3}$	——猎户	翼$_{21-22}$	——长蛇
				参$_{1-7}$	——猎户	轸$_{1-4}$	——乌鸦

岁差，是地轴运动引起春分点向西缓慢运行，其速度为每年50.2″，约25800年运行一周，而使回归年比恒星年短的现象。岁差又分为日月岁差和行星岁差两种。人马宫是黄道十二宫的第九宫，黄经从240°～270°，原居人马座，故名，由于岁差，现已移到天蝎座，每年11月22日前后，太阳就运行到这一宫，节气为小雪。宝瓶宫是黄道十二宫的第十一宫，黄经从300°～330°，原居宝瓶座，故名，由于岁差，现已移到摩羯座，每年1月20日前后，太阳运行到这一宫，此时的节气是大寒节。双鱼宫是黄道十二宫的末一宫，黄经从330°～360°，原居双鱼座，故名，由于岁差，现已移到宝瓶座，每年2月19日前后，太阳运行到这一宫，此时的节气为雨水。白羊宫是黄道十二宫第一宫，黄经从0°～30°，原居白羊座，故名，由于岁差，现已移到双鱼座，每年3月21日前后，太阳运行到这一宫，其节令为春分。狮子宫是黄道十二宫的第五宫，黄经120°～150°，原居狮子座，故名，由于岁差现已移到巨蟹座，每年7月23日前后，太阳运行到此宫，

时当大暑节。天秤宫是黄道十二宫的第七宫，黄经 180°～210°，原居天秤座，故名，由于岁差，现已移到室女座，每年 9 月 21 日前后，太阳运行到此宫，时当秋分节。摩羯宫是黄道十二宫的第十宫，黄经 270°～300°，原居摩羯座，故名，由于岁差，现移到人马座，每年 12 月 22 日前后，太阳运行到此宫，节令为冬至。金牛宫是黄道十二宫的第二宫，黄经 30°～60°，原居金牛座，故名，由于岁差，现已移到白羊座，每年 4 月 20 日前后，太阳运行到此宫，节令为谷雨。巨蟹宫是黄道十二宫的第四宫，黄经 90°～120°，原居巨蟹座，故名，由于岁差，现已移到双子座，每年 6 月 22 日前后，太阳运行到此宫，时逢夏至。双子宫是黄道十二宫的第三宫，黄经从 60°～90°，原居双子座，故名，由于岁差，现已移到金牛座，每年 5 月 21 日前后，太阳运行到这一宫，此时的节令为小满。

古希腊把春分点所在的白羊座作为黄道十二宫之首，其对应中国二十八星宿中的娄宿；而中国把角宿所在的秋分点作为二十八星宿之首，其对应的是西方的室女座。两者相差近半个天球的度数，这是为何呢？其实，这也是地球"岁差"章动造成的影响。西方的黄道十二宫源于公元前 2000 年左右的古巴比伦，当时的春分点在白羊座所在的娄宿，而秋分点在亢宿，娄宿的亮度明显高于亢宿，所以古巴比伦以娄宿所在的白羊座作为黄道十二宫之首。而到了公元前 1200 年的殷商中后期，春分点已经从娄宿进入了奎宿，奎宿不仅离黄道较远，而且奎宿各星的亮度也普遍不高；而此时秋分点已经从亢宿进入了角宿，黄道不仅穿角宿二星而过，而且紧贴黄道的角宿一的亮度又是相当高的，所以此时中国先哲就用角宿标记秋分点，并把角宿列为二十八星宿之首。由此可见，东西方是在不同的地点和不同的时间内，各自独立地发现了黄道和春分点、秋分点，不存在谁抄袭谁的可能。

黄道宫也有冷热干湿性质以及阴阳性和昼夜性，其阴阳性随昼夜轮回而依次交替。黄道宫的形状影响地球上人和动物的数量、身体形态与死亡方式等。如黄道宫和恒星之间动物形状的星座对野生动物和伤害人类的野兽具有影响。而中医的五运六气图也具有这种预测功能。据考证中医的"五天五运图"（五气经天图）是公元前 2000 年左右夏朝冬至夜半正子时的天象。《素问·五运行大论》曰："臣览《太始天元册》文，丹天之气，经于牛女戊分；黅天之气，经于心尾己分；苍天之气，经于危室柳鬼；素天之气，经于亢氐昴毕；玄天之气，经于张翼娄胃。所谓戊己分者，奎、壁、角、轸，则天地之门户也。夫候之所始，道之所生，不可不通也。"这里指出运气理论十干化运是由二十八宿在大体上的方位来决定的。中医的天象系统与西方的黄道十二宫系统实际上描述的是一件事，但二者的定量系统是不一样的，而且中医的五运六气更系统，更复杂，也更有实证性。

黄道宫彼此之间的间隔构成相位，天体在黄道宫运行相互的视位置也形成相位，托勒密划分了四种相位，即天体之间的四种相互位置：对分相，间隔六个黄道宫，跨越 180°；三分相，间隔四个黄道宫，跨越 120°；四分相，间隔三个黄道宫，跨 90°；六分相间隔两个黄道宫，跨 60°。其中三分相和六分相是和谐相位，因其由同类黄道宫构成，完全为阴性或者阳性黄道宫；四分相和二分相是不和谐相位，因其由性质相反的黄道宫构成。这里的相位分法同古中国子学体系中地支三合（四分相）、六合（对分相）在逻辑上是一致的。

黄道宫性质划分表（高阳据《占星四书》第一书总结所制）

	第一三宫组		第二三宫组		第三三宫组		第四三宫组	
春	白羊宫	春分宫	金牛宫	固定宫	双子宫	双体宫		
夏	狮子宫	固定宫	处女宫	双体宫			巨蟹宫	夏至宫
秋	射手宫	双体宫			天秤宫	秋分宫	天蝎宫	固定宫
冬			摩羯宫	冬至宫	水瓶宫	固定宫	双鱼宫	双体宫
特性	热、干		冷干		热湿		冷湿	
体液	黄胆汁		黑胆汁		血液		黏稠液	
阴阳性	阳性、白昼		阴性、黑夜		阳性、白昼		阴性、黑夜	

托勒密将行星与黄道十二宫的关系划分为天宫、三宫组、跃升和界。天宫是天空中对应于黄道宫的区域，离天顶最近、热力最强的为巨蟹宫和狮子宫，被分配给具有统治力的发光体，狮子宫作为太阳的宫位，巨蟹宫作为月亮的宫位。由此，托勒密设定从狮子宫到摩羯宫为太阳的半圈，从水瓶宫到巨蟹宫为月亮半圈。在每个半圈内，一个黄道宫被分配给对应的五个行星之一，土星寒冷，被分配给寒冷而为冬天半球的摩羯宫和水瓶宫；木星被分配给射手宫和双鱼宫，且与发光体成三分相；火星被分配给天蝎宫和白羊宫。金星被分配给天秤宫和金牛宫，水星被分配给紧挨着发光体的双子宫和处女宫。在三宫组系统中，每一三宫都有其守护星，且根据黄道宫的阴阳性分配日夜守护星，如第一个三宫组被分配给太阳和木星，白天归太阳守护，夜晚归木星。行星跃升则是指行星在某个位置作用力的提升和陷落，行星在某一宫力量开始增强，白昼长度和热力开始增加，则为其跃升宫位，相反为陷落

宫。界是行星在某一黄道宫的度数分配。

在三宫组系统中，每一三宫都有自己的守护星，且根据黄道宫的阴阳性分配日夜守护星，如第一个三宫组被分配给太阳和木星，且白天归太阳管辖，夜晚归木星；第二个三宫被分配给夜晚的月亮和白天的金星；第三个三宫组被分配给白天的土星和夜晚的水星；第四个三宫组被分配给夜晚的月亮与白天的金星。行星跃升则是指行星在某个位置作用力的提升和陷落，行星在某一宫力量开始增强，则为其跃升宫位，相反为陷落宫。例如，太阳处于白羊宫时，白昼长度和热力开始增加，因为白羊宫为其跃升，由于相反的原因天秤宫为其陷落宫。界是行星在某一黄道宫的度数分配。托勒密列举了埃及和迦勒底两种界模式。

尽管迦勒底界模式比埃及界模式更加简单，但托勒密更加倾向于埃及界模式，埃及界方法更可信，因为在埃及作者收集的形式中，因其实用性而具有记录的价值；也因为界中所包含的大部分数据与记录的出生命盘案例一致。迦勒底方法比埃及或托勒密方法可靠性更低，因为它分配给凶星更多的界数，并且在各宫都居于首位。托勒密认为界的分配顺序为跃升最先，三宫组其次，接下来是天宫，而同一宫有两个主星的，优先于只有一个主星的界。

托勒密行星与黄道宫关系表（高阳制表）

黄道宫地位	天宫主星	跃升主宰	陷落	三宫主星		界的分配（行星顺序和度数）				
				昼	夜	5	10	15	20	25
白羊宫	火星	太阳	土星	太阳	木星	木星6，	金星8，	水星7，	火星5，	土星4
金牛宫	金星	金星		金星	月亮	金星8，	水星7，	木星7，	土星2，	火星6
双子宫	水星			土星	水星	水星7，	木星6，	金星7，	火星6，	土星4
巨蟹宫	月亮	木星	火星	金星	月亮	火星6，	木星7，	水星7，	金星7，	土星3
狮子宫	太阳			太阳	木星	木星6，	水星7，	土星6，	金星6，	火星5
处女宫	水星	月亮	水星	金星	月亮	水星7，	金星6，	木星5，	土星6，	火星6
天秤宫	金星	土星	太阳	土星	水星	土星6，	金星5，	水星5，	木星8，	火星6
天蝎宫	火星			金星	月亮	火星6，	金星7，	木星8，	水星6，	土星3
射手宫	木星			太阳	木星	木星8，	金星6，	水星5，	土星6，	火星5
摩羯宫	土星	火星	木星	金星	月亮	金星6，	水星6，	木星7，	土星6，	火星5
水瓶宫	土星			土星	水星	土星6，	水星6，	金星8，	木星5，	火星5
双鱼宫	木星	水星	月亮	金星	月亮	金星8，	木星6，	水星6，	火星5，	土星5

注：本文的西方星占部分主要参考学者高阳的研究成果。

在实际预测中，首先要确立上升点，整体地区的预测以该城刚建立时刻作为上升点，如果建立时刻的命盘无法得知，则采用建城者的出生命盘，并观察它在中天降落的位置。个体的预测同样也需要设置上升点，托勒密认为在个体出生命盘中，决定个体性质的开始点不是出生时刻，因为出生时的孩子，身体形态已经呈现出许多之前没有的特征，但这不是影响性情的原因，只是具有类似性质的影响力，真正的开始点本应是怀孕时刻，通过怀孕时刻可以预知出生前的事情。但大多时候这一时刻无法被正确观察，所以人们才将出生时刻作为开始点。

其次是星盘的选择，星盘是一种占星仪器，形状有圆形或方形，一般由可移动的指针及各个圈组成，在最内圈（有时也为最外圈）为黄道12宫，接下来为天宫主星、跃升行星，三宫昼夜主星，最外圈为界的分配，通过上面的角宫可以确定地平线。常用的占星仪器有日晷、沙漏、水钟表和各种表盘，日晷针面指向阴影处，其位置和长度具有重要意义；沙漏和水钟，是根据玻璃瓶计时原理运作：星历表，给出太阳、月亮、行星每日的运动和上升盘，等等。但在实践中，大多数占星家所依靠的星盘仪器频繁出错，如太阳刻度盘经常由于位置或者日晷指针的临时转换而出错，水钟由于各种原因或偶然原因造成的水流终止或者不规律而出错。星盘的发展一直到中世纪才比较完善。

最后是天宫图的解读，通常要精确到出生小时的具体分数，通过出生星盘可以判定具体小时的分钟数，所以首先观察处于上升位置的黄道宫度数，即上升点跨越的赤道宽度；然后判断出生之前的朔望，即新月和满月；接着根据新月或满月时刻发光体的确切度数，观察在出生时刻即有统治力的行星。在对疾病的解读中，不管是对时疫还是对个体疾病的预测与治疗，都需要遵循此步骤，结合黄道宫、行星与天宫各自的性情，根据疾病所处的阶段，判断生病时刻的上升点，占主导地位的行星性质，并观察行星彼此之间或者与黄道宫之间的相位，综合考虑这些元素对疾病会产生怎样的影响。

由此可见，托勒密的占星医学思想首先是一套复杂的系统理论。根据这套理论，任何一个星占学家和医学者首先必须掌握占星三大理论要素，即行星、黄道宫和天宫的性质及影响。同时，在实践中，医生和占星师根据天象观测和历法来计算行星在三大要素中的运行状况，然后绘制出一个人的星盘；对病人来说，则是绘制出一个人的疾运盘，以此进行星占医学预测。

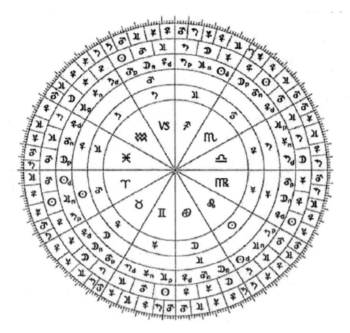

星表中的黄道宫、天宫、三宫主星、跃升和界

希波克拉底（公元前460—前370）认为个体健康不仅受大气环境影响，也受黏液、血液、黄胆汁和黑胆汁四种体液平衡的影响，疾病则因体液失衡所致。占身体统治性的体液对体质产生影响，从而形成黏液质、多血质、胆汁质和忧郁质四种体质。每种体质都有一种疾病倾向，"胆汁质的人多病易上火，忧郁质的人衰伤易怒"。体液医学的核心就是生长与消亡的规律，医生的任务是弥补缺失，祛除过剩。例如，"多血质的人易患心脏病、癫痫或麻风病，医生常用放血、灌肠和凉性药物来治疗这类疾病"。由于体液呈物质性，成分易变，而星体运行相对规律，因而希波克拉底提倡医生学习星象知识，并亲自为病人绘制疾运盘，指出医生应先根据黄道人体解剖图来判断疾病。如白羊宫控制头部，当月亮与太阳或火星同时位于白羊宫时，会出现头部疾病，由于太阳或火星性热，疾病也表现出热性，治疗方法便是通过减少热性体液的摄入来削弱太阳产生的热力，即放血或饮性寒之食。医生也可以根据行星或黄道宫的基本性质及其相位来判断体液的变化。火星会引起血液紊乱，火星移向与胸部相关的天宫时，病人将会吐血，等等。并且，星占学的出现，很大程度上减轻了放血的危害，因为放血必须依据黄道十二宫的天象来决定可行与否，根据生病时刻天体的运行位置来判断放血的部位和最

佳时刻。

实际上希波克拉底的黏液、血液、黄胆汁和黑胆汁四种体液平衡学说相当于中医的气血津液理论，并不是简单的对应于胆汁之类的望文生义。而且这种以天象运行为基本诊断疾病的天人感应方法，与中医的五运六气理论完全是同一种思维逻辑。二者的天象基础都是七曜九星二十八宿，只不过希波克拉底称之为十二宫与金木水火土星而已，都是一回事。托勒密可谓欧洲星占医学思想发展的桥梁：上承古典时代的体液医学和星占学，将二者有机结合；开启中世纪欧洲星占医学的理论先河，成为中世纪星占学和医学领域的典范。

随着中世纪占星医学的流行，神灵与天体、天体与人之间存在着必然的联系，这种观念逐渐深入人心，并且深刻地影响着当时的医学观点和医疗实践。通晓占星知识的医生，依据与身体部位相对应的星体，来解释相关疾病的性质和类型，从而分辨出自然界中哪些同样与星体相对应的药物，如草药、解毒药等具有特殊的治疗功效，可以应对这种疾病。而且，中世纪最常用的放血、灌肠、杯吸等外科手术，也常常是在占星学的预测和指导之下进行的，病人在饮食、服药、运动和休息的时候，都要遵循着医生告诫的时辰，以达到最佳的治疗或者预防效果。医学史家伯恩特（Bemdt）还指出，中世纪晚期的民间星象医学相信世俗中所发生的一切，尤其是人的命运，皆取决于天体的方位。

文艺复兴时期，占星医学随着古典文化的复归和解剖学的兴盛而得到了更多的发展，人们从中发现宇宙与人竟然如此相似，从而越来越重视宇宙知识与人的知识的相通之处。医生不仅要学习人体内部的解剖学，还要学习人体外部的解剖学，即天文学，认识宇宙的结构和知识有助于医生们更好地进行诊断和治疗。南茜·斯莱思（Nancy GSiraisi）在其《中世纪及文艺复兴早期的医学》中就提到，14—16世纪以后，占星医学的实际应用可能是最为频繁的。

文艺复兴早期著名的大魔法师（Magus），斐奇诺（1433—1499）对占星术始终表现出极大的兴趣和热情，他不顾教会权威和其他人文主义者如皮科·德拉·米兰德拉等人的反对，充分肯定了占星术对人类健康和命运的积极意义，并主张将占星术用之于医学实践，为占星医学这种非正统医学的合理性做出了有力的辩护。斐奇诺对占星医学的讨论，集中在《生命三书》第三卷《论从天上获取的生命》中，这一卷共二十六章，始终围绕着一个问题，即如何使人与宇宙达到和谐一致的状态，如何使地上的生命与天上的生命达到和谐一致的状态，因为在斐奇诺看来，这种和谐一致是为了使地上人类的生命符合天上星辰的运转规律，从而获取天上的力量来保持人类的健康，延长人类的寿命。在这一卷中，他以普罗提诺的灵魂学说为基础，来解释宇宙与人的和谐，他的占星医学理论扩展至了护身符、音乐、舞蹈、烟雾、雕像、偶像崇拜等自然魔法学说，显得更加复杂，更加哲学，也更加神秘。他认为凭借这些东西，人们可以获得天上的力量，使自己的身体、精神和灵魂与宇宙达到和谐一致的状态，从而有利于人的健康。因为在斐奇诺看来，人可以模仿天上的事物，使之反过来渗透进人的体内，以此为自己魔法中的自然性做出了有力的辩护，而这些思想恰恰是古中国的天人合一思想。

斐奇诺本人并不喜欢自 12 世纪以来在西欧学术中占据主流地位的亚里士多德，反而沉迷于刚刚从东方传来的柏拉图。斐奇诺对大部分柏拉图著作进行了详细的注疏，并在 1469 年至 1479 年间，完成了他最主要的哲学著作《柏拉图神学》（*Platonic Theology*）。1473 年，斐奇诺被任命为一位牧师，之后他成为了佛罗伦萨大教堂的教士。斐奇诺认为神职生涯对他来说是最好的选择，就像一位天使*"站在上帝的地方，在众人之中履行他的职责"*。斐奇诺终生没有离开过佛罗伦萨，与美第奇家族四代都保持了非常亲密的关系，但他的影响绝不仅限于意大利。在他活着的时候，他的私人联系和他著作的传播就已经可以追溯到欧洲大多数国家：匈牙利、波西米亚、波兰、西班牙、低地国家、英格兰、法国和德国。

他对法律、文学、美术、音乐、占星术和自然魔法等西欧诸多精神传统的继承和发扬，为近代欧洲出现一个相对完整而丰富的文化共同体做出了贡献。尤其是当时的佛罗伦萨柏拉图学园，在斐奇诺的领导之下，聚集了一大批享有盛名的人物，如阿尔伯特（Alberti）、波利齐亚诺（Poliziano）、拉迪诺（Ladino）和皮科·德拉·米兰德拉（Pico della Mirandola）等，对当时的佛罗伦萨和整个欧洲都产生了深远的影响。文艺复兴时期伟大的艺术家，如波提切利（Botticelli）、米开朗基罗（Michelangelo）、拉斐尔（Raphael）、提香（Titian）、丢勒（Diirer）等人都不同程度地受到过斐奇诺的影响。因此，克里斯特勒曾经说道：*"在斐奇诺的时代，佛罗伦萨的整个理智生活都在他的影响之下。"*中古史研究专家欧金尼奥·加林（Eugenio Garin）在《中世纪与文艺复兴》中也对斐奇诺做出过颇为中肯的评价，他认为"斐奇诺的最大功绩，在于他是柏拉图、普罗提诺的全部著作，和所有柏拉图主义直到普塞洛的重要文献的翻译者和阐释者"。提出这样的哲学，还加上这样的"思维方式"，这种思辨的方向在整个欧洲引起的反响，直到浪漫主义的唯心主义充分发展的时期都还能感觉到，这是一项杰出的工作。斐奇诺之后，没有一篇谈论思想的著作不存在直接或间接受他影响的痕迹。没有了解斐奇诺，便无法理解欧洲文化中那种内在感觉的更新，和那些 16—17 世纪在宗教和伦理生活的新的论调。在所有专业的人文主义语言学遗产中，他是现代意识的大师之一。而《生命三书》自 1489 年出版以来，在接下来的 150 多年中，再版了 30 多次，是非常成功的一部占星医学著作。

斐奇诺对占星医学的认识，来源于古希腊人的"大宇宙与小宇宙"理论，就是把天体看作大宇宙，把人体看成小宇宙，认为人的身体和宇宙天体是一样的，两者之间存在着和谐共振的关系：天体大宇宙的外在自然的高度和谐十分有助于克服作为人体小宇宙内在世界的高度不和谐；反之，人体小宇宙内在世界的高度和谐十分有助于克服天体大宇宙外在自然的不和谐。这种和谐原则使苍穹无限的宇宙星空，处于一种纷繁而不乱、多变而有序的永恒的运动之中，也使人体小宇宙得以在大宇宙中和谐地生存。这种思想本质上是将天上宇宙与地上人类相互对应起来的一种天人关系，是古希腊人普遍认可的一种宇宙观，当时的人们习惯于用宇宙来解释人体，而不是用人体来解释宇宙，其终极目的还是通过认识宇宙来认识人。这种宇宙观最早可以追溯到米利都学派的阿那克西美尼，他第一次将宇宙与人当成一个整体来进行类比。

公元前 5 世纪，希腊医学兴起，将宇宙视作生命体的思想变得流行起来，如哲学家阿尔克迈翁在他的著作中，也认为人是一个"小宇宙"，是大宇宙的缩影，人体是世界构造的反映。希波克拉底确定了占星术与医学之间的联系，而柏拉图在其最著名的宇宙论著作《蒂迈欧篇》中，对宇宙秩序做出了如下规定："神首先设定秩序，再用这秩序构成宇宙。所构成的宇宙是有生命的，内含一切可朽的和不可朽的生命体。因着他的神性，他便是造物者。他把造可朽体的任务给了他的儿女们。他们模仿他，并在得到灵魂的不朽本体之后，就铸模了一个可朽的球体来安置它，并造了一个身体来支撑这球体。"可见，在柏拉图看来，宇宙就像其他任何有生命的事物一样，也是有生命的，而且宇宙的生命力源自最高的神，而地上的生命源自至高神所生的诸神，即来自天上的事物。

柏拉图之后，以普罗提诺为代表的新柏拉图主义者总是将"大小宇宙论"与"流溢说"联系起来，他们认为世间万物都统一在"太一"（太乙、以太）之下，因此，一方面部分与整体具有相似性，也就是说地上世界与天上宇宙处处存在着相互的对应性；另一方面，天上与地上之间有着等级差别，即天上的事物造就了地上的事物，而地上的事物只是对天上事物的模仿，借此从天上获取最高的神性。如在《九章集》第二卷第一章《论宇宙》中，普罗提诺进一步阐释了柏拉图的宇宙观："天上的灵魂（还有我们的灵魂）在出现的顺序上次于宇宙的创造者；从天上灵魂产生出灵魂的影像，然后，可以说，这影像从天上下来，造出地上的生命物。这影像灵魂总想模仿天上的灵魂，但无能为力，因为它是在使用低级的躯体创造生命，又是在一个低级的地方工作，它用来构建生命的各个部分都不愿意持续不变，地上的生命物无法永远留存，天上的灵魂可以直接管理天体，但地上的灵魂没有那样卓有成效地支配地上的躯体。"

这种观念从古希腊一直流传到文艺复兴时期，斐奇诺的《论从天上获取的生命》这一卷书即对普罗提诺的《九章集》所做的评论，目的就是为了讨论天上事物对地上人类的影响。在天人关系层面上，他不仅继承了新柏拉图主义的"大宇宙与小宇宙"观念，认为低级的人类需要谋求天上的恩惠和眷顾，而且还将与宇宙有关的占星术与医学结合起来，用于解释人类的生命和健康。毕达哥拉斯、亚里士多德、德谟克利特等人，他们对天地万物的不懈追求，恰好证明了，他们不仅可以从天上获得健康和长寿的东西，而且还从整个宇宙令人惊奇的秩序中，曾经一度认识到了上帝，即宇宙的真正神手。他们热爱上帝更胜于任何事物。因此，他们也从上帝那里得到了应有的回报，一方面凭借着永恒的上帝而享受生命，另一方面则是凭借着在子孙后代中传播他们的名声而延长生命。亚里士多德曾将懂得利用天象的人称为是天生受眷顾的人，他还说，凭借着天上的力量，一些人在某些技艺方面会取得成功，用他的话来说就是，士兵之于征服，农民之于种植，医生之于治疗。他认为正如草药和石头可以从天上获取超出它们元素本质之外的力量一样，一些人在技艺方面也可以如此。而托马斯·阿奎那在《驳异教徒》中也承认了，"我们的身体被天上的身体加诸了一些东西，凭借着天上的恩惠我们通常会被安排着去选择更好的东西，即使我们并不知道原因和结果。"在阿奎那那里，这种人也被称为是"被命运眷顾的人"。这一点，同中医的"天醫"

概念基本意义上是相同的。

在《生命三书》中，斐奇诺非常热衷于探讨宇宙与人之间相互对应的关系，在他看来，认识宇宙就是认识人自己。概括而言，宇宙与天的对应关系，主要遵循着两种原则，其一，从抽象方面来讲，宇宙身体对应人的身体，宇宙灵魂对应人的灵魂，宇宙精神对应着人的精神。其二，从具体方面来讲，天上的某颗星辰对应某一特定人群的体质、性情、气质、爱好等，而且这颗星辰会对属于它的人发挥或好或坏的作用，此外，每颗星辰的位置、星辰之间的运转关系和朝向也会影响人类的行为和命运。在所有星辰之中，太阳处于绝对优越的地位，类比于人类的心脏，因为在新柏拉图主义者看来，太阳位于宇宙灵魂的中心，正如心脏是人类离灵魂最近的地方。基于大宇宙与小宇宙的和谐理论（中国的天人合一），斐奇诺认为，对于医生来说，了解宇宙灵魂、宇宙精神和宇宙身体的性质有助于使病人的灵魂、精神和身体与宇宙相一致，这是为了将宇宙的力量转化为人类的生命形式，从宇宙的生命中吸收尽可能多的东西，从而促进病人的身体健康。在斐奇诺看来，认识宇宙就是认识人类自己的本性，遵循星辰的规律就是遵循一种适于守护精神的生活方式。

中医的天人感应、天人合一思想同样如此，甚至比西方天人论要科学、精密和复杂得多。如《内经》提出："气穴所发，各有处名。"腧穴的命名，涉及极为广阔的领域，有的本于天文，有的本于地理，有的本于人体，有的本于建筑，有的本于功能，有的本于形象，有的本于脏腑，有的本于经脉，有的本于气血，有的本于精神，有的本于阴阳，有的本于八卦，有的本于音律，有的本于度量，有的本于传说，有的本于历史，有的本于开合，有的本于距离，有的本于区划，同穴异名者有之，同名异穴者亦有之，如此等等，不一而足。诚如唐朝孙思邈所说："凡诸孔穴，名不徒设，皆有深意。"但是腧穴分布的基本格局，则主要本于天体、地理、人体、宫体、卦体。本于天体之名的腧穴多在人体胸部及头部。本于地理之名的腧穴，多在人体之四肢及关节。本于人体之名的腧穴，多在人体之背部及腰部。本于宫体之名的腧穴，多在人体之胸部及腹部。本于卦体之名的腧穴，多在人体之卦位及经络。本于其他之名的腧穴，参差其间。

中国古代占星文化的最大特点也是强调天地人对应。古人为认识星宿和观测天象，把若干颗恒星多少不等地组合起来，一组称一个星官，据三国时代吴国太史令陈卓的星表，共命名了283个星官。这些星官的命名完全比照了人间帝国的整体实态，凡帝王后宫、职官系统、名物制度、祭祀神位、商品经济以及边疆民族等方面，都能在天上的星官世界中加以落实和对应。在帝王政治中，帝王、后宫、太子以及相关侍从人员无疑是封建帝国中最为核心的政治人物，众星官中，三垣（紫微垣、太微垣、天市垣）和二十八宿占有重要地位。

《灵枢·五十营》言："人经脉上下左右前后二十八脉，周身十六丈二尺，以应二十八宿。"《灵枢·玉版》也载："以配天地，上数天文，下度地纪，……经脉二十八会，尽有周纪。"由此可以看出二十八脉完全与二十八宿相互感应。二十八脉上的穴位亦如此，如紫宫、华盖、璇玑、建里、列缺、天枢、灵台、明堂、曲垣、上星、天井、天冲、日月、太乙、天府、天鼎、天宗、天容、天窗、天池、天泉、天突、天溪、箕门、库房、太白、天柱。紫宫即紫微垣，其在天空之位置，去极入星左骖枢27.5°，入房1°。华盖距中央星去极26°，入娄4°。灵台距南第一星去极4.5°，入娄11°。璇玑为北斗七星之二，天璇29°，入张10°；天玑31°，入翼11°。天枢为北斗七星之一，天枢23°，入张10°。太乙去极21°，入亢0.5°。天柱距东南星去极13.5°，入危初度。明堂距西南星去极90°，入翼4.5°。以上以星命名穴位者，多在任督两脉，且在人体上部，而尤以胸部穴位较为集中。在古天文学中，这些星体在天空隶属于紫微垣，被称为中宫或中元北极紫微宫。其星之命名，为帝王之首，众官之制。所以，将此星名配之于人体心胸，以明心为君主之官，肺为相傅之制。灵台为太微垣，亦称上元天庭太微宫之星座。天纪为天市垣，亦称下元一宫天市两扇垣墙之星座。前者位于督脉，在人体背部。后者位于任脉，在人体腹部。至此，古天文中之三垣，均在人体以布。日月为太阳和月亮，其名腧穴则在人体之中部足少阳胆经。太白为五星之一，其名四腧穴则在人体之下肢足太阴脾经。箕（门）为东方青龙七宿之一，距西北星去极124°，其名腧穴则在人体之腹部足太阴脾经。由此可知，腧穴命名与古天文学及占星术密切相关。

又如中医把人体运转物的总汇之处称作地理之"海"。把受纳、腐熟水谷的器官，也是五脏六腑的营养之源的胃，称作"水谷之海"和"五脏六腑之海"。《灵枢·五味》："胃者，五脏六腑之海也。水谷入于胃，五脏六腑皆禀气于胃。"把总领诸经气血、调节五脏六腑灌注的冲脉称作"血海"和"五脏六腑之海"。《灵枢·逆顺肥瘦》："冲脉者，五脏六腑之海也，五脏六腑皆禀焉。"把宗气会聚发源之处膻中称作"气海"或"上气海"。把诸髓汇聚之处的脑称作"髓海"。又把髓海（脑）、血海（冲脉）、气海（膻中）、水谷之海（胃），称作"四海"。《灵枢·海论》："海有东西南北，命曰四海。黄帝曰：以人应之奈何？岐伯曰：人有髓海，有血海，有气海，有水谷之海，凡此四者，以应四系也。黄帝曰：远乎哉，夫子之合人天地四海也！愿闻应之奈何？岐伯答曰：胃者，水谷之海……；冲脉者，为十二经之海……；膻中者，为气之海……；脑为髓之海。"把先天精气蕴藏所在，亦是人体生化来源的命门称作"精海"，把位于下腹部，在脏腑中居于最下处，是水液汇聚之所的膀胱称作"玉海"。把肛门与外生殖器之间的部位称作"海底"，即会阴。

又如把肢体肌肉之间相互接触的缝隙或凹陷部位称作"溪谷"；大的缝隙处称"谷"，小的凹陷处称"溪"。《素问·气穴论》："帝曰：愿闻溪谷之会也。岐伯曰：肉之大会为谷，肉之小会为溪，肉分之间，溪谷之会，以行荣卫，以会大气。"张介宾注："无水曰谷，有水曰溪。故溪谷之在天地，则所以通风水；在人身，则所以通血气。凡诸经腧穴，有曰天曰星者，皆所以应天也。有曰地曰山陵溪谷渊海泉泽都里者，皆所以应地也。又如穴名府者，为神之所集。穴名门户者，为神之所出入。穴名宅舍者，为神之所安。穴名台者，为神之所游行。此先圣之取义命名，皆有所因，用以类推，则庶事可见。"有关穴位的名称，以"海（照海、小海、少海、气海）"、"溪（阳溪）"、"沟（支沟）"、"井（天井）"、"泉（涌泉、曲泉、天泉、廉泉、阳陵泉、阴陵泉）"、"池（阳池、天池、曲池）"、"丘（商丘、梁丘、丘墟）"、"陵（大陵、下陵、外陵）"、"谷（合谷、然谷、陷谷、通谷、阳谷、阴谷、前谷、漏谷）"等命名，皆是将天地自然搬到人身上，大宇宙与小宇宙相互感应合一，形成浑然一体的天人系统。

尤其是人体与地理穴位之间的感应更加体现了中医的天人感应要比西方的天人论更加精密合理。《缪希雍葬经翼》说："夫山止气聚，名之曰穴。"又说："穴者，山水相交，阴阳融凝，情之所钟处也。"地理上的穴位，虽有大小、高下、肥瘠、俯仰、正侧不同，但归纳起来不出圆形、扁形、直形、曲形、方形、凹形六种形态。无论哪一种形态，都必须求其气之所钟。历代地理学者都常以气定穴，明朝肖客则进一步提出气现则成穴的观点，明正统《道藏》详细描述了有关地理穴位的气之形态和色彩。人体的经脉穴位与地理的龙脉穴之间，在客观上有一种感应共振的相通关系。另外，在大的格局方面，地理以明堂立局，而穴位图谱也以明堂概括。自古以来有关穴位图谱皆称之为明堂，例如《黄帝明堂偃侧人图》《神农明堂图》《明堂孔穴图》《明堂灸经》《明堂三人图》等均是。

人体穴位与地理穴位对照表

	人体穴位	地理穴位
定义	络脉渗灌诸节	山止气聚之处
经脉	十二经脉、奇经八脉	地脉（北龙、中龙、南龙）
位置	分肉之间	山水相交
阴阳	内阴外阳	南阳北阴
穴性	经穴、奇穴、五行穴	正穴、偏穴
点穴	动摇、进退、搓盘	收山、出煞、弃死
	弹捻、循扪、摄按	换生、接气、迎堂
穴晕	微红	气如张盖、如云如烟
穴图	三才（天部、人部、地部）	三停
分类	三阴三阳	八卦九宫
五行	腧穴之金水木火土	地气之金水木火土形体

本于八卦及以八卦阴阳命名的腧穴也很多。如兑端、尺泽、天鼎、临泣、少泽、承山、兑骨、曲泽、天井、小吉（少泽）、龙渊、历兑、解溪、丰隆、阴鼎、地机、阳溪、阴市、冲阳、三阴交、阴陵泉、阴郄、厥阴俞、会阳、委阳、阳纲、跗阳、至阴、阴都、阳池、三阳络、头窍阴、膝阳关、阳交、阴包、会阴、阴交、当阳、太阳、独阳、阳辅，等等。人体及经脉在八卦的配属，分别是乾配督，坤配任，兑配手太阴、手阳明，离配手少阴、手太阳，震配手厥阴、手少阳，艮配足太阴、足阳明，坎配足少阴、足太阳，巽配足厥阴、足少阳。这些穴位，除了阴阳之名外，有的直接运用八卦之名，有的间接运用八卦之象，有的含蓄运用六爻之辞，有的则运用了六十四卦之意。阴阳八卦概念在穴名上的引入，说明了历算医算、阴阳八卦学说在针灸学中的重要作用。

从"天人合一"的观点来看，人的变化反映了自然界的变化，而自然界的变化又影响到人的发展。《老子》第二十五章曰："人法地，地法天，天法道，道法自然。"这也是"运气九篇"中将人体放到太一三垣四象五行、七曜九星二十八宿的天象天道运行中去揆度奇恒的基本逻辑所在。中医学"天人"系统的产生，反映了古人对人体与天文、地理及自然界事物的同步观察，体现了古代中医与古代西方一致的认知方式。

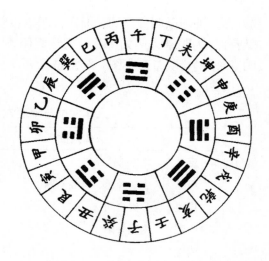

自古希腊以来，在占星学上，人与宇宙存在着密不可分且相互对应的关系，这种对应具体而言，首先是天上诸神与星辰之间的对应，其次是星辰与人之间的对应，即十二诸神掌管着十二星宫，十二星宫掌管着人类。斐奇诺在他最著名的《〈会饮〉注疏》一书中，采用了罗马时代的神话艺术传统，将十二诸神当作是十二星宫的守护者，十二个伟大的神每一位都统治着十二宫之一，十二位神明掌管着十二个星宫："帕拉斯掌管白羊宫，维纳斯掌管金牛宫，阿波罗掌管双子宫，墨丘利掌管巨蟹宫，朱庇特掌管狮子宫，刻瑞斯掌管处女宫，伏尔甘掌管天秤宫，玛尔斯掌管天蝎宫，戴安娜掌管射手宫，维斯太掌管摩羯宫，朱诺掌管水瓶宫，尼普顿掌管双鱼宫。"

在《生命三书》第三卷第九章《观察行星在各星宫中的价值，以用于医学实践》中，斐奇诺又给出了行星与十二星宫之间的对应图谱："土星的家是宝瓶宫和摩羯宫；其上升星宫是天秤宫。木星的家是射手宫和双鱼宫；其上升星宫或王国是巨蟹宫。火星的家是天蝎宫和白羊宫；其上升星宫是摩羯宫。太阳的家是狮子宫；其上升星宫是白羊宫。金星的家是金牛宫和天秤宫；其上升星宫是双鱼宫。水星的家是处女宫和双子宫；其上升星宫是处女宫。月亮的家是巨蟹宫；其上升星宫是金牛宫。土星和木星的三宫（triplicity），既有火象星宫，也有水象星宫；太阳只有火象星宫；水星只有风象星宫；火星、金星和月亮拥有水星和土星星宫。"

自古希腊以来，虽然诸神、行星与星宫之间的相互对应在占星家、哲学家、医生、艺术家等不同身份的人那里存在一定的出入，但是这种对应关系本身由来已久、约定俗成，深深地根植在了中世纪和文艺复兴时期的人们心中。这种对应关系最终被用于解释天与人之间的关系，成为人们认识自己、认识世界、认识命运的一种方式，在这种观念影响之下，人们普遍认为出生于某一星宫之下的人，不仅受到出生时刻星宫图的影响，而且还间接归属于掌管这一星宫的主神和行星，地上的人在某种程度上都会受到这些天上因素的影响。

根据斐奇诺的说法，对于人类整体而已，天上不同星辰的品质和力量掌管着人类不同品性或行为。反之，人类的某种品性或行为也常常会暴露在与之具有同样品质的星辰影响之下。如当人们沉迷于神学、神秘哲学、迷信、魔法和农艺等学问，或是处于休闲、孤独和悲伤的状态时，就是受到了土星的影响；而当人们接触自然哲学和大多数人都能理解的哲学，或是在履行公民的职责，执行公民的律法之时，是受到了木星的影响；"至于火星，则是通过愤怒和斗争；至于太阳和水星，则是通过对雄辩，对歌声，对真理和对荣耀的追求以及技能；金星，则是通过欢愉、音乐和节日；月亮，则是通过一种植物式的方式"。对于单独的个人而言，则需要根据他的出生日期、时辰、方位等具体信息来查明，哪颗星辰是他的主宰者，那么哪颗星辰对他来说就是有益的，因此，人们应该从那颗星辰那里，而不是别的星星那里去寻求恩惠，继而获得那颗星辰赐予他特殊的才能。

斐奇诺还给出了十二星宫与人类肢体之间的对应关系，总的来说，黄道十二星宫分别控制着人体解剖学上的各个特定区域："白羊宫掌管着头部和脸；金牛宫掌管着脖子；双子宫，前臂和肩部；巨蟹宫，胸部、肺、胃和上肢；狮子宫，心脏、胃、肝、背部和肋骨的后面部分；处女宫，肠道和胃的下部；天秤宫，肾、大腿和臀部；天蝎宫，生殖器、女阴和子宫；射手宫，大腿和腹股沟以下的部位；摩羯宫，膝盖；宝瓶座，腿部和腔骨；双鱼宫，双脚。"在了解诸神与星宫、星宫与人的对应关系基础之上，医生们就可以制定出针对身体不同部位的治疗方法，或是提醒病人要遵守相应的各种禁忌，以免带来危险和不幸。如"当月亮进入与身体对应的那个星宫之时，就不能用烙铁，或火焰，或放血杯来触碰身体的那个部位，因为月亮增强了那个部位里的体液流动，这一流动避免了体液的凝结，也避免了削减它的力量"，这如同中医《黄帝蛤蟆经》及针灸典籍中的"人神禁忌"和血忌规律。而且在使用一切与行星相关的东西之时，需要注意，"应该在它们具有高贵尊严的时候，被小心翼翼地追寻和使用，尽可能地在它自己的日期和时间，同样也要在它自己的地方，或在它上升之时，或至少在它的三宫之内，在它的边界之内，在天空的顶点之内，当它做直线运动的时候，当它在燃烧的路径之外的时候，当它在太阳之东时是最好的，如果它高于太阳，或在远地点，或朝向月亮的话"。

　　斐奇诺还提到了各种各样的方法和药物，利用占星术来帮助人们寻求健康和延长生命。斐奇诺依据四元素理论，也将药物分为成了火质、土质、气质和水质四种类别，这如同中医的《神农本草经》的性味理论，并详细论述了具体的占星疗法："火质的东西有助于吸引的力量，土质的东西有助于维持，气质的东西有助于消化，水质的东西有助于驱除。如果你想要帮助自己增强所有这些力量，尤其是从火质的东西中增强吸引的力量，那么就要等到月亮处于火象的星宫或位置上（即白羊宫、狮子宫和射手宫），并且朝向木星。当月亮处于土象的星宫或位置上（即金牛宫、处女宫和摩羯宫）并朝向木星的时候，可以通过土质的东西来增强维持力。消化和产生的美德通过气质的东西而得到增强，通过时越处于气质的星宫之下（双子宫、天秤宫和宝瓶宫），朝向或接近木星的时候。驱除的美德通过水质的东西而得到增强，即当月亮处于水象星宫之下（即巨蟹宫、双鱼宫和天蝎宫）被木星的射线照亮的时候。但是如果木星也处于同一，相似或至少不是与月亮非常相反的星宫或位置上时，你可以从所有这些地方得到任何你想要得到的东西。如果你想用固体药物刺激肠道的话，要留心双鱼宫；用液体药物时，要留心天蝎宫；使用介于两者之间的药物时，留心巨蟹宫。如果你想要从下部清洗肠道的话，要留心双鱼宫和天蝎宫；如果是从上部，要留心巨蟹宫。避免土星和火星有害地朝向月亮，因为前者会搅乱胃，而后者会松弛肠道。避开摩羯宫和金牛宫，因为它们会引起恶心。当月亮进入统治者身体某一部分的星宫时（事实上，它推动着液体），不要刺激它，而是要促进它。"斐奇诺深信上帝自己会将他的药物注入到宇宙万物之中，正如在天上神圣灵感的刺激之下，蛇会用茴香来自我治疗，燕子会用白屈菜治疗自己的眼睛一样，人们在神圣信仰的指引下，也会从宇宙中找到特殊的药物，医治好自己的疾病，获得与天上一致的生命。

　　他的《生命三书》通常被认定为是神秘主义著作，他在讨论医学的时候，夹杂了大量自然魔法、占星术、偶像崇拜等异教学说，这些观点大多来源于古老的希腊罗马或遥远的东方世界，这其中包括上古中国的医学理论，如岐黄理论系统、波斯的查拉图斯特拉神学、古希腊与古埃及传统混合而成的赫尔墨斯神秘主义、俄耳甫斯教义、前苏格拉底哲学以及托勒密的占星术，等等。

重要的东学西渐有三次，第一次是史前时期夏商周的全球大迁徙，美洲、北极等人种的移民，同时也带着东方古文明基因一路播洒，如印第安文明。第二次是汉唐时期的东西方文化交流，如丝绸之路。第三次就是宋元明时期，有宋一代达到中华古文明的巅峰时代，随着东西方文化与经贸交流，大量文化因素在全球传播，元代成吉思汗西征，一直打到西欧地中海沿岸，所到之处，皆为中华文化洗地之处，如火器火药（欧洲人称之为中国雪）、医药书籍，等等。西方文艺复兴的缘起也是明朝郑和七次下西洋，传播了无数中华正统文明与文化给西方蛮夷之地，使它们开化，再一次开启西方蛮夷之地的文明序幕，使黑暗了一千多年的中世纪又一次开始绽放人类文明的曙光。

有人可能不相信这种文明进化论，那是因为读书太少的缘故，预知详情如何，请见《上古神斗史·众妙之门》。

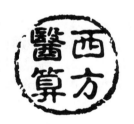

附录
中医给人治病，谁给中医治病？

中医是博大精深的，
博大于天地七曜、万物九星，
精深于藏象甲子、经络五行。
中医是经世济民的，
经世于良医良相、草莽江湖，
济民于草根树皮、三指四诊。
但现世中医，
传承无方、弘扬歧样，只剩经世济民，
又乱于经世、惑于济民，
全然不知何谓博大，何谓精深。
治病、治人、治医、治天下，
下工、中工、上工，此之谓也。

无极天机，唯识于心，医算昭明，
照妖镜里，一切现原形。
仲景方术，布道于此，阴阳三分，
故纸书中，万病遁行踪。
七衡连山，六间归藏，太极周易分。
五星顺逆，四时寒温，天人同此真。
悬象于天，垂法于地，洞然于心。
《迁书·无怪》曰："有兹事必有兹理，无兹理必无兹事。"
一传写尽医算史，一书悟透中医魂。
一方神会汤液经，一针刺尽甲子神。

明月别枝惊鹊，清风半夜鸣蝉。

戊戌己戊
戊午巳辰

于京畿甲子书院